KAPLAN & SADOCK
MANUAL DE BOLSILLO
DE PSIQUIATRÍA
CLÍNICA

6.ª edición

KAPLAN & SADOCK
MANUAL DE BOLSILLO
DE PSIQUIATRÍA
CLÍNICA

6.ª edición

BENJAMIN J. SADOCK, M.D.

Menas S. Gregory Professor of Psychiatry
Department of Psychiatry
New York University School of Medicine
Attending Psychiatrist, Tisch Hospital
Attending Psychiatrist, Bellevue Hospital Center
New York, New York

SAMOON AHMAD, M.D.

Associate Professor of Psychiatry
Department of Psychiatry
New York University School of Medicine
Attending Physician and Unit Chief Inpatient Psychiatry
Bellevue Hospital Center
New York, New York

VIRGINIA A. SADOCK, M.D.

Professor of Psychiatry
Department of Psychiatry
New York University School of Medicine
Attending Psychiatrist, Tisch Hospital
Attending Psychiatrist, Bellevue Hospital Center
New York, New York

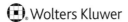
Wolters Kluwer

Philadelphia • Baltimore • New York • London
Buenos Aires • Hong Kong • Sydney • Tokyo

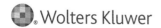

Av. Carrilet, 3, 9.ª planta, Edificio D - Ciutat de la Justícia
08902 L'Hospitalet de Llobregat
Barcelona (España)
Tel.: 93 344 47 18 Fax: 93 344 47 16 e-mail: lwwespanol@wolterskluwer.com

Revisión científica
J. Nicolás Iván Martínez López MD. MSc.
Doctorando en Ciencias Médicas en Psiquiatría
Investigador en Ciencias Médicas INPRF
Candidato a Investigador Nacional SNI, CONACYT
Profesor de asignatura en Ciencias Forenses UNAM

Traducción
Ignacio Navascués Benlloch
Doctor en Medicina y Cirugía. Especialista en Medicina Interna

Luz María Méndez Álvarez
Químico Farmacéutico Biólogo y Psicólogo por la Universidad Autónoma Metropolitana, México

Armando Anthony Robles Hmilowicz
Editor y traductor. Magíster en Análisis del Discurso por la Universidad de Buenos Aires, Argentina

Dirección editorial: Carlos Mendoza
Editora de desarrollo: Núria Llavina
Gerente de mercadotecnia: Juan Carlos García
Cuidado de la edición: Doctores de Palabras
Diseño de portada: Juan Esteban Mendoza
Impresión: C&C Offset Printing Co. Ltd./Impreso en China

Copyright de la edición en español © 2019 Wolters Kluwer
ISBN de la edición en español: 978-84-17033-98-9
Depósito legal: M-12357-2018
Edición en español de la obra original en lengua inglesa *Kaplan & Sadock's pocket handbook of clinical psychiatry*, 6.ª ed., editada por Benjamin James Sadock, Samoon Ahmad y Virginia Alcott Sadock, publicada por Wolters Kluwer.
Copyright © 2018 Wolters Kluwer
Two Commerce Square
2001 Market Street
Philadelphia, PA 19103
ISBN de la edición original: 978-1-4963-8693-9

CCS0420

Dedicado
a nuestros hijos
James y Victoria,
y a nuestros nietos
Celia, Emily, Oliver y Joel
B. J. S.
V. A. S.

Dedicado
a mis padres
Riffat y Naseem,
y a mi hijo
Daniel
S. A.

Prefacio

La psiquiatría ha atravesado por un mar de cambios desde la publicación de la última edición de este libro: se desarrolló una nueva clasificación de los trastornos mentales que fue codificada en la 5.ª edición del *Manual diagnóstico y estadístico de los trastornos mentales* (DSM-5®), publicado por la American Psychiatric Association. El lector encontrará todos estos cambios reflejados en la 6.ª edición del *Manual de bolsillo de psiquiatría clínica*. Todas las secciones del libro fueron revisadas y actualizadas, y todos los diagnósticos de trastornos mentales se ajustan a los criterios mencionados en el DSM-5®.

Cada trastorno se describe empleando parámetros específicos de diagnóstico, epidemiología, etiología, signos y síntomas clínicos, diagnóstico diferencial y tratamiento. El libro representa una referencia ágil para diagnosticar y tratar la amplia gama de trastornos mentales tanto en adultos como en niños. Con el paso de los años, los psiquiatras y otros médicos han encontrado en este libro una guía útil en su paso como estudiantes de medicina, sobre todo durante las rondas de psiquiatría. También es empleado por psicólogos, trabajadores sociales y muchos otros profesionales de la salud mental.

El manual de bolsillo es un pequeño acompañante de la recientemente publicada 10.ª edición enciclopédica de *Kaplan & Sadock's Comprehensive Textbook of Psychiatry* (CTP-X). Además, en cada capítulo de esta obra se mencionan referencias a las secciones relevantes más detalladas de los libros de texto en español que pertenecen a esta serie: *Kaplan & Sadock. Manual de psiquiatría clínica*, 4.ª ed., y *Kaplan & Sadock. Sinopsis de psiquiatría,* 11.ª ed.

Los autores, Benjamin Sadock, M.D. y Virginia Sadock, M.D., están especialmente complacidos de que Samoon Ahmad, M.D., amigo cercano y colega suyo, se haya unido al equipo de autores. Se trata de un distinguido psiquiatra de reputación nacional e internacional tanto como educador como médico. Su participación ha ayudado de manera inconmensurable a la preparación de la obra.

Queremos agradecer a varias personas que nos han ayudado en el camino. Quisiéramos reconocer a Norman Sussman, M.D., quien ha contribuido como consultor y editor en numerosas ediciones de los libros de Kaplan & Sadock. También queremos extender nuestro agradecimiento a James Sadock, M.D. y Victoria Sadock Gregg, M.D., expertos en medicina de urgencias para adultos y niños, respectivamente, por toda su ayuda. Nuestra asistente, Heidiann Grech, fue vital en la preparación del libro, por lo que estamos muy agradecidos. Como siempre, nuestros editores mantienen sus elevados estándares, lo cual apreciamos enormemente. En Wolters Kluwer, queremos expresar nuestra gratitud sobre todo a Lexi Pozonsky.

Por último, queremos agradecer a Charles Marmar, M.D., Lucius R. Littauer Professor and Chair del Department of Psychiatry de la New York University School of Medicine. El Dr. Marmar desarrolló uno de los principales centros psiquiátricos del país y ha reclutado a extraordinarios médicos, educadores e investigadores que trabajan en un entorno académico que genera una productividad sobresaliente. Nos ha ofrecido todo el apoyo para nuestro trabajo, por lo cual estamos muy agradecidos.

Esperamos que este libro siga cumpliendo las expectativas de todas aquellas personas para las cuales fue concebido: el ocupado estudiante de medicina, el residente y todos aquellos que trabajan con los enfermos mentales.

Benjamin J. Sadock, M.D.
Samoon Ahmad, M.D.
Virginia A. Sadock, M.D.

New York University Medical Center
New York, New York

Contenido

1

Clasificación en psiquiatría

Los sistemas de clasificación de los diagnósticos psiquiátricos tienen varias funciones: diferenciar entre distintos diagnósticos psiquiátricos con el objetivo de que los médicos puedan ofrecer el tratamiento más eficaz; proporcionar un lenguaje común entre profesionales de la salud, y explorar las causas aún desconocidas de numerosos trastornos mentales. Las dos clasificaciones psiquiátricas más importantes son la de la 5.ª edición del *Manual diagnóstico y estadístico de los trastornos mentales* (DSM-5®), desarrollado por la American Psychiatric Association en colaboración con otros grupos de profesionales de la salud mental, y la *Clasificación internacional de enfermedades* (CIE), desarrollada por la Organización Mundial de la Salud.

Clasificación del DSM-5®

El DSM-5® menciona 22 categorías principales de trastornos mentales, que comprenden más de 150 enfermedades diferentes. Todos los trastornos incluidos en esta clasificación se describen a detalle en las secciones del libro y abarcan la epidemiología, etiología, diagnóstico, diagnóstico diferencial, cuadro clínico y tratamiento de cada trastorno. En este capítulo sólo se proporciona una breve descripción de los padecimientos a manera de resumen de la clasificación de los trastornos psiquiátricos, incluyendo algunos cambios en la transición del DSM-IV al DSM-5®. En los capítulos que siguen se puede encontrar una exposición completa de cada uno de los trastornos.

Trastornos del neurodesarrollo

Estos trastornos suelen diagnosticarse por primera vez en la lactancia, la niñez o la adolescencia.

Discapacidad intelectual o trastorno del desarrollo intelectual (*retraso mental* en el DSM-IV). La discapacidad intelectual se caracteriza por un promedio de inteligencia significativamente bajo y deficiencias en el funcionamiento adaptativo. El *funcionamiento adaptativo* se refiere a la eficacia de los individuos para alcanzar las demandas de la vida cotidiana adecuadas para su edad en áreas como comunicación, autocuidado y habilidades interpersonales. En el DSM-5®, la discapacidad intelectual se clasifica como *leve, moderada, grave* o *profunda* atendiendo al funcionamiento global, mientras que en el DSM-IV se clasificaba de acuerdo con el coeficiente intelectual como *leve* (50-55 a 70), *moderada* (35-40 a 50-55), *grave* (20-25 a 35-40) o *profunda* (inferior a 20-25). Una variación de la deficiencia intelectual conocida como *retraso global del desarrollo* se presenta en niños menores de 5 años de edad con defectos graves que superan los mencionados. Se habla de *funcionamiento intelectual límite* en el DSM-5®, pero no se diferencia claramente de la discapacidad intelectual leve. En el DSM-IV significaba un coeficiente intelectual de 70; sin embargo, en el DSM-5® se categoriza como un trastorno que puede precisar atención clínica, pero no se ofrecen criterios.

Trastornos de la comunicación. Existen cuatro tipos de trastornos de la comunicación que se diagnostican cuando los problemas en la comunicación provocan un deterioro importante del funcionamiento: (1) *trastorno del lenguaje*, caracterizado por déficits en el desarrollo del vocabulario que producen dificultades para formular frases apropiadas para la edad, (2) *trastorno fonológico*, marcado por dificultades en la articulación de las palabras, (3) *trastorno de la fluidez de inicio en la infancia* o *tartamudeo*, que se caracteriza por dificultades en la fluidez, velocidad y ritmo al hablar, y (4) *trastorno de la comunicación social* o *pragmático*, que supone una dificultad profunda en la interacción social y comunicación con los pares.

Trastornos del espectro autista. El espectro autista comprende un conjunto de comportamientos que se caracterizan por dificultades graves en numerosas áreas del desarrollo, como reciprocidad social, comunicación y patrones de comportamiento o actividades de tipo restrictivo o repetitivo, incluyendo el habla. Se divide en tres grados: el grado 1 se caracteriza por la capacidad para hablar con una interacción social reducida (similar al trastorno de Asperger, que ya no aparece en el DSM-5®), el grado 2 se distingue por un lenguaje e interacción social mínimos (diagnosticado como trastorno de Rett en el DSM-IV, aunque no se menciona en el DSM-5®) y el grado 3 está marcado por una ausencia total de lenguaje e interacción social.

Trastorno por déficit de atención con hiperactividad (TDAH). Desde la década de 1990, el TDAH es uno de los trastornos psiquiátricos más comentados en los ambientes no médicos debido a la frontera, en ocasiones poco clara, entre el comportamiento normal propio de la edad y el trastorno del comportamiento, así como por la preocupación de que algunos niños que no padecen este trastorno se diagnostican y tratan con fármacos. La característica central de la enfermedad es la falta de atención persistente, junto con hiperactividad, impulsividad o ambas, que ocasionan un deterioro del funcionamiento clínicamente significativo. Se observa tanto en niños como en adultos.

Trastornos específicos del aprendizaje. Son déficits en la maduración del desarrollo que se asocian con dificultades para adquirir las habilidades específicas de la *lectura* (*dislexia*), *expresión escrita* o *matemáticas* (*discalculia*).

Trastornos motores. De forma parecida a los del aprendizaje, los trastornos motores se diagnostican cuando la coordinación motriz es sustancialmente inferior a las expectativas basadas en la edad y la inteligencia, y cuando los problemas de coordinación interfieren de forma significativa en el funcionamiento. Los principales tipos de problemas motores son: (1) *trastorno del desarrollo de la coordinación*, un deterioro en el desarrollo de la coordinación motriz (p. ej., retraso en gatear o caminar, dejar caer las cosas o ejecución pobre de los ejercicios deportivos), (2) *trastorno de movimientos estereotipados*, que consiste en una actividad motriz repetitiva (p. ej., sacudir la cabeza o mecer el cuerpo) y (3) *trastornos de tics*, caracterizados por la ejecución involuntaria, recurrente y estereotipada de movimientos o sonidos vocales. Existen dos tipos de trastornos de tics: el *trastorno de Gilles de la Tourette*, caracterizado por tics motores y vocales (que incluyen coprolalia), y el *trastorno de tics motores o vocales persistente (crónico)*, marcado ya sea por tics vocales o motores, pero no ambos a la vez.

Espectro de la esquizofrenia y otros trastornos psicóticos

En el apartado sobre esquizofrenia y otros trastornos psicóticos se incluyen ocho trastornos específicos (esquizofrenia, trastorno esquizofreniforme, esquizoafectivo, delirante, psicótico breve, psicótico debido a sustancias/medicamentos, psicótico debido a otra afección médica y catatonía) en los que los síntomas psicóticos son una característica destacada del cuadro clínico. En el DSM-5®, el grupo de trastornos con esta clasificación incluye al *trastorno de la personalidad esquizotípico*, el cual no es un trastorno psicótico, pero a veces precede a la manifestación completa de la esquizofrenia. En este libro el trastorno esquizotípico se comenta en los *trastornos de la personalidad*.

Esquizofrenia. La *esquizofrenia* es un trastorno crónico en el que generalmente existen alucinaciones o delirios acusados. El paciente presenta la enfermedad por un mínimo de 6 meses, aunque no es necesario que se muestre activamente psicótico durante todo ese tiempo. Los médicos reconocen tres fases de la alteración, a pesar de que no se incluyen en el DSM-5® como fases separadas: *prodrómica* o de deterioro funcional anterior a la aparición de la fase psicótica activa; *activa*, en la cual los síntomas (delirios, alucinaciones, habla desorganizada, comportamiento altamente desorganizado o síntomas negativos, como afecto aplanado, abulia y alogia) deben estar presentes durante un mínimo de 1 mes y, tras esta etapa, la fase *residual*. Las características de las fases prodrómica y residual incluyen alteración funcional y emocional, del conocimiento y de la comunicación. En el DSM-IV, la esquizofrenia se subdividía según los síntomas más destacados presentes en el momento de la evaluación en paranoide, desorganizada, catatónica, indiferenciada y residual; sin embargo, estos subtipos ya no forman parte de la nomenclatura del DSM-5®.

No obstante, resultan necesarios desde el punto de vista fenomenológico y se incluyen en el CIE-10. Los subtipos se mantienen como descripciones útiles a las que aún recurren los especialistas cuando se comunican entre sí.

Trastorno delirante. Se caracteriza por creencias fijas persistentes (p. ej., erotomaníacas, de grandeza, celotípicas, de tipo persecutorio, somáticas, mixtas y no especificadas). Por lo general, se refieren a situaciones que podrían presentarse en la vida real, como infidelidad, ser perseguido o tener una enfermedad, que no se consideran creencias extravagantes. En esta categoría se encuentra el *trastorno delirante compartido* (también conocido como *folie à deux*) del DSM-IV, que ha recibido el nuevo nombre de *síntomas delirantes en la pareja con trastorno delirante* en el DSM-5® y se caracteriza por la creencia delirante que desarrolla una persona que mantiene una relación estrecha con otra que presenta delirio y cuyo contenido es similar. La *paranoia* (un término que no se incluye en el DSM-5®) es una enfermedad rara caracterizada por el desarrollo gradual de un sistema de delirios elaborado, por lo general, con ideas de grandiosidad, que muestra un curso crónico, mientras que el resto de la personalidad permanece intacto.

Trastorno psicótico breve. El trastorno psicótico breve requiere la presencia de delirios, alucinaciones, discurso desorganizado y comportamiento muy desorganizado o catatónico, como mínimo durante 1 día, pero menos de 1 mes. Puede ser precipitado por un factor estresante vital externo. La persona suele recuperar su nivel de funcionamiento habitual.

Trastorno esquizofreniforme. El trastorno esquizofreniforme se caracteriza por los mismos síntomas de la fase activa de la esquizofrenia (delirios, alucinaciones, discurso desorganizado, comportamiento muy desorganizado o síntomas negativos), pero dura entre 1 y 6 meses, y no presenta caracteres prodrómicos ni fase residual de deterioro social o laboral.

Trastorno esquizoafectivo. El trastorno esquizoafectivo también se caracteriza por los mismos síntomas de la fase activa que se observan en la esquizofrenia (delirios, alucinaciones, discurso desorganizado, comportamiento muy desorganizado o síntomas negativos), así como por la presencia de un síndrome maníaco o depresivo que no resulta breve en comparación con la duración de la psicosis. Las personas con un trastorno esquizoafectivo, a diferencia de las que tienen una alteración del estado de ánimo con rasgos psicóticos, presentan delirios o alucinaciones durante un mínimo de 2 semanas, sin coexistencia de síntomas del estado de ánimo importantes.

Trastorno psicótico inducido por sustancias/medicamentos. Son trastornos con síntomas de psicosis provocados por sustancias psicoactivas o de otro tipo (p. ej., alucinógenos, cocaína).

Trastorno psicótico debido a otra afección médica. Se caracteriza por alucinaciones o delirios que son consecuencia directa de una alteración médica (p. ej., epilepsia del lóbulo temporal, avitaminosis, meningitis).

Catatonía. Se caracteriza por la presencia de alteraciones motrices como la catalepsia (flexibilidad cérea), el mutismo, la adopción de una postura y el negativismo. Puede asociarse con *otros trastornos mentales* (p. ej., esquizofrenia o trastorno bipolar) o deberse a otra afección médica (p. ej., neoplasia, traumatismo craneoencefálico, encefalopatía hepática).

Trastorno bipolar y trastornos relacionados

El *trastorno bipolar* se caracteriza por una intensa oscilación del estado de ánimo entre la depresión y la exaltación, así como por su remisión y recurrencia. Se clasifica en cinco variantes: trastorno bipolar I, trastorno bipolar II, trastorno ciclotímico, trastorno bipolar debido a otra afección médica y trastorno bipolar inducido por sustancias/medicamentos.

Trastorno bipolar I. La característica imprescindible para el diagnóstico de trastorno bipolar I son los antecedentes de un episodio maníaco o de un episodio mixto maníaco-depresivo. El trastorno bipolar I se subdivide de muchas formas: según el tipo de episodio actual (maníaco, hipomaníaco, depresivo o mixto), por la intensidad y el estado de remisión (leve, moderado, grave sin psicosis, grave con rasgos psicóticos, en remisión parcial o en remisión total) y dependiendo de si la evolución reciente se caracteriza por una sucesión rápida de ciclos (por lo menos cuatro episodios en 12 meses).

Trastorno bipolar II. El trastorno bipolar II se caracteriza por antecedentes de episodios hipomaníacos y de depresión mayor. Los criterios sintomáticos para un episodio hipomaníaco son los mismos que los de un episodio maníaco, aunque en la hipomanía sólo se requiere una duración mínima de 4 días. La principal diferencia entre manía e hipomanía es la intensidad de la alteración asociada con el síndrome.

Trastorno ciclotímico. El trastorno ciclotímico es el equivalente bipolar del trastorno distímico (*véase* el comentario más adelante). Es una alteración crónica y leve del estado de ánimo con numerosos episodios depresivos e hipomaníacos por un mínimo de 2 años.

Trastorno bipolar debido a otra afección médica. Se diagnostica cuando existen pruebas de que una alteración importante del estado de ánimo es consecuencia directa de una enfermedad médica general (p. ej., tumor del lóbulo frontal).

Trastorno bipolar inducido por sustancias/medicamentos. Se diagnostica cuando la causa de la alteración del estado de ánimo es la intoxicación por una sustancia, la abstinencia de ésta o un fármaco (p. ej., anfetaminas).

Trastornos depresivos

Los *trastornos depresivos* se caracterizan por depresión, tristeza, irritabilidad, retraso psicomotor y, en los casos graves, ideación suicida. Incluyen diversas enfermedades que se describen a continuación.

Trastorno depresivo mayor. La característica obligada del trastorno de depresión mayor es un estado de ánimo deprimido o la pérdida de interés o placer por las actividades habituales. Todos los síntomas deben estar presentes prácticamente cada día, excepto las ideas de suicidio o los pensamientos de muerte, que sólo deben ser recurrentes. El diagnóstico se descarta si los síntomas son consecuencia de un duelo normal y si existen síntomas psicóticos en ausencia de síntomas del estado de ánimo.

Trastorno depresivo persistente o distimia. La *distimia* es una forma de depresión leve y crónica que se prolonga por lo menos durante 2 años. A lo largo de este período, el individuo experimenta un estado de ánimo deprimido casi las 24 h del día y al menos dos síntomas más de depresión.

Trastorno disfórico premenstrual. Aparece aproximadamente 1 semana antes de la menstruación y se caracteriza por irritabilidad, labilidad emocional, cefalea y ansiedad o depresión, que remiten cuando acaba el ciclo menstrual.

Trastorno depresivo inducido por sustancias/medicamentos. Se caracteriza por un estado de ánimo deprimido debido al consumo de alguna sustancia (p. ej., alcohol) o medicamento (p. ej., barbitúricos).

Trastorno depresivo debido a otra afección médica. Es un estado secundario a una enfermedad (p. ej., hipotiroidismo o síndrome de Cushing).

Otro trastorno depresivo especificado. Esta categoría diagnóstica incluye dos subtipos: (1) *episodio depresivo recurrente*, que supone un estado depresivo de al menos 2-13 días y que aparece por lo menos una vez al mes y (2) *episodio depresivo de corta duración*, en el que el estado de ánimo deprimido se prolonga entre 4 y 14 días, pero no se observan recurrencias.

Trastorno depresivo no especificado. Esta categoría diagnóstica se compone de cuatro subtipos básicos: (1) *melancolía*, una forma grave de depresión mayor que se caracteriza por desesperanza, anhedonia y retraso psicomotor, e incluye también un alto riesgo de suicidio; (2) *depresión atípica*, marcada por un trastorno de ánimo deprimido asociado con ganancia de peso en lugar de pérdida, y con hipersomnia en lugar de insomnio; (3) *con inicio en el periparto*, en el que la depresión tiene lugar en el período del parto o en el mes siguiente de dar a luz (en el DSM-IV se denomina *depresión posparto*), y (4) *con patrón estacional*, en el que el estado de ánimo deprimido aparece en un período determinado del año, por lo general en el invierno (también conocido como *trastorno afectivo estacional*).

Trastorno de desregulación destructiva del estado de ánimo. Se trata de un nuevo diagnóstico entre los trastornos depresivos que se presenta en niños mayores de 6 años de edad y menores de 18 años, y se caracteriza por accesos de cólera intensos, irritabilidad crónica y estado de ánimo irascible.

Trastornos de ansiedad

En la sección sobre trastornos de ansiedad se incluyen nueve trastornos específicos (trastorno de pánico o angustia, agorafobia, fobia específica, trastorno de ansiedad social o fobia social, trastorno de ansiedad generalizada, trastorno de ansiedad debido a otra afección médica y trastorno de ansiedad inducido por sustancias/medicamentos), en los que los síntomas ansiosos son una característica importante del cuadro clínico. Debido a que el trastorno de ansiedad por separación y el mutismo selectivo ocurren durante la niñez, se incluyen en el apartado de trastornos infantiles de esta obra.

Trastorno de pánico. La *crisis de angustia* o *ataque de pánico* se caracteriza por sentimientos de miedo o terror intenso que aparecen de pronto, sin un motivo aparente, en situaciones en las que no hay nada que temer. Se acompaña de palpitaciones o pulsaciones, dolor torácico, disnea o ahogo, mareos, temblor o agitación, sensación de desfallecimiento o desmayo, sudoración y náuseas.

Agorafobia. La *agorafobia* es una consecuencia frecuente del trastorno de pánico, aunque puede ocurrir en ausencia de éste. Las personas con agorafobia evitan (o procuran evitar) situaciones que consideran les podrían desencadenar un ataque de pánico (o síntomas similares) o de las que creen que resultaría difícil escapar si tuvieran una crisis de angustia.

Fobia específica. La *fobia específica* se caracteriza por un miedo excesivo e irracional a objetos o situaciones concretas, que casi siempre se produce por la exposición al estímulo temido. El estímulo fóbico se evita y, cuando no se puede evitar, la persona siente una ansiedad o una incomodidad intensas.

Trastorno de ansiedad social o fobia social. La *fobia social* se caracteriza por el miedo a ser avergonzado o humillado por otros. Se parece a la fobia específica: los estímulos fóbicos se evitan y, cuando no se pueden evitar, la persona se siente extraordinariamente ansiosa o incómoda. Cuando los estímulos fóbicos incluyen la mayoría de las situaciones sociales, se habla de fobia social generalizada.

Trastorno de ansiedad generalizada. Este trastorno se caracteriza por preocupación excesiva y crónica que se produce la mayoría de los días y que resulta difícil de controlar. La preocupación se asocia con síntomas como problemas de concentración, insomnio, tensión muscular, irritabilidad e inquietud física, y causa angustia o discapacidad clínicamente significativas.

Trastorno de ansiedad debido a otra afección médica. Se diagnostica trastorno de ansiedad debido a otra afección médica cuando existen pruebas de que la elevada ansiedad es consecuencia directa de una enfermedad médica (p. ej., hipertiroidismo).

Trastorno de ansiedad inducido por sustancias/medicamentos. Se diagnostica trastorno de ansiedad inducido por sustancias/medicamentos cuando la razón de la ansiedad es una sustancia (p. ej., cocaína) o un medicamento (p. ej., cortisol).

Trastorno de ansiedad por separación. Se presenta en niños y se caracteriza por una ansiedad excesiva relacionada con la separación del hogar o de las figuras de mayor apego, superior al esperado por el nivel de desarrollo del niño.

Mutismo selectivo. Se caracteriza por el rechazo persistente a hablar en situaciones específicas, a pesar de haber demostrado la capacidad para hacerlo en otras situaciones.

Trastorno obsesivo-compulsivo y trastornos relacionados

En esta sección se presentan ocho categorías de trastornos asociados con las obsesiones (pensamientos repetitivos) o compulsiones (acciones repetitivas).

Trastorno obsesivo-compulsivo (TOC). Este trastorno se caracteriza por la existencia de pensamientos o imágenes repetidos que se consideran intrusivos y resultan inoportunos (obsesiones), comportamientos repetitivos que la persona se siente obligada a realizar (compulsiones) o ambos. La mayoría de las veces, las compulsiones se hacen para reducir la ansiedad asociada con el pensamiento obsesivo.

Trastorno dismórfico corporal. Este trastorno se distingue por una preocupación angustiosa e incapacitante por un defecto imaginario o leve de la apariencia física. Si la creencia se sostiene con una intensidad delirante, también se podría emitir el diagnóstico de trastorno delirante de tipo somático.

Trastorno de acumulación. Se trata de un patrón de comportamiento de acumulación de objetos de forma compulsiva que pueden tener o no utilidad para la persona. El individuo es incapaz de desprenderse de esos objetos incluso cuando sabe que pueden crearle situaciones difíciles en casa, como el riesgo de incendio.

Tricotilomanía o trastorno de arrancarse el pelo. Se caracteriza por la acción repetida de arrancarse el pelo, que ocasiona una notoria pérdida capilar. Puede darse en cualquier parte del cuerpo (p. ej., en la cabeza, las cejas o la zona púbica).

Trastorno de excoriación o rascarse la piel. Está marcado por la necesidad compulsiva de rascarse en una zona de la piel hasta el punto de hacerse daño físico.

Trastorno obsesivo-compulsivo inducido por sustancias/medicamentos. Se caracteriza por el comportamiento obsesivo o compulsivo secundario al empleo de un fármaco o una sustancia, por ejemplo, el abuso de cocaína, que puede causar la necesidad de rascarse compulsivamente la piel ("formicación").

Trastorno obsesivo-compulsivo debido a otra afección médica. La razón del comportamiento obsesivo o compulsivo se debe a una afección médica, por ejemplo, puede presentarse después de una infección estreptocócica.

Otros trastornos obsesivo-compulsivos y trastornos relacionados específicos. Esta categoría incluye un grupo de trastornos como los *celos obsesivos*, en los que una persona tiene pensamientos repetitivos con respecto a la infidelidad de su cónyuge o pareja. Debe distinguirse de las creencias delirantes como el *koro*, un trastorno que ocurre en el sudeste asiático en el que la persona cree que sus genitales se están reduciendo y se retraerán dentro de su cuerpo, y del *trastorno de comportamientos repetitivos centrados en el cuerpo*, en el que la persona insiste en patrones de comportamiento compulsivos como morderse las uñas o los labios.

Trastornos relacionados con traumas y factores de estrés

Este grupo de trastornos se debe a la exposición a desastres naturales u ocasionados por el humano, o bien, por un factor estresante vital significativo, como experimentar abuso. Son seis las afecciones que entran en esta categoría del DSM-5®.

Trastorno de apego reactivo. Aparece durante la lactancia o primera infancia. Se caracteriza por un deterioro marcado de la capacidad de relación debido a una prestación de cuidados notablemente patológica.

Trastorno de relación social deshinibida. En este trastorno, el niño o el adolescente se aproxima o relaciona de manera activa con adultos extraños, por lo general, como resultado de un cuidado negligente en la infancia.

Trastorno de estrés postraumático (TEPT). Este trastorno aparece después de un suceso traumático en el que la persona cree que se encuentra en peligro físico o que su vida está en peligro. El TEPT también puede ocurrir después de presenciar un suceso violento o que amenaza la vida de otra persona. Por lo general, los síntomas se producen después del suceso traumático, aunque, en algunos casos, pueden aparecer meses o incluso años después. Este trastorno se diagnostica cuando una persona reacciona al suceso traumático con miedo y vuelve a experimentar los síntomas con el tiempo, o muestra síntomas de evitación o hiperexcitación. Estos síntomas persisten por lo menos durante 1 mes y causan un deterioro clínicamente significativo de la actividad y el funcionamiento, o bien, angustia.

Trastorno de estrés agudo. El trastorno de estrés agudo se produce como consecuencia de los mismos factores estresantes que precipitan el TEPT. No se diagnostica si los síntomas duran más de 1 mes.

Trastornos de adaptación. Suponen reacciones desadaptativas como respuesta a factores estresantes vitales que se encuentran bien identificados. Se subdividen de acuerdo con los síntomas: *con ansiedad, con estado de ánimo deprimido, con ansiedad mixta y estado de ánimo deprimido, con alteración de la conducta* y *con alteración mixta de las emociones y la conducta.*

Trastorno de duelo complejo persistente. Supone una pena crónica y persistente que se caracteriza por amargura, enfado o sentimientos ambivalentes hacia alguien muerto, acompañados por una intensa y prolongada retracción que caracteriza al trastorno (también denominado *duelo complicado* o *aflicción complicada*). Debe distinguirse de la pena o el duelo naturales.

Trastornos disociativos

La sección sobre trastornos disociativos incluye cuatro trastornos específicos (amnesia disociativa, fuga disociativa, trastorno de identidad disociativo y trastorno de despersonalización/desrealización), los cuales se caracterizan por una alteración de las funciones habitualmente integradas de consciencia, memoria, identidad y percepción.

Amnesia disociativa. La amnesia disociativa se caracteriza por el olvido de información personal importante de naturaleza generalmente traumática.

Fuga disociativa. La fuga disociativa se caracteriza por viajes repentinos lejos del hogar asociados con una pérdida de memoria parcial o completa de la propia identidad.

Trastorno de identidad disociativo. Antes conocido como *trastorno de la personalidad múltiple*, la característica esencial de este trastorno es la presencia de dos o más identidades distintas que asumen el control del comportamiento del individuo.

Trastorno de despersonalización/desrealización. El rasgo esencial del trastorno de despersonalización/desrealización consiste en episodios persistentes o recurrentes de despersonalización (alteración del sentido del propio ser físico, incluyendo sentimientos de encontrarse fuera del propio cuerpo, físicamente escindido o alejado de la gente, flotando, observándose a uno mismo desde la distancia, como en un sueño) o desrealización (experimentar el entorno como irreal o distorsionado).

Síntomas somáticos y trastornos relacionados (denominados *trastornos somatomorfos* en el DSM-IV)

Este grupo de trastornos se caracteriza por una marcada preocupación con respecto al cuerpo y miedo a las enfermedades o a sus consecuencias, por ejemplo, la muerte.

Trastorno de síntomas somáticos. Este trastorno se caracteriza por niveles elevados de ansiedad y preocupación persistente debido a los signos y síntomas somáticos que se interpretan de manera errónea como indicativos de una afección médica. En este trastorno se incluye la hipocondría.

Trastorno de ansiedad por enfermedad. Temor a estar enfermo con apenas o sin algún síntoma corporal. Es un diagnóstico nuevo en el DSM-5®.

Trastorno de síntomas neurológicos funcionales. Antes conocido como *trastorno de conversión*, se caracteriza por una alteración inexplicada de la función motriz o sensitiva voluntaria que sugiere la presencia de una enfermedad neurológica o de otro tipo. El conflicto psicológico es el responsable de la aparición de los síntomas.

Factores psicológicos que influyen en otras afecciones médicas. Engloba problemas psicológicos que afectan de forma negativa a una enfermedad médica por el aumento del riesgo de un resultado adverso.

Trastorno facticio. También denominado *síndrome de Munchausen*, se refiere a la simulación deliberada de síntomas físicos o psicológicos para asumir el papel de enfermo. En el *trastorno facticio aplicado a otro* (antes conocido como *trastorno facticio por poderes*), una persona presenta a otra como enferma, con frecuencia una madre a su hijo. Se diferencia de la simulación por que, aunque los síntomas se comunican también son falsos, la motivación de la simulación se relaciona con incentivos externos, como evitar la responsabilidad, obtener una compensación económica o conseguir sustancias.

Otros trastornos de síntomas somáticos y trastornos relacionados especificados. Esta categoría es para los trastornos no clasificados en los grupos anteriores. Uno de ellos es la *seudociesis*, en la que una persona cree falsamente que está embarazada (en raras ocasiones, puede presentarse en un varón).

Trastornos de la conducta alimentaria y de la ingesta de alimentos

Estos trasornos se caracterizan por una alteración persistente de la alimentación.

Anorexia nerviosa. Trastorno de la conducta alimentaria caracterizado por la pérdida de peso corporal y el rechazo a alimentarse. Por lo general, la sensación de apetito se mantiene.

Bulimia nerviosa. La bulimia nerviosa se caracteriza por episodios recurrentes y frecuentes de atracones, seguidos o no de vómitos.

Trastorno de atracones. Variante de la bulimia nerviosa, con episodios de atracones ocasionales una vez a la semana.

Pica. Ingestión persistente de sustancias no nutritivas (p. ej., almidón).

Trastorno de rumiación. La característica esencial es la regurgitación repetida de alimentos; por lo general, inicia en la infancia o la niñez.

Trastorno de evitación/restricción de la ingesta de alimentos. Llamado *trastorno de la conducta alimentaria en la infancia o la niñez* en el DSM-IV, su característica principal es la falta de interés por la comida o los alimentos, que lleva a una falta de crecimiento.

Trastornos de la excreción

Estos trastornos son causados por factores fisiológicos o psicológicos. Pueden ser de dos tipos: *encopresis*, incapacidad para mantener el control del contenido intestinal, y *enuresis*, incapacidad para retener la emisión del contenido de la vejiga urinaria.

Trastornos del sueño-vigilia

Los trastornos del sueño-vigilia suponen la alteración de la calidad, el horario y la cantidad del sueño, que producen malestar durante el día y deterioro. En el DSM-5® se incluyen los siguientes grupos.

Trastorno de insomnio. Se caracteriza por dificultad para iniciar el sueño. Puede ser una afección independiente, o bien, concomitante con otros trastornos mentales, trastornos del sueño u otra afección médica.

Trastorno de hipersomnia. La *hipersomnia* o somnolencia excesiva se diagnostica cuando el individuo duerme demasiado y se siente muy cansado a pesar de haber dormido lo suficiente, o por haber dormido una cantidad excesiva de horas.

Parasomnias. Se caracterizan por acontecimientos conductuales, vivenciales o fisiológicos anómalos durante el sueño. Esta categoría se compone de tres subtipos: *trastornos del despertar del sueño no REM*, que incluyen el despertar incompleto del sueño acompañado ya sea por sonambulismo, o bien, por terrores nocturnos; *trastorno de pesadillas*, en el que las pesadillas inducen despertares repetidos y causan malestar y deterioro, y *trastorno del comportamiento del sueño REM*, que se caracteriza por vocalizaciones o comportamientos motores complejos durante el sueño.

Narcolepsia. La narcolepsia está marcada por ataques de sueño, por lo general, con pérdida del tono muscular (cataplejía).

Trastornos del sueño relacionados con la respiración. Existen tres subtipos de este tipo de enfermedad. El más frecuente es la *apnea e hipopnea obstructiva del sueño*, en la que las apneas (ausencia de flujo de aire) e hipopneas (reducción del flujo de aire) ocurren repetidamente durante la noche, ocasionando ronquidos y somnolencia durante el día. La *apnea central del sueño* supone la presencia de respiración de Cheyne-Stokes, además de apneas e hipopneas. Finalmente, la *hipoventilación relacionada con el sueño* causa una elevación de la concentración de CO_2 asociada con la disminución de la respiración.

Síndrome de las piernas inquietas. Este síndrome se identifica por el movimiento compulsivo de las piernas durante el sueño.

Trastorno del sueño inducido por sustancias/medicamentos. Esta categoría incluye los trastornos del sueño que son causados por un fármaco o una sustancia (p. ej., alcohol o cafeína).

Trastornos del ritmo circadiano del sueño-vigilia. En la base de estos trastornos se encuentra un patrón de interrupción del sueño que altera o provoca un alineamiento defectuoso en el ritmo circadiano de la persona, lo que produce insomnio o somnolencia excesiva. Existen seis tipos: (1) *tipo de fases de sueño retrasadas*, caracterizado por un retraso de horas con respecto a los tiempos de inicio del sueño y de despertar mayor del deseado o de los horarios convencionales; (2) *tipo de fases de sueño avanzadas*, caracterizado por el avance de los tiempos del sueño y de despertar superiores a los habituales; (3) *tipo de sueño de vigilia irregular*, caracterizado por un patrón de sueño-vigilia desorganizado, con períodos de sueño y de vigilia variables a lo largo de las 24 h, sin períodos mayores ni reconocimiento del ritmo circadiano de sueño-vigilia; (4) *tipo de sueño vigilia no ajustado a las 24 h*, un patrón circadiano que no se sincroniza con el entorno de 24 h, muy habitual entre las personas invidentes o con déficits visuales; (5) *tipo asociado con turnos laborales*, provocado por trabajar en turnos nocturnos de modo regular, y (6) *tipo no especificado*, que no cumple los criterios antes mencionados.

Disfunciones sexuales

Las disfunciones sexuales se dividen en numerosos trastornos que se relacionan con la alteración del deseo sexual o de la capacidad para responder sexualmente.

Eyaculación retardada. Incapacidad o un marcado retraso en la capacidad para eyacular durante el coito o la masturbación.

Trastorno eréctil. Incapacidad para conseguir o mantener una erección suficiente para lograr la penetración coital.

Trastorno orgásmico femenino. Ausencia de la capacidad para conseguir el orgasmo o la reducción significativa en la intensidad de las sensaciones orgásmicas durante la masturbación o el coito.

Trastorno de interés/excitación sexual femenino. Supone la ausencia o reducción significativa del interés/excitación sexual durante las fantasías sexuales o la actividad sexual, que causa malestar.

Trastorno de dolor genitopélvico/penetración. Este trastorno reemplaza a los términos *vaginismo* y *dispareunia* (espasmo vaginal y dolor que interfieren en el coito). Supone la anticipación del dolor o un dolor real durante la actividad sexual, en particular, relacionado con la penetración vaginal.

Trastorno de deseo sexual hipoactivo en el varón. Ausencia o reducción de las fantasías o el deseo sexual en el varón.

Eyaculación prematura o precoz. Se manifiesta por una eyaculación que se produce antes o inmediatamente después de la penetración durante el coito.

Disfunción sexual inducida por sustancias/medicamentos. Implica una discapacidad funcional debida al consumo de sustancias (p. ej., fluoxetina).

Disfunción sexual no especificada. Incluye el trastorno sexual debido a una afección médica (p. ej., esclerosis múltiple).

Disforia de género

La disforia de género, previamente conocida como *trastorno de la identidad de género* o *sexual*, se caracteriza por un malestar persistente con el sexo biológico asignado y, en algunos casos, por el deseo de tener los órganos sexuales del sexo opuesto. Se subdivide en *disforia de género en niños* y *disforia de género en adultos*.

Trastornos destructivos, del control de los impulsos y de la conducta

En esta categoría se incluyen los trastornos relacionados con problemas en el autocontrol de las emociones y los comportamientos.

Trastorno negativista desafiante. Esta alteración se diagnostica en niños y adolescentes. Los síntomas incluyen enfado, irritabilidad, discusiones/actitud desafiante y rechazo al cumplimiento de las normas.

Trastorno explosivo intermitente. Este trastorno se caracteriza por arrebatos recurrentes e incontrolados de agresividad.

Trastorno de conducta. El trastorno de conducta se diagnostica en niños y adolescentes, y se caracteriza por agresiones e intimidaciones.

Piromanía. La característica distintiva de la piromanía es la provocación deliberada de incendios.

Cleptomanía. Se caracteriza por el impulso irrefrenable y repetido de robar objetos.

Trastornos relacionados con sustancias

Trastornos inducidos por sustancias. Las sustancias psicoactivas, entre otras, pueden provocar *intoxicación* y *síndrome de abstinencia* e inducir trastornos psiquiátricos, que incluyen *trastorno bipolar* y *otros trastornos relacionados, trastorno obsesivo-compulsivo y otros relacionados, trastornos del sueño, disfunciones sexuales, delírium y trastornos neurocognitivos*.

Trastorno por consumo de sustancias. A veces llamado *adicción*, este grupo de alteracciones se diagnostica atendiendo a la sustancia de abuso: alcohol, cocaína, cannabis, alucinógenos, inhalantes, opiáceos, sedantes, estimulantes o tabaco.

Trastornos relacionados con el alcohol. Los trastornos relacionados con el alcohol comprenden un deterioro causado por el consumo excesivo de alcohol. Incluyen el *trastorno por consumo de alcohol*, cuya ingesta repetida de alcohol provoca el desarrollo de tolerancia y síndrome de abstinencia, *intoxicación por alcohol*, o embriaguez, y *abstinencia de alcohol*, que puede conducir al *delirium tremens*.

Otros trastornos inducidos por el alcohol. Este grupo incluye los trastornos psicótico, bipolar, depresivo, de ansiedad, del sueño, sexuales y neurocognitivos, como el trastorno amnésico persistente (también llamado *síndrome de Korsakoff*). El consumo de alcohol también puede provocar encefalopatía de Wernicke, una enfermedad neurológica que implica ataxia, oftalmoplejía y confusión. Ambas afecciones pueden coexistir (síndrome de Wernicke-Korsakoff). La *demencia persistente inducida por alcohol* se diferencia del síndrome de Korsakoff por los numerosos déficits cognitivos.

Se presentan categorías semejantes (intoxicación, abstinencia y trastornos inducidos) con el consumo de cafeína, cannabis, fenciclidina, otros alucinógenos, inhalantes, opiáceos, sedantes, hipnóticos o ansiolíticos, estimulantes y tabaco.

Juego patológico. Se clasifica como un *trastorno no relacionado con sustancias*. Supone el juego compulsivo con incapacidad para detenerse o reducirlo, a pesar de las dificultades sociales o económicas que pueda conllevar. Algunos clínicos consideran que las adicciones sexuales deberían clasificarse del mismo modo, pero no se contempla su diagnóstico en el DSM-5®.

Trastornos neurocognitivos (denominados *demencia, delírium, trastornos amnésicos* y *otros trastornos cognitivos* en el DSM-IV)

Son trastornos caracterizados por cambios en la estructura y la función cerebrales que comprenden discapacidades en el aprendizaje, orientación, memoria y funciones intelectuales. Se dividen en tres categorías (tabla 1-1).

Delírium. Se define por la presencia de confusión y alteración de la cognición en poco tiempo, causadas por intoxicación o abstinencia de una sustancia (cocaína, opiáceos, fenciclidina), fármaco (cortisol), otra afección médica (infección) u otras causas (privación del sueño).

Trastorno neurocognitivo leve. Declive leve o moderado de la función cognitiva. Debe distinguirse de los cambios normales que se producen con la edad (cambios seniles relacionados con la edad).

Trastorno neurocognitivo mayor. Es un término que puede emplearse como sinónimo de demencia, preferido por la mayoría de los psiquiatras. Es el deterioro grave de la memoria, función ejecutiva, orientación y cognición. Existen 13 subtipos (*véase* la tabla 6-2): la *enfermedad de Alzheimer*, que suele aparecer en personas mayores de 65 años y se manifiesta por deterioro intelectual progresivo y demencia; *demencia vascular*, que es la progresión paulatina del deterioro cognitivo causado por trombosis o hemorragia venosa; *degeneración del lóbulo frontotemporal*, en el que destaca la inhibición conductual (también conocida como *enfermedad de Pick*); *enfermedad por cuerpos de Lewy*, en la que se desarrollan alucinaciones y demencia; *traumatismo cerebral*, producto de un traumatismo físico; *infección por VIH*; *enfermedad por priones*, causada por el lento crecimiento de proteínas priónicas transmisibles; *enfermedad de Parkinson*; *enfermedad de Huntington*; *otras afecciones médicas*; *trastorno*

Tabla 1-1
Subtipos principales de trastorno neurocognitivo (demencia)

1. Enfermedad de Alzheimer
2. Demencia vascular
3. Enfermedad por cuerpos de Lewy
4. Enfermedad de Parkinson
5. Degeneración del lóbulo frontotemporal (enfermedad de Pick)
6. Traumatismo cerebral
7. Infección por VIH
8. Demencia provocada por el consumo de sustancias/medicamentos
9. Enfermedad de Huntington
10. Enfermedad por priones
11. Demencia debida a otras afecciones médicas (*síndrome amnésico* en el DSM-IV-TR)
12. Trastorno neurocognitivo debido a etiologías múltiples
13. Trastorno neurocognitivo no especificado

neurocognitivo provocado por el consumo de sustancias o medicamentos (p. ej., consumo de alcohol, que causa el síndrome de Korsakoff); *trastorno neurocognitivo de etiologías múltiples* y el *no especificado.*

Trastornos de la personalidad

Los trastornos de la personalidad se caracterizan por patrones desadaptativos de la conducta profundamente arraigados, por lo general, durante toda la vida, que suelen reconocerse en la adolescencia o antes.

Trastorno de la personalidad paranoide. Se caracteriza por desconfianza injustificada, hipersensibilidad, celos, envidia, rigidez, autoestima excesiva y tendencia a culpar y a asignar intenciones malévolas a otros.

Trastorno de la personalidad esquizoide. Se caracteriza por timidez, sensibilidad excesiva, soledad, distanciamiento de las relaciones cercanas o competitivas, excentricidad, sin pérdida de la capacidad de reconocer la realidad y soñar despierto, e incapacidad para expresar hostilidad o agresividad.

Trastorno de la personalidad esquizotípica. Es semejante al trastorno de la personalidad esquizoide, pero el individuo también muestra pruebas leves de pérdida de contacto con la realidad, creencias extrañas, distancia y retraimiento.

Trastorno de la personalidad obsesivo-compulsiva. Se caracteriza por una preocupación excesiva por cumplir las normas y la rigurosidad; el individuo puede ser rígido, excesivamente concienzudo, dubitativo, muy inhibido e incapaz de relajarse (las tres "P": puntual, parsimonioso y preciso).

Trastorno de la personalidad histriónica. Se caracteriza por inestabilidad emocional, excitabilidad, hiperreactividad, vanidad, inmadurez, dependencia y sobreactuación para captar la atención, así como actitud seductora.

Trastorno de la personalidad evasiva. Se caracteriza por bajos niveles de energía, fatigabilidad, falta de entusiasmo, incapacidad para disfrutar de la vida y sensibilidad excesiva al estrés.

Trastorno de la personalidad antisocial. Define a personas en conflicto con la sociedad. Son incapaces de manifestar lealtad y se muestran egoístas, insensibles, irresponsables e impulsivos, no sienten culpabilidad ni aprenden de la experiencia; muestran bajos niveles de tolerancia a la frustración y tendencia a culpar a los demás.

Trastorno de la personalidad narcisista. Se caracteriza por sentimientos de grandiosidad, sensación de tener más derecho, falta de empatía, envidia, manipulación y necesidad de atención y admiración.

Trastorno de la personalidad límite. Se caracteriza por inestabilidad, impulsividad, sexualidad caótica, actos de suicidio, comportamiento autolesivo, problemas de identidad, ambivalencia y sentimientos de vacío o aburrimiento.

Trastorno de la personalidad dependiente. Se caracteriza por una conducta pasiva y sumisa. La persona no está segura de sí misma y se hace absolutamente dependiente de otras.

Cambios de la personalidad debidos a otra afección médica. Esta categoría incluye las alteraciones de la personalidad debidas a una afección médica (p. ej., un tumor cerebral).

Trastorno de la personalidad no especificado. Categoría que engloba otros rasgos de la personalidad que no pueden clasificarse en los patrones descritos hasta ahora.

Trastornos parafílicos y parafilias

En la *parafilia*, el interés sexual de una persona se dirige principalmente hacia objetos más que hacia otras personas, hacia actos sexuales que no suelen relacionarse con el coito o hacia el coito llevado a cabo en circunstancias extravagantes. El *trastorno parafílico* supone la expresión de un comportamiento sexual que puede dañar a otra persona. Se incluye el *exhibicionismo* (exposición de los genitales), *voyeurismo* (la observación de actividades sexuales), *frotteurismo* (tocamientos o fricción con otra persona), *pedofilia* (atracción sexual hacia niños), *masoquismo sexual* (excitación al sentir dolor), *sadismo sexual* (excitación al infligir dolor), *fetichismo* (excitación por objetos inanimados) y *travestismo* (vestirse con ropas del otro sexo).

Otros trastornos mentales

Esta categoría residual incluye cuatro trastornos que no cumplen todos los criterios de los trastornos mentales debidos a otra afección médica previamente descritos: (1) *otro trastorno mental no especificado debido a una afección médica* (p. ej., síntomas disociativos secundarios a epilepsia del lóbulo temporal), (2) *trastorno mental inespecífico debido a una afección médica* (p. ej., epilepsia del lóbulo temporal que provoca síntomas inespecíficos), (3) *otro trastorno mental no especificado*, en el que los síntomas están presentes pero a nivel subclínico, por lo que no se puede diagnosticar una enfermedad mental específica, y (4) *trastorno mental inespecífico*, en el que están presentes síntomas mentales, pero a un nivel subclínico, que no permite diagnosticar ningún trastorno.

Algunos clínicos utilizan el término *forme frustre* (del francés, "forma incompleta") o *atípica* para describir las manifestaciones extrañas o atenuadas de una enfermedad o un síndrome, que implican la presencia incompleta o parcial de la enfermedad o trastorno. Este término podría aplicarse a los trastornos de los grupos 3 y 4 mencionados en el párrafo anterior.

Trastornos motores inducidos por medicamentos y otros efectos adversos debidos a medicamentos

Se incluyen 10 trastornos: (1) *parkinsonismo inducido por neurolépticos u otros medicamentos*, que se presenta con temblor rítmico, rigidez, acinesia o bradicinesia, el cual es reversible cuando el fármaco que lo causa se retira o se reduce la dosis, (2) *síndrome neuroléptico maligno*, que se presenta con rigidez muscular, distonía o hipertermia, (3) *distonía aguda inducida por medicamentos*, que consiste en lentitud y contractura prolongada de la musculatura que causa desviaciones posturales, (4) *acatisia aguda inducida por medicamentos*, que se presenta como inquietud acompañada de movimientos excesivos constatables, (5) *discinesia tardía*, que se caracteriza por el movimiento involuntario de los labios, la mandíbula y la lengua, junto con otros movimientos discinéticos involuntarios, (6) *distonía o acatisia tardía*, una variante de la discinesia tardía que incluye el síndrome extrapiramidal, (7) *temblor postural inducido por medicamentos*, un temblor fino, por lo general durante el descanso, causado por un fármaco, (8) *otro trastorno motor inducido por medicamentos*, que describe un síndrome extrapiramidal atípico debido al empleo de fármacos, (9) *síndrome de suspensión de antidepresivos*, un síndrome de abstinencia que aparece tras la detención brusca del consumo de antidepresivos (p. ej., fluoxetina) y (10) *otro efecto adverso de medicamento*s, que incluye cambios en la presión sanguínea, diarrea, entre otros, debidos a fármacos.

Otros problemas que pueden ser objeto de atención clínica

Se trata de afecciones que pueden interferir con el funcionamiento general, pero no muestran la suficiente gravedad para justificar un diagnóstico psiquiátrico. No son trastornos mentales, pero pueden agravar un trastorno mental preexistente.

En este capítulo se incluye una amplia gama de problemas vitales y factores estresantes, entre ellos: (1) *problemas de relación*, que incluyen los *problemas relacionados con la educación familiar*, por ejemplo, con los hermanos o la educación lejos de los padres, y *problemas relacionados con el grupo de apoyo primario*, como los que se presentan con el cónyuge o la pareja, ruptura familiar por separación o divorcio, nivel de emoción expresada en la familia o duelo no complicado, y (2) *maltrato y negligencia*, que incluye el *maltrato infantil y problemas de negligencia*, como el abuso físico o sexual, negligencia en los cuidados o maltrato psicológico, y *maltrato del adulto y problemas de negligencia*, que incluye la violencia física, sexual y psicológica contra el cónyuge o pareja, así como el maltrato o negligencia hacia un adulto por parte de una persona distinta al cónyuge o la pareja. El funcionamiento intelectual límite se incluye en esta sección del DSM-5®.

Afecciones que necesitan más estudio

Además de las categorías diagnósticas que se presentaron hasta ahora, en el DSM-5® se mencionan otras que requieren más estudios antes de formar parte de la nomenclatura oficial. Algunas de estas afecciones son motivo de debate.

Este grupo se conforma por ocho trastornos: (1) *síndrome de psicosis atenuado*, indicativo de signos y síntomas subclínicos de psicosis que se desarrollan en la adolescencia; (2) *trastornos depresivos con hipomanía de corta duración*, con episodios cortos de hipomanía (con duración de 2-3 días) que ocurren junto con una depresión mayor; (3) *trastorno de duelo complejo persistente*, en el que el duelo se mantiene más de 1 año tras la pérdida; (4) *trastorno por consumo de cafeína*, que supone la dependencia de la cafeína, con síndrome de abstinencia; (5) *trastorno de juego por Internet*, en el que el excesivo uso de Internet altera la vida normal; (6) *trastorno neurocomportamental asociado con la exposición prenatal al alcohol*, que cubre todos los trastornos del desarrollo intrauterino debidos al consumo excesivo de alcohol por parte de la madre (p. ej., síndrome alcohólico fetal); (7) *trastorno de comportamiento suicida*, en el que se dan repetidos intentos de suicidio independientemente de la categoría diagnóstica del trastorno mental, y (8) *autolesiones no suicidas*, como cortarse la piel o autolesionarse de otras formas sin una intención suicida.

Para mayor información sobre este tema, véase:
Cap. 1, Clasificación en psiquiatría, p. 1. En: Kaplan & Sadock. Manual de psiquiatría clínica, *4.ª ed.*
Cap. 6, Clasificación en psiquiatría, p. 290. En: Kaplan & Sadock. Sinopsis de psiquiatría, *11.ª ed.*

2
Historia psiquiátrica y exploración del estado mental

I. Introducción

A. Historia psiquiátrica. La *historia* o *anamnesis psiquiátrica* es el registro de la vida del paciente; le permite al psiquiatra comprender quién es el paciente, de dónde viene y a dónde es probable que se dirija en el futuro. La anamnesis es la historia de vida del paciente contada en sus propias palabras, desde su punto de vista particular. Puede incluir información de otras fuentes, como los padres o el cónyuge. Se requiere de una anamnesis psiquiátrica exhaustiva para lograr un diagnóstico certero y formular un plan de tratamiento específico y eficaz.

B. Estado mental. Mientras que la historia del paciente permanece estable, el estado mental puede cambiar cada día u hora. La *exploración del estado mental* (EEM) es la descripción del aspecto, el lenguaje, las acciones y los pensamientos del paciente durante la entrevista. Constituye un formulario sistematizado para registrar los hallazgos en cuanto a pensamientos, sentimientos y conductas. En la exploración del estado mental sólo se registran los fenómenos observados durante el momento de la entrevista, el resto de los datos se registran en la anamnesis. A continuación se describen los elementos de una historia psiquiátrica y exploración del estado mental exhaustivas.

II. Historia psiquiátrica

A. Datos de identificación
1. Nombre, edad, estado civil, sexo, ocupación, idioma (si es distinto al español); asimismo, raza, nacionalidad, religión en caso de ser pertinente.
2. Admisiones en momentos anteriores por el mismo trastorno o uno distinto.
3. Personas con quien vive el paciente.

B. Motivo principal de consulta
1. Se describe con exactitud la causa por la cual el paciente acude con el psiquiatra, de preferencia en palabras del propio paciente.
2. Si la información no proviene del paciente, se registra quién la proporcionó.

C. Anamnesis del padecimiento actual
1. Antecedentes en orden cronológico y desarrollo de los síntomas o cambios conductuales que llevaron al paciente a buscar ayuda.
2. Circunstancias de vida del paciente al momento del inicio de los síntomas.
3. Personalidad cuando se encuentra sano; la forma en la que la enfermedad ha afectado las actividades cotidianas y las relaciones personales: cambios en la personalidad, intereses, estado de ánimo, actitudes hacia los demás, vestimenta, hábitos, niveles de tensión, irritabilidad, actividad, atención, concentración, memoria y lenguaje.
4. Síntomas psicofisiológicos: naturaleza y detalles de la disfunción; dolor (localización, intensidad y fluctuación).

5. Grado de ansiedad: generalizada e inespecífica, o relacionada de forma específica con situaciones, actividades u objetos particulares.
6. Forma de manejar la ansiedad: evitación, repetición de la situación temida.
7. Empleo de fármacos u otras actividades para conseguir alivio.

D. Antecedentes psiquiátricos y médicos

1. Alteraciones emocionales o mentales: grado de discapacidad, tipo y efecto del tratamiento, nombres de hospitales, duración de la enfermedad.
2. Trastornos psicosomáticos: fiebre del heno, artritis, colitis, fatiga crónica, resfriados recurrentes, afecciones dérmicas.
3. Afecciones médicas: revisión por sistemas ordinaria, enfermedades de transmisión sexual, abuso de alcohol u otras sustancias, riesgo de síndrome de inmunodeficiencia adquirida (sida).
4. Trastornos neurológicos: cefalea, traumatismos craneoencefálicos, pérdida de la consciencia, convulsiones o tumores.

E. Antecedentes familiares

1. Obtenidos del paciente y alguien más, porque las descripciones de las personas y los acontecimientos pueden variar ampliamente.
2. Tradiciones étnicas, nacionales y religiosas.
3. Incluir a las personas que conforman el hogar y su descripción (personalidad e inteligencia), así como su relación con el paciente.
4. Efectos de la enfermedad sobre la familia, antecedentes familiares de enfermedades mentales.
5. Entorno del paciente: lugar de residencia del paciente; cantidad de personas que habitan el hogar; privacidad de los miembros de la familia respecto de sí mismos y de otras familias.
6. Fuentes de ingreso familiar, asistencia pública (si la hay) y actitudes hacia ésta; registrar si el paciente perderá su trabajo u hogar en caso de hospitalización.
7. Pormenores del ciudado de los menores de edad.

F. Antecedentes personales (anamnesis)

 CONSEJOS CLÍNICOS

Rara vez será necesario describir todas las categorías que se mencionan a continuación para todos los pacientes. Por ejemplo, la historia del desarrollo temprano puede ser menos importante para los adultos que para los niños y adolescentes.

1. *Infancia temprana (hasta los 3 años de edad)*
   a. Historia prenatal, así como del embarazo y parto: duración del embarazo; espontaneidad y condiciones del parto; traumatismos al nacimiento; consignar si el paciente fue planeado y deseado; defectos congénitos.
   b. Hábitos de alimentación: lactancia materna o alimentación mediante biberón, problemas de alimentación.
   c. Desarrollo temprano: privación materna, desarrollo motor y del lenguaje, signos de que no se hayan cubierto sus necesidades, patrones del sueño, permanencia de objeto, ansiedad ante un extraño o por separación.
   d. Entrenamiento para ir al baño: edad, actitud de los padres, sentimientos.
   e. Síntomas de problemas conductuales: chuparse el pulgar, berrinches, tics, golpearse la cabeza, balanceo, terrores nocturnos, miedos, enuresis o encopresis, onicofagia, masturbación.

f. Personalidad y temperamento en la infancia: tímido, inquieto, hiperactivo, retraído, estudioso, extrovertido, huraño, atlético, patrones amistosos de juego, reacciones ante los hermanos.

g. Sueños o fantasías tempranos o recurrentes.

2. *Infancia intermedia (3-11 años de edad)*

   a. Antecedentes escolares tempranos: sentimientos sobre acudir a la escuela.

   b. Adaptación temprana, identificación de género.

   c. Desarrollo de la conciencia, castigo.

   d. Relaciones sociales.

   e. Actitudes hacia los hermanos y los compañeros de juego.

3. *Infancia tardía (de la prepubertad a la adolescencia)*

   a. Relación con los pares: cantidad y cercanía con amigos, líder o seguidor, popularidad social, participación en actividades de grupo o pandillas, modelos a seguir; patrones de agresividad, pasividad, ansiedad, comportamiento antisocial.

   b. Antecedentes escolares: grado de escolaridad; adaptación al colegio; relaciones con los profesores (consentido del maestro o rebelde); materias favoritas o intereses; habilidades o talentos particulares; actividades extracurriculares; deportes; aficiones; relación de los problemas o síntomas en las distintas etapas escolares.

   c. Desarrollo cognitivo y motor: aprendizaje de la lectura y otras habilidades intelectuales y motrices, disfunción cerebral mínima, dificultades de aprendizaje (y su manejo y efectos sobre el menor).

   d. Problemas emocionales o físicos de la adolescencia: pesadillas, fobias, enuresis nocturna, huir de casa, delincuencia, hábito tabáquico, consumo de drogas o alcohol, problemas de peso, sentimientos de inferioridad.

   e. Antecedentes psicosexuales

      (1) Curiosidad temprana, masturbación en la infancia, juegos sexuales.

      (2) Forma de aprender sobre la sexualidad, actitud de los padres hacia ésta, abuso sexual.

      (3) Inicio de la pubertad, sentimientos hacia ésta, tipo de preparación, sentimientos sobre la menstruación, desarrollo de caracteres sexuales secundarios.

      (4) Actividad sexual en la adolescencia: enamoramientos, fiestas, citas, caricias, masturbación, sueños húmedos (poluciones o emisiones nocturnas) y actitud hacia éstos.

      (5) Actitud hacia el mismo sexo y el contrario: timidez, vergüenza, agresividad, necesidad de impresionar, seducción, conquistas sexuales, ansiedad.

      (6) Prácticas sexuales: problemas sexuales, experiencias homosexuales y heterosexuales, parafilias, promiscuidad.

   f. Antecedentes religiosos: formación estricta, liberal, mixta (posibles conflictos), relación entre antecedentes religiosos y prácticas actuales.

4. *Edad adulta*

   a. Antecedentes laborales: selección de ocupación, capacitación, ambiciones y conflictos; relaciones con la autoridad, los pares y los subordinados; número y duración de los empleos; cambios en el estado laboral; trabajo actual y actitud hacia éste.

b. Actividades sociales: cantidad de amigos del paciente; si es retraído o socializa bien; intereses sociales, intelectuales y físicos; relaciones con el mismo sexo y el sexo opuesto; profundidad, duración y calidad de las relaciones humanas.

c. Sexualidad adulta

    (1) Relaciones sexuales premaritales, edad al momento del primer coito, orientación sexual.

    (2) Antecedentes maritales: concubinatos; matrimonios civiles; descripción del cortejo y el papel desempeñado por cada cónyuge; edad al momento del matrimonio; planificación familiar y anticoncepción; nombres y edades de los hijos; actitudes hacia la crianza; problemas con los parientes; problemas habitacionales, si son importantes para el matrimonio; adaptación sexual; relaciones extramaritales; áreas de acuerdo y desacuerdo; administración financiera; papel de la familia política.

    (3) Síntomas sexuales: anorgasmia, impotencia (trastorno eréctil), eyaculación precoz, falta de deseo.

    (4) Actitudes hacia el embarazo y el tener hijos; prácticas de anticoncepción y actitud hacia éstas.

    (5) Prácticas sexuales: parafilias (p. ej., sadismo sexual, fetiches, voyeurismo); actitud hacia las felaciones y el *cunnilingus*; técnicas sexuales, frecuencia.

d. Antecedentes militares: adaptación general, combate, lesiones, derivaciones a psiquiatría, tipo de baja, estado como veterano de guerra.

e. Sistemas de valores: si los hijos se ven como una carga o una bendición; si el trabajo se considera un mal necesario, una tarea evitable o una oportunidad; actitud actual ante la religión; creencia en el cielo y el infierno.

III. Estado mental

  A. Aspecto

    1. Identificación personal: incluye una descripción no técnica breve del aspecto y la conducta del paciente, como lo haría un novelista. En este punto se puede describir la actitud hacia el clínico: cooperativa, atenta, interesada, sincera, seductora, defensiva, hostil, juguetona, halagadora, evasiva o vigilante.

    2. Conducta y actividad psicomotriz: marcha, manierismos, tics, gesticulaciones, fasciculaciones, movimientos estereotipados, rascado, contacto físico con el examinador, ecopraxia, torpeza, agilidad, cojera, rigidez, retraso, hiperactividad, agitación, combatividad, flexibilidad cérea.

    3. Descripción general: postura, porte, vestimenta, arreglo personal, cabello, uñas; aspecto saludable, enfermizo, temeroso, apático, perplejo, despectivo, relajado, preparado, anticuado, moderno, afeminado, masculino; signos de ansiedad: manos húmedas, frente sudada, inquietud, postura tensa, voz forzada, ojos abiertos; cambios en el grado de ansiedad durante la entrevista o ante un tema en particular; contacto visual (lo normal es del 50%).

  B. Habla. Puede ser rápida, lenta, tensa, vascilante, conmovida, monótona, fuerte, murmurante, susurrante, arrastrada, tartamudeo, ecolalia, intensidad, tono, facilidad, espontaneidad, productividad, formas, tiempo de reacción, vocabulario, prosodia.

C. Estado de ánimo y afecto

1. Estado de ánimo (estado emocional interno y mantenido que influye en la percepción del mundo que tiene una persona): cómo el paciente dice que se siente; profundidad, intensidad, duración y fluctuaciones en el estado de ánimo (deprimido, desesperado, comunicativo, irritable, ansioso, alexitímico, aterrorizado, enojado, vacío, maravillado, vano, autodespectivo, culpable, eufórico, anhedónico).

2. Afecto (la exteriorización de las experiencias internas del paciente): la forma en la que el clínico evalúa los afectos del paciente, como lábil, restringido, embotado o plano, superficial, cantidad y rango de expresión; dificultad para iniciar, mantener o terminar una respuesta emocional; si la expresión emocional es adecuada según el contenido del pensamiento, la cultura y el contexto de la exploración; se deben dar ejemplos si la expresión de la emoción no resulta adecuada.

D. Pensamiento y percepción

1. **Forma de pensamiento**

   a. Productividad: sobreabundancia, escasez o fuga de ideas; pensamiento rápido, lento o vacilante; el paciente habla de forma espontánea o sólo cuando se le hacen preguntas; corriente de pensamiento, citas del paciente.

   b. Continuidad del pensamiento: si las respuestas del paciente verdaderamente contestan las preguntas y están orientadas a objetivos, son relevantes o irrelevantes; asociaciones laxas; ausencia de relación causa-efecto en sus explicaciones; afirmaciones ilógicas, tangenciales, detalladas, divagantes, evasivas, perseverantes; bloqueo o distracciones.

   c. Discapacidades del lenguaje: problemas que reflejan procesos desordenados, como habla incoherente o incomprensible (jergafasia o ensalada de palabras), asociaciones sonoras, neologismos.

2. **Contenido del pensamiento**

   a. Preocupaciones sobre la enfermedad, problemas ambientales.

   b. Obsesiones, compulsiones, fobias.

   c. Obsesiones o planes suicidas, homicidas.

   d. Síntomas hipocondríacos, impulsos antisociales específicos.

3. **Alteraciones del pensamiento**

   a. Delirios: contenido de los sistemas delirantes, su organización, las convicciones del paciente sobre su validez, cómo afectan su vida; delirios de persecución (aislados o asociados con suspicacia dominante); congruentes o no con el estado de ánimo.

   b. Ideas de referencia e ideas de influencia: cómo comenzaron las ideas, su contenido y el significado que les atribuye el paciente.

   c. Difusión del pensamiento: capacidad que tienen los demás de escuchar los pensamientos del paciente.

   d. Inserción de pensamientos: capacidad que tienen los demás de insertar pensamientos en el paciente.

4. **Alteraciones de la percepción**

   a. Alucinaciones e ilusiones: si escucha voces o percibe visiones; contenido, participación del sistema sensitivo, circunstancias en las que ocurren; alucinaciones hipnopómpicas o hipnagógicas; difusión del pensamiento.

    b. Despersonalización y desrealización: sentimientos extremos de desapego de uno mismo o del entorno.
  5. Sueños y fantasías
    a. Sueños: registrar los dominantes, si el paciente los comparte; pesadillas.
    b. Fantasías: recurrentes, favoritas, ensoñaciones persistentes.
  E. Sensorio

 CONSEJOS CLÍNICOS

En esta sección se incluye la valoración de diversas funciones cognitivas. En conjunto, estas características ayudan a describir la integridad general del sistema nervioso central, puesto que las distintas funciones se ven facilitadas por diferentes regiones cerebrales. Se observan anomalías del sensorio en el delírium y la demencia, y permiten sospechar que los síntomas tienen una causa médica subyacente o relacionada con el consumo de drogas. Véase en la tabla 2-1 una prueba de inteligencia general puntuada que puede ayudar a aumentar la confiabilidad y validez del diagnóstico de un trastorno cognitivo.

---

  1. Estado de alerta: consciencia del entorno, período de atención, ofuscamiento de la consciencia, fluctuaciones en el grado de alerta, somnolencia, estupor, letargia, estado de fuga, coma.
  2. Orientación
    a. Tiempo: si el paciente identifica el día o la fecha aproximada y la hora del día de forma correcta; si está hospitalizado, si sabe durante cuánto tiempo lo ha estado; si el paciente se comporta como orientado en el presente.
    b. Lugar: si el paciente sabe dónde se encuentra.
    c. Persona: si el paciente sabe quién es el clínico y los roles o nombres de las personas con las que está en contacto.
  3. Concentración y cálculo: observar si el paciente es capaz de restarle 7 a 100 y de ahí seguir restando de 7 en 7; si el paciente no puede restar los sietes, observar si puede realizar operaciones más sencillas como 4 × 9 y 5 × 4; ver si el paciente puede calcular cuántas monedas de 5 centavos hay en $1.35; evaluar si las dificultades son producto de la ansiedad o de aguna alteración del estado de ánimo o la concentración.
  4. Memoria: deterioro, y los esfuerzo por adaptarse a éste (negación, confabulación, reacción catastrofista, circunstancialidad utilizada para ocultar la deficiencia); evaluar si los procesos de registro, retención o recuerdo se encuentran afectados.
    a. Memoria remota: datos de la infancia, acontecimientos importantes conocidos de la juventud del paciente o de cuando estaba sano, cuestiones personales, recuerdos neutros.
    b. Memoria del pasado reciente: de los últimos meses.
    c. Memoria reciente: los últimos días, qué hizo el paciente el día de ayer y el anterior, qué desayunó, almorzó y cenó.

Tabla 2-1
Prueba de inteligencia general puntuada[a]

Indicaciones: al sospechar un trastorno cognitivo por aparentes defectos en la inteligencia, incapacidad para hacer generalizaciones, mantener un hilo de pensamiento o mostrar un juicio adecuado, una prueba puntuada puede resultar útil. Es posible confirmar el diagnóstico de discapacidad con mayor confiabilidad y validez.

Instrucciones: formular las siguientes preguntas como parte de la exploración del estado mental. Se debe utilizar un tono de conversación y las preguntas deben adaptarse a las diferencias culturales.

Puntuación: si el paciente obtiene una puntuación de 25 o menor (de un máximo de 40), indica que hay algún problema cognitivo que requerirá un estudio más profundo.

Se formulan las siguientes 10 preguntas:

1. ¿De qué están hechas las casas? (cualquier material que se le ocurra) **1–4**
   Un punto por cada respuesta, hasta cuatro.
2. ¿Para qué se utiliza la arena? . . . . **1, 2 o 4**
   Cuatro puntos si responde que para la producción de vidrio. Dos puntos si indica que se mezcla con el concreto para construir caminos u otros usos en la construcción. Un punto si dice que para jugar o hacer areneros. Los puntos no son acumulativos.
3. Si una bandera ondea hacia el sur, ¿de qué dirección viene el viento? **3**
   Tres puntos si dice que del norte; no hay créditos parciales. Se puede decir: "¿De dónde viene el viento?".
4. Mencione el nombre de algunos peces: **1–4**
   Un punto por cada respuesta, hasta cuatro. Si el sujeto se detiene al mencionar uno, se le debe animar a seguir.
5. ¿A qué hora del día su sombra es más pequeña? **3**
   Al medio día, tres puntos. Si se sospecha que el paciente adivinó la respuesta correcta, investigar el motivo.
6. Mencione el nombre de algunas ciudades grandes **1–4**
   Un punto por cada respuesta, hasta cuatro. Cuando se nombre un estado en lugar de una ciudad, no se otorgan puntos, por ejemplo, Nueva York, salvo que se especifique que se trata de la ciudad de Nueva York. No se dan puntos si menciona el lugar de nacimiento, a menos que se trate de una ciudad grande.
7. ¿Por qué la luna se ve más grande que las estrellas? **2.3.4**
   Se debe aclarar que la pregunta se refiere a cualquier estrella y debe quedar establecido que la luna de hecho es más pequeña que cualquier estrella. Se debe alentar al sujeto a que adivine. Dos puntos si responde: "La luna está más abajo". Tres puntos a: "La luna está más cerca". Cuatro puntos si se hace la generalización de que los objetos cercanos se ven más grandes que los distantes.
8. ¿Qué metal es atraído por los imanes? . . . . **2 o 4**
   Cuatro puntos por hierro, dos puntos por acero.
9. Si su sombra apunta hacia el noreste, ¿dónde se encuentra el sol? **4**
   Cuatro puntos para sudoeste, sin créditos parciales.
10. ¿Cuántas barras hay en la bandera de los Estados Unidos? **2**
    Dos puntos para trece. Los sujetos que respondan que 50 reciben la oportunidad de corregir su error. Se debe explicar, en caso necesario, que las barras blancas deben contarse junto con las rojas.
11. ¿En qué se convierte el hielo cuando se derrite? **1**
    Se da un punto si responde agua.
12. ¿Cuántos minutos tiene una hora? **1**
    Se otorga un punto si responde 60.
13. ¿Por qué hace más frío en la noche que durante el día? **1–3**
    Dos puntos por decir que "baja el sol", o cualquier conocimiento de que los rayos del sol son una fuente de calor. Un punto adicional por mencionar la rotación de la Tierra. En caso necesario, la pregunta se puede invertir: "¿Por qué hace más calor en el día que durante la noche?". Sólo se da un punto si se invierte la pregunta.

[a]Prueba desarrollada por N.D.C. Lewis, M.D., adaptada por B.J. Sadock, M.D.

    d. Retención y recuerdo inmediatos: capacidad para repetir seis cifras después de que el clínico las enuncia (primero hacia adelante, luego hacia atrás, luego unos minutos después de suspender el ejercicio); formular otras preguntas de la prueba; se debe evaluar si las mismas preguntas, en caso de repetirse, dieron lugar a respuestas distintas en diferentes momentos.

    e. Efectos de los déficits sobre el paciente: mecanismos que ha desarrollado el paciente para adaptarse a la deficiencia.

  5. Bagaje intelectual

    a. Estimar la capacidad intelectual del paciente y si éste es capaz de funcionar al nivel de sus atributos básicos.

    b. Conocimientos generales; las preguntas deben ser pertinentes de acuerdo con los antecedentes educativos y culturales del paciente.

6. Pensamiento abstracto: alteraciones en la formación de conceptos; forma en la que el paciente conceptualiza o maneja sus ideas; similitudes (p. ej., entre peras y manzanas), diferencias, absurdos; significado de proverbios sencillos, como "camarón que se duerme se lo lleva la corriente"; las respuestas pueden ser concretas (dar ejemplos concretos para ilustrar su significado) o muy abstractas (con explicaciones generalizadas); evaluar lo apropiado de cada respuesta.

7. Consciencia de enfermedad: reconocer que se tiene un trastorno mental y grado de consciencia y comprensión personal de la enfermedad.

    a. Total negación de la enfermedad.

    b. Leve consciencia de estar enfermo y de requerir ayuda, aunque al mismo tiempo se niega.

    c. Consciencia de estar enfermo, pero culpa de su enfermedad a otros, a factores externos o a factores orgánicos médicos o desconocidos.

    d. Consciencia a nivel intelectual: reconocer estar enfermo y que los síntomas y deficiencias en la adaptación social se deben a sentimientos irracionales o alteraciones, sin aplicar dicho conocimiento a experiencias futuras.

    e. Consciencia emocional verdadera: consciencia emocional de los motivos, sentimientos y significado subyacente de los síntomas; si dicha consciencia lleva a cambios en la personalidad y la conducta futura; apertura a nuevas ideas y conceptos sobre sí mismo y las personas importantes en la vida del paciente.

 CONSEJOS CLÍNICOS

Evaluar la consciencia de enfermedad con las siguientes preguntas: "¿Considera que tiene un problema?", "¿Cree que necesita tratamiento?", "¿Qué planes tiene para el futuro?". La consciencia de enfermedad se ve gravemente afectada por trastornos cognitivos, la psicosis y un coeficiente intelectual limítrofe.

---

8. Juicio

    a. Juicio social: manifestaciones sutiles de conductas que resultan dañinas para el paciente y son consideradas inaceptables en su cultura. Evaluar si el paciente comprende el probable desenlace de su conducta personal y si esta comprensión influye en su comportamiento; ejemplos de deterioro.

    b. Evaluación del juicio: predicción del paciente sobre lo que haría en situaciones hipotéticas (p. ej., qué haría si se encontrara en la calle una carta sellada con el timbre postal, o si se perdiera un medicamento).

 CONSEJOS CLÍNICOS

El juicio se ve gravemente afectado en los episodios maníacos del trastorno bipolar y en los trastornos cognitivos (p. ej., delírium y demencia).

    En la tabla 2-2 se proporciona un resumen de preguntas que se pueden formular durante la elaboración de la historia psiquiátrica y la exploración del estado mental.

Tabla 2-2
Preguntas frecuentes para la elaboración de la historia psiquiátrica y la exploración del estado mental

Tema	Preguntas	Comentarios y consejos útiles
Datos de identificación: nombre, edad, sexo, estado civil, religión, educación, dirección, teléfono, ocupación, fuente de derivación.	Se debe ser directo al obtener los datos de identificación y pedir respuestas específicas.	Si el paciente no puede cooperar, se debe obtener la información de algún pariente o amigo; si es derivado por un médico, se solicitan los antecedentes médicos.
Motivo principal de consulta: frase breve en palabras del propio paciente sobre la causa por la que está en el hospital o en el consultorio.	¿Por qué vino a ver al psiquiatra? ¿Qué lo trajo al hospital? ¿Cuál parece ser el problema?	Las respuestas deben registrarse de manera textual; un motivo de consulta extravagante puede sugerir un proceso psicótico.
Historia del padecimiento actual: desarrollo de los síntomas desde el inicio hasta el momento actual; relación de acontecimientos vitales, conflictos, factores de estrés; fármacos; cambio desde el estado anterior de funcionamiento.	¿Cuándo comenzó a notar que le estaba ocurriendo algo? ¿Se encontraba molesto por algo cuando surgieron los síntomas? ¿Comenzaron de forma repentina o gradual?	Registrar las palabras del paciente en la medida de lo posible. Obtener los antecedentes de las hospitalizaciones y tratamientos previos. El inicio repentino de los síntomas puede sugerir un trastorno inducido por fármacos.
Trastornos médicos y psiquiátricos anteriores: trastornos psiquiátricos; enfermedades psicosomáticas, médicas, neurológicas (p. ej., traumatismo craneoencefálico, convulsiones).	¿Alguna vez perdió la consciencia? ¿Ha tenido convulsiones?	Registrar el grado de enfermedad, tratamientos, medicamentos, resultados, hospitales, médicos. Determinar si la enfermedad logra un objetivo adicional (ganancia secundaria).
Antecedentes personales. Nacimiento e infancia: hasta donde sepa el paciente, información sobre el embarazo y el parto, embarazo planeado o no deseado, hitos del desarrollo (bipedestación, marcha, habla, temperamento).	¿Qué sabe sobre su nacimiento? ¿De quién proviene esta información? ¿Qué edad tenía su madre cuando lo tuvo?, ¿su padre?	Las mujeres que se vuelven madres a edad avanzada (> 35 años) están en mayor riesgo de tener un bebé con síndrome de Down; en el caso de los hombres mayores de 45 años, los espermatozoides dañados pueden producir alteraciones como la esquizofrenia.
Infancia: hábitos de alimentación, entrenamiento para ir al baño, personalidad (introvertido, extrovertido), conducta general, relaciones con los padres o tutores y compañeros, separaciones, pesadillas, enuresis, miedos.	¿Cómo fue su entrenamiento para ir al baño? ¿Mojaba la cama? ¿Incurría en juegos sexuales con sus compañeros de juego? ¿Cuál es el primer recuerdo que tiene de su infancia?	La ansiedad por separación y la fobia escolar se asocian con la depresión en el adulto; la enuresis se asocia con la piromanía. Los recuerdos de la infancia anteriores a los 3 años suelen ser imaginarios, no reales.
Adolescencia: relación con la autoridad y los pares, antecedentes escolares, calificaciones, problemas emocionales, consumo de drogas, edad de inicio de la pubertad.	Es posible que los adolescentes se nieguen a contestar las preguntas, pero de todas maneras deben formularse. Los adultos pueden distorsionar los recuerdos emocionales cargados de la adolescencia. ¿Sufrió algún abuso sexual?	El mal desempeño escolar suele ser un indicador sensible de un trastorno emocional. La esquizofrenia comienza en la adolescencia tardía.
Edad adulta: antecedentes laborales, selección de carrera, antecedentes maritales, hijos, educación, finanzas, antecedentes militares, religión.	Se prefieren las preguntas abiertas: "Hábleme sobre su matrimonio". No se debe juzgar al paciente: "¿Qué papel desempeña la religión en su vida?", "¿Cuáles son sus preferencias sexuales?".	Dependiendo del motivo principal de consulta, algunas áreas requerirán de una anamnesis más detallada. Los pacientes maníacos a menudo incurren en deudas o son promiscuos. Las ideas religiosas sobrevaloradas se asocian con el trastorno de personalidad paranoide.

(continúa)

Tabla 2-2
**Preguntas frecuentes para la elaboración de la historia psiquiátrica
y la exploración del estado mental** *(continuación)*

Tema	Preguntas	Comentarios y consejos útiles
Antecedentes sexuales: desarrollo sexual, masturbación, anorgasmia, trastorno eréctil, eyaculación precoz, parafilias, orientación sexual, actitudes y sentimientos generales.	¿Hay o ha habido algún problema o preocupación en torno a su vida sexual? ¿Cómo aprendió sobre el sexo? ¿Ha notado cambios en su impulso sexual?	Se debe evitar juzgar al paciente. Resulta mejor preguntar *cuándo* comenzó a masturbarse que preguntar si se masturba o alguna vez se ha masturbado.
Antecedentes familiares: enfermedades psiquiátricas, médicas y genéticas en los padres y hermanos; edad y ocupación de los padres; si ya fallecieron, fecha y causa; sentimientos sobre cada miembro de la familia, finanzas.	¿Algún miembro de su familia ha tenido depresión?, ¿alcoholismo?, ¿ha estado en un centro psiquiátrico?, ¿en prisión? Describa las condiciones en las que vive. ¿Tuvo una habitación para usted solo?	Carga genética en casos de ansiedad, depresión, suicidio y esquizofrenia. Obtener los antecedentes sobre empleo de medicamentos en la familia (los fármacos eficaces en algún pariente para un trastorno similar pueden ser efectivos en el paciente).
Estado mental		
Aspecto general: registrar aspecto, marcha, vestimenta, arreglo personal (adecuado o no), postura, gestos, expresiones faciales. ¿El paciente se ve más joven o viejo de lo que afirma?	El examinador se presenta y pide al paciente que tome asiento. En el hospital, se acerca una silla a la cama, pero nunca debe sentarse en la cama.	Un arreglo inadecuado puede sugerir un trastorno cognitivo; constricción pupilar en la adicción a opiáceos; retraimiento y encorvamiento en la depresión.
Comportamiento motor. Nivel de actividad: agitación o retraso psicomotor (tics, temblores, automatismos, manierismos, muecas, movimientos estereotipados, negativismo, apraxia, ecopraxia, flexibilidad cérea); aspecto emocional (ansioso, tenso, temeroso, desconcertado, triste, infeliz); voz (tenue, fuerte, ronca); contacto visual.	¿Considera que está más o menos activo de lo habitual? Se puede preguntar sobre manierismos evidentes: "Veo que su mano aún le tiembla, ¿qué me puede decir al respecto?". Se debe estar atento a los olores (p. ej., alcoholismo/ cetoacidosis).	Postura fija y comportamiento extravagante en la esquizofrenia. Hiperactividad en el abuso de estimulantes (cocaína) y la manía. Retraso psicomotor en la depresión; temblores en caso de ansiedad o efectos secundarios de medicamentos (litio). El contacto ocular se considera normal si ocurre durante aproximadamente la mitad de la entrevista. Contacto visual mínimo en la esquizofrenia. Observación constante del entorno en los estados paranoides.
Actitud durante la entrevista: relación entre el paciente y el examinador (irritable, agresivo, seductor, defensivo, indiferente, apático, cooperador, sarcástico).	Se pueden hacer comentarios sobre la actitud: "Algo parece molestarle, ¿estoy en lo cierto?".	Suspicacia en la paranoia; seducción en la histeria; apatía en los trastornos de conversión (*la belle indifference*); juegos de palabras en los síndromes de lóbulo frontal.
Estado de ánimo. Estable o mantenido: se registra el estado emocional como sombrío, tenso, desesperanzado, extasiado, resentido, feliz, tímido, triste, exultante, eufórico, deprimido, apático, anhedónico, temeroso, suicida, con grandiosidad, nihilista.	¿Cómo se siente? ¿Cómo se encuentra de ánimo? ¿Alguna vez ha pensado que no vale la pena vivir o en hacerse daño? ¿Alguna vez planeó quitarse la vida? ¿Le gustaría estar muerto? ¿Ha notado cambios en sus hábitos de sueño?	Ideas suicidas en el 25% de los casos de depresión; euforia en la manía. Despertarse temprano en la depresión; mayor necesidad de dormir en la manía.

(continúa)

Tabla 2-2
**Preguntas frecuentes para la elaboración de la historia psiquiátrica
y la exploración del estado mental** *(continuación)*

Tema	Preguntas	Comentarios y consejos útiles
Afecto: el tono de los sentimientos asociado con una idea (lábil, embotado, apropiado según el contenido, inapropiado, plano).	Observar signos no verbales de emoción, movimientos corporales, facies, ritmo de la voz (prosodia). La risa al hablar de temas tristes (p. ej., la muerte) resulta inadecuada.	Los cambios afectivos son frecuentes en la esquizofrenia; pérdida de la prosodia en los trastornos cognitivos como la catatonía. No deben confundirse los efectos adversos de un medicamento con el afecto aplanado.
Habla: lenta, rápida, charlatana, atropellada, espontánea, taciturna, balbuceante, tartamudeante, arrastrada, entrecortada. Tono, articulación, afasia, coprolalia, ecolalia, incoherencias, logorrea, mutismo, escasez, forzada.	Pedir al paciente que diga "metodista episcopaliano" para evaluar una posible disartria.	Los pacientes maníacos muestran un habla atropellada; escasez de habla en la depresión; habla irregular o arrastrada en los trastornos cognitivos.
Trastornos de la percepción: alucinaciones (olfativas, auditivas, táctiles, gustativas, visuales); ilusiones; experiencias hipnopómpicas o hipnagógicas; sensación de irrealidad, *déjà vu*, *déjà entendu*, macropsia.	¿En ocasiones escucha voces o ve cosas? ¿Ha tenido experiencias extrañas al quedarse dormido o al despertar? ¿El mundo ha cambiado de alguna manera? ¿Percibe olores extraños?	Las alucinaciones sugieren esquizofrenia. Las alucinaciones táctiles sugieren adicción a la cocaína o *delirium tremens*. Las alucinaciones olfativas son habituales en la epilepsia del lóbulo temporal. Las alucinaciones visuales pueden ser causadas por toxinas.
Contenido del pensamiento: delirios persecutorio (paranoide), de grandeza, de infidelidad, somático, sensorial; difusión del pensamiento, inserción de pensamientos; ideas de referencia, ideas de irrealidad, fobias, obsesiones, compulsiones, ambivalencia, autismo, dereísmo, bloqueos, preocupaciones suicidas u homicidas, conflictos, ideas nihilistas, hipocondría, despersonalización, desrealización, fuga de ideas, ideas fijas, pensamiento mágico, neologismos.	¿Ha sentido que la gente quiere lastimarlo? ¿Tiene poderes especiales? ¿Hay alguien tratando de influir en su conducta? ¿Percibe sensaciones extrañas en el cuerpo? ¿Hay pensamientos que no pueda sacarse de la mente? ¿Piensa en el fin del mundo? ¿Hay personas que puedan leerle la mente? ¿Alguna vez ha sentido que le habla la televisión? Se debe preguntar sobre sueños y fantasías.	¿Los delirios son congruentes con el estado de ánimo (delirios de grandeza con estado de ánimo eufórico)? Los delirios que no son congruentes con el estado de ánimo sugieren esquizofrenia. Las ilusiones son frecuentes en el delírium. La inserción de pensamientos es característica de la esquizofrenia.
Procesos del pensamiento: ideas orientadas a objetivos, asociaciones laxas; pensamiento ilógico, tangencial, pertinente, circunstancial, divagante; capacidad de abstracción, fuga de ideas, asociación de sonidos, perseverancia.	Preguntar sobre el significado de proverbios para evaluar la abstracción: "Quien vive en una casa de cristal no debe aventar piedras". La respuesta concreta es que: "El cristal se rompe", la respuesta abstracta incluye temas universales o cuestiones morales. Preguntar sobre las semejanzas entre un ave y una mariposa (ambos son seres vivos) y entre un pan y una tarta (ambos son alimento).	Las asociaciones laxas apuntan a una esquizofrenia; la fuga de ideas, a la manía; la falta de pensamiento abstracto, a la esquizofrenia o al daño cerebral.
Sensorio: nivel de consciencia (alerta, claridad, confusión, obnubilación, coma, estupor); orientación en tiempo, lugar y persona; cognición.	¿Dónde estamos? ¿Cuál es la fecha del día de hoy? ¿Sabe quién soy? ¿Sabe quién es usted?	El delírium y la demencia producen un sensorio obnubilado o divagante. La orientación en persona se conserva mejor que la orientación en tiempo o lugar.

(continúa)

Tabla 2-2
**Preguntas frecuentes para la elaboración de la historia psiquiátrica
y la exploración del estado mental** *(continuación)*

Tema	Preguntas	Comentarios y consejos útiles
Memoria. Memoria remota (largo plazo): los últimos días, meses, años.	¿Dónde nació? ¿Dónde atendió al colegio? ¿En qué fecha contrajo matrimonio? ¿Cuándo son los cumpleaños de sus hijos? ¿Cuáles fueron los encabezados de los diarios de la semana pasada?	Los pacientes con demencia de tipo Alzheimer retienen mejor la memoria de largo plazo, no así la reciente. Las lagunas en la memoria pueden localizarse o "rellenarse" con confabulaciones. La hipermnesia se observa en la personalidad paranoide.
Memoria reciente (corto plazo): recuerdo de los últimos 2 días.	¿Dónde estuvo ayer? ¿Dónde comió sus últimos alimentos?	En las enfermedades cerebrales, la pérdida de la memoria de corto plazo (amnesia) suele preceder a la de largo plazo.
Memoria inmediata (muy corto plazo): recuperación inmediata de información con la capacidad de recordar datos de forma rápida.	Pedir al paciente que repita seis cifras hacia adelante, luego hacia atrás (respuestas normales). Solicitar al paciente que intente recordar tres objetos no relacionados; volver a preguntar al paciente transcurridos 5 min.	Se observa pérdida de la memoria en los casos de trastornos cognitivos, disociativos o de conversión. La ansiedad puede afectar la retención inmediata y la memoria de corto plazo. La pérdida anterógrada de la memoria (amnesia) puede presentarse tras el consumo de ciertos fármacos (p. ej., benzodiazepinas). La pérdida retrógrada se observa tras un traumatismo craneoencefálico.
Concentración y cálculo: capacidad de poner atención; distracción; capacidad de hacer operaciones matemáticas sencillas.	Solicitar al paciente que cuente del 1 al 20 de forma rápida; que realice cálculos sencillos (2 × 3 o 4 × 9); que haga la prueba de la serie de los sietes, es decir, empezar del 100 y pedir que vaya restando de siete en siete. ¿Cuántas monedas de 5 centavos hay en $1.35?	Se debe descartar cualquier causa médica y diferenciar entre ésta y la ansiedad o depresión (seudodemencia). Las pruebas deben ser acordes al nivel educativo del paciente.
Información e inteligencia: uso de vocabulario; nivel educativo; bagaje intelectual.	Preguntar la distancia entre dos ciudades grandes de su país. Nombrar algunos vegetales. ¿Cuál es el río más grande de su país?	Debe conocerse el nivel educativo para juzgar los resultados. Descartar retraso mental o funcionamiento intelecual limítrofe.
Juicio: capacidad de comprender las relaciones entre los hechos y sacar conclusiones; respuestas en situaciones sociales.	¿Qué haría si se encontrara en la calle un sobre sellado y timbrado con su dirección?	Se ve afectado en caso de enfermedad cerebral, esquizofrenia, funcionamiento intelectual limítrofe o intoxicación.
Consciencia de la enfermedad: comprender que se tienen problemas físicos o mentales; negación de la enfermedad, culpando a otros por tener tal alteración; reconocer la necesidad de recibir tratamiento.	¿Considera que tiene un problema? ¿Cree que necesita tratamiento? ¿Qué planes tiene para el futuro?	Se ve afectado en caso de delírium, demencia, síndrome del lóbulo frontal, psicosis y funcionamiento intelectual limítrofe.

Para mayor información sobre este tema, véase*:*
Cap. 2, Entrevista psiquiátrica, historia y exploración del estado mental, p. 9. En: Kaplan & Sadock.
Manual de psiquiatría clínica, *4.ª ed.*
Sección 5.1, Entrevista psiquiátrica, historia y exploración del estado mental, p. 192. En: Kaplan & Sadock. Sinopsis de psiquiatría, *11.ª ed.*

3

Exploración física y pruebas analíticas en psiquiatría

Los avances recientes en la comprensión de las complejidades y las relaciones entre las enfermedades médicas y psiquiátricas han conducido a la creación de nuevos estándares de exploración física y pruebas analíticas para los pacientes psiquiátricos. El reconocimiento de la importancia del síndrome metabólico en la psiquiatría clínica, así como la menor expectativa de vida de los pacientes psiquiátricos en comparación con la población en general, han llevado a que la exploración física y las pruebas analíticas o de laboratorio estén a la vanguardia en la atención de los pacientes psiquiátricos. Los factores que pueden contribuir a la comorbilidad médica incluyen el abuso de alcohol y sustancias, los malos hábitos dietéticos y la obesidad. Además, numerosos fármacos psicotrópicos se asocian con riesgos para la salud como obesidad, síndrome metabólico e hiperprolactinemia. Por lo tanto, la vigilancia de la salud física de los pacientes psiquiátricos se ha vuelto indispensable.

La siguiente sección describe a detalle las principales pruebas de importancia clínica.

I. **Pruebas neuroendocrinológicas**
   A. **Pruebas de función tiroidea**
      1. Incluyen las pruebas de tiroxina (T_4) por unión competitiva de proteínas; radioinmunoanálisis con reacción antígeno-anticuerpo específica; índice de T_4 libre, captación de triyodotironina (T_3) y T_3 sérica total medida por radioinmunoanálisis.
      2. Las pruebas se utilizan para descartar hipotiroidismo, que puede presentarse con síntomas de depresión.
      3. Hasta el 10% de los pacientes que se presentan a consulta con depresión y fatiga asociada tienen una enfermedad hipotiroidea incipiente. El hipotiroidismo neonatal produce retraso mental y puede prevenirse si se diagnostica al nacimiento.
      4. La prueba de estimulación de la hormona liberadora de tirotropina o tiroliberina (TRH, *thyrotropin-releasing hormone*), indicada para aquellos pacientes con resultados ligeramente anómalos en las pruebas tiroideas, puede sugerir hipotiroidismo subclínico, que a su vez puede explicar una depresión clínica.
      5. **Procedimiento**
         a. A las 8 a.m., después de ayunar toda la noche, se pide al paciente que se recueste y se le advierte que puede sentir deseos de orinar tras la inyección del fármaco.
         b. Se miden los valores de referencia de TRH, T_3, T_4 y captación de resina por T_3.
         c. Se inyectan 500 μg de TRH por vía intravenosa (i.v.).
         d. Después, se miden las concentraciones de TRH a los 15, 30, 60 y 90 min.

B. Prueba de supresión de dexametasona (PSD)

1. Procedimiento

a. Se administra 1 mg de dexametasona por vía oral a las 11 p.m.

b. El cortisol en plasma se mide a las 4 p.m. y 11 p.m. del día siguiente (también se puede tomar una muestra a las 8 p.m.).

c. Cualquier concentración plasmática de cortisol por arriba de 5 μg/dL se considera anómala (el rango normal se debe ajustar según las pruebas locales, de forma que el 95% de la población se encuentre en el rango de normalidad).

d. Saber la concentración plasmática de cortisol inicial puede ser útil.

2. Indicaciones

a. Para confirmar la sospecha diagnóstica de trastorno depresivo mayor. No se utiliza de forma rutinaria por su falta de confiabilidad. Los resultados anómalos pueden confirmar la necesidad de tratamiento somático.

b. Para dar seguimiento a un paciente no supresor deprimido a lo largo de su tratamiento.

c. Para diferenciar una depresión mayor de una disforia menor.

d. Algunas evidencias indican que los no supresores deprimidos tienen mayores probabilidades de responder de forma favorable al tratamiento con terapia electroconvulsiva o con antidepresivos tricíclicos.

e. Se ha propuesto su uso como predictor del desenlace del tratamiento, aunque los resultados de la prueba pueden normalizarse antes de que se resuelva la depresión.

f. Se ha propuesto su utilidad como predictor de recaídas en los pacientes no supresores persistentes o cuyos resultados vuelven a ser anómalos.

g. Puede servir para diferenciar una depresión delirante de una no delirante.

h. Las concentraciones plasmáticas de cortisol altamente anómalas (> 10 μg/dL) son más significativas que los valores moderadamente elevados.

3. Confiabilidad. Los problemas asociados con la PSD incluyen diferencias en los informes sobre su sensibilidad o especificidad. Son frecuentes los falsos positivos y falsos negativos. Se considera que la sensibilidad de la PSD es del 45% en los trastornos depresivos mayores y del 70% en los episodios depresivos mayores con rasgos psicóticos. La especificidad es del 90% si se compara con los controles y del 77% en comparación con otros diagnósticos psiquiátricos. Algunas evidencias señalan que los pacientes con una PSD positiva (sobre todo con valores de 10 μg/dL) pueden mostrar una respuesta favorable al tratamiento somático (terapia electroconvulsiva o antidepresivos cíclicos).

C. Catecolaminas

1. Las concentraciones de ácido 5-hidroxiindolacético (5-HIAA, *5-hydroxy-indoleacetic acid*), un metabolito de la serotonina, se encuentran elevadas en la orina de los pacientes con tumores malignos.

2. En ocasiones se observan valores altos en los pacientes que toman fenotiazinas o que consumen alimentos altos en serotonina (nuez de Castilla, plátanos [bananas], aguacates [paltas]).

3. Se han encontrado concentraciones bajas de 5-HIAA en el líquido cefalorraquídeo (LCR) de algunas personas que padecen depresión suicida y en los estudios *post mortem* de pacientes que cometieron suicidio de formas particularmente violentas.

4. Las concentraciones bajas de 5-HIAA en el LCR se asocian con violencia en general.

5. La noradrenalina y sus productos metabólicos (metadrenalina, normetadrenalina y ácido vanilmandélico) pueden medirse en orina, sangre y plasma.

6. Las concentraciones plasmáticas de catecolaminas se encuentran muy elevadas en los casos de feocromocitoma, lo cual se asocia con ansiedad, agitación e hipertensión.

7. Se han encontrado concentraciones urinarias altas de noradrenalina y adrenalina en algunos pacientes con trastorno de estrés postraumático (TEPT).

8. Las concentraciones de un metabolito de la noradrenalina, el 3-metoxi-4-hidroxifenilglicol, se ven reducidas en pacientes con trastornos depresivos graves, sobre todo en aquellos con intentos suicidas.

D. Otras pruebas endocrinológicas. Además de las hormonas tiroideas, se pueden estudiar la prolactina (hormona de la hipófisis anterior), la somatotropina, la somatostatina, la hormona liberadora de gonadotropina (gonadoliberina) y los esteroides sexuales (hormona luteinizante [lutropina], hormona foliculoestimulante [folitropina], testosterona y estrógenos). La melatonina, proveniente de la glándula pineal, ha sido implicada en el trastorno afectivo estacional (denominado *patrón estacional de trastorno depresivo mayor recurrente* en la 5.ª edición del *Manual diagnóstico y estadístico de los trastornos mentales* [DSM-5®]).

.II. Pruebas renales y hepáticas

A. Pruebas de función renal. Se debe vigilar el nitrógeno ureico en sangre (BUN, *blood urea nitrogen*) y la creatinina en los pacientes que tomen litio. Si el BUN o la creatinina son anómalos, se debe analizar la depuración de creatinina de 2 h y, en última instancia, la de 24 h. La tabla 3-1 resume otras pruebas analíticas que deben realizarse en los pacientes bajo tratamiento con litio.

B. Pruebas de función hepática (PFH)

1. Los valores de bilirrubina, total y directa, se encuentran elevados en los casos de lesión hepatocelular y estasis biliar intrahepática, que pueden presentarse si el paciente toma fenotiazina o medicamentos tricíclicos, así como con el abuso de alcohol y otras sustancias.

2. El daño o enfermedad del hígado, reflejado en los hallazgos anómalos de las PFH, puede manifestarse con signos y síntomas de trastorno cognitivo (p. ej., desorientación y delírium).

3. Las PFH deben recibir un seguimiento de rutina cuando se utilizan ciertos fármacos, como la carbamazepina y el valproato.

Tabla 3-1
Otras pruebas analíticas para los pacientes tratados con litio

Prueba	Frecuencia
1. Hemograma completo	Antes del tratamiento y cada año
2. Electrólitos séricos	Antes del tratamiento y cada año
3. Glucemia en ayuno	Antes del tratamiento y cada año
4. Electrocardiograma	Antes del tratamiento y cada año
5. Prueba de embarazo para mujeres en edad fértil[a]	Antes del tratamiento

[a]Se debe analizar con mayor frecuencia cuando esté en duda el cumplimiento del plan terapéutico.
Reimpreso con autorización de: MacKinnon RA, Yudofsky SC. *Principles of the Psychiatric Evaluation.* Philadelphia, PA: JB Lippincott; 1991:106.

III. **Pruebas de sangre para enfermedades de transmisión sexual (ETS)**
  A. La prueba *Venereal Disease Research Laboratory* (VDRL) se utiliza para la detección sistemática de la sífilis. En caso de ser positiva, el resultado se confirma con la prueba de absorción de anticuerpos treponémicos fluorescentes (FTA-ABS, *fluorescent treponemal antibody-absorption test*), en la que se utiliza la espiroqueta *Treponema pallidum* como antígeno.
  B. Una prueba de VIH positiva indica que la persona ha quedado expuesta a la infección por el virus causante del sida.

IV. **Pruebas relacionadas con fármacos psicotrópicos**
  A. **Benzodiazepinas**
    1. No se requieren pruebas especiales. El deterioro de la función hepática puede aumentar la vida media de las benzodiazepinas metabolizadas en el hígado por oxidación.
    2. Se deben realizar PFH de referencia en los pacientes bajo sospecha de daño hepático. Los análisis de orina para benzodiazepinas se utilizan de forma rutinaria en los casos de abuso de sustancias.
  B. **Antipsicóticos**
    1. De acuerdo con las guías de la Food and Drug Administration (FDA) de Estados Unidos, se recomienda determinar los valores iniciales de hemoglobina glucosilada (HgA_1c) y de las pruebas de lipidemia. Además, se considera una práctica clínica adecuada obtener las PFH y un hemograma completo, ya que estos fármacos pueden causar neutropenia. Los antipsicóticos se metabolizan principalmente en el hígado, mientras que sus metabolitos son excretados sobre todo en la orina. Muchos metabolitos son activos. La concentración máxima en el plasma suele alcanzarse 2-3 h después de administrar la dosis oral. La vida media de eliminación es de 12-30 h, pero puede ser mucho más prolongada. Para mantener una condición estable es necesario recibir una dosis constante por al menos 1 semana (y meses en el caso de los antipsicóticos de liberación lenta).
    2. Excluyendo a la clozapina y algunos de los antipsicóticos de reciente generación, como la quetiapina y el aripiprazol, la mayoría de los antipsicóticos pueden aumentar la concentración sérica de prolactina (secundaria a una actividad tuberoinfundibular). Los valores normales de prolactina pueden indicar un mal cumplimiento o una mala absorción. Los efectos secundarios incluyen leucocitosis, leucopenia, afección de la función plaquetaria, anemia leve (tanto aplásica como hemolítica) y agranulocitosis. Puede haber efectos colaterales abruptos sobre la médula ósea y la sangre, incluso con dosis constantes. Los antipsicóticos de baja potencia son más propensos a producir agranulocitosis, el efecto más frecuente sobre la médula ósea. Estos fármacos pueden ocasionar lesión hepatocelular y estasis biliar intrahepática (señalada por el aumento en la bilirrubina total y directa, y las transaminasas elevadas). También pueden dar lugar a cambios electrocardiográficos (aunque no tan frecuentes como con los antidepresivos tricíclicos), incluyendo un intervalo QT prolongado; ondas T aplanadas, invertidas o bífidas, y ondas U. La relación entre la dosis y la concentración plasmática varía ampliamente entre los distintos pacientes. Se recomienda realizar un electrocardiograma de referencia.

3. **Clozapina.** Dado el riesgo de padecer agranulocitosis (1-2%), los pacientes tratados con clozapina deben realizarse un recuento leucocítico y un recuento diferencial de referencia antes de comenzar el tratamiento, así como un recuento leucocítico cada semana durante 6 meses, después uno cada 2 semanas, y en los casos en los que se mantenga el tratamiento después del año deben hacerse evaluaciones mensuales. Los médicos y farmacéuticos que proveen clozapina están obligados a registrarse en el programa Clozapine Risk Evaluation and Mitigation Strategy (REMS). Estas guías nuevas reemplazan los registros individuales de pacientes que toman clozapina y el National Non-Rechallenge Master File (NNRMF).

Los médicos deben estar atentos a los efectos colaterales cardíacos y vigilar la creatina-fosfocinasa (CPK, *creatine phosphokinase*), así como la troponina, según la necesidad en función de los signos y síntomas. La miocarditis y la miocardiopatía son problemas bien conocidos que pueden causar la muerte, pero pueden prevenirse con la vigilancia y pruebas analíticas adecuadas.

4. La mayoría de los antipsicóticos de generación más reciente pueden incrementar el apetito, con el subsiguiente aumento de peso, y causar hiperlipidemia y diabetes mellitus de tipo II. El examinador debe medir el peso y el perímetro de la cintura en cada consulta para orientar a los pacientes con consejos sobre nutrición y ejercicio, e indicar la vigilancia de la glucemia y los lípidos.

C. **Fármacos tricíclicos y tetracíclicos.** Debe realizarse un electrocardiograma (ECG) antes de iniciar el régimen de fármacos cíclicos en busca de retrasos en la conducción, que pueden llevar a bloqueos cardíacos con las concentraciones terapéuticas. Algunos médicos consideran que todos los pacientes que reciben tratamiento con fármacos cíclicos deben someterse a un ECG anual. Con las concentraciones terapéuticas, estos fármacos terminan con las arritmias mediante un efecto similar al de la quinidina.

Las concentraciones en sangre se deben analizar de forma rutinaria con el empleo de imipramina, desipramina o nortriptilina para el tratamiento de los trastornos depresivos. Su análisis también puede ser útil para los pacientes en los que es urgente determinar el momento en el que se alcanzaron las concentraciones plasmáticas terapéuticas o tóxicas. Los análisis de sangre también deben incluir el estudio de los metabolitos activos (p. ej., la imipramina se convierte en desipramina y la amitriptilina en nortriptilina). A continuación se describen algunas características de las concentraciones plasmáticas de los fármacos tricíclicos.

1. **Imipramina.** El porcentaje de respuestas favorables a la imipramina se correlaciona de forma lineal con las concentraciones plasmáticas entre 200 y 250 ng/mL, pero algunos pacientes responden ante cifras menores. Cuando la concentración supera los 250 ng/mL, no hay mejoría en las respuestas favorables, pero sí hay más efectos colaterales.

2. **Nortriptilina.** La ventana terapéutica (el rango en el que cada fármaco resulta más eficaz) de la nortriptilina se encuentra entre 50 y 150 ng/mL. Se observa una tasa menor de respuesta con concentraciones mayores.

3. **Desipramina.** Las concentraciones de desipramina mayores de 125 ng/mL se correlacionan con un mayor porcentaje de respuestas favorables.

4. **Amitriptilina.** Diferentes estudios han mostrado resultados contradictorios en cuanto a las concentraciones en sangre de la amitriptilina, pero van de 75 a 175 ng/mL.

5. **Procedimiento para determinar las concentraciones en sangre.** La muestra de sangre se obtiene 10-14 h después de la administración de la última dosis, por lo general, en la mañana siguiente a la dosis nocturna. Los pacientes deben recibir una dosis estable del fármaco durante al menos 5 días para que la prueba sea válida. Unos cuantos pacientes tienen la particularidad de metabolizar los fármacos cíclicos de manera deficiente, por lo que pueden presentar concentraciones de hasta 2 000 ng/mL (incluso con dosis normales) antes de mostrar una respuesta clínica favorable. Estos pacientes deben ser vigilados en busca de efectos secundarios cardíacos. Las concentraciones mayores de 1 000 ng/mL tienen riesgo de presentar cardiotoxicidad.

D. **Inhibidores de la monoaminooxidasa (IMAO).** Los pacientes que toman IMAO deben evitar alimentos con tiramina, por el riesgo de producir una crisis hipertensiva. Se debe registrar una medición de presión arterial (PA) de referencia, y luego darle seguimiento durante el tratamiento. Los IMAO también pueden causar hipotensión ortostática como efecto colateral directo del fármaco y no de la dieta. De no ser por el riesgo de aumentar la PA cuando se toman junto con otros alimentos, en general, los IMAO carecen de efectos secundarios. Una prueba utilizada tanto en ambientes clínicos como de investigación correlaciona la respuesta terapéutica con el grado de inhibición de la MAO de las plaquetas.

E. **Litio.** Los pacientes que toman litio deben realizarse pruebas de referencia de la función tiroidea, control de electrólitos, recuento leucocítico, pruebas de función renal (densidad relativa, BUN y creatinina), así como un ECG de referencia. Ello se debe a que el litio puede causar daño renal, hipotiroidismo y leucocitosis; la pérdida de sodio puede dar lugar a concentraciones tóxicas de litio; y cerca del 95% del litio se excreta en la orina. También se sabe que el litio puede causar cambios electrocardiográficos, incluidos varios defectos de la conducción.

La indicación más clara para el empleo del litio es en el tratamiento profiláctico de los episodios maníacos (su efecto antimaníaco directo puede tardar hasta 2 semanas en aparecer) y a menudo se utiliza en conjunto con antipsicóticos para tratar episodios maníacos agudos. El litio por sí solo puede tener actividad antipsicótica y se ha demostrado que puede ayudar a evitar los suicidios. La concentración de mantenimiento es de 0.6-1.2 mEq/L, aunque algunos pacientes con manía aguda pueden tolerar hasta 1.5-1.8 mEq/L. Algunas personas responden ante concentraciones menores, mientras que otras pueden requerir cantidades mayores. Cualquier respuesta ante una cifra menor de 0.4 mEq/L probablemente sea un placebo. Puede haber reacciones tóxicas a concentraciones mayores de 2.0 mEq/L. Resulta indispensable mantener una vigilancia regular del litio; existe un estrecho rango terapéutico que, de ser rebasado, puede producir problemas cardíacos y efectos sobre el sistema nervioso central (SNC).

Las concentraciones de litio se analizan 8-12 h depués de la administración de la última dosis, por lo general, en la mañana siguiente a la dosis nocturna. La cantidad de litio debe medirse al menos dos veces por semana mientras se estabiliza la concentración del paciente, y después puede evaluarse mensualmente.

F. **Carbamazepina.** Se debe realizar un hemograma completo previo al tratamiento, incluyendo un recuento plaquetario. También se recomienda llevar a cabo un recuento de reticulocitos y una prueba de hierro en suero. Estas pruebas deben repetirse cada semana durante los primeros 3 meses de tratamiento, y posteriormente cada mes. La carbamazepina puede producir anemia aplásica, agranulocitosis, trombocitopenia y leucopenia. Dado el menor riesgo de producir hepatotoxicidad, deben realizarse PFH cada 3-6 meses. Debe suspenderse el medicamento si el paciente muestra cualquier signo de supresión de médula ósea de acuerdo con los resultados de los hemogramas completos sistemáticos. La concentración terapéutica de carbamazepina es de 8-12 ng/mL, con los niveles tóxicos rondando los 15 ng/mL. La mayoría de los médicos informan que las concentraciones de 12 ng/mL son difíciles de alcanzar.

G. **Valproato.** Las concentraciones séricas de ácido valproico y divalproex se consideran terapéuticas a los 45-50 ng/mL. Por encima de 125 ng/mL puede haber efectos secundarios, como la trombocitopenia. Las concentraciones séricas deben evaluarse de forma periódica, además de hacer una PFH cada 6-12 meses. El valproato puede producir encefalopatía hiperamonémica, por lo que los médicos deben evaluar las concentraciones de amoníaco si se tiene indicación clínica.

H. **Tacrina.** La tacrina puede causar daño hepático. Se requiere una PFH de referencia, además de dar seguimiento a las concentraciones séricas de transaminasa cada 2 semanas por alrededor de 5 meses. Los pacientes con ictericia o concentraciones de bilirrubina mayores de 3 mg/dL deberán suspender el tratamiento.

V. **Provocación de ataques de pánico con lactato de sodio**
Hasta el 72% de los pacientes con trastorno de pánico presentan crisis de angustia con la administración intravenosa de lactato de sodio. Por lo tanto, la provocación con lactato es útil para confirmar este diagnóstico. Este método también ha sido empleado para causar *flashbacks* en pacientes con TEPT. La hiperventilación, otro desencadenante conocido de ataques de pánico en las personas predispuestas, no es tan sensible como la provocación con lactato para inducir dicha respuesta. La inhalación de dióxido de carbono también precipita las crisis de angustia en los pacientes con predisposición. Los ataques de pánico desencadenados por lactato de sodio no son inhibidos por los β-bloqueadores de acción periférica, a diferencia de lo que ocurre con el alprazolam y los fármacos tricíclicos.

VI. **Punción lumbar**
La punción lumbar es útil en pacientes con manifestaciones repentinas de síntomas psiquiátricos nuevos, sobre todo ante cambios cognitivos. El clínico debe poner especial atención en caso de fiebre o de síntomas neurológicos como una convulsión. La punción lumbar resulta útil para diagnosticar infecciones del SNC (meningitis).

VII. **Análisis de orina para detectar abuso de sustancias**
Es posible detectar numerosas sustancias en la orina de un paciente si ésta es analizada dentro de un período específico (y variable) después de su ingesta. El conocimiento de las pruebas para detectar sustancias en la orina se ha vuelto vital para los médicos dada la necesidad de realizar pruebas obligatorias o aleatorizadas en busca de sustancias. La tabla 3-2 ofrece un resumen de las sustancias de abuso que pueden ser detectadas en la orina.

También se utilizan pruebas analíticas para detectar sustancias que puedan estar produciendo trastornos cognitivos.

Tabla 3-2
Sustancias de abuso detectables en la orina

Sustancia	Período de detección en la orina
Alcohol	7-12 h
Anfetaminas	48 h
Barbitúricos	24 h (acción corta)
	3 semanas (acción prolongada)
Benzodiazepinas	3 días
Cannabis	3 días a 4 semanas (según el uso)
Cocaína	6-8 h (metabolitos: 2-4 días)
Codeína	48 h
Fenciclidina (PcP)	8 días
Heroína	36-72 h
Metadona	3 días
Metacualona	7 días
Morfina	48-72 h
Propoxifeno	6-48 h

VIII. Pruebas de detección precoz para enfermedades médicas

Sirven para descartar causas orgánicas de los trastornos psiquiátricos. Una batería exhaustiva de pruebas analíticas de cribado aplicada al momento de la admisión puede detectar una cantidad importante de enfermedades (*véase* la tabla 3-3). Las pruebas de rutina al ingreso incluyen:

A. Hemograma completo con diferencial

B. Química sanguínea (incluyendo análisis de electrólitos, glucosa, calcio y magnesio, así como pruebas de función renal y hepática)

C. Pruebas de función tiroidea

D. Prueba de reagina plasmática rápida (RPR, *rapid plasma reagent*) o VDRL

E. Análisis de orina

F. Examen toxicológico de orina

G. Electrocardiograma

H. Concentraciones de vitamina B_{12} y folato

I. Hemoglobina glucosilada (HgA_1c) y pruebas de lípidos

IX. Electrofisiología

    A. Electroencefalograma (EEG)

      1. La primera aplicación clínica fue desarrollada por el psiquiatra Hans Berger en 1929.

      2. Mide los voltajes entre los electrodos colocados sobre la piel.

      3. Da una descripción general de la actividad eléctrica de las neuronas del SNC.

      4. El EEG de cada persona es único, como una huella dactilar.

      5. Durante décadas, los investigadores han intentado correlacionar las alteraciones psiquiátricas específicas con cambios electroencefalográficos característicos, hasta ahora sin éxito.

      6. El EEG cambia con la edad.

      7. Los patrones electroencefalográficos normales no descartan un trastorno convulsivo o una enfermedad médica; resultan más útiles en personas privadas de sueño y con derivaciones nasofaríngeas.

Continúa en la p. 39.

Tabla 3-3
Indicaciones psiquiátricas de pruebas diagnósticas

Prueba	Principales indicaciones en psiquiatría	Comentarios
17-hidroxicorticosteroide	Depresión	Las desviaciones permiten detectar hiperadrenocorticismo, que puede estar asociado con depresión mayor.
3-metoxi-4-hidroxifenilglicol (MHPG)	Depresión Ansiedad	Más útil en la investigación; los decrementos en la orina pueden indicar disminuciones centrales; puede predecir la respuesta a ciertos antidepresivos.
Ácido 5-hidroxiindolacético (5-HIAA)	Depresión Suicidio Violencia	Bajo en el LCR en pacientes agresivos o violentos con impulsos suicidas u homicidas. Puede ser indicador de bajo control de impulsos y factor de predicción de suicidio.
Alanina aminotransferasa (ALT)	Pruebas cognitivas/médicas	Alta en la hepatitis, cirrosis y metástasis hepáticas. Baja en la deficiencia de piridoxina (vitamina B₆).
Albúmina	Pruebas cognitivas/médicas	Alta en caso de deshidratación. Baja en la desnutrición, insuficiencia hepática, quemaduras, mieloma múltiple y carcinomas.
Aldolasa	Trastornos de la alimentación Esquizofrenia	Alta en pacientes que abusan de ipecacuana (p. ej., pacientes con bulimia), algunos con esquizofrenia.
Amilasa sérica	Trastornos de la alimentación	Puede aumentar en la bulimia nerviosa.
Amoníaco en suero	Pruebas cognitivas/médicas	Alto en la encefalopatía hepática, insuficiencia hepática y síndrome de Reye; aumenta en caso de hemorragia digestiva e insuficiencia cardíaca congestiva grave.
Anticoagulantes lúpicos	Uso de fenotiazinas	Anticuerpo antifosfolipídico descrito en algunos pacientes que utilizan fenotiazinas, sobre todo la clorpromazina; a menudo se asocia con TTP alto; también se asocia con anticuerpos anticardiolipina.
Anticuerpos antinucleares	Pruebas cognitivas/médicas	Se observan en el lupus eritematoso sistémico (LES) y el lupus inducido por fármacos (p. ej., secundario a fenotiazinas, anticonvulsivos); el LES puede estar asociado con delírium, psicosis y trastornos del estado de ánimo.
Antígeno de superficie (HBsAg) y central (HBcAg) del virus de la hepatitis B	Pruebas cognitivas/médicas Trastornos del estado de ánimo	Una infección activa de hepatitis B indica un mayor grado de infectividad y progresión a enfermedad hepática crónica. Puede presentarse con depresión.
Antígeno vírico de la hepatitis A (HAAg)	Pruebas cognitivas/médicas Trastornos del estado de ánimo	Menos grave, con mejor pronóstico que con la hepatitis B; puede presentarse con la anorexia y la depresión.
Aspartato aminotransferasa	Pruebas cognitivas/médicas	Alta en la insuficiencia cardíaca, enfermedad hepática, pancreatitis, eclampsia, daño cerebral y alcoholismo. Baja en la deficiencia de piridoxina (vitamina B₆) y las etapas terminales de enfermedad hepática.
Bicarbonato en suero	Trastorno de pánico	Bajo en el síndrome de hiperventilación, trastorno de pánico y abuso de esteroides anabolizantes.
	Trastornos de la alimentación	Puede aumentar en pacientes con bulimia nerviosa, abuso de laxantes y vómitos psicógenos.
Bilirrubina	Pruebas cognitivas/médicas	Alta en la enfermedad hepática.
Bromuro en suero	Psicosis	La intoxicación por bromuro puede causar psicosis, alucinaciones y delírium.
	Demencia	Parte de las pruebas para demencia, sobre todo si el cloruro en suero está elevado.
Cafeína en suero	Trastorno de ansiedad/pánico	Evaluación de pacientes bajo sospecha de cafeinismo.

(continúa)

Tabla 3-3
Indicaciones psiquiátricas de pruebas diagnósticas *(continuación)*

Prueba	Principales indicaciones en psiquiatría	Comentarios
Calcio en suero	Pruebas cognitivas/médicas	Alto en hiperparatiroidismo y metástasis óseas.
	Trastornos del estado de ánimo	Aumento asociado con depresión y psicosis.
	Psicosis	Bajo en hipoparatiroidismo e insuficiencia renal.
	Trastornos de la alimentación	Disminución asociada con depresión, irritabilidad, delírium y abuso crónico de laxantes.
Catecolaminas en orina y plasma	Ataques de pánico Ansiedad	Altas en el feocromocitoma.
Ceruloplasmina en suero; cobre en suero	Pruebas cognitivas/médicas	Bajo en la enfermedad de Wilson (enfermedad hepatolenticular).
Cloro (Cl) en suero	Trastornos de la alimentación	Bajo en pacientes con bulimia y vómitos psicógenos.
	Trastorno de pánico	Alza moderada en síndrome de hiperventilación y trastorno de pánico.
CO_2, inhalación de; infusión de bicarbonato de sodio	Ansiedad/ataques de pánico	Ataques de pánico en un subgrupo de pacientes.
Cobre en orina	Pruebas cognitivas/médicas	Alto en la enfermedad de Wilson.
Colecistocinina (CCK)	Trastornos de la alimentación	Comparado con controles, plano en pacientes bulímicos después de ingerir alimentos (tratamiento con antidepresivos puede normalizarla).
Coombs, prueba de, directa e indirecta	Anemias hemolíticas secundarias a medicamentos psiquiátricos	Evaluar anemias hemolíticas inducidas por fármacos, como las secundarias a clorpromazina, fenitoína, levodopa y metildopa.
Corticotropina (ACTH)	Pruebas cognitivas/médicas	Cambios en caso de abuso de esteroides; puede aumentar por convulsiones, psicosis y enfermedad de Cushing, y como respuesta al estrés. Baja en enfermedad de Addison.
Cortisol (hidrocortisona)	Pruebas cognitivas/médicas Trastornos del estado de ánimo	Un valor alto puede indicar enfermedad de Cushing asociada con ansiedad, depresión y varias alteraciones adicionales.
Creatina-fosfocinasa (CPK)	Uso de fármacos antipsicóticos Uso de inmovilizadores Abuso de sustancias	Alta en el síndrome neuroléptico maligno, rabdomiólisis por inyección intramuscular (secundario a abuso de sustancias), pacientes inmovilizados, pacientes con reacciones distónicas; elevación asintomática con el uso de fármacos antipsicóticos. Alta en la miocarditis y miocardiopatía.
Creatinina en suero	Pruebas cognitivas/médicas	Alta en la enfermedad renal (*véase* BUN).
Creatinina urinaria	Pruebas cognitivas/médicas Abuso de sustancias Empleo de litio	Alta en la insuficiencia renal y deshidratación. Es parte de las pruebas pretratamiento del litio; en ocasiones se realizan pruebas de seguimiento de los pacientes tratados con litio.
Dopamina (DA) (estimulación de dopamina con levodopa)	Depresión	Inhibe la prolactina. Se analiza para valorar la integridad funcional del sistema dopaminérgico, que se ve afectado en la enfermedad de Parkinson, depresión.
Ecografía carotídea	Demencia	En ocasiones se incluye en las pruebas para demencia, sobre todo para descartar demencia multiinfarto. Es de mayor utilidad en la búsqueda de posibles causas de infarto.
Ecografía Doppler	Trastorno eréctil Pruebas cognitivas/médicas	Oclusión carotídea, ataque isquémico transitorio (AIT), flujo sanguíneo peneano reducido en el trastorno eréctil.
Electrocardiograma (ECG)	Trastorno de pánico	Entre los pacientes con trastorno de pánico, el 10-40% muestra prolapso de la válvula mitral.
Electroencefalograma (EEG)	Pruebas cognitivas/médicas	Actividad de alto voltaje en el estupor, y de bajo voltaje rápido en la excitación, casos no orgánicos funcionales (p. ej., estados disociativos); actividad-α en el fondo, que responde a estímulos auditivos y visuales.

(continúa)

Tabla 3-3
Indicaciones psiquiátricas de pruebas diagnósticas *(continuación)*

Prueba	Principales indicaciones en psiquiatría	Comentarios
Electroencefalograma (EEG) *(continuación)*	Pruebas cognitivas/médicas	Ráfagas bifásicas o trifásicas lentas en la demencia por enfermedad de Creutzfeldt-Jakob. Convulsiones, muerte cerebral, traumatismos; latencia de sueño de movimiento ocular rápido (REM, *rapid eye movement*) más corta en la depresión.
Enzima sintetizadora de porfiria	Pruebas cognitivas/médicas Psicosis	Puede ocurrir un trastorno neuropsiquiátrico agudo durante un ataque agudo de porfiria precipitado por barbitúricos, imipramina.
Estrógenos	Trastorno del estado de ánimo	Altos en la depresión menopáusica y el síndrome premenstrual; cambios variables en los casos de ansiedad.
Ferritina en suero	Pruebas cognitivas/médicas	Es la prueba más sensible para la deficiencia de hierro.
Folato (ácido fólico) en suero	Abuso de alcohol	Suele medirse en las deficiencias de vitamina B_{12} asociadas con psicosis, paranoia, fatiga, agitación, demencia y delírium.
	Uso de medicamentos específicos	Se asocia con alcoholismo, uso de fenitoína, anticonceptivos orales y estrógenos.
Folitropina (hormona foliculoestimulante) (FSH)	Depresión	Normal alta en la anorexia nerviosa, valores más altos en mujeres posmenopáusicas; concentraciones bajas en pacientes con panhipopituitarismo.
Fosfatasa ácida	Pruebas cognitivas/médicas	Alta en el cáncer de próstata, hipertrofia prostática benigna, destrucción excesiva de plaquetas y enfermedades óseas.
Fosfatasa alcalina	Pruebas cognitivas/médicas Uso de medicamentos psiquiátricos	Alta en la enfermedad de Paget, hiperparatiroidismo, enfermedad hepática, metástasis hepáticas, insuficiencia cardíaca y uso de fenotiazina. Baja en la anemia perniciosa (deficiencia de vitamina B_{12}).
Fósforo en suero	Pruebas cognitivas/médicas Trastorno de pánico	Alto en la insuficiencia renal, acidosis diabética, hipoparatiroidismo e hipervitaminosis D; bajo en la cirrosis, hipocalemia, hiperparatiroidismo, ataques de pánico y síndrome de hiperventilación.
Glucemia en ayuno	Ataques de pánico Ansiedad Delírium	Glucemia en ayuno muy alta asociada con delírium.
	Depresión	Glucemia en ayuno muy baja asociada con delírium, agitación, ataques de pánico, ansiedad y depresión.
Glutamil transaminasa en suero	Abuso de alcohol	Alta en el abuso de alcohol, cirrosis y enfermedad hepática.
Hematocrito; hemoglobina (Hb)	Pruebas cognitivas/médicas	Valoración de la anemia (la anemia puede estar asociada con depresión y psicosis).
Hierro en suero	Pruebas cognitivas/médicas	Anemia ferropénica.
Holter, monitor	Trastorno de pánico	Valoración de los pacientes con trastorno de pánico que presentan palpitaciones y otros síntomas cardíacos.
Hormona liberadora de gonadotropina (GnRH)	Pruebas cognitivas/médicas	Baja en la esquizofrenia; alta en la anorexia; variable en la depresión y la ansiedad.
Lactato deshidrogenasa (LDH)	Pruebas cognitivas/médicas	Alta en el infarto de miocardio, infarto pulmonar, enfermedad hepática, infarto renal, convulsiones, daño cerebral, anemia megaloblástica (perniciosa), elevaciones facticias secundarias a una manipulación poco cuidadosa del tubo con la muestra.

(continúa)

Tabla 3-3
Indicaciones psiquiátricas de pruebas diagnósticas *(continuación)*

Prueba	Principales indicaciones en psiquiatría	Comentarios
Líquido cefalorraquídeo (LCR)	Pruebas cognitivas/médicas	Aumento de proteínas y células en caso de infección, VDRL positiva en la neurosífilis y LCR sanguinolento en las alteraciones hemorrágicas.
Lupus eritematoso (LE), prueba de	Depresión Psicosis Delírium Demencia	La prueba positiva se asocia con LE, que puede estar presente en varios trastornos psiquiátricos, como psicosis, depresión, delírium y demencia; también se estudia con anticuerpos antinucleares (ANA) y anticuerpos anti-ADN.
Lutropina (hormona luteinizante) (LH)	Depresión	Baja en pacientes con panhipopituitarismo; su disminución se asocia con depresión.
Magnesio en suero	Pruebas cognitivas/médicas Abuso de alcohol	Bajo en el alcoholismo; las concentraciones bajas se asocian con agitación, delírium y convulsiones.
Melatonina	Trastorno afectivo estacional	Producida por la luz y la glándula pineal, baja en el trastorno afectivo estacional.
Metales (pesados), intoxicación (suero u orina)	Pruebas cognitivas/médicas	Plomo: apatía, irritabilidad, anorexia y confusión. Mercurio: psicosis, fatiga, apatía, deterioro en memoria, labilidad emocional y "sombrerero loco". Manganeso: locura por manganeso y síndrome similar al Parkinson. Aluminio: demencia. Arsénico: fatiga, pérdida de consciencia, alopecia.
Mioglobina en orina	Empleo de fenotiazina Abuso de sustancias Uso de inmovilizadores	Alta en el síndrome neuroléptico maligno; en intoxicación por fenciclidina (PcP), cocaína o dietilamida del ácido lisérgico (LSD); y en pacientes inmovilizados.
Monoaminooxidasa (MAO) en plaquetas	Depresión	Baja en la depresión; se ha empleado para vigilar el tratamiento con IMAO.
Nicotina	Ansiedad Adicción a la nicotina	Ansiedad, tabaquismo.
Nitrógeno ureico en sangre (BUN)	Delírium	Alto en la enfermedad renal y deshidratación. Los aumentos se asocian con letargia y delírium.
	Uso de medicamentos psiquiátricos	Si está alto, puede aumentar el potencial tóxico de los medicamentos psiquiátricos, sobre todo el litio y la amantadina.
Orina, análisis de	Pruebas cognitivas/médicas Pruebas pretratamiento de litio Examen toxicológico	Ofrece pistas sobre la causa de varios trastornos cognitivos (evaluar aspecto general, pH, densidad relativa, bilirrubina, glucosa, sangre, cetonas, proteínas); la densidad relativa puede verse afectada con el litio.
Paratohormona (hormona paratiroidea) (PTH)	Ansiedad Pruebas cognitivas/médicas	Las concentraciones bajas causan hipocalcemia y ansiedad. La falta de regulación se asocia con varios trastornos mentales orgánicos.
Porfobilinógeno (PBG)	Pruebas cognitivas/médicas	Aumenta en la porfiria aguda.
Potasio (K) en suero	Pruebas cognitivas/médicas	Alto en la acidosis hipercalémica; aumento asociado con ansiedad en la arritmia cardíaca.
	Trastornos de la alimentación	Bajo en la cirrosis, alcalosis metabólica, abuso de laxantes y abuso de diuréticos; el descenso es frecuente en pacientes bulímicos y en los vómitos psicógenos, así como con el abuso de esteroides anabolizantes.
Prolactina en suero	Uso de medicamentos antipsicóticos	Antipsicóticos, por descenso de dopamina, mayor síntesis y liberación de prolactina, sobre todo en mujeres.
	Consumo de cocaína	Hay concentraciones altas de prolactina secundarias al síndrome de abstinencia de cocaína.

(continúa)

Tabla 3-3
Indicaciones psiquiátricas de pruebas diagnósticas *(continuación)*

Prueba	Principales indicaciones en psiquiatría	Comentarios
Prolactina en suero *(continuación)*	Seudoconvulsiones	La ausencia de una alza en la prolactina tras una convulsión sugiere seudoconvulsiones.
Proteínas totales en suero	Pruebas cognitivas/médicas	Altas en el mieloma múltiple, mixedema y lupus. Bajas en la cirrosis, desnutrición y sobrehidratación.
	Uso de medicamentos psicotrópicos	Las proteínas bajas en suero pueden producir una mayor sensibilidad a las dosis convencionales de los medicamentos que se unen a proteínas (el litio no se une a proteínas).
Pruebas de función tiroidea	Pruebas cognitivas/médicas Depresión	Detección de hipotiroidismo o hipertiroidismo. Anomalías asociadas con depresión, ansiedad, psicosis, demencia, delírium y tratamiento con litio.
Recuento de reticulocitos (estimación de la producción de eritrocitos en la médula ósea)	Pruebas cognitivas/médicas Uso de carbamazepina	Bajo en caso de anemia megaloblástica o ferropénica y anemia por enfermedad crónica. Debe vigilarse en los pacientes que tomen carbamazepina.
Recuento leucocítico	Uso de medicamentos psiquiátricos	La leucopenia y la agranulocitosis se asocian con el uso de ciertos psicotrópicos, como fenotiazinas, carbamazepina y clozapina. La leucocitosis se asocia con el uso de litio y el síndrome neuroléptico maligno.
Recuento plaquetario	Uso de medicamentos psicotrópicos	Baja debido al uso de ciertos fármacos psicotrópicos (carbamazepina, clozapina, fenotiazinas).
Salicilatos en suero	Alucinosis orgánica Intentos de suicidio	Pueden verse concentraciones tóxicas en pacientes con intentos suicidas; su elevación puede causar alucinosis orgánica.
Sodio (Na) en suero	Pruebas cognitivas/médicas	Bajo en la intoxicación hídrica y el síndrome de secreción inadecuada de hormona antidiurética. Bajo en el hipoadrenalismo, mixedema, insuficiencia cardíaca congestiva, diarrea, polidipsia, empleo de carbamazepina y esteroides anabolizantes.
	Uso de litio	Las concentraciones bajas se asocian con mayor sensibilidad a la dosis convencional de litio.
Somatotropina (hormona del crecimiento) (GH)	Depresión Ansiedad Esquizofrenia	Respuestas inhibidas de GH ante hipoglucemias inducidas por insulina en pacientes deprimidos; respuesta aumentada en la prueba con dopaminérgicos en pacientes esquizofrénicos; alta en algunos casos de anorexia.
Testosterona en suero	Trastorno eréctil (TE)	Alta en el abuso de esteroides anabolizantes. Puede verse disminuida en las pruebas orgánicas para TE.
Testosterona en suero	Deseo sexual hipoactivo	Las disminuciones pueden venir acompañadas de deseo sexual hipoactivo. Seguimiento de los agresores sexuales tratados con medroxiprogesterona. Baja con tratamiento con medroxiprogesterona.
Tiempo de protrombina (TP)	Pruebas cognitivas/médicas	Alto en caso de daño hepático importante (cirrosis).
Tiempo de tromboplastina parcial (TTP)	Tratamiento con antipsicóticos, heparina	Para vigilar el tratamiento anticoagulante; aumenta en presencia de anticoagulantes lúpicos y anticuerpos anticardiolipina.
Tumescencia peneana nocturna	Trastorno eréctil	Cuantificación de cambios en la circunferencia peneana, rigidez del pene y frecuencia de tumescencia peneana. Evaluación de la función eréctil durante el sueño.

(continúa)

Tabla 3-3
Indicaciones psiquiátricas de pruebas diagnósticas *(continuación)*

Prueba	Principales indicaciones en psiquiatría	Comentarios
Tumescencia peneana nocturna *(continuación)*	Trastorno eréctil	Erecciones asociadas con sueño REM. Sirve para diferenciar entre las causas orgánicas y funcionales del trastorno eréctil.
VDRL	Sífilis	Positiva (títulos altos) en la sífilis secundaria (puede ser positiva o negativa en la primaria); también se utiliza la prueba de reagina plasmática rápida (RPR). Títulos bajos (o negativa) en la sífilis terciaria.
Velocidad de sedimentación globular (VSG)	Pruebas cognitivas/médicas	Un aumento en la VSG representa una prueba no específica de enfermedad infecciosa, inflamatoria, autoinmunitaria o maligna; en ocasiones se recomienda para evaluar la anorexia nerviosa.
VIH	Pruebas cognitivas/médicas	Afección del SNC; trastorno de personalidad orgánico debido a demencia por sida, trastorno del estado de ánimo orgánico y psicosis aguda.
Virus de Epstein-Barr (VEB); citomegalovirus (CMV)	Pruebas cognitivas/médicas	Parte del grupo de herpesvirus. El VEB es el agente causal de la mononucleosis infecciosa, que puede presentarse con depresión, fatiga y cambios de personalidad.
	Ansiedad	El CMV puede producir ansiedad, confusión y trastornos del estado de ánimo.
	Trastornos del estado de ánimo	El VEB puede estar asociado con un síndrome similar a la mononucleosis crónica relacionado con depresión y fatiga crónicas.
Vitamina A en suero	Depresión Delírium	La hipervitaminosis A se asocia con diversos cambios en el estado mental y cefalea.
Vitamina B_{12} en suero	Pruebas cognitivas/médicas	Forma parte de las pruebas para la anemia megaloblástica y la demencia.
	Demencia	Las deficiencias de vitamina B_{12} se asocian con psicosis, paranoia, fatiga, agitación, demencia y delírium.
	Trastorno del estado de ánimo	Suele asociarse con el abuso crónico de alcohol.
Volumen corpuscular medio (VCM) (volumen promedio de un eritrocito)	Abuso de alcohol	Alto en el alcoholismo y deficiencia de vitamina B_{12} y folato.

Tabla elaborada por: B. Rosse, M.D., Lynn H. Deutsch, D.O. y Stephen J. Deutsch, M.D., Ph.D.

8. Indicaciones

a. Pruebas cognitivas y médicas generales; evaluación para el delírium y la demencia.

b. Forma parte de las pruebas de rutina para cualquier brote psicótico de primera aparición.

c. Ayuda a diagnosticar algunos trastornos convulsivos (p. ej., epilepsia).

(1) Crisis convulsivas tónico-clónicas (*grand mal*): el inicio se caracteriza por agrupaciones de picos de ondas de alta amplitud, rítmicos y sincrónicos de entre 8 y 12 Hz (ciclos por segundo). Después de 15-30 s, los picos pueden agruparse y separarse en ondas lentas (correlación con la fase clónica). Por último, se observa una fase inactiva de ondas delta (lentas) de baja amplitud.

(2) Crisis de ausencia (*petit mal*): inicio súbito de un patrón de picos y ondas de alta amplitud, bilaterales, sincrónicos y generalizados, con una frecuencia característica de 3 Hz.

d. Útil para diagnosticar tumores, lesiones vasculares del SNC y encefalopatías, entre otras.

e. Puede detectar cambios característicos causados por ciertos fármacos.

f. El EEG es altamente sensible a los cambios por fármacos.

g. Se emplea para realizar el diagnóstico de muerte cerebral.

9. Ondas electroencefalográficas
   a. Beta (β): 14-30 Hz
   b. Alfa (α): 8-13 Hz
   c. Theta (θ): 4-7 Hz
   d. Delta (δ): 0.5-3 Hz

B. Polisomnografía

1. Registra el EEG durante el sueño; a menudo se realiza con ECG, electrooculografía (EOG), electromiografía (EMG), expansión torácica y registros de la tumescencia peneana, saturación de oxígeno en sangre, movimientos corporales, temperatura corporal, respuestas galvánicas de la piel y niveles de acidez gástrica.

2. Indicaciones. Sirve para ayudar al diagnóstico de:

   a. Trastornos del sueño, como insomnio, hipersomnia, parasomnias, apnea del sueño, mioclonías nocturnas y bruxismo relacionado con el sueño.

   b. Trastornos relacionadas con el sueño en la infancia, como la enuresis, el sonambulismo y los terrores nocturnos.

   c. Otras alteraciones, como el trastorno eréctil, el trastorno convulsivo, la migraña y otras cefaleas vasculares, el abuso de sustancias, el reflujo gastroesofágico y el trastorno depresivo mayor.

   d. Comentarios

   (1) La latencia del sueño REM se correlaciona con el trastorno depresivo mayor; el grado de disminución de la latencia se correlaciona con el grado de depresión.

   (2) Una latencia REM breve como prueba diagnóstica para el trastorno depresivo mayor parece ser ligeramente más sensible que la prueba de supresión de dexametasona.

   (3) La utilización de la prueba de supresión de dexametasona o de estimulación de TRH puede aumentar la sensibilidad. Datos preliminares indican que los pacientes deprimidos no supresores de dexametasona tienen una muy alta probabilidad de tener una latencia REM breve.

3. Hallazgos polisomnográficos en el trastorno depresivo mayor

   a. La mayoría de los pacientes deprimidos (80-85%) muestran hiposomnia.

   b. En los pacientes deprimidos, el sueño de ondas lentas (δ) disminuye y las etapas III y IV del sueño son más cortas.

   c. En los pacientes deprimidos, el tiempo entre el inicio del sueño y el del período REM (latencia REM) es menor.

   d. En los pacientes deprimidos, una mayor proporción del sueño REM ocurre más temprano en la noche (al contrario de los controles no deprimidos).

   e. Se ha observado más REM durante toda la noche (densidad REM) en los pacientes deprimidos que en los controles no deprimidos.

C. Potenciales evocados

1. Los *potenciales evocados* son la actividad eléctrica del cerebro provocada por estímulos.
2. Los potenciales evocados visuales, auditivos y somatosensivitos pueden detectar anomalías de la conducción neural central y periférica.
3. Permiten diferenciar entre síntomas funcionales y orgánicos (p. ej., los estudios de potenciales evocados visuales hacen posible evaluar la ceguera por histeria).
4. Pueden ser útiles para detectar enfermedades neurológicas subyacentes (p. ej., enfermedades desmielinizantes).

X. Entrevistas asistidas con fármacos

Aunque rara vez se utilizan, las entrevistas asistidas con fármacos pueden ser útiles en ciertos casos. El empleo frecuente del amobarbital (Amytal®), un barbitúrico de vida media intermedia de 8-42 h, llevó al empleo del nombre "entrevista con Amytal". Otros fármacos que se utilizan con este fin incluyen benzodiazepinas como el diazepam y el lorazepam.

A. Indicaciones diagnósticas. Catatonía; presunto trastorno de conversión; mutismo de causa desconocida; para diferenciar el estupor funcional del orgánico (los de origen orgánico empeoran y los funcionales deben mejorar ante una menor ansiedad).

B. Indicaciones terapéuticas. Como apoyo en la entrevista de pacientes con trastornos relacionados con traumas y factores de estrés y trastornos disociativos.

1. Abreacción en el TEPT.
2. Recuperar la memoria en la amnesia disociativa y la fuga.
3. Recuperar el funcionamiento en el trastorno de conversión.

C. Procedimiento

1. Pedir al paciente que se recueste en un sitio donde se pueda realizar una reanimación cardiopulmonar en caso de hipotensión o depresión respiratoria.
2. Explicar al paciente que el medicamento le ayudará a relajarse y querer hablar.
3. Después, se introduce una aguja fina en una vena periférica.
4. Se inyecta la solución al 5% de amobarbital sódico (500 mg disueltos en 10 mL de agua estéril) a una velocidad no mayor de 1 mL/min (50 mg/min).
5. La entrevista se inicia abordando temas neutros. A menudo resulta útil animar al paciente con hechos conocidos sobre su vida.
6. La infusión se mantiene hasta observar ya sea nistagmo lateral sostenido o somnolencia.
7. A fin de mantener los niveles de narcosis, se sigue con la infusión a una velocidad de 0.5-1.0 mL/5 min (25-50 mg/5 min).
8. Se pide al paciente que se recueste durante al menos 15 min después de concluir la entrevista y hasta que pueda caminar sin supervisión.
9. El mismo método se utiliza en todos los casos para evitar los errores de dosificación.

D. Contraindicaciones

1. Infecciones o inflamación de las vías respiratorias superiores
2. Daño hepático o renal grave
3. Hipotensión

4. Antecedentes de porfiria
5. Adicción a barbitúricos

XI. Marcadores bioquímicos y pruebas farmacogenómicas

Numerosos marcadores bioquímicos potenciales, incluyendo neurotransmisores y sus metabolitos, pueden ser útiles en el diagnóstico y tratamiento de los trastornos psiquiátricos. La investigación sobre este tema sigue en desarrollo.

A. Monoaminas

1. El ácido homovanílico en plasma, un metabolito importante de la dopamina, puede ayudar a identificar qué pacientes esquizofrénicos pueden mostrar respuesta a los antipsicóticos.

2. El compuesto 3-metoxi-4-hidroxifenilglicol (MHPG) es un metabolito de la noradrenalina.

3. El ácido 5-hidroxiindolacético está asociado con conducta suicida, agresividad, mal control de impulsos y depresión. Las concentraciones altas pueden relacionarse con comportamientos ansiosos, obsesivos e inhibidos.

4. La *farmacogenómica* se define como la variabilidad genética individual en la respuesta a un fármaco. Tiene cierta utilidad en los fármacos psicotrópicos, por ejemplo:

   a. Las pruebas genéticas de farmacodinámica incluyen la del transportador de serotonina (SLC6A4), que predice la respuesta y los efectos adversos de los antidepresivos ISRS e IRSN.

   b. Una mutación en el receptor de serotonina 2C (5-HT2c) puede predecir el aumento de peso por el uso de antipsicóticos atípicos.

   c. Los genes farmacocinéticos del sistema de enzimas P450 permiten predecir la tasa metabólica, así como ajustar las dosis.

B. Enfermedad de Alzheimer

1. Alelo de la apolipoproteína E: se asocia con un mayor riesgo de tener enfermedad de Alzheimer. Se ha observado mediante PET un metabolismo reducido de glucosa en algunas personas de mediana edad asintomáticas, similar a los hallazgos en los pacientes con Alzheimer.

2. Proteína de la cadena neuronal (NTP, *neural thread protein*): se ha informado un aumento en los pacientes con enfermedad de Alzheimer. La proteína de hebra neural en el LCR se anuncia en el mercado como una prueba diagnóstica.

3. Otras posibles pruebas incluyen la proteína τ en LCR (alta), el amiloide en LCR (bajo), la relación de albúmina en LCR frente a albúmina sérica (normal en la enfermedad de Alzheimer, alta en la demencia vascular), y marcadores inflamatorios (p. ej., proteínas reactivas en fase aguda en LCR). Se considera que el gen de la proteína del precursor del amiloide puede tener cierta importancia etiológica, pero se requieren mayores estudios.

Para mayor información sobre este tema, véase:
Cap. 3, Exploración física y pruebas analíticas en psiquiatría, p. 16. En: Kaplan & Sadock. Manual de psiquiatría clínica, *4.ª ed.*
Sección 5.7, Exploración física y pruebas analíticas en psiquiatría, p. 266. En: Kaplan & Sadock. Sinopsis de psiquiatría, *11.ª ed.*

4

Estudios de imagen cerebral

I. Introducción

Los estudios por imagen del sistema nervioso central (SNC) se pueden dividir en dos dominios: estructurales y funcionales. Los primeros ofrecen una imagen detallada y no invasiva de la morfología del cerebro. Los segundos proporcionan una imagen de la distribución espacial de procesos bioquímicos específicos. Los estudios estructurales incluyen la tomografía computarizada (TC) y la resonancia magnética (RM). Los estudios funcionales comprenden la tomografía por emisión de positrones (PET, *positron emission tomography*), la tomografía computarizada por emisión de fotón único (SPECT, *single-photon emission computed tomography*), la RM funcional (RMf) y la espectroscopia por resonancia magnética (ERM). Con excepción de la PET, las técnicas funcionales de imagen siguen siendo herramientas de investigación que aún no están preparadas para su uso rutinario en la clínica. Este capítulo describe las indicaciones, el uso y las características de los actuales métodos de imagen.

II. Usos de los estudios de neuroimagen

A. Indicaciones de los estudios de neuroimagen en la práctica clínica

1. **Déficits neurológicos.** En la exploración neurológica, todo cambio localizado en el cerebro o la médula espinal requiere de un estudio de neuroimagen. Estos estudios deben considerarse en los pacientes con psicosis de inicio reciente y con cambios agudos en el estado mental.

 CONSEJOS CLÍNICOS

La exploración física siempre es prioritaria y los estudios de neuroimagen deben solicitarse ante la sospecha clínica de una enfermedad en el sistema nervioso central.

---

2. **Demencia.** La causa más frecuente de demencia es la enfermedad de Alzheimer, que no presenta un aspecto característico en los estudios de neuroimagen, sino que se asocia con una pérdida difusa de volumen cerebral. Una causa tratable de demencia que exige estudios de neuroimagen para su diagnóstico es la *hidrocefalia normotensiva*, una alteración del drenaje del líquido cefalorraquídeo (LCR).

3. **Ictus.** Los ictus son fácilmente visibles en la RM. Además de los ictus mayores, la ateroesclerosis extensa en los capilares del cerebro puede producir incontables microinfartos en el tejido encefálico; los pacientes con este fenómeno pueden desarrollar demencia conforme desaparecen las vías neurales que participan en la cognición. Este estado, conocido como *demencia vascular*, se distingue en la RM por parches hiperintensos en la sustancia blanca.

4. **Trastornos degenerativos.** Ciertos trastornos degenerativos de las estructuras de los ganglios basales, asociados con la demencia, pueden tener un aspecto

característico en la RM. La enfermedad de Huntington suele producir atrofia del núcleo caudado; la degeneración del tálamo puede interrumpir las vías neurales hacia la corteza. Las lesiones con efecto de masa pueden causar demencia y resultan visibles con las técnicas de neuroimagen (p. ej., hematomas subdurales crónicos, contusiones cerebrales y tumores cerebrales).

5. **Infecciones crónicas.** Las infecciones crónicas (p. ej., neurosífilis, criptococosis, tuberculosis y enfermedad de Lyme) pueden producir un realce característico de las meninges, sobre todo en la base del encéfalo. Se requieren estudios serológicos para establecer el diagnóstico. La infección por el virus de la inmunodeficiencia humana (VIH) puede causar demencia de forma directa, en cuyo caso se aprecia una pérdida difusa de volumen cerebral, o puede permitir la proliferación del virus de Creutzfeldt-Jakob y ocasionar una leucoencefalopatía multifocal progresiva, que afecta los tractos de sustancia blanca y en la RM se observa como una señal hiperintensa en dicha estructura. Las placas de la esclerosis múltiple (EM) son fácilmente apreciables en la RM como parches periventriculares hiperintensos.

III. **Estudios de imagen cerebral**
A. **Tomografía computarizada (TC)**
1. Indicaciones clínicas: demencia o depresión, pruebas cognitivas y médicas generales, prueba de rutina ante cualquier brote psicótico de primera aparición.
2. Investigación:
   a. Para diferenciar los subtipos de enfermedad de Alzheimer.
   b. Atrofia cerebral en quienes abusan del alcohol.
   c. Atrofia cerebral en quienes abusan de las benzodiazepinas.
   d. Atrofia cortical y cerebelosa en la esquizofrenia.
   e. Aumento del tamaño ventricular en la esquizofrenia.
   f. Tipos: las TC pueden realizarse con o sin un medio de contraste. Las TC contrastadas mejoran la visualización de ciertas afecciones, como tumores, ictus, abscesos y otras infecciones.
B. **Resonancia magnética (RM).** Se utiliza para distinguir anomalías estructurales del cerebro que pueden estar asociadas con cambios conductuales en el paciente.
1. Mide las radiofrecuencias emitidas por los distintos elementos del cerebro después de la aplicación de un campo magnético externo y produce imágenes visibles en cortes.
2. Mide la estructura, no la función.
3. Ofrece mucha mayor resolución que una TC, sobre todo en la sustancia gris.
4. No requiere radiación; el riesgo para los pacientes por la intensidad de los campos magnéticos es mínimo o nulo.
5. Proporciona imágenes profundas de las estructuras de la línea media de manera adecuada.
6. No mide la densidad tisular, sino la densidad de los núcleos particulares bajo estudio.
7. Una de sus principales desventajas es el tiempo necesario para su realización (5-40 min).
8. En el futuro podría ofrecer información sobre el funcionamiento de las células, pero se requieren campos magnéticos más intensos.
9. Es la técnica ideal para evaluar la EM y otras enfermedades desmielinizantes.

10. La RM está contraindicada en los pacientes con marcapasos, clips para aneurismas o cuerpos extraños ferromagnéticos.

C. Tomografía por emisión de positrones (PET)

  1. Se utilizan emisores de positrones (p. ej., carbono-11 y flúor-18) para marcar glucosa, aminoácidos, precursores de neurotransmisores o muchas otras moléculas (sobre todo ligandos de alta afinidad), las cuales se emplean para medir las densidades de sus receptores.

  2. Puede dar seguimiento a la distribución y el destino de estas moléculas.

  3. Produce imágenes en cortes, como la TC.

  4. Se pueden utilizar antipsicóticos marcados para estudiar la localización y la densidad de los receptores de dopamina.

  5. La PET ha demostrado que los receptores de dopamina disminuyen con la edad.

  6. Permite evaluar la función y el flujo sanguíneo cerebral por regiones.

  7. La 2-desoxiglucosa (un análogo de la glucosa) es absorbida por las células con la misma facilidad que la glucosa, pero no es metabolizada. Puede ser útil para medir la captación regional de glucosa.

  8. Permite medir el funcionamiento y la fisiología del cerebro.

  9. Puede ayudar a mejorar la comprensión del funcionamiento cerebral y de los sitios de acción de los fármacos.

  10. Investigación:

    a. Por lo general, compara lateralidad, gradientes anteroposteriores y gradientes cortical a subcortical.

    b. Hallazgos informados en la esquizofrenia:

      (1) Se puede apreciar hipofrontalidad cortical (también se observa en los pacientes con depresión).

      (2) El gradiente subcortical a cortical es más pronunciado.

      (3) Existe una menor captación en la corteza izquierda que en la derecha.

      (4) Se ve una mayor tasa de actividad en el lóbulo temporal izquierdo.

      (5) Hay una menor tasa metabólica en los ganglios basales izquierdos.

      (6) Se observa mayor densidad de receptores de dopamina (es necesario replicar estos estudios).

      (7) Mayor aumento en el metabolismo en las regiones anteriores del cerebro como respuesta a estímulos molestos, aunque el hallazgo no es específico de los pacientes con esquizofrenia.

      (8) Capacidad para diferenciar entre el envejecimiento normal, el deterioro cognitivo leve y la enfermedad de Alzheimer al determinar los patrones cerebrales regionales de las placas y ovillos asociados con la enfermedad de Alzheimer.

D. Cartografía (mapeo) de la actividad eléctrica cerebral (BEAM, *brain electrical activity mapping*)

  1. Se realiza mediante los estudios por imagen topográficos por electroencefalograma (EEG) y potenciales evocados.

  2. Muestra áreas de actividad eléctrica variable en el cerebro por medio de electrodos colocados en el cuero cabelludo.

  3. Las nuevas técnicas de procesamiento de datos crean nuevas formas de visualizar cantidades masivas de datos del EEG y los potenciales evocados.

  4. A cada punto en el mapa se le asigna un valor numérico que representa su actividad eléctrica.

5. Cada valor se calcula mediante la interpolación lineal entre los tres electrodos más cercanos.

6. Algunos resultados preliminares muestran diferencias en los pacientes esquizofrénicos. Los potenciales evocados varían de forma espacial y temporal; la actividad asimétrica de las ondas β se incrementa en ciertas regiones; la actividad de las ondas δ también aumenta, sobre todo en los lóbulos frontales.

E. Flujo sanguíneo cerebral regional (rCBF, *regional cerebral blood flow***)**

   1. Produce imágenes corticales en dos dimensiones que representan el flujo sanguíneo de las diferentes áreas del cerebro.

   2. Se considera que el flujo sanguíneo se correlaciona de forma directa con la actividad neuronal.

   3. Se inhala xenón-133 (radioisótopo que emite rayos gamma [γ] de baja intensidad), que cruza la barrera hematoencefálica libremente pero resulta inerte.

   4. Los detectores miden la tasa a la que el xenón-133 es depurado de áreas específicas del encéfalo y la compara con controles para obtener el tiempo de traslado promedio del marcador radiactivo.

   5. La sustancia gris se depura de forma rápida.

   6. La sustancia blanca se depura de manera lenta.

   7. El rCBF tiene gran potencial para estudiar afecciones que implican una reducción en la cantidad de tejido cerebral (p. ej., demencia, isquemia y atrofia).

   8. Es muy susceptible a artificios transitorios (p. ej., ansiedad, hiperventilación, presión de dióxido de carbono baja, velocidad alta de flujo sanguíneo cerebral [FSC]).

   9. La prueba es rápida y el equipo es relativamente económico.

   10. Tiene bajos niveles de radiación.

   11. En comparación con la PET, tiene menor resolución espacial, pero mejor resolución temporal.

   12. Los datos preliminares muestran que, en los pacientes con esquizofrenia, el FSC en el lóbulo frontal dorsolateral puede verse reducido y el del hemisferio izquierdo puede estar aumentado durante la activación (p. ej., cuando se aplica el *Test de clasificación de tarjetas de Wisconsin*).

   13. No se han observado diferencias en los pacientes esquizofrénicos en reposo.

   14. La técnica sigue en desarrollo.

F. Tomografía computarizada de emisión de fotón único (SPECT)

   1. Adaptación de las técnicas de rCBF para obtener cortes más que imágenes superficiales de dos dimensiones.

   2. En la actualidad puede obtener tomografías de 2, 6 y 10 cm por encima y paralelas a la línea cantomeatal.

   3. Es un auxiliar en el diagnóstico de la enfermedad de Alzheimer. Suele mostrar una disminución en la perfusión temporoparietal bilateral en la enfermedad de Alzheimer y defectos únicos de perfusión o varias áreas de hipoperfusión en la demencia vascular.

G. RM funcional (RMf)

   1. Puede ofrecer imágenes funcionales del encéfalo con la nitidez de la RM.

   2. La RMf se puede correlacionar con una RM tridimensional de alta resolución.

   3. Los pacientes esquizofrénicos muestran una menor activación frontal y una mayor activación temporal izquierda durante las pruebas de fluidez de palabras en comparación con los controles.

4. Se utiliza en contextos de investigación clínica para otros trastornos (p. ej., trastorno de pánico, fobias y trastornos relacionados con sustancias).

H. Espectroscopia por resonancia magnética (ERM)

1. Utiliza campos magnéticos intensos para evaluar el funcionamiento y metabolismo del cerebro.

2. Ofrece información sobre el pH intracelular del cerebro y el metabolismo de fosfolípidos, hidratos de carbono, proteínas y fosfatos de alta energía.

3. Puede proporcionar información sobre el litio y los fármacos psicotrópicos fluorados.

4. Ha detectado incrementos en las concentraciones de trifosfato de adenosina y ortofosfatos inorgánicos, lo cual sugiere hipoactividad prefrontal dorsal en pacientes esquizofrénicos en comparación con los controles.

5. Se espera que tenga mayor uso en la investigación una vez que se refine la técnica.

I. Magnetoencefalografía

1. Es una herramienta de investigación.

2. Utiliza datos electroencefalográficos convencionales y computarizados.

3. Detecta los campos magnéticos asociados con la actividad eléctrica neuronal en las estructuras cerebrales corticales y profundas.

4. Es una técnica no invasiva sin exposición a la radiación.

Para mayor información sobre este tema, véase*:*
Sección Diagnóstico por imagen del sistema nervioso central, p. 16. En: Kaplan & Sadock. Manual de psiquiatría clínica, *4.ª ed.*
Sección 5.8, Neuroimagen, p. 275. En: Kaplan & Sadock. Sinopsis de psiquiatría, *11.ª ed.*

5

Trastornos neurocognitivos mayores

Los trastornos neurocognitivos mayores incluyen tres alteraciones: (1) delírium, (2) demencia y (3) otros trastornos cognitivos como la demencia por cuerpos de Lewy, entre otros. Estas tres categorías se abordan en este capítulo. En el capítulo 6 se describe otra categoría denominada *trastornos neurocognitivos mayores o leves debidos a otra afección médica*.

La cognición está constituida por la memoria, el lenguaje, la orientación, el juicio, las relaciones interpersonales, realizar acciones (praxis) y la resolución de problemas. Los trastornos cognitivos reflejan una disrupción en uno o más de estos dominios y, además, suelen verse complicados por síntomas conductuales.

I. Delírium

El *delírium* se caracteriza por confusión de corto plazo, inicio agudo de un deterioro cognitivo fluctuante y alteraciones de la consciencia con una atención reducida. El delírium es un síndrome, no una enfermedad, y tiene muchas causas que producen un patrón similar de signos y síntomas relacionados con el nivel de consciencia del paciente y su deterioro cognitivo.

A. Epidemiología

El delírium es un trastorno frecuente. Alrededor del 1% de las personas de 55 años de edad o mayores han tenido delírium (13% en la comunidad de adultos de 85 años o más). Entre los adultos mayores en el servicio de urgencias, el 5-10% presentan delírium, mientras que el 15-21% en las áreas médicas cumplen los criterios de este trastorno. Alrededor del 10-15% de los pacientes quirúrgicos, el 30% de aquellos sometidos a cirugía a corazón abierto y más del 50% de las personas tratadas por fracturas de cadera presentan esta alteración. La tasa más alta de delírium la tienen los pacientes poscardiotomía: más del 90% en algunos estudios. Se estima que el 20% de los pacientes con quemaduras graves y el 30-40% de aquellos con sida tienen episodios de delírium mientras se encuentran hospitalizados. Las tasas de incidencia y prevalencia de este trastorno en distintos contextos se presentan en la tabla 5-1.

B. Factores de riesgo

1. **Edad avanzada.** La edad es un factor de riesgo muy importante para el desarrollo de delírium. Cerca del 30-40% de los pacientes hospitalizados mayores de 65 años han tenido un episodio, y el 10-15% de los adultos mayores presentan delírium al momento de la admisión hospitalaria.

2. **Residentes de asilos.** Entre los residentes mayores de 75 años, el 60% muestra episodios repetidos de delírium.

3. **Daño cerebral preexistente.** Por ejemplo, por la presencia de demencia, enfermedad cerebrovascular o tumores.

4. **Otros factores de riesgo.** Antecedentes de delírium, dependencia de alcohol y desnutrición.

Tabla 5-1
Prevalencia e incidencia de delírium en diversos ámbitos

Población	Prevalencia (%)	Incidencia (%)
Pacientes médicos hospitalizados	10-30	3-16
Pacientes médicos y quirúrgicos hospitalizados	10-15	10-55
Pacientes quirúrgicos hospitalizados	ND	9-15 postoperatorio
Pacientes de la UCI	16	16-83
Hospitalizados por cirugía cardíaca	16-34	7-34
Hospitalizados por cirugía ortopédica	50	18-50
Servicios de urgencias	5-10	ND
Pacientes terminales (cáncer)	23-28	83
Adultos mayores en asilo	44	33
En la comunidad	1-13	

ND, no disponible; UCI, unidad de cuidados intensivos.

5. **Sexo masculino.** Se trata de un factor de riesgo independiente de delírium según la 5.ª edición del *Manual diagnóstico y estadístico de los trastornos mentales* (DSM-5®).

   Existen numerosos factores de riesgo predisponentes para el delírium (tabla 5-2).

C. **Etiología.** Las principales causas de delírium son las enfermedades del sistema nervioso central (SNC) (p. ej., epilepsia), las enfermedades sistémicas (p. ej., insuficiencia cardíaca) y la intoxicación o la abstinencia de fármacos o sustancias tóxicas. Al evaluar a un paciente con delírium, el médico debe asumir que cualquier fármaco que haya tomado puede ser etiológicamente relevante para el trastorno (tabla 5-3). El delírium también recibe otros nombres (tabla 5-4).

Tabla 5-2
Factores predisponentes para la aparición de delírium

Características demográficas
65 años de edad o mayor
Sexo masculino

Estado cognitivo
Demencia
Déficit cognitivo
Antecedentes de delírium
Depresión

Estado funcional
Dependencia funcional
Inmovilidad
Antecedentes de caídas
Bajo nivel de actividad

Déficit sensorial
Auditivo
Visual

Reducción de la ingesta oral
Deshidratación
Desnutrición

Sustancias farmacológicas
Tratamiento con sustancias psicoactivas
Tratamiento con fármacos con propiedades anticolinérgicas
Alcoholismo

Trastornos médicos concomitantes
Trastornos médicos graves
Enfermedad hepática o renal crónicas
Ictus
Enfermedad neurológica
Enfermedades metabólicas
Infección por virus de la inmunodeficiencia humana (VIH)
Fracturas o traumatismos
Enfermedades terminales

Adaptado de: Inouye SK. Delirium in older persons. *N Engl J Med*. 2106;354(11):1157.

Tabla 5-3
Factores desencadenantes de delírium

Fármacos
Sedantes-hipnóticos
Opiáceos
Anticolinérgicos
Tratamiento con múltiples fármacos
Abstinencia de alcohol o sustancias

Enfermedades neurológicas primarias
Ictus, hemisferio no dominante
Hemorragia intracraneal
Meningitis o encefalitis

Enfermedades concomitantes
Infecciones
Complicaciones iatrógenas
Enfermedad aguda grave
Hipoxia
Shock
Anemia
Fiebre o hipotermia
Deshidratación
Desnutrición
Hipoalbuminemia
Enfermedades metabólicas

Cirugía
Cirugía ortopédica
Cirugía cardíaca
Derivación cardiopulmonar prolongada
Cirugía no cardíaca

Factores del entorno
Admisión a la unidad de cuidados intensivos
Uso de inmovilizadores
Uso de sonda vesical
Uso de múltiples procedimientos
Dolor
Estrés emocional
Privación de sueño prolongada

Adaptado de: Inouye SK. Delirium in older persons. *N Engl J Med*. 2106;354(11):1157.

D. Diagnóstico y cuadro clínico

El síndrome de delírium casi siempre es causado por una o más alteraciones sistémicas o cerebrales que afectan la función cerebral. Existen cuatro subcategorías en función de sus distintas causas: (1) afección médica general (p. ej., infección), (2) inducido por sustancias (p. ej., cocaína, opiáceos, fenciclidina [PCP]), (3) causas múltiples (p. ej., traumatismo craneoencefálico y renopatía) y (4) otras causas o etiologías múltiples (p. ej., privación del sueño, mediación) (tabla 5-5).

Las características centrales del delírium incluyen:

1. **Alteraciones de la consciencia.** Por ejemplo, un nivel disminuido de consciencia.

2. **Alteraciones de la atención.** Las alteraciones de la atención pueden incluir una menor capacidad para concentrarse, mantener la atención o cambiar el centro de atención.

Tabla 5-4
Otras denominaciones del delírium

Psicosis de la unidad de cuidados intensivos
Estado confusional agudo
Insuficiencia cerebral aguda
Encefalitis
Encefalopatía
Estado tóxico metabólico
Toxicidad del sistema nervioso central
Encefalitis límbica paraneoplásica
Síndrome del ocaso (*sundowning*)
Insuficiencia cerebral
Síndrome cerebral orgánico

Tabla 5-5
Causas frecuentes de delírium

Enfermedades del sistema nervioso central	Crisis epilépticas (postictal, estado no convulsivo o epiléptico) Migraña Traumatismo craneoencefálico, tumor cerebral, hemorragia subaracnoidea, hematoma subdural, hematoma epidural, absceso, hemorragia intracerebral, hemorragia cerebelosa, ictus no hemorrágico, isquemia transitoria
Enfermedades metabólicas	Alteraciones electrolíticas Diabetes mellitus, hipoglucemia, hiperglucemia o resistencia a la insulina
Enfermedades sistémicas	Infección (p. ej., sepsis, paludismo, erisipela, virus, peste, enfermedad de Lyme, sífilis o absceso) Traumatismo Variaciones del equilibrio hídrico (deshidratación o sobrecarga de volumen) Deficiencia nutricional Quemaduras Dolor no controlado Golpe de calor Grandes altitudes (por lo general > 5000 m.s.n.m.)
Fármacos	Analgésicos (p. ej., meperidina o morfina postoperatorias) Antibióticos, antivirales y antimicóticos Esteoroides Anestesia Fármacos cardíacos Antihipertensivos Antineoplásicos Anticolinérgicos Síndrome neuroléptico maligno Síndrome serotoninérgico
Productos de venta sin receta	Productos fitoterapéuticos, infusiones y suplementos nutricionales
Plantas	Estramonio, adelfa, digital, cicuta, *Dieffenbachia* y *Amanita phalloides*
Enfermedades cardíacas	Insuficiencia cardíaca, arritmias, infarto de miocardio, implantes cardíacos, cirugía cardíaca
Enfermedades pulmonares	Enfermedad pulmonar obstructiva crónica, hipoxia, síndrome de secreción inadecuada de ADH (SIADH), trastornos del equilibrio acidobásico
Enfermedades endocrinas	Crisis suprarrenal o insuficiencia suprarrenal, enfermedades tiroideas, enfermedades paratiroideas
Enfermedades hemáticas	Anemia, leucemia, discrasias sanguíneas, trasplante de células madre
Enfermedades renales	Insuficiencia renal, uremia, SIADH
Enfermedades hepáticas	Hepatitis, cirrosis, insuficiencia hepática
Neoplasias	Neoplasias (cerebrales primarias, metástasis, síndrome paraneoplásico)
Sustancias de abuso	Intoxicación y síndrome de abstinencia
Toxinas	Intoxicación y síndrome de abstinencia Metales pesados y aluminio

SIADH, *syndrome of inappropriate ADH secretion.*

3. **Desorientación.** Sobre todo en tiempo y espacio.

4. **Déficit de memoria.**

5. **Inicio rápido.** Generalmente de horas a días.

6. **Duración breve.** Por lo general, de días a semanas.

7. **Fluctuación en el sensorio.**

8. **En ocasiones empeora en la noche (síndrome del ocaso [*sundowning*]).** Puede variar desde períodos de lucidez hasta deterioro cognitivo y desorganización graves.

9. **Pensamiento desorganizado.** Que puede ir de tangencialidad leve a incoherencia franca.

10. **Alteraciones de la percepción.** Incluyen ilusiones y alucinaciones.

11. **Disrupción del ciclo sueño-vigilia.** A menudo se manifiesta como sueño fragmentado durante la noche, con o sin somnolencia durante el día.

12. **Alteraciones del estado de ánimo.** De irritabilidad sutil a disforia o ansiedad evidente, e incluso euforia.

13. **Alteraciones de la función neurológica.** Por ejemplo, hiperactividad o inestabilidad autonómica, convulsiones mioclónicas o disartria.

E. **Exploración física y pruebas analíticas**

El delírium suele diagnosticarse a la cabecera del paciente y se caracteriza por el inicio súbito de los síntomas. Por lo general, en la exploración física se encuentran las claves sobre su causa. La presencia de una enfermedad física conocida, los antecedentes de traumatismo craneoencefálico o la dependencia del alcohol u otras sustancias aumentan la probabilidad diagnóstica.

Las pruebas analíticas en un paciente con delírium deben incluir análisis sistemáticos y estudios adicionales según la situación clínica. En el delírium, el electroencefalograma (EEG) muestra de forma característica una desaceleración generalizada de la actividad, y puede ser útil para diferenciarlo de la depresión o la psicosis. El EEG de un paciente con delírium en ocasiones revela áreas focales de hiperactividad (tablas 5-6 a 5-8).

F. **Diagnóstico diferencial**

1. **Delírium frente a demencia.** El tiempo que transcurre hasta la aparición de los síntomas suele ser breve en el delírium y gradual e insidioso en la demencia (excepto en la demencia vascular producida por ictus). Un paciente con demencia está alerta, mientras que uno con delírium tiene episodios de reducción de la consciencia. En ocasiones se observa delírium en un individuo con demencia, lo que se denomina *demencia oscurecida* (*beclouded dementia*). Es posible establecer un diagnóstico doble con delírium en los casos con antecedentes definidos de demencia (tabla 5-9).

2. **Delírium frente a esquizofrenia o depresión.** Las alucinaciones y delirios de los pacientes con esquizofrenia son más constantes y están mejor organizados que los de las personas con delírium. Los individuos con síntomas hipoactivos de delírium pueden asemejarse ligeramente a los pacientes con depresión intensa, aunque es posible distinguirlos mediante el EEG.

3. **Trastornos disociativos.** Puede haber amnesia irregular, pero sin el deterioro cognitivo global ni los patrones de sueño y psicomotores anómalos del delírium.

En la tabla 5-10 se presenta una lista completa para hacer el diagnóstico diferencial de la demencia.

G. **Evolución y pronóstico.** Los síntomas persisten mientras estén presentes los factores causales relevantes, aunque es frecuente que el delírium dure menos de 1 semana. Tras la identificación y corrección de los factores causales, los síntomas suelen resolverse en un intervalo de 3-7 días, aunque pueden tardar hasta 2 semanas en desaparecer. La rememoración de lo sucedido en el episodio, una vez transcurrido, suele ser parcial. La aparición de delírium se asocia con una alta mortalidad en el año siguiente, sobre todo por la naturaleza grave de las enfermedades médicas asociadas que inducen el trastorno. Los períodos de delírium en ocasiones vienen seguidos por depresión o trastorno de estrés postraumático (TEPT).

Tabla 5-6
Exploración física del paciente con delírium

Parámetro	Observación	Implicación clínica
1. Frecuencia cardíaca	Bradicardia	Hipotiroidismo
		Síndrome de Stokes-Adams
		Aumento de la presión intracraneal
	Taquicardia	Hipertiroidismo
		Infección
		Insuficiencia cardíaca
2. Temperatura	Fiebre	Sepsis
		Tormenta tiroidea
		Vasculitis
3. Presión arterial	Hipotensión	*Shock*
		Hipotiroidismo
		Enfermedad de Addison
	Hipertensión	Encefalopatía
		Masa intracraneal
4. Respiración	Taquipnea	Diabetes mellitus
		Neumonía
		Insuficiencia cardíaca
		Fiebre
		Acidosis (metabólica)
	Superficial	Intoxicación por alcohol u otras sustancias
5. Vasos carotídeos	Soplos o reducción del latido	Isquemia cerebral transitoria
6. Cuero cabelludo y cara	Signos de traumatismo	
7. Cuello	Signos de rigidez nucal	Meningitis
		Hemorragia subaracnoidea
8. Ojos	Papiledema	Tumor
		Encefalopatía hipertensiva
	Midriasis	Ansiedad
		Hiperactividad vegetativa (p. ej., *delírium tremens*)
9. Boca	Laceraciones de la lengua o de las mejillas	Signos de crisis epilépticas tónico clónicas generalizadas
10. Tiroides	Aumento de tamaño	Hipertiroidismo
11. Corazón	Arritmia	Gasto cardíaco inadecuado, posibilidad de émbolos
	Cardiomegalia	Insuficiencia cardíaca
		Cardiopatía hipertensiva
12. Pulmones	Congestión	Insuficiencia pulmonar primaria
		Edema pulmonar
		Neumonía
13. Aliento	Alcohol	
	Cetonas	Diabetes mellitus
14. Hígado	Aumento de tamaño	Cirrosis
		Insuficiencia hepática
15. Sistema nervioso		
a. Reflejos; estiramiento muscular	Asimetría con signo de Babinski	Lesión ocupante de espacio
		Enfermedad cerebrovascular
		Demencia preexistente
	Hociqueo	Masa frontal
		Oclusión bilateral de la arteria cerebral posterior
b. Nervio motor ocular externo (nervio craneal VI)	Debilidad de la mirada lateral	Aumento de la presión intracraneal
c. Fuerza de las extremidades	Asimetría	Lesión ocupante de espacio
		Enfermedad cerebrovascular
d. Autónomo	Hiperactividad	Ansiedad
		Delírium

De: Strub RL, Black FW. *Neurobehavioral Disorders: A Clinical Approach*. Philadelphia, Pa: F.A. Davis;1981:121, con autorización.

Tabla 5-7
Pruebas analíticas de detección precoz de delírium

Estudios generales
Hemograma completo
Velocidad de sedimentación globular
Electrólitos
Glucemia
Nitrógeno ureico en sangre y creatinina sérica
Pruebas de función hepática
Calcio y fósforo en suero
Pruebas de función tiroidea
Proteínas en suero
Concentraciones de todos los fármacos
Análisis de orina
Prueba de embarazo para mujeres en edad fértil
Electrocardiograma

Pruebas analíticas auxiliares
Sangre
Hemocultivos
Prueba rápida de IgE plasmática
Prueba para el VIH (análisis de inmunoadsorción enzimática [ELISA] y Western blot)
Metales pesados en suero
Cobre en suero
Ceruloplasmina
Concentraciones de vitamina B_{12} en suero y ácido fólico en eritrocitos
Orina
Urocultivo
Toxicológico
Metales pesados
Electrografía
Electroencefalografía
Potenciales evocados
Polisomnografía
Tumescencia peneana nocturna
Líquido cefalorraquídeo
Glucosa, proteínas
Recuento celular
Cultivos (bacterianos, víricos, micóticos)
Antígeno criptococócico
Prueba *Venereal Disease Research Laboratory* (VDRL)
Radiografía
Tomografía computarizada (TC)
Resonancia magnética (RM)
Tomografía por emisión de positrones
Tomografía computarizada de emisión de fotón único

Cortesía de: Eric D. Caine, M.D., y Jeffrey M. Lyness, M.D.

1. **Tratamiento.** El objetivo principal es tratar la causa subyacente. Cuando el trastorno subyacente es una toxicidad anticolinérgica, puede estar indicado el empleo de salicilato de fisostigmina, 1-2 mg por vía intravenosa (i.v.) o intramuscular (i.m.), con dosis repetidas en 15-30 min. El soporte físico es necesario para que el paciente con delírium no incurra en situaciones en las que pueda sufrir un accidente. Estos individuos no deben someterse a desaferenciación o privación sensorial, ni tampoco a una estimulación excesiva del entorno. A veces, los pacientes ancianos portadores de parches oculares tras una cirugía por cataratas presentan delírium ("delírium del

Tabla 5-8
Pruebas analíticas para la evaluación del paciente con delírium

Estudios estándar
Bioquímica sanguínea (incluyendo electrólitos, funciones renal y hepática, y glucemia)
Hemograma completo y fórmula leucocitaria
Pruebas de la función tiroidea
Serología luética
Anticuerpos frente al VIH
Análisis de orina
Electrocardiograma
Electroencefalograma
Radiografía de tórax
Análisis toxicológico de sangre y orina
Análisis adicionales según indicación
Cultivos de sangre, orina y LCR
Concentraciones de vitamina B_{12} y ácido fólico
TC o RM cerebrales
Punción lumbar y análisis del LCR

parche"). Estos sujetos pueden beneficiarse de pequeñas perforaciones en los parches para permitir la entrada de algunos estímulos o del retiro ocasional y alternado de uno de los parches durante la recuperación.

2. **Farmacológico.** Los dos síntomas principales del delírium que pueden requerir tratamiento farmacológico son la psicosis y el insomnio. Un fármaco que se emplea con frecuencia para la psicosis es el haloperidol, un antipsicótico butirofenónico. La dosis inicial puede oscilar entre 2 y 6 mg por vía i.m., repetida en 1 h si continúa agitado. La dosis diaria total efectiva de haloperidol puede oscilar entre 5 y 40 mg para la mayoría de los sujetos con delírium. Tan pronto como el paciente se tranquilice, se puede instaurar el medicamento oral. El droperidol es una butirofenona disponible como formulación intravenosa alternativa, aunque es necesaria la monitorización electrocardiográfica con este tratamiento. Causa

Tabla 5-9
Diferenciación clínica del delirio y la demencia[a]

	Delírium	Demencia
Antecedentes	Enfermedad aguda	Enfermedad crónica
Inicio	Rápido	Inicio insidioso (por lo general)
Duración	Días a semanas	Meses a años
Evolución	Fluctuante	Crónicamente progresiva
Nivel de consciencia	Fluctuante	Normal
Orientación	Afectada, al menos de forma periódica	Intacta al inicio
Afecto	Ansioso, irritable	Lábil, pero no suele estar ansioso
Pensamiento	A menudo desordenado	Disminuido
Memoria	Deterioro marcado de la memoria reciente	Deterioro de la memoria reciente y remota
Percepción	Alucinaciones frecuentes (sobre todo visuales)	Alucinaciones menos frecuentes (excepto en el síndrome del ocaso)
Función psicomotriz	Retrasada, agitada o mixta	Normal
Sueño	Ciclo sueño-vigilia alterado	Menor alteración del ciclo sueño-vigilia
Atención y alerta	Muy alteradas	Menos alteradas
Reversibilidad	A menudo reversible	Casi nunca reversible

[a] Los pacientes con demencia son más susceptibles al delírium, y el delírium concomitante con demencia resulta frecuente.

Tabla 5-10
Frecuencia de las características clínicas del delírium en contraste con la demencia

Característica	Demencia	Delírium
Inicio	Lento	Rápido
Duración	Meses a años	Horas a semanas
Atención	Preservada	Fluctuante
Memoria	Memoria remota deteriorada	Memoria remota e inmediata deterioradas
Discurso	Dificultad para hallar palabras	Incoherente (lento o rápido)
Ciclo sueño-vigilia	Sueño fragmentado	Interrupción frecuente (p. ej., inversión día-noche)
Pensamiento	Empobrecido	Desorganizado
Consciencia	Sin cambios	Reducida
Alerta	Generalmente normal	Hipervigilancia o reducción de la vigilancia

Adaptada de: Lipowski ZJ. *Delirium: Acute Confusional States.* Oxford: Oxford University Press; 1990.

la prolongación del intervalo QT y presenta una advertencia de recuadro negro. Deben evitarse las fenotiazinas en los individuos con delirios, ya que se asocian con una actividad anticolinérgica significativa que puede empeorar la confusión.

Para el tratamiento del delírium pueden considerarse los antipsicóticos de segunda generación, como risperidona, clozapina, olanzapina, quetiapina, ziprasidona y aripiprazol, aunque la experiencia en los estudios clínicos con estos fármacos para el delírium es limitada. El mejor tratamiento para el insomnio consiste en la administración de benzodiazepinas de vida media ya sea corta o intermedia (p. ej., lorazepam, 1-2 mg al acostarse). Se deben evitar las de vida media larga y los barbitúricos, a menos que se utilicen como parte del tratamiento del trastorno subyacente (p. cj., abstinencia de alcohol),

Los estudios que se llevan a cabo en la actualidad investigan si la dexmedetomidina es más eficaz que el haloperidol en el tratamiento de la agitación y el delírium en pacientes que reciben ventilación mecánica en la unidad de cuidados intensivos (tabla 5-11).

II. Demencia

La *demencia*, también conocida como *trastorno neurocognitivo mayor* en el DSM-5®, se caracteriza por el deterioro grave de la memoria, el juicio, la orientación y la cognición. Se divide en nueve subcategorías: (1) demencia de tipo Alzheimer, que suele presentarse en personas mayores de 65 años de edad y se manifiesta con desorientación intelectual y demencia progresivas, delirios o depresión; (2) demencia vascular, causada por trombosis o hemorragias en los vasos cerebrales; (3) demencia por el virus de la inmunodeficiencia humana (VIH); (4) traumatismo craneoencefálico; (5) enfermedad de Pick o degeneración lobular frontotemporal; (6) enfermedades por priones, como la enfermedad de Creutzfeldt-Jakob, causada por un virus transmisible de crecimiento lento; (7) inducida por sustancias, causada por toxinas o medicamentos (p. ej., vapores de gasolina, atropina); (8) de etiologías múltiples y (9) no especificada (si se desconoce la causa).

Tabla 5-11
Tratamiento farmacológico del delírium

Fármaco	Dosis	Efectos secundarios	Comentarios
Antipsicóticos típicos			
Haloperidol	0.5-1 mg vía oral c/12 h (puede administrarse c/4 o 6 h, si es necesario)	Efectos extrapiramidales Prolongación del intervalo QTc	Es el más empleado. Puede administrarse por vía intramuscular.
Antipsicóticos atípicos		Todos pueden prolongar el intervalo QTc	
Risperidona	0.5-1 mg/día	Riesgo de efectos extrapiramidales	Se dispone de pocos datos en relación con el delírium.
Olanzapina	5-10 mg/día	Síndrome metabólico	Mortalidad más elevada en pacientes con demencia.
Quetiapina	25-150 mg/día	Mayor efecto sedante	
Benzodiazepinas			
Lorazepam	0.5-3 mg/día o según necesidad c/4 h	Depresión respiratoria, agitación paradójica	Especialmente indicado para el delírium secundario a la abstinencia de alcohol o benzodiazepinas. Puede empeorar el delírium.

A. **Epidemiología.** La prevalencia de este trastorno va en aumento. La demencia moderada a grave muestra una prevalencia de aproximadamente el 5% en la población general mayor de 65 años, del 20-40% en los mayores de 85 años, del 15-20% en las consultas ambulatorias de medicina general y del 50% en pacientes crónicos que viven en instituciones de cuidados a largo plazo. De todos los pacientes con demencia, el 50-60% presentan trastorno neurocognitivo mayor debido a la enfermedad de Alzheimer. El segundo tipo más frecuente de demencia es la vascular, relacionada con las enfermedades cerebrovasculares. Otras causas habituales de trastorno neurocognitivo, cada una de las cuales representa el 1-5% de los casos, son traumatismo craneoencefálico, consumo de alcohol y trastornos del movimiento, por ejemplo, las enfermedades de Huntington y de Parkinson (tabla 5-12).

B. **Etiología.** Las causas más frecuentes de demencia en individuos mayores de 65 años de edad son: (1) enfermedad de Alzheimer, (2) demencia vascular y (3) demencia mixta de Alzheimer y vascular. Otras enfermedades, que representan alrededor del 10%, son la demencia por cuerpos de Lewy, la enfermedad de Pick, las demencias frontotemporales, la hidrocefalia normotensiva, la demencia alcohólica, la demencia infecciosa (como la producida por el VIH o la sífilis) y la enfermedad de Parkinson.

C. **Diagnóstico, signos y síntomas.** Las principales anomalías en la demencia se relacionan con la orientación, memoria, percepción, funcionamiento intelectual y razonamiento. Puede haber cambios marcados en la personalidad, el afecto y la conducta. A menudo, las demencias vienen acompañadas de alucinaciones (20-30% de los pacientes) y delirios (30-40%). Los síntomas de

Tabla 5-12
Causas de demencia

Tumorales Cerebral primario[a]	**Fisiológicas** Epilepsia[a] Hidrocefalia normotensiva[a]
Traumáticas Hematomas[a] Demencia postraumática[a]	**Metabólicas** Deficiencias vitamínicas[a] Alteraciones metabólicas crónicas[a]
Infecciosas (crónicas) Metastásicas[a] Sífilis Enfermedad de Creutzfeldt-Jakob[b] Complejo de demencia por sida[c]	Estados crónicos de anoxia[a] Endocrinopatías crónicas[a] **Demencias degenerativas** Enfermedad de Alzheimer[b] Enfermedad de Pick (demencia lobular frontal)[b]

Cardíacas/vasculares
Infarto solitario[a]
Infartos múltiples[b]
Infarto grande
Infarto lacunar
Enfermedad de Binswanger (encefalopatía
    arterioesclerótica subcortical)
Tipo hemodinámico[a]
	Enfermedad de Parkinson[a]
	Parálisis supranuclear progresiva[c]
	Ferrocalcinosis cerebral idiopática (enfermedad
	    de Fahr)[c]
	Enfermedad de Wilson[a]
	
	Enfermedades desmielinizantes
	Esclerosis múltiple[c]

Congénitas/hereditarias Enfermedad de Huntington[c] Leucodistrofia metacromática[c]	**Fármacos y toxinas** Alcohol[a] Metales pesados[a] Intoxicación por monóxido de carbono[a]
Psiquiátricas primarias Seudodemencia[a]	Medicamentos[a] Radiación[a]

[a] Patrón variable o mixto.
[b] Patrón predominantemente cortical.
[c] Patrón predominantemente subcortical.
Elaborada por: Eric D. Caine, M.D., Hillel Grossman, M.D., y Jeffrey M. Lyness, M.D.

depresión y ansiedad están presentes en el 40-50% de las personas con demencia. Este trastorno se diagnostica según su etiología (tabla 5-13).

D. Pruebas analíticas. Primero, se deben identificar las posibles causas reversibles de la demencia, y luego detectar otras afecciones médicas tratables que podrían empeorarla (el deterioro cognitivo a menudo es precipitado por otras enfermedades médicas). Las pruebas deben incluir constantes vitales, hemograma completo con diferencial, velocidad de sedimentación globular, química sanguínea completa, concentraciones séricas de vitamina B_{12} y ácido fólico, pruebas de función hepática y renal, pruebas de función tiroidea, análisis de orina, toxicología por orina, electrocardiograma, radiografía de tórax, TC o RM del encéfalo y punción lumbar. La tomografía computarizada de emisión de fotón único (SPECT, *single-photon emission computed tomography*) puede ser útil para detectar los patrones del metabolismo cerebral en algunos tipos de demencia (tabla 5-14).

E. Diagnóstico diferencial

    1. Deterioro de la memoria asociado con la edad (envejecimiento normal). Se observa una menor capacidad para aprender materiales nuevos y una desaceleración de los procesos del pensamiento como consecuencia del envejecimiento normal. Además, existe un síndrome del olvido benigno de la senectud que no muestra un deterioro progresivo.

Tabla 5-13
Posibles causas de demencia

Demencias degenerativas
Enfermedad de Alzheimer
Demencias frontotemporales (p. ej., enfermedad de Pick)
Enfermedad de Parkinson
Demencia por cuerpos de Lewy
Ferrocalcinosis cerebral idiopática (enfermedad de Fahr)
Parálisis supranuclear progresiva

Varias
Enfermedad de Huntington
Enfermedad de Wilson
Leucodistrofia metacromática
Neuroacantocitosis

Psiquiátricas
Seudodemencia de la depresión
Declive cognitivo en la esquizofrenia tardía

Fisiológicas
Hidrocefalia normotensiva

Metabólicas
Deficiencias vitamínicas (p. ej., de vitamina B_{12}, folato)
Endocrinopatías (p. ej., hipotiroidismo)
Enfermedades metabólicas crónicas (p. ej., uremia)

Tumores
Primarios o metastásicos (p. ej., meningioma o metástasis de cáncer de mama o de pulmón)

Traumáticas
Demencia pugilística, demencia postraumática
Hematoma subdural

Infección
Enfermedades por priones (p. ej., enfermedad de Creutzfeldt-Jakob, encefalitis espongiforme bovina, síndrome de Gerstmann-Sträussler)
Sida
Sífilis

Cardíacas, vasculares y anóxicas
Infarto (único, múltiples o lacunares estratégicos)
Enfermedad de Binswanger (encefalopatía arterioesclerótica subcortical)
Insuficiencia hemodinámica (p. ej., hipoperfusión o hipoxia)

Enfermedades desmielinizantes
Esclerosis múltiple

Sustancias y toxinas
Alcohol
Metales pesados
Radiación
Seudodemencia por fármacos (p. ej., anticolinérgicos)
Monóxido de carbono

2. **Depresión.** La depresión en el adulto mayor puede presentarse como parte de un grupo de síntomas de deterioro cognitivo, lo cual ha llevado al uso del término *seudodemencia* (tabla 5-15).

El paciente aparentemente demente en realidad se encuentra deprimido y responde bien a los fármacos antidepresivos o a la terapia electroconvulsiva (TEC). Muchos pacientes con demencia también se deprimen al comenzar a comprender los efectos del deterioro cognitivo progresivo. En los pacientes tanto con demencia como con depresión, a menudo se justifica realizar una prueba terapéutica con antidepresivos. La TEC puede resultar

Tabla 5-14
Pruebas diagnósticas completas para la demencia

Exploración física, incluyendo una exploración neurológica exhaustiva
Constantes vitales
Exploración del estado mental
Evaluación de las concentraciones de fármacos y drogas
Pruebas de sangre y orina en busca de alcohol, drogas y metales pesados[a]
Pruebas fisiológicas
    Electrólitos séricos/glucosa/Ca^{++}, Mg^{++}
    Pruebas de función hepática y renal
    SMA-12 o química sanguínea equivalente
    Análisis de orina
    Hemograma completo con diferencial
    Pruebas de función tiroidea (incluyendo hormona estimulante de la tiroides)
    Prueba rápida de IgE plasmática (prueba en suero)
    FTA-ABS (si se sospecha enfermedad del SNC)
    Vitamina B_{12} en suero
    Concentraciones de ácido fólico
    Corticoesteroides en orina[a]
    Velocidad de sedimentación globular (Westergren)
    Anticuerpos antinucleares[a] (ANA, *antinuclear antibodies*), C3C4, anti-DS ADN[a]
    Gasometría arterial[a]
    Pruebas para VIH[a,b]
    Porfobilinógenos en orina[a]
Radiografía de tórax
Electrocardiograma
Pruebas neurológicas
    TC o RM de cabeza[a]
    SPECT[b]
    Punción lumbar[a]
    Electroencefalograma[a]
    Pruebas neuropsicológicas[c]

[a] Todos están indicados por antecedentes y exploración física.
[b] Requiere consentimiento y asesoramiento especial.
[c] Puede ser útil para diferenciar la demencia de otros síndromes neuropsiquiátricos si lo anterior no se puede realizar de forma clínica.
Adaptado de: Stoudemire A, Thompson II. Recognizing and Treating Dementia. *Geriatrics* 1981;36.112.

de ayuda en los casos refractarios. La tabla 5-16 puede coadyuvar a diferenciar la demencia de la depresión.

3. **Delírium.** También se caracteriza por la presencia de un deterioro cognitivo global. Los pacientes con demencia a menudo muestran delírium concomitante. La demencia tiende a ser crónica y carece de los rasgos distintivos de fluctuaciones rápidas, inicio súbito, deterioro en la atención, cambios en el nivel de consciencia, alteraciones psicomotrices, ciclo sueño-vigilia muy alterado y alucinaciones o delirios prominentes que caracterizan al delírium.

F. **Evolución y pronóstico.** La demencia puede ser progresiva, remitente o estable. Alrededor del 15% de las demencias son reversibles (p. ej., hipotiroidismo, sífilis del SNC, hematoma subdural, deficiencia de vitamina B_{12}, uremia, hipoxia) y la evolución de estos casos depende de qué tan rápido se atienda la causa. Si ésta se revierte demasiado tarde, el paciente puede presentar déficits residuales con evolución estable subsecuente si no tuvo daño cerebral. En el caso de la demencia sin causa identificable (p. ej., demencia de tipo Alzheimer), la evolución más probable es un deterioro lento. El paciente

Tabla 5-15
Principales características clínicas distintivas de la seudodemencia y la demencia

Seudodemencia	Demencia
Evolución y antecedentes	
La familia siempre está consciente de la disfunción y su gravedad.	La familia a menudo desconoce sobre la disfunción y su gravedad.
El inicio puede determinarse con cierta precisión.	El inicio sólo puede determinarse dentro de límites amplios.
Los síntomas duran poco tiempo antes de que se busque ayuda médica.	Los síntomas persisten durante mucho tiempo antes de que se busque ayuda médica.
Progresión rápida de los síntomas después del inicio.	Progresión lenta de los síntomas durante el transcurso de la enfermedad.
A menudo hay antecedentes de disfunción psiquiátrica previa.	Rara vez hay antecedentes de disfunción psiquiátrica previa.
Síntomas y comportamiento clínico	
Los pacientes suelen quejarse mucho por la pérdida cognitiva.	Los pacientes suelen quejarse poco por la pérdida cognitiva.
Las quejas de los pacientes sobre su disfunción cognitiva suelen ser detalladas.	Las quejas de los pacientes sobre su disfunción cognitiva suelen ser vagas.
Los pacientes hacen énfasis en la discapacidad.	Los pacientes ocultan su discapacidad.
Los pacientes destacan los fracasos.	Los pacientes disfrutan mucho de los halagos, sin importar qué tan triviales sean.
Los pacientes empeñan poco esfuerzo en realizar tareas sencillas.	Los pacientes presentan problemas para realizar distintas tareas; dependen de notas, calendarios y demás para estar al día.
Los pacientes suelen comunicar una gran angustia.	Los pacientes a menudo parecen despreocupados.
Los cambios afectivos a menudo son importantes.	Afecto lábil y superficial.
La pérdida de habilidades sociales a menudo ocurre de forma temprana y prominente.	A menudo se conservan las habilidades sociales.
La conducta a menudo no es congruente con la gravedad de la disfunción cognitiva.	La conducta a menudo es congruente con la gravedad de la disfunción cognitiva.
El agravamiento nocturno de la disfunción resulta infrecuente.	El agravamiento nocturno de la disfunción resulta frecuente.
Rasgos clínicos relacionados con disfunciones intelectuales, cognitivas y de la memoria	
A menudo se conserva la atención y la concentración.	A menudo hay fallos en la atención y la concentración.
Las respuestas de tipo "No lo sé" son características.	Alta frecuencia de respuestas imprecisas.
En las pruebas de orientación, los pacientes afirman "no saber".	En las pruebas de orientación, los pacientes a menudo confunden lo inusual por lo habitual.
La pérdida de la memoria reciente y remota suele ser grave.	La pérdida de la memoria reciente es más grave que la de la remota.
Presentan lagunas en la memoria de períodos o acontecimientos específicos.	Las lagunas en la memoria de períodos específicos son raras.[a]
Marcada variabilidad en el desempeño de tareas de dificultad similar.	Mal desempeño sistemático de tareas de dificultad similar.

[a]Excepto cuando es causado por delírium, traumatismos, crisis convulsivas, etcétera.
Reimpreso con autorización de: Wells CE. Pseudodementia. *Am J Psychiatry.* 1979;136:898.

puede perderse en lugares conocidos y perder la capacidad para manejar el dinero; posteriormente, puede ser incapaz de reconocer a familiares y con el tiempo presenta incontinencia fecal y urinaria.

G. Tratamiento. El tratamiento suele ser de apoyo. Se debe garantizar el tratamiento adecuado de cualquier problema médico concomitante; mantener un buen régimen en cuanto a nutrición, ejercicio y actividades; y preparar su entorno con abundantes pistas que le brinden orientación en cuanto al día, la fecha, el lugar y la hora. Conforme se vaya perdiendo la función, puede ser necesario internarlo en un hogar de acogida. A menudo, el deterioro cognitivo puede empeorar durante la noche (síndrome del ocaso). En algunos hogares

Tabla 5-16
Demencia frente a depresión

Característica	Demencia	Trastorno depresivo mayor
Edad	Generalmente ancianos	Inicio inespecífico
Inicio	Vago	Días a semanas
Evolución	Lenta, peor en la noche	Rápida, incluso en el día
Antecedentes	Enfermedad sistémica o fármacos	Trastorno del estado de ánimo
Consciencia	No consciente, despreocupado	Consciente, preocupado
Signos orgánicos	A menudo presentes	Ausentes
Cognición[a]	Discapacidad importante	Cambios de personalidad
Exploración del estado mental	Consistente, pocos déficits	Déficits que varían según la modalidad
	Aproximaciones, confabulaciones, perseverancia	Apático, "No lo sé"
	Enfatiza logros triviales	
	Estado de ánimo superficial o estable	Enfatiza los fracasos
		Deprimido
Comportamiento	Adecuado según el grado de déficit cognitivo	Comportamiento incongruente con el grado de déficit cognitivo
Cooperación	Cooperativo pero frustrado	Poco cooperativo, hace poco esfuerzo
TC y EEG	Anómalos	Normales

[a]Las benzodiazepinas y barbitúricos empeoran el deterioro cognitivo en el paciente con demencia; por otro lado, ayudan al paciente deprimido a relajarse.

de acogida se han desarrollado de forma exitosa horarios con actividades nocturnas para manejar este problema.

1. **Psicológico.** Terapia de apoyo, terapia de grupo y derivación a organizaciones para las familias de pacientes con demencia, que pueden ayudar a adaptarse y sentir menos frustración y desesperanza.

2. **Farmacológico.** En general, deben evitarse los barbitúricos y las benzodiazepinas, porque pueden empeorar la situación. En caso de agitación, las dosis bajas de algún antipsicótico pueden ser eficaces (p. ej., 2 mg de haloperidol vía oral o i.m., o 0.25-1.0 mg de risperidona vía oral por día). Sin embargo, se han emitido advertencias de recuadro negro para los antipsicóticos convencionales y atípicos por informes sobre la elevada mortalidad en pacientes ancianos agitados y con demencia tratados con estos fármacos. Algunos estudios también cuestionan su eficacia. La práctica está evolucionando en esta área por la falta de alternativas disponibles. Si se utilizan antipsicóticos, se debe emplear la dosis más pequeña que resulte eficaz y evaluar el avance con frecuencia. Algunos clínicos sugieren una benzodiazepina de acción corta para conciliar el sueño (p. ej., 0.25 mg de triazolam vía oral), pero puede causar mayores déficits en la memoria al día siguiente.

III. **Trastorno neurocognitivo mayor o leve debido a la enfermedad de Alzheimer**
   A. **Definición.** Demencia progresiva en la que se han descartado todas las otras causas reversibles. Dos tipos: de inicio tardío (después de los 65 años) y de inicio temprano (antes de los 65 años).
   B. **Diagnóstico, signos y síntomas.** Múltiples déficits cognitivos con alteraciones conductuales (tabla 5-17).
   C. **Epidemiología.** Es la causa más frecuente de demencia. La demencia de tipo Alzheimer (DTA) representa el 50-60% de todos los casos de demencia. Puede afectar hasta al 5% de las personas de 65 años o mayores y al 15-20% de las mayores de 85 años. Los factores de riesgo incluyen sexo femenino, antecedentes de

Tabla 5-17
Criterios clínicos de la demencia de tipo Alzheimer

Pérdida de la memoria
Incapacidad para aprender material nuevo
Deterioro constante de la cognición
Deterioro de la memoria de largo plazo
Deterioro del pensamiento abstracto
Discapacidades del lenguaje
Inicio insidioso
Juicio alterado
Agnosia
Apraxia
Cambios conductuales, p. ej.:
    Paranoia
    Agitación
    Ansiedad
    Depresión
Habilidades visoespaciales alteradas
Curso progresivo

traumatismo craneoencefálico y tener un pariente de primer grado con el trastorno. La incidencia aumenta con la edad. Los pacientes con DTA ocupan más del 50% de las habitaciones en los hogares de acogida.

D. Etiología. Los factores genéticos tienen cierto papel; hasta el 40% de los pacientes tienen antecedentes familiares de DTA. La tasa de concordancia de los gemelos monocigóticos es del 43%, mientras que la de los dicigóticos es del 8%. Se han documentado varios casos de transmisión autosómica dominante. El síndrome de Down está asociado con la DTA. Puede estar implicado el gen de la proteína del precursor del amiloide en el cromosoma 21. Los neurotransmisores involucrados con más frecuencia son la acetilcolina y la noradrenalina; sin embargo, se consideran hipoactivos. Se ha detectado la degeneración de las neuronas colinérgicas en los núcleos basales de Meynert, además de menores concentraciones cerebrales de acetilcolina y su enzima sintética principal, la colina acetiltransferasa. Otras evidencias a favor de la hipótesis colinérgica incluyen los efectos beneficiosos de los inhibidores de la colinesterasa y el empeoramiento de la cognición asociado con los anticolinérgicos. Algunos estudios han demostrado un aumento en las neuronas que contienen noradrenalina en el locus cerúleo. También pueden incidir las concentraciones reducidas de corticotropina y somatostatina. Otras causas propuestas incluyen la regulación anómala del metabolismo fosfolipídico de la membrana celular, la toxicidad por aluminio y un metabolismo anómalo del glutamato en el cerebro.

E. Neuropatología. Los cambios neuropatológicos característicos, descritos por primera vez por Alois Alzheimer, son los ovillos neurofibrilares, las placas seniles y la degeneración granulovacuolar. Estos cambios también aparecen con el envejecimiento normal, pero están presentes en los cerebros de todos los pacientes con DTA. Son más notorios en la amígdala, el hipocampo, la corteza y el prosencéfalo basal. El diagnóstico definitivo de la enfermedad de Alzheimer sólo puede lograrse por histopatología. La teoría de que la etiología es la toxicidad por aluminio se sustenta en el hecho de que estas estructuras patológicas del cerebro contienen altas concentraciones de dicho material. El diagnóstico clínico de DTA sólo puede considerarse como enfermedad de Alzheimer posible o probable. Otras anomalías halladas en los pacientes con

Tabla 5-18
Medicamentos apropiados para la enfermedad de Alzheimer

Medicamento	Preparación	Dosis inicial	Dosis de mantenimiento	Comentarios
Tacrina	Cápsulas de 10, 20, 30 y 40 mg	10 mg c/6 h	30-40 mg c/6h	Hepatotoxicidad reversible directa en aproximadamente un tercio de los pacientes; al inicio requiere vigilancia de transaminasas dos veces por semana. No suele utilizarse.
Donepezilo	Comprimidos de 5 y 10 mg	5 mg/día	5-10 mg/día	10 mg pueden ser un poco más eficaces, pero con más efectos adversos.
Rivastigmina	Cápsulas de 1.5, 3.0, 4.5 y 6.0 mg	1.5 mg c/12 h	3.0, 4.5 o 6.0 mg c/12 h	La dosis de 4.5 mg c/12 h puede ser óptima. Puede tomarse con los alimentos.
Galantamina	Cápsulas de 4, 8 y 12 mg; solución de 4 mg/mL	4 mg c/12 h	8-12 mg c/12 h	8 mg c/12 h tienen menos efectos adversos.
Memantina	Comprimidos de 5 y 10 mg	5 mg/día	10 mg c/12 h	10 mg/día fueron eficaces en un estudio en casas de acogida.
Rivastigmina	Parche transdérmico de 4.6 mg/24 h, 9.5 mg/24 h y 13.3 mg/24 h	4.6 mg/24 h	Aumentar después de 4 semanas a 9.5 mg/24 h	En caso de Alzheimer grave, se puede aumentar a 13.3 mg/24 h

DTA incluyen atrofia cortical difusa en la TC o RM, ventrículos aumentados de tamaño y un menor metabolismo cerebral de la acetilcolina. El hallazgo de concentraciones bajas de acetilcolina explica por qué estos pacientes son muy susceptibles a los efectos de los fármacos anticolinérgicos y ha llevado al desarrollo de estrategias de reemplazo de colina como tratamiento.

F. Evolución y pronóstico

   1. El inicio suele ser insidioso en las personas entre 50 y 70 años; lentamente progresivo.

   2. Afasia, apraxia y agnosia a menudo presentes tras varios años.

   3. Posteriormente puede haber alteraciones motrices y de la marcha; el paciente puede quedar postrado.

   4. La supervivencia promedio es de 8 años; el rango es de 1 a 20 años.

G. Tratamiento. El donepezilo, la rivastigmina, la galantamina y la tacrina son inhibidores de la colinesterasa. Estos fármacos pueden mejorar la cognición y detener el deterioro cognitivo en algunos pacientes con enfermedad de Alzheimer leve. El fármaco de introducción reciente, mementina, actúa sobre los receptores del glutamato. Ninguno altera el proceso patológico subyacente. Rara vez se utiliza la tacrina porque produce toxicidad hepática (tabla 5-18).

IV. Trastorno neurocognitivo vascular mayor o leve

   A. Definición. El segundo tipo más frecuente de demencia es el que resulta de las enfermedades cerebrovasculares. La demencia vascular suele mostrar una progresión por etapas después de cada infarto recurrente. Algunos pacientes notan un momento específico a partir del cual empeoró su funcionamiento, para luego mejorar levemente en los días subsiguientes hasta el próximo infarto. Otros pacientes muestran un deterioro progresivo.

1. **Enfermedad de Binswanger**

   La enfermedad de Binswanger, también conocida como *encefalopatía arterioesclerótica subcortical*, se caracteriza por la presencia de numerosos pequeños infartos en la sustancia blanca que respetan las regiones corticales. Aunque anteriormente se consideró una alteración infrecuente, el desarrollo de técnicas de imagen sofisticadas y potentes, como la RM, ha revelado que es más frecuente de lo que se pensaba.

B. **Diagnóstico, signos y síntomas.** Se observan numerosos déficits cognitivos y cambios conductuales. Suele haber signos neurológicos; a menudo los vasos sanguíneos cerebrales pequeños y medianos están afectados. Los infartos pueden ser causados por placas ocluyentes o tromboembolias. Los hallazgos físicos pueden incluir soplo carotídeo, anomalías fundoscópicas y cámaras cerebrales aumentadas de tamaño. El deterioro cognitivo puede ser irregular, con algunas áreas intactas (*véase* la tabla 5-13).

C. **Epidemiología.** Representa el 15-30% de todas las demencias; es más frecuente en personas de 60-70 años de edad, y menos frecuente que la DTA. Se observa más en hombres que en mujeres y el inicio es más temprano que en la DTA. Los factores de riesgo incluyen hipertensión, cardiopatía y otros factores de riesgo de ictus.

D. **Pruebas analíticas.** La TC o RM muestra los infartos.

E. **Diagnóstico diferencial**

   1. **Demencia de tipo Alzheimer.** La demencia vascular puede ser difícil de diferenciar de la DTA. Se debe obtener una buena anamnesis de la evolución de la enfermedad; observar si el inicio fue abrupto, si la evolución ha sido insidiosa o en etapas, y si hubo deterioro neurológico. Se identifican factores de riesgo de vasculopatías y se obtienen estudios de imagen cerebral. Si el paciente presenta rasgos de demencia vascular y DTA, el diagnóstico es demencia multicausal.

   2. **Depresión.** Los pacientes con demencia vascular pueden desarrollar depresión, como en los casos de seudodemencia antes descritos. Es poco probable que la depresión cause hallazgos de foco neurológico. De estar presente, la depresión debe diagnosticarse y tratarse.

   3. **Ictus y ataque isquémico transitorio (AIT).** Por lo general no producen demencia progresiva. Los AIT son episodios breves de disfunción de foco neurológico que duran menos de 24 h (por lo general, 5-15 min). Los pacientes con un ictus franco pueden presentar déficits cognitivos, pero a menos que la pérdida de tejido sea masiva, un ictus solitario por lo general no causa demencia.

F. **Tratamiento.** El tratamiento consiste en identificar y revertir la causa de los ictus. Debe tratarse la hipertensión, la diabetes y cualquier cardiopatía. Puede ser necesario internar al paciente en un hogar de acogida si la discapacidad es grave. El tratamiento es de apoyo y sintomático. Se pueden utilizar antidepresivos, psicoestimulantes, antipsicóticos y benzodiazepinas, pero todo fármaco psicoactivo puede producir efectos adversos en un paciente con daño cerebral.

V. **Trastorno neurocognitivo frontotemporal mayor o leve (enfermedad de Pick)** Esta demencia degenerativa primaria relativamente rara es similar a la DTA desde el punto de vista clínico. La enfermedad de Pick representa alrededor del 5% de todas las demencias irreversibles. El lóbulo frontal se encuentra afectado de manera importante, y los signos frontales de conducta desinhibida pueden presentarse desde el comienzo. Las funciones cognitivas se encuentran relativamente preservadas y el síndrome de Klüver-Bucy (hipersexualidad, hiperoralidad y placidez) es más frecuente que en la DTA. Los lóbulos frontal y temporal muestran atrofia, pérdida de neuronas, gliosis y depósitos intraneurales denominados *cuerpos de Pick*. El diagnóstico suele realizarse durante la autopsia, aunque una TC o RM puede mostrar un daño frontal importante.

VI. **Trastorno neurocognitivo mayor o leve debido a la enfermedad de Huntington**
   A. **Definición.** Enfermedad genética de transmisión autosómica dominante de penetrancia completa (cromosoma 4) caracterizada por movimientos coreoatetoides y demencia. La probabilidad de desarrollar la enfermedad en una persona con un pariente con Huntington es del 50%.
   B. **Diagnóstico.** El inicio suele ocurrir entre los 30 y 50 años de edad (el paciente ya suele tener descendencia). Los movimientos coreiformes con frecuencia se presentan primero y se vuelven más graves de forma progresiva. La demencia se presenta después, a menudo con rasgos psicóticos; al principio la familia la describe como un cambio de personalidad. Es necesario evaluar los antecedentes familiares.
   C. **Síntomas y complicaciones psiquiátricos asociados**
      1. Cambios de personalidad (25%)
      2. Esquizofreniformes (25%)
      3. Trastorno del estado de ánimo (50%)
      4. Presentación con demencia de inicio temprano (25%)
      5. Desarrollo de demencia en el 90% de los pacientes
   D. **Epidemiología.** La incidencia es de 2-6 casos por cada 100 000 habitantes por año. Más de 1 000 casos fueron trazados a dos hermanos que migraron a Long Island desde Inglaterra. La incidencia es igual en hombres y mujeres.
   E. **Fisiopatología.** Se observa atrofia cerebral con daño extenso, particularmente de los ganglios basales y del núcleo caudado.
   F. **Diagnóstico diferencial.** Cuando se observan los movimientos coreiformes por primera vez, a menudo se confunden con espasmos o tics inofensivos. Hasta el 75% de los pacientes con enfermedad de Huntington reciben un diagnóstico inicial equivocado de un trastorno psiquiátrico primario. Los rasgos que permiten distinguir esta enfermedad de la DTA son la elevada incidencia de depresión y psicosis, y el clásico movimiento coreoatetoide.
   G. **Evolución y pronóstico.** La evolución es progresiva y suele llevar a la muerte alrededor de 15-20 años después del diagnóstico. El suicidio es frecuente.
   H. **Tratamiento.** Puede ser necesario internar al paciente conforme avanza la corea. Los síntomas de insomnio, ansiedad y depresión pueden mejorar con benzodiazepinas y antidepresivos. Los síntomas psicóticos pueden tratarse con antipsicóticos, por lo general, atípicos o de segunda generación. El asesoramiento genético es la intervención más importante.

VII. Trastorno neurocognitivo mayor o leve debido a la enfermedad de Parkinson

    A. Definición. Tratorno del movimiento idiopático, por lo general, de inicio tardío, caracterizado por bradicinesia, temblor en reposo y "de rodar píldoras", facies de máscara, rigidez en rueda dentada y marcha titubeante. A menudo hay deterioro intelectual y el 40-80% de los pacientes presentan demencia. La depresión es extremadamente frecuente.

    B. Epidemiología. La prevalencia anual en el hemisferio occidental es de 200 casos por cada 100 000 habitantes.

    C. Etiología. Se desconoce en la mayoría de los pacientes. Los hallazgos característicos son un número reducido de células en la sustancia negra, menor cantidad de dopamina y degeneración de las vías dopaminérgicas. El parkinsonismo puede ser causado por traumatismos craneoencefálicos repetidos y por un contaminante encontrado en una heroína sintética ilegal, la *N*-metil-4-fenil-1,2,3,6-tetrahidropiridina (MPTP).

    D. Tratamiento. La levodopa es un precursor de la dopamina y suele prepararse con carbidopa, un inhibidor de la dopa descarboxilasa, a fin de aumentar las concentraciones de dopamina en el cerebro. La amantadina también ha sido empleada de forma sinérgica con la levodopa. Algunos cirujanos han intentado implantar tejido de médula suprarrenal en el cerebro para producir dopamina, con resultados ambiguos. La depresión es tratable con antidepresivos o TEC.

VIII. Trastorno neurocognitivo mayor o leve por cuerpos de Lewy

    La demencia por cuerpos de Lewy es clínicamente similar a la enfermedad de Alzheimer, a menudo caracterizada por alucinaciones, rasgos parkinsonianos y signos extrapiramidales (tabla 5-19). Los cuerpos de inclusión de Lewy se encuentran en la corteza cerebral (tabla 5-20). Se desconoce la incidencia exacta. Estos pacientes a menudo presentan síndrome de Capgras (paramnesia reduplicativa) como parte del cuadro clínico.

Tabla 5-19
Criterios clínicos de demencia por cuerpos de Lewy (DCL)

El paciente presenta un deterioro cognitivo suficiente que interfiere con la función social u ocupacional. Cabe destacar que, en las etapas iniciales de la enfermedad, los síntomas de la memoria pueden ser menos acusados que los trastornos de la atención, las habilidades frontosubcorticales y la capacidad visoespacial. La DCL probable requiere dos o más manifestaciones primarias, y la DCL posible sólo requiere la presencia de una manifestación primaria.

Manifestaciones primarias
Niveles fluctuantes de atención y alerta
Alucinaciones visuales recurrentes
Características parkinsonianas (movimientos en rueda dentada, bradicinesia y temblor en reposo)

Manifestaciones secundarias
Caídas repetidas
Síncope
Sensibilidad a los neurolépticos
Delirios sistematizados
Alucinaciones de otras modalidades (p. ej., auditivas, táctiles)

Adaptada de: McKeith LG, Galasko D, Kosaka K. Consensus guidelines for the clinical and pathologic diagnosis of dementia with Lewy bodies (DLB): Report of the consortium on DLB international workshop. *Neurology.* 1996;47:1113 1124.

Tabla 5-20
Características distintivas de las demencias subcorticales y corticales

Característica	Demencia subcortical	Demencia cortical	Pruebas recomendadas
Lenguaje	Sin afasia (anomia si es grave)	Afasia temprana	Test *Fast Scale Administration* (FAS) de fluidez verbal Test de denominación de Boston (*Boston Naming Test*) Prueba de vocabulario WAIS-R
Memoria	Deterioro de la rememoración (recuperación) > reconocimiento (codificación)	Deterioro de la rememoración y el reconocimiento	WMS; Prueba de Brandt y cols. de aprendizaje de asociación de pares de símbolos y dígitos (*Symbol Digit Paired Associate Learning Test*)
Atención y rememoración inmediata	Alteradas	Alteradas	Intervalo numérico WAIS-R
Habilidades visoespaciales	Alteradas	Alteradas	Disposición de imágenes, ensamblado de objetos y diseño de bloques, subpruebas WAIS
Cálculo	Preservado hasta fases tardías	Alterado en fases iniciales	Miniexamen cognoscitivo
Capacidades del sistema frontal (función ejecutiva)	Desproporcionadamente alteradas	Grado de alteración consistente con otras alteraciones	WCST, Prueba del "tercero en discordia" (*Odd Man Out Test*), Prueba de dibujos absurdos (*Picture Absurdities Test*)
Velocidad del procesamiento cognitivo	Retardado en las fases iniciales	Normal hasta fases tardías	Tests del trazo A y B (*Trail Making Test A and B*); PASAT
Personalidad	Apático, inerte	Despreocupado	MMPI
Estado de ánimo	Deprimido	Eutímico	BDI y HAM-D
Discurso	Disártrico	Articulado hasta fases tardías	Fluidez verbal (Rosen, 1980)
Postura	Encorvada o en extensión	Erguida	
Coordinación	Alterada	Normal hasta fases tardías	
Velocidad y control motores	Lentos	Normales	Percusión digital, tablero perforado
Movimientos adventicios	Corea, tics de temblor, distonía	Ausentes (DTA, alguna mioclonía)	
Abstracción	Alterada	Alterada	Prueba de categorías (batería de Halsted)

BDI, Inventario de depresión de Beck; HAM-D, Escala de Hamilton para la evaluación de la depresión; MMPI, Inventario multifásico de personalidad de Minnesota; PASAT, Prueba de adición auditiva consecutiva ritmada; WCST, Test de clasificación de tarjetas Wisconsin; WMS, Escala de memoria de Wechsler.

De: Pajeau AK, Román GC. HIV encephalopathy and dementia. En: J Biller, RG Kathol, eds. *The Psychiatric Clinics of North America: The Interface of Psychiatry and Neurology*. vol. 15. Philadelphia, Pa: WB Saunders; 1992:457.

IX. Trastorno neurocognitivo mayor o leve debido a infección por VIH

La encefalopatía en la infección por el VIH se asocia con demencia y se denomina *complejo demencia-sida* o *demencia VIH*. La tasa anual aproximada de este trastorno es del 14%. Cerca del 75% de los pacientes con sida presentan alteraciones del SNC en el momento de la autopsia. El hallazgo con frecuencia discurre paralelo al de alteraciones parenquimatosas en la RM. Otras demencias infecciosas son provocadas por *Cryptococcus* o *Treponema pallidum*.

El diagnóstico del complejo demencia-sida se establece mediante la confirmación de la infección por VIH y la exclusión de otras enfermedades que expliquen el deterioro cognitivo. La American Academy of Neurology AIDS Task Force

Tabla 5-21
Criterios de diagnóstico clínico del complejo demencia-VIH de tipo 1

Pruebas analíticas de infección sistémica por el VIH de tipo 1 con confirmación por inmunotransferencia (Western blot), reacción en cadena de la polimerasa (PCR, *polymerase chain reaction*) o cultivo.

Alteración adquirida al menos en *dos* capacidades cognitivas durante por lo menos 1 mes: atención y concentración, velocidad de procesamiento de la información, abstracción y razonamiento, habilidades visoespaciales, memoria y aprendizaje, y discurso y lenguaje. Se verifica el deterioro mediante una anamnesis fiable y una exploración del estado mental. Se obtiene la anamnesis de una tercera persona y la exploración se complementa con pruebas neuropsicológicas.

La disfunción cognitiva deteriora la función social u ocupacional. El deterioro no se atribuye únicamente a una enfermedad sistémica grave.

Al menos *uno* de los siguientes:

Alteración adquirida de la función motriz verificada mediante exploración física (p. ej., lentificación de los movimientos rápidos, alteraciones de la marcha, descoordinación, hiperreflexia, hipertonía o debilidad), pruebas neuropsicológicas (p. ej., velocidad motora fina, destreza manual o habilidades motrices perceptivas), o ambas.

Declive de la motivación, del control emocional o cambio de la conducta social. Puede caracterizarse por un cambio de la personalidad con apatía, inercia, irritabilidad, labilidad emocional, deterioro del juicio o desinhibición de aparición reciente.

Esto no se produce exclusivamente en el contexto de un delírium.

En caso de haber evidencia de que no hay otras causas de los signos y síntomas mencionados, por ejemplo, infección oportunista o neoplasia maligna del sistema nervioso central, enfermedades psiquiátricas (depresión mayor) o abuso de sustancias, se constata que *no* es la causa de los signos y síntomas antes mencionados.

Adaptada de: Working Group of the American Academy of Neurology AIDS Task Force: Nomenclature and research case definitions for neurologic manifesta tions of human immunodeficiency virus type 1 (HIV 1) infection. *Neurology.* 1991;41:778 785.

elaboró los criterios de investigación para el diagnóstico clínico de los trastornos del SNC en adultos y adolescentes (tabla 5-21). Los criterios para el complejo demencia-sida requieren evidencia de laboratorio de VIH sistémico, al menos dos déficits cognitivos y presencia de alteraciones motrices o cambios de la personalidad. Los cambios cognitivos, motores y conductuales se evalúan mediante las exploraciones física, neurológica y psiquiátrica, además de las pruebas neuropsicológicas.

X. Trastorno neurocognitivo mayor o leve debido a un traumatismo cerebral

La demencia puede ser una de las secuelas de un traumatismo craneoencefálico. La *demencia pugilística* se produce en boxeadores luego de recibir traumatismos craneales repetidos durante años, y se caracteriza por labilidad emocional, disartria e impulsividad. En jugadores profesionales de futbol americano también se ha observado el desarrollo de demencia después de conmociones cerebrales repetidas a lo largo de muchos años.

XI. Trastorno neurocognitivo mayor o leve inducido por sustancias/medicamentos

Para establecer el diagnóstico deben cumplirse los criterios de la demencia. Puesto que puede aparecer amnesia también en la psicosis de Korsakoff, es importante distinguir entre el deterioro de la memoria acompañado por otros déficits cognitivos (demencia) y la amnesia causada por la deficiencia de tiamina. En el síndrome de Wernicke-Korsakoff también pueden estar alteradas otras funciones cognitivas, como la atención y la concentración. Además, el abuso del alcohol se asocia frecuentemente con cambios del estado de ánimo, por lo que cabe descartar el deterioro de la concentración y otros síntomas cognitivos en el contexto de una depresión mayor. La demencia relacionada con el alcohol representa alrededor del 4% de las demencias.

XII. Otras demencias

Otras demencias pueden estar asociadas con la enfermedad de Wilson, la parálisis supranuclear, hidrocefalia normotensiva (demencia, ataxia, incontinencia) y tumores cerebrales.

Las causas sistémicas de demencia incluyen enfermedad tiroidea, enfermedad hipofisaria (enfermedad de Addison y de Cushing), insuficiencia hepática, diálisis, deficiencia de ácido nicotínico (la pelagra causa las tres "D": demencia, dermatitis y diarrea), deficiencia de vitamina B_{12} y de ácido fólico, infecciones, intoxicación por metales pesados y alcoholismo crónico.

Para mayor información sobre este tema, véase*:*
Sección 17.2, Delírium, p. 334, y sección 17.3, Demencia, p. 340. En: Kaplan & Sadock. Manual de psiquiatría clínica, *4.ª ed.*
Sección 21.2, Delírium, p. 697, y sección 21.3, Demencia, p. 704. En: Kaplan & Sadock. Sinopsis de psiquiatría, *11.ª ed.*

6

Trastornos neurocognitivos mayores o leves debidos a otra afección médica (trastornos amnésicos)

Las alteraciones que se describen en este capítulo se clasificaban como trastornos amnésicos en la edición anterior del *Manual diagnóstico y estadístico de los trastornos mentales* (DSM-IV-TR), ya que todos se asocian con la amnesia.

I. Introducción

Estos trastornos forman una categoría amplia que incluye una gama de enfermedades y alteraciones que se presentan con amnesia o pérdida de la memoria.

II. Epidemiología

A. No se han informado estudios adecuados sobre la incidencia o prevalencia.

B. Se observan con mayor frecuencia en los trastornos por consumo de alcohol y en los traumatismos craneoencefálicos.

C. La frecuencia de la amnesia relacionada con el abuso crónico de alcohol ha disminuido, mientras que la asociada con los traumatismos craneoencefálicos ha visto un aumento.

III. Etiología

La forma más frecuente de estos trastornos se debe a la deficiencia de tiamina asociada con la dependencia al alcohol. También pueden ser el resultado de traumatismos craneoencefálicos, cirugías, hipoxia, infartos y encefalitis por herpes simple. Por lo general, cualquier proceso que dañe ciertas estructuras diencefálicas y temporales mediales (p. ej., los cuerpos mamilares, el trígono cerebral y el hipocampo) puede producir estos trastornos (tabla 6-1).

IV. Diagnóstico, signos y síntomas

La característica esencial de estos trastornos es el deterioro de la capacidad para aprender y recordar información nueva, así como la incapacidad para recordar eventos del pasado. La pérdida de la memoria reciente, de corto y de largo plazo es causada por enfermedades cerebrales primarias o alteraciones sistémicas fisiológicas. El resto de los rasgos cognitivos del paciente se encuentran normales.

Estas alteraciones se diagnostican de acuerdo con su etiología en trastorno debido a afección médica general, causado por sustancias y sin causa específica.

V. Cuadro clínico y subtipos

A. Deterioro de la capacidad para adquirir nuevos conocimientos (amnesia anterógrada).

B. Incapacidad para rememorar conocimientos que antes se recordaban (amnesia retrógrada).

Tabla 6-1
Principales causas de los trastornos neurocognitivos por otra afección médica

Deficiencia de tiamina (síndrome de Korsakoff)
Hipoglucemia
Enfermedades cerebrales primarias
Crisis epilépticas
Traumatismo craneoencefálico (contuso y penetrante)
Tumores cerebrales (en especial talámicos y del lóbulo temporal)
Enfermedades cerebrovasculares (en especial talámicas y del lóbulo temporal)
Procedimientos quirúrgicos cerebrales
Encefalitis por herpes simple
Hipoxia (incluyendo intentos de ahorcamiento no letales e intoxicación por monóxido de carbono)
Amnesia global transitoria
Terapia electroconvulsiva
Esclerosis múltiple
Causas relacionadas con sustancias
Trastornos por consumo de alcohol
Neurotoxinas
Benzodiazepinas (y otros hipnóticos sedantes)
Numerosas especialidades de parafarmacia

C. Deterioro de la memoria a corto plazo y reciente. Los pacientes son incapaces de recordar lo que desayunaron o almorzaron, así como el nombre de sus médicos.

D. La memoria sobre la información ya aprendida o los acontecimientos del pasado remoto, como las experiencias infantiles, se mantiene, aunque se observa un deterioro en cuanto a los acontecimientos de un pasado menos remoto (durante la última década).

E. El inicio de los síntomas puede ser súbito, como en los traumatismos, ictus e intoxicaciones por sustancias neurotóxicas, o gradual, como en la deficiencia nutricional y los tumores cerebrales. La amnesia puede ser de corta duración, especificada por la 5.ª edición del *Manual diagnóstico y estadístico de los trastornos mentales* (DSM-5®) como *transitoria* si dura menos de 1 mes, o *crónica* si se extiende por más de 1 mes.

F. Los pacientes pueden estar apáticos, faltos de iniciativa, presentar episodios de agitación sin desencadenante o estar, en apariencia, excesivamente amigables o agradables. Los pacientes con trastornos amnésicos también pueden parecer desconcertados y confundidos, e intentar disimular su confusión con respuestas de confabulación a las preguntas.

G. Es característico que estos pacientes carezcan de una buena introspección de su estado neuropsiquiátrico.

VI. **Fisiopatología**

A. Las principales estructuras implicadas en la pérdida de la memoria son las diencefálicas, como los núcleos dorsomediales y de la línea media del tálamo, y las estructuras del lóbulo mediotemporal, como el hipocampo, los cuerpos mamilares y la amígdala.

B. Por lo general, la amnesia es el resultado de la lesión bilateral de estas estructuras, y el hemisferio izquierdo puede ser más crítico que el hemisferio derecho en el desarrollo de los trastornos de la memoria. Muchos estudios sobre la memoria y la amnesia en animales han indicado que otras áreas cerebrales también pueden estar implicadas en los síntomas que acompañan a la amnesia.

C. La afectación del lóbulo frontal puede producir síntomas como paramnesia y apatía, que pueden observarse en pacientes con trastornos amnésicos.

VII. Tratamiento

Identificar la causa e intervenir para revertirla de ser posible. De haber alguna enfermedad o traumatismo, se instauran procedimientos médicos de soporte como control de líquidos y mantemimiento de la presión arterial.

VIII. Tipos de trastornos

Existen tres tipos de trastornos: (1) trastornos debidos a una afección médica general (como traumatismo craneoencefálico o hipoxia), (2) aquellos causados por toxinas o fármacos (como intoxicación por monóxido de carbono o consumo crónico de alcohol) y (3) los que se clasifican como no especificados en los casos donde se desconoce la etiología. Se pueden clasificar según el grado en leves, moderados o graves.

A. Enfermedades cerebrovasculares

Las enfermedades cerebrovasculares que afectan el tálamo medial de forma bilateral, sobre todo las porciones anteriores, suelen asociarse con síntomas de trastornos amnésicos. En algunas descripciones de casos clínicos se han informado trastornos amnésicos por la rotura de un aneurisma de la arteria comunicante anterior, que ha conducido a un infarto de la región prosencefálica basal.

B. Esclerosis múltiple

Las manifestaciones cognitivas más frecuentes en los pacientes con esclerosis múltiple son las del deterioro de la memoria, que se producen en el 40-60% de los casos. De forma característica, la amplitud de la memoria es normal, pero se observa un deterioro de la memoria inmediata y diferida, que puede afectar tanto a las áreas verbales como a las no verbales.

C. Síndrome de Korsakoff

1. El *síndrome de Korsakoff* es un síndrome amnésico causado por la deficiencia de tiamina, asociado en la mayoría de los casos con los malos hábitos nutricionales de individuos con abuso crónico de alcohol. Otras causas de mala nutrición (p. ej., inanición), además de carcinoma gástrico, hemodiálisis, hiperemesis gravídica, hiperalimentación intravenosa prolongada y plicatura gástrica, también pueden producir deficiencia de tiamina.

2. El síndrome de Korsakoff suele asociarse con la encefalopatía de Wernicke (con confusión, ataxia y oftalmoplejía). Aunque el delírium desaparece aproximadamente en 1 mes, el síndrome amnésico acompaña o sigue a la encefalopatía de Wernicke en el 85% de los casos.

3. Los pacientes con síndrome de Korsakoff generalmente muestran un cambio de la personalidad, como falta de iniciativa, reducción de la espontaneidad y desinterés o despreocupación. La confabulación, la apatía y la pasividad suelen ser síntomas evidentes en este síndrome.

4. Tratamiento. La administración de tiamina puede prevenir la aparición de síntomas amnésicos adicionales, pero rara vez revierte los síntomas amnésicos graves una vez que se han manifestado. Alrededor de entre una tercera y una cuarta parte de los pacientes se recuperan por completo, mientras que otra cuarta parte no presenta mejoría sintomática.

D. Lagunas alcohólicas (*alcoholic blackouts*)

Se presentan en casos de abuso grave de alcohol. De forma característica, estos individuos se despiertan por la mañana con la consciencia de ser incapaces de recordar el período de la noche anterior durante el que sufrieron la intoxicación. En ocasiones, con las lagunas se asocian ciertas conductas específicas (esconder dinero en un lugar secreto y provocar peleas).

E. Terapia electroconvulsiva (TEC)

La TEC suele asociarse con amnesia retrógrada durante un período de varios minutos antes del tratamiento y con amnesia anterógrada después de éste. La amnesia anterógrada acostumbra a resolverse en 5 h.

Pueden persistir déficits leves de memoria durante 1-2 meses tras un ciclo de TEC, pero los síntomas se resuelven completamente 6-9 meses después del tratamiento.

F. Traumatismo craneoencefálico

Los traumatismos craneoencefálicos (tanto contusos como penetrantes) pueden provocar una amplia diversidad de síntomas neuropsiquiátricos, como demencia, depresión, cambios de personalidad y trastornos neurocognitivos secundarios a otra afección médica. Estos trastornos causados por traumatismos craneoencefálicos se asocian a menudo con un período de amnesia retrógrada hasta el incidente traumático y amnesia para el incidente traumático mismo. La gravedad de la lesión cerebral guarda cierta correlación con la duración y la gravedad del síndrome amnésico, aunque el signo más evidente de recuperación es el grado de mejoría clínica de la amnesia durante la primera semana desde que el paciente recupera la consciencia.

G. Amnesia global transitoria

Este trastorno se asocia con episodios abruptos de amnesia profunda en todas sus modalidades. El paciente se encuentra plenamente alerta y la memoria distante se encuentra intacta. El episodio ocurre de forma repentina y suele durar varias horas. El individuo se encuentra perplejo y confundido después del episodio y pregunta a los demás sobre lo que ha ocurrido de manera reiterada. Suele asociarse con enfermedad cerebrovascular, pero también con afecciones médicas episódicas (p. ej., crisis convulsivas). Es más frecuente en los adultos mayores de 65 años.

1. Patología y pruebas analíticas. Los parámetros diagnósticos de los trastornos amnésicos pueden obtenerse mediante pruebas neuropsicológicas cuantitativas. También se dispone de pruebas estandarizadas para valorar la rememoración de acontecimientos históricos o figuras públicas bien conocidas, a fin de caracterizar la incapacidad de un individuo para recordar la información que aprendió previamente. El rendimiento en estas pruebas varía entre individuos con trastornos amnésicos, quienes pueden manifestar deficiencias sutiles en otras funciones cognitivas. Sin embargo, los déficits de memoria constituyen el rasgo dominante de la exploración del estado mental y de cualquier déficit funcional. No se detectan rasgos específicos o diagnósticos con las pruebas por imagen, como la resonancia magnética (RM) o la tomografía computarizada (TC), pero la lesión de las estructuras del lóbulo temporal medial es frecuente y puede reflejarse como una dilatación del tercer ventrículo o de las astas temporales, o en la atrofia estructural detectada por RM.

Tabla 6-2
Comparación de las características sindrómicas entre la enfermedad de Alzheimer y el trastorno amnésico

Características	Enfermedad de Alzheimer	Trastorno amnésico
Inicio	Insidioso	Puede ser súbito
Evolución	Deterioro progresivo	Estática o mejora
Memoria anterógrada	Alterada	Alterada
Memoria retrógrada	Alterada	Gradiente temporal
Memoria episódica	Alterada	Alterada
Memoria semántica	Alterada	Intacta
Lenguaje	Alterado	Intacto
Praxis o función	Alterada	Intacta

2. **Diagnóstico diferencial**

   a. Delírium y trastorno neurocognitivo; sin embargo, estos trastornos implican alteraciones en muchas otras áreas de la cognición, como confusión y desorientación.

   b. Los trastornos facticios pueden simular la amnesia, pero las lagunas amnésicas suelen ser incongruentes. A menudo hay una ganancia secundaria resultado del olvido.

   c. Los pacientes con trastornos disociativos son más propensos a perder la orientación sobre quiénes son y pueden mostrar una mayor pérdida selectiva de la memoria que aquellos con los trastornos antes descritos. También pueden formar nuevos recuerdos. Además, los trastornos disociativos a menudo se asocian con acontecimientos vitales estresantes que implican dinero, el sistema judicial o relaciones interpersonales problemáticas.

   d. Los déficits en la enfermedad de Alzheimer se extienden más allá del conocimiento general (memoria semántica), el lenguaje, la praxis y el funcionamiento general. Estas deficiencias no se observan en los trastornos neurocognitivos debidos a otra afección médica (tabla 6-2).

   e. Las demencias asociadas con la enfermedad de Parkinson, el síndrome de inmunodeficiencia adquirida y otras enfermedades subcorticales muestran una afección desproporcionada de la rememoración, pero dejan la codificación y consolidación relativamente intactas y, por lo tanto, se pueden distinguir de los trastornos antes mencionados.

   f. Las demencias de patrón subcortical también tienden a mostrar síntomas motores, como bradicinesia, corea o temblores, que no suelen formar parte de los trastornos antes descritos.

H. **Envejecimiento normal**

   Cierto deterioro leve de la memoria puede acompañar al envejecimiento normal, aunque el requisito del DSM-5® de que el deterioro de la memoria provoque un deterioro significativo de la función social u ocupacional descarta el diagnóstico de envejecimiento normal.

   1. **Evolución y pronóstico**

      a. En general, la evolución de los trastornos neurocognitivos debidos a una afección médica es estática. Con el tiempo se observa poca mejoría, aunque el trastorno tampoco progresa.

      b. Las amnesias agudas, como la amnesia global transitoria, se resuelven completamente en horas a días.

c. El trastorno amnésico asociado con traumatismo craneoencefálico mejora de forma gradual durante los meses posteriores.

d. La amnesia secundaria a los procesos que destruyen el parénquima cerebral, como el ictus, los tumores y las infecciones, son irreversibles, aunque la evolución también es estática una vez contenida la infección aguda o la isquemia.

2. Tratamiento

a. Se debe tratar la causa subyacente del trastorno, por ejemplo, las infecciones o traumatismos.

b. Los recordatorios de apoyo sobre la fecha, la hora y la localización pueden serle útiles al paciente y reducir su ansiedad.

c. Tras la resolución del episodio amnésico, la psicoterapia, en cualquiera de sus modalidades (cognitiva, psicodinámica o de apoyo), puede ayudar a los pacientes a incorporar la experiencia amnésica en sus vidas.

Para mayor información sobre este tema, véase:
Sección 17.4, Trastornos neurocognitivos mayor y leve debidos a otra afección (trastornos amnésicos),
p. 348. En: Kaplan & Sadock. Manual de psiquiatría clínica, *4.ª ed.*
Sección 21.4, Trastornos neurocognitivos mayor y leve debidos a otra afección (trastornos amnésicos),
p. 718. En: Kaplan & Sadock. Sinopsis de psiquiatría, *11.ª ed.*

7

Trastornos mentales debidos a una afección médica general

I. Introducción

Las afecciones médicas generales pueden causar y asociarse con una variedad de trastornos mentales. El psiquiatra siempre debe estar atento a (1) cualquier afección médica general que pueda tener un paciente y (2) cualquier sustancia con receta, sin receta o ilegal que pueda estar tomando el paciente. Las siguientes enfermedades psiquiátricas pueden ser debidas a o estar asociadas con una afección médica general.

II. Trastorno del estado de ánimo debido a afección médica general

A. Epidemiología

1. Parece afectar a hombres y mujeres por igual.
2. Hasta el 50% de todos los pacientes que han tenido un ictus presentan trastornos depresivos. Se observa una prevalencia similar en las personas con cáncer de páncreas.
3. El 40% de los pacientes con enfermedad de Parkinson están deprimidos.
4. Los episodios depresivos mayores y leves son frecuentes después de ciertos padecimientos, como la enfermedad de Huntington, la infección por el virus de la inmunodeficiencia humana (VIH) y la esclerosis múltiple (EM).
5. Los trastornos depresivos asociados con enfermedades terminales o dolorosas conllevan el mayor riesgo de suicidio.

 CONSEJOS CLÍNICOS

Los trastornos depresivos asociados con enfermedades terminales o dolorosas conllevan el mayor riesgo de suicidio.

B. Diagnóstico y cuadro clínico

1. Los pacientes con depresión pueden mostrar síntomas psicológicos (p. ej., estado de ánimo triste, falta de placer o interés en las actividades cotidianas, llanto fácil, deterioro de la concentración e ideación suicida), somáticos (p. ej., fatiga, alteraciones del sueño y del apetito) o ambos.
2. El diagnóstico en los enfermos médicos puede confundirse debido a la presencia de síntomas somáticos relacionados sólo con la enfermedad médica, no con la depresión. En un esfuerzo por superar el subdiagnóstico de la depresión, la mayoría de los clínicos abogan por incluir los síntomas somáticos para identificar los síndromes del estado de ánimo.

C. Diagnóstico diferencial

1. **Trastorno del estado de ánimo inducido por sustancias.** El trastorno del estado de ánimo debido a afección médica general puede distinguirse

del trastorno del estado de ánimo inducido por sustancias revisando la evolución de los síntomas, la respuesta ante la curación de la enfermedad bajo sospecha o la interrupción de las sustancias y, en ocasiones, por los resultados de las pruebas toxicológicas de sangre u orina.

2. **Delírium.** Los cambios en el estado de ánimo que se presentan durante el episodio de delírium son agudos y fluctuantes, y deben atribuirse a dicho trastorno.

3. **Síndromes de dolor.** Estos síndromes pueden deprimir el estado de ánimo debido a mecanismos psicológicos, no fisiológicos, y pueden llevar de manera adecuada al diagnóstico de un trastorno del estado de ánimo primario.

4. **Trastornos del sueño, anorexia y fatiga.** En los enfermos médicos, los síntomas somáticos, como las alteraciones del sueño, la anorexia y la fatiga, pueden sumarse al diagnóstico de un episodio depresivo mayor o un trastorno del estado de ánimo debido a una afección médica, a menos que dichos síntomas sólo sean atribuibles a esta última.

D. **Evolución y pronóstico.** El pronóstico para los síntomas anímicos mejora cuando la enfermedad médica o los medicamentos que los causan son más susceptibles de ser corregidos (p. ej., tratamiento del hipotiroidismo y dejar de beber alcohol).

E. **Tratamiento**

1. **Farmacológico.** La causa médica subyacente debe tratarse con la mayor eficacia posible. Deben utilizarse los abordajes estándar de tratamiento para los trastornos del estado de ánimo primarios correspondientes, aunque el riesgo de presentar efectos tóxicos por los fármacos psicotrópicos puede requerir un aumento más gradual de las dosis. Los antidepresivos estándar, incluyendo los tricíclicos, los inhibidores de la monoaminooxidasa (IMAO), los inhibidores selectivos de la recaptación de la serotonina (ISRS) y los psicoestimulantes, resultan eficaces en muchos pacientes. La terapia electroconvulsiva (TEC) puede ser de ayuda cuando no haya respuesta a los medicamentos.

2. **Psicológico.** Como mínimo, la psicoterapia debe enfocarse en las cuestiones psicoeducativas. El concepto de alteración conductual secundaria a una enfermedad médica puede ser nuevo o difícil de entender para muchos pacientes y familias. Las cuestiones intrapsíquicas, interpersonales y familiares específicas se abordan como se indica en la psicoterapia.

III. **Trastorno psicótico debido a afección médica general**

A fin de establecer el diagnóstico de trastorno psicótico debido a afección médica general, el clínico debe descartar síndromes en los que los síntomas psicóticos pueden presentarse asociados con deterioro cognitivo (p. ej., delírium y trastorno neurocognitivo mayor o leve debido a la enfermedad de Alzheimer). Los trastornos en esta categoría no suelen asociarse con cambios en el sensorio.

A. **Epidemiología**

1. Se desconoce la incidencia y prevalencia en la población general.

2. Hasta el 40% de los individuos con epilepsia del lóbulo temporal (ELT) presentan psicosis.

3. La prevalencia de los síntomas psicóticos aumenta en algunas poblaciones clínicas, como los residentes de hogares de acogida, pero no queda claro cómo extrapolar estos hallazgos a otros grupos de pacientes.

B. Etiología. Prácticamente cualquier enfermedad cerebral o sistémica que afecte la función cerebral puede producir síntomas psicóticos. Los trastornos degenerativos, como la enfermedad de Alzheimer o la de Huntington, pueden presentarse al inicio con psicosis de primera vez, con muy pocos signos de deterioro cognitivo en las primeras etapas.

C. Diagnóstico y cuadro clínico. Existen dos subtipos de trastorno psicótico debido a afección médica: *con delirios*, cuando los síntomas psicóticos predominantes son delirantes, y *con alucinaciones*, cuando los síntomas psicóticos primarios implican cualquier forma de alucinación. Para establecer el diagnóstico de un síndrome psicótico secundario, se debe determinar que el paciente no esté delirando, lo cual se confirma con un nivel estable de consciencia. Se debe realizar una exploración cuidadosa del estado mental para descartar un deterioro cognitivo grave, como el provocado por la demencia o un trastorno amnésico.

D. Diagnóstico diferencial

   1. Trastornos psicóticos y del estado de ánimo. Los rasgos pueden presentarse con síntomas idénticos o parecidos a los del trastorno psicótico debido a afección médica general; sin embargo, en los trastornos primarios no puede identificarse una causa médica o por sustancia, a pesar de la realización de pruebas analíticas.

   2. Delírium. Puede presentarse con síntomas psicóticos; sin embargo, la psicosis relacionada con delírium es aguda y fluctuante, y suele asociarse con alteraciones de la consciencia y defectos cognitivos.

   3. Trastorno neurocognitivo mayor o leve. La psicosis que es resultado de la demencia puede diagnosticarse como un trastorno psicótico debido a una afección médica general, salvo en el caso de la demencia vascular, que debe diagnosticarse como demencia vascular con delirios.

   4. Trastorno psicótico inducido por sustancias/medicamentos. La mayoría de los casos de alucinaciones no auditivas se deben a afecciones médicas, sustancias o ambas. Las alucinaciones auditivas pueden presentarse en las psicosis primarias e inducidas. La psicosis por intoxicación con estimulantes (p. ej., anfetaminas y cocaína) puede llevar a la percepción de insectos que caminan bajo la piel (formicación). El diagnóstico puede determinarse con la cronología de los síntomas, la respuesta al retiro de las sustancias bajo sospecha o el tratamiento de la enfermedad médica, así como con los resultados toxicológicos.

E. Evolución y pronóstico. Las psicosis causadas por ciertos medicamentos (p. ej., inmunosupresores) puede ceder con el tiempo, incluso si se siguen utilizando dichos fármacos. Reducir las dosis de estos medicamentos al mínimo sin afectar la eficacia terapéutica a menudo ayuda a resolver la psicosis. Algunas enfermedades cerebrales degenerativas (p. ej., enfermedad de Parkinson) pueden caracterizarse por la aparición de episodios de psicosis, incluso mientras avanza la afección médica subyacente. Si el abuso de sustancias se mantiene durante lapsos prolongados, es posible que la psicosis (p. ej., alucinaciones por consumo de alcohol) no remita, incluso tras períodos prolongados de abstinencia.

F. Tratamiento. Los principios terapéuticos de un trastorno psicótico secundario se parecen a los de cualquier trastorno neuropsiquiátrico secundario: la identificación rápida del agente etiológico y su tratamiento. Los antipsicóticos pueden ayudar a aliviar los síntomas.

IV. **Trastorno de ansiedad debido a afección médica general**
El individuo experimenta una ansiedad que es consecuencia fisiológica directa, no emocional, de una afección médica general. En el *trastorno de ansiedad inducido por sustancias*, los síntomas de ansiedad son producto de un medicamento prescrito o de la intoxicación o abstinencia de una sustancia no prescrita, por lo general una droga de abuso.

A. **Epidemiología**
1. Los individuos médicamente enfermos suelen presentar tasas más altas de trastorno de ansiedad que la población general.
2. Las tasas de pánico y ansiedad generalizada resultan especialmente altas entre los pacientes con enfermedades neurológicas, endocrinas y cardíacas, aunque este hallazgo no demuestra necesariamente una relación fisiológica.
3. Alrededor de un tercio de los pacientes con hipotiroidismo y dos tercios de aquellos con hipertiroidismo pueden experimentar síntomas de ansiedad.
4. Hasta el 40% de los pacientes con enfermedad de Parkinson presentan trastornos de ansiedad. La prevalencia de la mayoría de los trastornos de ansiedad es mayor en los hombres que en las mujeres.

B. **Etiología.** Las causas descritas con mayor frecuencia para los síndromes de ansiedad incluyen los estados relacionados con sustancias (intoxicación por cafeína, cocaína, anfetaminas y otros simpaticomiméticos; abstinencia de nicotina, sedantes-hipnóticos y alcohol), endocrinopatías (sobre todo feocromocitoma, hipertiroidismo, estados hipercortisolémicos e hiperparatiroidismo), alteraciones metabólicas (p. ej., hipoxemia, hipercalcemia e hipoglucemia) y trastornos neurológicos (incluyendo los de tipo vascular, traumático y degenerativo). Muchas de estas alteraciones son inherentemente transitorias o fáciles de tratar.

C. **Diagnóstico y cuadro clínico.** La ansiedad que resulta de una afección médica general o una sustancia puede presentarse con síntomas físicos (p. ej., dolor torácico, palpitaciones, molestias abdominales, diaforesis, mareos, temblor y polaquiuria), síntomas generalizados de miedo y preocupación excesiva, ataques de pánico asociados con miedo de morir o perder el control, pensamientos obsesivos recurrentes o rituales compulsivos, o fobia asociada con conducta evasiva.

D. **Diagnóstico diferencial**
1. **Trastornos primarios de ansiedad.** Desde el punto de vista sintomático, el trastorno de ansiedad por afección médica general puede parecerse a los síntomas de los trastornos primarios de ansiedad correspondientes. El inicio agudo, la falta de antecedentes familiares y la aparición en un contexto de afección médica aguda o inicio de nuevos medicamentos o sustancias sugieren una causa no primaria.
2. **Delírium.** Los individuos con delírium suelen experimentar ansiedad y síntomas de pánico, pero pueden fluctuar y vienen acompañados de otros síntomas, como déficit cognitivo y falta de atención, característicos del delírium; además, los síntomas de ansiedad disminuyen conforme desaparece el trastorno.
3. **Trastorno neurocognitivo mayor o leve.** La demencia a menudo se asocia con agitación o ansiedad, sobre todo durante la noche (conocido como *síndrome del ocaso*), pero sólo se justifica un diagnóstico de ansiedad independiente si éste se vuelve el centro de la atención clínica.

4. **Trastornos psicóticos.** Los pacientes con psicosis de cualquier origen pueden mostrar ansiedad generalmente relacionada con delirios o alucinaciones.
5. **Trastornos del estado de ánimo.** Los trastornos depresivos a menudo se presentan con síntomas de ansiedad, lo cual obliga al clínico a preguntar de forma general sobre síntomas depresivos en cualquier paciente con estos síntomas.
6. **Trastornos de adaptación.** Los trastornos de adaptación con ansiedad que se originan en el contexto de una reacción a factores de estrés médicos o vitales no deben diagnosticarse como trastorno de ansiedad debido a afección médica general.

E. **Evolución y pronóstico**
1. Las afecciones médicas que responden al tratamiento o se curan (p. ej., corrección de hipotiroidismo y reducción de consumo de café) con frecuencia muestran una reducción de los síntomas de ansiedad, aunque este alivio puede afectar la velocidad o el grado de mejoría de la afección médica subyacente.
2. Las afecciones médicas crónicas e incurables asociadas con daño fisiológico persistente (p. ej., enfermedad pulmonar obstructiva crónica) o las recaídas recurrentes en el abuso de sustancias pueden contribuir a una aparente refractariedad de los síntomas asociados de ansiedad.
3. En la ansiedad inducida por medicamentos, de no ser posible la suspensión total de la sustancia nociva (p. ej., inmunosupresores), a menudo la reducción de la dosis, cuando es clínicamente posible, trae un alivio considerable.

F. **Tratamiento.** Además de tratar las causas subyacentes, se ha detectado que las benzodiazepinas son útiles para reducir los síntomas de ansiedad; la psicoterapia de apoyo (incluyendo cuestiones psicoeducativas relativas al diagnóstico y el pronóstico) también puede resultar de ayuda. Se desconoce la eficacia de otras terapias más específicas en los síndromes secundarios (p. ej., antidepresivos para los ataques de pánico, ISRS para los síntomas obsesivo-compulsivos y la terapia conductual para las fobias simples), pero pueden ser de utilidad.

V. **Trastorno del sueño debido a afección médica general**
A. **Diagnóstico.** Los trastornos del sueño pueden manifestarse de cuatro formas: exceso de sueño (hipersomnia), deficiencia de sueño (insomnio), conductas o actividades anómalas durante el sueño (parasomnias) y alteraciones en la temporalidad del sueño (trastornos del sueño del ritmo circadiano). Los trastornos del sueño primarios pueden presentarse sin estar relacionados con otras enfermedades médicas o psiquiátricas.
B. **Tratamiento.** El diagnóstico de un trastorno del sueño secundario depende de la identificación de un proceso patológico activo que pueda producir el efecto observado sobre el sueño. El tratamiento primero se dirige a la enfermedad médica o neurológica subyacente. Los tratamientos sintomáticos se centran en la modificación de la conducta, como en mejorar la higiene del sueño. También existen opciones farmacológicas, como las benzodiazepinas para el síndrome de piernas inquietas o las mioclonías nocturnas, estimulantes para la hipersomnia y antidepresivos tricíclicos para manipular el sueño de movimientos oculares rápidos (REM, *rapid eye movement*).

VI. Disfunción sexual debida a afección médica general

La disfunción sexual por lo general tiene implicaciones psicológicas y fisiológicas. La *disfunción sexual debida a afección médica general* incluye varias formas de alteraciones sexuales de origen médico, como disfunción eréctil, dolor durante el coito, falta de libido y trastornos orgásmicos.

A. Epidemiología

1. Se sabe poco sobre la prevalencia de la disfunción sexual debida a una afección médica.

2. Las mayores tasas de prevalencia de los síntomas sexuales se observan en los problemas de deseo sexual hipoactivo y de orgasmo en la mujer, y en la eyaculación precoz en el hombre.

3. Se describen tasas altas de disfunción sexual en los pacientes con afecciones cardíacas, cáncer, diabetes y VIH.

4. Del 40 al 50% de los individuos con esclerosis múltiple describen una disfunción sexual.

5. Los ictus afectan la función sexual, con una mayor probabilidad de ocasionar daño en los hombres si la lesión cerebrovascular ocurre en el hemisferio derecho en comparación con el izquierdo.

6. El orgasmo retardado puede afectar hasta al 50% de los individuos que toman ISRS.

B. Etiología. El tipo de disfunción sexual depende de la causa, pero rara vez es específico; en otras palabras, una causa determinada puede manifestarse como uno (o más de uno) de varios síndromes. Las categorías generales incluyen medicamentos y drogas de abuso, procesos patológicos locales que afectan los órganos sexuales primarios o secundarios y enfermedades sistémicas que afectan los órganos sexuales por vías neurológicas, vasculares o endocrinas.

C. Evolución y pronóstico. Varía ampliamente según la causa. Los síndromes inducidos por fármacos por lo general remiten con la suspensión (o reducción de la dosis) de la sustancia nociva. Las disfunciones de base endocrina también suelen mejorar al restaurar la fisiología normal. En contraste, las disfunciones causadas por enfermedades neurológicas pueden mostrar una evolución prolongada o incluso progresiva.

D. Tratamiento. Cuando no sea posible revertir la causa subyacente, la psicoterapia de apoyo y conductual con el paciente (y quizá la pareja) puede ayudar a disminuir las molestias y aumentar la satisfacción sexual (p. ej., desarrollando interacciones sexuales que no se vean limitadas por la disfunción específica). También se dispone de grupos de apoyo para los tipos específicos de disfunción. Otros tratamientos basados en síntomas pueden ser útiles en ciertas afecciones; por ejemplo, el sildenafilo y el implante de prótesis peneanas pueden ayudar a tratar la disfunción eréctil en el hombre.

VII. Trastornos mentales debidos a afección médica general no especificados

Existen otras tres categorías diagnósticas para las presentaciones clínicas de los trastornos mentales debidos a una afección médica general que no cumplen los criterios diagnósticos de alteraciones específicas. El primer diagnóstico es el trastorno catatónico debido a una afección médica general. El segundo es el cambio de personalidad debido a una afección médica general. El tercero es el trastorno mental no especificado ocasionado por una afección médica general.

A. Catatonía debida a afección médica. La catatonía puede ser causada por varias afecciones médicas o quirúrgicas. Suele caracterizarse por rigidez de la postura y flexibilidad cérea. Otros rasgos asociados pueden ser mutismo, negativismo y ecolalia.

1. **Epidemiología.** La catatonía es una alteración infrecuente. Entre los pacientes hospitalizados con catatonía, el 25-50% presenta un trastorno del estado de ánimo (p. ej., episodio depresivo mayor, recurrente, con rasgos catatónicos), y alrededor del 10% está asociado con esquizofrenia. Existen pocos datos sobre la frecuencia de la catatonía debida a afección médica o sustancias.

2. **Diagnóstico y cuadro clínico.** Las anomalías del movimiento son el rasgo más característico, por lo general, la rigidez. También puede haber hiperactividad y agitación psicomotriz. Se requieren estudios diagnósticos exhaustivos para confirmar el diagnóstico.

3. **Evolución y pronóstico.** La evolución y pronóstico se relacionan íntimamente con la causa. Las neoplasias, la encefalitis, el traumatismo craneoencefálico, la diabetes y otras enfermedades metabólicas pueden manifestarse con rasgos catatónicos. Si la causa subyacente es tratable, el síndrome catatónico remite.

4. **Tratamiento.** El tratamiento va dirigido a la causa subyacente. Los antipsicóticos pueden mejorar las anomalías posturales, aunque no tengan efecto sobre el trastorno subyacente. Siempre debe descartarse la esquizofrenia en los pacientes que se presentan con síntomas catatónicos. La TEC ha demostrado ser un tratamiento de primera elección bastante útil.

B. Cambio de personalidad debido a afección médica general. Un cambio de personalidad significa que ha ocurrido una alteración en los medios fundamentales de una persona para interactuar y comportarse. Cuando se presenta un verdadero cambio de personalidad en la edad adulta, el médico siempre debe sospechar una lesión encefálica. Sin embargo, casi toda afección médica puede venir acompañada de un cambio de personalidad.

1. **Epidemiología.** No hay datos epidemiológicos confiables sobre los cambios en los rasgos de personalidad en las afecciones médicas. Se han informado cambios específicos en los rasgos de personalidad según alteraciones cerebrales particulares, por ejemplo, una conducta pasiva y centrada en sí mismo en aquellos con trastorno neurocognitivo por enfermedad de Alzheimer. Del mismo modo, se ha descrito apatía en los pacientes con lesiones del lóbulo frontal.

2. **Etiología**

a. Las enfermedades que afectan de forma preferente los lóbulos frontales o las estructuras subcorticales son más propensas a manifestarse con cambios de personalidad prominentes.

b. Los traumatismos craneoencefálicos son una causa frecuente. Los tumores del lóbulo frontal, como los gliomas y meningiomas, pueden crecer de forma considerable antes de llamar la atención del médico porque pueden carecer de manifestaciones neurológicas (sin signos focales).

c. Los síndromes de demencia progresiva, sobre todo aquellos con un patrón de degeneración subcortical, como el complejo demencia-sida, la enfermedad de Huntington o la parálisis supranuclear progresiva, a menudo causan alteraciones importantes en la personalidad.

d. La esclerosis múltiple puede incidir en la personalidad, lo cual refleja degeneración de la sustancia blanca subcortical.

e. La exposición a toxinas con predilección por la sustancia blanca, como la radiación, también puede causar cambios importantes en la personalidad que no guardan proporción con el deterioro cognitivo o motor.

3. Diagnóstico y cuadro clínico. Los criterios diagnósticos para el cambio de personalidad debido a una afección médica general incluyen: deterioro en el control de emociones e impulsos, emociones lábiles y superficiales con euforia o apatía; asimismo, jocosidad fácil ante el daño de los lóbulos frontales, con indiferencia, apatía, despreocupación, temperamento explosivo, que puede llevar a comportamientos violentos. Los pacientes hacen bromas inapropiadas e insinuaciones sexuales y muestran conducta antisocial y agresiva. Son incapaces de anticipar las consecuencias legales de sus acciones. Debe sospecharse este diagnóstico en los pacientes sin antecedentes de trastornos mentales, cuyos cambios de personalidad ocurren de forma abrupta o en lapsos relativamente breves.

4. Evolución y pronóstico. La evolución depende de la naturaleza del daño neurológico o médico. Los cambios de personalidad ocasionados por afecciones que suelen responder al tratamiento (p. ej., corrección de hipotiroidismo) son más propensos a mejorar en comparación con aquellos que se deben a afecciones de naturaleza más estática (p. ej., lesión cerebral tras traumatismo craneoencefálico) o progresiva (p. ej., enfermedad de Huntington).

5. Tratamiento

a. Farmacológico. Se han utilizado el carbonato de litio, la carbamazepina y el ácido valproico para controlar la labilidad e impulsividad afectiva. La agresividad o explosividad pueden tratarse con litio, anticonvulsivos o una combinación de ambos. Los antagonistas de los receptores β-adrenérgicos de acción central, como el propranolol, también muestran cierta eficacia. La apatía y la inercia en ocasiones han mejorado con psicoestimulantes.

b. Psicológico. Las familias deben estar involucradas en el proceso terapéutico, que debe centrarse en la educación y la compresión de los orígenes de las conductas inadecuadas de los pacientes. Temas como la competencia, la discapacidad y la defensoría suelen ser de interés clínico con estos pacientes debido a lo impredecible y la omnipresencia de su cambio conductual.

VIII. Trastornos mentales debidos a afección médica general

A. Epilepsia

1. Síndromes confusionales ictal y postictal.

2. La prevalencia de la psicosis en la epilepsia es del 7%.

3. La epilepsia es de tres a siete veces más frecuente en los pacientes psicóticos.

4. La prevalencia de por vida de la psicosis en los pacientes con epilepsia es del 10%.

5. Convulsiones frente a seudoconvulsiones (tabla 7-1).

Tabla 7-1
Signos clínicos que permiten distinguir las convulsiones de las seudoconvulsiones[a]

Signos	Convulsión	Seudoconvulsión
Aura	Frecuentemente estereotipada	Rara vez
Momento de aparición	Frecuentemente nocturno	Sólo durante la vigilia
Incontinencia	Frecuente	Rara vez
Cianosis	Frecuente	Rara vez
Confusión postictal	Sí	No
Movimientos corporales	Tónicos o clónicos	No estereotipados/asincrónicos
Autolesión	Frecuente	Rara vez
EEG	Puede ser anómalo	Normal
Influencia de la sugestión	No	Sí
Ganancia secundaria	No	Sí

[a]Algunos pacientes con trastornos convulsivos orgánicos también pueden tener seudoconvulsiones.

6. Epilepsia de lóbulo temporal
   a. Es la forma con mayor probabilidad de producir síntomas psiquiátricos.
   b. A menudo se observan psicosis similares a la esquizofrenia.
   c. Suele ser difícil de distinguir de la esquizofrenia con agresividad.
   d. Puede haber auras variables y complejas que dan la apariencia de una enfermedad funcional (p. ej., alucinaciones, despersonalización, desrealización).
   e. Pueden presentarse automatismos, efectos vegetativos y sensaciones viscerales (p. ej., aura epigástrica, estómago revuelto, salivación, rubicundez, taquicardia, mareos).
   f. Se presentan experiencias perceptivas alteradas (p. ej., distorsiones, alucinaciones, despersonalización, sensación remota, sentir que algo tiene un significado extraño [*déjà vu, jamais vu*]).
   g. Las alucinaciones gustativas y olfativas son frecuentes, y pueden venir acompañadas por chasquidos o fruncimientos de la boca, masticación o movimientos de degustación y deglución.
   h. Ocurren trastornos subjetivos del pensamiento y la memoria.
   i. Hay experiencias afectivas intensas, por lo general, miedo y ansiedad.

 CONSEJOS CLÍNICOS
Si el paciente se queja únicamente de percibir malos olores (cabello quemado, heces), el diagnóstico más probable es epilepsia del lóbulo temporal.

B. **Tumores cerebrales**
   1. Pueden observarse signos neurológicos, cefalea, náuseas, vómitos, crisis convulsivas, pérdida visual, papiledema; prácticamente todos los síntomas psiquiátricos son posibles.
   2. Los síntomas a menudo son causados por una elevación en la presión intracraneal o un efecto de masa, más que por los efectos directos del tumor.
   3. La ideación suicida está presente en el 10% de los pacientes, por lo general durante los paroxismos de la cefalea.
   4. Aunque rara vez se atienden en la práctica psiquiátrica, la mayoría de los pacientes con tumores cerebrales presentan síntomas psiquiátricos.

     a. Los tumores de crecimiento lento producen cambios en la personalidad.

     b. Los tumores de crecimiento rápido provocan cambios cognitivos.

  5. Tumores del lóbulo frontal: depresión, afecto inadecuado, desinhibición, demencia, deterioro de la coordinación, síntomas psicóticos. Con frecuencia se diagnostica erróneamente como demencia degenerativa primaria; signos neurológicos a menudo ausentes. Puede haber incontinencia fecal o urinaria.

  6. Tumores del lóbulo temporal: ansiedad, depresión, alucinaciones (sobre todo gustativas y olfativas), síntomas de epilepsia de lóbulo temporal, psicosis similar a esquizofrenia. Puede haber deterioro de la memoria y el habla.

  7. Tumores del lóbulo parietal: menos síntomas psiquiátricos (anosognosia, apraxia y afasia); puede confundirse con histeria.

  8. Quistes coloides: no son tumores. Localizados en el tercer ventrículo, pueden ejercer presión sobre el diencéfalo. Pueden ocasionar depresión, psicosis, labilidad anímica y cambios de personalidad. Por lo general, producen cefaleas intermitentes que dependen de la posición.

C. Traumatismo craneoencefálico. Los traumatismos craneoencefálicos pueden producir toda una gama de síntomas mentales.

  1. Fisiopatología

     a. Se estima que cada año hay alrededor de 2 millones de incidentes que involucran un traumatismo craneoencefálico.

     b. Ocurren con mayor frecuencia entre personas de 15-25 años de edad y tienen una proporción hombre a mujer de 3:1.

     c. Prácticamente todos los pacientes con un traumatismo craneoencefálico grave, más de la mitad de aquellos con uno moderado y alrededor del 10% de los que presentan uno leve padecen secuelas neuropsiquiátricas resultado del traumatismo.

  2. Síntomas. Los problemas cognitivos más frecuentes son una menor velocidad de procesamiento de la información, menor atención, mayor distracción, déficits en la resolución de problemas y en la capacidad para mantener un esfuerzo, así como problemas con la memoria y el aprendizaje de información nueva. También puede haber una serie de discapacidades discursivas. Desde el punto de vista conductual, los síntomas principales incluyen depresión, mayor impulsividad y agresividad, y cambios en la personalidad.

  3. Tratamiento. Los antidepresivos estándar pueden ser útiles para tratar la depresión, y los anticonvulsivos o antipsicóticos para la agresividad e impulsividad. Otros abordajes para tratar los síntomas incluyen el litio, los antagonistas del calcio y los antagonistas de los receptores β-adrenérgicos. Los clínicos deben dar apoyo a los pacientes por medio de psicoterapia individual o grupal, así como a los cuidadores principales ya sea mediante terapia de pareja o familiar. Todas las partes involucradas deben participar para adaptarse a los cambios en la personalidad y las facultades mentales del paciente.

D. Enfermedades desmielinizantes

  1. Esclerosis múltiple

     a. Es más frecuente en el hemisferio norte.

     b. Los cambios psiquiátricos son frecuentes (75%).

     c. La depresión aparece en las primeras fases de la evolución.

     d. En caso de daño del lóbulo frontal, puede haber desinhibición y síntomas maníacos, incluyendo la euforia.

    e. El deterioro intelectual es habitual (60%), y puede ir desde una pérdida leve de la memoria hasta la demencia.

    f. Se ha informado psicosis, pero la frecuencia no queda clara.

    g. La histeria es frecuente, sobre todo en las etapas tardías.

    h. Los síntomas se exacerban ante un trauma físico o emocional.

    i. Se requiere una resonancia magnética (RM) como parte de los estudios diagnósticos.

2. Esclerosis lateral amiotrófica (ELA)

    a. La ELA es una enfermedad rara progresiva no hereditaria que causa atrofia muscular asimétrica.

    b. Causa la atrofia de todos los músculos, menos los del corazón y los ojos.

    c. También ocasiona el deterioro de las células del asta anterior.

    d. Es rápidamente progresiva, suele causar la muerte dentro de los 4 años.

    e. La demencia concomitante es poco frecuente. Los pacientes con parálisis seudobulbar pueden mostrar labilidad emocional.

E. Enfermedades infecciosas

1. Encefalitis por herpes simple

    a. Afecta con mayor frecuencia los lóbulos frontal y temporal.

    b. Los síntomas a menudo incluyen anosmia, alucinaciones olfativas y gustativas y cambios en la personalidad; además, puede haber conductas extravagantes o psicóticas.

    c. La epilepsia parcial compleja puede aparecer en pacientes con encefalitis por herpes simple.

    d. Aunque ha descendido la tasa de mortalidad por la infección, muchos pacientes muestran cambios de personalidad, síntomas de pérdida de la memoria y síntomas psicóticos.

2. Encefalitis por rabia

    a. El período de incubación es de 10 días a 1 año, tras lo cual comienzan a desarrollarse los síntomas de inquietud, hiperactividad y agitación.

    b. La hidrofobia está presente hasta en el 50% de los pacientes.

    c. Causa la muerte en días o semanas.

3. Neurosífilis (paresia general)

    a. Aparece 10-15 años después de la infección primaria por *Treponema*.

    b. La penicilina la ha convertido en un trastorno raro, aunque el sida está asociado con la reintroducción de la neurosífilis en la práctica médica de algunos entornos urbanos.

    c. Por lo general, afecta los lóbulos frontales y produce cambios en la personalidad, desarrollo de mal juicio, irritabilidad y disminución en el autocuidado.

    d. Los delirios de grandeza se presentan en alrededor del 10-20% de los pacientes afectados.

    e. Progresa con el desarrollo de demencia y temblor, culminando con la paresia del paciene.

4. Meningitis crónica. Hoy en día, esta enfermedad se observa con mayor frecuencia que antes debido al estado de inmunocompromiso de los pacientes con sida. Los agentes causales son *Mycobacterium tuberculosis*, *Cryptococcus* y *Coccidioides*. Los síntomas habituales son cefalea, deterioro de la memoria, confusión y fiebre.

5. Enfermedad de Lyme

   a. Causada por la infeción por la espiroqueta *Borrelia burgdorferi*, transmitida por medio de la mordida de la garrapata del venado (*Ixodes scapularis*).

   b. Cada año se informan cerca de 16 000 casos en los Estados Unidos.

   c. Se asocia con deterioro de la función cognitiva y cambios en el estado de ánimo (lagunas en la memoria, dificultad para concentrarse, irritabilidad y depresión).

   d. No se dispone de una prueba diagnóstica precisa.

   e. Alrededor del 50% de los pacientes se convierten en seropositivos para *B. burdorferi*.

   f. El tratamiento consiste en la administración de doxiciclina por 14-21 días.

   g. Se pueden utilizar algunos fármacos psicotrópicos específicos para tratar el signo o síntoma psiquiátrico (p. ej., diazepam para la ansiedad).

   h. Alrededor del 60% de las personas pueden desarrollar una afección crónica si no reciben tratamiento.

   i. Los grupos de apoyo ofrecen sostén emocional que ayuda a mejorar la calidad de vida.

6. Enfermedad por priones. Se denominan así un grupo de trastornos relacionados provocados por una proteína infecciosa transmisible conocida como *prion*. Se incluyen en este grupo la enfermedad de Creutzfeldt-Jakob (ECJ), el síndrome de Gerstmann-Sträussler (SGS), el insomnio familiar letal (IFL) y el *kuru*. En conjunto, estos trastornos también se conocen como *encefalopatías espongiformes subagudas* por compartir una serie de cambios neurológicos que consisten en: (1) vacuolización espongiforme, (2) pérdida neuronal y (3) proliferación de astrocitos en la corteza cerebral. Puede haber placas amiloides.

   a. Etiología. Los priones son proteínas mutadas generadas a partir del gen de la proteína priónica humana (PrP), localizado en el brazo corto del cromosoma 20. El gen de la PrP muta a una isoforma patológica PrP-Super-C (PrP^{Sc}) que puede replicarse y resulta infecciosa. Se considera que los cambios neuropatológicos que se presentan en la enfermedad por priones son causados por los efectos neurotóxicos directos de la PrP^{Sc}.

   b. Enfermedad de Creutzfeldt-Jakob. Este trastorno es rápidamente progresivo y letal; se presenta sobre todo en adultos de mediana edad o mayores. En un inicio se manifiesta con fatiga, síntomas de gripe y deterioro cognitivo. Las manifestaciones psiquiátricas son diversas e incluyen labilidad emocional, ansiedad, euforia, depresión, delirios, alucinaciones o cambios marcados de la personalidad. La enfermedad progresa durante meses, causando demencia, mutismo acinético, coma y muerte. Las tasas de este trastorno son de 1-2 casos por cada millón de personas por año a nivel mundial. No existe tratamiento conocido y la muerte suele ocurrir 6 meses después del diagnóstico.

   c. Variante ECJ. La edad promedio de inicio es de 29 años. Los clínicos deben estar alertas al diagnóstico en personas jóvenes con anomalías conductuales y psiquiátricas asociadas con signos cerebelosos como ataxia o mioclonías. La presentación psiquiátrica de la ECJ no es específica. La mayoría de los pacientes informaron depresión, abstinencia, ansiedad y alteraciones del sueño. Se han informado delirios paranoides. No hay cura y la muerte suele ocurrir 2-3 años después del diagnóstico. La prevención consiste en una vigilancia estricta del ganado en busca de enfermedades y en alimentarlo con cereales en lugar de subproductos de la carne.

d. *Kuru*. Hallado en Nueva Guinea, es causado por los rituales funerarios canibalísticos en los que se comen los cerebros de las personas difuntas. Las mujeres resultan más afectadas que los hombres, presumiblemente porque participan con mayor asiduidad en las ceremonias. La muerte suele presentarse dentro de los 2 años de la aparición de los síntomas. Los signos y síntomas neuropsiquiátricos consisten en ataxia, corea, estrabismo, delírium y demencia. El cerebelo es la parte más afectada. Desde que dejó de practicarse el canibalismo en Nueva Guinea, la incidencia de la enfermedad se redujo de forma drástica.

e. Enfermedad de Gerstmann-Sträussler-Scheinker. Se caracteriza por ataxia, corea y deterioro cognitivo que conduce a la demencia. La enfermedad es hereditaria y afecta a familias que han sido identificadas en el transcurso de varias generaciones. Las pruebas genéticas pueden confirmar la presencia de los genes anómalos antes del inicio. Se aprecian los cambios patológicos distintivos de la enfermedad por priones: lesiones espongiformes, pérdida neuronal y proliferación de astrocitos. Se han hallado placas amiloides en el cerebelo. El inicio de la enfermedad ocurre entre los 30 y 40 años de edad. Suele ser mortal dentro de los 5 años a partir del diagnóstico.

f. Insomnio familiar letal. Afecta principalmente al tálamo. Se presenta un síndrome de insomnio y disfunción del sistema nervioso autónomo que incluye fiebre, sudoración, presión arterial lábil y taquicardia que resulta debilitante. El inicio se presenta en la edad adulta intermedia, y la muerte suele sobrevenir en 1 año. En la actualidad no hay tratamiento.

F. Enfermedades inmunitarias

1. Lupus eritematoso sistémico. Enfermedad autoinmunitaria que produce la inflamación de múltiples sistemas de órganos. Entre el 5 y el 50% de los pacientes presentan síntomas mentales durante la presentación inicial y cerca del 50% muestran manifestaciones neuropsiquiátricas con el tiempo. Los síntomas principales incluyen depresión, insomnio, labilidad emocional, nerviosismo y confusión. El tratamiento con esteroides suele inducir mayores complicaciones psiquiátricas, como manía y psicosis.

2. Enfermedades autoinmunitarias que afectan los neurotransmisores del cerebro. Se ha identificado un grupo de enfermedades que afectan a los receptores autoinmunitarios, lo que produce una encefalitis que imita a la esquizofrenia. Entre ellas está la encefalitis por anticuerpos antirreceptores de *N*-metil-D-aspartato (NMDA), que causa síntomas disociativos, amnesia y alucinaciones intensas. La alteración se presenta principalmente en mujeres. No hay tratamiento, aunque las inmunoglobulinas intravenosas han demostrado ser útiles. Puede haber recuperación, pero los pacientes requieren de cuidados intensivos prolongados. Cada vez hay mayor interés en el papel del sistema inmunitario, no sólo en las enfermedades del tipo de la esquizofrenia, sino también en los trastornos anímicos y bipolares.

G. Enfermedades endocrinas

1. Enfermedades tiroideas. El hipertiroidismo se caracteriza por confusión, ansiedad y un síndrome depresivo agitado. Los pacientes pueden quejarse de fatigarse con facilidad y de una sensación general de debilidad. Otros síntomas frecuentes incluyen insomnio, pérdida de peso a pesar de tener un mayor apetito, temblor, palpitaciones y mayor sudoración. Algunos síntomas psiquiátricos graves comprenden deterioro de la memoria, la orientación y el juicio, excitación maníaca, delirios y alucinaciones.

2. **Enfermedades paratiroideas**

   a. La disfunción de las glándulas paratiroides produce una regulación anómala del metabolismo del calcio.

   b. La secreción excesiva de paratohormona causa hipercalcemia, que puede producir delírium, cambios de personalidad y apatía en el 50-60% de los pacientes, así como deterioro cognitivo en cerca del 25%.

   c. La excitabilidad neuromuscular, que depende de una concentración adecuada de iones de calcio, se reduce, por lo que puede haber debilidad muscular.

   d. Las afecciones paratiroideas pueden causar hipocalcemia, lo que produce síntomas neuropsiquiátricos como delírium y cambios de personalidad.

   e. Otros síntomas de hipocalcemia son la formación de cataratas, crisis convulsivas, síntomas extrapiramidales y mayor presión intracraneal.

3. **Enfermedades suprarrenales**

   a. **Enfermedad de Addison (insuficiencia suprarrenal)**

      (1) Las causas más frecuentes son la atrofia adrenocortical o tuberculosa, o una infección micótica.

      (2) Los pacientes pueden observarse apáticos, irritables, fatigados o deprimidos.

      (3) Rara vez se presentan confusión o psicosis.

      (4) El tratamiento con cortisona o algún equivalente suele ser eficaz.

   b. **Síndrome de Cushing**

      (1) Se debe al exceso de cortisol producido por un tumor o hiperplasia adrenocortical.

      (2) Causa un trastorno del estado de ánimo secundario de depresión agitada y a menudo suicida.

      (3) Los pacientes pueden presentar deterioro de la memoria y la concentración, así como psicosis.

      (4) Los hallazgos físicos incluyen obesidad troncal, facies de luna llena, giba de búfalo, estrías moradas, hirsutismo y equimosis.

      (5) Puede haber una depresión grave al suspenderse el tratamiento con esteroides.

4. **Enfermedades hipofisarias.** Los pacientes con insuficiencia hipofisaria total pueden mostrar síntomas psiquiátricos, sobre todo mujeres puérperas con hemorragias hacia la hipófisis, una alteración conocida como *síndrome de Sheehan*. Los pacientes exhiben una combinación de síntomas, sobre todo de enfermedades tiroideas y suprarrenales, y pueden mostrar prácticamente cualquier síntoma psiquiátrico.

H. **Enfermedades metabólicas**

   1. **Encefalopatía hepática**

      a. La encefalopatía hepática se caracteriza por asterixis, hiperventilación, anomalías electroencefalográficas y alteraciones de la consciencia.

    b. Las alteraciones de la consciencia pueden ir de la apatía a la somnolencia al coma.

    c. Los síntomas psiquiátricos asociados son cambios en la memoria, las habilidades intelectuales generales y la personalidad.

2. Encefalopatía urémica

    a. La insuficiencia renal se asocia con alteraciones en la memoria, la orientación y la consciencia. Otros síntomas relacionados son inquietud, parestesias en las extremidades, fasciculaciones e hipo persistente.

    b. En las personas jóvenes con episodios breves de uremia, los síntomas neuropsiquiátricos tienden a ser reversibles; en los adultos mayores con episodios prolongados pueden ser irreversibles.

3. Encefalopatía por hipoglucemia

    a. Puede ser causada ya sea por producción endógena o administración exógena de insulina excesivas.

    b. Los síntomas premonitorios incluyen náuseas, sudoración, taquicardia y sensación de hambre, aprensión e inquietud.

    c. Conforme avanza el trastorno, puede haber desorientación, confusión y alucinaciones, así como otros síntomas neurológicos y médicos. Puede haber estupor y coma, y en ocasiones una demencia residual y persistente como secuela neuropsiquiátrica grave del padecimiento.

4. Cetoacidosis diabética

    a. Comienza con una sensación de debilidad, fatigabilidad y apatía, además de un aumento en la poliuria y la polidipsia.

    b. Puede haber cefalea y en ocasiones náuseas y vómitos.

    c. Los pacientes con diabetes mellitus tienen mayores probabilidades de presentar demencia crónica con arterioesclerosis generalizada.

5. Porfiria intermitente aguda

    a. Trastorno autosómico dominante que afecta más a las mujeres que a los hombres, de inicio entre los 20 y 50 años de edad.

    b. Los síntomas psiquiátricos incluyen ansiedad, insomnio, labilidad emocional, depresión y psicosis.

    c. Algunos estudios han descubierto que entre el 0.2 y el 0.5% de los pacientes psiquiátricos crónicos pueden tener porfiria no diagnosticada.

 CONSEJOS CLÍNICOS

Los barbitúricos pueden precipitar y empeorar el trastorno, por lo cual se encuentran contraindicados en los pacientes con porfiria.

I. Enfermedades nutricionales

  1. Deficiencia de niacina

    a. Se observa en asociación con el alcoholismo, las dietas vegetarianas, la pobreza extrema y la inanición.

    b. Los síntomas neuropsiquiátricos incluyen apatía, irritabilidad, insomnio, depresión y delírium; los síntomas médicos comprenden dermatitis, neuropatías periféricas y diarrea.

    c. Tradicionalmente se describe la evolución con las "cinco D": dermatitis, diarrea, delírium, demencia y muerte (*death*).

    d. La respuesta al tratamiento con ácido nicotínico es veloz, pero la demencia producto de una enfermedad prolongada posiblemente sólo mejore de forma lenta e incompleta.

  2. Deficiencia de tiamina (vitamina B$_1$)

    a. Produce el beriberi, caracterizado sobre todo por cambios cardiovasculares y neurológicos, y el síndrome de Wernicke-Korsakoff, que a menudo se asocia con el alcoholismo crónico.

    b. Los síntomas psiquiátricos incluyen apatía, depresión, irritabilidad, nerviosismo y mala concentración; puede haber trastornos graves de la memoria con las deficiencias prolongadas.

  3. Deficiencia de cobalamina (vitamina B$_{12}$)

    a. Los cambios mentales más frecuentes incluyen apatía, depresión, irritabilidad y mal humor. En unos cuantos pacientes, la encefalopatía (asociada con delírium, delirios, alucinaciones, demencia y, en ocasiones, rasgos paranoides) resulta prominente. A menudo se le conoce como "locura megaloblástica".

    b. Las manifestaciones neurológicas de la deficiencia de vitamina B$_{12}$ pueden detenerse de forma rápida y total con la administración expedita y continua de vitaminas parenterales.

J. Toxinas

  1. Mercurio. La intoxicación por mercurio puede ser causada por mercurio inorgánico u orgánico. La debida al mercurio inorgánico produce el síndrome del "sombrerero loco", con depresión, irritabilidad y psicosis. Algunos síntomas neurológicos asociados son cefalea, temblor y debilidad. La intoxicación por mercurio orgánico puede ser provocada por pescados o cereales contaminados, y puede ocasionar depresión, irritabilidad y deterioro cognitivo. Los síntomas asociados incluyen neuropatías sensitivas, ataxia cerebelosa, disartria, parestesias y defectos de los campos visuales. La intoxicación por mercurio en las mujeres embarazadas causa un desarrollo fetal anómalo. No se dispone de un tratamiento específico, aunque la quelación con dimercaprol ha sido empleada en la intoxicación aguda.

  2. Plomo. Se requieren varios meses para que aparezcan los síntomas de la intoxicación. Cuando el plomo alcanza concentraciones superiores a los 200 mg/mL, se presentan los síntomas de la encefalopatía grave por plomo: mareos, torpeza, ataxia, irritabilidad, inquietud, cefalea e insomnio. Más adelante se presenta un delírium agitado, con vómitos y alteraciones visuales, que progresa a crisis convulsivas, letargia y coma. El tratamiento de elección para facilitar la excreción del plomo consiste en la administración intravenosa de edetato disódico cálcico (versenato disódico cálcico) de forma diaria durante 5 días.

  3. Manganeso. También denominada *locura por manganeso*, causa síntomas como cefalea, irritabilidad, dolor articular y somnolencia. En ocasiones aparece un cuadro de labilidad emocional, risa patológica, pesadillas, alucinaciones y actos compulsivos e impulsivos asociados con períodos de confusión y agresividad. Las lesiones que afectan los ganglios basales y el sistema piramidal causan deterioro de la marcha, rigidez, habla monótona o susurros, temblores de las extremidades y la lengua, cara de máscara (máscara de manganeso), micrografía, distonía, disartria y pérdida del equilibrio. Los efectos psicológicos tienden a desaparecer 3 o 4 meses después de que el paciente es retirado del sitio donde ocurrió la exposición, pero los síntomas neurológicos pueden permanecer o progresar. No existe un tratamiento específico para la intoxicación por manganeso, salvo el retiro de la fuente de la intoxicación.

4. **Arsénico.** Con mayor frecuencia es resultado de la exposición prolongada a los herbicidas con arsénico o a la ingesta de agua contaminada con este material. Los signos tempranos de la intoxicación son pigmentación de la piel, molestias gastrointestinales, disfunción renal y hepática, alopecia y un aliento a ajo característico. Con el tiempo se presenta la encefalopatía, con pérdida motriz y sensitiva generalizada. La quelación con dimercaprol ha sido utilizada con éxito para tratar la intoxicación por arsénico.

Para mayor información sobre este tema, véase:
Sección 17.5, Trastornos neurocognitivos y otros trastornos por una afección médica, p. 352. En: Kaplan & Sadock. Manual de psiquiatría clínica, *4.ª ed.*
Sección 21.5, Trastornos neurocognitivos y otros trastornos debidos a una afección médica, p. 723. En: Kaplan & Sadock. Sinopsis de psiquiatría, *11.ª ed.*

8

Trastornos relacionados con sustancias y trastornos adictivos

I. Introducción

En este capítulo se abordan la dependencia y el abuso de sustancias, junto con las descripciones de los fenómenos clínicos asociados con el consumo de 11 clases de agentes farmacológicos: alcohol; anfetaminas y agentes de acción similar; cafeína; cannabis; cocaína; alucinógenos; inhalantes; nicotina; opiáceos; fenciclidina (PCP) y agentes similares; así como un grupo que incluye sedantes, hipnóticos y ansiolíticos. Una duodécima categoría está formada por una gama de agentes que no pertenecen a las clases ya definidas, como los esteroides anabolizantes y el óxido nitroso.

Los problemas por abuso de sustancias causan discapacidad importante en un porcentaje relativamente alto de la población. El abuso de sustancias ilegales afecta numerosas áreas del funcionamiento global, y se observa un diagnóstico concomitante en el 60-75% de los pacientes con trastornos relacionados con sustancias. Alrededor del 40% de la población estadounidense ha consumido algún tipo de sustancia ilegal en algún momento de su vida, y se estima que cerca del 15% de las personas mayores de 18 años presentarán alguno de estos trastornos en el transcurso de su vida. Los síndromes inducidos por sustancias pueden imitar toda la gama de enfermedades psiquiátricas, incluyendo trastornos del estado de ánimo, psicóticos y de ansiedad. En la práctica clínica, siempre deben considerarse los trastornos por consumo de sustancias en el diagnóstico diferencial. Además, los pacientes diagnosticados con un trastorno por consumo de sustancias primario deben evaluarse en busca de otros trastornos psiquiátricos (diagnóstico doble) que puedan contribuir al abuso de sustancias o la dependencia.

Clasificación

Los compuestos que pueden alterar el funcionamiento del cerebro se conocen como *sustancias* en la 5.ª edición del *Manual diagnóstico y estadístico de los trastornos mentales* (DSM-5®) y los trastornos asociados se denominan *trastornos relacionados con sustancias*. Los criterios diagnósticos de estos trastornos suelen incluir patrones de toxicidad, es decir, cambios en el estado de ánimo, la conducta y la cognición, así como un deterioro en el funcionamiento social o laboral, y tolerancia o dependencia que resulta del consumo prolongado y continuo del fármaco o toxina nocivo. Existen numerosas clases de sustancias asociadas con estos trastornos.

Los signos y síntomas del trastorno por consumo de sustancias según la 5.ª edición del *Manual diagnóstico y estadístico de los trastornos mentales* (DSM-5®) son:
1. Patrón patológico de consumo de sustancias que lleva a un deterioro o angustia clínicamente significativos.
2. Consumo recurrente de sustancias en situaciones que representan un riesgo físico (p. ej., conducir un automóvil u operar maquinaria mientras se consume la sustancia).

3. Consumo continuo que afecta el rendimiento escolar o laboral.
4. Desarrollo de tolerancia.
5. Síndrome de abstinencia característico para cada sustancia.
6. Deseo persistente de interrumpir o reducir el consumo de la sustancia.
7. Conductas de búsqueda de sustancias.

II. Terminología

    A. Dependencia. El término *dependencia* se emplea de dos maneras distintas. En la dependencia *conductual* se pone énfasis en las actividades de búsqueda de la sustancia y la evidencia relacionada con los patrones patológicos de consumo, con o sin dependencia física. La *dependencia física* se refiere a los efectos fisiológicos de los múltiples episodios de consumo de la sustancia, cuya interrupción da lugar a un síndrome específico (*véase* la información sobre síndrome de abstinencia más abajo) (tabla 8-1).

Tabla 8-1
Diagnóstico de la dependencia de sustancias

1. Necesidad de cantidades cada vez más grandes de la sustancia
2. Efecto disminuido de las mismas cantidades de sustancia
3. Síndrome de abstinencia característico
4. Consumo de la sustancia en cantidades mayores o durante un período más largo
5. Esfuerzos infructuosos de controlar o interrumpir el consumo de la sustancia
6. Gran cantidad de tiempo empleado en actividades relacionadas con la obtención de la sustancia
7. Reducción de actividades importantes debido al consumo de la sustancia

    B. Abuso. Consumo de cualquier sustancia, por lo general, mediante autoadministración, de una manera que se desvía de los patrones sociales o médicos aprobados (tabla 8-2).

Tabla 8-2
Diagnóstico de abuso de sustancias

1. Consumo recurrente de sustancias que da lugar al incumplimiento de obligaciones
2. Consumo en situaciones que representan un riesgo físico
3. Problemas legales
4. Problemas interpersonales

    C. Mal uso. Similar al abuso, aunque suele implicar a los fármacos de prescripción médica que no se consumen de forma adecuada.

    D. Adicción. Consumo repetido y aumentado de una sustancia, cuya privación ocasiona síntomas de malestar y una necesidad imperiosa (ansia) por el consumo repetido de la sustancia, que induce un deterioro físico y mental. El término ya no se incluye en la nomenclatura oficial, ya que fue reemplazado por el vocablo *dependencia*, pero resulta útil en el ámbito coloquial.

    E. Intoxicación. Síndrome reversible causado por una sustancia específica (p. ej., alcohol) que afecta a una o varias de las siguientes funciones mentales: memoria, orientación, estado de ánimo, juicio y función conductual, social o laboral (tabla 8-3).

Tabla 8-3
Diagnóstico de intoxicación por sustancias

1. Habla arrastrada
2. Mareos
3. Falta de coordinación
4. Marcha inestable
5. Nistagmo
6. Deterioro de la atención o la memoria
7. Estupor o coma
8. Diplopia

F. Abstinencia. Síndrome específico para una sustancia que aparece tras reducir o interrumpir la cantidad consumida con regularidad durante un período prolongado. El síndrome se caracteriza por signos y síntomas fisiológicos, además de cambios psicológicos, como trastornos del pensamiento, de las emociones y de la conducta. También se denomina *síndrome de abstinencia* o *síndrome de discontinuación* (tabla 8-4).

Tabla 8-4
Diagnóstico de abstinencia de sustancias

1. Presencia del síndrome específico de una sustancia debido al cese o reducción de su consumo prolongado
2. Deterioro del funcionamiento debido al síndrome
3. Sin origen en una afección médica general

G. Tolerancia. Fenómeno en el que, tras la administración repetida de una sustancia, una dosis produce un efecto inferior o se requieren dosis crecientes para obtener el mismo efecto observado con la dosis original. La *tolerancia conductual* refleja la capacidad de la persona para realizar tareas a pesar de los efectos de la sustancia.

H. Tolerancia cruzada. Capacidad de una droga para ser sustituida por otra, cuando ambas producen el mismo efecto fisiológico y psicológico (p. ej., el diazepam y los barbitúricos). También se conoce como *dependencia cruzada*.

I. Codependencia. Término empleado para aludir a los miembros de la familia afectados por o que influyen en la conducta de quien abusa de una sustancia. Está relacionado con el término *facilitador* (*enabler*), que alude a una persona que permite o facilita la conducta adictiva del abusador (p. ej., al proporcionar directamente las sustancias o el dinero para comprarlas). La facilitación también incluye la negativa de un miembro de la familia a aceptar la adicción como un trastorno médico-psiquiátrico o a reconocer que la persona está abusando de una sustancia.

J. Neuroadaptación. Cambios neuroquímicos o neurofisiológicos en el cuerpo debidos a la administración repetida de una sustancia. La neuroadaptación explica el fenómeno del sistema metabolizador en el organismo. La *adaptación celular* o *farmacodinámica* alude a la capacidad del sistema nervioso para funcionar a pesar de las altas concentraciones plasmáticas de la sustancia.

III. Evaluación

Los pacientes que abusan de sustancias a menudo son difíciles de detectar y valorar. Su clasificación es compleja, casi siempre subestiman la cantidad de sustancia que consumen, son propensos a la negación, a menudo son manipuladores y suelen temer a las consecuencias de reconocer el problema. Ya que puede ser difícil confiar en estos pacientes, es necesario obtener información de otras fuentes, como algún familiar. Quizás más que en otros trastornos, comprender los contextos interpersonal, social y genético de sus conductas resulta crucial para la evaluación y el tratamiento.

Al tratar a estos pacientes, los clínicos deben imponer límites claros, firmes y congruentes, puesto que serán puestos a prueba de manera frecuente. Estos individuos suelen requerir un abordaje de confrontación. Aunque el médico pueda sentir molestia por ser manipulado, no debe actuar con base en estas emociones.

Los trastornos psiquiátricos son difíciles de evaluar de manera adecuada si el paciente mantiene el abuso de sustancias, que en sí mismo causa o complica los síntomas que se observan en otros trastornos. El abuso de sustancias a menudo se asocia con trastornos de personalidad (p. ej., antisocial, límite y narcisista). Los pacientes deprimidos, ansiosos o psicóticos pueden automedicarse con sustancias ya sean de prescripción o de venta libre.

 CONSEJOS CLÍNICOS

Los trastornos inducidos por sustancias siempre deben considerarse en el estudio de la depresión, la ansiedad o la psicosis. Cuando el trastorno psiquiátrico no responde a los tratamientos habituales, suele descubrirse un consumo velado de sustancias.

A. **Toxicología.** Las pruebas de sangre u orina son útiles para confirmar la sospecha de consumo de sustancias. Existen dos tipos de pruebas: de detección sistemática y confirmatorias. Las pruebas de detección sistemática tienden a ser sensibles pero no específicas (muchos falsos positivos). Una prueba sistemática positiva debe confirmarse con una prueba confirmatoria específica para la sustancia identificada. Aunque la mayoría de las sustancias pueden detectarse en la orina, en algunos casos es mejor hacerlo en sangre (p. ej., barbitúricos y alcohol). Las concentraciones absolutas en sangre pueden ser útiles (p. ej., una concentración alta en ausencia de signos clínicos de intoxicación puede implicar tolerancia). Las pruebas toxicológicas en orina suelen ser positivas hasta 2 días después de la ingesta de la mayoría de las sustancias (tabla 8-5).

B. **Exploración física**
   1. Considerar detenidamente si alguna afección médica concomitante está relacionada con el consumo de una sustancia. Buscar de manera específica:
      a. **Consumo por vía subcutánea o intravenosa.** Sida, cicatrices por inyecciones intravenosas o subcutáneas, abscesos, infecciones por inyecciones contaminadas, endocarditis bacteriana, hepatitis inducida por sustancias o infecciosa, tromboflebitis, tétanos.
      b. **Inhalación de cocaína, heroína u otras drogas.** Presencia de tabique nasal desviado o perforado, epistaxis y rinitis.
      c. **Consumo de cristales de cocaína o base; fumadores de crack, marihuana u otras drogas; consumo de inhalantes.** Se pueden presentar bronquitis, asma y enfermedades respiratorias crónicas.

C. **Antecedentes.** Se debe determinar el patrón de abuso. ¿Es continuo o esporádico? ¿Cuándo, dónde y con quién se consume la sustancia? ¿El abuso es recreativo o se limita a ciertos contextos sociales? Investigar cuánto tiempo se

Tabla 8-5
Sustancias de abuso que se pueden analizar en la orina

Sustancia	Período de detección en la orina
Alcohol	7-12 h
Anfetaminas	48 h
Barbitúricos	24 h (acción corta)
	3 semanas (acción prolongada)
Benzodiazepinas	3 días
Cocaína	6-8 h (metabolitos, 2-4 días)
Codeína	48 h
Heroína	36-72 h
Marihuana (tetrahidrocannabinol)	3 días-4 semanas
	(dependiendo del uso)
Metadona	3 días
Metacualona	7 días
Morfina	48-72 h
Fenciclidina	8 días
Propoxifeno	6-48 h

dedica a obtener, ingerir, abstenerse y recuperarse de las sustancias. ¿Cómo afecta el consumo de sustancias la vida social y laboral del paciente? ¿Cómo obtiene la sustancia y los fondos para adquirirla? Siempre se debe describir de forma específica la sustancia y su vía de administración, más que su categoría (p. ej., "abstinencia de heroína intravenosa" en lugar de "abstinencia de opiáceos"). Si se describe el abuso de más de una sustancia, se deben enumerar todas. Con frecuencia, estos pacientes abusan de más de una sustancia.

D. **Diagnóstico.** El *abuso* consiste en el consumo crónico de una sustancia que produce deterioro y angustia, y con el tiempo causa dependencia con síntomas de tolerancia y abstinencia (*véase* la tabla 8-1).

E. **Tratamiento.** En general, el tratamiento de la dependencia implica la vigilancia por una posible sobredosis, la valoración de la intoxicación por más de una sustancia y las afecciones médicas concomitantes, así como tratamiento de sostén, como proteger al paciente frente a alguna lesión. El tratamiento del abuso o la dependencia supone la abstinencia de la sustancia y, a largo plazo, a menudo depende del desarrollo de recursos de apoyo social y de resolución de problemas adaptativos, con estrategias psicofarmacológicas que suelen ayudar a manejar la abstinencia, sustituir la dependencia con una sustancia antagonista o mediar los mecanismos de ansia (*craving*) y gratificación.

IV. **Trastornos relacionados con sustancias específicas**

A. **Trastornos relacionados con alcohol**

La elevada prevalencia del abuso y dependencia del alcohol implica que la evaluación del consumo de esta sustancia es una parte fundamental de toda valoración médica o psiquiátrica. Casi cualquier problema de presentación clínica puede vincularse con los efectos del abuso del alcohol. Aunque el término *alcoholismo* no describe un trastorno mental específico, los trastornos asociados se pueden clasificar en tres grupos: (1) trastornos relacionados con los efectos directos del alcohol sobre el cerebro (p. ej., intoxicación alcohólica, abstinencia, delírium por abstinencia y alucinosis), (2) trastornos relacionados con las conductas asociadas con el consumo de alcohol (abuso y dependencia) y (3) trastornos con efectos persistentes (p. ej., trastorno amnésico persistente inducido por alcohol, demencia, encefalopatía de Wernicke y síndrome de Korsakoff).

B. Dependencia y abuso de alcohol

    1. Definiciones. La *dependencia de alcohol* es un patrón de consumo compulsivo de esta sustancia, determinado por la presencia de tres o más áreas importantes de deterioro relacionadas con el alcohol en un período de 12 meses. Estas áreas pueden incluir tolerancia o síndrome de abstinencia, gran cantidad de tiempo invertido en el consumo de la sustancia, consumo reiterado a pesar de los efectos físicos o psicológicos adversos, y numerosos intentos fallidos de controlar su ingesta. El abuso de alcohol se diagnostica cuando la sustancia se utiliza en situaciones de riesgo físico (p. ej., conducir un vehículo). Se distingue de la dependencia en que no se presentan los fenómenos de tolerancia y abstinencia o un patrón compulsivo de consumo; más bien se define por las consecuencias negativas de su consumo reiterado. El abuso de alcohol puede progresar a dependencia, y los patrones inadaptativos del consumo de alcohol pueden ser excesivo continuo o episódico disperso entre períodos de sobriedad, e intoxicaciones de fin de semana.

    2. Farmacología

        a. Farmacocinética. Alrededor del 90% del alcohol es absorbido por el estómago y el resto por el intestino delgado. Es de rápida absorción, altamente hidrosoluble y se distribuye por todo el organismo. Las concentraciones sanguíneas máximas se alcanzan en 30-90 min. El consumo acelerado o con el estómago vacío aumenta la absorción y disminuye el tiempo necesario para alcanzar las concentraciones sanguíneas máximas. La velocidad de aumento en la alcoholemia se correlaciona con el grado de intoxicación. Esta última es más pronunciada cuando la alcoholemia se incrementa, no cuando disminuye. Alrededor del 90% del alcohol se metaboliza por oxidación en el hígado; el resto se excreta sin modificar en los riñones y los pulmones. La alcohol deshidrogenasa convierte el alcohol en acetaldehído, el cual se transforma en ácido acético mediante la aldehído deshidrogenasa. El cuerpo metaboliza alrededor de 15 dL de alcohol por hora, que equivale a una bebida de tamaño moderado (12 g de etanol: 350 mL de cerveza, 120 mL de vino o 30-45 mL de un licor de 40°). Los pacientes que beben alcohol en exceso tienen un aumento en el número de enzimas, las cuales metabolizan el alcohol de forma acelerada.

        b. Neurofarmacología. El alcohol es un depresor que produce somnolencia y una menor actividad neuronal. Se puede catalogar junto con otros sedantes-ansiolíticos, como las benzodiazepinas, los barbitúricos y los carbamatos. Estos fármacos tienen tolerancia cruzada con el alcohol, producen perfiles de intoxicación y abstinencia similares, y son potencialmente letales en caso de sobredosis, sobre todo si se toman con otros fármacos depresores. De acuerdo con varias teorías sobre los mecanismos de acción del alcohol sobre el cerebro, esta sustancia puede afectar la permeabilidad de las membranas celulares, los centros de placer mediados por dopamina, los complejos de receptores de benzodiazepina, los receptores ionóforos mediados por glutamato que unen el *N*-metil-D-aspartato (NMDA) y la producción de alcaloides similares a los opioides.

Tabla 8-6
Epidemiología del alcohol

Estado	Población (%)
Ha bebido alguna vez	90
Bebedor activo	60-70
Problemas pasajeros	40 o mayor
Abuso[a]	Hombres: 10 o mayor
	Mujeres: 5 o mayor
Dependencia[a]	Hombres: 10
	Mujeres: 3-5

[a] El 20-30% de los pacientes psiquiátricos.

3. **Epidemiología.** Alrededor del 10% de las mujeres y el 20% de los hombres han cumplido los criterios diagnósticos de abuso de alcohol en algún momento de sus vidas, y el 3-5% de las mujeres y el 10% de los hombres lo han hecho para el diagnóstico más grave de dependencia de alcohol (tabla 8-6). El riesgo de por vida de presentar dependencia de alcohol es de alrededor del 10-15% para los hombres y del 3-5% para las mujeres. Las personas blancas tienen las tasas más altas de consumo de alcohol: 56%. El 60% de quienes abusan del alcohol son hombres. A mayor nivel educativo, mayores probabilidades de presentar consumo de alcohol, en contraste con el patrón de empleo de drogas ilegales. Entre grupos religiosos, la dependencia del alcohol alcanza sus mayores niveles entre protestantes y católicos. Las religiones ortodoxas parecen ofrecer cierta protección frente a la dependencia del alcohol en todos los grupos religiosos. Alrededor de 200 000 muertes por año están relacionadas con el abuso de alcohol, y en cerca del 50% de todas las muertes por accidentes de tránsito participan conductores en estado de ebriedad. En comparación con otros grupos, las personas blancas tienen la tasa más elevada de consumo de alcohol, cercana al 60% (tabla 8-7).

4. **Etiología.** Los datos que respaldan la influencia genética en el alcoholismo son: (1) los parientes más cercanos corren un riesgo cuádruple; (2) el gemelo monocigótico de una persona alcohólica corre más riesgo que el dicigótico y (3) los hijos de personas alcohólicas dados en adopción corren un riesgo cuádruple. La asociación familiar es mucho más fuerte entre los hijos varones de padres (no madres) con dependencia de alcohol. Las diferencias étnicas y culturales influyen en la sensibilidad a esta sustancia y sus efectos. Así, muchos asiáticos muestran efectos tóxicos agudos (p. ej., intoxicación, tumefacción, mareos, cefalea) después de consumir cantidades mínimas. Algunos grupos étnicos, como los judíos y asiáticos, presentan tasas más bajas de dependencia de alcohol y en otros, como los norteamericanos nativos, los inuits y algunos grupos de hombres hispanos, son más altas. Estos datos han llevado a proponer una teoría genética sobre la etiología del alcoholismo, pero se sigue ignorando la causa definitiva.

5. **Comorbilidad.** Los efectos sedantes y la accesibilidad convierten al alcohol en la sustancia más utilizada para aliviar la ansiedad, la depresión y el insomnio. Sin embargo, el consumo prolongado puede causar depresión, y la abstinencia del alcohol en una persona dependiente en ocasiones

Tabla 8-7
Datos epidemiológicos de los trastornos relacionados con el alcohol

Las personas blancas tienen una mayor tasa de consumo de alcohol.
Los hombres son más propensos a presentar episodios de consumo excesivo.
En Estados Unidos, el consumo de alcohol es mayor en los estados del occidente y menor en los del sur.
El 70% de los adultos que concluyeron sus estudios universitarios son bebedores, en comparación con aquellos con estudios sólo de bachillerato.
Los trastornos relacionados con el alcohol se observan en todas las clases socioeconómicas.

genera ansiedad. Una evaluación adecuada de los pacientes deprimidos o angustiados que beben en exceso incluye la observación y revisión tras un período de sobriedad que puede extenderse varias semanas. Muchos pacientes psicóticos se automedican con alcohol si el fármaco prescrito no reduce sus síntomas o no se encuentra a su alcance. En los pacientes bipolares, el consumo excesivo de alcohol suele llevar a un episodio maníaco. Entre los individuos con trastornos de la personalidad, aquellos con una personalidad antisocial son mucho más propensos a patrones arraigados de dependencia de alcohol. El abuso de alcohol es frecuente entre personas con otros trastornos por abuso de sustancias; existe una correlación muy alta entre la dependencia del alcohol y la de nicotina.

6. **Diagnóstico, signos y síntomas**

   a. **Dependencia del alcohol.** La *tolerancia* es un fenómeno de los bebedores, que con el tiempo necesitan tomar cada vez más alcohol para obtener el mismo efecto. El desarrollo de tolerancia, sobre todo extrema, suele indicar dependencia. La tolerancia leve al alcohol es frecuente, pero la tolerancia importante, como con los opiáceos o los barbitúricos, se observa poco. Este fenómeno varía mucho entre personas. La dependencia de un paciente tolerante puede manifestarse sólo cuando se ve forzado a dejar de beber y manifiesta síntomas de abstinencia. La evolución clínica de la dependencia del alcohol se ilustra en la tabla 8-8.

   b. **Abuso del alcohol.** Se refiere al consumo crónico de alcohol que da lugar a dependencia, tolerancia o abstinencia (*véanse* las tablas 8-1 y 8-4).

7. **Evaluación.** Una evaluación adecuada del consumidor de alcohol exige una gran cantidad de atención por parte del examinador. En general, la mayoría de las personas, al ser interrogadas, minimizan la cantidad de alcohol que dicen consumir.

Tabla 8-8
Evolución clínica de la dependencia del alcohol

Edad de inicio en el hábito[a]	13-15 años
Edad de la primera intoxicación[a]	15-17 años
Edad del primer problema[a]	16-22 años
Edad de comienzo de la dependencia	25-40 años
Edad de la muerte	60 años
Evolución fluctuante con abstención, control temporal y problemas con el alcohol	
Remisión espontánea del 20%	

[a]Igual que en la población general.
De: Marc A. Schuckitt, M.D.

CONSEJOS CLÍNICOS

Cuando se realiza la anamnesis sobre el grado de consumo de alcohol, puede ser útil hacer las preguntas de forma que se evite una respuesta de tipo "sí o no". Se puede preguntar, por ejemplo: "¿Cuánto alcohol bebe?" y no "¿Bebe alcohol?".

Otras preguntas que pueden aportar claves importantes son las relativas a la frecuencia y el momento en que el paciente bebe, la regularidad con la que sufre lagunas (amnesia durante la borrachera) y el número de amigos o familiares que le han pedido que deje la bebida. Siempre se deben buscar los signos sutiles del abuso de alcohol y preguntar sobre el consumo de otras sustancias. Los hallazgos de la exploración física incluyen, entre otros, eritema palmar, contracturas de Dupuytren y telangiectasia. ¿El paciente sufre accidentes con facilidad (traumatismos craneoencefálicos, fracturas costales, accidentes de tránsito)? ¿Se pelea a menudo? ¿Falta con frecuencia al trabajo? ¿Tiene algún problema social o familiar? Las pruebas analíticas pueden ayudar. Los pacientes pueden presentar anemia macrocítica secundaria a carencias nutricionales. A veces, se elevan las enzimas hepáticas y la γ-glutamiltransferasa (GGT) en el suero. El aumento de las enzimas hepáticas también funciona como marcador de la recaída de un paciente (tabla 8-9). Se han descrito los siguientes subtipos de dependencia de alcohol:

a. **Tipo A.** Dependencia leve, de inicio tardío, pocos problemas relacionados con el alcohol y poca psicopatología (a veces, denominado *tipo I*).

b. **Tipo B.** Dependencia fuerte, comienzo temprano de los problemas relacionados con el alcohol, antecedentes familiares importantes de consumo de alcohol, elevado número de elementos vitales estresantes, psicopatología grave, consumo de varias sustancias y psicopatología abundante (a veces, denominado *tipo II*).

c. **Bebedores sociales.** Suelen beber todos los días en cantidad moderada durante las reuniones sociales.

d. **Bebedores esquizoides o aislados.** Estos individuos se caracterizan por beber solos y de forma compulsiva.

 Tabla 8-9
Marcadores del consumo excesivo de alcohol útiles para detectar el alcoholismo

Prueba	Intervalo de resultados pertinentes
γ-glutamiltransferasa (GGT)	> 30 U/L
Transferrina deficiente en hidratos de carbono (CDT, *carbohydrate-deficient transferrin*)	> 20 mg/L
Volumen corpuscular medio (VCM)	> 91 μm³
Ácido úrico	> 6.4 mg/dL para los hombres
	> 5.0 mg/dL para las mujeres
Aspartato aminotransferasa (AST)	> 45 UI/L
Alanina aminotransferasa (ALT)	> 45 UI/L
Triglicéridos	> 160 mg/dL
Adaptado de: Marc A. Schuckitt, M.D.	

  e. **Dependencia γ del alcohol.** La persona no puede dejar de beber una vez que ha empezado.

 8. Tratamiento. El objetivo es mantener la sobriedad total de forma prolongada. Las recaídas son frecuentes. El tratamiento inicial exige la desintoxicación, con ingreso hospitalario si es necesario, así como el tratamiento de cualquier síntoma de abstinencia. Los trastornos mentales coexistentes se deben tratar cuando el paciente esté sobrio.

 CONSEJOS CLÍNICOS

Si se realiza una terapia individual, no debe suspenderse la sesión si el paciente acude a ella bajo los efectos del alcohol. Si expresa ideas de suicidio, se solicita su ingreso en el hospital.

---

  a. **Introspección (*insight*).** Este proceso es imprescindible pero, a menudo, difícil de lograr. El paciente debe admitir que tiene un problema con la bebida; es necesario superar la negación obstinada de la persona para que colabore en la búsqueda de tratamiento. A menudo se requiere de la cooperación de familiares, amigos, empleadores u otras personas. Es probable que el paciente deba ser confrontado con la posibilidad de perder su trabajo, familia y salud si continúa bebiendo. La psicoterapia individual es útil, pero es más eficaz la terapia de grupo. Además, esta última resulta más aceptable para muchos pacientes, pues perciben la dependencia del alcohol como un problema social más que uno psiquiátrico o personal.

  b. **Alcohólicos anónimos (AA) y Al-Anon.** Las organizaciones de apoyo, como AA (para los pacientes) y Al-Anon (para las familias de los pacientes), ayudan a mantener la sobriedad y a que la familia afronte el problema. En AA se hace hincapié en la incapacidad de una persona para afrontar la adicción al alcohol por sí mismo y se fomenta la dependencia de un grupo de apoyo; esta organización también se sirve de muchas técnicas de la terapia de grupo. La mayoría de los expertos aconsejan mantener la sobriedad de forma indefinida si el paciente se ha recuperado de la dependencia al alcohol y rechazan las tentativas de que los pacientes recuperados aprendan a beber con normalidad (un dogma de AA es: "La primera bebida es la que te emborracha").

  c. **Intervenciones psicosociales.** Este tipo de intervenciones es necesaria y con frecuencia surte mucho efecto. La terapia familiar debe centrarse en describir los efectos del consumo del alcohol sobre otros miembros de la familia. Es necesario obligar al paciente a renunciar al derecho a beber que cree tener y a admitir los efectos perjudiciales que tiene en la familia.

  d. **Tratamiento farmacológico**

  (1) **Disulfiram.** Se puede administrar disulfiram en una dosis de 250-500 mg/día si el paciente quiere obligarse a permanecer sobrio. La dosis habitual es de 250 mg/día. Los pacientes que toman disulfiram experimentan una reacción muy desagradable cuando ingieren incluso pequeñas cantidades de alcohol. Esta reacción, generada por

la producción de acetaldehído como resultado de la inhibición de la aldehído deshidrogenasa, consiste en rubefacción, cefalea, pulsaciones en la cabeza y el cuello, disnea, hiperventilación, taquicardia, hipotensión, diaforesis, ansiedad, debilidad y confusión. Puede haber complicaciones potencialmente mortales, aunque son raras. Los pacientes con cardiopatías, trombosis cerebral, diabetes u otros trastornos no deben tomar disulfiram, dado el riesgo de que sufran una reacción letal. El disulfiram sólo actúa de forma pasajera, ayudando a establecer un patrón duradero de sobriedad y a modificar los mecanismos establecidos para afrontar el alcoholismo.

 CONSEJOS CLÍNICOS

Se debe advertir a los pacientes que tomen disulfiram que no utilicen ninguna loción para después del afeitado o colonia con alcohol. La inhalación del alcohol puede causar una reacción.

---

(2) Naltrexona

    (A) ReVia®. Este fármaco reduce el ansia de consumir alcohol, probablemente mediante el bloqueo de la liberación de opioides endógenos, con lo que ayuda al paciente a alcanzar el objetivo de la abstinencia al evitar la sensación de "euforia" asociada con el consumo de alcohol. A la mayoría de los pacientes se les recomienda una dosis de 50 mg una vez al día.

    (B) Vivitrol®. Esta formulación de naltrexona consiste en una suspensión inyectable de liberación prolongada administrada por vía intramuscular (i.m.) cada 4 semanas o una vez al mes. La dosis recomendada es de 380 mg al mes; no se requiere pretratamiento con naltrexona oral para poder utilizar este medicamento. Los efectos secundarios y otras recomendaciones son similares a los de la naltrexona oral.

(3) Acamprosato. Este medicamento se administra a pacientes que ya han logrado la abstinencia. Ayuda a preservarla a través de un mecanismo aún desconocido que implica la excitación e inhibición neuronales. Se toma en comprimidos de liberación diferida en dosis de 666 mg (dos comprimidos de 333 mg) tres veces al día.

(4) Topiramato. Se trata de un anticonvulsivo aprobado para el tratamiento de la epilepsia y la migraña. Se emplea como fármaco no autorizado para mantener la abstinencia del alcohol. Numerosos estudios sugieren que la dosis promedio de 200 mg/día muestra una mayor reducción de las ansias por beber y el consumo de alcohol en comparación con la naltrexona. Se recomienda la titulación lenta a 25 mg/semana para evitar los efectos secundarios cognitivos. El mecanismo exacto de acción no queda del todo claro, pero se considera un tratamiento alternativo a los fármacos aprobados por la Food and Drug Administration (FDA) de Estados Unidos (tabla 8-10).

9. Complicaciones médicas. El alcohol es tóxico para numerosos grupos orgánicos. Las complicaciones del abuso y la dependencia crónicas del alcohol

Tabla 8-10
Tratamiento farmacológico de la dependencia de alcohol

Disulfiram

Acción. Inhibe el metabolismo intermedio del alcohol, lo que conduce a la acumulación de acetaldehído, ocasionando una reacción (rubefacción, diaforesis, náuseas y taquicardia) cuando el paciente bebe dicha sustancia.

Contraindicaciones. Empleo concomitante de productos con alcohol o metronidazol; arteriopatía coronaria; miocardiopatía grave.

Precauciones. Alta impulsividad: es probable que beba mientras toma el medicamento; psicosis (actual o pasada); diabetes mellitus; epilepsia; disfunción hepática, renal; hipotiroidismo; dermatitis de contacto con caucho.

Reacciones adversas graves. Hepatitis, neuritis óptica, neuropatía periférica, reacciones psicóticas; embarazo, categoría C.

Efectos secundarios frecuentes. Gusto metálico; dermatitis.

Ejemplos de interacciones farmacológicas. Amitriptilina, anticoagulantes como la warfarina, diazepam, isoniazida, metronidazol, fenitoína, teofilina, cualquier fármaco de venta libre que contenga alcohol.

Dosis habitual para adultos. *Dosis oral:* 250 mg/día (125-500 mg).

Antes de prescribirlo: (1) se advierte al paciente que no debe tomar disulfiram durante al menos 12 h después de ingerir alcohol, y que la reacción del fármaco al alcohol puede presentarse hasta 2 semanas después de tomar la última dosis; y (2) se debe advertir sobre el alcohol en la dieta (p. ej., salsas y vinagres), los medicamentos y los artículos de higiene personal.

Seguimiento: vigilar las pruebas de función hepática.

Naltrexona (Vivitrol® en formulación inyectable de liberación prolongada y ReVia®)

Acción. Bloquea los receptores de opioides, reduciendo las ansias por consumir y la respuesta de gratificación del alcohol.

Contraindicaciones. Empleo actual de opiáceos o en estado agudo de abstinencia de opiáceos; si se prevé que será necesario el empleo de analgésicos opiáceos; hepatitis aguda o insuficiencia hepática.

Precauciones. Otras enfermedades hepáticas, insuficiencia renal, antecedentes de intentos suicidas. Si se requiere analgesia por opiáceos, posiblemente se necesiten dosis mayores, por lo que la depresión respiratoria puede ser más profunda y prolongada.

Reacciones adversas graves. Desencadena un síndrome de abstinencia intenso si el paciente es dependiente de opiáceos; hepatotoxicidad (raro con dosis habituales). Embarazo, categoría C.

Efectos secundarios frecuentes. Náuseas, dolor abdominal, estreñimiento, mareos, cefalea, ansiedad, fatiga.

Ejemplos de interacciones farmacológicas. Analgésicos opiáceos (inhibe su acción); yohimbina (su empleo junto con naltrexona aumenta los efectos negativos del fármaco).

Dosis habitual para adultos. *Dosis intramuscular:* se administra cada 4 semanas o una vez al mes. La dosis recomendada es de 380 mg al mes; no se requiere pretratamiento con naltrexona oral para poder utilizar Vivitrol.

Antes de prescribirlo: se debe evaluar el posible empleo actual de opiáceos; considerar un examen toxicológico de orina para cribar opiáceos, incluidos los sintéticos. Hay que realizar pruebas de función hepática.

Seguimiento: vigilar de forma periódica las pruebas de función hepática.

Acamprosato

Acción. Afecta los sistemas de neurotransmisión del glutamato y el ácido γ-aminobutírico (GABA, *gamma-aminobutyric acid),* pero no queda del todo clara su acción con el alcohol.

Contraindicaciones. Insuficiencia renal grave (depuración de creatinina [CrCl, *creatinine clearance*] < 30 mL/min).

Precauciones. Insuficiencia renal moderada (ajustar la dosis en caso de tener valores de CrCl entre 30 y 50 mL/min); depresión o tendencias suicidas.

Reacciones adversas graves. Ansiedad, depresión. Algunos casos raros incluyen intentos suicidas, insuficiencia renal aguda, insuficiencia cardíaca, oclusión de arteria mesentérica, miocardiopatía, trombosis venosa profunda y *shock.* Embarazo, categoría C.

Efectos secundarios frecuentes. Diarrea, flatulencias, náuseas, dolor abdominal, infección, síndrome gripal, escalofríos, somnolencia, disminución de la libido, amnesia, confusión.

Ejemplos de interacciones farmacológicas. No hay interacciones clínicamente relevantes conocidas.

Dosis habitual para adultos. *Dosis oral:* 666 mg (dos comprimidos de 333 mg) tres veces al día o, para los pacientes con insuficiencia renal moderada (CrCl 30-50 mL/min), reducir a 333 mg (un comprimido) tres veces al día.

Antes de prescribirlo: determinar si hay abstinencia.

(continúa)

Tabla 8-10
Tratamiento farmacológico de la dependencia de alcohol (*continuación*)

Topiramato
Acción. Afecta múltiples sistemas de neurotransmisión, incluyendo los del glutamato y el GABA, además de inhibir los canales de sodio dependientes de voltaje. Se desconoce su acción en los trastornos relacionados con el alcohol.
Contraindicaciones. Aumento de la presión intraocular, problemas hepáticos, cálculos renales, hiperamoniemia, glaucoma de ángulo cerrado secundario.
Precauciones. Miopía aguda y glaucoma de ángulo cerrado secundario, oligohidrosis e hipertermia, acidosis metabólica, comportamiento e ideación suicida, deterioro cognitivo.
Reacciones adversas graves. Diplopia o deterioro rápido de la visión, cálculos renales, deterioro cognitivo; embarazo, categoría D.
Efectos secundarios frecuentes. Cansancio, somnolencia, mareos, nerviosismo, entumecimiento o sensación de cosquilleo, problemas de coordinación, diarrea, pérdida de peso.
Ejemplos de interacciones farmacológicas. La administración concomitante con otros medicamentos antiepilépticos puede disminuir la concentración plasmática del topiramato; el uso concurrente con anticonceptivos orales puede disminuir la eficacia de éstos, y su administración con inhibidores de la anhidrasa carbónica puede aumentar la gravedad de la acidosis metabólica.
Dosis habitual para adultos. *Dosis oral:* dosis diaria de 200 mg para los trastornos relacionados con el alcohol. La dosis debe aumentarse de forma gradual (incrementos de 25 mg/semana) para prevenir los efectos cognitivos.
Antes de prescribirlo: evaluar en busca de cálculos renales, intención suicida y problemas de la vista.

(y de las carencias nutricionales asociadas) se muestran en la tabla 8-11. El consumo de alcohol durante el embarazo es tóxico para el feto en desarrollo y puede causar malformaciones congénitas y síndrome del alcoholismo fetal.

C. **Intoxicación por alcohol**
1. **Definición.** La *intoxicación etílica*, también conocida como *embriaguez*, es la ingesta reciente de una cantidad suficiente de alcohol como para producir trastornos adaptativos con cambios bruscos del comportamiento.
2. **Diagnóstico, signos y síntomas.** Así como la intoxicación leve puede causar relajación, locuacidad, euforia o desinhibición, la grave suele ocasionar más cambios adaptativos, como agresividad, irritabilidad, labilidad emocional, alteración del juicio y alteración de la vida social o laboral, entre otros.

Las personas intoxicadas manifiestan al menos una de estas características: habla arrastrada, falta de coordinación, marcha inestable, nistagmo, alteración de la memoria y estupor. La intoxicación grave puede llevar a un comportamiento retraído, retraso psicomotor, lagunas y, finalmente, obnubilación, coma y muerte. Las complicaciones habituales de la intoxicación etílica son accidentes de tránsito, traumatismos craneoencefálicos, fracturas costales, actos violentos, homicidio y suicidio. En la tabla 8-12 se muestran los estadios de la intoxicación por alcohol y sus efectos en el comportamiento.
3. **Evaluación.** Debe ser minuciosa e incluir exploración física, química sanguínea y pruebas de función hepática estándares; se debe considerar la posibilidad de un hematoma subdural o una infección asociada. Siempre debe valorarse una posible intoxicación por otras sustancias. El alcohol suele combinarse con otros depresores del sistema nervioso central (SNC), como benzodiazepinas y barbitúricos. Los efectos depresores centrales de estas combinaciones pueden ser sinérgicos y potencialmente mortales. Las cifras de alcoholemia rara vez ayudan a la evaluación clínica (salvo para determinar la intoxicación legal), porque la tolerancia varía.

Tabla 8-11
Complicaciones neurológicas y médicas del consumo de alcohol

Intoxicación por alcohol
Intoxicación aguda
Intoxicación patológica (atípica, complicada, inusual)
Lagunas alcohólicas

Síndromes de abstinencia de alcohol
Temblores (sacudidas o tembleques)
Alucinosis alcohólica (horrores)
Convulsiones por abstinencia
Delirium tremens (sacudidas)

Enfermedades nutricionales del sistema nervioso secundarias al abuso de alcohol
Síndrome de Wernicke-Korsakoff
Degeneración cerebelosa
Neuropatía periférica
Neuropatía óptica (ambliopía del tabaco-alcohol)
Pelagra

Enfermedades alcohólicas de patogenia desconocida
Mielinólisis central pontina
Enfermedad de Marchiafava-Bignami
Síndrome alcohólico fetal
Miopatías
Demencia alcohólica (¿?)
Atrofia cerebral alcohólica

Enfermedades sistémicas debidas al alcohol con complicaciones neurológicas secundarias
Hepatopatías
    Encefalopatía hepática
    Degeneración hepatocerebral crónica adquirida (no wilsoniana)
Enfermedades gastrointestinales
    Síndromes de malabsorción
    Síndromes posgastrectomía
    Posible encefalopatía pancreática
Enfermedades cardiovasculares
    Miocardiopatía con posibles émbolos cardiógenos
      y enfermedad cerebrovascular
    Arritmias y presión arterial anómala que conducen
      a enfermedad cerebrovascular
Trastornos hemáticos
    Anemia, leucopenia, trombocitopenia (puede causar enfermedad cerebrovascular
      hemorrágica)
Enfermedades infecciosas, sobre todo meningitis (neumocócica y meningocócica)
Hipotermia e hipertermia
Hipotensión e hipertensión
Depresión respiratoria e hipoxia asociada
Encefalopatías tóxicas (por alcohol y otras sustancias)
Desequilibrios electrolíticos que llevan a estados de confusión agudos y rara vez
    a síntomas y signos neurológicos focales
    Hipoglucemia
    Hiperglucemia
    Hiponatremia
    Hipercalcemia
    Hipomagnesemia
    Hipofosfatemia

Aumento de la incidencia de traumatismos
Hematoma epidural, subdural e intracerebral
Lesión de la médula espinal
Trastornos convulsivos postraumáticos
Neuropatías por compresión y lesiones del plexo braquial (parálisis
    del sábado por la noche)
Hidrocefalia postraumática sintomática (hidrocefalia normotensiva)
Lesiones musculares por aplastamiento y síndromes compartimentales

Reimpreso de: Rubino FA. Neurologic complications of alcoholism. *Psychiatr Clin North Am* 1992;15:361, con autorización.

Tabla 8-12
Alteraciones que pueden observarse con diferentes concentraciones de alcohol en sangre

Concentración (mg/dL)	Posible alteración
20-30	Retraso de la función motriz y de la capacidad para pensar
30-80	Aumento de los problemas motores y cognitivos
80-200	Falta progresiva de coordinación y errores crecientes de juicio
	Labilidad emocional
	Deterioro cognitivo
200-300	Nistagmo, habla muy arrastrada y lagunas alcohólicas
> 300	Alteraciones de las constantes vitales y posible muerte

De: Marc A. Schuckitt, M.D.

    a. La *intoxicación idiosincrática por alcohol* constituye una variante que se caracteriza por un comportamiento inadecuado (a menudo, agresivo o acosador) tras la ingesta de una pequeña cantidad de alcohol, que no motivaría, en la mayoría de los casos, una intoxicación (es decir, intoxicación patológica). El comportamiento puede ser atípico de esa persona. Las personas con lesiones cerebrales son más sensibles a la intoxicación idiosincrática por alcohol.

    b. Las *lagunas alcohólicas* (*blackouts*) consisten en episodios de intoxicación durante los cuales el paciente manifiesta una amnesia anterógrada completa, aunque parece despierto y alerta. A veces, se extienden varios días, en los que la persona intoxicada realiza tareas complejas, por ejemplo, viajes largos, sin que después recuerde nada. Las personas con lesiones cerebrales son más propensas a las lagunas.

  4. Tratamiento

    a. Habitualmente, sólo de soporte.

    b. Se pueden administrar nutrientes (en especial, tiamina, vitamina B_{12} y ácido fólico).

    c. En ocasiones, hay que vigilar las posibles complicaciones (p. ej., combatividad, coma, traumatismos craneoencefálicos y caídas).

    d. La intoxicación idiosincrática por alcohol es una urgencia médica que obliga a tomar medidas para evitar que el paciente dañe a otros o a sí mismo. El lorazepam (1-2 mg por vía oral o i.m.) o el haloperidol (2-5 mg por vía oral o i.m.) se pueden utilizar en caso de agitación. A veces, se requiere inmovilización.

D. Trastorno psicótico inducido por el alcohol con alucinaciones (antigua *alucinosis alcohólica*). Alucinosis vívidas y persistentes (a menudo visuales y auditivas), sin delírium, después de que una persona, dependiente del alcohol, reduzca su consumo (en general, en los primeros 2 días). Puede persistir y evolucionar a una forma más crónica, parecida clínicamente a la esquizofrenia. Rara vez se observa. La proporción hombre a mujer es de 4 a 1. Este trastorno exige, de ordinario, una dependencia de alcohol por 10 años como mínimo. Si el paciente está agitado, los posibles tratamientos incluyen benzodiazepinas (p. ej., 1-2 mg de lorazepam por vía oral o i.m., 5-10 mg de diazepam) o un antipsicótico de gran potencia en dosis bajas (p. ej., 2-5 mg de haloperidol vía oral o i.m., por razón necesaria, c/4-6 h).

E. Abstinencia del alcohol. Empieza en las primeras horas después de suspender o reducir el consumo excesivo y prolongado (como mínimo, durante días) de alcohol. Deben darse al menos dos de estos elementos: hiperactividad vegetativa, temblor de manos, insomnio, náuseas o vómitos, ilusiones o alucinaciones transitorias, ansiedad, convulsiones tonicoclónicas generalizadas y agitación psicomotriz. Puede acompañarse de trastornos perceptivos (p. ej., alucinaciones) y un análisis intacto de la realidad.

F. Delírium por abstinencia de alcohol (*delirium tremens*). En general, sólo ocurre cuando un paciente ha cesado o ha reducido poco antes un consumo intenso y excesivo de alcohol en un estado debilitado y con una larga dependencia. Es menos frecuente que la abstinencia no complicada de alcohol y afecta al 1-3% de los pacientes con dependencia alcohólica.

1. Diagnóstico, signos y síntomas

   a. Delírium.

   b. Hiperactividad vegetativa notable: taquicardia, diaforesis, fiebre, ansiedad o insomnio.

   c. Manifestaciones asociadas: alucinaciones vívidas de carácter visual, táctil u olfativo, delirios, agitación, temblor, fiebre y crisis convulsivas (si aparecen crisis convulsivas, siempre ocurren antes que el delírium).

   d. Manifestaciones características: delirios paranoides, alucinaciones táctiles y visuales (de insectos o pequeños animales).

2. Estudio clínico

   a. Historia clínica y exploración física completas.

   b. Pruebas analíticas: hemograma completo con recuento leucocitario; medición de los electrólitos, entre ellos el calcio y el magnesio; análisis bioquímico de la sangre; pruebas de función hepática; medición de bilirrubina, nitrógeno ureico en sangre, creatinina, glucosa en ayuno, tiempo de protrombina, albúmina, proteínas totales, antígeno de superficie de la hepatitis B, vitamina B, ácido fólico, amilasa sérica; sangre oculta en heces; análisis de orina y estudio toxicológicos en orina; electrocardiograma (ECG) y radiografía de tórax. Otras posibles pruebas son el electroencefalograma (EEG), la punción lumbar, la tomografía computarizada del cráneo y un tránsito gastrointestinal.

3. Tratamiento

   a. Medición de las constantes vitales cada 6 h.

   b. Observación constante del paciente.

   c. Disminución de los estímulos.

   d. Corrección de los desequilibrios electrolíticos y tratamiento de los problemas médicos asociados (p. ej., infección, traumatismo craneoencefálico).

   e. Hidratación, si el paciente está deshidratado.

   f. Clordiazepóxido: 25-100 mg por vía oral cada 6 h (se pueden utilizar otros sedantes-hipnóticos, pero éste es el habitual). Se administra por razón necesaria en caso de agitación, temblor o aumento de las constantes vitales (temperatura, pulso, presión arterial). Para tratar el delírium por abstinencia de alcohol de los ancianos, se puede utilizar lorazepam en dosis de 1-2 mg por vía oral, intravenosa (i.v.) o i.m., cada 4 h, disminuyendo a la mitad la dosis en el segundo y el tercer día (tabla 8-13).

   g. Tiamina: 100 mg por vía oral, de una a tres veces al día.

Tabla 8-13
Tratamiento farmacológico de la intoxicación por alcohol, período de abstinencia y período de mantenimiento

Problema clínico	Fármaco	Vía	Posología[a]	Comentario
Temblor y agitación leve o moderada	Clordiazepóxido	Oral	25-100 mg c/4-6 h	La dosis inicial se puede repetir cada 2 h hasta que el paciente se calme; las dosis posteriores se ajustan de forma individual.
	Diazepam	Oral	5-20 mg c/4-6 h	
Alucinosis	Lorazepam	Oral	2-10 mg c/4-6 h	
Agitación extrema	Clordiazepóxido	I.v.	0.5 mg/kg a 12.5 mg/min	Administrar hasta que el paciente se calme; las dosis posteriores se ajustan de forma individual.
Crisis convulsivas por abstinencia	Diazepam	I.v.	0.15 mg/kg a 2.5 mg/min	
Delirium tremens	Lorazepam	I.v.	0.1 mg/kg a 2.0 mg/min	
Mantenimiento	Acamprosato	Oral	2 g/día	Sólo se utiliza si el paciente ha logrado la abstinencia.

[a] Las dosis previstas se suspenden en caso de somnolencia.
Adaptado de: Koch-Weser J, Sellers EM, Kalant J. Alcohol intoxication and withdrawal. *N Engl J Med* 1976;294:757.

h. Ácido fólico: 1 mg/día por vía oral.

i. Un preparado multivitamínico diario.

j. Sulfato de magnesio: 1 g por vía i.m. cada 6 h durante 2 días (si el paciente ha sufrido crisis convulsivas por abstinencia).

k. Una vez estabilizado el paciente, la dosis de clordiazepóxido se reduce de forma paulatina un 20% cada 5-7 días.

l. Se proporcionan medicamentos para mantener un sueño adecuado.

m. Tratar la desnutrición si existe.

n. Este régimen permite una posología muy flexible del clordiazepóxido. Si se añade un sedante al régimen terapéutico, hay que comprobar que se suspenda el fármaco si el paciente se encuentra dormido o no se despierta con facilidad. La dosis total necesaria de benzodiazepina varía mucho entre un paciente y otro, debido a diferencias individuales intrínsecas y en la ingesta de alcohol, así como al consumo concomitante de otras sustancias. Como la función hepática de muchos de estos pacientes se encuentra alterada, puede resultar difícil calcular con exactitud la vida media de eliminación del sedante.

o. En general, los antipsicóticos se deben utilizar con cautela, porque pueden precipitar crisis convulsivas. Si el paciente está agitado y psicótico y muestra signos de toxicidad benzodiazepínica (ataxia, habla arrastrada) a pesar de la agitación, se sopesa el uso de un antipsicótico como el haloperidol o la flufenazina que ocasione, en principio, menos crisis.

G. Trastorno amnésico persistente inducido por alcohol. Es la alteración de la memoria a corto plazo ocasionada por el consumo excesivo y prolongado de alcohol; es raro entre las personas menores de 35 años. Los nombres clásicos de este trastorno son *encefalopatía de Wernicke* (conjunto de síntomas neurológicos agudos) y *síndrome de Korsakoff* (un trastorno crónico).

1. **Encefalopatía de Wernicke (*encefalopatía alcohólica*).** Síndrome agudo causado por una carencia de tiamina. Se caracteriza por nistagmo, parálisis del VI nervio craneal y de la mirada conjugada, ataxia y confusión general. Otros síntomas son con fabulación, letargia, indiferencia, delírium leve, insomnio con ansiedad y miedo a la oscuridad. La carencia de tiamina suele obedecer a la dependencia crónica de alcohol. El tratamiento consiste en 100-300 mg de tiamina al día hasta que remita la oftalmoplejía. El paciente también puede necesitar magnesio (cofactor en el metabolismo de la tiamina). La mayoría de los síntomas remiten con el tratamiento, salvo la ataxia, el nistagmo y, a veces, la neuropatía periférica. Este síndrome puede desaparecer en unos días, semanas o evolucionar al síndrome de Korsakoff.

2. **Síndrome de Korsakoff (*psicosis de Korsakoff*).** Trastorno crónico, habitualmente relacionado con la dependencia de alcohol, en el que el alcohol representa una porción importante de la ingesta calórica durante años. Producido por una carencia de tiamina. Rara vez se observa. Se caracteriza por amnesia retrógrada y anterógrada. El paciente manifiesta, además, fabulación, desorientación y polineuritis. Aparte de la restitución de tiamina, la clonidina y el propranolol pueden resultar de cierta utilidad. A menudo coexiste con la demencia relacionada con el alcohol. El 25% de los pacientes se recuperan de forma íntegra y el 50% lo hacen de forma parcial con la administración prolongada de 50-100 mg de tiamina vía oral al día.

H. Trastorno neurocognitivo mayor o leve persistente inducido por sustancias. Este diagnóstico se establece cuando se descartan otras causas de la demencia y existen antecedentes de abuso crónico y excesivo de alcohol. Los síntomas persisten después de los estados de intoxicación o abstinencia. La demencia suele ser leve. El tratamiento se asemeja al de la demencia por otras causas.

I. Trastornos relacionados con opiáceos

1. **Introducción.** Los opiáceos se han utilizado desde hace miles de años con fines analgésicos y otros objetivos médicos, pero también presentan un largo historial de abuso debido a sus efectos psicoactivos. Los opiáceos de prescripción médica, ampliamente disponibles, tienen una alta probabilidad de conducir al abuso; su uso inadecuado puede producir síndromes de abuso y dependencia y provocar alteraciones del estado de ánimo, el comportamiento y los procesos cognitivos que pueden parecer idénticas a las de otros trastornos psiquiátricos.

Los opiáceos incluyen el fármaco natural opio y sus derivados, además de los fármacos sintéticos de acciones similares. Los fármacos naturales derivados del opio son la morfina y la codeína, y los sintéticos, la metadona, la oxicodona, la hidromorfona, el levorfanol, la pentazocina, la meperidina y el propoxifeno. La heroína se considera un fármaco semisintético y posee propiedades euforizantes máximas, por lo que produce más ansia que el resto.

Los opiáceos modifican los receptores opioides. Los receptores µ-opioides median en la analgesia, la depresión respiratoria, el estreñimiento y la dependencia; los receptores δ-opioides lo hacen en la analgesia, la diuresis y la sedación. Los opiáceos también afectan a los sistemas dopaminérgico y noradrenérgico. Las vías dopaminérgicas de gratificación median en la adicción. La heroína es más liposoluble y potente que la morfina; atraviesa con mayor rapidez la barrera hematoencefálica, comienza a ejercer antes sus efectos y tiene un carácter más adictivo.

2. **Epidemiología.** En los países desarrollados, el opiáceo que más se asocia con abuso es la heroína; se calcula que en Estados Unidos hay 1 000 000 de consumidores de heroína. La tasa de consumo de heroína a lo largo de la vida en Estados Unidos se aproxima al 2%. La dependencia de opiáceos diferentes a la heroína se observa sobre todo entre personas que la desarrollan durante un tratamiento médico. La proporción hombre a mujer de la dependencia a la heroína se aproxima a 3 a 1. La mayoría de los consumidores tienen una edad comprendida entre los 30 y los 50 años. La heroína es exclusivamente una droga de abuso, la más utilizada por los pacientes de la categoría socioeconómica más baja, que suelen involucrarse en actividades criminales para pagar la droga. Cabe destacar que el abuso de opiáceos de prescripción médica se está convirtiendo en un problema de salud pública muy importante en Estados Unidos.

3. **Vía de administración.** Depende del fármaco o la droga. El opio se fuma. La heroína suele inyectarse (vía i.v. o s.c.) o inhalarse (esnifarse), y se puede combinar con estimulantes para su inyección i.v. (*speedball*). La heroína esnifada y fumada es cada vez más popular, dada la mayor pureza de la droga y la inquietud acerca del riesgo de infección por el virus de la inmunodeficiencia humana (VIH). Los opiáceos que se administran como medicamentos suelen tomarse por vía oral, pero también los hay inyectables.

 CONSEJOS CLÍNICOS

Examinar las "marcas de inyección" en las extremidades (incluidas las manos y los pies) que denoten la inyección crónica de sustancias.

---

4. **Posología.** Suele ser difícil de establecer a través de la historia clínica por dos motivos. En primer lugar, el adicto no tiene modo de saber la concentración de la heroína que ha comprado y puede subestimar la cantidad administrada (puede llevar a una sobredosis accidental si la persona adquiere una bolsa de heroína con concentración del 15% cuando habitualmente consume una concentración del 5%). En segundo lugar, el adicto puede sobrevalorar la dosis para intentar obtener más metadona.

5. **Diagnóstico.** El *trastorno por consumo de opiáceo*s consiste en un patrón de consumo anómalo de fármacos opiáceos que lleva a un deterioro o angustia clínicamente importantes, y se presenta en un período de 12 meses.

   a. **Intoxicación**

   (1) **Signos y síntomas objetivos.** Depresión del SNC, disminución de la motilidad gastrointestinal, depresión respiratoria, analgesia, náuseas y vómitos, habla arrastrada, hipotensión, bradicardia, miosis y crisis convulsivas (en caso de sobredosis). Los pacientes con tolerancia siguen manifestando miosis y estreñimiento.

(2) Signos y síntomas subjetivos. Euforia (intoxicación por heroína, descrita como un orgasmo corporal total), disforia y ansiedad ocasionales, tranquilidad, disminución de la atención y de la memoria, adormecimiento y retraso psicomotor.

(3) Sobredosis. Puede ser una urgencia médica, por lo general, accidental. A menudo, resulta del uso combinado de otros depresores centrales (alcohol o sedantes-hipnóticos). Los signos clínicos incluyen pupilas en alfiler, depresión respiratoria y depresión central.

(4) Tratamiento

(A) Ingreso en la unidad de cuidados intensivos (UCI) con medidas de soporte de las funciones vitales (p. ej., líquidos por vía i.v.).

(B) Administrar de inmediato 0.8 mg de naloxona i.v. (0.01 mg/kg a recién nacidos), un antagonista de los opiáceos, y esperar 15 min.

(C) Si no hay respuesta, administrar 1.6 mg i.v. y esperar 15 min.

(D) Si todavía no hay respuesta, administrar 3.2 mg i.v. y sospechar otro diagnóstico.

(E) Si se observa respuesta, continuar con 0.4 mg/h por vía i.v.

(F) Siempre debe considerarse la posibilidad de sobredosis por varias sustancias. Un paciente que responde a la naloxona puede despertar unos momentos para sucumbir después a los síntomas de sobredosificación por otra droga o fármaco de acción más lenta (p. ej., sedante-hipnótico) tomado simultáneamente. Cabe recordar que la naloxona precipita síntomas de abstinencia con rapidez. Posee una vida media corta y debe administrarse de forma continua hasta que haya desaparecido el opiáceo (hasta 3 días si se trata de metadona). Los neonatos de madres adictas a los opiáceos pueden experimentar intoxicación, sobredosis o abstinencia.

 CONSEJOS CLÍNICOS

Considerar la adicción a los opiáceos independientemente del estado socioeconómico del paciente. La adicción a los opiáceos de prescripción supera por mucho la causada por el consumo de heroína.

b. Tolerancia, dependencia y abstinencia. Se establecen rápidamente con el uso prolongado de opiáceos, que modifican el número y la sensibilidad de los receptores opioides; aumentan la sensibilidad de los receptores dopaminérgicos, colinérgicos y serotoninérgicos, y producen efectos marcados en los sistemas noradrenérgicos. Los efectos aparecen después del cese en el consumo prolongado o tras una interrupción brusca, como cuando se administra un antagonista de los opiáceos. Los síntomas se deben fundamentalmente a la hiperactividad de rebote de las neuronas noradrenérgicas del locus cerúleo. La abstinencia rara vez es una urgencia médica. Los signos clínicos consisten en manifestaciones seudogripales e incluyen deseo imperioso de la droga o medicamento, ansiedad, lagrimeo, rinorrea, bostezos, diaforesis, insomnio, sofocos de calor y frío, mialgias, cólicos, midriasis, piloerección, temblor, inquietud, náuseas y vómitos, diarrea y aumento de las constantes vitales. La intensidad depende de la dosis previa y la velocidad de descenso; disminuye con las drogas o medicamentos de vida media larga (p.ej., metadona) y aumenta con las de vida media corta (p. ej., meperidina). Los pacientes sienten un deseo imperioso por el opiáceo, por lo que lo piden de forma manipuladora. Hay que estar atento a los simuladores y buscar signos de piloerección, midriasis, taquicardia e hipertensión. Si no hay síntomas objetivos, no se deben administrar opiáceos para la abstinencia.

(1) Detoxification. Si persisten los signos objetivos de abstinencia, administrar 10 mg de metadona. Si al cabo de 4-6 h no hay cambios, aplicar otra dosis de 5-10 mg, que puede repetirse cada 4-6 h. La dosis total en 24 h equivale a la dosis del segundo día (rara vez > 40 mg). Administrar la dosis dos veces al día o una vez al día y reducir la posología en 5 mg/día para la abstinencia de heroína; la abstinencia de metadona exige, a veces, una desintoxicación más lenta. Los pacientes con dependencia a la pentazocina necesitan desintoxicarse con este mismo fármaco debido a sus propiedades mixtas, agonistas y antagonistas de los receptores opioides. Se han probado muchos medicamentos no opiáceos para la desintoxicación, pero el único prometedor es la clonidina, un preparado central que alivia con eficacia las náuseas, vómitos y diarrea asociados con la abstinencia de opiáceos (no actúa sobre la mayoría de los demás síntomas). Se administra 0.1-0.2 mg cada 3 h, por razón necesaria, sin sobrepasar 0.8 mg/día. La dosis se ajusta según los síntomas y, una vez estabilizada, se reduce paulatinamente a lo largo de 2 semanas. La hipotensión es un efecto secundario. La clonidina posee una acción corta y no es un narcótico.

Las medidas generales frente a la abstinencia incluyen apoyo, desintoxicación y progresión hacia el mantenimiento con metadona o la abstinencia. Los pacientes que dependen de varias drogas o medicamentos (p. ej., un opiáceo y un sedante-hipnótico) deben mantener una dosis estable de uno de ellos mientras se desintoxican del otro. La naltrexona (antagonista opiáceo de acción prolongada) puede utilizarse, junto con la clonidina, para acelerar la desintoxicación. Si se administra tres veces por semana vía oral (100 mg en días laborables y 150 mg en fines de semana), bloquea los efectos de la heroína. La naltrexona vía oral ha mostrado ser eficaz para mantener la abstinencia después de la desintoxicación, hasta por 2 meses.

La *desintoxicación ultrarrápida* es una técnica que precipita la abstinencia con antagonistas de los opiáceos bajo anestesia general. Se requieren más estudios para determinar si este método costoso e intensivo, que añade el riesgo de la anestesia a la desintoxicación, surte algún efecto beneficioso.

c. Delírium por intoxicación por opiáceos
Resulta más probable cuando estas sustancias se consumen en dosis altas, se combinan con otras sustancias psicoactivas o hay lesiones cerebrales preexistentes o una enfermedad del SNC (p. ej., epilepsia).

d. Trastorno psicótico inducido por opiáceos
Puede iniciar durante una intoxicación por opiáceos. Se puede especificar cuando las alucinaciones o los delirios son los síntomas predominantes.

e. Trastorno del estado de ánimo inducido por opiáceos

Puede iniciarse durante una intoxicación por estas sustancias. Los síntomas pueden ser de naturaleza maníaca, depresiva o mixta, en función de la respuesta del individuo a los opiáceos. Un individuo que solicita atención psiquiátrica con un trastorno del estado de ánimo inducido por opiáceos suele presentar síntomas mixtos, con irritabilidad, expansión y depresión.

f. Trastorno del sueño y disfunción sexual inducidos por opiáceos

Es probable que la hipersomnia sea más frecuente con el consumo de opiáceos que el insomnio. La disfunción sexual más frecuente es la impotencia.

g. Trastorno relacionado con opiáceos no especificado

El DSM-5® incluye diagnósticos para los trastornos relacionados con los opiáceos con síntomas de delírium, trastornos del estado de ánimo, psicosis, trastornos del sueño y disfunciones sexuales. Las situaciones clínicas que no se ajustan a estas categorías son ejemplos de casos en los que se aplica el diagnóstico del DSM-5® de un trastorno relacionado con opiáceos no especificado.

6. **Sucedáneos de los opiáceos.** El tratamiento básico a largo plazo de la dependencia de opiáceos con metadona en dosis de mantenimiento es una desintoxicación lenta y extensa. La mayoría de los pacientes logran mantenerse con dosis de 60 mg/día o menos. Los programas de mantenimiento con metadona, aunque muy criticados, sí logran reducir las tasas de consumo de heroína. Requieren una dosis suficiente de metadona; el análisis de las concentraciones plasmáticas de metadona ayuda a establecer la posología adecuada.

El levometadilo (LAAM, L-α-acetilmetadol) es un opiáceo de acción más prolongada que la metadona. Ha sido retirado del mercado por el riesgo de arritmias graves y potencialmente mortales.

La buprenorfina es un agonista parcial de los receptores μ-opioides que se utiliza para la desintoxicación y el tratamiento de mantenimiento. El tratamiento se aplica 3 días por semana debido a su acción prolongada. La dosis de 8-16 mg/día parece reducir el consumo de heroína.

7. **Comunidades terapéuticas.** Se trata de programas residenciales que enfatizan la abstinencia y la terapia de grupo en un entorno estructurado (p. ej., Phoenix House).

8. **Otras intervenciones.** La educación sobre la transmisión del VIH, los programas gratuitos para el intercambio de agujas, la psicoterapia individual y de grupo, los grupos de autoayuda (p. ej., Narcóticos Anónimos) y los programas ambulatorios para erradicar las drogas también ayudan.

J. Trastornos relacionados con sedantes, hipnóticos y ansiolíticos

1. **Introducción.** Los fármacos asociados con este grupo presentan un efecto sedante o calmante y se utilizan, asimismo, como antiepilépticos, relajantes musculares y anestésicos. Incluyen las benzodiazepinas, por ejemplo, el diazepam y el flunitrazepam; los barbitúricos, como el secobarbital, y las sustancias de tipo barbitúrico, que comprenden la metacualona (conocida anteriormente como *quaalude*) y el meprobamato.

Estos medicamentos también se utilizan para tratar el insomnio y la ansiedad. El alcohol y todos los fármacos de este grupo muestran tolerancia cruzada y sus efectos son aditivos. Todos poseen efectos agonistas sobre el complejo de los receptores del ácido γ-aminobutírico de tipo A ($GABA_A$). Los sedantes, hipnóticos y ansiolíticos son los fármacos psicotrópicos más prescritos; se toman por vía oral. La dependencia sólo surge después de varios meses de consumo diario como mínimo, pero existe una amplia variación entre distintas personas. Muchos pacientes de edad intermedia empiezan a tomar benzodiazepinas por insomnio o ansiedad, experimentan dependencia y acaban acudiendo a varios médicos para que se las prescriban. Los sedantes-hipnóticos se utilizan de forma ilegal por sus efectos eufóricos, para aumentar las acciones de otros depresores centrales (p. ej., opiáceos y alcohol) y para atemperar la excitación y ansiedad que generan los estimulantes (p. ej., cocaína).

La complicación principal de la intoxicación por sedantes, hipnóticos o ansiolíticos es la sobredosificación, con la depresión central y respiratoria asociada. Pese a que la intoxicación leve no resulta peligrosa por sí misma (salvo que el paciente conduzca o utilice maquinaria), hay que sospechar siempre una posible sobredosis encubierta. La letalidad de las benzodiazepinas es baja y las sobredosis se han reducido con el uso del antagonista específico de las benzodiazepinas, flumazenilo, en los servicios de urgencia.

La intoxicación por sedantes, hipnóticos o ansiolíticos resulta semejante a la intoxicación etílica, pero las reacciones agresivas idiosincráticas rara vez se presentan. Estos medicamentos suelen tomarse con otros depresores centrales (p. ej., alcohol), que poseen efectos aditivos. La abstinencia es peligrosa y puede desembocar en delírium o crisis convulsivas (tabla 8-14).

2. **Epidemiología.** Cerca del 6% de las personas utilizan estos medicamentos de manera ilegal; la edad suele ser inferior a 40 años. La prevalencia máxima del uso ilegal ocurre entre los 26 y los 35 años, con una proporción mujer a hombre de 3:1 y una de 2:1 entre la población blanca y negra. El abuso de barbitúricos es más frecuente a partir de los 40 años.

3. **Diagnóstico**
   a. **Intoxicación.** La intoxicación también puede causar desinhibición y amnesia (tabla 8-15).

Tabla 8-14
Signos y síntomas del síndrome de abstinencia de las benzodiazepinas

Los siguientes signos y síntomas pueden observarse cuando se suspende el tratamiento benzodiazepínico; reflejan la reaparición de los síntomas originales de ansiedad (recurrencia), el empeoramiento de los síntomas originales de ansiedad (rebote) o la aparición de nuevos síntomas (abstinencia verdadera).
Trastornos del estado de ánimo y de la cognición
   Ansiedad, aprensión, disforia, pesimismo, irritabilidad, rumiación obsesiva e ideación paranoide
Alteraciones del sueño
   Insomnio, alteración del ciclo vigilia-sueño y somnolencia diurna
Signos y síntomas somáticos
   Taquicardia, elevación de la presión arterial, hiperreflexia, tensión muscular, agitación/inquietud motora, temblor, mioclonías, artromialgias, náuseas, coriza, diaforesis, ataxia, acúfenos y convulsiones tonicoclónicas generalizadas
Trastornos de la percepción
   Hiperacusia, despersonalización, visión borrosa, ilusiones y alucinaciones

Tabla 8-15
Signos y síntomas de la intoxicación por sustancias y de la abstinencia

Sustancia	Intoxicación	Abstinencia

Opiáceos	Adormecimiento
	Habla arrastrada
	Problemas de atención
	  o memoria
	Analgesia
	Anorexia
	Disminución del impulso sexual
	Hipoactividad
		Deseo imperioso de la droga
		  o fármaco
		Náuseas, vómitos
		Mialgias
		Lagrimeo, rinorrea
		Midriasis
		Piloerección
		Diaforesis
		Diarrea
		Fiebre
		Insomnio
		Bostezos

Anfetaminas o cocaína	Transpiración, escalofríos Taquicardia Midriasis Hipertensión arterial Náuseas, vómitos Temblores Arritmia Fiebre Crisis convulsivas Anorexia, pérdida de peso Sequedad en la boca Impotencia Alucinaciones Hiperactividad Irritabilidad Agresividad Ideación paranoide	Disforia Fatiga Trastornos del sueño Agitación Ansia de la droga o fármaco

Sedantes, hipnóticos
  o ansiolíticos
	Habla arrastrada
	Falta de coordinación
	Marcha inestable
	Problemas de atención
	  o memoria
		Náuseas, vómitos
		Malestar general,
		  debilidad
		Hiperactividad vegetativa
		Ansiedad, irritabilidad
		Mayor sensibilidad a luz
		  y sonidos
		Temblor generalizado y lento
		Insomnio intenso
		Crisis convulsivas

b. **Abstinencia**. Puede variar desde un estado leve hasta un trastorno potencialmente mortal que requiere ingreso hospitalario (*véase* la tabla 8-15). Las diferencias en la tolerancia individual son considerables. Todos los sedantes, hipnóticos y ansiolíticos muestran tolerancia cruzada entre sí y con el alcohol. Los fármacos con una vida media corta (p. ej., alprazolam) pueden inducir abstinencia más rápida e intensa que aquellos de vida media larga (p. ej., diazepam). El grado de tolerancia se puede medir con una prueba de provocación con pentobarbital (tabla 8-16), que determina la dosis necesaria de este fármaco para prevenir la abstinencia. La abstinencia verdadera, la reaparición (recurrencia) o el empeoramiento (rebote) de los síntomas originales de ansiedad pueden precipitarse al retirar el medicamento. En la tabla 8-17 se ofrecen normas para tratar la abstinencia de benzodiazepinas, y en la tabla 8-18, las equivalencias entre las dosis.

Tabla 8-16
Prueba de provocación con pentobarbital[a]

1. Administrar 200 mg de pentobarbital por vía oral.
2. Observar si el paciente se encuentra intoxicado 1 h más tarde (p. ej., somnolencia, habla arrastrada o nistagmo).
3. Si el paciente no está intoxicado, administrar otros 100 mg de pentobarbital cada 2 h (hasta un máximo de 500 mg durante 6 h).
4. La dosis total para producir una intoxicación leve equivale a la cantidad diaria de abuso de los barbitúricos.
5. Sustituir cada 100 mg de pentobarbital por 30 mg de fenobarbital (vida media más larga).
6. Reducir la dosis en un 10% cada día.
7. Ajustar la dosis si aparecen signos de intoxicación o abstinencia.

[a]También se pueden utilizar otros fármacos.

c. Otros trastornos inducidos por sedantes, hipnóticos o ansiolíticos

(1) Delírium. El delírium, que es indistinguible del *delirium tremens* asociado con la abstinencia de alcohol, se observa con mayor frecuencia en la abstinencia de barbitúricos.

(2) Trastorno neurocognitivo mayor o leve persistente. Este diagnóstico es controvertido porque aún no se ha determinado si este trastorno es causado por el consumo de la sustancia o por las características asociadas con su consumo.

(3) Trastorno amnésico persistente. Es posible que no se diagnostique con la frecuencia debida. Una excepción es el creciente número de notificaciones de episodios amnésicos asociados con el consumo a corto plazo de benzodiazepinas de vida media breve (p. ej., triazolam).

Tabla 8-17
Normas para tratar la abstinencia de benzodiazepinas

1. Evaluar y tratar los trastornos médicos y psiquiátricos concomitantes.
2. Efectuar una anamnesis medicamentosa y tomar muestras de orina y sangre para determinar las concentraciones del fármaco y de etanol.
3. Determinar la dosis necesaria de la benzodiazepina o el barbitúrico para la estabilización, guiándose por la historia clínica, la presentación, la determinación de las concentraciones del fármaco y del etanol y, en algunos casos, la dosis de provocación.
4. Desintoxicación a partir de dosis supraterapéuticas:
   a. Hospitalizar al paciente si existe una indicación médica o psiquiátrica, escaso apoyo social, dependencia de varias sustancias o el paciente no resulta fiable.
   b. Algunos clínicos aconsejan cambiar a una benzodiazepina de acción más larga para la abstinencia (p. ej., diazepam, clonazepam); otros recomiendan estabilizar al paciente con el fármaco que estaba tomando o con fenobarbital.
   c. Después de la estabilización, se reduce la dosis en un 30% al segundo o tercer día y se evalúa la respuesta; es importante recordar que los síntomas ocurren antes cuando se reduce la dosis de benzodiazepinas con vida media corta (p. ej., lorazepam) que de aquellas con vida media larga (p. ej., diazepam).
   d. Reducir la dosis de un 10 a un 25% más cada pocos días si el paciente lo tolera.
   e. Utilizar medicamentos adyuvantes, en caso de necesidad; se han utilizado carbamazepina, β-bloqueadores, ácido valproico, clonidina y antidepresivos sedantes, pero no se ha demostrado su eficacia como tratamiento del síndrome de abstinencia benzodiazepínico.
5. Desintoxicación a partir de dosis terapéuticas:
   a. Comenzar con un descenso de la dosis del 10-25% y evaluar la respuesta.
   b. La dosis, la duración del tratamiento y la intensidad de la ansiedad modifican la velocidad de descenso paulatino y la necesidad de emplear medicamentos complementarios.
   c. En la mayoría de los pacientes que toman dosis terapéuticas se puede retirar el medicamento sin complicaciones.
6. Las intervenciones psicológicas ayudan a los pacientes a desintoxicarse de las benzodiazepinas y al tratamiento prolongado de la ansiedad.

Adaptado de: Domenic A. Ciraulo, M.D., y Ofra Sarid-Segal, M.D.

Tabla 8-18
Dosis terapéuticas aproximadamente equivalentes de las benzodiazepinas

Fármaco	Dosis (mg)
Alprazolam	1
Clordiazepóxido	25
Clonazepam	0.5-1
Clorazepato	15
Diazepam	10
Estazolam	1
Flurazepam	30
Lorazepam	2
Oxazepam	30
Prazepam	80
Quazepam	15
Temazepam	20
Triazolam	0.25
Zolpidem[a]	10

[a]Un agonista imidazopiridínico.
Adaptado de: Domenic A. Ciraulo, M.D. y Ofra Sarid-Segal, M.D.

(4) Trastornos psicóticos. Después de alrededor de 1 semana de abstinencia aparecen agitación, delirios y alucinaciones que suelen ser visuales, pero también pueden ser táctiles o auditivos. Los síntomas psicóticos asociados con la intoxicación o abstinencia son más frecuentes con los barbitúricos que con las benzodiazepinas.

(5) Otros trastornos. El consumo de hipnótico-sedantes también se ha asociado con trastornos del estado de ánimo, trastornos de ansiedad, trastornos del sueño y disfunciones sexuales.

(6) Trastorno relacionado con sedantes, hipnóticos o ansiolíticos no especificado. Cuando ninguna de las categorías diagnósticas previamente comentadas resulta adecuada, el diagnóstico más probable es un trastorno por consumo de sedantes, hipnóticos o ansiolíticos no especificado.

K. Trastornos relacionados con estimulantes. Las anfetaminas y las sustancias de acción similar se encuentran entre los fármacos más ampliamente utilizados en el Hemisferio Occidental, y producen sus efectos principales por medio de la liberación de catecolaminas (en particular la dopamina) de las terminales presinápticas, sobre todo en la "vía o circuito de la recompensa" de las neuronas dopaminérgicas que se proyectan desde el área tegmental ventral hacia la corteza cerebral y las áreas límbicas. Las indicaciones legítimas incluyen los trastornos por déficit de atención y la narcolepsia, pero también se utilizan para tratar la obesidad, la demencia, la fibromialgia y la depresión. El metilfenidato parece menos adictivo que otras anfetaminas, posiblemente porque posee un mecanismo distinto de acción (inhibe la recaptación de dopamina). Sus efectos son euforizantes y anorexígenos. Las anfetaminas suelen tomarse por vía oral, pero también se pueden inyectar, inhalar por la nariz o fumar. Los síndromes clínicos asociados con las anfetaminas se parecen a los de la cocaína, aunque la vía oral de administración de las anfetaminas induce una euforia más lenta y, por lo tanto, resulta menos adictiva. El abuso de las anfetaminas por vía i.v. produce una gran adicción.

CONSEJOS CLÍNICOS

Los estudiantes, los conductores de camiones que recorren largas distancias y otras personas que necesitan mantener una vigilia y atención prolongadas suelen abusar de las anfetaminas.

Las anfetaminas pueden inducir una psicosis paranoide parecida a la esquizofrenia paranoide. Por lo general, la intoxicación remite en unas 24-48 h. El abuso de anfetaminas puede ocasionar hipertensión grave, enfermedad cerebrovascular e infarto, así como isquemia de miocardio. Los síntomas neurológicos varían desde fasciculaciones hasta tetania e incluso crisis convulsivas, coma y muerte conforme se incrementan las dosis. Temblor, ataxia, bruxismo, disnea, cefalea, fiebre y rubefacción son algunos efectos somáticos frecuentes, pero menos graves.

1. **Epidemiología.** Alrededor del 7% de la población estadounidense consume sustancias psicoestimulantes; las personas que más consumen se sitúan en la franja de los 18-25 años, seguidas por las de 12-17 años. La prevalencia de dependencia y abuso de las anfetaminas alcanza el 1.5% a lo largo de la vida, y el consumo es aproximadamente igual en ambos sexos.

2. **Fármacos y drogas**
   a. **Anfetaminas principales.** Anfetamina, dextroanfetamina, metanfetamina (*speed*) y metilfenidato.
   b. **Sustancias relacionadas.** Efedrina, fenilpropanolamina (PPA), *khat* y metcatinona (*crank*).
   c. **Anfetaminas de sustitución (de diseño)** (también clasificadas como alucinógenos). Ejercen efectos neuroquímicos sobre los sistemas serotoninérgico y dopaminérgico; poseen efectos conductuales de tipo anfetamínico y alucinógeno (p. ej., 3,4-metilendioxi-metanfetamina [MDMA, éxtasis]; 2,5-dimetoxi-4-metilanfetamina [DOM], también conocida como *STP*; *N*-etil-3,4-metilendioxianfetamina [MDEA]; 5-metoxi-3,4-metilendioxianfetamina [MMDA]). El consumo de MDMA se asocia con una mayor autoconfianza y sensibilidad a los estímulos sensoriales, así como a sentimientos de paz con introspección, empatía y una sensación de cercanía personal a los demás. Surte efectos activadores y energéticos con un carácter alucinógeno, pero con menos desorientación y alteración perceptiva que con los alucinógenos clásicos. La MDMA se asocia con hipertermia, sobre todo cuando se utiliza en recintos cerrados, combinada con una mayor actividad física, algo frecuente en las fiestas con música electrónica (*raves*). El consumo excesivo prolongado puede acompañarse de daño a los nervios serotoninérgicos.
   d. **"Hielo"** (*ice*). Forma pura de la metanfetamina (inhalada, fumada, inyectada); es muy potente y los efectos psicológicos pueden durar horas. Es una droga sintética producida de forma local.

3. **Diagnóstico y cuadro clínico**
   a. **Intoxicación y abstinencia.** Hiperactividad del sistema nervioso autónomo y cambios conductuales (tablas 8-19 y 8-20).

Tabla 8-19
Criterios diagnósticos para la intoxicación por estimulantes

A. Signos y síntomas conductuales y somáticos del consumo de estimulantes
B. Efectos característicos de júbilo y euforia
C. Percepción de mejoría en las tareas mentales y físicas
D. Agitación e irritabilidad
E. Comportamiento sexual peligroso y agresividad
F. Taquicardia, hipertensión y midriasis

CONSEJOS CLÍNICOS

Las anfetaminas también producen síntomas psicóticos parecidos a la esquizofrenia paranoide (psicosis inducida por anfetaminas); a diferencia de la esquizofenia, la psicosis inducida por anfetaminas desaparece a los pocos días y su diagnóstico se establece por el resultado positivo en el análisis toxicológico en orina.

b. **Delírium por intoxicación con estimulantes.** Suele ser el resultado del consumo prolongado de grandes dosis de estos fármacos. La combinación con otras sustancias en un individuo con lesión cerebral puede provocar la aparición de delírium.

c. **Trastorno psicótico inducido por estimulantes.** Se caracteriza por la presencia de alucinaciones y delirios paranoides. La sensación de tener bichos que se arrastran bajo la piel (formicación) también se asocia con el consumo de cocaína. Este trastorno es más frecuente entre los consumidores de crack y de cocaína por vía i.v. El tratamiento de elección es con antipsicóticos como el haloperidol.

d. **Trastorno del estado de ánimo inducido por estimulantes.** Incluye el trastorno bipolar y el trastorno depresivo inducidos por estimulantes. Ambos pueden iniciarse durante la intoxicación o la abstinencia, pero, en general, la intoxicación se asocia con manía y la abstinencia con episodios depresivos.

e. **Trastorno de ansiedad inducido por estimulantes.** Puede darse durante la intoxicación o la abstinencia, y puede inducir síntomas similares a los observados en los trastornos de pánico y fóbicos.

f. **Trastorno obsesivo-compulsivo inducido por estimulantes.** Los síntomas pueden presentarse durante la intoxicación o la abstinencia; las dosis altas de estimulantes pueden producir comportamientos estereotipados y rituales temporales (como rascarse u ordenar objetos), como se observa en el trastorno obsesivo-compulsivo.

Tabla 8-20
Criterios diagnósticos para la abstinencia de estimulantes

A. Ansiedad, estado de ánimo disfórico y letargia
B. Temblores, fatiga y cefalea
C. Pesadillas, sudoración profusa y calambres musculares
D. Hambre insaciable y cólicos estomacales
E. Depresión e ideación suicida
F. Duración de los síntomas de 2 a 4 días y resolución en 1 semana

    g. Disfunción sexual inducida por estimulantes. Las anfetaminas se prescriben como antídoto para los efectos sexuales adversos de los serotoninérgicos como la fluoxetina, aunque con frecuencia se emplean de forma abusiva para potenciar las experiencias sexuales; el consumo prolongado de dosis altas se asocia con disfunción eréctil y otros trastornos sexuales.

    h. Trastorno del sueño inducido por estimulantes. Puede comenzar durante la intoxicación o abstinencia de una sustancia. La intoxicación puede producir insomnio y privación del sueño, mientras la abstinencia puede ocasionar hipersomnia y pesadillas.

4. Tratamiento. Sintomático. Benzodiazepinas para la agitación. Se han utilizado la fluoxetina o el bupropión como tratamiento de mantenimiento después de la desintoxicación.

5. Cocaína. Entre las sustancias de abuso común, la cocaína es una de las más adictivas; también se conoce como *coca, soplo, nieve* o *cristal*. Los efectos farmacológicos de la cocaína se parecen a los de otros estimulantes, pero por su difusión merece un comentario aparte. Antes de que se supiera que era tan adictiva, se utilizaba mucho como estimulante y euforizante. La cocaína se puede inhalar, fumar o inyectar. El crack se fuma, actúa enseguida y es muy adictivo. El inicio de los efectos de la cocaína fumada es similar al de la inyectada por vía i.v., y es igual de adictiva. La euforia es intensa y el riesgo de dependencia surge con tan sólo una dosis. Al igual que las anfetaminas, la cocaína también se puede consumir de manera compulsiva (en atracones) hasta por varios días. Este fenómeno se debe, en parte, al mayor efecto euforizante de las dosis sucesivas (sensibilización). Durante los atracones, el adicto toma repetidamente la cocaína hasta que se agota o se queda sin ella. Luego continúa un "quiebre", con letargia, hambre y sueño prolongado, seguido de otro atracón. Con el consumo reiterado, aparece tolerancia a los efectos euforizantes, anoréxicos, hipertérmicos y cardiovasculares.

    La cocaína por vía i.v. se asocia con riesgos similares a los de otras formas de adicción a drogas i.v., como sida, septicemia y trombos venosos.

 CONSEJOS CLÍNICOS

Esnifar durante períodos prolongados puede ocasionar rinitis de rebote que el consumidor suele tratar mediante anticongestivos nasales; también puede aparecer epistaxis y, finalmente, perforarse el tabique nasal.

    Otras secuelas somáticas son los infartos cerebrales, las crisis convulsivas, los infartos de miocardio, las arritmias y las miocardiopatías.

    a. Epidemiología. Aproximadamente el 10% de la población estadounidense ha probado la cocaína, y la tasa de abuso o dependencia de esta sustancia alcanza el 2% a lo largo de la vida. El problema es frecuente entre las personas de 18-25 años, con una proporción hombre a mujer de 2:1. Afecta a todas las razas y grupos socioeconómicos por igual.

    b. Intoxicación por cocaína. Puede causar inquietud, agitación, ansiedad, locuacidad, habla apremiante, ideación paranoide, agresividad, acentuación del deseo sexual, mayor sensación de vigilancia, grandiosidad, hiperactividad y otros síntomas maníacos. Los signos somáticos consisten en taquicardia, hipertensión, midriasis, escalofríos, anorexia, insomnio y movimientos estereotipados. El consumo de cocaína también se ha asociado con muerte súbita por complicaciones cardíacas y delírium. Los trastornos delirantes suelen ser paranoides. El delírium puede contener alucinaciones táctiles u olfativas. Los delirios y las alucinaciones se dan hasta en el 50% de todas las personas que consumen cocaína. El delírium puede ocasionar crisis convulsivas y la muerte.

   c. **Abstinencia.** El signo más llamativo de la abstinencia es el ansia por obtener la cocaína. La tendencia a sufrir dependencia se relaciona con la vía de administración (menor con el esnifado y mayor con la inyección i.v. o al fumar los cristales de cocaína). Los síntomas de abstinencia se caracterizan por fatiga, letargia, culpa, ansiedad y sensación de desesperanza, impotencia, desesperación e inutilidad. El consumo prolongado puede llevar a la depresión con necesidad de tratamiento antidepresivo. Se debe vigilar la posible ideación suicida. Los síntomas de abstinencia suelen alcanzar el máximo a los pocos días, pero el síndrome (en especial, los síntomas depresivos) se extiende a veces durante semanas.

   d. **Tratamiento.** Fundamentalmente sintomático. La agitación se puede combatir con medidas restrictivas, benzodiazepinas o, si es intensa (delírium o psicosis), antipsicóticos de gran potencia en dosis bajas (sólo como último recurso, porque el fármaco reduce el umbral comicial). Los síntomas somáticos (p. ej., taquicardia, hipertensión) se pueden tratar con antagonistas de los receptores β-adrenérgicos (β-bloqueadores). Se deben evaluar las posibles complicaciones médicas.

L. **Trastornos relacionados con cannabis.** El cannabis es la droga ilegal cuyo consumo está más extendido en el mundo; en el año 2012 se estimó un total de 19 millones de consumidores. *Cannabis sativa* es la planta de la que se extrae el cannabis o la marihuana. Todas las partes de la planta contienen cannabinoides psicoactivos; el Δ-9-tetrahidrocannabinol (THC) es el principal componente euforizante activo (existen muchos otros cannabinoides activos que probablemente justifican los demás efectos). A veces también se abusa del THC purificado. Los cannabinoides se suelen fumar, pero también se pueden ingerir (el efecto se retrasa, pero se pueden tomar dosis muy elevadas).

   1. **Epidemiología.** La tasa de abuso o dependencia alcanza el 5% a lo largo de la vida; el consumo máximo se da entre los 18-21 años, pero se observa en todas las franjas de edad. Los blancos consumen más que otros grupos étnicos. Alrededor del 1% de los estudiantes del 8.° grado, el 4% de los del 10.° y el 7% de los del 12.° informan consumir marihuana de forma cotidiana.

   2. **Diagnóstico y cuadro clínico.** Varios informes indican que el consumo prolongado de cannabis se asocia con atrofia cerebral, susceptibilidad a convulsiones, lesiones cromosómicas, defectos congénitos, alteración de la reactividad inmunitaria, alteraciones de las concentraciones de testosterona y trastornos de la regulación de los ciclos menstruales; sin embargo, estos datos no se han reproducido de forma concluyente.

      a. **Trastorno por consumo de cannabis.** Las personas que consumen cannabis a diario durante semanas o meses tienen mayor probabilidad de volverse dependientes.

      b. **Intoxicación por cannabis.** Cuando se fuma, los efectos eufóricos aparecen en minutos, llegan al máximo a los 30 min y duran 2-4 h. Los efectos motores y cognitivos pueden extenderse 5-12 h. Los síntomas consisten en euforia o disforia, ansiedad, suspicacia, risa inadecuada, distorsión del tiempo, retraimiento social, alteración del juicio y los siguientes signos objetivos: inyección conjuntival, aumento del apetito, sequedad de boca y taquicardia. Asimismo, produce hipertermia y sedación leve que dependen de la dosis. A menudo, se consume con alcohol, cocaína y otras drogas. Puede inducir despersonalización y, rara vez, alucinaciones. Habitualmente, ocasiona delirios de persecución leves que rara vez precisan fármacos. En dosis muy altas puede causar delírium leve con síntomas de angustia o psicosis prolongada por cannabis (puede durar hasta 6 semanas). El consumo duradero causa ansiedad o depresión, así como un síndrome amotivacional apático. Los riesgos a largo plazo, secundarios a la inhalación de hidrocarburos cancerígenos, incluyen enfermedades respiratorias crónicas y cáncer de pulmón. Los resultados del análisis urinario del THC son positivos hasta 4 semanas después de la intoxicación.

c. **Delírium por intoxicación con cannabis.** Se caracteriza por un intenso deterioro cognitivo y del rendimiento.

d. **Abstinencia de cannabis.** La suspensión del consumo de cannabis en los consumidores diarios provoca síntomas de abstinencia entre 1 y 2 semanas después de la interrupción del consumo. Incluyen irritabilidad, nerviosismo, ansiedad, insomnio, sueños vívidos y angustiosos, disminución del apetito, pérdida de peso, estado de ánimo deprimido, inquietud, cefalea, escalofríos, dolor de estómago, diaforesis y temblores.

e. **Trastorno psicótico inducido por cannabis.** Este trastorno se diagnostica ante la presencia de una psicosis inducida por esta droga; es poco habitual, resulta más frecuente una ideación paranoide transitoria.

f. **Trastorno de ansiedad inducido por cannabis.** Este trastorno es un diagnóstico frecuente de la intoxicación aguda que, en muchos individuos, induce estados efímeros de ansiedad provocados, a menudo, por pensamientos paranoicos.

g. **Trastornos relacionados con cannabis no especificados.** Incluye los trastornos relacionados con cannabis que no pueden considerarse dentro de una de las categorías antes descritas.

   (1) *Flashbacks.* Sensaciones relacionadas con la intoxicación por cannabis tras la desaparición de los efectos a corto plazo de la sustancia.

   (2) **Deterioro cognitivo.** A largo plazo, el consumo de cannabis puede producir formas sutiles de deterioro de las funciones cognitivas mayores, como la memoria, atención, organización e integración de información compleja.

   (3) **Síndrome amotivacional.** Está asociado con el consumo excesivo y de largo plazo de cannabis; se describe a los individuos como apáticos, anérgicos y, en general, aumentan de peso y se vuelven perezosos.

3. **Usos terapéuticos.** El cannabis y sus principios activos fundamentales (Δ-9-THC) se han empleado de forma satisfactoria para combatir las náuseas secundarias a la quimioterapia del cáncer, estimular el apetito de los pacientes con sida y tratar el glaucoma.

Uso médico de la marihuana. La marihuana se ha empleado como planta medicinal durante siglos. Actualmente, el cannabis es una sustancia controlada con un alto potencial de abuso y sin uso médico reconocido por la

Drug Enforcement Agency (DEA) de Estados Unidos. La Suprema Corte estadounidense dictaminó que el cultivo y distribución de la marihuana eran ilegales bajo cualquier circunstancia. Sin embargo, numerosos estados (20) aprobaron leyes que eximen a los pacientes que consumen cannabis bajo supervisión médica de incurrir en un delito.

4. **Tratamiento.** El tratamiento del consumo de cannabis se basa en los mismos principios terapéuticos que el de otras sustancias de abuso (abstinencia y apoyo). En general, no se precisa tratamiento para la intoxicación. Ansiolíticos para la ansiedad, antipsicóticos para las alucinaciones o delirios.

M. Trastornos relacionados con alucinógenos. Los alucinógenos se han utilizado durante miles de años, y los estados alucinógenos inducidos por drogas forman parte de ritos sociales y religiosos. Los alucinógenos son sustancias naturales y sintéticas, también llamados *psicodélicos* o *psicomiméticos,* que producen alucinaciones, pérdida de contacto con la realidad y una experiencia de expansión o potenciación de la consciencia. Los alucinógenos clásicos que se encuentran en la naturaleza son la psilocibina (en algunas setas) y la mezcalina (en el cacto peyote); otros incluyen la harmina, harmalina, ibogaína y dimetiltriptamina. Las anfetaminas clásicas de sustitución comprenden MDMA, MDEA, 2,5-dimetoxi-4-metilanfetamina (DOM, "STP"), dimetiltriptamina (DMT), MMDA y trimetoxianfetamina (TMA), que también suele clasificarse dentro de las anfetaminas (tabla 8-21).

1. **Consideraciones generales.** Los alucinógenos suelen ingerirse, chuparse a partir del papel (ingestión vestibular) o fumarse. Esta categoría abarca muchas drogas con efectos distintos. Los alucinógenos actúan como simpaticomiméticos y ocasionan hipertensión, taquicardia, hipertermia y midriasis. Los efectos psicológicos varían desde alteraciones perceptivas leves hasta alucinaciones manifiestas; la mayoría de los consumidores experimentan sólo efectos leves. En general, se consumen de forma esporádica debido a la tolerancia, que se establece enseguida y remite a los pocos días de abstinencia. No se produce dependencia física ni abstinencia, pero puede surgir una dependencia psíquica. Los alucinógenos suelen contaminarse con drogas anticolinérgicas. La potencia de los alucinógenos se asocia con su afinidad de unión a los receptores de serotonina 5-HT2, sobre los que estas drogas actúan como agonistas parciales.

2. **Epidemiología.** El consumo de alucinógenos es más habitual entre los hombres jóvenes (15-35 años), así como en los de raza blanca, en comparación con las mujeres y otros grupos étnicos, respectivamente. El consumo de alucinógenos en Estados Unidos alcanza un 12% a lo largo de la vida.

3. **Intoxicación por alucinógenos (alucinosis)**

   a. **Diagnóstico, signos y síntomas.** Sobre un estado de total vigilia y alerta aparecen cambios del comportamiento por inadaptación (ansiedad, depresión, ideas de referencia, ideación paranoide); cambios de percepción (alucinaciones, ilusiones, despersonalización); midriasis, taquicardia o palpitaciones, diaforesis, visión borrosa, temblor y falta de coordinación. Se dan reacciones de angustia (llamados "malos viajes") incluso entre consumidores experimentados. El consumidor suele estar convencido de que sus alteraciones perceptivas son reales. En el caso habitual de

Tabla 8-21
Algunos alucinógenos clásicos

Compuesto	Distribución	Clasificación química	Fuentes biológicas	Vía habitual de administración	Dosis habitual	Duración de los efectos
Dietilamina del ácido lisérgico	Mundial	Indolalquilamina	Ácido lisérgico, semisintético	Oral	75 µg	6-12 h
Mezcalina	Sudoeste de Estados Unidos	Fenetilamina	Cactus peyote, *Lophophora williamsii, L. diffusa*	Oral	200-400 mg o 4-6 botones del cacto	10-12 h
Metilendioximetanfe- tamina	Mundial	Fenetilamina	Sintético	Oral	50-150 mg	4-6 h
Psilocibina	Sur de Estados Unidos, México, Sudamérica	DMT hidroxilada y fosforilada	Hongos con psilocibina	Oral	5 mg a 8 g del hongo desecado	4-6 h
DMTª	Sudamérica, sintético	Triptamina de sustitución	Hojas de *Virola calophylla*	Esnifado, i.v., fumado	0.2 mg/kg, i.v.	30 min
Ibogaína	África central occidental	Indolalquilamina	Paíz pulverizada de *Tabernanthe iboga*	Oral	200-400 mg	8-48 h
Ayahuasca	Sudamérica Este del Amazonas	Harmina, otras β-carbolinas	Corteza u hojas de liana	Oral, en forma de té	300-400 mg	4-8 h
Semillas de campanilla	Zonas templadas de América	Alcaloides del ácido D-lisérgico	Semillas de *Ipomoea violacea, Turbina corymbosa*	Oral, en forma de té	7-13 semillas	3 h

ª DMT, dimetiltriptamina.

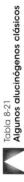

Tabla 8-22
Diagnóstico de intoxicación por alucinógenos

Cambios conductuales y perceptivos
Amnesia durante todo el período de psicosis
Cambios fisiológicos:
1. Midriasis
2. Taquicardia
3. Diaforesis
4. Palpitaciones
5. Visión borrosa
6. Temblores
7. Falta de coordinación

un mal viaje, el consumidor siente que va a enloquecer, que se ha dañado el cerebro y que jamás se recuperará (tabla 8-22).

b. **Tratamiento.** Consiste en tranquilizar al paciente y mantenerlo en contacto con personas de confianza y apoyo (amigos, personal de enfermería). El diazepam (20 mg por vía oral) puede interrumpir rápidamente la intoxicación por alucinógenos, pero es preferible el "aterrizaje" espontáneo del paciente, que puede durar horas. Si el paciente manifiesta psicosis y agitación, se pueden emplear antipsicóticos muy potentes, como el haloperidol, la flufenazina o el tiotixeno (evitar los antipsicóticos de baja potencia por sus efectos anticolinérgicos). Se necesita un entorno controlado para evitar posibles acciones peligrosas como consecuencia de una distorsión importante del juicio. En ocasiones, se requiere inmovilización. Algunos pacientes vulnerables sufren una psicosis prolongada parecida al trastorno esquizofreniforme. También pueden aparecer síndromes delirantes y trastornos del estado de ánimo (por lo general, depresión).

4. **Trastorno perceptivo persistente por alucinógenos.** Experiencia repetida y desagradable de una alteración perceptiva tras cesar el consumo de alucinógenos (*flashback* o recurrencia). El paciente puede precisar dosis bajas de una benzodiazepina (si el episodio es agudo) o de un antipsicótico (si persiste). También se han utilizado antiepilépticos, como el ácido valproico y la carbamazepina (tabla 8-23).

La fenciclidina (1-1 [fenilciclohexil] piperidina, PCP), también conocida como *polvo de ángel*, es un anestésico disociativo con efectos alucinógenos. La ketamina, también conocida como *special K*, es una droga de acción similar. La PCP produce habitualmente paranoia y agresión

Tabla 8-23
Diagnóstico de trastorno perceptivo persistente por alucinógenos (*flashback*)

Recurrencias espontáneas y transitorias de la experiencia inducida por la sustancia
Distorsión visual y alucinaciones geométricas
Alucinaciones auditivas
Destellos de color
Estela de imágenes de los objetos en movimiento
Macropsia y micropsia
Expansión del tiempo y reexperimentación de emociones intensas
Los episodios duran de unos cuantos segundos a minutos

imprevisible, que constituyen un motivo frecuente de consulta con el médico. El efecto farmacodinámico principal es el antagonismo del subtipo NMDA de receptores del glutamato.

a. **Epidemiología.** Alrededor del 14% de las personas de 18-25 años han consumido PCP en algún momento de su vida; sin embargo, su consumo está disminuyendo. La PCP se asocia con el 3% de las muertes por abuso de sustancias y el 32% de los trastornos relacionados con sustancias.

b. **Intoxicación por fenciclidina**

(1) **Diagnóstico, signos y síntomas.** Beligerancia, agresión, agitación, impulsividad, imprevisibilidad y los siguientes signos: nistagmo, aumento de la presión arterial o de la frecuencia cardíaca, entumecimiento o disminución de la respuesta al dolor, ataxia, disartria, rigidez muscular, crisis convulsivas e hiperacusia.

En general, la fenciclidina se fuma junto con la marihuana (porro mortal) o el tabaco, pero se puede ingerir, inyectar o inhalar por la nariz. Esta sustancia debe tomarse en consideración cuando un paciente describa experiencias extrañas con la marihuana o el LSD. Puede detectarse en sangre y orina durante más de una semana.

Los efectos dependen de la dosis. En dosis bajas, la fenciclidina actúa como depresor del SNC y produce nistagmo, visión borrosa, entumecimiento y falta de coordinación. En dosis moderadas, causa hipertensión, disartria, ataxia, hipertonía muscular (sobre todo en la cara y el cuello), hiperreflexia y diaforesis. En dosis mayores, aparecen agitación, fiebre, movimientos anómalos, rabdomiólisis, mioglobinuria e insuficiencia renal. La sobredosis puede causar crisis convulsivas, hipertensión grave, diaforesis, hipersalivación, depresión respiratoria, estupor (con los ojos abiertos), coma y muerte. Durante la intoxicación suelen cometerse actos violentos. Debido a los efectos analgésicos de la fenciclidina, los pacientes no tienen ningún cuidado de sí mismos y se pueden dañar gravemente en las fases de agitación y lucha. Puede surgir una psicosis, a veces persistente (parecida al trastorno esquizofreniforme), sobre todo entre los pacientes con esquizofrenia de base. Otras posibles complicaciones son el delírium, los trastornos del estado de ánimo y el trastorno delirante. La ketamina, derivada de la fenciclidina, produce un cuadro clínico similar.

(2) **Tratamiento.** Se aísla al paciente en un entorno sin estímulos. No tratar que el paciente intoxicado "aterrice del viaje"; de la misma manera que en un paciente con trastorno de ansiedad, antes se debe esperar a que se elimine la fenciclidina. La acidificación de la orina acelera la depuración de la droga (ácido ascórbico o cloruro amónico), pero no siempre surte efecto y aumenta el riesgo de insuficiencia renal. Se debe analizar la presencia de otras drogas. Si el paciente manifiesta agitación aguda, dar benzodiazepinas. Si presenta agitación y psicosis, se puede utilizar un antipsicótico. Los antipsicóticos con propiedades anticolinérgicas potentes e intensivas se evitan, ya que la fenciclidina en dosis altas ejerce acciones anticolinérgicas. Si se precisa el uso de

inmovilizadores físicos, sujetar al paciente por completo para que no se autolesione. La recuperación suele ser rápida. Se debe proteger al paciente y al personal. Siempre se evalúan los trastornos médicos asociados. El tratamiento de la intoxicación por ketamina es parecido.

5. **Delírium debido a intoxicación por alucinógenos.** Es un trastorno relativamente raro; se estima que el 25% de todos los pacientes ingresados en la sala de urgencias relacionados con el consumo de fenciclidina cumplen los criterios de este diagnóstico. Los alucinógenos se combinan a menudo con otras sustancias y sus interacciones pueden producir un delírium clínico.

6. **Trastornos psicóticos inducidos por alucinógenos.** Si se observan síntomas psicóticos en ausencia de alteración del análisis de la realidad, puede estar justificado un diagnóstico de trastorno psicótico inducido por alucinógenos. Un episodio psicótico prolongado puede ser difícil de distinguir de un trastorno psicótico no orgánico.

7. **Trastorno del estado de ánimo inducido por alucinógenos.** Los síntomas del trastorno del estado de ánimo que acompañan al abuso de alucinógenos pueden variar; los adictos pueden experimentar síntomas maníacos con delirios de grandeza, sentimientos depresivos e ideas o síntomas mixtos.

8. **Trastorno de ansiedad inducido por alucinógenos.** El patrón sintomático del trastorno de ansiedad inducido por alucinógenos también varía, aunque los pacientes a menudo describen un trastorno de pánico con agorafobia.

a. Cuadro clínico de los alucinógenos

Dietilamida del ácido lisérgico (LSD, *lysergic acid diethylamide*). Los síntomas fisiológicos incluyen midriasis, hiperreflexia y aumento del tono muscular, falta de coordinación motora leve y ataxia. El incremento de las frecuencias cardíaca y respiratoria así como de la presión arterial es moderado y variable, al igual que la presencia de náuseas, anorexia y salivación.

(1) **Fentilaminas.** Su estructura química simple es similar a la de los neurotransmisores dopamina y noradrenalina. Fue el primer alucinógeno aislado del cactus peyote.

(2) **Mezcalina.** Se consumen los botones, cosechados de los pequeños cactus verdeazulados de *Lophophora williamsii* y *L. diffusa.* Los botones son excrecencias carnosas y redondeadas del cactus que son desecadas; la *mezcalina* es el alcaloide activo alucinógeno de los botones. El consumo de peyote es legal para los miembros de la Native American Church en algunos estados de Estados Unidos.

(3) **Análogos de la psilocibina.** La psilocibina suele ingerirse en las setas y muchas de las especies que la contienen son de distribución mundial. Los informes preliminares indican que la psilocibina es eficaz en la reducción de la ansiedad patológica relacionada con la muerte, y puede tener un papel significativo en la medicina de cuidados paliativos en el futuro.

(4) **Fenciclidina.** El consumo de fenciclidina puede llevar a experimentar sensaciones de velocidad, euforia, calor corporal, hormigueo, suspensión y, de forma ocasional, despersonalización, aislamiento y distanciamiento. El nistagmo, la hipertensión arterial y la hipertermia son efectos frecuentes.

(5) **Ketamina.** La *ketamina* es un anestésico disociativo que se ha convertido en una droga de abuso. Produce alucinaciones y un estado disociado en el cual el paciente muestra una alteración del sentido de su cuerpo y de la realidad, así como escasa preocupación por el entorno. Actualmente se emplea por vía i.v. como antidepresivo de acción rápida que resuelve la ideación suicida.

(6) **Otros alucinógenos.** Catinonas, ibogaína, ayahuasca, *Salvia divinorum*.

N. **Trastornos relacionados con inhalantes.** Las *drogas inhalantes* (también denominadas *sustancias inhalantes* o *volátiles*) son hidrocarburos volátiles que se inhalan por sus efectos psicotrópicos, como gasolina, queroseno, cementos de plástico y de caucho, pegamentos para aviones y para uso doméstico, pinturas, lacas, esmaltes, diluyentes de pintura, aerosoles, pulimentos, quitaesmaltes de uñas y soluciones limpiadoras. Los adolescentes de los grupos socioeconómicos más desfavorecidos suelen abusar de estas sustancias.

 CONSEJOS CLÍNICOS

Algunas personas consumen nitrato de amilo o de butilo ("poppers") durante la relación sexual para intensificar el orgasmo a través de una vasodilatación que produce aturdimiento, mareo y euforia. Tras la introducción del sildenafilo, empleado para producir erecciones del pene, hubo que agregar una advertencia especial a los usuarios de drogas o medicamentos que contenían nitratos, porque la asociación puede producir un colapso cardiovascular y la muerte.

1. **Cuadro clínico.** Los síntomas de intoxicación leve se parecen a los producidos por el alcohol o los sedantes-hipnóticos. Los efectos psicológicos consisten en una ligera euforia, beligerancia, agresión, alteración del juicio e impulsividad. Los efectos somáticos comprenden ataxia, confusión, desorientación, habla arrastrada, mareos, hiporreflexia y nistagmo. Estos signos pueden evolucionar hacia delírium y crisis convulsivas. Entre los posibles efectos tóxicos están el daño cerebral y hepático, la mielodepresión, las neuropatías periféricas y la inmunosupresión (tabla 8-24). Rara vez surge un síndrome de abstinencia caracterizado por irritabilidad, alteraciones del sueño, nerviosismo, diaforesis, náuseas, vómitos, taquicardia y, a veces, alucinaciones y delirios. El tratamiento a corto plazo se basa en medidas de soporte (p. ej., líqui-

 Tabla 8-24
Diagnóstico de intoxicación por inhalantes

Cambios de comportamiento desadaptativos
Deterioro de las actividades sociales o laborales
Deterioro del juicio
Comportamiento impulsivo
Presencia de dos (o más) síntomas somáticos:
1. Náuseas
2. Anorexia
3. Nistagmo
4. Disminución de los reflejos
5. Diplopia

dos y vigilancia de la presión arterial). Los trastornos relacionados con inhalantes también engloban otros diagnósticos, a saber, delírium por intoxicación con inhalantes, demencia persistente inducida por inhalantes, trastorno psicótico inducido por inhalantes y trastornos de ansiedad y del estado de ánimo inducidos por inhalantes. Los síntomas clínicos son similares a los producidos por otras sustancias.

O. Trastornos relacionados con cafeína. La cafeína es la sustancia psicoactiva más consumida en el mundo; está presente en el café, el té, el chocolate, los refrescos de cola y de otros tipos gaseosos, el cacao, los medicamentos anticatarrales y los estimulantes que se adquieren sin receta (tabla 8-25). El consumo de cafeína se asocia con cinco trastornos: el trastorno por consumo de cafeína, la intoxicación por cafeína, la abstinencia de cafeína, el trastorno de ansiedad inducido por cafeína y el trastorno del sueño inducido por cafeína. La intoxicación se caracteriza por inquietud, nerviosismo, excitación, insomnio, rubefacción facial, diuresis, alteraciones gastrointestinales, fasciculaciones musculares, flujo incoherente del pensamiento y del habla, taquicardia o arritmias, períodos con un estado inagotable y agitación psicomotriz. El consumo habitual puede desencadenar síntomas psiquiátricos. Las dosis altas pueden acentuar los síntomas de los trastornos psiquiátricos (p. ej., ansiedad, psicosis). Se observa tolerancia. La abstinencia suele caracterizarse por dolor de cabeza y dura 4 o 5 días. El tratamiento es sintomático. La administración corta de una benzodiazepina (15 mg de diazepam al día durante 2-5 días) puede aliviar la agitación y el insomnio durante la fase de abstinencia).

P. Trastornos relacionados con tabaco. De todas las adicciones a sustancias, el trastorno por consumo de tabaco es el más prevalente, letal y costoso. La nicotina se absorbe a través del tabaco fumado y masticado. La dependencia de nicotina constituye el trastorno por abuso de sustancias más prevalente y mortal. La nicotina activa los receptores nicotínicos de acetilcolina, además del sistema de gratificación de la dopamina, y aumenta varias neurohormonas estimulantes. Se absorbe enseguida tras su inhalación y alcanza el SNC antes de 15 s.

Tabla 8-25
Contenido habitual de cafeína en alimentos y medicamentos

Sustancia	Contenido de cafeína
Café	100 mg/180 mL
Café instantáneo	70 mg/180 mL
Café descafeinado	4 mg/180 mL
Hoja o bolsa de té	40 mg/180 mL
Té instantáneo	25 mg/180 mL
Refresco con gas y cafeína	45 mg/360 mL
Bebida de cacao	5 mg/180 mL
Cacao en polvo (preparado con leche)	4 mg/180 mL
Chocolate amargo	20 mg/30 mL
Chocolate con leche	6 mg/30 mL
Remedios anticatarrales con cafeína	25-50 mg/comprimido
Analgésicos con cafeína	25-65 mg/comprimido
Estimulantes	100-350 mg/comprimido
Productos para adelgazar	75-200 mg/comprimido

Adaptado de: *DSM-IV-TR* y Barone JJ, Roberts HR. Caffeine consumption. *Food Chem Toxicol* 1996;34:119.

1. **Epidemiología.** Alrededor del 25% de los norteamericanos fuma, otro 25% es ex fumador y el 50% no ha fumado nunca. La media etaria de inicio del hábito es de 16 años; pocas personas empiezan después de los 20 años. En todo el mundo, cerca de mil millones de personas fuman 6 billones de cigarrillos al año.

2. **Diagnóstico.** El trastorno relacionado con el tabaco se caracteriza por el ansia de consumir, el consumo persistente y recurrente, la tolerancia y el síndrome de abstinencia al dejar el hábito.

   a. **Dependencia de nicotina.** Se establece enseguida y depende mucho del entorno. A menudo coexiste con la dependencia de otras sustancias (p. ej., alcohol, marihuana). El tratamiento de la dependencia se basa en hipnosis, tratamiento aversivo, acupuntura, aerosoles nasales y chicles de nicotina, nicotina transdérmica (parches), clonidina y otros psicofármacos no nicotínicos. El bupropión, en dosis de 300 mg/día, aumenta la tasa de abandono de los fumadores con depresión y sin ella. El uso combinado de nicotina por vía sistémica y asesoramiento conductual ha resultado en tasas sostenidas de abstinencia del 60%. Se observan tasas elevadas de recaída. La varenciclina es un agonista parcial de la nicotina para los subtipos de receptores nicotínicos $\alpha_4\beta_2$ de acetilcolina. La dosis suele ajustarse a 1 mg cada 12 h después de administrar una dosis inicial de 0.5 mg/día por 1 semana. Los psiquiatras deben conocer los efectos de la abstinencia del tabaco sobre las concentraciones sanguíneas de los fármacos psicotrópicos (tabla 8-26). Fumar crea más adicción que masticar el tabaco. El tabaco fumado se asocia con enfermedad pulmonar obstructiva crónica, cánceres, cardiopatía coronaria y enfermedad vascular periférica; el mascado, con enfermedad vascular periférica.

   b. **Abstinencia de nicotina.** Se caracteriza por el ansia por consumir nicotina, irritabilidad, frustración, enfado, ansiedad, dificultad para la concentración, inquietud, bradicardia y aumento del apetito. El síndrome de abstinencia puede durar hasta varias semanas y se solapa, a menudo, con la abstinencia de otras sustancias.

3. **Tratamiento.** Las técnicas terapéuticas se muestran en la tabla 8-27.

Q. **Otras sustancias (o trastornos adictivos desconocidos)**

   1. **γ-Hidroxibutirato (GHB).** El *GHB* es un transmisor cerebral relacionado con la regulación del sueño. Es un depresor del SNC y se emplea para

Tabla 8-26
Efectos de la abstinencia del tabaco en las concentraciones sanguíneas de los fármacos psicotrópicos

Aumento de las concentraciones sanguíneas de estos fármacos con la abstinencia			
Clomipramina	Desmetildiazepam	Haloperidol	Nortriptilina
Clozapina	Doxepina	Imipramina	Propranolol
Desipramina	Fluvoxamina	Oxazepam	

No hay aumento de las concentraciones sanguíneas de estos fármacos con la abstinencia		
Amitriptilina	Etanol	Midazolam
Clordiazepóxido	Lorazepam	Triazolam

Efectos poco claros de la abstinencia en estos fármacos		
Alprazolam	Clorpromazina	Diazepam

Adaptado de: John R. Hughes, M.D.

Tabla 8-27
Tratamientos científicamente probados del tabaquismo

Terapia psicosocial
Terapia conductual
Hipnosis
Tratamientos farmacológicos
Chicle de nicotina
Parche de nicotina
Chicle + parche de nicotina
Aerosol nasal de nicotina
Inhalador de nicotina
Pastillas de nicotina
Bupropión
Bupropión + parches de nicotina
Clonidina[a]
Varenciclina
Nortriptilina

[a] No aprobado por la FDA.
Adaptado de: John R. Hughes, M.D.

la inducción de la anestesia y la sedación profunda. La FDA aprobó una forma de GHB (Xyrem®) para tratar la narcolepsia, aunque es una sustancia controlada (CIII) cuya adquisición requiere trámites adicionales. El GHB es una sustancia de abuso empleada por sus efectos intoxicantes; se conoce como *éxtasis líquido*. Puede causar náuseas, problemas respiratorios, crisis convulsivas, coma y muerte.

2. **Nitritos inhalados.** Incluyen los nitritos de amilo, de butilo y de isobutilo, denominados coloquialmente *poppers*. Inducen una euforia leve, alteración de la sensación del tiempo y potenciación de las sensaciones sexuales. Pueden ocasionar un síndrome tóxico caracterizado por náuseas, vómitos, hipotensión y somnolencia.

3. **Óxido nitroso.** Llamado *gas hilarante*, es un anestésico que resulta objeto de abuso por su capacidad para producir sensaciones de excitación y de flotar, en ocasiones experimentadas como placenteras o sexualmente específicas.

4. **Esteroides anabolizantes.** Los *esteroides anabolizantes* son una familia de fármacos que incluyen a la hormona masculina natural, testosterona, y una serie de más de 50 análogos sintéticos de ésta. Se trata de sustancias controladas de la lista III de la DEA, cuyo uso para mejorar el rendimiento, el aspecto físico y la masa muscular está prohibido por la ley. Algunos esteroides anabolizantes de uso frecuente se enumeran en la tabla 8-28. Se cree que 1 millón de norteamericanos han utilizado esteroides de forma ilegal al menos en una ocasión. Su consumo está aumentando entre los adolescentes y adultos jóvenes. Las personas inclinadas al consumo de estas drogas suelen participar en actividades deportivas. El refuerzo ocurre cuando la droga produce el resultado deseado, como mayor rendimiento o mejor aspecto. Los consumidores de esteroides anabolizantes suelen emplear diversas drogas ergogénicas (que mejoran el rendimiento) para ganar músculo y perder grasa o agua antes de las competiciones de fisicoculturismo. Estas drogas contienen hormonas tiroideas y estimulantes. La dehidroepiandrosterona (DHEA) y la androstenediona son andrógenos suprarrenales que se comercializan

Tabla 8-28
Ejemplos de esteroides anabolizantes de uso frecuente

Compuestos habitualmente administrados por vía oral
Fluoximesterona
Metandienona (anteriormente llamado *metandrostenolona*)
Metiltestosterona
Mibolerona[a]
Oxandrolona
Oximetolona
Mesterolona
Estanozolol (Winstrol®)

Compuestos habitualmente administrados por vía i.m.
Decanoato de nandrolona
Fenpropionato de nandrolona
Enantato de metenolona
Undecilenato de boldenona[a]
Estanozolol (Winstrol-V®)[a]
Mezclas de ésteres de testosterona
Cipionato de testosterona
Enantato de testosterona
Propionato de testosterona
Undecanoato de testosterona
Acetato de trembolona[a]
Hexahidrobencilcarbonato de trembolona

[a]Compuesto veterinario.
Adaptado de: Harrison G. Papa, Jr., M.D. y Kirk J. Brower, M.D.

como suplementos alimenticios y se venden sin receta. Al principio, los esteroides producen euforia e hiperactividad que luego dan paso a hostilidad, irritabilidad, ansiedad, somatización, depresión, síntomas maníacos y arrebatos de furia ("rabia esteroidea"). Los esteroides son adictivos; la abstinencia puede causar depresión, ansiedad y preocupación por el aspecto físico. Las complicaciones somáticas del abuso incluyen acné, calvicie prematura, ginecomastia, atrofia testicular, coloración amarillenta de piel y ojos, aumento de tamaño del clítoris, alteraciones menstruales e hirsutismo.

El tratamiento consiste en psicoterapia para afrontar las distorsiones de la imagen corporal y los profundos efectos secundarios somáticos del consumo prolongado de esteroides. Como ocurre con otras sustancias de abuso, el objetivo es la abstinencia. Está indicado un análisis frecuente de la orina.

5. Otras sustancias

Otras sustancias de abuso frecuentes incluyen:

a. Nuez moscada: produce alucinaciones.

b. Nébeda (hierba gatuna): causa pensamiento desorganizado.

c. Nueces de betel: provoca euforia y alerta.

d. Kava: puede causar estados de pánico.

e. Efedra: puede producir ansiedad.

f. Chocolate: contiene anandamida, un psicoestimulante.

Para mayor información sobre este tema, véase:
Cap. 16, Trastornos relacionados con sustancias y trastornos adictivos, p. 260. En: Kaplan & Sadock. Manual de psiquiatría clínica, *4.ª ed.*
Cap. 20, Trastornos relacionados con sustancias y trastornos adictivos, p. 616. En: Kaplan & Sadock. Sinopsis de psiquiatría, *11.ª ed.*

Espectro de la esquizofrenia y otros trastornos psicóticos

I. Introducción

Aunque se habla de la esquizofrenia como si fuera una sola enfermedad, probablemente comprenda un grupo de trastornos con etiologías heterogéneas, que se caracterizan por alteraciones de la percepción, emoción, cognición, pensamiento y comportamiento. La esquizofrenia es un trastorno cerebral bien conocido, con alteraciones estructurales y funcionales reconocibles en los estudios de neuroimagen y un componente genético, detectado en los estudios sobre gemelos. La esquizofrenia por lo general es crónica y su evolución pasa por una fase prodrómica, una activa y una residual. La fase activa tiene síntomas como alucinaciones, delirios y pensamiento desorganizado. Las fases prodrómica y residual se caracterizan por formas atenuadas de los síntomas activos, como creencias extrañas y pensamiento mágico, así como por carencias en el cuidado propio y las relaciones interpersonales. Desde la década de 1970, el número de pacientes esquizofrénicos en los hospitales ha disminuido en más de un 50% (desinstitucionalización). Más del 80% de los pacientes que reciben tratamiento lo hacen de forma ambulatoria. En la tabla 9-1 se presenta un recuento breve de la historia de este trastorno.

II. Epidemiología

A. **Incidencia y prevalencia.** La prevalencia de la enfermedad a lo largo de la vida alcanza el 1% en Estados Unidos, es decir, 1 de cada 100 personas sufrirá el trastorno a lo largo de su vida. La esquizofrenia se presenta en todas las sociedades y regiones geográficas. Cada año aparecen en el mundo 2 millones de casos nuevos. En Estados Unidos, sólo alrededor del 0.05% de la población total recibe tratamiento para la esquizofrenia en un año concreto y únicamente la mitad de todos los pacientes obtienen algún tipo de tratamiento. Hay más de dos millones de personas afectadas por este trastorno en Estados Unidos.

B. **Sexo y edad.** La prevalencia es idéntica en ambos sexos, pero el trastorno masculino suele comenzar antes. La edad máxima de inicio varía entre los 15 y los 35 años (en la mitad de los casos sucede antes de los 25 años). Es raro el inicio antes de los 10 años (esquizofrenia de inicio temprano) o después de los 45 años (esquizofrenia de inicio tardío).

C. **Infección y estación durante el nacimiento.** Las personas nacidas en invierno son más propensas a la enfermedad que las que lo hacen en primavera o en verano. La frecuencia aumenta entre los hijos de madres que han sufrido la gripe durante el embarazo.

D. **Raza y religión.** Los judíos se ven menos afectados que los protestantes y los católicos, y la prevalencia es mayor entre las poblaciones no blancas.

E. **Enfermedades somáticas y psíquicas.** La tasa de mortalidad por accidentes y causas naturales es más alta que en la población general. La causa principal de

Tabla 9-1
Historia de la esquizofrenia

1852: el psiquiatra belga Benedict Morel describe formalmente y por primera vez la esquizofrenia, a la que denomina *démence précoce*.
1896: Emil Kraepelin, un psiquiatra alemán, aplica el término *dementia praecox* a un grupo de enfermedades que empiezan en la adolescencia y terminan con una demencia.
1911: el psiquiatra suizo Eugen Bleuler introdujo el término *esquizofrenia*. No existe ningún signo ni síntoma patognomónico sino, más bien, un conjunto de datos característicos, indicativo del diagnóstico. Bleuler presentó el concepto de los síntomas fundamentales, bautizado como las *cuatro "A"*: (1) alteraciones asociativas, (2) trastornos afectivos, (3) autismo y (4) ambivalencia.

muerte de los pacientes esquizofrénicos es el suicidio (10%). Más del 40% de estos pacientes abusan de las drogas y el alcohol. La prevalencia de diabetes mellitus de tipo II y de anomalías metabólicas es mayor y el tratamiento con antipsicóticos atípicos puede aumentar el riesgo de desarrollar diabetes y síndrome metabólico.

F. **Aspectos socioeconómicos.** Este trastorno es más frecuente entre los grupos socioeconómicos menos favorecidos, tiene alta prevalencia entre los inmigrantes recientes y es más habitual en las ciudades que superan el millón de habitantes. En Estados Unidos, los costes directos e indirectos derivados del trastorno esquizofrénico exceden los 100 000 millones de dólares al año.

III. **Etiología**

Habida cuenta de la heterogeneidad sintomática y pronóstica de la esquizofrenia, no se puede considerar como causal ningún factor aislado. Por lo general, se aplica un modelo de diátesis y estrés, según el cual la persona que padece esquizofrenia presenta una vulnerabilidad biológica específica, o diátesis, desencadenada por el estrés y luego manifiesta los síntomas de la esquizofrenia. El estrés puede ser genético, biológico y psicosocial o ambiental.

A. **Genética.** Se han propuesto teorías monogénicas y poligénicas (tabla 9-2). Aunque ninguna de ellas se ha sustentado de manera definitiva, la teoría poligénica parece más acorde con la presentación de la esquizofrenia. Algunos datos indican que la edad del padre se correlaciona con el desarrollo de la esquizofrenia y que los nacidos de padres mayores de 60 años son vulnerables a desarrollar el trastorno.

1. **Consanguinidad.** La incidencia en las familias es mayor que en la población general y la concordancia entre gemelos monocigotos excede la de los dicigotos (tabla 9-3).

Tabla 9-2
Rasgos compatibles con una herencia poligénica^a

El trastorno se puede transmitir teniendo dos padres sanos.
La presentación del trastorno varía desde muy grave hasta menos grave.
Las personas con una afectación más grave tienen un mayor número de familiares enfermos que aquellas con una afectación leve.
El riesgo disminuye conforme se reduce el número de genes compartidos.
El trastorno aparece tanto en la familia materna como en la paterna.

^aEl número de genes afectados determina el riesgo y el cuadro sintomático de la persona.

Tabla 9-3
Prevalencia de la esquizofrenia en poblaciones concretas

Población	Prevalencia (%)
Población general	1-1.5
Familiar en primer grado[a]	10-12
Familiar en segundo grado	5-6
Hijo de dos padres esquizofrénicos	40
Gemelo dicigoto	12-15
Gemelo monocigoto	45-50

[a] La esquizofrenia no es un trastorno ligado al sexo; para el riesgo da lo mismo cuál de los padres sufre el trastorno.

2. **Estudios de adopción**
   a. La prevalencia de la esquizofrenia es mayor entre los padres biológicos de niños esquizofrénicos dados en adopción que entre los padres adoptivos.
   b. Los gemelos monocigotos criados por separado muestran la misma tasa de concordancia que los criados juntos.
   c. Las tasas de esquizofrenia no aumentan en los casos de hijos nacidos de padres no afectados, pero criados por un padre esquizofrénico.

B. **Biología**
   1. **Hipótesis de la dopamina.** Los síntomas esquizofrénicos pueden obedecer a un incremento en la actividad dopamínica del sistema límbico (síntomas positivos) y a un descenso en la actividad dopamínica frontal (síntomas negativos). La patología dopaminérgica puede resultar secundaria a un número o una sensibilidad anómalos de los receptores, o a una liberación irregular de la dopamina (por exceso o por defecto). Esta teoría se basa en los efectos psicóticos de las drogas o medicamentos que aumentan la cantidad de dopamina (p. ej., anfetaminas, cocaína) y en los efectos antipsicóticos de los antagonistas de los receptores dopaminérgicos (p. ej., haloperidol). Se han identificado los receptores dopaminérgicos D_1-D_5. El receptor D_1 quizá contribuya a los síntomas negativos. Se están desarrollando agonistas y antagonistas específicos de los receptores D_3 y D_4. Las concentraciones del metabolito dopamínico ácido homovanílico pueden correlacionarse con la intensidad y el potencial de respuesta al tratamiento de los síntomas psicóticos. Las limitaciones de esta teoría son la capacidad de respuesta de todos los tipos de psicosis a los bloqueadores de la dopamina, que implica anomalías dopaminérgicas en psicosis de causas muy variadas. La interrelación compleja entre los diferentes sistemas de neurotransmisores, incluidas las interacciones entre la serotonina y la dopamina, así como los efectos de los aminoácidos neurotransmisores sobre las monoaminas, hacen que las teorías basadas en un solo neurotransmisor parezcan simplistas e incompletas.
   2. **Hipótesis de la noradrenalina.** El incremento en las concentraciones de noradrenalina en la esquizofrenia aumenta la sensibilización a los estímulos sensoriales.
   3. **Hipótesis del ácido γ-aminobutírico (GABA).** La disminución en la actividad del GABA aumenta la actividad de la dopamina.
   4. **Hipótesis de la serotonina.** El metabolismo de la serotonina se halla, al parecer, alterado en algunos casos de esquizofrenia crónica. Se ha descrito

tanto la hiperserotoninemia como la hiposerotoninemia. En concreto, se ha subrayado que el antagonismo de los receptores 5-HT$_2$ de serotonina es fundamental para reducir los síntomas psicóticos y para que aparezcan los trastornos motores relacionados con el antagonismo de los receptores D$_2$. Los estudios sobre los trastornos del estado de ánimo revelan que la actividad serotonínica está implicada en la conducta suicida e impulsiva que también pueden manifestar los pacientes esquizofrénicos.

5. **Hipótesis del glutamato.** La hipofunción del receptor de glutamato de tipo *N*-metil-*D*-aspartato (NDMA) se ha propuesto como causa de los síntomas positivos y negativos de la esquizofrenia, basándose en los efectos psicóticos observados con los antagonistas de NMDA, fenciclidina y ketamina, además de los efectos terapéuticos hallados (en condiciones experimentales) con los agonistas de NMDA, glicina y *D*-cicloserina.

6. **Teorías sobre el desarrollo neural.** Existen indicios de una migración neuronal anómala durante el segundo trimestre del desarrollo fetal. Este funcionamiento anómalo de las neuronas podría favorecer la aparición de los síntomas durante la adolescencia.

C. **Elementos psicosociales ambientales**

1. **Factores familiares.** Los pacientes cuyas familias expresan las emociones de forma intensa presentan tasas de recaída más altas que aquellos con una familia menos emotiva. Esta *expresión de la emotividad* se ha definido como cualquier comportamiento que suponga una implicación excesiva o intrusión ya sea de carácter hostil y crítico, o controlador e infantil. Las tasas de recaída mejoran cuando el comportamiento familiar cambia hacia una menor expresión de la emotividad. La mayoría de los observadores creen que la disfunción familiar es una consecuencia y no la causa de la esquizofrenia.

2. **Otras cuestiones psicodinámicas.** Si el clínico conoce los elementos psicológicos y ambientales estresantes que propician con mayor facilidad la descompensación psicótica de un paciente, podrá brindar un apoyo frente a estos elementos y ayudar al paciente a que sienta y mantenga un mayor control durante el proceso.

D. **Teoría infecciosa.** Las pruebas a favor de un virus lento causal son las alteraciones neuropatológicas que revelan una infección previa: gliosis, cicatrización glial y anticuerpos antivíricos en el suero y el líquido cefalorraquídeo (LCR) de algunos pacientes esquizofrénicos. La mayor frecuencia de complicaciones perinatales y el carácter estacional de los datos de natalidad también respaldan una teoría infecciosa.

IV. Diagnóstico, signos y síntomas

La esquizofrenia es un diagnóstico fenomenológico basado en la observación y descripción del paciente. Casi todos los componentes del examen mental suelen mostrar anomalías. No hay signos o síntomas patognomónicos. De acuerdo con la 5.ª edición del *Manual diagnóstico y estadístico de los trastornos mentales* (DSM-5®), deben observarse por lo menos dos de los siguientes signos o síntomas por un período mínimo de 1 mes (tabla 9-4): (1) alucinaciones, (2) delirios, (3) habla desorganizada, (4) comportamiento desorganizado o (5) síntomas negativos como afecto plano o abulia (tabla 9-5). Los signos y síntomas deben estar presentes durante al menos 6 meses para confirmar el trastorno. A continuación se mencionan otros rasgos diagnósticos de la esquizofrenia.

Tabla 9-4
Signos y síntomas de la esquizofrenia

Síntomas positivos
Alucinaciones
Delirios
Lenguaje desorganizado
Comportamiento desorganizado
Asociaciones laxas
Síntomas negativos
Afecto plano
Alogia
Abulia
Anhedonia
Atención

Los signos y síntomas deben estar presentes al menos durante 6 meses antes de poder establecer el diagnóstico.

A. **Función global.** El grado de actividad del paciente disminuye o no alcanza el nivel esperado.
B. **Contenido del pensamiento.** Resulta anómalo (p. ej., delirios, ideas de referencia, pobreza de contenido). No se precisan delirios y alucinaciones para establecer el diagnóstico si hay otros signos y síntomas.
C. **Forma del pensamiento.** Ilógica (p. ej., descarrilamiento, asociaciones laxas, incoherencia, circunstancialidad, tangencialidad, sobreinclusividad, neologismos, bloqueos, ecolalia; todos se integran como un trastorno del pensamiento).
D. **Percepción.** Distorsionada (p. ej., alucinaciones: visuales, olfatorias, táctiles y, sobre todo, auditivas).

 Tabla 9-5
Síntomas negativos de la esquizofrenia

I. Afecto plano o embotado
   a. Expresiones faciales sin cambios
   b. Disminución de movimientos espontáneos
   c. Escasez de gestos expresivos
   d. Escaso contacto visual
   e. Falta de respuesta afectiva
   f. Afecto inadecuado
   g. Falta de inflexiones vocales
II. Alogia
   a. Pobreza del discurso
   b. Pobreza del contenido del discurso
   c. Bloqueos
   d. Mayor latencia de respuesta
III. Abulia-apatía
   a. Higiene y aseo personal
   b. Falta de constancia escolar o laboral
   c. Anergia física
IV. Anhedonia-asocial
   a. Intereses y actividades recreativos
   b. Intereses y actividades sexuales
   c. Intimidad y cercanía
   d. Relaciones y amigos
V. Atención
   a. Falta de atención social
   b. Falta de atención durante la prueba

E. **Afecto.** Anómalo (p. ej., plano, embotado, simplón, lábil, inadecuado).

F. **Sentido de lo propio.** Alterado (p. ej., pérdida de los límites del yo, confusión de sexos, incapacidad para diferenciar la realidad interna de la externa).

G. **Volición.** Alterada (p. ej., impulso o motivación inadecuados y ambivalencia marcada).

H. **Función interpersonal.** Anómala (p. ej., retraimiento social y desapego emocional, agresividad, hostigamiento sexual).

I. **Conducta psicomotriz.** Anómala o modificada (p. ej., agitación frente a retraimiento, gesticulación, adopción de posturas grotescas, rituales, catatonía).

J. **Cognición.** Alterada (p. ej., concreción, inatención, procesamiento anómalo de la información).

V. **Tipos**

En el DSM-5® ya no se clasifica a la esquizofrenia con base en distintos subtipos; sin embargo, se incluyen en esta obra porque los autores consideran que tienen importancia clínica y siguen siendo utilizados por muchos médicos de Estados Unidos y del resto del mundo.

A. **Paranoide**

1. Caracterizado fundamentalmente por la presencia de delirios de persecución o de grandeza.

2. Alucinaciones auditivas frecuentes relacionadas con un solo tema, por lo general, la persecución.

3. Los pacientes suelen mostrarse tensos, suspicaces, cautelosos, reservados y, a veces, hostiles o agresivos.

4. Ninguno de los siguientes: incoherencia, asociaciones laxas, afecto aplanado o totalmente inadecuado, comportamiento catatónico o muy desorganizado. La inteligencia permanece intacta.

5. La edad de comienzo es más tardía que en la del tipo catatónico o desorganizado, y cuanto más se demora el inicio, resulta mejor el pronóstico.

B. **Desorganizado (antes denominada *hebefrenia*)**

1. Caracterizado por una regresión notable a un comportamiento primitivo, desinhibido y caótico.

2. Incoherencia, disminución notable de la asociación de ideas, afecto aplanado o totalmente inadecuado, trastorno agudo del pensamiento.

3. Aspecto descuidado, sonrisa abierta e incongruente y gesticulación.

4. Inicio temprano, generalmente antes de los 25 años.

5. No cumple con los criterios del tipo catatónico.

C. **Catatónico**

1. El rasgo clásico es un trastorno marcado de la función motriz conocido como *flexibilidad cérea.*

2. Puede haber rigidez, estupor, adopción de posturas grotescas, ecopraxia; los pacientes pueden adoptar posturas incómodas durante mucho tiempo.

3. Excitación sin ningún propósito, con riesgo de daño para sí mismo o para los demás.

4. Pueden ocurrir trastornos del habla, por ejemplo, ecolalia o mutismo.

5. Algunos pacientes requieren asistencia médica debido a la desnutrición, agotamiento o febrícula asociados.

CONSEJOS CLÍNICOS
Los pacientes pueden salir del estado catatónico de forma repentina y exhibir un comportamiento bastante agresivo sin previo aviso.

D. Tipo indiferenciado
1. Delirios llamativos, alucinaciones, incoherencia o alteraciones graves del comportamiento.
2. No cumple con los criterios del tipo paranoide, catatónico o desorganizado.

E. Tipo residual
1. Ausencia de delirios llamativos, alucinaciones, incoherencia o alteraciones graves de la conducta.
2. Signos continuos de alteración de dos o más síntomas residuales (p. ej., embotamiento emocional, retraimiento social).

F. Otros subtipos
1. **Síntomas positivos y negativos.** Otro sistema clasifica a la esquizofrenia con base en la presencia de síntomas positivos o negativos. Los negativos abarcan afecto aplanado o embotado, pobreza del habla o de su contenido, bloqueo, desaliño, falta de motivación, anhedonia, retraimiento social, defectos cognitivos y déficits de atención. Los síntomas positivos consisten en asociaciones laxas de ideas, alucinaciones, comportamiento extravagante y locuacidad (*véase* la tabla 9-4). Los pacientes con síntomas positivos tienen un mejor pronóstico que aquellos con síntomas negativos.
2. **Parafenia.** Se utiliza a veces como sinónimo de *esquizofrenia paranoide*. Este término también se usa para describir la evolución desfavorable y progresiva del trastorno o la presencia de un sistema delirante bien sistematizado. Dada su polisemia, la utilidad de este término se ha visto mermada.
3. **Esquizofrenia deteriorante simple (esquizofrenia simple).** Caracterizada por la pérdida gradual e insidiosa del impulso y la ambición. Los pacientes con este trastorno no suelen presentar una psicosis manifiesta ni experimentar alucinaciones o delirios persistentes. El síntoma principal es la renuncia del paciente a la vida social y laboral.
4. **Esquizofrenia de comienzo temprano.** Esquizofrenia que aparece en la infancia. Es muy rara.
5. **Esquizofrenia de comienzo tardío.** Comienza después de los 45 años. Se presenta con más frecuencia entre las mujeres, suele adoptar el tipo paranoide y responde bien a los medicamentos.
6. *Bouffée délirante* **(psicosis delirante aguda).** El diagnóstico se parece al del DSM-5® para el trastorno esquizofreniforme y supone una duración de los síntomas menor de 3 meses. La enfermedad progresa en cerca del 40% de los pacientes, que finalmente se clasifican como esquizofrénicos.
7. **Oniroide.** Se refiere a un estado parecido al sueño, en el cual los pacientes pueden estar profundamente perplejos y un poco desorientados en el tiempo y el espacio. Cuando se presenta un estado oniroide, los médicos deben examinar con especial cuidado a los pacientes, e investigar si las causas de los síntomas son médicas o neurológicas.

VI. **Pruebas analíticas y psicológicas**
  A. **Electroencefalograma (EEG).** La mayoría de los pacientes esquizofrénicos presentan un EEG normal, pero algunos muestran una actividad alfa (α) reducida y theta (θ) y delta (δ) aumentadas, además de anomalías paroxísticas y mayor sensibilidad a los métodos de activación (p. ej., privación del sueño).
  B. **Estudios con potenciales evocados.** Se observa hipersensibilidad inicial a la estimulación sensorial con supresión compensatoria posterior del procesamiento de la información en los centros corticales superiores.
  C. **Estudios inmunológicos.** Se observan linfocitos atípicos y un descenso de los linfocitos citolíticos naturales en algunos casos.
  D. **Estudios endocrinológicos.** Algunos pacientes muestran disminución de la hormona luteinizante y de la hormona foliculoestimulante, así como menor respuesta de la prolactina y la hormona de crecimiento a la estimulación con la hormona liberadora de gonadotropinas o la hormona liberadora de tirotropina.
  E. **Pruebas neuropsicológicas.** Las pruebas de Rorschach y de apercepción temática suelen mostrar respuestas extrañas. Si se comparan con los controles sanos, los padres de pacientes esquizofrénicos presentan una mayor desviación de los valores normales en las pruebas proyectivas (quizá como efecto de la convivencia con un miembro esquizofrénico en la familia). La batería de pruebas de Halstead-Reitan muestra anomalías en la atención e inteligencia, disminución del tiempo de retención y alteración en la capacidad de solución de problemas en el 20-35% de los pacientes. Los pacientes esquizofrénicos tienen coeficientes intelectuales (CI) más bajos que los no esquizofrénicos, aunque el intervalo varía mucho. Con la progresión de la enfermedad disminuye el CI.

VII. **Fisiopatología**
  A. **Neuropatología.** No se observan defectos estructurales en todos los casos; las lesiones descritas consisten en una disminución del número de neuronas, aumento de la gliosis y desorganización de la arquitectura neuronal. Hay degeneración del sistema límbico, sobre todo del cuerpo amigdalino, el hipocampo y la corteza del cuerpo calloso, así como de los ganglios basales, en especial de la sustancia negra y la porción dorsolateral de la corteza prefrontal. Las anomalías en el funcionamiento de los ganglios basales y del cerebelo pueden explicar los trastornos motores de los pacientes esquizofrénicos.
  B. **Estudios de imagen cerebral**
    1. **Tomografía computarizada (TC).** Hay atrofia cortical en el 10-35% de los pacientes y dilatación de los ventrículos laterales y del tercer ventrículo en el 10-50%; se observa atrofia de la vermis cerebelosa y disminución de la densidad radiológica del parénquima cerebral. Los signos anómalos en la TC se pueden correlacionar con los síntomas negativos (p. ej., afecto aplanado, retraimiento social, retraso psicomotor, falta de motivación, alteración neuropsiquiátrica, aumento de la frecuencia de síntomas extrapiramidales debidos a medicamentos antipsicóticos y escasos antecedentes personales).
    2. **Resonancia magnética (RM).** Los ventrículos de los gemelos homocigotos con esquizofrenia son mayores que los de los hermanos no afectados. Volumen reducido del hipocampo, cuerpo amigdalino y circunvolución parahipocámpica. El volumen límbico reducido se correlaciona con la gravedad de la enfermedad.

3. **Espectroscopia por resonancia magnética.** Muestra un metabolismo reducido en la porción dorsolateral de la corteza prefrontal.

4. **Tomografía por emisión de positrones (PET,** *positron emission tomography*). En algunos casos disminuye el metabolismo en los lóbulos frontal y parietal, aumenta de forma relativa el metabolismo posterior y se observa una lateralidad anómala.

5. **Flujo sanguíneo cerebral (FSC).** Disminución del flujo sanguíneo frontal en reposo, aumento del flujo sanguíneo parietal y descenso del flujo sanguíneo cerebral total en algunas ocasiones. Si se analizan juntos los resultados de la PET, el FSC y la TC, se aprecia sobre todo una disfunción del lóbulo frontal. Sin embargo, la disfunción de este lóbulo podría ser secundaria a una enfermedad en otro lugar del cerebro.

C. **Signos físicos.** Se observan signos neurológicos menores (leves) en la mitad de los pacientes: aumento de la prevalencia de reflejos primitivos (p. ej., reflejo de prensión), anomalías estereognósicas y en la discriminación entre dos puntos, y disdiadococinesia (alteración de la capacidad para ejecutar movimientos alternantes rápidos). Los movimientos oculares rápido y paroxístico (imposibilidad para seguir los objetos en el espacio con los movimientos oculares suaves) se observan en el 50-80% de los pacientes esquizofrénicos y el 40-45% de los familiares en primer grado de estos pacientes (en comparación con la prevalencia del 8-10% entre personas no esquizofrénicas). Éste podría constituir un marcador neurofisiológico de la vulnerabilidad a la esquizofrenia. Se ha descrito que la frecuencia cardíaca en reposo de los pacientes esquizofrénicos es más alta que la de los controles, lo que podría reflejar un estado de hipervigilia.

VIII. **Factores psicodinámicos**

Es imprescindible entender la dinámica del paciente (o de sus conflictos y problemas psicológicos) para conocer totalmente el significado simbólico de sus síntomas. La experiencia interna del paciente suele caracterizarse por confusión y un desbordamiento de estímulos sensoriales; los mecanismos de defensa se basan en los intentos del yo por abordar estos afectos poderosos. Hay tres defensas primitivas fundamentales que interfieren en el análisis de la realidad: (1) proyección psicótica o atribución de las sensaciones internas de agresión, sexualidad, caos y confusión al mundo exterior, en lugar de reconocerlas como procedentes del mundo interior; se confunden los límites entre la experiencia interna y externa; la proyección es la defensa principal que subyace a los delirios paranoides; (2) formación reactiva: transformar una idea o impulso molestos en sus antagonistas, y (3) negación psicótica: transformar los estímulos confusos en delirios y alucinaciones.

IX. **Diagnóstico diferencial**

A. **Trastornos médicos y neurológicos.** Se manifiestan como alteraciones de la memoria, orientación y cognición, alucinaciones visuales y signos de lesión del sistema nervioso central (SNC). Muchos trastornos neurológicos y médicos pueden causar síntomas idénticos a los de la esquizofrenia, como la intoxicación y el trastorno psicótico inducidos por sustancias (cocaína, fenciclidina), las infecciones del SNC (encefalitis herpética), los trastornos vasculares (lupus eritematoso sistémico), las crisis parciales complejas (epilepsia del lóbulo temporal) y las enfermedades degenerativas (enfermedad de Huntington).

B. Trastorno esquizofreniforme. Los síntomas pueden ser idénticos a los de la esquizofrenia, pero duran menos de 6 meses. Además, el deterioro es menos pronunciado y el pronóstico, más favorable.

C. Trastorno psicótico breve. Los síntomas duran menos de un mes y vienen precedidos de un estrés psicosocial claramente reconocible.

D. Trastornos del estado de ánimo. Los episodios maníacos y depresivos mayores del trastorno bipolar I y depresivo mayor pueden cursar con síntomas psicóticos. El diagnóstico diferencial tiene especial importancia debido a la disponibilidad de tratamientos específicos y eficaces para estos trastornos. En el DSM-5® se señala que los síntomas afectivos de la esquizofrenia deben ser breves con respecto a los criterios esenciales. Además, si existen alucinaciones y delirios en un trastorno del estado de ánimo, surgen dentro del contexto de ese trastorno y no persisten. Otros elementos que ayudan a separar los trastornos del estado de ánimo de la esquizofrenia son los antecedentes familiares y personales, la evolución (p. ej., edad de comienzo), el pronóstico (p. ej., ausencia de deterioro residual después del episodio psicótico) y la respuesta al tratamiento. Los pacientes pueden experimentar un trastorno depresivo postpsicótico en la esquizofrenia (p. ej., aparece un episodio depresivo mayor durante la fase residual de la esquizofrenia). La depresión verdadera de estos pacientes debe diferenciarse de los efectos adversos inducidos por los medicamentos, como la sedación, la acinesia o el aplanamiento afectivo.

E. Trastorno esquizoafectivo. Los síntomas del estado de ánimo aparecen al mismo tiempo que los de la esquizofrenia, pero los delirios o alucinaciones deben estar presentes por 2 semanas, sin que haya ningún síntoma afectivo destacado, en alguna fase de la enfermedad. El pronóstico de este trastorno es mejor que el de la esquizofrenia y peor que el de los trastornos del estado de ánimo.

F. Otro trastorno psicótico especificado o no especificado. Psicosis atípica con un cuadro clínico confuso (p. ej., alucinaciones auditivas persistentes como único síntoma y muchas psicosis ligadas a ciertas culturas).

G. Trastornos delirantes. Delirios sistematizados y no extravagantes que duran como mínimo 6 meses dentro del contexto de una personalidad intacta y con una función bastante bien conservada, sin alucinaciones llamativas ni otros síntomas esquizofrénicos. Comienzan en las etapas intermedias o avanzadas de la vida adulta.

H. Trastornos de la personalidad. En general, no se observan síntomas psicóticos, pero cuando aparecen, suelen ser pasajeros y no llamativos. Los trastornos más importantes de la personalidad que deben incluirse dentro del diagnóstico diferencial son los trastornos esquizotípico, esquizoide, límite y paranoide.

I. Trastorno facticio y simulación. Ninguna prueba de laboratorio ni marcador biológico puede confirmar objetivamente el diagnóstico de la esquizofrenia. Por lo tanto, los síntomas esquizofrénicos se pueden fingir para obtener una ganancia secundaria clara (simulación) o por motivaciones psicológicas profundas (trastorno facticio).

J. Trastornos generalizados del desarrollo. Estos trastornos (p. ej.,trastorno autista) suelen reconocerse antes de los 3 años de edad. A pesar del comportamiento extravagante y deteriorado, no se presentan delirios, alucinaciones ni un claro trastorno formal del pensamiento (p. ej., pérdida de asociación de las ideas).

Tabla 9-6
Diagnóstico diferencial de síntomas similares a los de la esquizofrenia

Médicos y neurológicos
Inducidos por sustancias: anfetaminas, alucinógenos, alcaloides de la belladona, alucinosis por alcohol, abstinencia de barbitúricos, cocaína, fenciclidina
Epilepsia: especialmente la epilepsia del lóbulo temporal
Neoplasia, enfermedad cerebrovascular o traumatismos, especialmente frontales o límbicos
Otras alteraciones:
Deficiencia de vitamina B_{12}
Encefalitis herpética
Enfermedad de Creutzfeldt-Jakob
Enfermedad de Fabry
Enfermedad de Fahr
Enfermedad de Hallervorden-Spatz
Enfermedad de Huntington
Enfermedad de Wilson
Hidrocefalia normotensiva
Homocistinuria
Intoxicación por metales pesados
Intoxicación por monóxido de carbono
Leucodistrofia metacromática
Lipoidosis cerebral
Lupus eritematoso sistémico
Neurosífilis
Pelagra
Porfiria intermitente aguda
Sida
Síndrome de Wernicke-Korsakoff

Psiquiátricos
Adolescencia normal
Esquizofrenia
Psicosis atípica
Simulación
Trastorno autista
Trastorno delirante
Trastorno esquizoafectivo
Trastorno esquizofreniforme
Trastorno facticio con signos y síntomas predominantemente psicológicos
Trastorno obsesivo-compulsivo
Trastorno psicótico breve
Trastornos de la personalidad: esquizotípico, esquizoide, límite, paranoide
Trastornos del estado de ánimo

 K. Discapacidad intelectual. Alteraciones intelectuales, conductuales y afectivas que denotan esquizofrenia. No obstante, el trastorno del desarrollo intelectual no comprende síntomas psicóticos manifiestos y refleja un nivel constantemente reducido de actividad más que un deterioro. Cuando se presentan síntomas psicóticos, se puede establecer el diagnóstico simultáneo de esquizofrenia.
 L. Creencias culturales compartidas. Las creencias aparentemente extrañas que se comparten y aceptan por un grupo cultural no se consideran psicóticas (tabla 9-6).

X. Evolución y pronóstico
 A. Evolución. Los síntomas prodrómicos de ansiedad, perplejidad, terror o depresión suelen preceder al comienzo de la esquizofrenia, que puede resultar aguda o insidiosa. Los síntomas prodrómicos pueden estar presentes durante meses antes de que se establezca el diagnóstico definitivo. El comienzo ocurre, por lo general, al final de la adolescencia y comienzo de la juventud; las mujeres enferman casi siempre a mayor edad que los hombres. Los episodios precipitantes

(p. ej., trauma emocional, uso de drogas, separación) desencadenan algunos episodios entre personas predispuestas. Típicamente, la evolución de la esquizofrenia se caracteriza por el deterioro a lo largo del tiempo, con brotes agudos superpuestos a un cuadro crónico. La vulnerabilidad frente al estrés persiste durante toda la vida. En la fase residual pueden aparecer episodios depresivos postpsicóticos. Otros trastornos relacionados son aquellos por abuso de sustancias, el obsesivo-compulsivo, la hiponatremia secundaria a polidipsia, el hábito tabáquico y la infección por el virus de la inmunodeficiencia humana (VIH).

 CONSEJOS CLÍNICOS

Durante el transcurso de la enfermedad, los síntomas psicóticos positivos más floridos, como los delirios y las alucinaciones extravagantes, suelen disminuir de intensidad, mientras que los síntomas negativos más residuales, como la falta de higiene, la respuesta emocional aplanada y los comportamientos extraños, se incrementan.

Las tasas de recaída se aproximan al 40% a 2 años con tratamiento farmacológico y al 80% a 2 años sin medicamentos. La mitad de los pacientes intentan suicidarse, y el 10% lo consigue. La agresión supone un riesgo, sobre todo si el paciente no recibe tratamiento. Los factores de riesgo abarcan delirios de persecución, antecedentes violentos y déficits neurológicos. El riesgo de muerte repentina y enfermedades médicas aumenta, y la esperanza de vida se acorta.

B. Pronóstico. En cuanto al pronóstico general, algunos investigadores mencionan una regla laxa de tercios: alrededor de un tercio de los pacientes llevan una vida casi normal, otro tercio experimenta síntomas importantes, pero puede vivir dentro de la sociedad y el tercio restante tiene alteraciones importantes y requiere hospitalizaciones frecuentes. Aproximadamente el 10% de este último tercio precisa ingresos prolongados en una institución sanitaria. El pronóstico general de las mujeres es más favorable que el de los hombres (tabla 9-7).

 Tabla 9-7
Características que determinan el pronóstico en la esquizofrenia

Buen pronóstico	Mal pronóstico
Inicio tardío	Inicio temprano
Factores precipitantes claros	Sin factores precipitantes
Inicio agudo	Inicio insidioso
Antecedentes sociales, sexuales y laborales satisfactorios antes del trastorno	Antecedentes sociales, sexuales y laborales poco favorables antes del trastorno
Síntomas de trastorno afectivo (en especial, trastornos depresivos)	Comportamiento retraído y autista
Casados	Solteros, divorciados o viudos
Antecedentes familiares de trastornos del estado de ánimo y esquizofrenia	
Buenos sistemas de apoyo	Malos sistemas de apoyo
Síntomas positivos	Síntomas negativos
Sexo femenino	Signos y síntomas neurológicos
	Antecedentes de trauma perinatal
	Ninguna remisión en 3 años
	Muchas recaídas
	Antecedentes de agresión

XI. Tratamiento

El tratamiento clínico del paciente esquizofrénico incluye el ingreso hospitalario y la administración de medicamentos antipsicóticos, además de tratamientos psicosociales de tipo conductual, familiar, grupal, individual y social, así como la rehabilitación. Cualquiera de estas modalidades de tratamiento se puede aplicar de manera hospitalaria o ambulatoria. Las indicaciones de hospitalización incluyen peligro para otros, tentativa de suicidio, sintomatología grave que lleva a una escasa autoestima o riesgo de lesión secundario a desorganización, estudio diagnóstico, falta de respuesta al tratamiento en condiciones poco restrictivas, comorbilidades que producen complicaciones y necesidad de modificar regímenes de tratamiento farmacológico complejos.

A. Farmacológico. Los antipsicóticos incluyen a los antagonistas de los receptores de la dopamina de primera generación, así como a fármacos de segunda generación como los antagonistas de serotonina y dopamina (p. ej., risperidona y clozapina) (tabla 9-8).

1. Selección del medicamento

a. Antipsicóticos de primera generación (también conocidos como *antipsicóticos típicos* o *antagonistas de los receptores dopamínicos*).

Tabla 9-8
Antipsicóticos de uso frecuente

Medicamentos antipsicóticos	Intervalo posológico recomendado (mg/día)	Equivalentes de clorpromazina (mg/día)	Vida media (horas)
Preparados de 1.ª generación (típicos)			
Fenotiazina			
Clorpromazina	300-1000	100	5-7
Flufenazina	5-20	2	32-34
Mesoridazina	150-400	50	35-37
Perfenazina	16-64	10	9-11
Tioridazina	300-800	100	23-25
Trifluoperazina	15-50	5	23-25
Butirofenona			
Haloperidol	5-20	2	20-22
Otros			
Loxapina	30-100	10	3-5
Molindona	30-100	10	23-25
Tiotexeno	15-50	5	33-35
Preparados de 2.ª generación (atípicos o modernos)			
Aripiprazol	10-30	No disponible	74-76
Clozapina	150-600	No disponible	11-13
Olanzapina	10-30	No disponible	32-34
Paliperidona	3-6	No disponible	24
Quetiapina	300-800	No disponible	5-7
Risperidona	2-8	No disponible	23-25
Ziprasidona	120-200	No disponible	6-8
Asenapina	10-20	No disponible	24
Cariprazina	1.5-6	No disponible	48-96
Iloperidona	6-24	No disponible	18-31
Aripiprazol de acción larga (Maintena®)	300-400	No disponible	4 semanas
Aripiprazol de acción larga (Aristada®)	441-882	No disponible	4 semanas
Paliperidona de acción larga	39-234	No disponible	4 semanas
Lurasidona	40-160	No disponible	18
Quetiapina de acción prolongada	400-800	No disponible	7
Brexipiprazol	2-4	No disponible	91

Los antipsicóticos clásicos son los que a menudo surten efecto frente a los síntomas positivos de la esquizofrenia. Los preparados de gran potencia (p. ej., haloperidol) tienden a producir más efectos secundarios extrapiramidales, como acatisia, distonía aguda y seudoparkinsonismo; los de baja potencia (p. ej., clorpromazina) inducen más sedación, hipotensión y efectos anticolinérgicos. Estos preparados pueden ocasionar discinesia tardía, con una frecuencia aproximada del 5% por año de exposición. Una fracción importante de los pacientes no responden o no toleran estos medicamentos. Los antipsicóticos más modernos (de segunda generación) se describen más adelante, suelen preferirse y se utilizan más a menudo que los antipsicóticos típicos. Su eficacia es la misma, si no mayor, y poseen menos efectos secundarios.

   b. **Antipsicóticos de segunda generación** (también denominados *antagonistas de la serotonina y dopamina, atípicos* o *modernos*). Se trata de los antipsicóticos más recientes que producen un potente bloqueo de los receptores 5-HT$_2$ y grados variables de inhibición de los receptores D$_2$, además de otros efectos sobre los receptores. Si se compara con los antagonistas de los receptores dopamínicos, estos medicamentos mejoran dos grupos de discapacidad característicos de la esquizofrenia: (1) síntomas positivos, como alucinaciones, delirios, pensamiento desorganizado y agitación, y (2) síntomas negativos, como retraimiento, afecto plano, anhedonia, pobreza del lenguaje y alteración cognitiva. Producen menos efectos secundarios extrapiramidales, no elevan los valores de prolactina (salvo la risperidona) y suelen causar menos discinesia tardía. La clozapina es el más atípico porque motiva efectos secundarios extrapiramidales mínimos o nulos, con independencia de su posología; rara vez induce discinesia tardía y resulta muy eficaz para tratar a los pacientes refractarios, a pesar del bloqueo débil de los receptores D$_2$. Como grupo, estos preparados inducen mucha sedación y algunos pueden causar aumento de peso (olanzapina, quetiapina, clozapina), mayor que el asociado con los antagonistas de los receptores de dopamina. Los antipsicóticos de segunda generación se prescriben con mucha frecuencia como tratamiento de primera línea para los pacientes con esquizofrenia; incluyen aripiprazol, asenapina, brexpiprazol, cariprazina, iloperidona, paliperidona convencional y de acción prolongada, lurasidona, risperidona, olanzapina, clozapina y ziprasidona.

2. **Posología.** Se recomienda una dosis fija y moderada, que se mantenga durante 4-6 semanas (o más, si la evolución es más crónica) para tratar los episodios psicóticos agudos. Las dosis altas de antipsicóticos (> 1 g de equivalentes de clorpromazina) y la neuroleptización rápida ya no se aconsejan porque aumentan los efectos secundarios sin mejorar la eficacia. La posología terapéutica habitual es de 4-6 mg de risperidona, 10-20 mg de olanzapina y 6-20 mg de haloperidol al día. Los pacientes con un primer episodio pueden responder de forma satisfactoria a dosis más bajas, mientras que aquellos con un trastorno crónico refractario pueden precisar, excepcionalmente, dosis más altas. La respuesta a un antipsicótico se establece de forma gradual. La agitación se combate con benzodiazepinas (p. ej., 1-2 mg de lorazepam, tres o cuatro veces al día) de manera

gradual o según la necesidad, mientras se aguarda la respuesta antipsicótica. Los pacientes incumplidos por falta de introspección pueden responder a los antipsicóticos inyectables de larga acción (p. ej., 25 mg de decanoato de flufenazina por vía intramuscular [i.m.] cada 2 semanas o 100-200 mg de decanoato de haloperidol i.m. cada 4 semanas). Los antipsicóticos de segunda generación de larga acción incluyen la risperidona, a razón de 25-50 mg por vía i.m. cada 2 semanas. Otros preparados incluyen la paliperidona y el aripiprazol de larga acción. Primero se trata a los pacientes con medicamentos por vía oral a fin de conocer su eficacia y tolerabilidad. Los pacientes que reciban haloperidol de larga acción deben pasar a un medicamento de absorción prolongada, a través de una estrategia de saturación de la dosis o con suplementos orales hasta que el fármaco de liberación prolongada alcance cifras estables (4 meses).

3. **Mantenimiento.** La esquizofrenia suele ser una enfermedad crónica y, por lo general, requiere tratamiento prolongado con fármacos antipsicóticos para disminuir el riesgo de recaídas. Si un paciente ha permanecido estable durante cerca de 1 año, entonces se puede reducir poco a poco la dosis hasta que alcance el mínimo eficaz, posiblemente a razón del 10-20% al mes. Durante la disminución de la dosis se instruye a los pacientes y sus familiares para que detecten y notifiquen los signos de alerta de una posible recaída, como insomnio, ansiedad, retraimiento y comportamiento extraño. Las estrategias para reducir la dosis se deben individualizar de acuerdo con la intensidad de los episodios anteriores, la estabilidad de los síntomas y la tolerancia a los medicamentos.

4. **Otros medicamentos.** Si los medicamentos antipsicóticos habituales no surten efecto, se puede obtener cierta mejoría con otros fármacos. La adición de litio ayuda a un porcentaje importante de pacientes; se ha comunicado que el propranolol, las benzodiazepinas, el ácido valproico o el divalproex y la carbamazepina mejoran a determinados pacientes.

B. **Terapia electroconvulsiva (TEC).** Puede ayudar en la psicosis aguda y en el subtipo catatónico. Los pacientes cuya enfermedad se ha extendido menos de 1 año responden mejor. El electrochoque supone un tratamiento alentador para los síntomas positivos refractarios. Se ha comprobado que posee una eficacia sinérgica con los medicamentos antipsicóticos.

C. **Psicosocial.** Los fármacos antipsicóticos solos no son tan eficaces para tratar a los pacientes esquizofrénicos como los medicamentos asociados con intervenciones psicosociales.

1. **Terapia conductual.** Las conductas deseadas se refuerzan positivamente recompensándolas con regalos concretos, por ejemplo, viajes o privilegios. La idea es generalizar el comportamiento reforzado en el mundo extrahospitalario.

2. **Terapia de grupo.** Se centra en el apoyo y el desarrollo de las capacidades sociales (actividades de la vida diaria). Los grupos ayudan especialmente a reducir el aislamiento social y a incrementar el análisis de la realidad.

3. **Terapia familiar.** Las técnicas de terapia familiar pueden reducir de forma significativa las tasas de recaída del miembro esquizofrénico de la familia. La expresión emocional intensa de la familia se puede reducir a través de la terapia familiar. La reunión de varios grupos familiares, en la que los

parientes de los enfermos esquizofrénicos pueden comentar y compartir las dudas es muy útil.

4. **Psicoterapia de apoyo.** La psicoterapia tradicional orientada a la introspección no suele recomendarse para los pacientes esquizofrénicos porque sus yo son demasiado frágiles. El tratamiento de apoyo, que puede consistir en asesoramiento, tranquilización, educación, modelado, fijación de límites y análisis de la realidad, por lo general constituye la opción preferida. La regla es: tanta introspección cuanta desee y pueda tolerar el paciente, lo cual constituye un objetivo aceptable. Hay un tipo de terapia de apoyo llamada *terapia personal* que se basa en la relación terapéutica y consiste en infundir esperanza y aportar información.

 CONSEJOS CLÍNICOS

Aunque los pacientes se encuentren en un estado catatónico o retraído, a menudo están muy conscientes del entorno y saben lo que se dice a su alrededor.

---

5. **Entrenamiento en habilidades sociales.** Consiste en tratar de mejorar los déficits sociales como el escaso contacto ocular, la falta de relación, las percepciones inadecuadas de los demás y la incorrección social mediante terapias de apoyo de carácter estructural y, a veces, con manuales (a menudo, en grupos) que incluyen trabajos en casa, películas y juegos de rol.

6. **Manejo del paciente.** Como los responsables de las necesidades concretas del paciente esquizofrénico y de coordinar su asistencia, los gestores del caso participan en la coordinación de la planificación terapéutica y en la comunicación entre los distintos profesionales. Ayudan a los pacientes a establecer las citas, solicitar los beneficios para la vivienda y su economía, y navegar a través del sistema de atención sanitaria (defensa del paciente), además de proporcionar una gestión de servicios externos y frente a las crisis con el objetivo de mantener el tratamiento de los pacientes.

7. **Grupos de apoyo.** La National Alliance for the Mentally Ill (NAMI), la National Mental Health Association (NMHA) y otros grupos parecidos dan apoyo, información y educación a los pacientes y a sus familias. En la mayoría de los estados de Estados Unidos hay grupos de apoyo patrocinados por la NAMI.

XII. Técnicas de entrevista

A. **Comprensión.** La tarea más importante consiste en entender lo mejor posible qué puede sentir y pensar el paciente esquizofrénico. Según las descripciones, estos pacientes poseen una estructura muy frágil del yo que los expone a una sensación inestable de sí mismos y de los demás; establecen defensas primitivas y tienen poca capacidad para modular el estrés externo.

B. **Otras tareas críticas.** La otra tarea crítica para el entrevistador es establecer contacto con el paciente de una manera que permita un equilibrio tolerable entre autonomía e interacción.

1. El paciente tiene tanto un deseo profundo como un miedo terrible al contacto interpersonal que se denomina *dilema entre necesidad y miedo.*

2. El miedo al contacto puede representar un temor a una intrusión fundamental, que da lugar a terrores delirantes de aniquilación personal y mundial, además de pérdida de control, de la identidad y de lo propio.

3. El deseo de contacto puede representar el miedo a que, sin la relación humana, la persona esté muerta, no sea humana, sea sólo un ente mecánico o esté permanentemente atrapada.

4. Los pacientes esquizofrénicos pueden proyectar sus propias imágenes negativas, extravagantes y aterradas a los demás, haciendo que el entrevistador se sienta tan incómodo, asustado o enojado como el paciente. Los impulsos agresivos u hostiles atemorizan de manera especial a estos pacientes y pueden causar una desorganización en el pensamiento y en la conducta.

5. Las ofertas de ayuda se perciben como una coerción, una tentativa de forzar a la persona a la inutilidad o una sensación de ser devorados.

6. No hay palabras adecuadas para un paciente esquizofrénico. La tarea más importante del entrevistador consiste en tratar de reducir el caos interno, la soledad y el terror que siente el paciente. El objetivo es transmitir empatía sin que se considere una intrusión peligrosa.

 CONSEJOS CLÍNICOS

- *Los esfuerzos por convencer al paciente de que un delirio no es real suelen terminar con un afianzamiento mayor de las ideas delirantes.*

- *El modo en que el paciente experimenta el mundo (p. ej., peligroso, grotesco, desbordante, invasor) se comunica a través del contenido y el proceso de sus pensamientos. Se debe estar atento a los sentimientos que esconden las ideas delirantes: ¿son sentimientos de miedo, tristeza, enojo, desesperanza? ¿Piensa el paciente que carece de privacidad y de control? ¿Cuál es la imagen que tiene de sí mismo?*

- *Es necesario reconocer los sentimientos del paciente de forma sencilla y clara. Así, si el paciente afirma: "Cuando paseo por la habitación, las personas pueden ver mi cerebro y leer mis pensamientos", el clínico puede responder: "¿Qué significa eso para usted?".*

- *Al prestar atención al paciente, el clínico reconoce que es una persona con algo importante que decir.*

Para mayor información sobre este tema, véase:
Cap. 4, Espectro de la esquizofrenia y otros trastornos psicóticos, p. 22. En: Kaplan & Sadock. Manual de psiquiatría clínica, *4.ᵃ ed.*
Cap. 7, Espectro de la esquizofrenia y otros trastornos psicóticos, p. 300. En: Kaplan & Sadock. Sinopsis de psiquiatría, *11.ᵃ ed.*

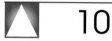

10

Trastornos esquizofreniforme, esquizoafectivo, delirante y otros trastornos psicóticos

I. **Trastorno esquizofreniforme**
   A. **Definición.** Conjunto de síntomas similares a los de la esquizofrenia, salvo que duran por lo menos 1 mes, se resuelven en alrededor de 6 meses y luego regresan al nivel inicial de funcionamiento.
   B. **Epidemiología.** Se sabe poco sobre la incidencia, prevalencia y proporción por sexo del trastorno esquizofreniforme. Es más frecuente en adolescentes, hombres y adultos jóvenes, y se presenta en una proporción menor a la mitad respecto de la esquizofrenia. Se ha informado una prevalencia de por vida del 0.2% y una prevalencia a 1 año del 0.1%.
   C. **Etiología.** En general, los pacientes esquizofreniformes presentan más síntomas del estado de ánimo y un mejor pronóstico que los esquizofrénicos. La esquizofrenia se presenta con mayor frecuencia en las familias de pacientes con trastornos del estado de ánimo que en aquellas de pacientes con el trastorno esquizofreniforme. Las causas siguen siendo desconocidas.
   D. **Diagnóstico, signos y síntomas.** Es un trastorno psicótico de inicio rápido con alucinaciones, delirios o ambos. Aunque muchos pacientes con el trastorno esquizofreniforme pueden mostrar deterioro funcional durante el episodio, es poco probable que se informe un deterioro progresivo en su funcionamiento social y ocupacional (tabla 10-1).
   E. **Diagnóstico diferencial**
      1. **Esquizofrenia.** Se diagnostica esquizofrenia si la duración de las fases prodrómica, activa o residual es de más de 6 meses.
      2. **Trastorno psicótico breve.** Los síntomas se presentan durante menos de 1 mes y no es necesario que esté presente un factor de estrés importante.
      3. **Trastornos del estado de ánimo y ansiedad.** Muestran una elevada comorbilidad con la esquizofrenia y el trastorno esquizofreniforme. Es importante realizar una anamnesis longitudinal para establecer el diagnóstico, porque la presencia de síntomas psicóticos exclusivamente en los períodos de alteración del estado de ánimo indica un trastorno del estado de ánimo primario.
      4. **Trastorno psicótico inducido por sustancias.** Se lleva a cabo una anamnesis detallada sobre el uso de medicamentos y pruebas toxicológicas.
      5. **Trastorno psicótico debido a una afección médica.** Se realiza una anamnesis y exploración física detalladas y, cuando esté indicado, pruebas analíticas o estudios por imagen.
   F. **Evolución y pronóstico.** Los factores pronósticos favorables incluyen la ausencia de un afecto embotado o aplanado, funcionamiento premórbido adecuado, confusión y desorientación durante el clímax del episodio psicótico, duración

Tabla 10-1
Signos y síntomas del trastorno esquizofreniforme

Síntomas que duran al menos 1 mes y no más de 6 meses
Perfil sintomático similar al de la esquizofrenia con dos o más síntomas psicóticos
Síntomas psicóticos que aparecen al inicio del episodio con conducta inusual
Agitación emocional y confusión durante el episodio
Funcionamiento premórbido general adecuado
Sin afecto embotado

breve e inicio agudo, e inicio de los síntomas psicóticos principales dentro de las 4 semanas de cualquier cambio apreciable en la conducta. La mayoría de los cálculos de progresión a esquizofrenia van del 60 al 80%. Algunos tienen un segundo o tercer episodio durante el cual muestran un deterioro hacia un estado más crónico de esquizofrenia. Otros remiten y luego presentan recurrencias periódicas.

G. **Tratamiento.** A menudo se requiere hospitalización y fármacos antipsicóticos para tratar los síntomas psicóticos. Se puede considerar retirar o cambiar el medicamento si la psicosis remite por completo durante 6 meses. La decisión de suspender los medicamentos debe individualizarse con base en la respuesta al tratamiento, los efectos colaterales y otros factores. Se puede intentar un tratamiento con litio, carbamazepina o valproato con fines terapéuticos o profilácticos si el paciente muestra episodios recurrentes. La psicoterapia es de suma importancia para ayudar a los pacientes a comprender y lidiar con sus experiencias psicóticas. Se puede indicar terapia electroconvulsiva en algunos casos, sobre todo en individuos con rasgos catatónicos o depresivos marcados.

II. **Trastorno esquizoafectivo**

A. **Definición.** Trastorno con rasgos concomitantes tanto de esquizofrenia como de trastorno del estado de ánimo que no permite hacer un diagnóstico por separado. En los sistemas diagnósticos actuales, el trastorno esquizoafectivo puede catalogarse en una de seis categorías (tabla 10-2).

B. **Epidemiología.** La prevalencia de por vida es menor al 1%. El trastorno esquizoafectivo de tipo depresivo puede ser más frecuente en los adultos mayores que en los más jóvenes, y el de tipo bipolar puede observarse más a menudo en los adultos jóvenes respecto de los mayores. Se ha informado una prevalencia menor en hombres que en mujeres, sobre todo las casadas; la edad de inicio en las mujeres es mayor que la de los hombres, al igual que en la esquizofrenia. Los hombres con trastorno esquizoafectivo tienden a exhibir conductas antisociales y a mostrar un afecto marcadamente plano o inadecuado.

Tabla 10-2
Categorías del trastorno esquizoafectivo

1. Pacientes con esquizofrenia con síntomas del estado de ánimo
2. Pacientes con trastorno del estado de ánimo con síntomas de esquizofrenia
3. Pacientes con trastorno del estado de ánimo y esquizofrenia
4. Pacientes con una tercera psicosis no relacionada con esquizofrenia o un trastorno del estado de ánimo
5. Pacientes cuyo trastorno es un continuo entre la esquizofrenia y un trastorno del estado de ánimo
6. Pacientes con alguna combinación de las categorías mencionadas

Tabla 10-3
Signos y síntomas del trastorno esquizoafectivo

A. Síntomas del estado de ánimo que incluyen un episodio depresivo, maníaco o mixto en combinación con síntomas de esquizofrenia.
B. Se presentan delirios o alucinaciones junto con síntomas del estado de ánimo durante 2 semanas.
C. El componente anímico está presente durante la mayor parte (> 50%) del total de la enfermedad.
D. No se debe diagnosticar trastorno esquizoafectivo si los síntomas son causados por abuso de sustancias o una afección médica secundaria.

C. Etiología. Algunos pacientes pueden ser mal diagnosticados; en realidad presentan esquizofrenia con síntomas anímicos prominentes o tienen un trastorno del estado de ánimo con síntomas psicóticos prominentes. La prevalencia de esquizofrenia no aumenta en las familias esquizoafectivas, pero la de los trastornos del estado de ánimo, sí. Los pacientes con trastorno esquizoafectivo tienen mejor pronóstico que aquellos con esquizofrenia y peor que aquellos con trastornos del estado de ánimo.

D. Diagnóstico, signos y síntomas. Se observan signos y síntomas de esquizofrenia junto con episodios maníacos o depresivos. El trastorno se divide en dos subtipos: (1) bipolar, en caso de haber ciclos maníacos y depresivos, y (2) depresivo, si las alteraciones sólo incluyen episodios depresivos mayores (tabla 10-3).

E. Diagnóstico diferencial. Debe considerarse cualquier afección médica, psiquiátrica o relacionada con fármacos que cause síntomas psicóticos o anímicos.

F. Evolución y pronóstico. Un mal pronóstico se asocia con antecedentes familiares positivos para esquizofrenia, inicio temprano e insidioso sin factores precipitantes, predominio de síntomas psicóticos y antecedentes premórbidos desalentadores. Los pacientes con trastorno esquizoafectivo tienen mejor pronóstico que aquellos con esquizofrenia y peor que aquellos con trastornos del estado de ánimo. Estos pacientes responden con más frecuencia al litio y tienen menos probabilidades de mostrar deterioro que las personas con esquizofrenia.

G. Tratamiento. Se deben emplear tratamientos antidepresivos o antimaníacos en combinación con fármacos antipsicóticos a fin de controlar los signos y síntomas psicóticos. Los inhibidores selectivos de la recaptación de la serotonina (ISRS; p. ej., fluoxetina y sertralina) suelen utilizarse como fármacos de primera línea, pero el tratamiento con antidepresivos corresponde al de la depresión bipolar. Se debe tener cuidado de no precipitar un ciclo de cambios rápidos de depresión a manía con el antidepresivo. En los casos de manía, se debe considerar el uso de terapia electroconvulsiva. Los pacientes se benefician con una combinación de terapia familiar, capacitación en habilidades sociales y rehabilitación cognitiva.

III. Trastorno delirante

A. Definición. Trastorno en el que la manifestación principal o única es un delirio no extravagante, fijo e inquebrantable. Los delirios suelen ser sobre situaciones que pueden ocurrir o son posibles en la vida real, como el ser perseguido, estar infectado o ser amado a la distancia. Los delirios extravagantes se consideran imposibles, como el de ser inseminado por un extraterrestre.

Tabla 10-4
Características epidemiológicas del trastorno delirante

Incidencia[a]	0.7-3.0
Prevalencia[a]	24-30
Edad de inicio (rango)	18-80 años (media, 34-45 años)
Tipo de inicio	Agudo o gradual
Proporción por sexo	Ligeramente más frecuente en mujeres
Pronóstico	Mejora con un inicio temprano y agudo
Factores asociados	Viudez o celibato a menudo presentes; los antecedentes de abuso de sustancias y traumatismo craneoencefálico no son raros

[a]Las cifras de incidencia y prevalencia representan casos por 100 000 habitantes.
Adaptado de: Kendler KS. Demography of paranoid psychosis (delusional disorder). *Arch Gen Psychiatry* 1982;39:890, con autorización.

B. Epidemiología. Los trastornos delirantes representan sólo el 1-2% de todas las hospitalizaciones. La media de edad al inicio es cercana a los 40 años, pero el rango va de los 18 a los 90 años o más. Se registra un ligero predominio en las mujeres. Los hombres tienen mayor probabilidad de desarrollar delirios paranoides que las mujeres, quienes tienen mayor propensión a desarrollar delirios de erotomanía. Muchos pacientes se encuentran casados y empleados, pero existe cierta asociación con una migración reciente y un estado socioeconómico desfavorable (tabla 10-4).

C. Etiología

1. Causas genéticas. Los estudios genéticos indican que el trastorno delirante no es ni un subtipo ni una etapa temprana o prodrómica de la esquizofrenia, ni un trastorno del estado de ánimo. El riesgo de sufrir esquizofrenia o un trastorno del estado de ánimo no aumenta con el parentesco de primer grado; sin embargo, existe un ligero incremento en el pensamiento delirante, sobre todo de suspicacia, en las familias de pacientes con trastorno delirante.

2. Causas biológicas. Las alteraciones neurológicas más frecuentemente asociadas con los delirios afectan el sistema límbico y los ganglios basales. El trastorno delirante también puede surgir como respuesta a la estimulación del sistema nervioso periférico (p. ej., parestesias percibidas como rayos provenientes del espacio exterior).

3. Causas psicosociales. El trastorno delirante tiene un origen principalmente psicosocial. Algunas características en común incluyen antecedentes de abuso físico o emocional; padres crueles, erráticos y poco confiables; y una crianza demasiado exigente o perfeccionista. No se desarrolla una confianza básica (Erik Erikson), por lo que el niño considera que el ambiente resulta hostil y potencialmente peligroso de forma constante. Otros factores psicosociales incluyen antecedentes de hipoacusia, ceguera, aislamiento social y soledad, una migración reciente u otros cambios bruscos del entorno, así como una edad avanzada (tabla 10-5).

D. Pruebas analíticas y psicológicas. No existen pruebas de laboratorio que confirmen el diagnóstico. Las pruebas psicológicas proyectivas revelan una preocupación con temas paranoides o de grandeza, así como cuestiones de inferioridad, falta de adaptación y ansiedad.

Tabla 10-5
Factores de riesgo asociados con el trastorno delirante

Edad avanzada
Antecedentes de discapacidad sensorial o aislamiento familiar
Aislamiento social
Rasgos de personalidad (p. ej., sensibilidad interpersonal particular)
Migración reciente

E. **Fisiopatología.** Se desconocen los factores fisiopatológicos, salvo cuando los pacientes presentan defectos anatómicos discretos del sistema límbico o los ganglios basales.

F. **Factores psicodinámicos.** Mecanismos de defensa utilizados: (1) negación, (2) formación reactiva y (3) proyección. El mecanismo principal es la proyección: los síntomas son una defensa frente a ideas y sentimientos inaceptables. Los pacientes niegan sentimientos de vergüenza, humillación e inferioridad; convierten los sentimientos inaceptables en sus contrarios mediante una formación reactiva (inferioridad en grandeza), y proyectan cualquier sentimiento inaceptable hacia los demás.

G. **Diagnóstico, signos y síntomas.** Los delirios duran al menos 1 mes, están bien sistematizados y no son extravagantes, en contraste con aquellos que resultan fragmentados y extravagantes. La respuesta emocional del paciente al sistema delirante es congruente y adecuada con respecto al contenido del delirio. La personalidad permanece intacta o se deteriora de forma mínima. El hecho de que los pacientes suelan encontrarse hipersensibles e hipervigilantes puede llevar al aislamiento social, a pesar de sus elevadas capacidades funcionales. En condiciones de ausencia de estrés, se puede pensar que los pacientes carecen de evidencia de enfermedad mental (tabla 10-6).

1. **Persecutorio.** Los pacientes con este subtipo están convencidos de que son perseguidos o de que serán dañados. Las creencias persecutorias suelen asociarse con quejas, irritabilidad e ira. Es el tipo más frecuente.

2. **Celotípico (paranoia conyugal o celos patológicos).** El trastorno delirante con delirios de infidelidad también ha sido llamado *paranoia conyugal* cuando se limita al delirio de que el cónyuge ha sido infiel. El epónimo *síndrome de Othello* ha sido empleado para describir los celos malsanos que pueden surgir a partir de diversas preocupaciones. El delirio suele afectar a los hombres, a menudo aquellos sin enfermedades psiquiátricas previas. Puede estar asociado con violencia, incluido el homicidio.

Tabla 10-6
Signos y síntomas del trastorno delirante

A. Presencia de uno o más delirios que permanecen por lo menos durante 1 mes.
B. Nunca se han cumplido los criterios para la esquizofrenia.
C. No se percibe un deterioro marcado en el funcionamiento ni comportamientos extravagantes.
D. Duración breve de episodios anímicos en comparación con el pensamiento delirante.
E. Los delirios no son secundarios a una afección médica o el consumo de drogas.

Tipos de delirios

Celotípico	Mixto
De grandeza	Erotomaníaco
Persecutorio	No especificado
Somático	

3. **Erotomaníaco.** El paciente cree que alguien, por lo general alguien de mayor nivel socioeconómico, está enamorado de él o ella. Los criterios pueden incluir: (1) convicción delirante de comunicación amorosa, (2) el objeto es de rango muy superior, (3) el objeto es el primero en enamorarse, (4) el objeto es el primero en hacer avances, (5) inicio súbito (en un período de 7 días), (6) el objeto se mantiene sin cambios, (7) el paciente racionaliza la conducta paradójica del objeto, (8) la evolución es crónica y (9) no se presentan alucinaciones. Más frecuente en mujeres. Explica conductas de asedio.

4. **Somático.** Consiste en la creencia de que el paciente padece una enfermedad; los delirios frecuentes incluyen la presencia de parásitos, olores corporales desagradables (trastorno dismórfico corporal) o una enfermedad mortal.

5. **De grandeza.** Las personas piensan que tienen poderes especiales o que son deidades.

6. **Síntomas delirantes en la pareja de un individuo con trastorno delirante** (también conocido como *folie à deux*). Dos personas comparten la misma creencia delirante. Es más frecuente en las relaciones de madre e hija. Se comenta más adelante.

H. **Diagnóstico diferencial**

1. **Trastorno psicótico debido a afección médica con delirios.** Las alteraciones que pueden simular el trastorno delirante incluyen enfermedad de Parkinson, tumores y traumatismos de los ganglios basales, hipotiroidismo e hipertiroidismo, esclerosis múltiple, enfermedad de Alzheimer. Numerosas enfermedades médicas y neurológicas pueden presentarse con delirios (tabla 10-7). Los sitios más frecuentes de lesión son los ganglios basales y el sistema límbico.

Tabla 10-7
Posibles etiologías médicas de los síndromes delirantes

Tipo de enfermedad o trastorno	Ejemplos
Trastornos neurodegenerativos	Enfermedad de Alzheimer, enfermedad de Pick, enfermedad de Huntington, calcificación de los ganglios basales, esclerosis múltiple y leucodistrofia metacromática.
Otros trastornos del sistema nervioso central	Tumores cerebrales, sobre todo del lóbulo temporal y tumores hemisféricos profundos; epilepsia, sobre todo el trastorno de crisis parciales complejas; traumatismo craneoencefálico (hematoma subdural); lesión cerebral anóxica, y embolia grasa.
Enfermedad vascular	Vasculopatía ateroesclerótica, sobre todo con lesiones difusas, temporoparietales o subcorticales; encefalopatía hipertensiva; hemorragia subaracnoidea y arteritis temporal.
Infecciones	Virus de la inmunodeficiencia humana o síndome de inmunodeficiencia adquirida, encefalitis letárgica, enfermedad de Creutzfeldt-Jakob, sífilis, paludismo y encefalitis vírica aguda.
Enfermedad metabólica	Hipercalcemia, hiponatremia, hipoglucemia, uremia, encefalopatía hepática y porfiria.
Endocrinopatías	Enfermedad de Addison, síndrome de Cushing, hipertiroidismo o hipotiroidismo y panhipopituitarismo.
Deficiencias vitamínicas	Deficiencia de vitamina B_{12}, deficiencia de folato, deficiencia de tiamina y deficiencia de niacina.
Medicamentos	Hormonas adrenocorticotropas, esteroides anabolizantes, cimetidina, antibióticos (cefalosporinas, penicilina), disulfiram y anticolinérgicos.
Sustancias	Anfetaminas, cocaína, alcohol, cannabis y alucinógenos.
Toxinas	Mercurio, arsénico, manganeso y talio.

2. **Trastorno psicótico inducido por sustancias/medicamentos con delirios.** La intoxicación por simpaticomiméticos (p. ej., anfetaminas, marihuana o levodopa) tiende a producir síntomas delirantes.

3. **Trastorno de personalidad paranoide.** No hay delirios reales, aunque pueden presentarse ideas sobrevaloradas al borde de ser delirantes. Los pacientes están predispuestos a padecer trastornos delirantes.

4. **Esquizofrenia paranoide.** Es más probable que se presente con alucinaciones auditivas prominentes, deterioro de la personalidad y alteraciones más marcadas en el funcionamiento de los roles. La edad de inicio tiende a ser menor en la esquizofrenia que en el trastorno delirante. Los delirios son más extravagantes.

5. **Trastorno de depresión mayor.** Los pacientes deprimidos pueden tener delirios paranoides secundarios a un trastorno depresivo mayor, pero los síntomas anímicos y los rasgos asociados (p. ej., síntomas vegetativos, antecedentes familiares positivos, respuesta a antidepresivos) son prominentes.

6. **Trastorno bipolar I.** Los pacientes maníacos pueden tener delirios de grandeza o paranoides claramente secundarios al trastorno del estado de ánimo primario y prominente; se asocia con rasgos como estado de ánimo eufórico y lábil, antecedentes familiares positivos y respuesta al litio.

I. **Evolución y pronóstico.** El trastorno delirante se considera un diagnóstico considerablemente estable. Alrededor del 50% de los pacientes han mostrado recuperación en seguimientos de largo plazo, el 20% una reducción de los síntomas y el 30% no muestran cambio alguno. Un pronóstico favorable se asocia con niveles altos de adaptación ocupacional, social y funcional; sexo femenino; comienzo antes de los 30 años de edad; inicio repentino; duración breve de la enfermedad, y presencia de factores precipitantes. Aunque no hay muchos datos confiables, los pacientes con delirios persecutorios, somáticos y erotomaníacos se consideran de mejor pronóstico que aquellos con delirios de grandeza y celotípicos.

J. **Tratamiento.** Los pacientes rara vez acuden a terapia de manera voluntaria; más bien son llevados por parientes o amigos preocupados. Resulta difícil establecer *rapport*; la hostilidad del paciente está motivada por el miedo.

1. **Hospitalización.** Es necesaria cuando el paciente es incapaz de controlar sus impulsos suicidas u homicidas, si la afección es extrema (p. ej., rehusarse a comer por un delirio de intoxicación por alimentos), o si estuviera indicado un estudio médico exhaustivo.

2. **Farmacológico.** Los pacientes tienden a rechazar los medicamentos dada su suspicacia. Si se encuentran muy alterados, pueden requerir antipsicóticos intramusculares; en caso contrario, se puede intentar con antipsicóticos orales. El trastorno delirante puede responder de manera preferente a la pimozida. Los pacientes delirantes son más proclives a reaccionar a los efectos colaterales del fármaco con ideas delirantes; por lo tanto, se recomiendan incrementos graduales de la dosis para reducir la probabilidad de producir efectos adversos molestos. Se puede recurrir a los antidepresivos en caso de depresión grave. Los ISRS pueden ser útiles en el tipo somático.

3. **Psicológico.** La terapia individual parece ser más eficaz que la de grupo; las terapias orientadas a la introspección, de apoyo, cognitiva y conductual a

Tabla 10-8
Diagnóstico y tratamiento del trastorno delirante

Descartar otras causas de los rasgos paranoides
Confirmar la ausencia de otras psicopatologías
Evaluar las consecuencias de la conducta delirante
  Desmoralización
  Desaliento
  Ira, miedo
  Depresión
Impacto de la búsqueda de "diagnósticos médicos", "soluciones legales", "pruebas de infidelidad",
  etcétera (p. ej., financiero, legal, personal, ocupacional)
Evaluar la ansiedad y la agitación
Valorar la posiblidad de violencia y suicidio
Evaluar la necesidad de hospitalizar al paciente
Instaurar tratamiento farmacológico y psicológico
Mantener contacto a lo largo de la recuperación

menudo son efectivas. Los resultados favorables dependen de la capacidad del psiquiatra para responder a la desconfianza del paciente hacia los demás y de los conflictos interpersonales, frustraciones y fracasos resultantes. El signo de un tratamiento exitoso puede ser una adaptación social satisfactoria más que la supresión de los delirios del paciente (tabla 10-8).

CONSEJOS CLÍNICOS: PSICOTERAPIA

- *No discutir con el paciente ni poner en duda sus delirios. El delirio puede volverse más arraigado si el paciente siente que tiene que defenderlo.*
- *No aparentar que el delirio es real. Sin embargo, se deben escuchar las inquietudes del paciente sobre el delirio e intentar comprender lo que éste significa, sobre todo en términos de la autoestima del paciente.*
- *Responder de manera empática al hecho de que el delirio es perturbador e intrusivo y que afecta la vida de la persona.*
- *Comprender que el sistema delirante puede representar un medio para lidiar con sentimientos profundos de vergüenza o ineptitud, y que el paciente puede ser muy sensible a cualquier desaire o condescendencia imaginado.*
- *Ser directo y sincero en todos los contactos con estos pacientes, puesto que suelen ser muy sensibles a la idea de ser engañados. Explicar los efectos colaterales de los medicamentos y las razones para prescribirlos (p. ej., para reducir la ansiedad, irritabilidad, insomnio o anorexia); mostrarse como alguien confiable y puntual en las citas; programar citas regulares.*
- *Evaluar el factor que desencadenó la aparición del delirio. Algunas fuentes de estrés o experiencias en la vida del paciente pueden exacerbar los síntomas delirantes. Ayudar al paciente a desarrollar medios alternativos para responder a las situaciones estresantes.*

IV. **Trastorno psicótico breve**
  A. **Definición.** Trastorno psicótico agudo y transitorio que implica el inicio repentino de síntomas psicóticos, que duran menos de 1 mes y se presentan después de un episodio de estrés grave y evidente en la vida del paciente. La remisión es completa, regresando a los niveles premórbidos de funcionamiento.

Tabla 10-9
Signos y síntomas del trastorno psicótico breve

1. Síntomas psicóticos de inicio abrupto que duran al menos 1 día, pero no más de 1 mes.
2. No está asociado con trastornos del estado de ánimo, relacionado con sustancias u ocasionado por una afección médica general.
3. Presencia de por lo menos un síntoma mayor de psicosis, como alucinaciones, delirios y pensamientos desorganizados.
4. Labilidad emocional, confusión y falta de concentración.
5. Volatilidad emocional, comportamiento extraño o extravagante, gritos o mutismo, y deterioro de la memoria reciente.
6. Los patrones sintomáticos incluyen reacciones paranoides agudas y confusión reactiva, excitación y depresión.

B. **Epidemiología.** No se dispone de datos definitivos, pero el 9% de los primeros episodios de psicosis se diagnostican como episodios psicóticos breves. Es más frecuente en personas con trastornos de la personalidad preexistentes o que han afrontado factores importantes de estrés con anterioridad, como desastres o cambios culturales drásticos. El inicio suele presentarse entre los 20 y 35 años de edad, con una incidencia ligeramente mayor en las mujeres.

C. **Etiología.** Los trastornos del estado de ánimo son más frecuentes en la familias de estos pacientes. El estrés psicosocial desencadena el episodio psicótico. La psicosis se interpreta como una respuesta defensiva en una persona con mecanismos de adaptación inadecuados.

D. **Diagnóstico, signos y síntomas.** Son similares a los de otros trastornos psicóticos, con mayor volatilidad emocional, comportamientos extraños o extravagantes, confusión, desorientación y labilidad emocional que va del júbilo al suicidio (tabla 10-9).

E. **Diagnóstico diferencial.** Se deben descartar las causas médicas, en particular la intoxicación y la abstinencia de fármacos. También se deben considerar los trastornos convulsivos y descartarse trastornos facticios, simulación, esquizofrenia, trastornos del estado de ánimo y episodios psicóticos transitorios asociados con los trastornos de la personalidad límite y esquizotípico.

F. **Evolución y pronóstico.** Por definición, la evolución del trastorno es menor de 1 mes. La recuperación alcanza hasta el 80% con tratamiento (tabla 10-10).

G. **Tratamiento**
   1. **Hospitalización.** Un paciente con psicosis aguda puede requerir de una hospitalización breve para su evaluación y protección. La reclusión, la inmovilización física y la vigilancia uno a uno pueden ser necesarias.

Tabla 10-10
Factores de pronóstico favorable para el trastorno psicótico breve

Adaptación premórbida adecuada
Escasos rasgos esquizoides premórbidos
Factores de estrés precipitantes graves
Inicio repentino de los síntomas
Síntomas afectivos
Confusión y perplejidad durante la psicosis
Escaso embotamiento afectivo
Duración breve de los síntomas
Ausencia de parientes con esquizofrenia

2. Farmacológico. Las dos clases principales de fármacos que se deben considerar para el tratamiento del trastorno psicótico breve son los antipsicóticos (haloperidol o ziprasidona) y las benzodiazepinas. A menudo se usan ansiolíticos durante las primeras 2-3 semanas después de la resolución del episodio psicótico. Debe evitarse el empleo a largo plazo de los medicamentos.

3. Psicológico. La psicoterapia ofrece una oportunidad para hablar sobre los factores de estrés y el episodio psicótico. El abordaje más eficaz parece ser una estrategia de tratamiento individualizada basada en aumentar las habilidades de resolución de problemas y al mismo tiempo fortalecer la estructura del yo mediante la psicoterapia. La participación de la familia durante el proceso terapéutico puede ser vital para alcanzar el éxito.

V. Trastorno psicótico compartido

A. Definición. Sistema delirante compartido por dos o más personas, antes denominado *trastorno paranoide inducido* y *folie à deux*. En la 5.ª edición del *Manual diagnóstico y estadístico de los trastornos mentales* (DSM-5®), este trastorno se conoce como "Síntomas delirantes en la pareja de un individuo con trastorno delirante".

B. Epidemiología. Este trastorno es raro; es más frecuente en mujeres y en personas con discapacidades físicas que las hacen depender de otras personas. Algún pariente, por lo general dos hermanas, suele estar involucrado en el 95% de los casos.

C. Etiología. La causa es principalmente psicológica; sin embargo, puede haber una influencia genética, porque el trastorno afecta con mayor frecuencia a los miembros de una misma familia. Los familiares de personas con este trastorno tienen riesgo de presentar esquizofrenia. Los factores psicosociales o psicológicos incluyen una relación socialmente aislada en la que una persona es sumisa y depende de otra persona dominante con un sistema psicótico establecido.

D. Factores psicodinámicos. La personalidad psicótica dominante mantiene cierto contacto con la realidad a través de la persona dominada, mientras que la personalidad sumisa ansía ser atendida y aceptada por la persona dominante. A menudo ambos sujetos guardan una relación muy ambivalente.

E. Diagnóstico, signos y síntomas. Los delirios persecutorios son los más frecuentes; la principal forma de presentación consiste en que ambas personas comparten y aceptan ciegamente estos delirios. Puede haber pactos suicidas u homicidas (tabla 10-11).

Tabla 10-11
Signos y síntomas del trastorno psicótico compartido (síntomas delirantes en la pareja de un individuo con trastorno delirante)

A. Hay una transferencia de delirios de una persona a otra.
B. Las personas se encuentran fuertemente asociadas y suelen vivir juntas en un relativo aislamiento social.
C. El individuo que tuvo el primer delirio (el caso primario) suele estar crónicamente enfermo.
D. El delirio se atribuye a la fuerte influencia del miembro más dominante.
E. El trastorno no es secundario a una afección médica, otro trastorno psicótico o el efecto de una sustancia.

F. **Diagnóstico diferencial.** Se deben descartar trastornos de personalidad, simulación y trastornos facticios en el paciente sumiso. Siempre se deben considerar las causas médicas.

G. **Evolución y pronóstico.** Las tasas de recuperación varían desde cifras tan bajas como el 10% hasta el 40%. De forma tradicional, se separa a la pareja que ha sido sometida de la dominante y psicótica; el resultado ideal es una disminución rápida de los síntomas psicóticos. Si estos últimos no remiten, la persona sumisa puede cumplir los criterios de otro trastorno psicótico, como esquizofrenia o trastorno delirante.

H. **Tratamiento.** Consiste en separar a la pareja y ayudar al miembro que ha sido sometido y es dependiente a crear otros sistemas de apoyo para compensar la pérdida de la relación. Los medicamentos antipsicóticos pueden resultar de ayuda a ambas personas.

 CONSEJOS CLÍNICOS

El riesgo de infanticidio sigue siendo alto, aun cuando haya cuidadores en el hogar. La supervisión cuidadosa de la relación entre la madre y el bebé puede aportar claves esenciales sobre sentimientos hostiles o amorosos.

VI. **Trastorno del espectro de la esquizofrenia no especificado**

Existe una gama de presentaciones clínicas que no cumplen con los criterios diagnósticos actuales. Comprenden sintomatología psicótica (delirios, alucinaciones, lenguaje desorganizado, o conductas catatónicas o muy desorganizadas) sobre la cual existe información limitada o contradictoria para poder establecer un diagnóstico específico. El trastorno incluye:

A. **Psicosis autoscópica.** El síntoma característico consiste en una alucinación visual de todo o parte del cuerpo de una persona. Se le denomina *fantasma*, carece de color y es transparente, además de que tiende a aparecer repentinamente y sin dar aviso. Las hipótesis sobre su causa incluyen una actividad episódica anómala en los lóbulos temporoparietales. Los pacientes suelen responder a los ansiolíticos. En casos graves, puede ser necesario recurrir a medicamentos antipsicóticos.

B. **Psicosis de la motilidad.** Probablemente sea una variante del trastorno psicótico breve. Las dos formas de la psicosis de la motilidad son la acinética y la hipercinética. La presentación clínica de la forma acinética es similar al estupor catatónico, mientras que la forma hipercinética se parece a la excitación maníaca o catatónica.

C. **Psicosis puerperal.** La psicosis puerperal o posparto es un ejemplo de trastorno psicótico no especificado que se presenta en mujeres que han tenido un parto reciente; el síndrome suele caracterizarse por la depresión y los delirios de la madre, así como por pensamientos de lastimar al neonato o a sí misma.

D. **Signos y síntomas.** *Véase* la tabla 10-12.

VII. **Catatonía**

La catatonía es una nueva categoría diagnóstica que fue incluida en el DSM-5® porque puede presentarse en una amplia gama de trastornos mentales, con

Tabla 10-12
Signos y síntomas del trastorno psicótico no especificado

1. Alucinaciones
2. Delirios
3. Lenguaje y conducta desorganizados
4. Presentaciones clínicas que no cumplen con los criterios diagnósticos actuales
5. Síntomas psicóticos que no cumplen con los criterios de un trastorno psicótico específico
6. Síntomas en curso que duran más de 1 mes, excluyendo un trastorno psicótico breve

mayor frecuencia en trastornos psicóticos y del estado de ánimo graves. También puede ser causada por una afección médica subyacente o ser inducida por una sustancia.

A. **Diagnóstico, signos y síntomas.** Consiste en un conjunto de anomalías conductuales llamativas que incluyen inmovilidad o excitación motriz, negativismo profundo, ecolalia (imitación del lenguaje) o ecopraxia (imitación del movimiento) (tabla 10-13).

Tabla 10-13
Signos y síntomas de la catatonía

1. Estupor
2. Catalepsia
3. Flexibilidad cérea
4. Mutismo
5. Negativismo
6. Adopción de posturas (*posturing*)
7. Manierismos
8. Estereotipia
9. Agitación
10. Muecas
11. Ecolalia
12. Ecopraxia

B. **Epidemiología.** Trastorno de aparición poco frecuente relacionado principalmente con los tratornos del estado de ánimo y, en el 10% de los pacientes, con esquizofrenia.

C. **Etiología.** Afecciones neurológicas (estado epiléptico no convulsivo y traumatismo craneoencefálico), infecciones (encefalitis) y enfermedades metabólicas (encefalopatía hepática e hiponatremia).

D. **Diagnóstico diferencial.** Incluye delírium hipoactivo, demencia en etapa terminal y mutismo acinético, así como catatonía debida a un trastorno psiquiátrico primario.

E. **Evolución y tratamiento.** En la mayoría de los casos requiere hospitalización. Debe mantenerse la ingesta de líquidos y nutrientes, a menudo por vía intravenosa o por sonda nasogástrica. El abordaje principal de tratamiento consiste en identificar y corregir la causa médica o farmacológica subyacente. Las sustancias nocivas deben retirarse o ser reducidas al mínimo.

VIII. **Síndromes dependientes de la cultura**
Véase la tabla 10-14.

Tabla 10-14
Ejemplos de síndromes dependientes de la cultura

Agotamiento cerebral
Terminología empleada para describir un estado de estrés en los adultos jóvenes en África occidental, a menudo como respuesta a los desafíos escolares.
Los síntomas incluyen dificultades para concentrarse, recordar y pensar.
Se dice que el cerebro se encuentra "fatigado".
Los síntomas somáticos incluyen dolor, presión o rigidez, visión borrosa, calor o ardor.

Amok
Consiste en episodios de disociación.
Hay comportamiento violento y agresivo después de un período de "incubación".
Se presenta conducta homicida dirigida a personas y objetos.
Es desencadenado por un insulto aparente.
Afecta a los hombres de manera predominante.
Pueden aparecer ideas persecutorias, automatismos y amnesia.
Una vez terminado el episodio, se regresa a la normalidad.
Se presenta sobre todo en la cultura malaya, pero también se observa en Filipinas, Polinesia (*cafard* o *cathard*), Laos, Puerto Rico (mal de pelea), Papúa Nueva Guinea y entre los navajos (*iich'aa*).

"Ataque de nervios"
Es una expresión de malestar.
Se observa principalmente entre latinos del Caribe y el Mediterráneo.
Los síntomas incluyen ataques de llanto, temblores, gritos incontrolables, calor en el pecho que sube hasta la cabeza y agresión física o verbal.
Se presentan episodios disociativos.
Pueden ocurrir episodios convulsivos o de desmayo.
Existe una sensación de pérdida de control.
Lo desencadenan eventos estresantes (p. ej., muerte, divorcio o conflictos familiares).
Puede presentarse amnesia durante el *episodio*.
Hay un regreso rápido al funcionamiento normal.

"Atracción"
Estado de trance en el que las personas se "comunican" con parientes fallecidos o espíritus.
Se observa más entre estadounidenses de ascendencia africana y europea en la parte sur del país.

"Bilis" y "cólera" (*muina*)
Expresa enojo o ira subyacente.
Se presenta sobre todo entre latinos.
Los síntomas incluyen cefalea, gritos, temblores, malestares estomacales, tensión nerviosa aguda y pérdida de la consciencia.

Bouffée délirante
Se presenta en África occidental y Haití.
Se caracteriza por la aparición súbita de comportamiento agitado y agresivo.
Puede haber confusión y excitación psicomotriz.
Se presentan alucinaciones visuales y auditivas.
Semejante al trastorno psicótico breve.

Dhat
Es un término empleado en la India para describir una ansiedad extrema relacionada con la eyaculación, una coloración blanquecina de la orina y las sensaciones de debilidad y fatiga.

Enfermedad de los espíritus
Se observa principalmente entre nativos americanos.
Consiste en una preocupación sobre la muerte y los difuntos.
Los síntomas incluyen sensación de peligro, pesadillas, debilidad, pérdida de consciencia, sentimientos de futilidad, alucinaciones, mareos, pérdida del apetito, confusión, miedo y ansiedad.

Fallo o desconexión temporal
Se limita en su mayor parte al sur de Estados Unidos y el Caribe.
Se presenta la sensación de mareos o colapso repentino.
Hay quejas sobre pérdida visual a pesar de que los ojos de la persona se encuentren abiertos.
La persona puede escuchar y comprender, pero no se siente incapaz de moverse.
Semejante al trastorno de conversión o el trastorno disociativo.

(continúa)

Tabla 10-14
Ejemplos de síndromes dependientes de la cultura *(continuación)*

Hwa-byung (también conocido como *wool-hwa-byung*)
Significa "síndrome colérico" y se observa en la cultura coreana.
Se relaciona con la inhibición de la ira.
Los síntomas incluyen pánico, miedo a una muerte inminente, insomnio, fatiga, anorexia, indigestión, sensación de tener una masa en el epigastrio, dolores generalizados y disnea por dolor, y palpitaciones.

Koro
Síndrome delirante que se manifiesta como un miedo repentino e intenso de que los genitales (el pene o la vulva y los pezones en el caso de las mujeres) se vayan a encoger hasta penetrar el cuerpo y producir la muerte.
El síndrome se presenta en el sureste asiático y también se conoce como *shuk yang, shook yong* y *suo yang* (China), *jinjinia bemar* (Assam) o *rok-joo* (Tailandia).

Latah
Se presenta en muchas partes del mundo, pero el término es de origen malayo o indonesio.
Se experimenta como una reacción súbita al miedo, con síntomas de ecolalia, ecopraxia y comportamiento disociativo.
Es más prevalente en mujeres de mediana edad.
Otros nombres incluyen *amurakh, irkunil, ikota, olan, myriachit, menkeiti* (grupos siberianos); *bah tschi, bah-tsi, baah-ji* (Tailandia); *imu* (Ainu, Sakhalin, Japón), y *mali-mali* y *silok* (Filipinas).

"Locura"
Es una forma crónica y grave de psicosis.
Término acuñado por los latinos.
Los síntomas incluyen agitación, incoherencia, alucinaciones auditivas y visuales, impredecibilidad y posiblemente violencia.

"Mal de ojo"
Predomina entre las culturas mediterráneas, pero se observa en todo el mundo.
Los niños son particularmente vulnerables.
Los síntomas incluyen diarrea, vómitos, fiebre con alteraciones del sueño y llanto sin causa evidente.
Las mujeres y los niños tienen mayor riesgo de padecer este trastorno.

"Nervios"
Tiene mayor prevalencia entre latinos.
Es una causa frecuente de malestar.
Se caracteriza por un estado general de vulnerabilidad.
Es provocado por circunstancias difíciles de la vida.
Los síntomas incluyen malestar emocional, alteraciones de orden somático e incapacidad para funcionar.
Otros síntomas frecuentes comprenden irritabilidad, llanto fácil, incapacidad para concentrarse, molestias gastrointestinales, dificultades del sueño, cefalea, nerviosismo, parestesias y temblores.

Piblokto
Es un episodio disociativo repentino.
Consiste en excitación extrema que puede durar hasta 30 min.
Puede haber convulsiones y coma hasta por 12 h.
Suele verse en la población esquimal ártica o subártica.
Otros síntomas incluyen aislamiento, irritabilidad y amnesia del ataque.
Otros comportamientos característicos son destrucción de propiedades, coprofagia, gritar obscenidades y efectuar actos peligrosos.

Reacción psicótica de *qigong*
Son episodios limitados en el tiempo de síntomas psicóticos o no psicóticos.
Ocurre tras practicar el *qigong* (ejercicios para estimular la energía vital).

Rituales mágicos (*rootwork*)
Interpretación cultural que asocia la enfermedad con hechizos, brujería, maleficios o influencias malignas.
Los síntomas incluyen ansiedad generalizada, náuseas, vómitos, diarrea, debilidad, mareos y miedo a ser asesinado (vudú).
Estos rituales se observan en el sur de los Estados Unidos.
También se conoce como "mal puesto" o "brujería" entre las sociedades latinas.

(continúa)

Tabla 10-14
Ejemplos de síndromes dependientes de la cultura *(continuación)*

Sangue dormido ("sangre dormida")
Es más frecuente en la población portuguesa de las islas de Cabo Verde.
Los síntomas son dolor, entumecimiento, temblor, parálisis, convulsiones, ictus, ceguera, infarto de miocardio, infección y aborto espontáneo.

Shenjing shuariuo ("neurastenia")
Es un síndrome observado en China.
Los síntomas incluyen fatiga física y mental, mareos, cefalea, mala concentración, alteraciones del sueño y pérdida de la memoria.
Otros síntomas comprenden disfunción sexual, excitabilidad, problemas gastrointestinales e irritabilidad.

Shenkui (China); **Ahen-k'uei** (Taiwán)
Síndrome marcado por síntomas de ansiedad y pánico, así como por molestias somáticas.
No hay causas físicas que justifiquen los síntomas.
Los síntomas incluyen fatiga, debilidad, insomnio, disfunción sexual, mareos, lumbalgia e impotencia.
La causa se relaciona con una pérdida excesiva de semen, con la creencia de que representa la pérdida de la esencia vital de una persona, por lo que puede amenazar la vida.

Shin-byung
Este síndrome, perteneciente a la tradición coreana, se caracteriza por ansiedad y molestias somáticas que incluyen debilidad, mareos, miedo, anorexia, insomnio y problemas gastrointestinales.
Puede haber disociación y creencia de posesión por espíritus ancestrales.

"Atracción" (spell)
Estado de trance en el que las personas se "comunican" con parientes fallecidos o espíritus.
Se observa más entre estadounidenses de ascendencia africana y europea en la parte sur del país.

"Susto" (miedo súbito o "pérdida del alma")
Más prevalente entre la población latina de los Estados Unidos y en México, Centroamérica y Sudamérica.
También se conoce como "espanto", "espasmo", "tripa ida", "pérdida del alma" o *chibih*.
Un acontecimiento que produce un gran miedo causa la salida del alma, provocando tristeza y enfermedad.
El lapso hasta que aparecen los síntomas puede durar días o años.
El susto puede causar la muerte.
Los síntomas incluyen sueño insuficiente, excesivo o alterado, alteraciones del apetito, falta de motivación, sensación de tristeza y baja autoestima.
Los síntomas somáticos incluyen mialgias, cefaleas, molestias estomacales y diarrea.

Taijin kyofusho
Es similar a la fobia social, común en Japón.
Se trata de un miedo intenso de que el cuerpo, una de sus partes o funciones sea una causa de molestia, vergüenza o resulte ofensivo a los demás en términos de aspecto, olor, expresiones faciales o movimientos.

Zar
Se refiere a la experiencia en la que los espíritus poseen a un individuo.
Se observa en Etiopía, Somalia, Egipto, Sudán, Irán y otras sociedades del norte de África y el Medio Oriente.
Los individuos afectados pueden experimentar episodios disociativos que incluyen gritos, risas, golpearse la cabeza contra una pared, cantar o sollozar.
Los síntomas incluyen apatía y retraimiento, rechazo a alimentarse o realizar las actividades cotidianas, o desarrollar una relación de largo plazo con el espíritu que los posee.

Para mayor información sobre este tema, véase*:*
Cap. 4, Espectro de la esquizofrenia y otros trastornos psicóticos, p. 22. En: Kaplan & Sadock. Manual de psiquiatría clínica, *4.ª ed*
Cap. 7, Espectro de la esquizofrenia y otros trastornos psicóticos, p. 300. En: Kaplan & Sadock. Sinopsis de psiquiatría, *11.ª ed.*

11

Trastornos del estado de ánimo

I. Introducción

Los trastornos del estado de ánimo, llamados a veces *trastornos afectivos*, abarcan un espectro grande de padecimientos en los cuales las alteraciones patológicas del estado de ánimo dominan el cuadro clínico. Incluyen los siguientes:

1. Trastorno de depresión mayor
2. Trastorno depresivo persistente (distimia)
3. Trastorno ciclotímico
4. Trastorno de desregulación perturbador del estado de ánimo
5. Trastorno disfórico premenstrual
6. Trastornos bipolares (I y II) y otros trastornos relacionados
7. Trastornos del estado de ánimo (relacionados con trastornos depresivos o bipolares) debidos a otra afección médica
8. Trastornos del estado de ánimo (relacionados con trastornos depresivos o bipolares) inducidos por una sustancia o medicamento
9. Clase general de trastornos depresivos, bipolares y asociados no especificados

El *estado de ánimo* es un sentimiento dominante y sostenido que se experimenta internamente y que influye en el comportamiento de una persona y su percepción del mundo. El *afecto* es la expresión externa del estado de ánimo. El estado de ánimo puede ser normal, elevado o deprimido. Las personas sanas experimentan una amplia variedad de estados de ánimo, tienen un repertorio igualmente grande de expresiones afectivas y se sienten en control de sus estados de ánimo y afectos.

II. Epidemiología

A. **Incidencia y prevalencia.** Los trastornos del estado de ánimo son frecuentes. En las investigaciones más recientes, el trastorno de depresión mayor tiene la prevalencia de por vida más alta (casi el 17%) entre todos los trastornos psiquiátricos. La incidencia anual (número de casos nuevos) de un episodio depresivo mayor es del 1.59% (mujeres, 1.89%; hombres, 1.10%). La incidencia anual del trastorno bipolar es inferior al 1%, pero es difícil de estimar porque con frecuencia las formas más leves del trastorno son omitidas (tablas 11-1 y 11-2).

B. **Sexo.** La depresión mayor es más frecuente en las mujeres, mientras el trastorno bipolar se presenta por igual en ambos sexos. Los episodios maníacos son más frecuentes en las mujeres y los episodios depresivos en los hombres.

C. **Edad.** Por lo general, el inicio del trastorno bipolar se registra alrededor de los 30 años de edad. Sin embargo, este trastorno también puede presentarse en niños pequeños y en adultos mayores.

D. **Sociocultural.** Los trastornos depresivos se presentan con mayor frecuencia entre las personas solteras y divorciadas que en las casadas. No se observa correlación con la situación socioeconómica. No hay diferencia entre grupos étnicos o religiosos.

Tabla 11-1
Tasas de prevalencia de por vida de los trastornos depresivos

	Tipo	A lo largo de la vida (%)
Episodio depresivo mayor	Intervalo	5-17
	Promedio	12
Trastorno depresivo persistente	Intervalo	3-6
	Promedio	5
Episodio depresivo de corta duración	Intervalo	10
	Promedio	—
Depresión breve recurrente	Intervalo	16

Adaptado de: Rihmer Z. Angst A. Mood disorders: Epidemiology. En: Sadock BJ Sadock VA. eds. *Comprehensive Textbook of Psychiatry.* 8th Ed. Baltimore. MD: Lippincott Williams & Wilkins; 2004.

III. Etiología

A. Neurotransmisores

1. Serotonina. La serotonina es el neurotransmisor de amina biogénica asociado con mayor frecuencia con la depresión. En este trastorno hay un agotamiento de serotonina, por lo que los agentes serotoninérgicos constituyen un tratamiento eficaz. La identificación de los diversos subtipos del receptor de serotonina permite determinar tratamientos aún más específicos para la depresión. Algunos pacientes con impulsos suicidas tienen concentraciones bajas tanto de metabolitos de serotonina (ácido 5-hidroxiindolacético [5-HIAA]) en el líquido cefalorraquídeo (LCR) como de sitios de recaptación de serotonina en las plaquetas.

2. Noradrenalina. Se encuentran concentraciones anómalas (por lo general, bajas) de metabolitos de noradrenalina (3-metoxi-4-hidroxifenilglicol [MHPG]) en la sangre, orina y LCR de los pacientes deprimidos. La venlafaxina aumenta las concentraciones de serotonina y noradrenalina, por lo cual se utiliza para tratar la depresión.

3. Dopamina. La actividad de la dopamina puede disminuir en la depresión y aumentar en la fase de manía. Las enfermedades y fármacos que reducen las concentraciones de dopamina (p. ej., enfermedad de Parkinson; reserpina) se asocian con síntomas depresivos. Los fármacos que aumentan la cantidad de dopamina, como tirosina, anfetaminas y bupropión, reducen los síntomas de la depresión. Dos teorías recientes sobre la dopamina y la depresión son que la vía dopaminérgica mesolímbica funciona

Tabla 11-2
Tasas de prevalencia de por vida de trastorno bipolar I y II, trastorno ciclotímico e hipomanía

	Prevalencia de por vida (%)
Trastorno bipolar I	0-2.4
Trastorno bipolar II	0.3-4.8
Ciclotimia	0.5-6.3
Hipomanía	2.6-7.8

Adaptado de: Rihmer Z. Angst A. Mood disorders: Epidemiology. En: Sadock BJ, Sadock VA, eds. *Comprehensive Textbook of Psychiatry.* 8th Ed. Baltimore, MD: Lippincott Williams & Wilkins; 2004.

de manera inadecuada y que el receptor de la dopamina D1 e_s hipoactivo en este trastorno.

B. Psicosocial

1. **Psicoanalítica.** Freud describió una ambivalencia interiorizada hacia un objeto de amor (persona) que puede producir una forma patológica de duelo si el objeto se pierde o se percibe como perdido. Este duelo toma la forma de una depresión grave con sentimientos de culpa, inutilidad e ideación suicida. La pérdida simbólica o verdadera del objeto de amor se percibe como rechazo. La manía y la euforia se consideran una defensa frente a la depresión subyacente. Un superyó rígido sirve para castigar a la persona con sentimientos de culpa sobre impulsos sexuales o agresivos inconscientes.

2. **Psicodinámica.** En la depresión, la introyección de objetos perdidos percibidos de manera ambivalente conduce a un sentimiento interno de conflicto, culpa, ira, dolor y aversión; un duelo patológico se convierte en depresión, ya que los sentimientos ambivalentes hacia el objeto introyectado se dirigen al yo. En la manía, los sentimientos de inadecuación e inutilidad se transforman por medio de la negación, la formación reactiva y la proyección de delirios de grandeza.

3. **Cognitiva.** Tríada cognitiva de Aaron Beck: (1) la percepción negativa de uno mismo (las "cosas son malas porque soy malo"); (2) la interpretación negativa de la experiencia ("todo siempre ha sido malo") y (3) la percepción negativa del futuro (anticipación del fracaso).

4. **Indefensión aprendida.** Esta teoría atribuye la depresión a la incapacidad de una persona para controlar los eventos. La teoría se deriva del comportamiento observado experimentalmente en animales que reciben descargas eléctricas aleatorias de las cuales no pueden escapar.

5. **Acontecimientos estresantes de la vida.** Con frecuencia preceden a los primeros episodios de los trastornos del estado de ánimo. Tales acontecimientos pueden causar cambios neuronales permanentes que predisponen a una persona a episodios posteriores de un trastorno del estado de ánimo. Perder a un progenitor antes de los 11 años es el acontecimiento vital que más se asocia con desarrollo posterior de depresión.

IV. Pruebas analíticas, estudios de imagen cerebral y pruebas psicológicas

A. Prueba de supresión de dexametasona. La no supresión (resultado positivo de la prueba) de dexametasona representa la hipersecreción de cortisol secundaria a la hiperactividad del eje hipotalámico-hipofisario-suprarrenal. Resulta anómala en el 50% de los pacientes con depresión mayor, pero tiene una utilidad clínica limitada debido a la frecuencia de falsos positivos y negativos. Se ha informado una menor liberación de tirotropina u hormona estimulante de la tiroides (TSH, *thyroid-stimulating hormone*) en respuesta a la tiroliberina u hormona liberadora de tirotropina (TRH, *thyroid-releasing hormone*) en la depresión y la manía, así como una disminución en la liberación de prolactina en respuesta la triptófano. Las pruebas no son definitivas.

B. Imagen cerebral. No se aprecian grandes cambios. Los ventrículos cerebrales se observan agrandados en la tomografía computarizada (TC) de algunos pacientes con manía o depresión psicótica; el flujo sanguíneo está disminuido en los ganglios basales de algunos pacientes depresivos. Los estudios de resonancia magnética (RM) también han indicado que los pacientes con trastorno depresivo mayor tienen núcleos caudados y lóbulos frontales más pequeños que los sujetos de control. Los estudios de espectroscopia por resonancia magnética (ERM) de pacientes con trastorno bipolar I producen datos congruentes con la hipótesis de que la fisiopatología del trastorno puede implicar una regulación anómala del metabolismo de los fosfolípidos de la membrana.

C. Pruebas psicológicas

    1. Escalas de valoración. Ayudan al diagnóstico y evaluar la eficacia del tratamiento. El Inventario para la depresión de Beck (BDI, *Beck Depression Inventory*) y la Escala de autoevaluación de la depresión de Zung (*Zung Self-Rating Depression Scale*) son calificados por los pacientes. La Escala para la depresión de Hamilton (HAM-D, *Hamilton Rating Scale for Depression*), la Escala de Montgomery-Asberg para la depresión (MADRS, *Montgomery Asberg Depression Rating Scale*) y la Escala para la manía de Young (YMRS, *Young Mania Rating Scale*) son aplicadas por el examinador.

    2. Test de Rorschach. Es un conjunto estandarizado de 10 manchas de tinta calificadas por el examinador; en los casos de depresión se presentan pocas asociaciones y tiempo de respuesta lento.

    3. Test de apercepción temática (TAT). Es una serie de 30 imágenes que representan situaciones ambiguas y eventos interpersonales. El paciente crea una historia sobre cada escena. Los pacientes depresivos crean historias depresivas, los maníacos, más dramáticas y espectaculares.

V. Trastorno bipolar

Hay dos tipos de trastorno bipolar: el tipo I se caracteriza por la presencia de episodios maníacos con o sin un episodio depresivo mayor y el tipo II tiene como característica al menos un episodio depresivo con o sin un episodio hipomaníaco.

 CONSEJOS CLÍNICOS

Si hay antecedentes de un episodio maníaco completo único, el diagnóstico será siempre trastorno bipolar I; en el trastorno bipolar II siempre se encuentran antecedentes de un episodio depresivo mayor.

A. Depresión (episodio de depresión mayor) (tabla 11-3)

    1. Información obtenida de los antecedentes

        a. Estado de ánimo depresivo: sensación subjetiva de tristeza, sensación de melancolía o de "derrumbamiento" durante un período prolongado.

 Tabla 11-3
Signos y síntomas del episodio depresivo mayor

1. Estado de ánimo deprimido y pérdida de interés o placer
2. Sensación de tristeza, desesperanza, derrumbamiento o falta de valía
3. Problemas para dormir, especialmente para despertar en la mañana o hipersomnia
4. Disminución del apetito y pérdida de peso, o aumento del apetito y del peso
5. Incapacidad para concentrarse y trastornos en el pensamiento
6. Estado de ánimo deprimido la mayor parte del día, casi diario
7. Agitación o retraso psicomotor
8. Fatiga y disminución de la energía
9. Sentimientos de culpa y falta de valía
10. Pensamientos mórbidos suicidas y recurrentes

    b. Anhedonia (incapacidad para experimentar placer).

    c. Aislamiento social.

    d. Falta de motivación, poca tolerancia a la frustración.

    e. Signos vegetativos:

       (1) Pérdida de la libido.

       (2) Pérdida de peso y anorexia.

       (3) Aumento de peso e hiperfagia.

       (4) Nivel bajo de energía; fatigabilidad.

       (5) Alteración menstrual.

       (6) Despertar temprano en la mañana (insomnio terminal); aproximadamente el 75% de los pacientes deprimidos tienen dificultades para dormir, ya sea insomnio o hipersomnia.

       (7) Variación diurna (los síntomas empeoran en la mañana).

    f. Estreñimiento.

    g. Sequedad en la boca.

    h. Dolor de cabeza.

2. Información de la exploración del estado mental

    a. Apariencia general y conducta. Se observa retraso psicomotor o agitación, contacto visual deficiente, lloroso, abatido y descuido de la apariencia personal.

    b. Afecto. Puede ser constreñido o lábil.

    c. Estado de ánimo. Deprimido, irritable, frustrado y triste.

    d. Habla. Hay poca o ninguna espontaneidad; es monosilábica; con largas pausas; monótona, suave, baja.

    e. Contenido del pensamiento. La ideación suicida afecta al 60% de los pacientes deprimidos y el 15% se suicidan; se presenta rumiación obsesiva; sentimientos penetrantes de desesperanza, inutilidad y culpabilidad; preocupación somática; indecisión, pobreza de contenido del pensamiento y escasez de habla, y alucinaciones y delirios congruentes con el estado de ánimo.

    f. Cognición. El paciente se distrae con facilidad, tiene dificultad para concentrarse, quejas de mala memoria, aparente desorientación; el pensamiento abstracto puede verse afectado.

    g. Introspección y juicio. Se presenta un deterioro debido a las distorsiones cognitivas de la falta de valía personal.

3. Características asociadas

    a. Las quejas somáticas pueden enmascarar la depresión: en particular, síntomas cardíacos, gastrointestinales y genitourinarios, así como lumbalgia y otros síntomas ortopédicos.

    b. El contenido de los delirios y alucinaciones, cuando los hay, tiende a ser congruente con el estado de ánimo deprimido; lo más frecuente es el delirio de culpa, pobreza y persecución merecida, además de los delirios somáticos y nihilistas (de fin del mundo). Las ideas delirantes incongruentes con el estado de ánimo son aquellas cuyo contenido no está aparentemente relacionado con el estado de ánimo predominante (p. ej., delirios de inserción de pensamiento, transmisión y control, o delirios persecutorios no relacionados con temas depresivos).

4. Características específicas de la edad. La depresión se presenta de formas diferentes de acuerdo con la edad.

    a. Prepuberal. Quejas somáticas, agitación, alucinaciones auditivas de una sola voz, trastornos de ansiedad y fobias.

    b. Adolescencia. Abuso de sustancias, comportamiento antisocial, inquietud, ausentismo escolar, dificultades escolares, promiscuidad, mayor sensibilidad al rechazo, falta de higiene.

    c. Mayores. Déficits cognitivos (pérdida de memoria, desorientación, confusión); seudodemencia o síndrome de demencia de la depresión, apatía y distracción.

B. Manía (episodio maníaco). Se refiere a un estado de ánimo expansivo, elevado y persistente (tabla 11-4).

    1. Información obtenida de los antecedentes

        a. Comportamiento errático y desinhibido

            (1) Conducta consumista o de participación en juegos de azar

            (2) Realización impulsiva de viajes

            (3) Hipersexualidad, promiscuidad

        b. Dedicación excesiva a actividades y responsabilidades

        c. Baja tolerancia a la frustración con irritabilidad y explosiones de ira

        d. Signos vegetativos

            (1) Libido aumentada

            (2) Pérdida de peso y anorexia

            (3) Insomnio (expresado como falta de necesidad de dormir)

            (4) Energía excesiva

    2. Información obtenida de la exploración del estado mental

        a. Aspecto general y comportamiento. Se observa agitación psicomotriz; empleo de ropa colorida, seductora y maquillaje excesivo; falta de atención a la apariencia personal o combinaciones extrañas de ropa; el paciente puede mostrarse intrusivo, entretenido, amenazante y excitado.

        b. Afecto. Lábil, intenso (puede tener rápidos cambios depresivos).

        c. Estado de ánimo. Eufórico, expansivo, irritable, exigente, seductor.

        d. Habla. Presionado, fuerte, dramático, exagerado; puede volverse incoherente.

        e. Contenido del pensamiento. Autoestima muy elevada, sentimientos de grandeza, extremadamente egocéntrico; delirios y, con menor frecuencia, alucinaciones (temas congruentes con el estado de ánimo de aumento de la autoestima y poder, con mayor frecuencia sentimiento de grandeza y paranoico).

Tabla 11-4
Signos y síntomas del episodio maníaco

1. Estado de ánimo elevado, expansivo o irritable
2. Aumento de la autoestima o sentimientos de grandeza
3. Menos necesidad de sueño (2-3 h)
4. Verborreico y con deseos de seguir hablando
5. Taquipsiquia (pensamientos acelerados)
6. Fácil de distraer e incapacidad para enfocarse
7. Dedicación y gasto excesivo en actividades placenteras (sexo y juegos de azar)
8. Deterioro grave del funcionamiento ocupacional y social

Tabla 11-5
Signos y síntomas del episodio hipomaníaco

1. Estado de ánimo expansivo, elevado o irritable, pero de menor duración que en la manía
2. Aumento de la autoestima o sentimientos de grandeza
3. Menos necesidad de sueño
4. Verborreico y con deseos de seguir hablando
5. Taquipsiquia
6. Fácil de distraer e incapacidad para enfocarse
7. Dedicación y gasto excesivo en actividades placenteras (sexo y juegos de azar)
8. Menos grave que la manía y sin cambio significativo en el funcionamiento cotidiano

    f. Proceso de pensamiento. Se presenta fuga de ideas (si es grave, puede llevar a la incoherencia), taquipsiquia, neologismos, asociaciones resonantes, pensamiento circunstancial y tangencial.

    g. Sensorial. Se distrae con facilidad, tiene dificultad para concentrarse; la memoria por lo general se mantiene intacta si no se distrae demasiado; el pensamiento abstracto habitualmente está intacto.

    h. Introspección y juicio. Muy deteriorados; a menudo con negación total de la enfermedad e incapacidad de tomar decisiones organizadas o racionales.

C. Otros tipos de trastornos bipolares

    1. Trastorno bipolar con ciclos rápidos. Se define como cuatro o más episodios depresivos, maníacos o mixtos dentro de 12 meses. El trastorno bipolar con episodios mixtos o ciclos rápidos parece ser más crónico que el trastorno bipolar sin episodios alternos.

    2. Hipomanía. Se presenta un estado de ánimo elevado asociado con disminución de la necesidad de dormir, hipoactividad y actividades hedonistas. Resulta menos grave que la manía; sin características psicóticas (tabla 11-5).

D. Trastornos depresivos

    1. Trastorno de depresión mayor. Puede tener lugar solo o como parte del trastorno bipolar. Cuando se presenta solo también se conoce como *depresión unipolar*. Los síntomas deben estar presentes por al menos 2 semanas y mostrar un cambio en relación con el funcionamiento previo. Es más frecuente en mujeres que en hombres en proporción de 2:1. Se presenta un evento detonante en menos del 25% de los pacientes. Hay variación diurna, pues los síntomas se agravan temprano en la mañana. Hay retraso psicomotor o agitación. Está asociado con síntomas vegetativos. Se pueden presentar alucinaciones y delirios congruentes con el estado de ánimo. La edad promedio de presentación es a los 40 años, pero puede tener lugar a cualquier edad. Hay factores genéticos presentes. El trastorno de depresión mayor puede tener lugar como un episodio único en la vida de una persona o puede ser recurrente (*véase* la tabla 11-3).

    2. Especificadores para trastornos depresivos

        a. Melancólico. Se considera grave y responde a la intervención biológica (tabla 11-6).

        b. Patrón estacional. Depresión que se desarrolla con los períodos más cortos de luz diurna en invierno y otoño, y desaparece durante la primavera y el verano; también denominado *trastorno afectivo estacional*. Se caracteriza por hipersomnia, hiperfagia y retraso psicomotor. Está relacionado con alteraciones en el metabolismo de la melatonina. Se trata

Tabla 11-6
Signos y síntomas: especificadores melancólicos

1. Falta de interés y placer en las actividades habituales y en general
2. Respuesta deficiente a actividades agradables
3. Estado de ánimo depresivo diferente a la reacción habitual a eventos estresantes
4. Estado de ánimo que empeora por la mañana
5. Trastornos del sueño con despertar de madrugada
6. Pérdida de apetito y de peso
7. Sentimiento inadecuado de culpa y remordimiento

con exposición a luz artificial brillante durante 2-6 h diarias. También puede tener lugar como parte del trastorno bipolar I y II.

c. **Inicio de periparto.** Es la depresión grave que inicia en el período de 4 semanas previos a dar a luz. Resulta más frecuente en las mujeres con ese estado de ánimo subyacente o preexistente, u otro trastorno psiquiátrico. Los síntomas van desde fatiga, labilidad e insomnio grave hasta suicidio. Pueden presentarse creencias homicidas y delirantes sobre el bebé. En ocasiones se vuelve una urgencia psiquiátrica que pone en riesgo a la madre y su bebé. También se aplica a los episodios maníacos o mixtos o al trastorno psicótico breve.

d. **Características atípicas.** A veces llamada *disforia histérica*, es un episodio depresivo mayor caracterizado por el aumento de peso e hipersomnia en lugar de disminución de peso e insomnio. Es más frecuente en mujeres que en hombres (2:1 a 3:1). Con frecuencia se presenta en el trastorno de depresión mayor con patrón estacional. También puede tener lugar como parte de la depresión en el trastorno bipolar (I o II) y en el trastorno distímico (tabla 11-7).

e. **Catatónico.** Se presenta estupor, afecto plano, retraimiento extremo, negativismo, retraso psicomotor con postura y flexibilidad cérea. Responde a la terapia electroconvulsiva (TEC).

f. **Seudodemencia.** Aunque no se menciona en la 5.ª edición del *Manual diagnóstico y estadístico de los trastornos mentales* (DSM-5®), esta categoría es clínicamente relevante y los médicos deben conocer este subtipo del trastorno de depresión mayor que se presenta como una disfunción cognitiva similar a la demencia. Se produce en las personas mayores y con más frecuencia en pacientes con antecedentes de trastorno del estado de ánimo. La depresión es primaria y preeminente, anticipando déficits cognitivos. Responde a TEC o medicamentos antidepresivos.

g. **Depresión en niños.** Tampoco es mencionada en el DSM-5®, pero no es infrecuente y es clínicamente relevante. Se presenta con signos y síntomas similares a los de los adultos. Se ha observado depresión enmascarada en casos de síntomas somáticos, huir del hogar, fobia escolar y abuso de sustancias. Puede haber suicidio.

Tabla 11-7
Signos y síntomas: especificadores atípicos

1. Cambios del estado de ánimo en un ambiente feliz
2. Aumento del apetito y subida de peso
3. Mayor cantidad de sueño
4. Sentirse agotado con sensación de piernas pesadas
5. Sentirse fácilmente rechazado por otros

h. Depresión doble. Es el desarrollo del trastorno de depresión mayor superpuesto en pacientes distímicos (cerca del 10-15%).

i. Trastorno depresivo no especificado. Se trata de una categoría separada del DSM-5® y se denomina *trastorno depresivo no especificado*, ya que no cumple con los criterios para un trastorno del estado de ánimo específico (p. ej., episodio depresivo de corta duración y depresión breve recurrente).

j. Características psicóticas. Se presentan alucinaciones o delirios asociados con la depresión.

k. Con ansiedad. Sentirse tenso, inquieto, con atención y concentración deficientes, y preocupación por algo terrible que puede suceder en el futuro.

l. Con características mixtas. Se presentan los síntomas de la manía con euforia o estado de ánimo irritable elevado, autoestima aumentada, verborrea, taquipsiquia, disminución de necesidad de sueño, entre otros.

m. Con catatonía. Los síntomas deben estar presentes durante una parte importante del episodio depresivo. Los síntomas distintivos de la catatonía son estupor, afecto plano, retraimiento extremo, negativismo y retraso psicomotor notorio.

 CONSEJOS CLÍNICOS
Si los delirios son incongruentes con el estado de ánimo, es más probable que el diagnóstico sea esquizofrenia.

3. **Trastorno depresivo persistente (distimia).** Antes se denominaba *neurosis depresiva*; es menos grave que el trastorno de depresión mayor. Más frecuente y crónico en mujeres que en hombres. El inicio es insidioso y se presenta con mayor frecuencia en personas con antecedentes de estrés a largo plazo o pérdidas repentinas. A menudo coexiste con otros trastornos psiquiátricos (p. ej., abuso de sustancias, trastornos de la personalidad, trastorno obsesivo-compulsivo). Los síntomas tienden a empeorar en el transcurso del día. Por lo general, inicia entre los 20 y 35 años de edad, aunque un tipo temprano puede comenzar antes de los 21 años. Es más frecuente entre familiares de primer grado con trastorno de depresión mayor. Los síntomas deben incluir al menos dos de los siguientes: falta de apetito, ingesta excesiva, problemas de sueño, fatiga, baja autoestima, concentración deficiente o dificultad para tomar decisiones y sentimientos de desesperanza (tabla 11-8).

 Tabla 11-8
Signos y síntomas del trastorno depresivo persistente (distimia)

1. Tendencia a caer fácilmente en la depresión
2. Poco entusiasmo por vivir
3. Inclinación por un estado sombrío y morboso
4. Pesimismo, autocrítica
5. Baja autoestima
6. Temor a la desaprobación, indecisión
7. Suspicacia, estado paranoide

Tabla 11-9
Signos y síntomas del trastorno ciclotímico

1. Numerosos episodios de hipomanía y depresión durante 2 años
2. Ningún episodio depresivo mayor o maníaco durante ese tiempo
3. Síntomas persistentes la mayor parte del tiempo y ausentes por no más de 2 meses seguidos

4. **Trastorno ciclotímico.** Es un trastorno menos grave, con períodos alternantes de hipomanía y depresión moderada. La enfermedad es crónica y no psicótica. Los síntomas deben estar presentes por lo menos durante 2 años. Se presenta con la misma frecuencia en hombres y mujeres. El inicio es insidioso y, por lo general, tiene lugar al final de la adolescencia o en la edad adulta temprana. El abuso de sustancias es habitual. El trastorno de depresión mayor y el trastorno bipolar son más frecuentes entre parientes de primer grado que entre la población en general. Las fluctuaciones recurrentes del estado de ánimo pueden dar lugar a dificultades sociales y profesionales. Los pacientes pueden responder al litio (tabla 11-9).

5. **Trastorno de desregulación perturbador del estado de ánimo.** Este trastorno es una nueva categoría incluida en el DSM-5® para evitar el sobrediagnóstico del trastorno bipolar en niños. Los síntomas pertinentes incluyen arrebatos de ira agudos y recurrentes, incompatibles con la edad de desarrollo, que se manifiestan como irritabilidad, ira y se producen con una frecuencia de tres o más veces a la semana. Es importante considerar que el diagnóstico no debe hacerse antes de los 6 años o después de los 18 años de edad.

6. **Trastorno disfórico premenstrual.** Este trastorno ha sido reclasificado en el DSM-5® y categorizado en los trastornos depresivos. Es un trastorno distintivo que responde al tratamiento e inicia después de la ovulación y remite en la fase de menstruación. Los síntomas característicos son: comienzo en la última semana del ciclo menstrual, con labilidad del estado de ánimo (subidas y bajadas, llanto repentino y sensación de rechazo), irritabilidad, estado de ánimo depresivo, desesperanza, ansiedad, falta de concentración, fatiga, cambios en el apetito, cambios en el patrón de sueño y síntomas físicos (sensibilidad mamaria, hinchazón y distensión abdominal).

VI. **Diagnóstico diferencial**
En la tabla 11-10 se muestran las diferencias clínicas entre depresión y manía.

A. **Trastorno del estado de ánimo debido a otra afección médica.** Se presentan características depresivas, maníacas o mixtas, o un episodio depresivo mayor secundario a una enfermedad médica (p. ej., tumor cerebral, enfermedad metabólica, enfermedad por VIH, enfermedad de Parkinson, síndrome de Cushing) (tabla 11-11). Los déficits cognitivos son frecuentes.

1. **Mixedema.** Hipotiroidismo asociado con fatigabilidad, depresión e impulsos suicidas. Puede semejarse a la esquizofrenia, con trastorno del pensamiento, delirios, alucinaciones, paranoia y agitación. Es más frecuente en mujeres que en hombres.

2. **Síndrome del "sombrerero loco".** La intoxicación crónica por mercurio (envenenamiento) produce síntomas maníacos (y a veces depresivos).

Tabla 11-10
Diferencias clínicas entre la depresión y la manía

	Síndrome depresivo	Síndrome maníaco
Estado de ánimo	Deprimido, irritable o ansioso (el paciente puede, sin embargo, sonreír o negar el cambio subjetivo del estado de ánimo y en su lugar quejarse de dolor o de otra señal somática de estrés)	Exaltado, irritable u hostil
	Accesos de llanto (el paciente puede, sin embargo, quejarse de incapacidad para llorar o experimentar emociones)	Llanto fácil (como parte del estado mixto)
Manifestaciones psicológicas asociadas	Falta de confianza en uno mismo; baja autoestima; autorreproches	Autoestima inflada; jactancia; grandiosidad
	Falta de concentración; indecisión	Taquipsiquia; asociaciones resonantes (nuevos pensamientos provocados por sonidos de las palabras en lugar de por su significado); facilidad de distracción
	Reducción de la gratificación; pérdida de interés en actividades habituales; pérdida de vínculos; retraimiento social	Mayor interés en nuevas actividades, personas, quehaceres creativos; mayor involucramiento con personas (que a menudo sienten antipatía debido al comportamiento intrusivo y entrometido del paciente); compras compulsivas; indiscreciones sexuales; inversión en empresas insensatas
	Expectativas negativas; desesperanza; impotencia; aumento en la dependencia	
	Pensamientos recurrentes de muerte y suicidio	
Manifestaciones somáticas	Retardo psicomotor; fatiga Agitación	Aceleración psicomotriz; eutonía (mayor sentido de bienestar físico)
	Anorexia y pérdida de peso, o aumento de peso	Posible pérdida de peso debido al aumento de la actividad y falta de atención a los hábitos alimentarios adecuados
	Insomnio o hipersomnia	Necesidad de sueño disminuida
	Irregularidades menstruales; amenorrea	
	Anhedonia; pérdida del deseo sexual	Aumento del deseo sexual
Síntomas psicóticos	Delirios de falta de valía y exceso de culpa	Delirio de grandeza de poseer talentos excepcionales
	Delirios de referencia y persecución	Delirios de ayuda; delirios de referencia y persecución
	Delirio de sufrir enfermedades (nihilista, somático o hipocondríaco)	Delirios de poseer aptitudes físicas y mentales excepcionales
	Delirio de pobreza	Delirios de riqueza, linaje aristocrático u otra característica de grandeza de la identidad
	Alucinaciones depresivas en las esferas auditiva, visual y (rara vez) olfativa	Alucinaciones auditivas o visuales fugaces

Tomado de: Berkow R, ed. *Merck Manual.* 15th Ed. Rahway, NJ: Merck Sharp & Dohme Research Laboratories, 1987:1518, con autorización.

B. Trastorno del estado de ánimo inducido por sustancias. Los trastornos del estado de ánimo causados por un fármaco o una toxina (p. ej., cocaína, anfetaminas, propranolol y esteroides) siempre deben descartarse cuando el paciente presenta síntomas depresivos o maníacos. A menudo, los trastornos del estado de ánimo tienen lugar de forma simultánea con el abuso y la dependencia de sustancias (tabla 11-12).

C. Esquizofrenia. La esquizofrenia puede parecerse a un episodio maníaco, depresivo mayor o mixto con características psicóticas. Para distinguirla, hay que basarse en factores tales como los antecedentes familiares, la evolución, los antecedentes premórbidos y la respuesta a los medicamentos. El episodio

Tabla 11-11
Causas neurológicas y médicas de los síntomas depresivos (y maníacos)

Neurológicas	**Infecciosas e inflamatorias**
Apnea del sueño	Arteritis de Sjögren
Demencias (incluyendo demencia de tipo	Arteritis temporal
Alzheimer con estado de ánimo depresivo)	Artritis reumatoide
Enfermedad de Fahr^a	Lupus eritematoso sistémico^a
Enfermedad de Huntington^a	Mononucleosis
Enfermedad de Parkinson	Neumonía: vírica y bacteriana
Enfermedad de Wilson^a	Sida^a
Enfermedades cerebrovasculares	Síndrome de fatiga crónica
Epilepsia^a	Tuberculosis
Esclerosis múltiple^a	
Hidrocefalia	**Causas médicas diversas**
Infecciones (incluyendo VIH y neurosífilis)^a	Cáncer (especialmente pancreático y otros
Migrañas^a	gastrointestinales)
Narcolepsia	Deficiencias de vitamina (B$_{12}$, folato, niacina,
Neoplasias^a	tiamina)^a
Parálisis supranuclear progresiva	Enfermedad cardiopulmonar
Traumatismo^a	Porfiria
	Uremia (y otras enfermedades renales)^a
Endocrinas	
Hiperaldosteronismo	
Posparto^a	
Relacionadas con la menstruación^a	
Suprarrenal (síndrome de Cushing,	
enfermedad de Addison)	
Trastornos tiroideos (hipotiroidismo	
e hipertiroidismo apático)^a	
Trastornos paratiroideos (hiper e hipo)	

^{a}Estas enfermedades también se asocian con síntomas maníacos.

de tipo maníaco o depresivo con presencia de características psicóticas incongruentes con el estado de ánimo sugiere esquizofrenia. La inserción y transmisión de pensamientos, asociaciones sueltas, pruebas de pérdida de contacto con la realidad o comportamiento extraño también pueden sugerir esquizofrenia. El trastorno bipolar con depresión o manía se asocia con mayor frecuencia con alucinaciones o delirios congruentes con el estado de ánimo.

D. Duelo. No es un trastorno verdadero. Se conoce como *trastorno de duelo* en el DSM-5®. Es el sentimiento de una tristeza profunda secundaria a una pérdida importante. La presentación puede ser similar a la del trastorno de depresión mayor, con anhedonia, aislamiento y signos vegetativos. Remite con el tiempo. Se diferencia del trastorno de depresión mayor por la ausencia de ideación suicida o profundos sentimientos de desesperanza y minusvalía. Habitualmente se resuelve en un plazo de un año. Puede convertirse en un episodio depresivo mayor en personas predispuestas.

E. Trastornos de personalidad. Patrón conductual permanente asociado con el estilo defensivo rígido; la depresión puede ocurrir más fácilmente después de acontecimientos estresantes debido a la rigidez de los mecanismos de afrontamiento. Los episodios maníacos también pueden presentarse más fácilmente en personas predispuestas con trastorno de personalidad preexistente. Un trastorno del estado de ánimo puede ser diagnosticado en el eje I de forma simultánea con un trastorno de personalidad en el eje II.

F. Trastorno esquizoafectivo. En este trastorno, los signos y síntomas de la esquizofrenia acompañan a síntomas prominentes del estado de ánimo. La evolución y pronóstico se encuentran en un punto intermedio entre los de la esquizofrenia y los de los trastornos del estado de ánimo.

Tabla 11-12
Causas farmacológicas de la depresión y la manía

Causas farmacológicas de la depresión		Causas farmacológicas de la manía
Medicamentos cardíacos y antihipertensivos		
Betanidina	Digitálicos	Anfetaminas
Clonidina	Lidocaína	Antidepresivos
Guanetidina	Metoserpidina	Baclofeno
Hidralazina	Oxprenolol	Bromuro
Metildopa	Prazosina	Bromocriptina
Propranolol	Procainamida	Captopril
Reserpina	Veratrum	Cimetidina
Sedantes e hipnóticos		Cocaína
Barbitúricos	Benzodiazepinas	Corticoesteroides (incluyendo
		corticotropina)
Etanol	Clormetiazol	Ciclosporina
Hidrato de cloral	Clorazepato	Disulfiram
Esteroides y hormonas		Alucinógenos (intoxicación
		y *flashbacks*)
Anticonceptivos orales	Danazol	Hidralazina
Corticoesteroides	Noretisterona	Isoniazida
Prednisona	Triamcinolona	Levodopa
Estimulantes y supresores del apetito		Metilfenidato
Anfetaminas	Dietilpropión	Metrizamida (después
		de mielografía)
Fenfluramina	Fenmetrazina	Opiáceos
Psicotrópicos		Fenciclidina
Butirofenonas	Fenotiazinas	Procarbazina
Fármacos neurológicos		Prociclidina
Amantadina	Baclofeno	Yohimbina
Bromocriptina	Carbamazepina	
Levodopa	Fenitoína	
Tetrabenacina	Metosuximida	
Analgésicos y antiinflamatorios		
Fenoprofeno	Bencidamina	
Ibuprofeno	Fenacetina	
Indometacina	Fenilbutazona	
Opiáceos	Pentazocina	
Antibacterianos y antimicóticos		
Ampicilina	Ácido nalidíxico	
Clotrimazol	Estreptomicina	
Cicloserina	Griseofulvina	
Dapsona	Metronidazol	
Etionamida	Nitrofurantoína	
Sulfametoxazol	Sulfonamidas	
Tetraciclina	Tiocarbanilida	
Antineoplásicos		
C-asparaginasa	6-azauridina	
Mitramicina	Bleomicina	
Vincristina	Trimetoprima	
	Zidovudina	
Fármacos diversos		
Acetazolamida	Anticolinesterasas	
Colina	Cimetidina	
Ciproheptadina	Difenoxilato	
Disulfiram	Lisergida	
Metisergida	Mebeverina	
Meclizina	Metoclopramida	
Pizotifeno	Salbutamol	

Adaptado de: Cummings JL. *Clinical Neuropsychiatry*. Orlando, FL: Grune & Stratton; 1985:187.

G. **Trastorno de adaptación con estado de ánimo deprimido.** Se define como una depresión moderada en respuesta a estrés claramente identificable que se resuelve a medida que éste disminuye. Se considera una respuesta mal adaptada como resultado ya sea del deterioro en la intensidad del funcionamiento, o bien, de la intensidad excesiva y desproporcionada de los síntomas. Las personas con trastornos de personalidad o déficits cognitivos pueden ser más vulnerables.

H. **Trastornos primarios del sueño.** Pueden provocar anergia, disomnia, irritabilidad. Se distingue de la depresión mayor por la presencia de signos y síntomas característicos de la depresión y la presencia de alteraciones del sueño sólo en el contexto de los episodios depresivos. En los casos de depresión refractaria debe considerarse una evaluación del laboratorio del sueño.

I. **Otros trastornos mentales.** Los trastornos de la alimentación, somatomorfos y de ansiedad se asocian con síntomas depresivos, y deben ser considerados en el diagnóstico diferencial de un paciente con estos síntomas. Tal vez el diferencial más difícil es entre los trastornos de ansiedad con depresión y los trastornos depresivos con marcada ansiedad.

VII. **Evolución y pronóstico**

El 15% de los pacientes deprimidos con el tiempo cometen suicidio. Un episodio de depresión promedio sin tratar dura cerca de 10 meses. Por lo menos el 75% de los pacientes afectados tienen un segundo episodio de depresión, habitualmente en el transcurso de los primeros 6 meses después del episodio inicial. El número promedio de episodios depresivos en el curso de la vida es de cinco. El pronóstico suele ser bueno: el 50% se recupera, el 30% lo hace parcialmente y el 20% padece un curso crónico. Cerca del 20-30% de los pacientes distímicos evolucionan, en orden descendente de frecuencia, a trastorno de depresión mayor (llamado *depresión doble*), trastorno bipolar II o trastorno bipolar I. Un trastorno del estado de ánimo mayor, por lo general el bipolar II, se desarrolla en cerca del 30% de los pacientes con ciclotimia. El 45% de los episodios maníacos se repiten. Los episodios sin tratar duran 3-6 meses, con un alto índice de repetición (promedio de 10 repeticiones). Entre el 80 y 90% de los pacientes maníacos eventualmente experimentan un episodio depresivo completo. El pronóstico es equitativo: el 15% se recupera, el 50-60% se recupera parcialmente (recaídas múltiples con buen funcionamiento interepisódico), y un tercio tiene cierta evidencia de síntomas crónicos y deterioro social.

 CONSEJOS CLÍNICOS

Los pacientes deprimidos con ideación suicida deben ser hospitalizados ante el menor indicio de riesgo. Si el médico no puede dormir debido a la preocupación por un paciente, ese paciente debe ser hospitalizado.

VIII. **Tratamiento**

A. **Trastornos depresivos.** Los episodios depresivos mayores son tratables en el 70-80% de los casos. El enfoque más eficaz consiste en integrar la farmacoterapia con intervenciones psicoterapéuticas.

1. **Psicofarmacológico**

a. La mayoría de los médicos inician el tratamiento con un inhibidor selectivo de la recaptación de serotonina (ISRS). Los efectos secundarios transitorios iniciales incluyen ansiedad, malestar gastrointestinal y dolor de cabeza. La información ofrecida a los pacientes sobre la naturaleza autolimitada de estos efectos puede fomentar el apego al tratamiento. Con frecuencia, la disfunción sexual es un efecto secundario persistente que responde a un cambio de dosis, medicamento o a un tratamiento coadyuvante con un agente como bupropión o buspirona. Los primeros efectos ansiogénicos de los ISRS llegan a agravar la ideación suicida y pueden ser tratados mediante la reducción de la dosis o agregando un ansiolítico (p. ej., 0.5 mg de clonazepam por la mañana y por la noche). El insomnio puede tratarse con benzodiazepinas, zolpidem, trazodona o mirtazapina. Los pacientes que no responden o que no toleran un ISRS podrían responder a otro. Algunos médicos cambian a un agente con un mecanismo de acción diferente, como bupropión, venlafaxina, desvenlafaxina, duloxetina, mirtazapina, un inhibidor tricíclico o un inhibidor de la monoaminooxidasa (IMAO). Los inhibidores tricíclicos o IMAO se consideran, por lo general, como fármacos de segunda o tercera línea debido a sus efectos secundarios y a la mortalidad potencial por sobredosis.

 CONSEJOS CLÍNICOS

Existe un riesgo creciente de suicidio a medida que los pacientes deprimidos con tendencias suicidas comienzan a mejorar. Tienen la energía física para llevar a cabo el acto que, antes, carecían de la voluntad de realizar. Se conoce como suicidio paradójico.

    b. El bupropión es un fármaco noradrenérgico, dopaminérgico con propiedades similares a las de los estimulantes. Viene en tres formulaciones (regular, SR y XL) y la diferencia reside en su vida media y, en consecuencia, en la frecuencia de dosificación. Por lo general es bien tolerado y puede ser muy útil para la depresión caracterizada por anergia y retraso psicomotor. Tampoco produce efectos secundarios sexuales. Puede exacerbar la ansiedad y la agitación. Sus características dopaminérgicas tienen el potencial de exacerbar la psicosis. Las preocupaciones previas sobre su tendencia a causar convulsiones se han mitigado por la disponibilidad de una formulación de liberación sostenida que conlleva el mismo riesgo de ataque que los ISRS (0.1%). La dosis promedio es de 150-300 mg/día, pero algunos pacientes requieren dosis de hasta 450 mg.

    c. La venlafaxina, la desvenlafaxina y la duloxetina son inhibidores de la recaptación de serotonina-noradrenalina que pueden ser particularmente eficaces en los casos de depresión grave o refractarios. Las tasas de respuesta aumentan con dosis más altas. Los efectos secundarios son similares a los de los ISRS. La dosis promedio de venlafaxina es de 75-375 mg/día, la de desvenlafaxina de 50-100 mg y la de duloxetina de 20-60 mg/día.

    d. La nefazodona es un fármaco con propiedades serotoninérgicas. Su mecanismo principal de acción es el bloqueo de receptores postsinápticos

5-HT$_2$. En consecuencia, produce efectos beneficiosos sobre el sueño y tiene un índice bajo de efectos secundarios sexuales. Se ha asociado con toxicidad del hígado y debe utilizarse con precaución en pacientes con sospecha de daño hepático. La dosis promedio es de 300-600 mg/día. Sólo está disponible como preparado genérico.

e. La mirtazapina tiene acción antihistamínica, noradrenérgica y serotoninérgica. Bloquea específicamente los receptores 5-HT$_2$ y 5-HT$_3$, lo que evita los efectos secundarios ansiogénicos, sexuales y gastrointestinales de los fármacos serotoninérgicos. En dosis bajas puede ser altamente sedante y causar aumento de peso. En dosificaciones más altas se vuelve más noradrenérgico en relación con sus efectos antihistamínicos y, por lo mismo, un fármaco más activador. La dosis promedio es de 15-30 mg/día.

f. Los tricíclicos son altamente eficaces, pero requieren ajuste de la dosis. Los efectos secundarios incluyen efectos anticolinérgicos, además de posible retardo en la conducción cardíaca y ortostasis. Las aminas secundarias, tales como nortriptilina, en general, son mejor toleradas que las aminas terciarias, tales como amitriptilina. Las concentraciones en sangre pueden ser provechosas para determinar la dosificación óptima y la suficiencia de un ensayo terapéutico. La letalidad en sobredosis sigue siendo una preocupación.

g. Las estrategias de aumento para pacientes resistentes al tratamiento o con respuesta parcial incluyen liotironina, litio, anfetaminas, buspirona o combinaciones de antidepresivos tales como bupropión agregado a un ISRS.

h. Si los síntomas aún no mejoran, se usa un IMAO. Este último es seguro si se aplica una restricción dietética razonable de sustancias con tiramina. Los episodios depresivos mayores con características anómalas, psicóticas o que se relacionan con el trastorno bipolar I pueden responder de forma preferencial a los IMAO. Éstos no se deben administrar durante 2-5 semanas después de la discontinuación de un ISRS u otros fármacos serotoninérgicos (p. ej., 5 semanas para la fluoxetina, 2 semanas para la paroxetina). Los ISRS y otros serotoninérgicos (p. ej., clomipramina) no se deben administrar durante las 2 semanas siguientes a la discontinuación de un IMAO. Los antagonistas serotoninérgicos-dopaminérgicos también son útiles para la depresión con características psicóticas.

i. El tratamiento de mantenimiento por al menos 5 meses con antidepresivos ayuda a prevenir las recaídas. El tratamiento a largo plazo puede ser indicado en pacientes con trastorno de depresión mayor recurrente. La dosis de antidepresivo necesaria para lograr la remisión debe continuar durante el tratamiento de mantenimiento. En la tabla 11-13 se muestra una lista extensa de medicamentos empleados en el tratamiento de la depresión.

 CONSEJOS CLÍNICOS
El estudio extenso NIH (STAR * D) desarrolló un protocolo farmacológico para el tratamiento de la depresión. Los médicos pueden seguir el protocolo o realizar variaciones dependiendo de la situación clínica y su experiencia.

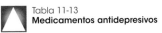
Tabla 11-13
Medicamentos antidepresivos

Nombre genérico	Dosis diaria habitual (mg)	Efectos adversos frecuentes	Advertencias clínicas
Inhibidores de la recaptación de noradrenalina			
Desipramina	75-300	Somnolencia, insomnio, HOS, agitación, AC, ↑ peso, anticolinérgicos[a]	La sobredosis puede ser letal. Se requiere ajustar la dosis.
Protriptilina	20-60	Somnolencia, insomnio, HOS, agitación, AC, anticolinérgicos[a]	La sobredosis puede ser letal. Se requiere ajustar la dosis.
Nortriptilina	40-200	Somnolencia, HOS, AC, ↑ peso, anticolinérgicos[a]	La sobredosis puede ser letal. Se requiere ajustar la dosis.
Maprotilina	100-225	Somnolencia, AC, ↑ peso, anticolinérgicos[a]	La sobredosis puede ser letal. Se requiere ajustar la dosis.
Inhibidores de la recaptación de 5-HT			
Citalopram	20-60	Todos los ISRS pueden causar insomnio, agitación, sedación, malestar digestivo y disfunción sexual	Muchos ISRS inhiben varias isoenzimas del citocromo P450. Son mejor tolerados que los inhibidores tricíclicos y tienen alta seguridad en la sobredosis. Los ISRS con vida media más corta pueden asociarse con síntomas de discontinuación cuando se suspenden de forma repentina.
Escitalopram	10-20		
Fluoxetina	10-40		
Fluvoxamina[b]	100-300		
Paroxetina	20-50		
Sertralina	50-150		
Vortioxetina	10-20		
Inhibidores de la recaptación de 5-HT y noradrenalina			
Amitriptilina	75-300	Somnolencia, HOS, AC, ↑ peso, anticolinérgicos[a]	La sobredosis puede ser letal. Se requiere ajustar la dosis.
Doxepina	75-300	Somnolencia, HOS, AC, ↑ peso, anticolinérgicos[a]	La sobredosis puede ser letal.
Imipramina	75-300	Somnolencia, insomnio y agitación, HOS, AC, malestar digestivo, ↑ peso, anticolinérgicos[a]	La sobredosis puede ser letal. Se requiere ajustar la dosis.
Trimipramina	75-300	Somnolencia, HOS, AC, ↑ peso, anticolinérgicos[a]	—
Venlafaxina	150-375	Cambios de sueño, malestar digestivo, síndrome de discontinuación	Las dosis más altas pueden causar hipertensión. Se requiere ajustar la dosis. La interrupción abrupta puede ocasionar síntomas de abstinencia.
Duloxetina	30-60	Malestar digestivo, síndrome de abstinencia	
Agentes activos pre- y postsinápticos			
Nefazodona	300-600	Sedación	Se requiere ajustar la dosis. No hay disfunción sexual.
Mirtazapina	15-30	Sedación, ↑ peso	No hay disfunción sexual
Inhibidor de la recaptación de la dopamina			
Bupropión	200-400	Insomnio o agitación, malestar digestivo	Dosis c/12 h con liberación sostenida. No hay disfunción sexual ni aumento de peso.

(continúa)

Tabla 11-13
Medicamentos antidepresivos *(continuación)*

Nombre genérico	Dosis diaria habitual (mg)	Efectos adversos frecuentes	Advertencias clínicas
Agentes de acción mixta			
Amoxapina	100-600	Somnolencia, insomnio o agitación, AC, ↑ peso, HOS, anticolinérgicos[a]	Puede haber trastornos del movimiento. Se requiere ajustar la dosis.
Clomipramina	75-300	Somnolencia, ↑ peso	Se requiere ajustar la dosis.
Trazodona	150-600	Somnolencia, HOS, AC, malestar digestivo, ↑ peso	Posible priapismo.

[a]Boca seca, visión borrosa, dificultad para orinar y estreñimiento.
[b]No aprobado como antidepresivo en Estados Unidos por la U.S. Food and Drug Administration.
Nota: intervalos de dosis para adultos en buenas condiciones de salud médica general, que no toman ningún otro medicamento y de 18-60 años de edad. Las dosis varían según el fármaco, medicamentos concomitantes, presencia de afecciones médicas o quirúrgicas, edad, constitución genética y otros factores.
5-HT, serotonina; AC, arritmias cardíacas; HOS, hipotensión ortostática; ISRS, inhibidor de la recaptación de serotonina.

> **j.** La TEC es útil en el trastorno de depresión mayor refractario y episodios de depresión mayor con características psicóticas; también está indicada cuando se desea una respuesta terapéutica rápida o cuando deben evitarse los efectos secundarios de fármacos antidepresivos (este procedimiento es infrautilizado como tratamiento antidepresivo de primera línea).
>
> **k.** El litio puede ser un antidepresivo de primera línea para el tratamiento de la depresión del trastorno bipolar. Si es necesario, puede añadirse un antidepresivo heterocíclico o un IMAO, pero debe vigilarse de cerca al paciente para detectar la aparición de síntomas maníacos.
>
> **l.** En la actualidad, la estimulación magnética transcraneal repetitiva (EMTr) es experimental. Muestra ser prometedora como tratamiento para la depresión. La EMTr utiliza campos magnéticos para estimular regiones específicas del cerebro (p. ej., corteza prefrontal izquierda), que se cree están implicadas en la fisiopatología de los trastornos específicos.
>
> **m.** La estimulación del nervio vago con electrodos implantados ha sido eficaz en algunos casos de depresión y se está estudiando.

2. Psicológico. La psicoterapia junto con los antidepresivos es más eficaz que cualquier tratamiento solo para el trastorno de depresión mayor.

> **a. Cognitivo.** Consiste en un tratamiento a corto plazo con un psicoterapeuta interactivo y actividades para realizar en casa dirigidas a la valoración y corrección de cogniciones negativas y los supuestos inconscientes que subyacen en ellas; está basado en la corrección de distorsiones crónicas del pensamiento que conducen a la depresión, en particular la tríada cognitiva de los sentimientos de impotencia y desesperanza acerca de uno mismo, del futuro y del pasado.
>
> **b. Conductual.** Tratamiento con base en el aprendizaje de la teoría (condicionamiento clásico y operante). Por lo general es de corto plazo y altamente estructurado; está dirigido a conductas indeseables especí-

ficas bien delimitadas. La técnica de condicionamiento operante de refuerzo positivo puede ser un complemento eficaz para el tratamiento de la depresión.

c. Interpersonal. Se desarrolló como un tratamiento a corto plazo específico para la depresión no bipolar, no psicótica en pacientes ambulatorios. Hace énfasis en los temas interpersonales en curso, en contraposición a la dinámica intrapsíquica, inconsciente.

d. Orientación psicoanalítica. Terapia orientada a la introspección, de duración indeterminada para lograr la comprensión de los conflictos y las motivaciones inconscientes que pueden ser fuente y sustento de la depresión.

e. Terapia de apoyo. Terapia de duración indeterminada con el objetivo principal de dar apoyo emocional. Está indicada sobre todo para el tratamiento de las crisis agudas, como el duelo, o cuando el paciente comienza a recuperarse de un episodio depresivo importante, pero todavía no puede participar en una terapia interactiva más exigente.

f. Grupal. Terapia no indicada para pacientes con tendencias suicidas marcadas. Otros pacientes con depresión pueden beneficiarse del apoyo, desahogo y refuerzo positivo de los grupos, así como de la interacción interpersonal, la corrección inmediata de distorsiones cognitivas y la transferencia por otros miembros del grupo.

g. Familiar. Terapia indicada particularmente cuando la depresión del paciente altera la estabilidad de la familia, se relaciona con acontecimientos familiares o se mantiene debido a los patrones familiares.

B. Trastorno bipolar

1. Biológico

a. Litio, divalproex y olanzapina son tratamientos de primera línea para la fase maníaca del trastorno bipolar, pero la carbamazepina también es un tratamiento bien establecido. Además se utilizan gabapentina y lamotrigina. El topiramato es otro anticonvulsivo que muestra beneficios en pacientes bipolares. La TEC es altamente eficaz en todas las fases del trastorno bipolar. Carbamazepina, divalproex y ácido valproico pueden ser más eficaces que el litio en el tratamiento de la manía mixta o disfórica, con ciclos rápidos y manía psicótica, así como en el tratamiento de pacientes con antecedentes de episodios maníacos múltiples o de abuso concomitante de sustancias.

b. El tratamiento de episodios maníacos agudos con frecuencia requiere el uso complementario de medicamentos sedantes potentes. Los fármacos utilizados habitualmente al inicio del tratamiento incluyen clonazepam (1 mg, c/4-6 h) y lorazepam (2 mg, c/4-6 h). También se utilizan haloperidol (2-10 mg/día), olanzapina (2.5-10 mg/día) y risperidona (0.5-6 mg/día). Los pacientes bipolares pueden ser particularmente sensibles a los efectos secundarios de los antipsicóticos típicos; éstos (p. ej., olanzapina 10-20 mg/día) se utilizan como monoterapia para el control agudo y pueden tener propiedades intrínsecas antimaníacas. Los médicos deben intentar disminuir estos agentes adyuvantes cuando el paciente se estabiliza.

c. El litio sigue siendo el pilar del tratamiento para los trastornos bipolares. En general, se requiere de una concentración en sangre de 0.8-1.2 mEq/L para controlar los síntomas agudos. Una prueba terapéutica completa debe durar al menos 4 semanas, dos de las cuales deben tener concentraciones terapéuticas. Las pruebas pretratamiento incluyen un hemograma completo, pruebas de función tiroidea electrocardiográfica (ECG), medición de nitrógeno ureico en sangre (BUN, *blood urea nitrogen*) y creatinina sérica, y una prueba de embarazo. El litio tiene un estrecho índice terapéutico y las concentraciones pueden volverse tóxicas con rapidez cuando un paciente está deshidratado. Una concentración igual o superior a 2.0 mEq es tóxica. El tratamiento con litio se puede iniciar en dosis de 300 mg tres veces por día, pero también se puede dar como una sola dosis nocturna. La concentración se debe verificar a los 5 días y ajustarse la dosis en conformidad. La respuesta clínica puede tardar 4 días después de alcanzar la concentración terapéutica. Los efectos secundarios típicos incluyen sed, poliuria, temblor, gusto metálico, embotamiento cognitivo y malestar gastrointestinal. El litio puede inducir hipotiroidismo y, en casos raros, toxicidad renal. Consiste en un tratamiento de primera línea para la depresión bipolar y alcanza una respuesta antidepresiva en el 50% de los pacientes; es más eficaz para la profilaxis de episodios posteriores del estado de ánimo en concentraciones de 0.8-1.2 mEq/L. Sin embargo, en muchos pacientes, la remisión puede mantenerse con concentraciones inferiores, mejor toleradas, lo cual promueve un mejor cumplimiento terapéutico. Los pacientes con brote depresivo mientras toman litio deben ser valorados en busca de hipotiroidismo inducido por el litio. Este compuesto es excretado sin cambios por los riñones y debe utilizarse con precaución en pacientes con nefropatías. Dado que el litio no es metabolizado por el hígado, puede ser la mejor opción para el tratamiento del trastorno bipolar en pacientes con insuficiencia hepática.

d. El divalproex y el ácido valproico tienen un rango terapéutico amplio y han mostrado ser eficaces en concentraciones de 50-125 µg/mL. El estudio previo al tratamiento incluye hemograma completo y pruebas de la función hepática. Se requiere una prueba de embarazo porque este medicamento puede causar defectos del tubo neural en el feto en desarrollo. También puede producir trombocitopenia y aumento en la concentración de transaminasas, las cuales por lo general son benignas y autolimitadas, pero requieren mayor vigilancia de la sangre. Se ha informado toxicidad hepática letal sólo en niños menores de 10 años que recibieron múltiples anticonvulsivos. Los efectos secundarios habituales incluyen pérdida de cabello (que puede ser tratada con cinc y selenio), temblor, aumento de peso y sedación. El malestar gastrointestinal es frecuente, pero puede disminuir mediante el uso de tabletas de cubierta entérica y ajustando la dosis de manera gradual. Puede administrarse una dosis de carga de ácido valproico para el control de los síntomas agudos, 20 mg/kg en dosis divididas. Esta estrategia también produce una concentración terapéutica y puede mejorar los síntomas en un plazo de 7 días. Para los pacientes ambulatorios, los más frágiles físicamente o los enfermos menos graves, los medicamentos pueden iniciarse a 250-750 mg/día y ajustarse de forma gradual hasta alcanzar la concentración terapéutica. Las concentraciones en sangre se pueden verificar después de 3 días en una dosificación particular.

e. En general, la carbamazepina se titula hasta alcanzar una respuesta en lugar de la concentración en sangre, aunque muchos clínicos ajustan la dosis hasta alcanzar 4-12 µg/mL. La evaluación previa al tratamiento debe incluir pruebas de la función hepática y hemograma completo, así como ECG, electrólitos, reticulocitos y prueba de embarazo. Los efectos secundarios abarcan náuseas, sedación y ataxia. En raras ocasiones se puede presentar toxicidad hepática, hiponatremia o supresión de médula ósea. Se registra exantema en el 10% de los pacientes. Los exantemas exfoliativos (síndrome de Stevens-Johnson) son raros, pero potencialmente letales. El fármaco se puede iniciar en dosis de 200-600 mg/día, con ajustes cada 5 días dependiendo de la respuesta clínica. Puede haber mejoría 7-14 días después de alcanzar la dosis terapéutica. Las interacciones farmacológicas complican el empleo de la carbamazepina y con probabilidad la relegan a la segunda línea de tratamiento. Es un inductor potente de enzimas y puede disminuir las concentraciones de otros psicotrópicos, como el haloperidol. La carbamazepina induce su propio metabolismo (autoinducción) y la dosis a menudo necesita aumentarse durante los primeros meses de tratamiento para mantener la concentración terapéutica y la respuesta clínica.

f. La lamotrigina y la gabapentina son anticonvulsivos que pueden tener propiedades antidepresivas, antimaníacas y que estabilizan el estado de ánimo. No requieren vigilancia de la sangre. La gabapentina se excreta exclusivamente por los riñones. Tiene un perfil benigno de efectos secundarios que pueden incluir sedación o activación, vértigo y fatiga. No presenta interacciones farmacológicas. En pacientes con insuficiencia renal requiere una reducción de la dosis. La gabapentina se puede titular de forma agresiva: se ha informado respuesta terapéutica a dosis de 300-3 600 mg/día. Tiene una vida media corta y requiere administración tres veces al día. La lamotrigina requiere una titulación gradual para disminuir el riesgo de exantemas, que tiene lugar en el 10% de los pacientes. El síndrome de Stevens-Johnson ocurre en el 0.1% de los pacientes tratados con lamotrigina. Los efectos secundarios incluyen náuseas, sedación, ataxia e insomnio. La dosis inicial puede ser de 25-50 mg/día durante 2 semanas y después aumentar lentamente hasta 150-250 mg dos veces al día. El valproato eleva las concentraciones de lamotrigina, por lo que la titulación de esta última debe ser más lenta y las dosis más bajas (p. ej., 25 mg, por vía oral, c/6 h por 2 semanas, con aumentos de 25 mg cada 2 semanas hasta un máximo de 150 mg/día).

El topiramato ha mostrado eficacia en el tratamiento de los trastornos bipolares. Sus efectos secundarios incluyen fatiga y embotamiento cognitivo. Este fármaco tiene la característica única de producir pérdida de peso. Una serie de pacientes con sobrepeso y trastorno bipolar perdieron en promedio el 5% de su peso corporal mientras tomaban el topiramato como complemento de otros medicamentos. La dosificación inicial, por lo general, es de 25-50 mg/día hasta un máximo de 400 mg/día.

g. En pacientes con enfermedad recurrente se requiere tratamiento de mantenimiento. Durante el tratamiento a largo plazo, se requiere seguimiento de laboratorio para el litio, el ácido valproico y la carbamazepina. Estos requisitos se describen en el capítulo 25.

h. Los pacientes que no responden de forma adecuada a un estabilizador del estado de ánimo pueden obtener beneficios del tratamiento combinado. Por lo general, el litio y el ácido valproico se emplean juntos. El aumento de la neurotoxicidad es un riesgo, pero la combinación es segura. Otras combinaciones incluyen litio y carbamazepina, carbamazepina y ácido valproico (requiere mayor vigilancia en busca de interacciones medicamentosas y toxicidad hepática), y combinaciones con los anticonvulsivos más nuevos.

i. Otros fármacos utilizados en el trastorno bipolar incluyen verapamilo, nimodipina, clonidina, clonazepam y levotiroxina. Los antipsicóticos atípicos de segunda generación también pueden ser de utilidad en los pacientes bipolares. La quetiapina ha sido aprobada para su uso y la risperidona y la clozapina han mostrado tener propiedades antimaníacas y estabilizadoras del estado de ánimo. La tabla 11-13 incluye una lista de los fármacos utilizados en el tratamiento de la depresión y la tabla 11-14 incluye los fármacos utilizados en el tratamiento de la manía.

j. La TEC se debe considerar en casos refractarios o incipientes. *Véase* el capítulo 30 para información adicional.

2. Psicológico. La psicoterapia en conjunto con los fármacos antimaníacos (p. ej., litio) es más eficaz que cualquiera de los dos tratamientos por sí solos. La psicoterapia no está indicada cuando un paciente está experimentando un episodio maníaco. En esta situación, la seguridad del paciente y de los demás debe ser primordial, por lo que deben adoptarse medidas farmacológicas y físicas para proteger y calmar al paciente.

a. Cognitivo. Se ha estudiado en lo referente a aumentar el cumplimiento de la terapia con litio en los pacientes con trastorno bipolar.

b. Conductual. Puede ser más eficaz durante el tratamiento hospitalario de pacientes maníacos. Ayuda a establecer límites sobre la conducta impulsiva o inadecuada a través de técnicas como el refuerzo positivo, el negativo y las recompensas.

c. Orientación psicoanalítica. Puede ser beneficioso en la recuperación y estabilización de pacientes maníacos si éste tiene la capacidad y desea reflexionar analíticamente sobre los conflictos subyacentes que pueden detonar y alimentar los episodios maníacos. También puede ayudar a los pacientes a comprender la resistencia al tratamiento farmacológico y mejorar su cumplimiento.

d. Terapia de apoyo. Está indicada sobre todo para las fases agudas y la recompensación inicial. Algunos pacientes sólo toleran la terapia de apoyo, mientras que otros pueden tolerar la terapia orientada a la introspección. Por lo general, esta terapia está indicada para los pacientes con trastorno bipolar crónico, que puede tener síntomas residuales interepisódicos significativos y experimentar deterioro social.

e. Grupal. Puede ser de beneficio en casos de negación desafiante y de grandeza defensiva de los pacientes maníacos. También es útil en el

Tabla 11-14

Medicamentos antimaníacos

Esta tabla muestra una lista de los medicamentos con datos que soportan su empleo para el tratamiento de la manía aguda.

Fármaco	Dosis diaria habitual para adultos	Dosis inicial y titulación	Dosis máxima recomendada o concentración en sangre	Efectos adversos frecuentes	Vigilancia	Advertencias
Litio y anticonvulsivos						
Litio	Concentración objetivo: 0.6-1.2 mEq/L	300-900 mg; aumento de 300 mg/día	Concentración en plasma de 1.2 mEq/L	Náuseas, vómitos, diarrea, sedación, temblor, poliuria, polidipsia, aumento del peso, acné, ralentización cognitiva	Concentración de litio 12 h después de la última dosis y cada semana mientras se hace la valoración, luego cada 2 meses	Toxicidad por litio
Carbamazepina	800-1 000 mg; titular a la respuesta clínica (concentración objetivo 4-12 µg/mL)	Iniciar con 200 mg en la noche, c/12 o 6 h; aumentar a razón de 200 mg/día	1 600 mg/día, concentración de 12 µg/mL	Sedación, vértigo, náuseas, deterioro cognitivo, valores elevados en la prueba de función hepática, dispepsia, ataxia	Hemograma completo; prueba de función hepática; concentración del fármaco cada 7-14 días mientras se titula, después mensualmente por 4 meses, después cada 6-12 meses	Anemia aplásica, agranulocitosis, convulsiones, miocarditis
Carbamazepina de liberación extendida	800-1 000 mg; titular a la respuesta clínica (concentración objetivo: 4-12 µg/mL)	400 mg/día	1 600 mg/día, concentración de 12 µg/mL	Sedación, vértigo, náuseas, deterioro cognitivo, valores elevados en la prueba de función hepática, dispepsia, ataxia	Hemograma completo; prueba de función hepática; concentración del fármaco cada 7-14 días mientras se titula, luego cada mes por 4 meses, y después cada 6-12 meses	Anemia aplásica, agranulocitosis, convulsiones, miocarditis
Divalproex	Valorar a 50-150 mg	Inicio 250-500 por la noche durante 2 días; aumentar a 250 mg/día. Alternativa: dosis de carga por vía oral 20-30 mg/kg/día para comenzar	Concentración de 150 mEq/L	Náuseas, vómitos, sedación, aumento de peso, pérdida de cabello	Hemograma completo con aumento de plaquetas; prueba de función hepática semanalmente hasta que sea estable, luego mensualmente durante 6 meses y después cada 6-12 meses	Hepatotoxicidad, teratogenicidad, pancreatitis
Oxcarbazepina	600-2 400 mg dosificados dos o tres veces al día	Inicio con 300 mg c/12 h; aumento a 300 mg cada dos días	2 500 mg	Fatiga, náuseas o vómitos, vértigo, sedación, diplopía, hiponatremia	Electrólitos (sodio)	Ninguna
Antipsicóticos atípicos						
Aripiprazol	15-30 mg	5-15 mg/día aumento de 10 mg/semana	30 mg	Náuseas, dispepsia, somnolencia, vómitos, acatisia	Ninguna	Ninguna

(continúa)

Tabla 11-14
Medicamentos antimaníacos *(continuación)*

Fármaco	Dosis diaria habitual en adultos	Dosis inicial y titulación	Dosis máxima recomendada o concentración en sangre	Efectos adversos frecuentes	Vigilancia	Advertencias
Clozapina	100-900 mg dosificados c/12 o 24 h	12.5-25 mg c/12 h, aumentos de 25-50 mg/día	900 mg	Sedación, salivación, taquicardia, sudoración, hipotensión, estreñimiento, fiebre, aumento de peso, diabetes mellitus	Hemograma con diferencial cada semana por 6 meses (más frecuente si recuento de leucocitos < 3500 o si hay una disminución sustancial de los valores basales); después cada 2 semanas indefinidamente, peso, glucosa	Agranulocitosis, convulsiones, miocarditis, otros efectos adversos cardiovasculares y respiratorios (hipotensión ortostática)
Olanzapina	10-20 mg dosificados c/12 o 24 h	5-10 mg en la noche; también disponible en obleas solubles	40 mg	Somnolencia, boca seca, vértigo, astenia, aumento de peso	Peso, glucosa	Ninguna
Quetiapina	200-800 mg dosificados c/12 o 24 h	25-200 mg en la noche, aumento de 25-50 mg/semana	800 mg	Somnolencia, boca seca, aumento de peso, vértigo	Peso, glucosa	Ninguna
Risperidona	3 mg	0.5-1 mg, cada 1-2 días	6 mg	Somnolencia, hipercinesia, dispepsia, náuseas	Prolactina	Ninguna
Ziprasidona	40-160 mg dosificados c/12 o 24 h	20-40 mg dos veces al día; también disponible en presentación i.m. Hasta 10 mg cada 2 h o 20 mg cada 4 h, máximo 40 mg	160 mg	Somnolencia, vértigo, hipertonía, acatisia, síntomas extrapiramidales	Electrocardiograma	Ninguna
Lurasidona (depresión bipolar)	20-120 mg dosificados cada noche al acostarse con 350 calorías de alimentos	Dosis única de 20 mg disponible en forma oral; aumento de 20 mg cada semana	120 mg	Somnolencia, acatisia, rigidez	Ninguna	Ninguna
Asenapina	Dosis de 5-10 mg dos veces al día	5-20 mg dos veces al día o cada noche al acostarse, disponible en tabletas sublinguales (no ingerir nada por 10 min después de la administración). La dosis se puede aumentar en 2.5-5 mg cada pocos días		Estreñimiento, sedación, acatisia, somnolencia, hipoestesia oral	Ninguna	Ninguna

Adaptado de datos de RMA Hirschfeld HD,RH Perlis MD y LA Vornik, MSc.

manejo de ciertos elementos habituales entre pacientes maníacos, como soledad, vergüenza, insuficiencia, miedo de la enfermedad mental y pérdida de control. Sirve para reintegrar a los pacientes socialmente.

f. **Familiar.** Esta terapia es muy importante en los pacientes bipolares, ya que su trastorno es fuertemente familiar (22-25% en familiares de primer grado) y porque los episodios maníacos alteran sus relaciones interpersonales y laborales. Durante los episodios maníacos, los pacientes pueden gastar grandes cantidades de dinero familiar o mostrar conductas secuales inapropiadas; deben abordarse sentimientos residuales de ira, culpa y vergüenza entre los miembros de la familia. Se pueden explorar maneras de ayudar con conformidad y reconocimiento de los eventos detonantes.

Para mayor información sobre este tema, véase:
Cap. 5, Trastornos del estado de ánimo, p. 60. En: Kaplan & Sadock. Manual de psiquiatría clínica, 4.ª ed.
Cap. 8, Trastornos del estado de ánimo, p. 347. En: Kaplan & Sadock. Sinopsis de psiquiatría, 11.ª ed.

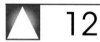

12

Trastornos de ansiedad

I. Introducción

Los trastornos de ansiedad se pueden considerar como una familia de alteraciones mentales relacionadas, pero distintas, entre las que se incluyen: (1) el trastorno de angustia o pánico, (2) la agorafobia, (3) la fobia específica, (4) el trastorno de ansiedad o fobia social y (5) el trastorno de ansiedad generalizada. Estos trastornos influyen en la cognición y tienden a producir distorsiones de la percepción. Se diferencian del *miedo*, una respuesta apropiada a una amenaza conocida, y la *ansiedad*, una respuesta a una amenaza desconocida, vaga o conflictiva. En la tabla 12-1 se presenta una lista con los signos y síntomas de los trastornos de ansiedad. La ansiedad produce sobre todo un efecto de pavor acompañado de quejas somáticas, como palpitaciones y sudoración, que indican un sistema nervioso autónomo hiperactivo.

II. Clasificación

Existen 11 tipos de diagnóstico de los trastornos de ansiedad que se incluyen en la 5.ª edición del *Manual diagnóstico y estadístico de los trastornos mentales* (DSM-5®) y que van desde el trastorno de ansiedad por separación hasta el trastorno de ansiedad no especificado. Se encuentran entre los grupos más frecuentes de trastornos psiquiátricos. Cada trastorno se describe por separado a continuación.

A. **Trastorno de ansiedad por separación.** Se define como el miedo a la separación de los seres queridos (no acorde con el desarrollo correspondiente) (al menos tres de los siguientes síntomas por más de 1 mes si es menor de 18 años y más de 6 meses si se trata de un adulto):

Ansiedad:
- Por separación del hogar o de los seres queridos
- Al salir de casa, porque supone tal separación
- Por dormir lejos (distinta habitación) de los seres queridos

Junto con sentimientos de:
- Preocupación sobre un posible daño a los seres queridos
- Preocupación sobre la separación (aunque no inminente) de los seres queridos
- Miedo al aislamiento de los seres queridos

Que incluye:
- Pesadillas
- Síntomas físicos

B. **Mutismo selectivo.** Es la incapacidad para hablar en ciertas situaciones sociales, aunque en otras no exista el problema (tiene lugar por lo menos 1 mes en ausencia de un trastorno independiente e impide el funcionamiento social, educativo y ocupacional).

  Fobia específica. Ansiedad marcada y desproporcionada sobre una cosa o situación específica (p. ej., caballos, altura, agujas) (tabla 12-2). Este miedo debe estar presente de forma consistente y persistente. La persona experimenta

Tabla 12-1
Signos y síntomas de los trastornos de ansiedad

Signos físicos	Síntomas psicológicos
Temblor, fasciculación, agitación	Sensación de terror
Dolor de espalda, dolor de cabeza	Dificultades para concentrarse
Tensión muscular	Hipervigilancia
Disnea, hiperventilación	Insomnio
Fatigabilidad	Disminución de la libido
Respuesta de sobresalto	"Nudo en la garganta"
Hiperactividad vegetativa	Malestar en el estómago ("estómago revuelto")
Rubefacción y palidez	
Taquicardia, palpitaciones	
Sudoración	
Manos frías	
Diarrea	
Sequedad de boca (xerostomía)	
Micción frecuente	
Parestesias	
Dificultad para la deglución	

gran ansiedad cuando es expuesta al objeto temido e intenta evitarlo a toda costa. Hasta el 25% de la población tiene fobias específicas (tabla 12-3). Son más frecuentes en las mujeres. En la tabla 12-4 se presentan los factores psicodinámicos de las fobias.

C. **Trastorno de ansiedad social (fobia social).** El *trastorno de ansiedad social* es un miedo irracional a las situaciones públicas (p. ej., hablar, comer o usar baños públicos ["vejiga tímida"]). Puede estar asociado con crisis de angustia. Por lo general ocurre durante la adolescencia temprana, pero puede desarrollarse durante la niñez. Afecta hasta al 13% de las personas. Se presenta con la misma frecuencia en hombres y mujeres (tablas 12-5 y 12-6).

D. **Trastorno de angustia o pánico.** El trastorno de angustia se caracteriza por crisis de pánico espontáneas (tabla 12-7). Estos ataques se asocian más frecuentemente con agorafobia (miedo intenso a los espacios abiertos, a salir solo de casa o a estar entre una multitud). La angustia puede desarrollarse por etapas: ataques subclínicos, crisis de angustia completos, ansiedad anticipatoria, evitación fóbica de situaciones específicas y agorafobia. Puede conducir al abuso de alcohol o drogas, a la depresión y a restricciones ocupacionales y sociales. La agorafobia puede presentarse sola, aunque los pacientes habitualmente sufren crisis de pánico asociados. La ansiedad anticipatoria se caracteriza por el temor a sentir angustia, impotencia o humillación (tabla 12-8). Los pacientes con

Tabla 12-2
Fobias

Acrofobia	Miedo a las alturas
Agorafobia	Miedo a lugares abiertos
Ailurofobia	Miedo a los gatos
Hidrofobia	Miedo al agua
Claustrofobia	Miedo a espacios cerrados
Cinofobia	Miedo a los perros
Misofobia	Miedo a la suciedad y los gérmenes
Pirofobia	Miedo al fuego
Xenofobia	Miedo a los extranjeros
Zoofobia	Miedo a los animales

Tabla 12-3
Tasas de prevalencia de por vida de las fobias específicas

Sitio	Hombres (%)	Mujeres (%)	Total (%)
Estados Unidos (*National Comorbidity Survey*)	6.7	15.7	11.3
Estados Unidos (*Epidemiological Catchment Area Study*)	7.7	14.4	11.2
Puerto Rico	7.6	9.6	8.6
Edmonton, Canadá	4.6	9.8	7.2
Corea	2.6	7.9	5.4
Zúrich, Suiza	5.2	16.1	10.7
Países Bajos	6.6	13.6	10.1

Tabla 12-4
Temas psicodinámicos en las fobias

- Los principales mecanismos de defensa incluyen la proyección de desplazamiento y la evitación.
- Los factores estresantes ambientales, incluyendo la humillación y la crítica de un hermano mayor, peleas entre los padres o la pérdida y la separación de éstos, interactúan con una diátesis genética constitucional.
- En el caso de la fobia social, se exterioriza un patrón característico de las relaciones de objeto interno en situaciones sociales.
- La anticipación de la humillación, la crítica y el ridículo se proyecta sobre individuos en el entorno.
- La vergüenza y la turbación son los principales estados afectivos.
- Los miembros de la familia pueden alentar el comportamiento fóbico y servir como obstáculos a cualquier plan de tratamiento.
- La exposición a la situación temida es el principio base de todo tratamiento.

Tabla 12-5
Tasas de prevalencia de por vida del trastorno de ansiedad social

Sitio	Hombres (%)	Mujeres (%)	Total (%)
Estados Unidos (*National Comorbidity Survey*)	11.1	15.5	13.3
Estados Unidos (*Epidemiological Catchment Area Study*)	2.1	3.1	2.6
Edmonton, Canadá	1.3	2.1	1.7
Puerto Rico	0.8	1.1	1.0
Corea	0.1	1.0	0.5
Zúrich, Suiza	3.7	7.3	5.6
Taiwán	0.2	1.0	0.6
Países Bajos	5.9	9.7	7.8

Tabla 12-6
Signos y síntomas durante la exposición a una situación fóbica

Ansiedad
Fatiga
Palpitaciones
Náuseas
Temblor
Sudoración
Crisis de angustia
Micción frecuente
Retirada de la situación temida

Tabla 12-7
Signos y síntomas del trastorno de angustia (ataque de pánico)

Crisis de angustia inesperadas recurrentes (miedo focal que dura unos minutos) con 4 min o más de:
1. Pulsaciones cardíacas palpables o taquicardia
2. Diaforesis
3. Inquietud
4. Sensación de falta de aliento o asfixia
5. Sensación de sofocación
6. Dolor de tórax
7. Náuseas, malestar estomacal
8. Mareos o vértigo
9. Bochornos (sofocos) o escalofríos
10. Entumecimiento u hormigueo
11. Pérdida de contacto con uno mismo o con la realidad
12. Preocupación por perder el control ("salirse de sus casillas")
13. Preocupaciones acerca de la muerte
Estos ataques deben causar preocupación persistente acerca de futuros ataques o un cambio mal adaptado de la conducta para evitar futuros ataques.
Las crisis de angustia pueden estar presentes en la ansiedad y otros trastornos. En el trastorno de angustia, no son provocadas.

trastorno de angustia tienen a menudo múltiples quejas somáticas relacionadas con la disfunción del sistema nervioso autónomo, con un riesgo mayor en las mujeres (tabla 12-9). Con frecuencia se requiere el uso de medicamentos, que son la base del tratamiento (tabla 12-10).

E. **Agorafobia.** Ansiedad por estar en ciertos lugares o situaciones, como en una multitud, en espacios abiertos o fuera del hogar, en donde se teme que sea imposible escapar o salir. La situación se evita o se experimenta con mucha angustia, y a veces incluye el miedo de tener una crisis de angustia. Los pacientes agorafóbicos pueden permanecer confinados en sus casas y no abandonar nunca el lugar si no es con compañía (tabla 12-11).

F. **Trastorno de ansiedad generalizada.** Consiste en una preocupación excesiva acerca de circunstancias, acontecimientos o conflictos de la vida cotidiana. Los síntomas pueden fluctuar y superponerse con otros trastornos médicos y psiquiátricos (trastornos de ansiedad depresiva y otros). La ansiedad es difícil de controlar, es subjetivamente angustiante y produce deterioro en áreas importantes de la vida de una persona. Tiene lugar en niños y adultos con una prevalencia durante la vida del 45%. La proporción de mujeres a hombres es de 2:1 (tabla 12-12).

Tabla 12-8
Temas psicodinámicos en los trastornos de angustia

1. Dificultad para tolerar la ira.
2. Separación física o emocional de una persona significativa en la infancia y en la vida adulta.
3. Puede ser provocada por situaciones de aumento en las responsabilidades laborales.
4. Percepción de los padres como controladores, amenazantes, críticos y exigentes.
5. Representaciones internas de relaciones que involucran abuso físico o sexual.
6. Sensación crónica de sentirse atrapado.
7. Círculo vicioso de ira contra el comportamiento de rechazo de los padres, seguido por la ansiedad de que la fantasía destruya el vínculo con ellos.
8. Fracaso de la función de la señal de angustia en el ego relacionado con la autofragmentación y la confusión de límites entre uno mismo y el otro.
9. Mecanismos de defensa típicos: formación reactiva, anulación, somatización y externalización.

Tabla 12-9
Diagnóstico diferenciado para el trastorno de angustia

Enfermedades cardiovasculares	
Anemia	Hipertensión
Angina	Prolapso de la válvula mitral
Insuficiencia cardíaca congestiva	Infarto de miocardio
Estado β-adrenérgico hiperactivo	Taquicardia auricular paradójica

Enfermedades pulmonares	
Asma	Embolia pulmonar
Hiperventilación	

Enfermedades neurológicas	
Enfermedades cerebrovasculares	Migraña
Epilepsia	Esclerosis múltiple
Enfermedad de Huntington	Accidente isquémico transitorio
Infección	Tumor
Enfermedad de Ménière	Enfermedad de Wilson

Enfermedades endocrinas	
Enfermedad de Addison	Hipoglucemia
Síndrome carcinoide	Hipoparatiroidismo
Síndrome de Cushing	Trastornos menopáusicos
Diabetes	Feocromocitoma
Hipertiroidismo	Síndrome premenstrual

Intoxicación medicamentosa	
Anfetaminas	Alucinógenos
Nitrito de amilo	Marihuana
Anticolinérgicos	Nicotina
Cocaína	Teofilina

Síndrome de abstinencia	
Alcohol	Opiáceos y opioides
Antihipertensivos	Sedantes hipnóticos

Otras enfermedades	
Anafilaxia	Infecciones sistémicas
Deficiencia de vitamina B_{12}	Lupus eritematoso sistémico
Alteraciones electrolíticas	Arteritis temporal
Intoxicación por metales pesados	Uremia

G. **Trastorno de ansiedad inducido por sustancias o medicamentos.** Se diagnostica cuando los ataques de ansiedad o de angustia se desarrollan durante o poco después de la intoxicación o del retiro de una sustancia o medicamento conocido por producir tales síntomas.

Los signos de alerta incluyen crisis de angustia y delirio de forma inicial. Una amplia gama de sustancias puede causar los síntomas de la ansiedad que se asocian habitualmente con los estados de intoxicación o de abstinencia. Entre las sustancias que contribuyen con más frecuencia se encuentran las anfetaminas, la cocaína y la cafeína, así como la dietilamida del ácido lisérgico (LSD, *lysergic acid diethylamide*) y la 3,4-metilendioximetanfetamina (MDMA). El tratamiento primario incluye el retiro de la sustancia implicada (tabla 12-13).

H. **Trastorno de ansiedad debido a otra afección médica.** Muchos trastornos médicos se asocian con la ansiedad. Ésta es una afección bastante frecuente y el DSM-5® sugiere que los médicos especifiquen si el trastorno se caracteriza por síntomas de ataques de ansiedad generalizada o de angustia. Una amplia gama de afecciones médicas y neurológicas puede ocasionar síntomas de ansiedad (tablas 12-14 y 12-15).

Tabla 12-10
Dosis recomendadas de fármacos para evitar crisis de angustia utilizadas de forma habitual (diario a menos que se indique lo contrario)

Fármaco	Inicio (mg)	Mantenimiento (mg)
ISRS		
Paroxetina	5-10	20-60
Paroxetina LC	12.5-25	62.5
Fluoxetina	2-5	20-60
Sertralina	12.5-25	50-200
Fluvoxamina	12.5	100-150
Citalopram	10	20-40
Escitalopram	10	20
Antidepresivos tricíclicos		
Clomipramina	5-12.5	50-125
Imipramina	10-25	150-500
Desipramina	10-25	150-200
Benzodiazepinas		
Alprazolam	0.25-0.5 c/6 h	0.5-2 c/6 h
Clonazepam	0.25-0.5 c/12 h	0.5-2 c/12 h
Diazepam	2-5 c/12 h	5-30 c/12 h
Lorazepam	0.25-0.5 c/12 h	0.5-2 c/12 h
IMAO		
Fenelzina	15 c/12 h	15-45 c/12 h
Tranilcipromina	10 c/12 h	10-30 c/12 h
IRMA		
Moclobemida	50	300-600
Brofaromina	50	150-200
Antidepresivos atípicos		
Venlafaxina	6.25-25	50-150
Venlafaxina LP	37.5	150-225
Otros fármacos		
Ácido valproico	125 c/12 h	500-750 c/12 h
Inositol	6000 c/12 h	6000 c/12 h

IMAO, inhibidores de la monoaminoxidasa; IRMA, inhibidor reversible de la monoaminoxidasa tipo A; ISRS, inhibidor selectivo de la recaptación de serotonina; LC, liberación controlada; LP, liberación prolongada.

I. Otro trastorno de ansiedad especificado. Se denomina así al trastorno de ansiedad que no satisface los criterios completos (p. ej., duración corta, síntomas culturales específicos, etc.).

J. Trastorno de ansiedad no especificado. Esta afección no cumple con los criterios para ninguno de los trastornos de ansiedad mencionados anteriormente, a pesar de que ocasiona una disfunción social y ocupacional significativa. No hay información suficiente para el diagnóstico. Esto puede incluir las afecciones que se mencionan a continuación:

Tabla 12-11
Signos y síntomas de la agorafobia

Ansiedad excesiva y desproporcionada producida por más de dos de las siguientes situaciones:
1. Transporte público
2. Espacios públicos abiertos
3. Lugares públicos cerrados
4. Filas o multitudes
5. Estar solo fuera de la casa
Este miedo debe estar presente de forma sistemática y persistente.
La ansiedad o evitación por estas situaciones ocurre debido a pensamientos sobre la incapacidad para escapar de ellos.
Puede ser diagnosticada de forma independiente o concomitante con el trastorno de angustia.

Tabla 12-12
Signos y síntomas de los trastornos de ansiedad generalizada

Ansiedad extrema debida a varias actividades junto con más de tres de los siguientes síntomas durante más de 12 h por más de 6 meses:
1. Inquietud y malestar
2. Agotamiento
3. Falta de atención
4. Cambios de humor
5. Rigidez muscular
6. Problemas del sueño (exceso o falta de sueño)
Solamente uno de los síntomas anteriores es necesario para el diagnóstico pediátrico.

1. **Trastorno de adaptación con ansiedad.** Este diagnóstico se establece en el paciente con un factor de estrés obvio, en quien la ansiedad excesiva se desarrolla en un plazo de 3 meses y con una duración estimada de no más de 6 meses. Puede presentarse como reacción a la enfermedad, al rechazo o a la pérdida del empleo, sobre todo si se experimenta como una derrota o fracaso.

2. **Ansiedad secundaria a otro trastorno psiquiátrico.** El 70% de los pacientes deprimidos sufren de ansiedad. Los pacientes con psicosis (esquizofrenia, manía o trastorno psicótico breve) con frecuencia muestran ansiedad (ansiedad psicótica). La ansiedad también es frecuente en el delirio y en la demencia (reacción catastrófica).

3. **Ansiedad circunstancial.** Los efectos de una situación que genera tensión abruman de forma temporal la capacidad para sobrellevar la adversidad. Esto puede ocurrir en situaciones de menor importancia si éstas rememoran el estrés de un momento pasado.

4. **Ansiedad existencial.** Ésta implica temores de desamparo, envejecimiento, pérdida de control o pérdida de un ser querido, además del miedo a la muerte propia y ajena.

5. **Ansiedad por separación y ansiedad ante un extraño.** Los adultos con regresiones, incluyendo algunos que se encuentran clínicamente enfermos, pueden manifestar ansiedad cuando son separados de sus seres queridos o cuando tienen que interactuar con el personal en un hospital. El trastorno de ansiedad por separación ocurre en algunos niños pequeños cuando van a la escuela por primera vez. Es una reacción normal en lactantes y niños de hasta 2 años y medio de edad.

6. **Ansiedad relacionada con la pérdida del autocontrol.** En circunstancias en las cuales el control capitula, por ejemplo, en caso de enfermedad u

Tabla 12-13
Algunas sustancias que pueden causar ansiedad

Intoxicación	Abstinencia
Alucinógenos	Alcohol
Anfetaminas y otros simpaticomiméticos	Antihipertensivos
Anticolinérgicos	Cafeína
Cafeína	Opiáceos
Cannabis	
Cocaína	
Nitrito de amilo	
Sedantes hipnóticos	
Teofilina	
Yohimbina	

Tabla 12-14
Causas médicas y neurológicas de la ansiedad

Trastornos neurológicos	**Deficiencias**
Neoplasias cerebrales	Deficiencia de vitamina B_{12}
Traumatismo cerebral y síndromes posconmocionales	Pelagra
Enfermedades cerebrovasculares	
Hemorragia subaracnoidea	**Afecciones diversas**
Migraña	Hipoglucemia
Encefalitis	Síndrome carcinoide
Sífilis cerebral	Neoplasias sistémicas
Esclerosis múltiple	Síndrome premenstrual
Enfermedad de Wilson	Enfermedades febriles e infecciones
Enfermedad de Huntington	crónicas
Epilepsia	Porfiria
	Mononucleosis infecciosa
Afecciones sistémicas	Síndrome posthepatitis
Hipoxia	Uremia
Enfermedades cardiovasculares	
Insuficiencia pulmonar	**Trastornos tóxicos**
Anemia	Abstinencia de alcohol y drogas
	Vasopresores
Alteraciones endocrinas	Penicilina
Disfunción hipofisaria	Sulfonamidas
Disfunción tiroidea	Mercurio
Disfunción de la glándula paratiroides	Arsénico
Disfunción suprarrenal	Fósforo
Feocromocitoma	Organofosfatos
Trastornos de virilización femenina	Disulfuro de carbono
	Benceno
Trastornos inflamatorios	Intolerancia al ácido acetilsalicílico
Lupus eritematoso	
Artritis reumatoide	
Poliarteritis nodosa	
Arteritis temporal	

Adaptado de: Cummings JL. *Clinical Neuropsychiatry.* Orlando, FL: Grune & Stratton, 1985:214.

hospitalización, los pacientes con una necesidad de mantener el control pueden sentirse muy amenazados. La pérdida de autonomía en el trabajo puede precipitar la ansiedad.

7. **Ansiedad relacionada con la dependencia o la intimidad.** Si las necesidades de dependencia del paciente no se cumplieron o resolvieron en el pasado, puede sentir ansiedad al estar en una relación cercana, lo que implica cierta dependencia, o al ser hospitalizado, lo que implica delegar el control.

Tabla 12-15
Diagnóstico diferencial de afecciones médicas frecuentes que se asemejan a la ansiedad

Angina de pecho/infarto de miocardio (IM)	Electrocardiograma con depresión del segmento ST en la angina de pecho; enzimas cardíacas en el IM. Dolor de tórax aplastante, generalmente asociado con angina/IM. El dolor por ansiedad generalmente es más agudo y superficial.
Síndrome de hiperventilación	Antecedentes de respiraciones rápidas y profundas; palidez circumoral; espasmo carpopedal; respirar dentro de una bolsa de papel puede ayudar a tratar la hiperventilación.
Hipoglucemia	Glucemia en condiciones de ayuno generalmente por debajo de 50 mg/dL; signos de diabetes mellitus: poliuria, polidipsia y polifagia.
Hipertiroidismo	Elevación de triyodotironina (T_3), tiroxina (T4); exoftalmia en casos graves.
Síndrome carcinoide	La hipertensión acompaña a la ansiedad; elevación de catecolaminas urinarias (ácido 5-hidroxiindolacético [5-HIAA]).

Tabla 12-16
Epidemiología de los trastornos de ansiedad

	Trastorno de angustia	Fobia	Trastorno obsesivo-compulsivo	Trastorno de ansiedad generalizada	Trastorno de estrés postraumático (TEPT)
Prevalencia de por vida	1.5-4% de la población	Trastorno de ansiedad más frecuente, 10% de la población	2-3% de la población	3-8% de la población	1-3% de la población: el 30% de los veteranos de Vietnam
Relación hombre/ mujer	1:1 (sin agorafobia) 1:2 (con agorafobia)	1:2	1:1	1:2	1:2
Edad de inicio	Al final de la tercera década de vida	Infancia tardía	Adolescencia o primera fase de la vida adulta	Variable: primera fase de la vida adulta	A cualquier edad, incluida la infancia
Antecedentes familiares	El 20% de los familiares en primer grado de los pacientes agorafóbicos afectados por este trastorno	Puede compartirse entre familiares, sobre todo a las inyecciones y a lesiones específicas	El 35% en parientes de primer grado	El 25% de los familiares de primer grado afectados	—
Estudios en gemelos	Mayor concordancia entre gemelos monocigotos que entre dicigotos	—	Mayor concordancia entre gemelos monocigotos que entre dicigotos	80-90% de concordancia en gemelos monocigotos; 10-15% en dicigotos	—

8. **Ansiedad relacionada con la culpa y el castigo.** Si un paciente espera un castigo por un delito imaginario o real, puede sentir ansiedad y buscar activamente, o incluso infligirse él mismo, el castigo.

K. **Trastorno mixto ansioso-depresivo.** Este trastorno describe a pacientes con ansiedad y síntomas depresivos que no cumplen los criterios diagnósticos para un trastorno de ansiedad o del estado de ánimo. Este diagnóstico se utiliza de forma ocasional en ambientes de atención médica primaria, así como en Europa; en ocasiones se denomina *neurastenia*.

III. **Epidemiología**

Los trastornos de ansiedad son el grupo más frecuente de trastornos psiquiátricos. Una de cada cuatro personas presenta los criterios diagnósticos de, como mínimo, uno de los trastornos de ansiedad enumerados y la tasa de prevalencia durante 12 meses se aproxima al 17%. Las mujeres son más vulnerables a estos trastornos que los hombres. La prevalencia de los trastornos de ansiedad disminuye conforme se eleva la categoría socioeconómica. En la tabla 12-16 se ofrece una descripción de la epidemiología de los trastornos de ansiedad, así como del trastorno obsesivo-compulsivo y del trastorno de estrés postraumático.

IV. **Etiología**

A. **Biológica**

1. La ansiedad supone una reacción vegetativa exagerada con incremento del tono simpático.

2. La liberación de catecolaminas se eleva debido a la mayor producción de metabolitos noradrenalínicos (p. ej., 3-metoxi-4-hidroxifenilglicol).

3. Puede desarrollarse una menor latencia de la fase de sueño con movimientos oculares rápidos (REM, *rapid eye movement*) y de la etapa IV del sueño (parecida a la depresión).

4. La disminución de la cantidad de ácido γ-aminobutírico (GABA) ocasiona una hiperactividad del sistema nervioso central (SNC) (el GABA inhibe la irritabilidad del SNC y está extendido por todo el cerebro).

5. Las alteraciones del sistema serotoninérgico y el incremento en la actividad dopaminérgica se asocian con la ansiedad.

6. La actividad de la corteza temporal del cerebro aumenta.

7. El *locus cerúleo*, un centro cerebral de neuronas noradrenérgicas, se muestra hiperactivo en los estados de ansiedad, en especial en las crisis de angustia.

8. Los estudios recientes también sugieren el papel de los neuropéptidos (sustancia P, LCR y colecistocinina), pero por el momento no hay ningún preparado disponible para estos objetivos.

9. La hiperactividad y la disregulación en la amígdala pueden acompañarse de ansiedad social.

B. Psicoanalítica. Según Freud, los impulsos inconscientes (p. ej., sexo o agresión) amenazan con irrumpir en la consciencia y producir ansiedad. Esta última se relaciona, a lo largo del desarrollo, con los temores infantiles a la desintegración, que provienen del miedo a la pérdida real o imaginaria de un objeto querido o del miedo al daño físico (p. ej., castración). Freud utilizó el término *angustia señal* para describir la ansiedad no experimentada de modo consciente que desencadena mecanismos de defensa utilizados por la persona para afrontar una situación potencialmente amenazante (tabla 12-17).

C. Teoría del aprendizaje

1. La ansiedad es producida por la frustración o la tensión continuos o intensos. La ansiedad se torna, luego, en una respuesta condicionada a otras situaciones que producen una frustración o tensión de menor grado.

Tabla 12-17
Psicodinámica de los trastornos de ansiedad

Trastorno	Defensa	Comentario
Fobia	Desplazamiento Simbolización	Ansiedad despojada de la idea o situación y desplazada a otro objeto simbólico o situación.
Agorafobia	Proyección Desplazamiento	Hostilidad, rabia o sexualidad reprimidas proyectadas al ambiente, que se considera peligroso.
Trastorno obsesivo-compulsivo	Anulación Aislamiento Formación reactiva	Un superyó severo actúa contra los impulsos que hacen sentir culpable al paciente; la ansiedad se controla mediante actos o pensamientos repetidos.
Ansiedad	Regresión	La represión de anhelos sexuales, agresivos o de dependencia prohibidos se desintegra.
Angustia	Regresión	La ansiedad desborda la personalidad y se descarga en forma de estado de angustia. Se produce una desintegración total de la defensa represiva y aparece la regresión.
Trastorno por estrés postraumático	Regresión Represión Negación Anulación	El trauma reactiva los conflictos inconscientes y el yo alivia la ansiedad y trata de dominarla.

2. Se puede aprender a través de la identificación e imitación de los patrones de ansiedad parentales (teoría del aprendizaje social).
3. La ansiedad se asocia con un estímulo aterrador natural (p. ej., accidente). El desplazamiento o transferencia posterior hacia otro estímulo, mediante el condicionamiento, produce una fobia a un objeto o situación nuevos y diferentes.
4. Los trastornos de ansiedad implican patrones erróneos, distorsionados o contraproducentes de pensamiento cognitivo.

D. Estudios genéticos
1. La mitad de los pacientes con trastorno de angustia tiene un pariente afectado.
2. Cerca del 5% de las personas con mucha ansiedad muestran una variante polimorfa del gen asociado con el metabolismo del transportador de serotonina.

V. Pruebas psicológicas
A. Prueba de Rorschach
1. La percepción de movimientos de animales, formas no estructuradas y mayor intensidad de color generan respuestas de ansiedad.
2. Las formas anatómicas y el daño físico sucitan una respuesta fóbica.
3. La atención exagerada a detalles indica una respuesta obsesivo-compulsiva.

B. Prueba de apercepción temática (TAT, *Thematic Apperception Test*)
1. Puede haber una mayor producción de fantasía.
2. Los temas de agresión y sexualidad destacan.
3. Es posible que aparezcan sentimientos de tensión.

C. Prueba Bender-Gestalt
1. Ningún cambio indicativo de daño cerebral.
2. El uso de una pequeña área puede manifestarse en el trastorno obsesivo-compulsivo.
3. En los estados de ansiedad, el dibujo puede desparramarse por la página.

D. Prueba de Goodenough de dibujo de una persona (*Goodenough Draw-a-Person Test*)
1. En el trastorno obsesivo-compulsivo se ve, en ocasiones, más detalle de la cabeza y general.
2. Puede haber distorsiones de la imagen corporal en las fobias.
3. En los trastornos de ansiedad se puede observar un dibujo rápido.

E. Cuestionario multifásico de personalidad de Minnesota 2 (*Minnesota Multiphasic Personality Inventory-2*). Puntuación alta de hipocondría, psicastenia e histeria en ansiedad.

VI. Pruebas analíticas
A. No se conoce ninguna prueba específica de laboratorio para la ansiedad.
B. La infusión experimental de lactato aumenta las concentraciones de noradrenalina y produce ansiedad en los pacientes con un trastorno de angustia.

VII. Fisiopatología y estudios de imagen cerebral
A. No se aprecia ningún cambio patognomónico sistemático.
B. La tomografía por emisión de positrones (PET, *positron emission tomography*) revela un descenso del metabolismo en la circunvolución orbitaria, núcleos caudados y circunvolución del cuerpo calloso en el trastorno obsesivo-compulsivo.

C. La PET revela un aumento del flujo sanguíneo por la región parahipocámpica derecha del lóbulo frontal en el trastorno de ansiedad generalizada y en los estados de angustia.

D. La resonancia magnética (RM) muestra un aumento del tamaño ventricular en algunos casos, pero no siempre.

E. Algunos pacientes con trastorno de angustia presentan atrofia temporal derecha y en la ansiedad a menudo se observa vasoconstricción cerebral.

F. La mitad de los pacientes con trastorno de angustia presenta un prolapso de la válvula mitral de importancia clínica incierta.

G. Se pueden observar alteraciones inespecíficas en el electroencefalograma (EEG).

H. La prueba de supresión con dexametasona no suprime el cortisol de algunos pacientes obsesivo-compulsivos.

I. Las sustancias inductoras de angustia comprenden el dióxido de carbono, el lactato de sodio, la metilclorofenilpiperazina (mCPP), las carbolinas, los antagonistas de los receptores $GABA_B$, la cafeína, la isoprenalina y la yohimbina.

VIII. Diagnóstico diferencial

A. **Trastornos depresivos.** El 50-70% de los pacientes deprimidos manifiestan ansiedad o pensamientos obsesivos; el 20-30% de los pacientes con ansiedad primaria también experimentan depresión.

B. **Esquizofrenia.** Los pacientes esquizofrénicos pueden estar angustiados y presentar obsesiones fuertes, además o previo al brote de alucinaciones o delirios.

C. **Trastorno bipolar I.** En el episodio maníaco puede registrarse gran ansiedad.

D. **Psicosis atípica (trastorno psicótico no especificado).** Además de los síntomas psicóticos se observa una enorme ansiedad.

E. **Trastorno de adaptación con ansiedad.** El paciente refiere antecedentes de una situación psicosocial estresante en los primeros 3 meses de inicio.

F. **Afecciones médicas y neurológicas.** El trastorno secundario a la ansiedad es producto de un factor médico o biológico específico. Una causa frecuente es el hipertiroidismo no diagnosticado. Otras causas se incluyen en la tabla 12-18.

G. **Trastornos relacionados con sustancias.** La angustia o la ansiedad en general se asocian con intoxicaciones (en especial por cafeína, cocaína, anfetaminas y alucinógenos) y estados de abstinencia (*véase* la tabla 12-13).

H. **Trastorno cognitivo.** La ansiedad intensa puede interferir con la cognición y causar alteraciones que remiten cuando disminuye la ansiedad, a diferencia de los defectos cognitivos de la demencia.

IX. Evolución y pronóstico

A. **Trastorno de ansiedad por separación**
   1. Comienza desde el primer año de edad.
   2. Se presentan períodos de exacerbaciones y remisiones.
   3. Los adultos pueden tener disfunción social y ocupacional.
   4. Buen pronóstico general con remisión del 96%.

B. **Mutismo selectivo**
   1. Tímido, ansioso y en riesgo de depresión.
   2. Dificultades académicas.
   3. Aumento en el riesgo de trastornos de ansiedad comórbidos.

Tabla 12-18
Trastornos asociados con ansiedad

Trastornos neurológicos	**Deficiencias**
Neoplasias cerebrales	Deficiencia de vitamina B_{12}
Traumatismo cerebral y síndromes posconmocionales	Pelagra
	Afecciones diversas
Enfermedades cerebrovasculares	Hipoglucemia
Hemorragia subaracnoidea	Síndrome carcinoide
Migraña	Neoplasias sistémicas
Encefalitis	Síndrome premenstrual
Sífilis cerebral	**Enfermedades febriles**
Esclerosis múltiple	**e infecciones crónicas**
Enfermedad de Wilson	Porfiria
Enfermedad de Huntington	Mononucleosis infecciosa
Epilepsia	Síndrome posthepatitis
Afecciones sistémicas	Uremia
Hipoxia	**Trastornos tóxicos**
Enfermedades cardiovasculares	Abstinencia de alcohol y drogas
Arritmias cardíacas	Anfetaminas
Insuficiencia pulmonar	Simpaticomiméticos
Anemia	Vasopresores
Alteraciones endocrinas	Cafeína y abstinencia de cafeína
Disfunción hipofisaria	Penicilina
Disfunción tiroidea	Sulfonamidas
Disfunción paratiroidea	Cannabis
Disfunción suprarrenal	Mercurio
Feocromocitoma	Arsénico
Trastornos de virilización femenina	Fósforo
Trastornos inflamatorios	Organofosfatos
Lupus eritematoso	Disulfuro de carbono
Artritis reumatoide	Benceno
Poliarteritis nodosa	Intolerancia al ácido acetilsalicílico
Arteritis temporal	

Adaptado de: Cummings JL. *Clinical Neuropsychiatry*. Orlando, FL: Grune & Stratton; 1985:214.

    4. Buena respuesta al tratamiento con inhibidores selectivos de la recaptación de serotonina (ISRS).

C. Fobia específica
    1. La evolución tiende a ser crónica.
    2. Las fobias pueden empeorar o extenderse sin tratamiento.
    3. La agorafobia es la más resistente de todas las fobias.
    4. El pronóstico es bueno a excelente con terapia.

D. Trastorno de ansiedad social (fobia social)
    1. Inicio en la niñez tardía o adolescencia temprana.
    2. Es crónico, pero los síntomas pueden remitir.
    3. Hay perturbación en la vida del individuo.
    4. Tiene buen pronóstico con tratamiento farmacológico y psicoterapia.

E. Trastorno de angustia (pánico)
    1. La evolución es crónica, con remisiones y exacerbaciones.
    2. Las crisis de angustia suelen repetirse de dos a tres veces por semana.
    3. Los pacientes con trastorno de angustia pueden estar en riesgo creciente de cometer suicidio.
    4. El pronóstico es bueno con la combinación de tratamiento farmacológico y de psicoterapia.

F. Agorafobia
1. Con frecuencia es causada por un trastorno de angustia.
2. Sin el trastorno de angustia, es crónica e incapacitante.
3. Dependencia de alcohol y síntomas depresivos comórbidos.
4. El tratamiento requiere fármacos con terapia cognitivo-conductual (TCC) y terapia virtual.

G. Trastorno de ansiedad generalizada
1. La evolución es crónica y los síntomas pueden disminuir conforme el paciente envejece.
2. Con el tiempo, puede desarrollarse depresión secundaria, que no resulta rara si se omite el tratamiento.
3. Con tratamiento, el pronóstico es favorable; más del 70% de los pacientes mejoran con terapia farmacológica y aún más si se combina con psicoterapia.

X. Tratamiento

El tratamiento de los trastornos de ansiedad implica tanto un abordaje psicofarmacológico como de psicoterapia (TCC, terapia limitada en el tiempo, terapia de grupo y terapia familiar).

A. Farmacológico
1. **Benzodiazepinas.** Estos fármacos reducen la ansiedad de una manera eficaz. En el trastorno de angustia, reducen el número y la intensidad de los ataques. También son de ayuda en la fobia social y específica. Debido a la preocupación por la dependencia física, las benzodiazepinas no son prescritas con la frecuencia idónea. Sin embargo, con un seguimiento psicoterapéutico adecuado pueden utilizarse con seguridad durante largos períodos sin producir abuso. Pueden presentarse síndromes de interrupción (abstinencia) en pacientes que emplean estos medicamentos durante períodos prolongados, pero, si el medicamento se retira adecuadamente, los signos y síntomas de abstinencia se pueden controlar con facilidad. Entre los fármacos más frecuentes se incluyen alprazolam, clonazepam, diazepam y lorazepam. El alprazolam es eficaz en el tratamiento del trastorno de angustia y ansiedad asociada con depresión. Este fármaco se ha asociado con un síndrome de abstinencia después de tan sólo 6-8 semanas de tratamiento.
2. **Inhibidores selectivos de la recaptación de serotonina.** Hay seis ISRS disponibles en Estados Unidos que son efectivos en el trastorno de ansiedad: fluoxetina, citalopram, escitalopram, paroxetina, sertralina y venlafaxina. La sertralina también está indicada en el tratamiento del trastorno de angustia con o sin agorafobia. Los ISRS son más seguros que los medicamentos tricíclicos, porque carecen de efectos anticolinérgicos y no son tan letales si se toman en una sobredosis. Los efectos secundarios más frecuentes son náuseas transitorias, dolor de cabeza y disfunción sexual. Algunos pacientes, sobre todo aquellos con trastorno de angustia, informan un aumento inicial de la ansiedad tras comenzar a tomar estos medicamentos, lo cual puede controlarse con benzodiazepinas hasta lograr el efecto completo del ISRS, por lo general en 2-4 semanas. Los ISRS se utilizan con extrema precaución en niños y adolescentes debido a los reportes de agitación y actos suicidas impulsivos como efectos secundarios del medicamento en esa población.

3. **Tricíclicos.** Los fármacos de esta clase reducen la intensidad de la ansiedad en todos los trastornos de este tipo. Debido a su perfil de efectos secundarios (p. ej., efectos anticolinérgicos, cardiotoxicidad y posible letalidad en sobredosis [10 veces la dosis diaria recomendada puede ser mortal]), no son opciones de primera línea. Los medicamentos típicos de esta clase incluyen imipramina, nortriptilina y clomipramina.

4. **Inhibidores de la monoaminooxidasa (IMAO).** Los IMAO son eficaces para el tratamiento de los trastornos de angustia y otros trastornos de ansiedad; sin embargo, no son opciones de primera línea debido a un efecto secundario adverso importante: la aparición de crisis hipertensivas secundarias a la ingesta de alimentos que contienen tiramina. Hay que evitar algunos fármacos, como los simpaticomiméticos y los opiáceos (sobre todo, la meperidina), ya que, si se combinan con los IMAO, pueden producir la muerte. Los fármacos de mayor uso de este grupo son la fenelzina y la tranilcipromina.

5. **Otros medicamentos utilizados en los trastornos de ansiedad**
   a. **Antagonistas de los receptores adrenérgicos (ß-bloqueadores).** Los fármacos en esta clase incluyen propranolol y atenolol, que actúan suprimiendo los signos somáticos de ansiedad, sobre todo las crisis de angustia. Se ha notificado su eficacia en especial para bloquear la ansiedad de la fobia social (p. ej., hablar en público), si se toman en una dosis única aproximadamente 1 h antes del acontecimiento fóbico. Los efectos adversos consisten en bradicardia, hipotensión y adormecimiento. No resultan útiles en la ansiedad crónica, salvo que obedezca a un estado hiperadrenérgico hipersensible.

 CONSEJOS CLÍNICOS

No utilizar los ß-bloqueadores si el paciente refiere antecedentes de asma o de insuficiencia cardíaca congestiva o diabetes.

---

   b. **Venlafaxina.** Este fármaco se ha mostrado eficaz en el tratamiento del trastorno de ansiedad generalizada y del trastorno de angustia. Debido a que también actúa como antidepresivo, se utiliza en los estados mixtos. Su indicación principal es el tratamiento de la depresión.
   c. **Buspirona.** Este fármaco posee efectos serotoninérgicos leves y resulta más útil frente al trastorno de ansiedad generalizada que en los estados agudos. No muestra tolerancia cruzada con las benzodiazepinas y no se puede emplear frente a los síndromes de abstinencia. Comienza a actuar lentamente y produce mareos y cefalea en algunos pacientes.
   d. **Antiepilépticos ansiolíticos.** Los fármacos habituales de este grupo utilizados en el tratamiento de los trastornos de ansiedad son la gabapentina, la tiagabina y el valproato. Las notificaciones sobre su eficacia son escasos y tienen carácter anecdótico, pero merecen contemplarse como tratamiento para estos trastornos, sobre todo si existen crisis de angustia.
      La tabla 12-19 resume las dosificaciones para los fármacos utilizados en los trastornos de ansiedad.

Tabla 12-19
Dosificaciones para los fármacos utilizados en los trastornos de ansiedad

	Inicio (mg)	Manteni- miento (mg)	Dosis alta (mg)	Efectos secundarios
ISRS				
Paroxetina	5-10	20-60	> 60	Náuseas, vómitos, sequedad
Fluoxetina	2-5	20-60	> 80	de boca, cefalea, somnolen-
Sertralina	12.5-25	50-200	> 300	cia, insomnio, sudoración,
Citalopram	10	20-40	> 60	temblor, diarrea, disfun-
Escitalopram	5	10-30	> 30	ción sexual, síndrome de secreción inadecuada de hormona antidiurética, ele- vación de los sustratos de la isoenzima 2D6 del citocromo P450 por inhibición enzi- mática (sobre todo con la paroxetina); el citalopram y el escitalopram no son inhibi- dores importantes; efectos de abstinencia (fatiga, disforia, cambios psicomotores)
Antidepresivos tricíclicos				
Clomipramina	5-12.5	50-125	> 200	Ortostatismo, defectos de con-
Imipramina	10-25	150-500	> 300	ducción, arritmias ventricula-
Desipramina	10-25	150-200	> 300	res, taquicardia refleja, efec- tos anticolinérgicos, aumento de peso, posible letalidad en caso de sobredosis
Benzodiazepinas				
Alprazolam	0.25-0.5 c/6 h	0.5-2 c/6 h	> 8	Ortostatismo, defectos de con-
Clonazepam	0.25-0.5 c/12 h	0.5-2 c/12 h	> 4	ducción, arritmias ventricula-
Diazepam	2-5 c/12 h	5-30 c/12 h	> 80	res, taquicardia refleja, efec-
Lorazepam	0.25-0.5 c/12 h	0.5-2 c/12 h	> 8	tos anticolinérgicos, aumento de peso, posible letalidad en caso de sobredosis
IMAO				
Fenelzina	15 c/12 h	15-45 c/12 h	> 15	Ortostatismo, insomnio,
Tranilcipromina	10 c/12 h	10-30 c/12 h	> 70	aumento de peso, edema, disfunciones sexuales, crisis hipertensiva si se toman alimentos que contienen tiramina
ISRN				
Venlafaxina	6.25-25	50-150	> 375	Náuseas, somnolencia, mareos, sequedad de boca, ner-
Venlafaxina LP	37.5	37.5	> 225	viosismo, temblor, insomnio, estreñimiento, disfunción sexual, sudoración, anorexia, elevación de la presión arte- rial, ortostatismo, defectos de conducción, arritmias ventriculares, efectos de abstinencia (fatiga, disforia, cambios psicomotores); en la insuficiencia hepática o renal moderada se utiliza la mitad de la dosis habitual
Otros fármacos				
Ácido valproico	125 c/12 h	500-750 c/12 h	> 2000	Náuseas, vómitos, indigestión
Gabapentina	100-200	600-3400	> 3400	Somnolencia, ataxia, náuseas
Buspirona	5-10	10	> 60	Mareos, fatiga, náuseas

Tabla 12-20
Medicamentos habituales para el tratamiento de la ansiedad recurrente

Medicamento	Nombre comercial	Dosis inicial recomendada	Dosis diaria (mg)[a]
Antidepresivos[b]			
Fluoxetina	Prozac®	5 mg/día	20-80
Fluvoxamina	Luvox®	50 mg/día	100-300
Paroxetina	Paxil®	10 mg/día	20-50
	Paxil CR®	12.5 mg/día	25-75
Sertralina	Zoloft®	25-50 mg/día	50-200
Citalopram	Celexa®	10 mg/día	20-60
Escitalopram	Lexapro®	5 mg/día	10-30
Venlafaxina	Effexor XR®	37.5 mg/día	75-225
Fenelzina	Nardil®	15 mg/día	45-90
Benzodiazepinas[c]			
Alprazolam	Xanax®	0.25 mg c/6 h	1-4[e]
Clonazepam	Klonopin®	0.25 mg c/12 h	1-3
Lorazepam	Ativan®	0.5 mg c/6 h	2-6[e]
Azapirona[d]			
Buspirona	BuSpar®	7.5 mg c/12 h	30-60

[a] Algunos individuos requerirán dosis más altas o más bajas que las incluidas en esta lista.

[b] Útil como tratamiento primario para el trastorno de angustia (en el que generalmente se usan dosis iniciales más bajas) con o sin agorafobia, trastorno de ansiedad generalizada, trastorno de ansiedad social generalizada y trastorno por estrés postraumático.

[c] Útil como tratamiento primario para el trastorno de angustia con o sin agorafobia, trastorno de ansiedad generalizada y trastorno de ansiedad social generalizada. Puede ser un complemento útil de los antidepresivos en el tratamiento del trastorno por estrés postraumático o del trastorno obsesivo-compulsivo.

[d] Útil como tratamiento primario para el trastorno de ansiedad generalizada.

[e] La dosis diaria total se divide en 2-4 dosis por día.

Todos los fármacos mencionados, con excepción de la fenelzina, son útiles como tratamiento primario para el trastorno obsesivo-compulsivo.

En la tabla 12-20 se incluyen los medicamentos utilizados para el tratamiento de la ansiedad recurrente.

B. Psicológico. La siguiente información puede considerarse una introducción al tema comentado con mayor detalle en el capítulo 24.

1. Psicoterapia de apoyo. Este abordaje implica el empleo de conceptos psicodinámicos y una alianza terapéutica para promover el afrontamiento adaptativo. Las defensas adaptativas son alentadas y fortalecidas, y las desadaptativas son desalentadas. El terapeuta asiste en las pruebas de realidad y puede ofrecer consejos sobre el comportamiento.

2. Psicoterapia orientada a la introspección. El objetivo es incrementar el desarrollo de la introspección sobre los conflictos psicológicos en el paciente que, si no se resuelven, pueden manifestarse como un comportamiento sintomático (p. ej., ansiedad y fobias). Esta modalidad está particularmente indicada si: (1) los síntomas de ansiedad son claramente secundarios a un conflicto inconsciente subyacente; (2) la ansiedad continúa después de que se instituyan tratamientos conductuales o farmacológicos; (3) se desarrollan nuevos síntomas de ansiedad después de que se hayan resuelto los síntomas originales (sustitución de síntomas); o (4) las ansiedades son más generalizadas y menos específicas.

3. **Terapia conductual.** Esta terapia asume que puede producirse un cambio sin tener que desarrollar una percepción psicológica de las causas subyacentes. Entre las técnicas se destacan el refuerzo positivo y negativo, desensibilización sistemática, inundación, implosión, exposición gradual, prevención de la respuesta, detención del pensamiento, técnicas de relajación, terapia para el control de la angustia, autocontrol e hipnosis. La terapia virtual utiliza la experiencia de realidad aumentada y de inmersión virtual para desensibilizar al paciente frente a la ansiedad.

 CONSEJOS CLÍNICOS

Algunos pacientes pueden llevar una pastilla ansiolítica, por ejemplo, 5 mg de diazepam, para utilizar en caso de que adviertan un ataque de ansiedad. Saber que cuentan con la píldora en caso de crisis a menudo aborta el ataque, ya que existe un condicionamiento que asocia la píldora con el descenso de la ansiedad.

    a. La terapia conductual está indicada para comportamientos mal adaptados circunscritos y claramente delimitados (p. ej., crisis de angustia y fobias).

    b. La mayoría de las estrategias actuales para el tratamiento de los trastornos de ansiedad incluyen una combinación de intervenciones farmacológicas y conductuales.

    c. En general, el pensamiento actual sostiene que, aunque los medicamentos pueden reducir la ansiedad de forma temprana, por sí solos también llevan a una recaída temprana. La respuesta de los pacientes que también son tratados con terapias cognitivas y conductuales parece ser significativa y, por lo tanto, mejor que la respuesta de aquellos que sólo reciben medicamentos.

4. **Terapia cognitiva.** La terapia cognitiva se basa en la premisa de que el comportamiento inadaptado se debe a distorsiones en la forma en la que las personas se perciben a sí mismas y en el modo en que los demás las perciben a ellas. El tratamiento es breve e interactivo, con asignación de tareas domésticas que deben realizarse entre sesiones, y que se centran en corregir los supuestos y las cogniciones distorsionadas. El énfasis se pone en confrontar y examinar situaciones que producen ansiedad interpersonal y la depresión leve relacionada.

5. **Terapia de grupo.** Los grupos varían desde aquellos que sólo brindan apoyo y un aumento en las habilidades sociales, hasta los que se enfocan en el alivio de síntomas específicos y los que están principalmente orientados a la introspección. Los grupos pueden ser heterogéneos u homogéneos en términos de diagnóstico. Los homogéneos sirven, por lo general, en el tratamiento de diagnósticos como el trastorno por estrés postraumático, en el cual la terapia está dirigida al manejo del estrés.

Para mayor información sobre este tema, véase*:*
Cap. 6, *Trastornos de ansiedad, p. 88. En:* Kaplan & Sadock. Manual de psiquiatría clínica, *4.ª ed.*
Cap. 9, *Trastornos de ansiedad, p. 387. En:* Kaplan & Sadock. Sinopsis de psiquiatría, *11.ª ed.*

13

Trastorno obsesivo-compulsivo
y trastornos relacionados

I. Trastorno obsesivo-compulsivo

El trastorno obsesivo compulsivo (TOC) está conformado por un grupo diverso de síntomas que consisten en pensamientos intrusivos, rituales, preocupaciones y compulsiones. Una *obsesión* es un pensamiento, sentimiento, idea o sensación recurrente e intrusivo. A diferencia de la obsesión, que es un acontecimiento mental, la compulsión es una conducta. Específicamente, una *compulsión* es una conducta consciente, estandarizada y recurrente, como contar, verificar o evitar. Estas obsesiones o compulsiones recurrentes causan una angustia grave, consumen mucho tiempo e interfieren de forma significativa con la rutina normal de la persona, el funcionamiento ocupacional, las actividades sociales habituales o sus relaciones. Un paciente con TOC puede tener una obsesión, una compulsión o ambas.

En este capítulo se describe una variedad de trastornos relacionados que incluyen la acumulación, el trastorno de arrancarse el pelo (tricotilomanía) y el trastorno de rascarse la piel (excoriación).

A. Epidemiología

La estimación de la prevalencia del TOC a lo largo de la vida en la población general es del 1-3%. El TOC es el cuarto diagnóstico psiquiátrico más frecuente. Entre los adultos, hombres y mujeres se ven afectados por igual, con una ligera tendencia hacia las mujeres. Entre los adolescentes, los varones son los más afectados. La edad promedio de inicio es cerca de los 20 años.

B. Comorbilidad

Las personas con TOC tienen una alta comorbilidad con una prevalencia de por vida para el trastorno depresivo mayor de alrededor del 67% y para la fobia social de aproximadamente el 25%. Otros diagnósticos frecuentes son los relacionados con el consumo de alcohol, trastorno de ansiedad generalizada, fobia específica, trastorno de pánico, trastornos de la conducta alimentaria y trastornos de la personalidad. La incidencia del trastorno de Gilles de la Tourette en pacientes con TOC es del 5-7%, así como del 20-30% entre quienes tienen antecedentes de tics.

C. Etiología

1. Factores biológicos

a. Neurotransmisores

Diversos estudios clínicos con fármacos respaldan la hipótesis de la disregulación de la serotonina en la aparición de los síntomas de obsesiones y compulsiones en el trastorno. Los serotoninérgicos son más eficaces en el tratamiento del TOC, pero no está claro si la serotonina está implicada en la causalidad del trastorno.

Existe cierto interés en investigar el vínculo positivo entre la infección estreptocócica y el TOC.

b. Estudios de imagen cerebral

Diversos estudios funcionales de neuroimagen han mostrado un incremento en la actividad (p. ej., metabolismo y flujo sanguíneo) del lóbulo frontal, los ganglios basales (en especial el caudado) y la circunvolución cingulada en los pacientes con TOC. Los tratamientos farmacológicos y conductuales han mostrado revertir estas anomalías. Tanto la tomografía computarizada (TC) como la resonancia magnética (RM) han demostrado una reducción bilateral de los caudados en los pacientes con TOC.

c. Genética

Los datos genéticos disponibles sobre el TOC respaldan la hipótesis que postula que el trastorno tiene un componente genético significativo. La probabilidad de presentar un TOC, o rasgos obsesivo-compulsivos, en los familiares de probandos con TOC es de tres a cinco veces superior en comparación con las familias de probandos de control. Algunos estudios también demuestran incrementos en las tasas de diversas enfermedades en familiares de probandos con TOC, como trastorno de ansiedad generalizada, trastornos de tics, trastorno dismórfico corporal, hipocondría o trastorno de síntomas somáticos, trastornos de la conducta alimentaria y hábitos como la onicofagia.

Se encuentra una mayor tasa de TOC, trastorno de Tourette y tics motores crónicos en familiares de pacientes con trastorno de Tourette.

2. Factores psicosociales

El TOC difiere del trastorno de la personalidad obsesivo-compulsiva en que se asocia con una preocupación obsesiva por los detalles, el perfeccionismo y otros rasgos similares de la personalidad.

La investigación sugiere que el TOC puede ser precipitado por una serie de factores ambientales estresantes, sobre todo los relacionados con el embarazo, el parto o el cuidado parental de los niños.

D. Diagnóstico y cuadro clínico

Los criterios diagnósticos del TOC se basan en la presencia de pensamientos recurrentes y persistentes (obsesiones) y comportamientos repetitivos (compulsiones) (tabla 13-1). Además, los médicos pueden especificar si el paciente con TOC muestra una introspección buena o aceptable, deficiente o nula.

Los pacientes con TOC suelen acudir primero a la consulta con otros médicos que a la del psiquiatra (tabla 13-2). Las obsesiones y compulsiones son las características esenciales del TOC. Las obsesiones típicas asociadas con el trastorno son pensamientos sobre contaminación ("tengo las manos sucias") o dudas ("olvidé cerrar el gas").

Tabla 13-1
Signos y síntomas del trastorno obsesivo-compulsivo

Trastorno obsesivo-compulsivo
• Debe tener obsesiones, compulsiones o ambas.
• Las *obsesiones* son pensamientos o impulsos tan dominantes e indeseables que provocan algún pensamiento o acción supresiva (generalmente una *compulsión*).
• Las *compulsiones* son comportamientos que un individuo siente que debe realizar (*obsesivamente*) de una manera particular para reducir el estrés, a pesar del hecho de que no tienen una base lógica.
• Estas propensiones deben causar angustia o distracción extrema de las actividades convencionales. No puede ser explicado mejor por otro trastorno, medicamento o sustancia, aunque puede ser especificado el *TOC relacionado con tics*.

Tabla 13-2
Especialistas clínicos no psiquiatras con probabilidad de ser consultados por pacientes con trastorno obsesivo-compulsivo

Especialista	Motivo de consulta
Dermatólogo	Manos agrietadas, aspecto eccematoide.
Médico familiar	Un familiar se lava las manos excesivamente; pueden comentar compulsiones de conteo o de comprobación.
Oncólogo, internista especializado en enfermedades infecciosas	Creencia insistente de que la persona se ha contagiado del sida.
Neurólogo	Trastorno obsesivo-compulsivo asociado con síndrome de Gilles de la Tourette, traumatismo craneoencefálico, epilepsia, corea, otras lesiones o trastornos de los ganglios basales.
Neurocirujano	Trastorno obsesivo-compulsivo grave intratable.
Obstetra	Trastorno obsesivo-compulsivo posparto.
Pediatra	Preocupación de los padres sobre la conducta del niño, habitualmente se lava en exceso.
Cardiólogo pediatra	Trastorno obsesivo-compulsivo secundario a corea de Sydenham.
Cirujano plástico	Consultas repetidas por rasgos "anómalos".
Dentista	Lesiones gingivales por cepillado dental excesivo.

De: Rapoport JL. The neurobiology of obsessive-compulsive disorder. *JAMA*. 1988:260:2889, con autorización.

1. Patrones sintomáticos

La presentación de las obsesiones y las compulsiones es heterogénea en adultos (tabla 13-3), niños y adolescentes (tabla 13-4). Los síntomas de un paciente concreto pueden solaparse y cambiar con el tiempo.

Tabla 13-3
Síntomas obsesivo-compulsivos en adultos

Variable	%
Obsesiones (*n* = 200)	
Contaminación	45
Duda patológica	42
Somáticas	36
Necesidad de simetría	31
Agresivas	28
Sexuales	26
Otras	13
Obsesiones múltiples	60
Compulsiones (*n* = 200)	
Comprobación	63
Lavado	50
Conteo	36
Necesidad de preguntar o confesar	31
Simetría y exactitud	28
Acumulación	18
Comparaciones múltiples	48
Evolución de la enfermedad (*n* = 100)[a]	
Tipo	
Continuada	85
Deteriorativa	10
Episódica	2
No presente	71
Presente	29

[a] Edad en el inicio: hombres, 17.5 ± 6.8 años; mujeres, 20.8 ± 8.5 años.
De: Rasmussen SA, Eiser JL. The epidemiology and differential diagnosis of obsessive compulsive disorder. *J Clin Psychiatry*. 1992:53 (4 Suppl): 6, con autorización.

Tabla 13-4
Obsesiones y compulsiones descritas por 70 pacientes niños y adolescentes consecutivos

Principal síntoma de presentación	N° (%) que manifestó síntomas en la entrevista inicial[a]
Obsesión	
Preocupación o disgusto con los desechos o secreciones humanos (orina, heces, saliva), suciedad, microorganismos y tóxicos ambientales	30 (43)
Miedo a que algo terrible pueda suceder (incendio, muerte o enfermedad de seres queridos, de uno mismo o de otros)	18 (24)
Preocupación o necesidad de simetría, orden o exactitud	12 (17)
Escrupulosidad (rezar excesivamente, preocupaciones religiosas incongruentes con el sustrato del paciente)	9 (13)
Números de la suerte y de la mala suerte	6 (8)
Pensamientos, imágenes o impulsos sexuales prohibidos o perversos	3 (4)
Sonidos, palabras o música intrusivos carentes de sentido	1 (1)
Compulsión	
Lavado de manos, ducha, baño, cepillado dental o acicalamiento excesivos o ritualizados	60 (85)
Rituales repetidos (p. ej., salir y entrar por una puerta, sentarse y levantarse de una silla)	36 (51)
Comprobación de puertas, cerraduras, fogones, aparatos, frenos del auto	32 (46)
Limpieza y otros rituales para impedir el contacto con contaminantes	16 (23)
Tocamiento	14 (20)
Ordenamiento y arreglo	12 (17)
Medidas para prevenir daños a uno mismo o a otros (p. ej., colgar las prendas de determinada manera)	11 (16)
Conteo	13 (18)
Acumulación y colección	8 (11)
Miscelánea de rituales (p. ej., lamer, escupir, patrones especiales de vestimenta)	18 (26)

[a] Múltiples síntomas registrados; por lo tanto, el total es superior a 70.
De: Rapoport JL The neurobiology of obsessive-compulsive disorder. *JAMA.* 1988;260:2889, con autorización.

a. **Contaminación**

El patrón más frecuente es la obsesión de contaminación, seguido por el lavado o acompañado por la evitación compulsiva de objetos presuntamente contaminados.

b. **Duda patológica**

El segundo patrón más habitual es la obsesión de la duda, seguido por la compulsión de comprobación.

c. **Pensamientos intrusivos**

En el tercer patrón más habitual se observan pensamientos obsesivos intrusivos sin una compulsión. La ideación suicida también puede ser obsesiva; siempre debe realizarse una evaluación cuidadosa del riesgo real de suicidio.

d. **Simetría**

El cuarto patrón en frecuencia es la necesidad de simetría o precisión, que puede inducir a la compulsión de lentitud. Los pacientes pueden tardar literalmente horas en comer o afeitarse.

e. **Otros patrones sintomáticos**

Las obsesiones religiosas y la acumulación compulsiva son frecuentes en los pacientes con TOC. Conductas como arrancarse compulsivamente el pelo y morderse las uñas son patrones relacionados con el TOC. La masturbación también puede ser compulsiva.

En los casos extremos pueden considerarse la terapia electroconvulsiva (TEC) y la psicocirugía. Un procedimiento psicoquirúrgico para el TOC es la cingulotomía, que tiene éxito en el tratamiento de los pacientes graves y resistentes a otras modalidades terapéuticas.

4. **Estimulación cerebral profunda**

Las técnicas quirúrgicas no ablativas, que consisten en la implantación de electrodos en varios núcleos de los ganglios basales, se encuentran en investigación para el tratamiento del TOC y del trastorno de Gilles de la Tourette. La estimulación cerebral profunda se practica mediante técnicas estereotácticas guiadas por RM.

II. **Trastorno obsesivo-compulsivo o trastornos relacionados debidos a otra afección médica**

Muchas enfermedades médicas pueden producir síntomas obsesivo-compulsivos (p. ej., arrancarse el pelo, rascarse la piel). Se han observado síntomas de tipo TOC en niños después de una infección por estreptococos β-hemolíticos del grupo A, a los que se ha hecho referencia como trastornos neuropsiquiátricos autoinmunitarios de la infancia asociados con estreptococos del grupo A (PANDAS, *pediatric autoimmune neuropsychiatric disorders associated with streptococcus*). Se cree que se deben a un proceso autoinmunitario causante de la inflamación de los ganglios basales que altera el funcionamiento del eje talamocorticoestriatal.

III. **Trastorno obsesivo-compulsivo inducido por sustancias/medicamentos o trastornos relacionados**

El TOC u otro trastorno relacionado inducido por sustancias/medicamentos se caracteriza por la aparición de síntomas obsesivo-compulsivos o relacionados producidos por una sustancia, como drogas, medicamentos y alcohol.

IV. **Otros trastornos obsesivo-compulsivos especificados o trastornos relacionados**

Esta categoría es para los individuos con síntomas característicos del TOC y trastornos relacionados, pero que no satisfacen todos los criterios para el diagnóstico.

A. **Síndrome de referencia olfativo**

Este síndrome se caracteriza por una falsa creencia por parte del paciente de que su olor corporal es repugnante, pero no es percibido por los demás. La preocupación causa conductas repetitivas como lavarse o cambiarse de ropa. El síndrome predomina en hombres solteros. La edad de inicio promedio es a los 25 años de edad. Este síndrome se incluye en la designación "otros especificados" para el trastorno obsesivo-compulsivo y relacionados en la 5.ª edición del *Manual diagnóstico y estadístico de los trastornos mentales* (DSM-5®).

B. **Trastorno dismórfico corporal**

1. **Definición.** El paciente tiene la creencia imaginaria (pero no de tipo delirante) de que posee un defecto parcial o completo en su apariencia corporal.

2. **Epidemiología.** Inicio desde la adolescencia hasta la adultez temprana. Hombres y mujeres son afectados de manera equitativa.

3. **Etiología.** Desconocida.

   a. **Biológica.** La sensibilidad a los agentes serotoninérgicos sugiere la participación de la serotonina o la relación con otro trastorno mental.

   b. **Psicológica.** Puede existir un conflicto inconsciente relacionado con una parte distorsionada del cuerpo.

Tabla 13-5
Signos y síntomas del trastorno dismórfico corporal

• Una obsesión con los defectos imaginados en la apariencia física…
• provocando conductas compulsivas o pensamientos sobre dicha apariencia.
• Excluye la dismorfia de la grasa corporal si se puede diagnosticar un trastorno alimentario, pero incluye la dismorfia muscular.

   c. Psicodinámica. Los mecanismos de defensa implicados incluyen la represión (del conflicto inconsciente), la distorsión y la simbolización (de la parte del cuerpo), así como la proyección (la creencia de que otras personas también ven la deformidad imaginada).

  4. Pruebas analíticas y pruebas psicológicas. La prueba de dibujo de la figura humana muestra exageración, disminución o ausencia de la parte del cuerpo afectada.

  5. Fisiopatología. Ninguna anomalía patológica conocida. En realidad, pueden existir defectos corporales menores sobre los cuales se desarrolla la creencia imaginada.

  6. Diagnóstico, signos y síntomas. El paciente se queja del defecto (p. ej., arrugas, pérdida del pelo, pechos o pene pequeños, manchas de la edad y estatura). La queja está fuera de proporción con respecto a la anomalía objetiva. Si existe una anomalía física leve, la preocupación de la persona es claramente exagerada; sin embargo, la creencia no posee intensidad delirante. El paciente reconoce la posibilidad de estar exagerando la gravedad del defecto o de que éste no exista realmente. En el trastorno delirante, la creencia es fija y no se somete a pruebas de realidad (tabla 13-5).

  7. Diagnóstico diferencial. La imagen corporal distorsionada también puede aparecer en casos de esquizofrenia, trastornos del estado de ánimo, trastornos orgánicos, anorexia y bulimia nerviosa, TOC, trastorno de identidad de género y los llamados "síndromes relacionados con la cultura" (p. ej., *Koro*, preocupación de que el pene se reduzca y se retraiga dentro del abdomen).

  8. Evolución y pronóstico. La evolucion es crónica, con consultas repetidas a médicos, cirujanos plásticos o dermatólogos. Puede presentarse depresión secundaria. En algunos casos, la distorsión corporal imaginada evoluciona a una creencia delirante.

  9. Tratamiento

    a. Farmacológico. Los serotoninérgicos (p. ej., fluoxetina y clomipramina) reducen los síntomas de forma eficaz en al menos el 50% de los pacientes. El tratamiento con procedimientos quirúrgicos, dermatológicos y dentales rara vez es eficaz.

    b. Psicológico. La psicoterapia es útil; descubre conflictos relacionados con los síntomas y sentimientos de inadecuación.

V. Trastorno de acumulación

  La acumulación compulsiva se caracteriza por adquirir y no descartar cosas que se consideran de poco o ningún valor, lo que provoca un desorden excesivo en el espacio habitable. La acumulación puede causar problemas de salud en funciones tales como comer, dormir y arreglarse. En un principio se consideró como un subtipo del TOC, pero ahora se clasifica como una entidad diagnóstica independiente.

Tabla 13-6
Signos y síntomas del trastorno de acumulación

- Dificultad para descartar posesiones, sin importar el valor
- Angustia al desechar posesiones u obsesión por retenerlas
- Desorden por la retención de muchas posesiones innecesarias

Existe un especificador de adquisición excesiva
(es diagnosticable si no es la secuela de otro trastorno).

A. Epidemiología

Se considera que la acumulación tiene lugar en alrededor del 2-5% de la población y una prevalencia de hasta el 14%, de manera equitativa en mujeres y en hombres; es más frecuente en personas solteras y se asocia con ansiedad social, retraimiento y rasgos de personalidad dependiente. La acumulación suele comenzar al inicio de la adolescencia y persiste a lo largo de la vida.

B. Comorbilidad

Se observa comorbilidad significativa con el TOC y fuerte asociación entre la acumulación y la compra compulsiva. Se relaciona con un índice elevado de trastornos de la personalidad, entre los que se incluyen los tipos dependiente, evitadora, esquizotípica y paranoide. Los pacientes con trastorno de acumulación presentan altas tasas de trastorno por déficit de atención con hiperactividad (TDAH), con un índice 10 veces mayor de desarrollo que las personas sin él. Es frecuente entre pacientes esquizofrénicos, con demencia y lesiones cerebrales.

C. Etiología

Hay un aspecto familiar en el trastorno de acumulación: cerca del 80% de los acaparadores tienen al menos un familiar de primer grado con esta conducta.

D. Diagnóstico

El trastorno de acumulación se caracteriza por: (1) adquisición de gran cantidad de posesiones que se consideran inútiles o de poco valor y la incapacidad para deshacerse de ellas, (2) gran desorden del espacio habitable que impide la realización de las actividades normales y (3) malestar considerable y alteración del funcionamiento debido a la acumulación. El DSM-5® incluye especificadores diagnósticos que se relacionan con la introspección, la cual puede evaluarse como mala, regular o buena (tabla 13-6).

E. Cuadro clínico

La mayoría de los acaparadores no perciben que su conducta constituye un problema; acumulan posesiones de forma pasiva más que de forma intencionada, por lo que el desorden se acumula de manera gradual y con el tiempo. Entre los artículos acaparados son frecuentes periódicos, correo, revistas, ropa vieja, bolsas, libros, listas y notas. La acumulación conlleva riesgos no sólo para el paciente, sino también para los que están a su alrededor.

Los pacientes con este trastorno también hacen demasiado hincapié en la importancia de recabar información y posesiones.

F. Diagnóstico diferencial

No debe establecerse este diagnóstico si la adquisición excesiva y la incapacidad para deshacerse de las posesiones se explica mejor por otra afección médica u otro trastorno psiquiátrico. La acumulación se consideraba un síntoma del TOC, pero hay algunas diferencias importantes. Los pacientes con trastorno de acumulación no muestran algunos de los síntomas clásicos del TOC, como pensamientos intrusivos recurrentes o rituales compulsivos, y los síntomas empeoran con el tiempo. La conducta acaparadora es prácticamente repetitiva y el acaparador no la considera intrusiva ni molesta.

Algunas observaciones clínicas muestran el inicio de esta conducta en pacientes después de que sufrieron lesiones cerebrales. Es un síntoma frecuente en la demencia moderada a grave. También se ve en la esquizofrenia.

G. Evolución y pronóstico

Este trastorno es una enfermedad crónica con un curso resistente al tratamiento. Los síntomas pueden fluctuar durante toda la evolución del trastorno, pero la remisión completa es poco frecuente. Los pacientes tienen muy poca consciencia de su conducta y suelen buscar tratamiento por la presión de los demás. En los pacientes con un inicio del trastorno a una edad más temprana, el curso es más largo y más crónico.

H. Tratamiento

El trastorno de acumulación es difícil de tratar. Aunque tiene semejanzas con el TOC, se ha constatado que los tratamientos eficaces tienen pocos efectos positivos en estos pacientes. En un estudio, sólo el 18% de los pacientes respondieron a los medicamentos y a la terapia cognitivo-conductual.

El tratamiento más eficaz del trastorno es un modelo cognitivo-conductual realizado de acuerdo con el entrenamiento para tomar decisiones y categorizar, exponerse y habituarse a desprenderse de cosas, y reestructuración cognitiva. Los estudios sobre tratamientos farmacológicos que utilizan ISRS presentan resultados mixtos.

VI. Trastorno de arrancarse el pelo (tricotilomanía)

Se trata de un trastorno crónico que se caracteriza por el hecho recurrente de arrancarse el pelo, lo que implica la pérdida variable de éste, que puede ser apreciable por otros. También se conoce como *tricotilomanía*. Es parecido al TOC y a los trastornos de control de los impulsos.

A. Epidemiología

La prevalencia del trastorno de arrancarse el pelo puede subestimarse y el diagnóstico incluye como mínimo dos categorías de individuos que se arrancan el cabello, las cuales difieren en incidencia, gravedad, edad de presentación y proporción entre sexos. Sin embargo, pueden existir otros subconjuntos.

La prevalencia a lo largo de la vida oscila entre el 0.6 y el 3.4% en la población general, y en una proporción mujer a hombre muy elevada, de 10:1. Existe un tipo infantil del trastorno que se produce en la misma proporción en niños y niñas. Se calcula que el 35-40% de los pacientes con tricotilomanía mastican o se tragan el cabello que se arrancaron en algún momento.

B. Comorbilidad

Existe una comorbilidad significativa entre la tricotilomanía y el TOC, los trastornos de ansiedad, el síndrome de Tourette, los trastornos depresivos, los trastornos de la alimentación y varios trastornos de la personalidad (en particular, obsesivo-compulsiva, límite y narcisista).

C. Etiología

Aunque el trastorno de arrancarse el pelo se considera multifactorial, su inicio se vincula con situaciones de estrés en más de una cuarta parte de los casos. Los familiares del paciente con tricotilomanía suelen tener antecedentes de tics, trastornos de control de los impulsos y síntomas obsesivo-compulsivos, lo que apoya todavía más una posible predisposición genética.

D. Diagnóstico y cuadro clínico

Los criterios diagnósticos de la 5.ª edición del *Manual diagnóstico y estadístico de los trastornos mentales* (DSM-5®) de la tricotilomanía exigen que la acción de arrancarse el cabello lleve a su pérdida (alopecia). Pueden verse afectadas todas las partes del cuerpo, aunque por lo general es el cuero cabelludo. Otras zonas afectadas son cejas, pestañas y barba; menos frecuente es la participación de torso, axilas y pubis.

Se han descrito dos tipos de trastorno de arrancarse el pelo: el *arrancado focalizado* (acto intencionado) y el *arrancado automático* (el individuo no lo hace de manera consciente). Los pacientes acostumbran a negar este comportamiento e intentan ocultar la alopecia resultante. También pueden observarse sacudidas violentas de la cabeza, morderse las uñas, arañarse, morderse, lesionarse la piel y otros actos de autolesión.

E. Diagnóstico diferencial

A diferencia de los que sufren TOC, los pacientes con trastorno de arrancarse el pelo no experimentan pensamientos obsesivos y la actividad compulsiva se limita a un acto, el de arrancarse pelo. Otras afecciones para considerar incluyen el trastorno facticio y los pacientes que simulan o que tienen un trastorno facticio, que pueden mutilarse a sí mismos para obtener atención médica.

F. Evolución y pronóstico

La edad promedio de inicio de la tricotilomanía es al principio de la adolescencia, habitualmente antes de los 17 años de edad, aunque se conocen inicios mucho más tardíos. Los inicios tardíos (después de los 13 años de edad) se asocian con mayor probabilidad de cronicidad y peor pronóstico que la forma de inicio temprano.

G. Tratamiento

El tratamiento suele implicar a psiquiatras y dermatólogos en una labor conjunta. Los métodos psicofarmacológicos incluyen esteroides tópicos y clorhidrato de hidroxizina, un ansiolítico con propiedades antihistamínicas, antidepresivos y antipsicóticos. Los pacientes cuya respuesta a los ISRS sea insuficiente pueden mejorar con un aumento de la dosis de pimozida, un antagonista de la dopamina. Otros fármacos incluyen fluvoxamina, citalopram, venlafaxina, naltrexona y litio.

Se han informado tratamientos conductistas que resultaron eficaces, como biorretroalimentación (*biofeedback*), autocontrol, desensibilización e inversión de hábitos.

VII. Trastorno de excoriación (rascarse la piel)

El trastorno de excoriación o rascarse la piel se caracteriza por el rascado compulsivo y repetitivo de la piel. Puede provocar afección tisular grave y requerir varios tratamientos dermatológicos. También se ha llamado *síndrome de rascarse la piel*, *excoriación emocional*, *excoriación psicógena*, *dermatilomanía* y *excoriación neurótica*.

A. Epidemiología

El trastorno de excoriación tiene una prevalencia a lo largo de la vida de entre el 1 y el 5% en la población general, de aproximadamente el 12% en la población psiquiátrica adolescente, y en el 2% de los pacientes con otros trastornos dermatológicos. Es más frecuente en mujeres que en hombres.

B. Comorbilidad

La naturaleza repetitiva de la conducta de rascarse la piel es parecida a la del TOC y se asocia con un índice elevado de casos de este trastorno. Otras enfermedades comórbidas incluyen trastorno de arrancarse el pelo (38%), dependencia de sustancias (38%), trastorno depresivo mayor (32-58%), trastornos de ansiedad (23-56%) y trastorno dismórfico corporal (27-45%).

C. Etiología

Se desconoce la causa del trastorno de rascarse la piel. Algunos teóricos especulan que esta conducta es una manifestación de la ira reprimida ante padres autoritarios. Se ha planteado la hipótesis de que las alteraciones del metabolismo de la serotonina, dopamina y glutamato son una causa neuroquímica subyacente del trastorno, pero se requieren más investigaciones.

D. Diagnóstico

Los criterios diagnósticos del DSM-5® del trastorno de excoriación requieren que el rascado sea recurrente y produzca lesiones en la piel, además de intentos repetidos de disminuir o detener esta conducta. Es necesario que el rascado provoque malestar clínicamente relevante o deterioro del funcionamiento. La conducta de rascarse la piel no puede atribuirse a otra enfermedad médica o mental, y no puede ser causada por un trastorno inducido por sustancias o medicamentos (p. ej., consumo de cocaína o metanfetamina).

E. Cuadro clínico

El rostro es el lugar en el que es más habitual el rascado. Otros sitios frecuentes son piernas, brazos, torso, manos, cutículas, dedos y cuero cabelludo. En los casos graves, rascarse la piel puede causar desfiguración física y consecuencias clínicas que requieren intervenciones clínicas o quirúrgicas (p. ej., injertos de piel o radiocirugía).

Muchos afirman que se rascan para aliviar el estrés, la tensión y otros sentimientos negativos; el 15% reconoce haber tenido ideación suicida debido a su conducta y alrededor del 12% ha intentado suicidarse.

F. Diagnóstico diferencial

El diagnóstico del trastorno de rascarse la piel no puede establecerse si la conducta puede explicarse mejor por medio de otra afección médica o psicológica. Muchas enfermedades clínicas y dermatológicas pueden causar la necesidad de pellizcarse y rascarse la piel, como eccema, psoriasis, diabetes, enfermedades hepáticas o renales, linfoma de Hodgkin, policitemia vera o lupus eritematoso sistémico. Antes de establecer un diagnóstico psiquiátrico, es muy importante realizar una exploración física exhaustiva.

Rascarse la piel es frecuente en el trastorno dismórfico corporal. En un estudio, el 45% de los pacientes con esta alteración afirmaron padecer trastorno de rascarse la piel, y en el 37%, esta afección era causada por el trastorno dismórfico corporal. El consumo de cocaína o metanfetamina puede producir la sensación de algo que se mueve por el cuerpo o debajo de la piel (formicación), lo que puede hacer que uno se rasque la piel.

VIII. Dermatitis facticia

La *dermatitis facticia* o *dermatitis artefacta* es un trastorno en el que rascarse la piel es la forma elegida de lesión autoprovocada y el paciente recurre a sistemas más elaborados que la simple excoriación para autoinducirse lesiones cutáneas.

Se observa en el 0.3% de los pacientes de los servicios de dermatología y la proporción es de ocho mujeres por cada hombre. Puede presentarse a cualquier edad, pero es más frecuente en adolescentes y adultos jóvenes. La presencia de piel no afectada, completamente normal, al lado de lesiones de aspecto horripilante es una pista para el diagnóstico de dermatitis facticia.

A. **Evolución y pronóstico**

El inicio del trastorno de rascarse la piel se sitúa a principios de la edad adulta o entre los 30 y 45 años de edad. La edad de inicio promedio se sitúa entre los 12 y los 16 años. Por lo general, los síntomas fluctúan a lo largo de la vida del paciente. Alrededor del 44% de las mujeres afirman que el rascado compulsivo coincide con su ciclo menstrual.

B. **Tratamiento**

El trastorno de rascarse la piel es difícil de manejar y hay pocos datos sobre tratamientos eficaces. Existen datos que respaldan el uso de los ISRS. En estudios que han comparado la eficacia de la fluoxetina con el placebo se ha observado la superioridad de la primera para reducir el rascado de la piel. Se ha demostrado que la naltrexona, un antagonista opiáceo, reduce la necesidad de rascarse, sobre todo en pacientes que experimentan placer con esta conducta. Los fármacos glutamatérgicos y la lamotrigina también son eficaces. Los tratamientos no farmacológicos son el cambio o la modificación de hábitos y la terapia cognitivo-conductual breve.

Para mayor información sobre este tema, véase:
Cap. 7, Trastorno obsesivo-compulsivo y trastornos relacionados, p. 116. En: Kaplan & Sadock. Manual de psiquiatría clínica, *4.ª ed.*
Cap. 10, Trastorno obsesivo-compulsivo y trastornos relacionados, p. 418. En: Kaplan & Sadock. Sinopsis de psiquiatría, *11.ª ed.*

14

Trastornos relacionados con traumas y factores de estrés

I. Trastorno por estrés postraumático y trastorno por estrés agudo

Tanto el trastorno por estrés postraumático (TEPT) como el trastorno por estrés agudo se caracterizan por la aparición de gran estrés y ansiedad después de la exposición a episodios vitales traumáticos. Estos episodios pueden incluir atestiguar o involucrarse en un accidente violento o en un crimen, una batalla militar, un ataque, ser secuestrado, sufrir un desastre natural, ser diagnosticado con una enfermedad con riesgo vital o estar sometido a un abuso físico o sexual sistemático. El individuo reacciona a esta experiencia con miedo e impotencia, revive de forma persistente el acontecimiento e intenta evitar su rememoración.

Los factores estresantes que causan estos trastornos son lo suficientemente sobrecogedores como para afectar casi a cualquiera. Los individuos vuelven a experimentar el acontecimiento traumático en sus sueños y en sus pensamientos diarios (*flashbacks*), están determinados a eludir todo cuanto traiga el acontecimiento a su mente y presentan un entumecimiento de la reactividad junto con un estado de hiperexcitación. Otros síntomas son depresión, ansiedad y dificultades cognitivas, como disminución de la concentración.

Se tiene constancia de la relación entre los síndromes mentales agudos y los episodios traumáticos desde hace más de 200 años. Además, el aumento de casos documentados sobre las reacciones mentales al Holocausto, a una serie de desastres naturales y a la agresión contribuyó a un mayor reconocimiento del estrecho vínculo entre el trauma y la psicopatología.

A. Epidemiología

Se ha estimado que la incidencia a lo largo de la vida del TEPT es del 9-15% y que la prevalencia a lo largo de la vida es de cerca del 8% en la población general, aunque un 5-15% adicional puede experimentar formas subclínicas del trastorno. La prevalencia a lo largo de la vida es del 10% en las mujeres y del 4% en los hombres. Entre los veteranos de las guerras de Irak y Afganistán, el 13% recibió el diagnóstico de TEPT.

El trastorno es más prevalente en adultos jóvenes, aunque los niños también pueden presentarlo. La probabilidad de aparición es mayor entre solteros, divorciados o viudos, personas socialmente retraídas o de nivel socioeconómico bajo, pero cualquiera puede ser afectado. Los factores de riesgo más importantes son la gravedad, duración y proximidad de la exposición de un individuo al trauma real. Parece existir un patrón familiar para este trastorno, y los familiares de primer grado de individuos con antecedentes de depresión presentan un mayor riesgo de TEPT después de un acontecimiento traumático.

B. Comorbilidad

La comorbilidad es alta, pues cerca de dos tercios de los pacientes tienen al menos otros dos trastornos. Las afecciones coexistentes más frecuentes son los trastornos depresivos, relacionados con sustancias, otros trastornos de ansiedad y bipolares, los cuales aumentan la vulnerabilidad de los individuos al TEPT.

C. Etiología

1. **Factor estresante.** Por definición, un *factor estresante* es el factor causal primordial de la aparición del TEPT, pero no todos los individuos experimentan el trastorno después de un acontecimiento traumático. El factor estresante solo no es suficiente para causar el trastorno. Asimismo, los clínicos consideran los factores biológicos y psicosociales preexistentes del individuo y los acontecimientos que sucedieron antes y después del trauma.

2. **Factores de riesgo.** Aun cuando se enfrentan a traumas sobrecogedores, la mayoría de los individuos no experimentan síntomas de TEPT. Cerca del 60% de los hombres y el 50% de las mujeres han experimentado algún trauma significativo, mientras que la prevalencia informada del TEPT durante toda la vida sólo es de cerca del 8%. De manera similar, los acontecimientos que pueden parecer triviales o que no llegan a ser catastróficos para la mayoría de los individuos pueden producir TEPT en algunas personas. Las evidencias indican una relación dosis-respuesta entre el grado del trauma y la probabilidad de los síntomas. La tabla 14-1 resume los factores de vulnerabilidad que parecen tener funciones etiológicas en el trastorno.

3. **Factores biológicos.** Muchos sistemas de neurotransmisores han sido implicados y han originado teorías sobre la relación entre norepinefrina, dopamina, opioides endógenos, receptores de benzodiazepina y el eje hipotalámico-hipofisario-suprarrenal (HHS). Los estudios sugieren la hiperactividad de los sistemas noradrenérgico y de los opioides endógenos, así como del eje HHS, al menos en algunos pacientes con TEPT. También hay aumento de la actividad y la reactividad del sistema nervioso autónomo (incremento de la frecuencia cardíaca y la presión arterial) y alteraciones de la arquitectura del sueño (p. ej., fragmentación y aumento de la latencia del sueño).

4. **Sistema noradrenérgico.** Los soldados con síntomas similares al TEPT presentan nerviosismo, incremento de la presión arterial y la frecuencia cardíaca, palpitaciones, diaforesis, rubefacción y temblores. Los estudios han demostrado un aumento en las concentraciones de adrenalina en la orina de 24 h en veteranos de guerra con TEPT, así como un incremento de las concentraciones urinarias de catecolaminas en niñas que han sido víctimas de abuso sexual. Estas observaciones constituyen una evidencia sólida de la alteración de la función del sistema noradrenérgico en el TEPT.

5. **Sistema opioide.** Los combatientes veteranos con TEPT presentan una respuesta analgésica reversible con naloxona a los estímulos relacionados con el combate, lo cual indica la posibilidad de una hiperregulación del sistema opioide similar a la del eje HHS.

Tabla 14-1
Factores predisponentes de vulnerabilidad al trastorno por estrés postraumático

Presencia de trauma infantil
Rasgos de personalidad límite, paranoide, dependiente o antisocial
Inadecuación del sistema de apoyo familiar o social
Sexo femenino
Vulnerabilidad genética a la enfermedad psiquiátrica
Cambios vitales recientes estresantes
Percepción de un lugar externo de control (causa natural) en lugar de uno interno (causa humana)
Ingesta excesiva de alcohol reciente

6. **Factor liberador de corticotropina y eje HHS**

Los estudios han demostrado una reducción de las concentraciones plasmáticas y urinarias del cortisol libre en el TEPT. Hay una hiperregulación del eje HHS en el TEPT e hipersupresión del cortisol en pacientes expuestos a trauma que desarrollan TEPT, en comparación con aquellos expuestos pero que no desarrollan TEPT, lo que indica que podría estar específicamente asociado con el trastorno y no sólo con el trauma.

D. Diagnóstico

Los criterios que aparecen en la 5.ª edición del *Manual diagnóstico y estadístico de los trastornos mentales* (DSM-5®) para el TEPT incluyen síntomas de intrusión, evitación, alteraciones cognitivas y del estado de ánimo e hiperexcitación (*véase* el cuadro clínico más adelante). Además, los síntomas deben estar presentes durante al menos 1 mes. Este diagnóstico del DSM-5® permite al médico diferenciar si los síntomas se presentan en niños en edad preescolar o con síntomas disociativos (despersonalización/desrealización). Para los pacientes cuyos síntomas han estado presentes menos de 1 mes, el diagnóstico apropiado puede ser trastorno por estrés agudo.

E. Cuadro clínico

Los individuos con TEPT presentan síntomas en tres campos: síntomas de intrusión tras el trauma, evitación de estímulos asociados con él y síntomas relacionados con un aumento en el estado de alerta, como sobresaltos exagerados. Los *flashbacks* o escenas retrospectivas representan un síntoma de intrusión clásico. Otros síntomas de intrusión incluyen recuerdos y sueños angustiosos, así como reacciones de estrés fisiológico o psicológico debidas a la exposición a estímulos relacionados con el trauma. El individuo debe manifestar al menos uno de los síntomas de intrusión para cumplir con los criterios del TEPT. Entre los síntomas de evitación asociados se incluyen los esfuerzos por evitar pensamientos o actividades relacionados con el trauma, anhedonia, reducción de la capacidad para recordar sucesos relacionados con el trauma, afecto embotado, sentimientos de desapego o desrealización y la sensación de futuro acortado. Entre los síntomas de un aumento del estado de alerta se incluyen insomnio, irritabilidad, hipervigilancia y sobresaltos exagerados (tabla 14-2).

1. **Catástrofes naturales**

Las catástrofes naturales pueden causar TEPT. A lo largo de los años, se han podido observar varios tipos, incluidos los tsunamis en Indonesia, los huracanes en Florida y los terremotos en Haití. Los datos muestran

Tabla 14-2
Signos y síntomas frecuentes de TEPT

Recuerdos intrusivos del acontecimiento (*flashbacks*)
Pesadillas
Miedo y evitación de los estímulos relacionados con el acontecimiento
Episodios agudos de ansiedad, miedo, pánico o agresividad desencadenados por estímulos
Insomnio
Sobresaltos
Tendencia al abuso de sustancias (p. ej., alcohol)
Desapego de otras personas
Embotamiento emocional
Anhedonia
Recordar o revivir el acontecimiento traumático de manera repentina

Tabla 14-3
Síndromes asociados con exposición a tóxicos[a]

Síndrome	Característica	Posibles tóxicos
1	Deterioro cognitivo	Repelentes de insectos con *N,N'*-dietil-m-toluamida (DEET[b]) absorbidos por la piel
2	Confusión-ataxia	Exposición a las armas químicas (p. ej., gas sarín)
3	Artromioneuropatía	Repelentes de insectos que contienen DEET combinada con piridostigmina oral[c]

[a] Los tres síndromes están conformados por un grupo relativamente pequeño (*N* = 249) de veteranos y se basan en descripciones autoinformadas y selección (los datos son de R. W. Haley y T. L. Kurt).
[b] El DEET es un compuesto carbonado utilizado como repelente de insectos. Las concentraciones de DEET superiores al 30% son neurotóxicas en los niños. El repelente de uso militar tenía una concentración del 75% (el DEET es comercializado en concentraciones al 100% como producto no regulado que se vende habitualmente en tiendas de artículos deportivos).
[c] La mayoría de las tropas estadounidenses tomaron dosis bajas de piridostigmina (30 mg c/8 h) durante 5 días en 1991 como protección frente al agente nervioso somán.

tasas de hasta un 50-75% y muchos sobrevivientes continúan viviendo con miedo y muestran signos de TEPT.

F. Diagnóstico diferencial

Es importante reconocer los factores orgánicos tratables que contribuyen a los síntomas postraumáticos, en especial el traumatismo craneoencefálico. Otras consideraciones orgánicas que pueden causar y exacerbar los síntomas incluyen epilepsia, trastornos por consumo de alcohol y aquellos relacionados con otras sustancias (tabla 14-3). La intoxicación aguda o la abstinencia de algunas sustancias también pueden presentar un cuadro clínico difícil de distinguir de este trastorno.

Los síntomas del TEPT pueden ser difíciles de distinguir del trastorno de pánico y del trastorno de ansiedad generalizada, porque los tres síndromes se asocian con una ansiedad notable y una excitabilidad autónoma. La depresión mayor a menudo coexiste con el TEPT.

G. Evolución y pronóstico

Por lo general, el TEPT aparece cierto tiempo después del trauma. Este retraso puede ser corto, de 1 semana o hasta de 30 años. Los síntomas pueden fluctuar con el tiempo e intensificarse durante los períodos de estrés. Si no se trata, alrededor del 30% de los pacientes se recuperan por completo, el 40% siguen presentando síntomas leves, el 20% continúan presentando síntomas moderados y en el 10% los síntomas no cambian o se agravan. Después de 1 año, se recupera casi el 50% de los pacientes. En la tabla 14-4 se presenta una lista de los factores para un buen pronóstico.

Los individuos muy jóvenes y los muy ancianos presentan mayores dificultades con los acontecimientos traumáticos y alrededor del 80% de los

Tabla 14-4
Factores para un buen pronóstico en el TEPT

Inicio rápido de los síntomas
Duración breve de los síntomas (menos de 6 meses)
Buen funcionamiento premórbido
Soportes sociales sólidos
Ausencia de otros trastornos psiquiátricos, médicos o relacionados con sustancias

Tabla 14-5
Factores predisponentes en el TEPT

Niños pequeños (mecanismos de adaptación inadecuados)
Personas mayores (mecanismos de adaptación rígidos)
Discapacidades físicas en los últimos años de vida
Discapacidades del sistema nervioso tales como disminución de la irrigación sanguínea cerebral
Sistema cardiovascular comprometido (palpitaciones y arritmias)
Discapacidad psiquiátrica preexistente
El TEPT que es comórbido con otros trastornos a menudo es más grave, más crónico y difícil de tratar.

niños que sufren alguna quemadura presentan síntomas de TEPT 1 o 2 años después de la lesión inicial, pero sólo el 30% de los adultos que sufren este tipo de lesión presentan TEPT después de 1 año. La tabla 14-5 presenta una lista de factores predisponentes. En general, los pacientes que cuentan con una buena red de apoyo social tienen menos probabilidades de desarrollar el trastorno y experimentarlo en sus formas graves; asimismo, es mayor la probabilidad de una recuperación más rápida.

H. Tratamiento

Cuando un paciente ha experimentado un trauma significativo en el pasado y ha desarrollado TEPT, las estrategias principales se basan en la educación sobre el trastorno y su tratamiento, tanto con fármacos como a través de la psicoterapia. Presionar a una persona que se muestra reacia a hablar sobre un trauma para que lo haga, probablemente aumentará el riesgo de aparición del TEPT. El empleo de sedantes e hipnóticos también puede ser útil. Puede obtenerse un apoyo adicional para el paciente y la familia a través de grupos locales y nacionales de ayuda para pacientes con TEPT.

1. Farmacológico

Los inhibidores selectivos de la recaptación de serotonina (ISRS), como la sertralina y paroxetina, se consideran el tratamiento de elección para el TEPT por su eficacia, tolerancia y perfil de seguridad. Reducen los síntomas de todas las agrupaciones sintomáticas del TEPT y son efectivos para mejorar los síntomas exclusivos de este trastorno. La buspirona es serotoninérgica y también puede ser útil.

La eficacia de la imipramina y amitriptilina, dos antidepresivos tricíclicos, está avalada por diversos estudios clínicos bien controlados. Otros fármacos que pueden ser útiles en el tratamiento del TEPT son los inhibidores de la monoaminooxidasa (IMAO), como la fenelzina, la trazodona y los antiepilépticos (p. ej., carbamazepina y valproato). Algunos estudios han demostrado la mejoría del TEPT en pacientes tratados con inhibidores reversibles de la monoaminooxidasa (IRMAO). El empleo de los antiadrenérgicos clonidina y propranolol está avalado por las teorías sobre la hiperactividad noradrenérgica del trastorno.

2. Psicológico

La psicoterapia psicodinámica puede ser de utilidad para el tratamiento de muchos pacientes con TEPT. En algunos casos, la reconstrucción de los acontecimientos traumáticos con la abreacción y catarsis asociadas puede ser terapéutica, aunque la psicoterapia debe individualizarse, pues la reexperimentación del trauma puede ser devastadora para algunos pacientes.

Las intervenciones psicoterapéuticas para el TEPT consisten en la terapia conductual, terapia cognitiva e hipnosis. La abreacción (experimentar las emociones asociadas con el acontecimiento) puede ser útil en algunos pacientes. Cuando aparece el TEPT, pueden adoptarse dos estrategias psicoterapéuticas principales. La primera es la terapia de exposición, en la que el paciente vuelve a experimentar el acontecimiento traumático a través de técnicas de imagen o exposición *in vivo*. El segundo abordaje terapéutico consiste en enseñar al paciente métodos de manejo del estrés, incluyendo técnicas de relajación y terapias cognitivas para el afrontamiento.

Otra técnica psicoterapéutica relativamente nueva y algo controvertida es la desensibilización sistemática y el reprocesamiento por movimiento ocular (EMDR, *eye movement desensitization and reprocessing*), en la que el paciente se centra en el movimiento lateral del dedo del clínico al tiempo que mantiene una imagen mental de la experiencia traumática.

Además, se ha descrito la eficacia de las terapias de grupo y de familia en casos de TEPT.

II. Trastorno no especificado relacionado con traumas y factores de estrés

En el DSM-5®, la categoría "trastorno no especificado relacionado con traumas y factores de estrés" se aplica a pacientes que presentan síntomas emocionales o conductuales en respuesta a un factor de estrés identificable, pero que no cumplen todos y cada uno de los criterios de ningún trastorno especificado relacionado con traumas y factores de estrés (p. ej., trastorno por estrés agudo, TEPT o trastorno de adaptación). Los síntomas no se pueden identificar con criterios de otro trastorno médico o mental, y no son una exacerbación de un trastorno mental preexistente, ni pueden atribuirse a los efectos fisiológicos directos de una sustancia.

A. Trastornos de adaptación

Los trastornos de adaptación se caracterizan por mostrar una respuesta emocional ante un episodio estresante, y se relacionan con el desarrollo de síntomas. Por lo general, el factor estresante es un problema económico, enfermedad médica o problema sentimental. El complejo de síntomas que aparece puede implicar un estado de ánimo ansioso o deprimido, o presentarse como un trastorno de la conducta. Los subtipos de trastornos de adaptación incluyen el trastorno de adaptación con estado de ánimo deprimido; mixto con ansiedad y estado de ánimo deprimido; alteración de la conducta; mixto con alteración de las emociones o la conducta; trastorno por estrés agudo; duelo, y trastorno no especificado.

1. Epidemiología

La prevalencia en la población general es del 2-8%. En las mujeres se diagnostica con una frecuencia dos veces mayor que en los hombres y, por lo general, se considera que las solteras constituyen la población más vulnerable. Los trastornos pueden aparecer a cualquier edad, pero se diagnostican con mayor frecuencia en adolescentes, sin diferencia entre los sexos. Los factores estresantes que suelen desencadenar su aparición son los problemas escolares, el rechazo y divorcio de los padres, y el abuso de sustancias. Entre los adultos, los factores estresantes desencadenantes suelen ser los problemas conyugales, el divorcio, el cambio de entorno y los problemas económicos.

El trastorno de adaptación es muy frecuente en los pacientes hospitalizados por problemas médicos o quirúrgicos.

Tabla 14-6
Factores estresantes específicos de la etapa del desarrollo

A menudo están asociados con trastornos de adaptación:
- Inicio escolar
- Salida del hogar
- Contraer matrimonio
- Tener un hijo
- Fracasos ocupacionales
- Partida del hogar del último hijo
- Jubilación

2. Etiología

Un trastorno de adaptación se desencadena a causa de uno o más factores estresantes, cuya intensidad no siempre determina la gravedad del trastorno. La pérdida de un progenitor tiene un efecto distinto sobre un niño de 10 años que sobre un adulto de 40 años. La organización de la personalidad y las normas y valores culturales o grupales también contribuyen a provocar respuestas diferenciadas ante los distintos factores estresantes.

Los factores de estrés pueden ser únicos o múltiples, así como recurrentes o continuos. Los trastornos de adaptación se producen en un entorno grupal o comunitario, como en un desastre natural o una persecución racial, social o religiosa. La tabla 14-6 muestra los factores estresantes específicos de cada etapa del desarrollo.

a. Factores psicodinámicos

La coincidencia de un trastorno de la personalidad o una alteración orgánica puede hacer que un individuo sea vulnerable a los trastornos de adaptación. Durante las primeras etapas del desarrollo, cada niño elabora un conjunto propio de mecanismos de defensa para hacer frente a los sucesos estresantes. La capacidad para sobreponerse a las situaciones adversas (resiliencia) también viene determinada de forma decisiva por la naturaleza de las primeras relaciones del niño con sus padres. Estos factores pueden predisponer o hacer a un individuo más resiliente.

3. Diagnóstico y cuadro clínico

Aunque, por definición, los trastornos de adaptación siguen al factor estresante, pueden pasar hasta 3 meses entre éste y la aparición de los síntomas. El trastorno puede ocurrir a cualquier edad y los síntomas varían de forma considerable: los rasgos depresivos, ansiosos y mixtos son los más frecuentes entre los adultos. También puede manifestarse en forma de conducta agresiva, actitud temeraria al conducir un vehículo, consumo excesivo de alcohol, incumplimiento de obligaciones legales, retraimiento, signos vegetativos, insomnio y conducta suicida.

Las presentaciones clínicas del trastorno de adaptación pueden variar. El DSM-5® enumera seis trastornos de adaptación: con estado de ánimo deprimido; con ansiedad; mixto con ansiedad y depresión; con alteración de la conducta; mixto con alteración de las emociones o conducta; y sin especificar.

a. Trastorno de adaptación con estado de ánimo deprimido

En este trastorno de adaptación, los síntomas predominantes son el estado de ánimo deprimido, llanto y desesperanza. Debe diferenciarse del trastorno de depresión mayor y del duelo no complicado.

b. Trastorno de adaptación con ansiedad

En el trastorno de adaptación con ansiedad se observan síntomas de ansiedad, como palpitaciones, nerviosismo y agitación. Este cuadro tiene que diferenciarse de los trastornos de ansiedad.

c. Trastorno de adaptación mixto con ansiedad y estado de ánimo deprimido

En el trastorno de adaptación mixto con ansiedad y estado de ánimo deprimido, los pacientes presentan al mismo tiempo síntomas de ansiedad y depresión que no cumplen los criterios de un trastorno depresivo o de ansiedad establecido.

d. Trastorno de adaptación con alteración de la conducta

En el trastorno de adaptación con alteración de la conducta, la principal manifestación es una conducta en la que se violan los derechos de los demás o se hace caso omiso de las normas y reglas sociales propias de la edad del individuo. Debe diferenciarse del trastorno de la conducta y del trastorno de personalidad antisocial.

e. Trastorno de adaptación mixto con alteración de las emociones o de la conducta

A veces se produce una combinación de alteraciones de las emociones y de la conducta. En aras de la claridad, se debe animar al clínico a intentar establecer sólo uno de estos dos diagnósticos.

f. Trastorno de adaptación no especificado

El trastorno de adaptación no especificado representa una categoría residual que abarca las reacciones inadaptadas atípicas al estrés. Los ejemplos incluyen las respuestas inadecuadas al diagnóstico de enfermedades médicas, como negación absoluta, incumplimiento grave del tratamiento y retraimiento social, sin un marcado estado de ánimo deprimido o ansioso.

4. Diagnóstico diferencial

En el duelo no complicado, la disfunción del individuo se mantiene dentro de los límites que cabe esperar en una reacción ante la pérdida de un ser querido y, por lo tanto, no se considera un trastorno de adaptación. Entre los trastornos que deben diferenciarse del trastorno de adaptación, deben incluirse el trastorno de depresión mayor, el psicótico agudo, el de ansiedad generalizada, el de síntomas somáticos, el trastorno por consumo de sustancias, de conducta y el TEPT. Los pacientes con un trastorno de adaptación sufren un deterioro de su actividad social o profesional, y presentan síntomas que van más allá de la reacción normal y esperable ante el factor estresante.

B. Trastornos por estrés agudo y postraumático

El diagnóstico de trastorno de adaptación, TEPT o trastorno por estrés agudo exige la presencia de un factor estresante. Tanto en el TEPT como en el trastorno por estrés agudo, la naturaleza del factor estresante está mejor caracterizada y ambos se acompañan de una constelación definida de síntomas afectivos y vegetativos. En cambio, en el trastorno de adaptación, el factor de estrés puede revestir una gravedad muy variable y existe una amplia variedad de síntomas posibles.

1. Evolución y pronóstico

Con un tratamiento adecuado, el pronóstico global del trastorno de adaptación suele ser favorable. La mayoría de los pacientes recuperan su estado funcional previo en un plazo de 3 meses.

Existe riesgo de suicidio, sobre todo en los pacientes adolescentes con trastorno de adaptación.

2. Tratamiento

a. Psicoterapia

La psicoterapia sigue siendo el tratamiento de elección para los trastornos de adaptación. La terapia de grupo puede ser especialmente útil en los pacientes que han sufrido un estrés de naturaleza parecida. La psicoterapia individual ofrece la oportunidad de analizar el significado que tiene el factor estresante para el paciente, lo que permite afrontar traumas pasados.

b. Intervención en crisis

La intervención en crisis y la gestión de casos son tratamientos a corto plazo que pretenden ayudar a las personas con trastornos de adaptación a solucionar rápidamente estas situaciones mediante técnicas de apoyo, sugestión, apaciguamiento, modificación del entorno e, incluso, la hospitalización en caso necesario.

c. Tratamiento farmacológico

Se carece de estudios sobre la eficacia de las intervenciones farmacológicas en los individuos con trastornos de adaptación, aunque el empleo de medicamentos durante períodos cortos para tratar síntomas específicos parece razonable. La utilización mesurada puede ayudar a estos pacientes, aunque no debe prolongarse durante demasiado tiempo. En función del tipo de trastorno de adaptación, los pacientes pueden responder a los ansiolíticos o a los antidepresivos. Es posible emplear antipsicóticos cuando existan signos de descompensación o psicosis inminente. Se ha observado que los ISRS son útiles para tratar las manifestaciones del duelo traumático. En los últimos años se ha producido un aumento del consumo de antidepresivos en un intento de potenciar la psicoterapia en personas con trastornos de adaptación. La intervención farmacológica en esta población es con frecuencia la más utilizada, pero debería ser un medio para potenciar las estrategias psicosociales, más que la modalidad terapéutica principal.

Para mayor información sobre este tema, véase*:*
Cap. 8, Trastornos relacionados con traumas y factores de estrés, p. 131. En: Kaplan & Sadock. Manual de psiquiatría clínica, 4.ª ed.
Cap. 11, Trastornos relacionados con traumas y factores de estrés, p. 437. En: Kaplan & Sadock. Sinopsis de psiquiatría, 11.ª ed.

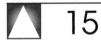

15

Trastornos disociativos

I. Introducción general

La *disociación* se define como un mecanismo de defensa inconsciente que incluye la segregación de cualquier grupo de procesos mentales o comportamentales del resto de las actividades psíquicas de la persona. Los trastornos disociativos incluyen este mecanismo, de manera que existe una interrupción en una o varias de las funciones mentales, por ejemplo, memoria, identidad, percepción, consciencia o conducta motriz. El trastorno puede mostrar una aparición súbita o gradual, ser transitorio o crónico, y los signos y síntomas suelen aparecer como resultado de traumas psicológicos.

En general, la disociación se presenta en respuesta a un evento traumático. Existen cuatro trastornos disociativos específicos: amnesia disociativa, fuga disociativa, trastorno de identidad disociativo y trastorno de despersonalización/desrealización, así como otros trastornos disociativos especificados o no especificados.

II. Amnesia disociativa

A. Definición. El fenómeno disociativo es específicamente amnésico en el sentido de que el paciente no puede evocar un recuerdo importante, por lo general traumático o estresante, pero conserva la capacidad de aprender nuevas cosas. El trastorno no es resultado de una afección médica general, ni se relaciona con el consumo de drogas. Los diferentes tipos de amnesia disociativa se presentan en la tabla 15-1.

B. Diagnóstico. Los criterios de diagnóstico de la 5.ª edición del *Manual diagnóstico y estadístico de los trastornos mentales* (DSM-5®) para la amnesia disociativa enfatizan que la información olvidada suele ser de naturaleza traumática o estresante (tabla 15-2). En general, los recuerdos olvidados están relacionados con información cotidiana que es parte rutinaria de la consciencia (es decir, quién es una persona). Los pacientes son capaces de aprender y de recordar información nueva, y su capacidad cognitiva general y del lenguaje suele permanecer intacta. El inicio de la amnesia disociativa a menudo es abrupto y los antecedentes muestran un trauma emocional precipitante cargado de emociones dolorosas y conflicto psicológico. Los pacientes son conscientes de que han perdido la memoria y, aunque algunos se muestran molestos por la pérdida, otros parecen despreocupados o indiferentes. Los pacientes suelen mantenerse alertas antes y después de la amnesia; sin embargo, algunos informan una ligera obnubilación justo antes de la aparición de la amnesia. La depresión y la ansiedad son factores frecuentes que predisponen a este trastorno. La amnesia puede proporcionar una ganancia primaria o secundaria (p. ej., una mujer con amnesia sobre el nacimiento de un bebé muerto). La amnesia disociativa puede tomar una de varias formas: amnesia localizada (incapacidad para recordar acontecimientos relativos a un período circunscrito), amnesia generalizada (incapacidad para recordar toda la vida del propio individuo) y amnesia selectiva

Tabla 15-1
Tipos de amnesia disociativa

Amnesia localizada: incapacidad para recordar acontecimientos relativos a un período circunscrito.
Amnesia selectiva: capacidad para recordar algunos, pero no todos, los acontecimientos relativos a un período circunscrito.
Amnesia generalizada: incapacidad para recordar toda la vida del propio individuo.
Amnesia continua: incapacidad para recordar acontecimientos sucesivos a medida que acontecen.
Amnesia sistematizada: amnesia para determinadas categorías de memoria, como, por ejemplo, todos los recuerdos relativos a la propia familia o a una persona concreta.

o sistematizada (incapacidad para recordar algunos, pero no todos los acontecimientos relativos a un período circunscrito). La amnesia no es el resultado de una afección médica general o del consumo de una sustancia (tabla 15-3).

C. **Epidemiología**

1. Trastorno disociativo más frecuente (2-6%)
2. Más habitual en mujeres
3. Más frecuente en adolescentes y adultos jóvenes que en adultos mayores
4. Aumento de la incidencia durante las épocas de guerra y de catástrofes naturales

D. **Etiología**

1. Trauma emocional precipitante
2. Abuso físico y sexual
3. Descartar causas orgánicas

E. **Psicodinámica**

1. Las defensas incluyen la represión, la negación y la disociación.
2. La pérdida de la memoria es secundaria al conflicto psicológico doloroso.

F. **Diagnóstico diferencial** (tabla 15-4)

1. **Demencia o delirio.** La amnesia se asocia con muchos síntomas cognitivos.
2. **Epilepsia.** El deterioro repentino de la memoria asociado con anomalías motrices o en el electroencefalograma (EEG).
3. **Amnesia global transitoria.** Asociada con amnesia anterógrada durante el episodio; los pacientes tienden a estar más molestos y preocupados por los síntomas, además de ser capaces de retener su identidad personal. La pérdida de memoria se generaliza y los acontecimientos remotos se recuerdan mejor que los recientes.

G. **Evolución y pronóstico.** Los síntomas de la amnesia disociativa terminan de forma abrupta. La recuperación es completa con poca recurrencia. La afección permanece durante mucho tiempo en algunos pacientes, sobre todo cuando implica ganancia secundaria. Los recuerdos perdidos del paciente deben restaurarse tan pronto como sea posible, o la memoria reprimida puede formar un núcleo en la mente inconsciente donde pueden desarrollarse futuros episodios amnésicos. La recuperación habitualmente es espontánea, pero se acelera con el tratamiento.

Tabla 15-2
Signos y síntomas de la amnesia disociativa

• Incapacidad para recordar información personal (a menudo de experiencias estresantes) más traumática que el olvido.
  • Puede ocurrir con o sin fuga disociativa (vagabundeo).

Tabla 15-3
Preguntas de la *Exploración del estado mental para la amnesia disociativa*

Si las respuestas son positivas, se debe pedir al paciente que describa el acontecimiento. Es necesario especificar que el síntoma no se produce durante un episodio de intoxicación.

1. ¿Alguna vez ha sufrido desvanecimientos? ¿Se queda en blanco? ¿Tiene lapsos de memoria?
2. ¿Experimenta pérdidas de tiempo? ¿Presenta lagunas en su experiencia relativa a un período en el tiempo?
3. ¿Alguna vez ha viajado una distancia considerable sin ser consciente de cómo lo hizo o hacia dónde se dirigía exactamente?
4. ¿La gente le cuenta cosas que usted ha dicho o hecho en alguna ocasión y que usted no recuerda?
5. ¿Encuentra objetos en su poder (como ropa, objetos personales, alimentos en su carrito de compras, libros, herramientas, accesorios, joyas, vehículos, armas y demás) que nunca recuerda haber adquirido? ¿Algunas son cosas que no son propias de usted, sino más propias de un niño, como juguetes o animales de peluche?
6. ¿Le han dicho alguna vez, o usted mismo ha constatado, que posee talentos o habilidades que desconocía que tuviera? Por ejemplo, un talento para la música, el arte, la mecánica, la literatura, el atletismo u otros. ¿Fluctúan considerablemente sus gustos? Por ejemplo, las preferencias alimentarias, los hábitos personales, los gustos por la música o la ropa, etcétera.
7. ¿Tiene lagunas de memoria en lo que respecta a su vida? ¿Está perdiendo la memoria de partes de su vida e historia personal? ¿Está perdiendo la memoria de algunos acontecimientos importantes de su vida? Por ejemplo, bodas, cumpleaños, graduaciones, embarazos, el nacimiento de sus hijos, etcétera.
8. ¿Pierde el hilo de las conversaciones o deja de prestar atención a lo que se dice durante las sesiones de terapia? ¿Encuentra que mientras está escuchando a alguien que habla no oye todo o parte de lo que se está diciendo?
9. ¿Cuál es el período perdido más prolongado que haya experimentado? ¿Minutos? ¿Horas? ¿Días? ¿Semanas? ¿Meses? ¿Años? Descríbalo.

Adaptado de: Loewenstein RJ. An office mental status examination for chronic complex dissociative symptoms and multiple personality disorder. *Psychiatr Clin North Am.* 1991; 14:567-604.

Tabla 15-4
Consideraciones para el diagnóstico diferencial de la amnesia disociativa

Demencia
Delírium
Olvido ordinario y formas no patológicas de amnesia
Trastorno amnésico debido a una afección médica
    Amnesia anóxica
    Infecciones cerebrales (p. ej., herpes simple que afecta a los lóbulos temporales)
    Tumores cerebrales (especialmente límbicos y frontales)
    Epilepsia
    Trastornos metabólicos (p. ej., uremia, hipoglucemia, encefalopatía hipertensiva, porfiria)
    Amnesia posterior a conmoción cerebral (posterior a traumatismo craneoencefálico)
    Amnesia postoperatoria
Terapia electroconvulsiva (u otra descarga eléctrica fuerte)
Amnesia relacionada con sustancias (p. ej., etanol, hipnóticos-sedantes, anticolinérgicos, esteroides, litio, β-bloqueadores, pentazocina, fenciclidina, fármacos hipoglucemiantes, cannabis, alucinógenos, metildopa)
Amnesia global transitoria
Síndrome de Wernicke-Korsakoff
Amnesia relacionada con el sueño (p. ej., trastorno de sonambulismo)
Trastornos de identidad disociativos
Otros trastornos disociativos
Amnesia postraumática
Trastorno por estrés postraumático
Trastorno por estrés agudo
Trastornos somatomorfos (trastorno de somatización, trastorno de conversión)
Simulación y amnesia facticia (especialmente cuando se asocia con actividad criminal)

H. Tratamiento

1. **Psicológico.** Ayuda a los pacientes a incorporar los recuerdos en su estado consciente. La hipnosis se utiliza sobre todo como un medio para relajar al paciente lo suficiente como para recordar información olvidada.

2. **Farmacológico.** Las entrevistas asistidas por fármacos, como barbitúricos de acción corta (tiopental y amobarbital sódico administrado por vía intravenosa), así como las benzodiazepinas, pueden emplearse para ayudar a los pacientes a recuperar los recuerdos olvidados.

III. Fuga disociativa

A. **Definición.** La fuga disociativa fue suprimida como categoría de diagnóstico importante en el DSM-5® y ahora se diagnostica en un subtipo (especificador de amnesia disociativa). Se caracteriza por un viaje impulsivo y repentino fuera del hogar y la incapacidad para recordar el pasado, parcial o totalmente, lo anterior acompañado de confusión sobre la identidad y, a menudo, la asunción de otra completamente nueva.

B. **Diagnóstico.** La pérdida de memoria es brusca y se asocia con un viaje intencionado, no ambiguo, que suele prolongarse bastante tiempo. Los pacientes pierden parte o toda la memoria de su vida anterior y no suelen darse cuenta de su olvido. Adoptan una identidad nueva aparentemente normal y nada extraña. Sin embargo, pueden manifestar perplejidad y desorientación. Cuando regresan de forma brusca a sus identidades anteriores, recuerdan el momento previo a la fuga, pero muestran amnesia de todo el período de huida.

C. **Epidemiología**

1. Rara, con una tasa de prevalencia del 0.2% en la población general.

2. Tiene lugar en situaciones de guerra, durante las catástrofes naturales y como consecuencia de crisis personales con intenso conflicto interno.

3. La prevalencia entre sexos, así como la edad de comienzo, varían.

D. **Etiología**

1. Hay un trauma emocional precipitante.

2. Los factores psicosociales incluyen conflictos conyugales, económicos, laborales y situaciones de guerra.

3. Los factores predisponentes son los trastornos de la personalidad límite, histriónico y esquizoide; el abuso de alcohol; los trastornos del estado de ánimo; los trastornos orgánicos (en especial, la epilepsia) y los antecedentes de traumatismo craneoencefálico.

4. Se deben descartar causas orgánicas.

E. **Diagnóstico diferencial**

1. **Trastorno cognitivo.** El vagabundeo no tiene intención ni es tan complejo.

2. **Epilepsia del lóbulo temporal.** En general, no se asume una identidad nueva.

3. **Amnesia disociativa.** No se realizan viajes intencionados ni hay una identidad nueva.

4. **Simulación.** Difícil de separar. Si se detecta una ganancia secundaria clara, hay que sospechar esta posibilidad.

5. **Trastorno de identidad disociativo.** Los pacientes presentan múltiples formas de amnesia compleja y varias identidades.

6. **Trastorno bipolar.** El paciente puede recordar el comportamiento durante el estado deprimido o maníaco.

7. **Esquizofrenia.** La pérdida de la memoria durante los episodios de vagabundeo se debe a la psicosis.

8. **Afecciones médicas generales, trastornos relacionados con tóxicos y sustancias, delírium, demencia.** El comportamiento de vagabundeo puede manifestarse y ser confundido con los estados de fuga; la exploración física y las pruebas analíticas pueden ayudar a descartar estas afecciones.

F. **Evolución y pronóstico.** Las fugas parecen breves y duran unas horas o días. La mayoría de las personas se recuperan, pero, en algunos casos, persiste una amnesia disociativa refractaria. La recuperación es espontánea y rápida. Puede haber recurrencias.

G. **Tratamiento.** Las entrevistas psiquiátricas, las entrevistas asistidas con medicamentos y la hipnosis ayudan a revelar al clínico y al paciente los elementos psíquicos estresantes que precipitaron el episodio de fuga. La psicoterapia permite al paciente incorporar a su conciencia, de una manera sana e integrada, los elementos que produjeron el estrés y que precipitaron el trastorno.

IV. **Trastorno de identidad disociativo**

A. **Definición.** Antes llamado *trastorno de personalidad múltiple*, el trastorno de identidad disociativo suele implicar un acontecimiento traumático, a menudo de un abuso físico o sexual en la infancia. Los pacientes manifiestan dos o más personalidades o identidades diferentes que dominan, cuando están presentes, las actitudes y la conducta de la persona como si no existiera ninguna otra personalidad.

B. **Diagnóstico.** El diagnóstico requiere la presencia de dos estados distintos de la personalidad. La original suele tener un carácter amnésico y no se da cuenta de las demás personalidades. La mediana del número de personalidades varía entre 5 y 10, aunque los datos sugieren un promedio de 8 personalidades para los hombres y 15 para las mujeres. En general, en el momento del diagnóstico se advierten dos o tres identidades y las demás se reconocen en el transcurso del tratamiento (tabla 15-5).

La transición de una personalidad a otra suele ser brusca. Durante un estado de la personalidad, el paciente muestra amnesia de los demás estados y acontecimientos que tuvieron lugar cuando dominaba otra personalidad. Algunas personalidades son conscientes de los aspectos de las otras; cada una tiene su propio conjunto de recuerdos y asociaciones, así como un nombre propio o descripción. Las distintas personalidades pueden adoptar características fisiológicas y respuestas a las pruebas psicométricas diferentes (p. ej., diferentes prescripciones de gafas o puntuaciones de coeficiente intelectual). Las personalidades pueden corresponder a sexos, edades o razas distintas. Una o más de las personalidades exhibe, en ocasiones, signos de un trastorno psiquiátrico coexistente (p. ej., trastorno del estado de ánimo, de la personalidad). Los signos del trastorno de identidad disociativo se muestran en la tabla 15-6.

C. **Epidemiología**

1. Se observa en un 5% de los pacientes psiquiátricos.

2. Es más frecuente en las mujeres.

3. Ocurre con más frecuencia al final de la adolescencia y principios de la vida adulta, aunque los síntomas pueden manifestarse durante 5-10 años antes del diagnóstico.

Tabla 15-5
Preguntas para explorar el estado mental e identificar los síntomas de un trastorno de identidad disociativo

Si las respuestas son positivas, se debe pedir al paciente que describa el acontecimiento. Es necesario especificar que el síntoma no se produce durante un episodio de intoxicación.

1. ¿Actúa de una manera tan diferente en una situación en comparación con otras, que tiene la sensación de que es a la vez dos personas diferentes?
2. ¿Nota que en usted hay más de una persona? ¿Más de una parte de usted mismo? ¿Más que un lado suyo? ¿Pareciera que estas partes se hallan en conflicto o en una pelea?
3. La parte o partes de usted, ¿poseen sus propias formas independientes de pensar, percibir y relacionarse con el mundo y el propio yo?, ¿tienen sus propios recuerdos, pensamientos y sentimientos?
4. ¿Acaso una o más de estas entidades puede llegar a controlar su comportamiento?
5. ¿Tiene pensamientos, sentimientos o ambos que provienen de su propio interior (o de su exterior) que no puede explicar? ¿Y no parece que tales pensamientos o sentimientos puedan ser suyos? ¿Parecen pensamientos o sentimientos que no están bajo su control (influencia pasiva)?
6. ¿Ha sentido alguna vez que su cuerpo tiene un comportamiento que no parece estar bajo su control, por ejemplo, guardar cosas, ir a sitios, comprar cosas, escribir, dibujar o crear cosas, hacerse daño a sí mismo o a otros, etc., de modo que parece que su cuerpo no le pertenece?
7. ¿Alguna vez ha sentido que tiene que luchar contra otra parte de sí mismo que parece querer hacer o decir algo que no desea hacer ni decir?
8. ¿Ha sentido alguna vez que hay una fuerza (presión, parte) en su interior que intenta impedir que haga o diga algo?
9. ¿Alguna vez ha escuchado voces, sonidos o conversaciones en su mente? ¿Parece que discuten con usted? ¿Le hablan sobre lo que hace? ¿Le ordenan que haga o no haga determinadas cosas, como hacerse daño a sí mismo o a otros? ¿Parece que le quieran advertir o le tratan de proteger de algo? ¿Intentan aliviarle, apoyarle o tranquilizarle? ¿Le proporcionan información importante sobre las cosas que hace? ¿Argumentan o dicen cosas que nada tienen que ver con usted? ¿Tienen nombres? ¿Son hombres? ¿Son mujeres? ¿Son niños?
10. ¿Desearía hablar con esa parte (lado, aspecto, faceta) de usted (de su mente) que se denomina "el enfadado" (la Niña Pequeña, Janie, que se fue a Atlantic City la semana pasada y gastó muchísimo dinero, etc.)? ¿Puede presentarse esta parte ahora, por favor?
11. ¿Suele experimentar con relativa frecuencia la sensación de que se halla fuera de sí mismo? ¿Dentro de sí mismo? ¿Al lado suyo, observándose a sí mismo como si fuera otra persona?
12. ¿Alguna vez se ha sentido desconectado de sí mismo o de su cuerpo como si usted (o su cuerpo) no fuesen reales?
13. ¿Suele experimentar con relativa frecuencia que el mundo que le rodea es irreal? ¿Como si estuviera sumido en un estado de confusión? ¿Como si estuviera pintado? ¿En dos dimensiones?
14. ¿Alguna vez se mira en el espejo y no reconoce a quien ve en él? ¿Ve a otro?

Adaptado de: Loewenstein RJ. An office mental status examination for a chronic complex dissociative symptoms and multiple personality disorder. *Psychiatr Clin North Am.* 1991; 14:567.

    4. Es mucho más frecuente entre los familiares biológicos en primer grado de los pacientes.

    5. Hasta dos tercios de los pacientes intentan suicidarse.

D. Etiología

    1. Hubo abuso sexual y psicológico grave en la infancia.

    2. No tiene el apoyo de las personas próximas.

    3. Puede haber epilepsia.

    4. Se deben descartar causas orgánicas.

E. Psicodinámica. El abuso psicológico y físico intenso obliga a tomar una distancia profunda del horror y del dolor. Cada personalidad expresa alguna emoción o estado (p. ej., rabia, sexualidad, extravagancia, competencia) que la personalidad original no se atreve a expresar. Durante el abuso, el niño trata de protegerse del trauma disociándolo de los actos que le aterrorizan, convirtiéndose en esencia en otra persona o personas que no sufren el abuso y que no pueden ser sometidas a él. Las identidades disociadas se tornan en un método arraigado y duradero de autoprotección frente a las amenazas emocionales percibidas.

Tabla 15-6
Signos y síntomas del trastorno de identidad disociativo

1. Notificaciones de distorsiones, lapsos o discontinuidades temporales.
2. Por lo menos dos estados distintos de la personalidad (puede ser descrito o experimentado como sentir que "se encuentra poseído" por otro).
3. Identidad discontinua (p. ej., dicotomías en la memoria, el comportamiento o la consciencia).
4. Lagunas persistentes en la memoria y la información personal.
5. El juego de fantasía en los niños no se considera.
6. Otras personas lo reconocen o lo llaman por un nombre distinto que el paciente no reconoce.
7. Un observador fiable describe cambios notables en el comportamiento del paciente: el paciente puede llamarse a sí mismo por un nombre distinto o referirse a sí mismo en tercera persona.
8. Bajo la hipnosis o durante entrevistas con amobarbital surgen otras personalidades.
9. El uso de la palabra "nosotros" en el curso de una entrevista.
10. Descubrimiento de escritos, dibujos u otras producciones u objetos (p. ej., carnet de identidad, ropa) entre las pertenencias del paciente que no se reconocen o que no se pueden justificar.
11. Cefalea.
12. Escucha voces del interior que no identifica como distintas.
13. Antecedentes de trauma emocional o físico intenso en la infancia (generalmente, antes de los 5 años).

Adaptado de: Cummings JL. Dissociative states, depersonalization, multiple personality, episodic memory lapses. En: Cummings JL, ed. *Clinical Neuropsychiatry*. Orlando, FL: Grune & Stratton, 1985: 122, con autorización.

F. Diagnóstico diferencial
1. **Esquizofrenia.** Las distintas entidades tienen un carácter delirante y los pacientes muestran trastornos formales del pensamiento y deterioro social.
2. **Simulación.** El diagnóstico diferencial más difícil; la ganancia secundaria clara hace viable la sospecha. La entrevista asistida con fármacos puede ayudar.
3. **Trastorno de personalidad límite.** El carácter errático del estado de ánimo y del comportamiento, así como la inestabilidad interpersonal, pueden remedar el trastorno de identidad disociativo.
4. **Trastorno bipolar con ciclos rápidos.** No hay distintas personalidades.
5. **Trastornos neurológicos.** Los síntomas de la epilepsia parcial compleja son los que, la mayoría de las veces, pueden recordar el trastorno de identidad disociativa.

Para una lista del diagnóstico diferencial, *véase* la tabla 15-7.

Tabla 15-7
Diagnóstico diferencial del trastorno de identidad disociativo

Comorbilidad frente a diagnóstico diferencial
Trastornos afectivos
Trastornos psicóticos
Trastornos de ansiedad
Trastorno por estrés postraumático
Trastornos de la personalidad
Trastornos neurocognitivos
Trastornos neurológicos y epilépticos
Trastorno de síntomas somáticos
Trastornos facticios
Simulación
Otros trastornos disociativos
Fenómenos de trance profundo

CONSEJOS CLÍNICOS

No se debe confundir un trastorno de "personalidad múltiple" con los amigos imaginarios que comienzan en la infancia y pueden persistir en la edad adulta. El amigo imaginario se reconoce como un ser independiente que puede o no comunicarse con el paciente; siempre es conocido y nunca toma el control de la personalidad del paciente.

G. **Evolución y pronóstico.** Cuanto antes comience el trastorno de identidad disociativo, peor resulta el pronóstico. Es el trastorno disociativo más crónico y grave. El grado de alteración varía desde moderado a intenso, en función del número, el tipo y la cronicidad de las distintas personalidades. La recuperación suele ser incompleta. Cada personalidad tiene sus propios trastornos mentales, del estado de ánimo o de la personalidad; los más frecuentes son los otros trastornos disociativos.

H. **Tratamiento**

1. **Psicológico.** La psicoterapia orientada a la introspección, combinada con la hipnoterapia o la entrevista asistida con medicamentos, es la modalidad más eficaz. La hipnoterapia ayuda a revelar los antecedentes adicionales, permite identificar las identidades no reconocidas y fomenta la abreacción. El tratamiento psicoterapéutico comienza por confirmar el diagnóstico y permite identificar y caracterizar las distintas personalidades. Los objetivos del tratamiento consisten en la reconciliación de los afectos dispares y extendidos, ayudando al paciente a entender que las razones originales para la disociación (rabia desbordante, miedo y confusión debido al abuso) ya han desaparecido y que los afectos los puede expresar una única personalidad sin destruirse a sí mismo. En algunos casos, se precisa hospitalización.

2. **Farmacológico.** La entrevista asistida con medicamentos ayuda a obtener antecedentes adicionales y a reconocer a las demás identidades. Los antidepresivos y los ansiolíticos son útiles como complemento de la psicoterapia. Algunos pacientes mejoran con medicamentos antiepilépticos, como la carbamazepina (tabla 15-8).

V. **Trastorno de despersonalización/desrealización**

A. **Definición.** La *despersonalización* se define como la sensación, persistente o recurrente, de desapego o distanciamiento respecto del propio yo. El individuo declara sentirse como un autómata o como si se contemplara a sí mismo en una película. La *desrealización* se describe como un sentimiento de irrealidad en relación con el entorno o verse separado de éste. El paciente puede describir su percepción de que el mundo exterior carece de luz o color emocional, como si pensara que está dormido o muerto.

B. **Diagnóstico.** La experiencia de despersonalización integra varios componentes diferentes, entre ellos, la sensación de: (1) cambios corporales, (2) dualidad del yo como observador y como actor, (3) sentirse aislado de los demás y (4) sentirse aislado de las propias emociones. Los pacientes que experimentan despersonalización con frecuencia tienen grandes dificultades para expresar sus sentimientos. Al tratar de expresar su sufrimiento subjetivo con frases

Tabla 15-8
Fármacos para los síntomas asociados con el trastorno de identidad disociativo

Medicamentos y tratamientos somáticos para el TEPT, trastornos afectivos, trastornos de ansiedad y trastorno obsesivo-compulsivo (TOC)
Inhibidores selectivos de la recaptación de serotonina (no son el agente de primera línea, excepto para los síntomas de TOC)
Fluvoxamina (para las presentaciones con TOC)
Clomipramina (para las presentaciones con TOC)
Antidepresivos tricíclicos
Inhibidores de la monoaminooxidasa (si los pacientes pueden mantener una dieta segura)
Terapia electroconvulsiva (para la depresión resistente con características melancólicas presentes en todos los alternantes del trastorno de identidad disociativo)
Eutimizantes (más útiles para el TEPT y la ansiedad que para las oscilaciones del estado de ánimo)
Valproato semisódico (divalproato)
Lamotrigina
Benzodiazepinas por vía oral o intramuscular
Medicamentos para los problemas del sueño
Dosis bajas de trazodona
Dosis bajas de mirtazapina
Dosis bajas de antidepresivos tricíclicos
Dosis bajas de neurolépticos
Benzodiazepinas (en esta población a menudo son menos útiles para los problemas del sueño)
Zolpidem
Fármacos anticolinérgicos (difenhidramina, hidroxizina)
Medicamentos para la autólisis y las adicciones
Naltrexona

banales, como "Me siento muerto", "Nada parece real" o "Estoy de pie fuera de mí mismo", los pacientes con despersonalización no consiguen comunicar de manera adecuada la angustia que sufren. A pesar de que se quejan de forma amarga de cómo la situación arruina sus vidas, pueden dar la impresión de estar muy poco angustiados (tabla 15-9).

C. Epidemiología

1. Los episodios ocasionales y aislados de despersonalización son frecuentes y se dan hasta en el 70% de una población determinada. La despersonalización patológica es rara.

2. Este trastorno es más frecuente en mujeres.

3. La edad promedio de aparición corresponde a los 16 años. Es rara a partir de los 40 años.

D. Etiología

1. Los factores predisponentes son la ansiedad, la depresión y el estrés intenso.

2. Puede obedecer a una enfermedad psíquica, neurológica o generalizada.

3. Este trastorno se encuentra asociado con una serie de sustancias, como alcohol, barbitúricos, benzodiazepinas, escopolamina, β-bloqueadores, marihuana y prácticamente cualquier sustancia parecida a la fenciclidina (PCP) o alucinógena.

Tabla 15-9
Signos y síntomas del trastorno de despersonalización/desrealización

- Sentimientos persistentes de despersonalización o desrealización sin pérdida de la prueba de realidad.
- Despersonalización: sensación de vivir fuera del cuerpo, desconectado de sensaciones, emociones y acciones.
- Desrealización: sentirse separado de la realidad, como en un sueño.

Tabla 15-10
Causas de despersonalización

Trastornos neurológicos	Trastornos mentales idiopáticos
Epilepsia	Esquizofrenia
Migraña	Trastornos depresivos
Neoplasia cerebral	Episodios maníacos
Enfermedades cerebrovasculares	Trastorno de conversión
Traumatismo craneoencefálico	Trastornos de ansiedad
Encefalitis	Trastorno obsesivo-compulsivo
Paresia general	Trastornos de la personalidad
Demencia de tipo Alzheimer	Síndrome de despersonalización y ansiedad fóbica
Enfermedad de Huntington	
Degeneración espinocerebelosa	**En personas normales**
	Agotamiento
Trastornos tóxicos y metabólicos	Aburrimiento; privación sensorial
Hipoglucemia	*Shock* emocional
Hipoparatiroidismo	
Intoxicación por monóxido de carbono	**En hemidespersonalización**
Intoxicación por mezcalina	Lesión de cerebro focal lateralizada (generalmente
Botulismo	parietal derecho)
Hiperventilación	
Hipotiroidismo	

Adaptado de: Cummings JL. Dissociative states, depersonalization, multiple personality, episodic memory lapses. En: Cummings JL, ed. Clinical Neuropsychiatry, Orlando, FL: Grune & Stratton, 1985:123.

4. Se asocia a menudo con trastornos de ansiedad, trastornos depresivos y esquizofrenia.

E. **Diagnóstico diferencial.** La despersonalización, como síntoma, puede manifestarse en muchos síndromes, tanto psiquiátricos como médicos. Hay que descartar trastornos del estado de ánimo, trastornos de ansiedad, esquizofrenia, trastornos de identidad disociativos, consumo de sustancias, efectos secundarios de los medicamentos, tumores o lesiones cerebrales y trastornos epilépticos (p. ej., epilepsia del lóbulo temporal). El trastorno de despersonalización describe el estado donde predomina la despersonalización. La despersonalización se diferencia de los trastornos psicóticos porque se preserva el análisis de la realidad (tabla 15-10).

F. **Evolución y pronóstico**

1. Los síntomas aparecen de forma brusca, casi siempre entre los 15 y los 30 años de edad.

2. El trastorno dura mucho tiempo en más de la mitad de los casos.

G. **Tratamiento.** Suele responder a los ansiolíticos y a la terapia de apoyo orientada a la introspección. Conforme disminuye la ansiedad, se reducen los episodios de despersonalización.

VI. **Otros trastornos disociativos especificados y sin especificar**

La categoría de otros trastornos disociativos incluye todas las enfermedades que se caracterizan por una respuesta primaria disociativa que no cumple con los criterios del DSM-5® para ningún otro trastorno disociativo.

A. **Definición.** Los trastornos disociativos no especificados son aquellos en los que la característica predominante es un síntoma disociativo, como una anomalía o alteración en la memoria o la consciencia, pero que no cumplen los criterios de un trastorno disociativo específico. Para que un paciente sea diagnosticado con un trastorno disociativo no especificado, no deben cumplirse los criterios de trastorno por estrés agudo, TEPT o trastorno de somatización, los cuales incluyen síntomas disociativos.

B. Epidemiología. Se han notificado casos en varias culturas, pero la frecuencia global se ha reducido. Los hombres superan a las mujeres por aproximadamente dos a uno. Tres de los primeros cuatro casos de síndrome de Ganser eran convictos, lo que ha llevado a algunos autores a considerar este síndrome como propio de los presos y, por ello, un indicador de simulación potencial.

C. Etiología. Algunas series de casos han identificado factores estresantes precipitantes, como conflictos personales y dificultades económicas, mientras que otros han descrito síndromes cerebrales orgánicos, traumatismos craneoencefálicos, crisis epilépticas y enfermedades orgánicas o psiquiátricas. En los primeros estudios eran frecuentes las explicaciones psicodinámicas, pero en las series de casos más recientes se da más importancia a las etiologías orgánicas. Se ha especulado que las lesiones orgánicas pueden actuar como factores estresantes agudos, precipitando el síndrome en individuos vulnerables. Algunos pacientes han referido historias significativas de malos tratos y adversidades durante la infancia.

D. Ejemplos

1. **Síndrome de Ganser.** El paciente con este síndrome da respuestas aproximadas a las preguntas (p. ej., $2 + 2 = 5$) o habla de forma locuaz; suele estar asociado con otros síntomas (p. ej., amnesia, desorientación, trastornos perceptivos, fuga, síntomas de conversión).

2. **Trastorno de trance disociativo.** Alteraciones en la consciencia, identidad o memoria que son propias de lugares y culturas particulares (p. ej., *amok* [reacción de rabia], *pibloktoq* [comportamiento autolesivo]). Los *estados de trance* son estados alterados de la consciencia con una respuesta marcadamente disminuida o enfocada de manera selectiva a estímulos ambientales. En los niños, esos estados pueden ser consecuencia del maltrato físico o del trauma psicológico. El estado de trance disociativo no debe darse exclusivamente durante el curso de un trastorno psicótico ni ser consecuencia del uso de sustancias o de alguna afección médica general.

3. **Síndrome de la memoria recuperada.** Se refiere a la recuperación de la memoria de una experiencia dolorosa o conflicto durante la hipnosis o la psicoterapia (p. ej., abuso sexual o físico). El paciente no sólo recuerda la experiencia, sino que también puede revivirla con la respuesta afectiva apropiada (un proceso denominado *abreacción*).

4. **Lavado de cerebro.** Se refiere a estados disociativos en individuos que han sido sometidos a períodos largos de persuasión coercitiva intensa (p. ej., lavado de cerebro o adoctrinamiento bajo cautiverio por terroristas o sectas de cultos religiosos). El lavado de cerebro implica que, bajo las condiciones adecuadas de estrés y coacción, puede conseguirse que los individuos cumplan las exigencias de aquellos que ostentan el poder, sufriendo así cambios importantes en su personalidad, creencias y comportamientos. Los individuos sometidos a estas condiciones pueden sufrir un daño notable, con pérdida de la salud y de la vida, y generalmente manifiestan diversos síntomas postraumáticos y disociativos.

E. Tratamiento. No se han realizado estudios sistemáticos de tratamiento, dada la rareza de esta afección. En la mayoría de los informes de casos, el

Tabla 15-11
Resumen de trastornos disociativos

	Amnesia disociativa	Fuga disociativa	Trastorno de identidad disociativo	Trastorno de despersonalización
Signos y síntomas	Pérdida de memoria por lo general con inicio brusco. El paciente es consciente de la pérdida. Alerta antes y después de la pérdida.	Vagabundeo intencionado, a menudo a larga distancia. Amnesia de la vida anterior. A menudo ignora la pérdida de memoria. A menudo asume una identidad nueva. Comportamiento normal durante la fuga.	Más de una personalidad distinta de la misma persona, que domina, cuando está presente, el comportamiento y el pensamiento del individuo. Transición repentina de una personalidad a otra. Generalmente, amnesia de las demás personalidades.	Sensación persistente de irrealidad sobre el cuerpo y sobre sí mismo. Análisis intacto de la realidad. Egodinámico.
Epidemiología	El trastorno disociativo más frecuente. Ocurre con más frecuencia después de catástrofes o durante la guerra. Mujeres > hombres. Adolescencia, jóvenes adultos.	Raro. Más frecuente después de catástrofes o durante la guerra. Relación variable entre ambos sexos y edad diversa de comienzo.	No tan raro como se pensaba. Afecta hasta el 5% de los pacientes psiquiátricos. Adolescentes y adultos jóvenes (pero puede empezar mucho antes). Mujeres > hombres. Aumenta entre los parientes en primer grado.	Aunque el trastorno puro es raro, los episodios intermitentes de despersonalización son frecuentes. Es raro después de los 40 años. Posiblemente más frecuente entre las mujeres.
Etiología	Trauma emocional precipitante (p. ej., violencia doméstica). Descartar causas orgánicas.	Enfermedad emocional precipitante. El abuso intenso de alcohol puede predisponer. Los trastornos de personalidad límite, histriónico y esquizoide predisponen. Descartar causas orgánicas.	Abuso sexual y psíquico intenso en la infancia. Falta de apoyo de las personas próximas. Puede haber epilepsia. Descartar causas orgánicas.	El estrés intenso, la ansiedad y la depresión predisponen. Descartar causas orgánicas.
Evaluación y pronóstico	Terminación brusca. Pocas recurrencias.	Habitualmente breve, durante horas o días. Puede durar meses e implicar un viaje largo. Recuperación habitualmente espontánea y rápida. Recurrencias raras.	Trastorno disociativo más grave y crónico. Recuperación incompleta.	Comienzo habitualmente repentino. Tiende a ser crónico.

paciente ha sido hospitalizado y se le ha proporcionado un entorno de protección y apoyo. En algunos casos, se ha informado que dosis bajas de medicamentos antipsicóticos resultan de beneficio.

En la tabla 15-11 se muestra una descripción general de todos los trastornos disociativos.

Para mayor información sobre este tema, véase:
Cap. 9, Trastornos disociativos, p. 141. En: Kaplan & Sadock. Manual de psiquiatría clínica, *4.ª ed.*
Cap. 12, Trastornos disociativo, p. 451. En: Kaplan & Sadock. Sinopsis de psiquiatría, *11.ª ed.*

Síntomas somáticos y trastornos relacionados

I. Trastorno de síntomas somáticos

El trastorno de síntomas somáticos, también conocido como *hipocondría*, se caracteriza por la presencia durante 6 meses o más de una preocupación no delirante con temor por llegar a tener (o la idea de que se tiene) una enfermedad grave según la interpretación errónea de los síntomas corporales. Esta preocupación produce sufrimiento y disfunción significativos en la vida del individuo, que no puede explicarse por la presencia de otro trastorno psiquiátrico o médico.

A. Epidemiología. En la consulta de medicina general, la prevalencia de este trastorno por 6 meses es del 4-6%, pero podría ser de hasta el 15%. Afecta por igual a ambos sexos, pero las mujeres manifiestan más quejas somáticas que los hombres. El inicio de los síntomas puede producirse a cualquier edad, aunque suele manifestarse entre los 20 y 30 años de edad. Algunas pruebas indican que el diagnóstico es más frecuente entre las personas de raza negra; sin embargo, no se observa diferencia de acuerdo con la posición social, el nivel educativo, el sexo y el estado civil. Este trastorno se ha observado en alrededor del 3% de los estudiantes de medicina, en general, durante los primeros 2 años, aunque suele ser transitorio.

B. Etiología. Las personas aumentan y amplifican sus sensaciones somáticas; además, presentan tolerancia y umbrales bajos para el malestar físico. Por ejemplo, el individuo percibe la presión abdominal como dolor y malinterpreta las sensaciones corporales, lo cual le produce angustia debido a un esquema cognitivo defectuoso.

En el contexto de un modelo de aprendizaje social, el individuo asume el papel de enfermo y los problemas le parecen insuperables e irresolubles. El rol de enfermo le permite al paciente evitar obligaciones desagradables y ser excusado de sus deberes y responsabilidades habituales.

Alrededor del 80% de los pacientes con este trastorno pueden tener depresión o trastornos de ansiedad coexistentes.

C. Diagnóstico. Según la 5.ª edición del *Manual diagnóstico y estadístico de los trastornos mentales* (DSM-5®), los criterios para el diagnóstico de este trastorno exigen que los pacientes estén preocupados por la falsa creencia de que tienen una enfermedad grave, de acuerdo con su interpretación errónea de signos o sensaciones físicas. La creencia debe durar al menos 6 meses, a pesar de la ausencia de hallazgos patológicos de las exploraciones médicas y neurológicas. Los criterios para el diagnóstico también estipulan que la creencia no puede tener la intensidad de un delirio (cuyo diagnóstico más adecuado sería de un trastorno delirante) ni estar restringida a la angustia por el aspecto (cuyo diagnóstico sería el de un trastorno dismórfico corporal). Los síntomas del trastorno de síntomas somáticos deben ser tan intensos como para producir sufrimiento emocional o interferir en la capacidad funcional del paciente en áreas importantes de su vida. Los médicos pueden especificar la presencia de escasa introspección: los individuos no se dan cuenta de que sus preocupaciones acerca de la enfermedad son excesivas.

D. Cuadro clínico. Los pacientes con trastorno de síntomas somáticos consideran que tienen una enfermedad grave que todavía no se ha detectado y no es posible persuadirlos de lo contrario. Sostienen que sufren una enfermedad concreta, a pesar de los resultados negativos en las pruebas de laboratorio, el curso benigno de la supuesta enfermedad y las confirmaciones de los médicos, y a medida que pasa el tiempo pueden transferir su creencia a otra enfermedad. Pueden coexistir síntomas de depresión y ansiedad.

El DSM-5® especifica que los síntomas deben permanecer durante al menos 6 meses; sin embargo, puede haber estados sintomáticos temporales después de acontecimientos estresantes relevantes, como la muerte o enfermedad grave de alguien importante, o una enfermedad grave potencialmente mortal. Estos estados que duran menos de 6 meses se diagnostican como "otro trastorno de síntomas somáticos y trastornos relacionados específicados".

E. Diagnóstico diferencial. El trastorno de síntomas somáticos debe diferenciarse de otras afecciones médicas no psiquiátricas con síntomas imprecisos como el síndrome de inmunodeficiencia adquirida (sida), endocrinopatías, miastenia grave, esclerosis múltiple, enfermedades degenerativas del sistema nervioso, lupus eritematoso sistémico y enfermedades neoplásicas ocultas.

Los pacientes con trastorno de ansiedad por enfermedad se diferencian de los que presentan trastorno de síntomas somáticos en que el individuo tiene miedo a padecer una enfermedad en particular, en lugar de preocuparse por muchos síntomas. En el caso del trastorno de ansiedad, el paciente sólo está preocupado por el hecho de estar enfermo.

El trastorno de conversión es agudo y transitorio, e involucra un síntoma más que una enfermedad en particular. El miedo a la enfermedad también puede presentarse en los pacientes con trastornos de ansiedad y depresivos, sobre todo en los trastornos de angustia. La anamnesis cuidadosa durante la entrevista clínica suele mostrar los síntomas clásicos de un ataque de pánico. El trastorno delirante se distingue por la intensidad de los delirios y otros síntomas psicóticos. Además, los delirios somáticos de pacientes esquizofrénicos tienden a ser raros.

El trastorno de síntomas somáticos se distingue del trastorno facticio y la simulación por el hecho de que los pacientes realmente experimentan y no simulan los síntomas que declaran.

F. Evolución y pronóstico. La evolución es episódica. Los episodios duran meses o años y están separados por períodos de inactividad igualmente prolongados. Los factores estresantes psicosociales pueden empeorar el trastorno, pero de un tercio a la mitad de los pacientes mejoran de forma significativa. Son buenos signos pronósticos un alto nivel socioeconómico, ansiedad o depresión que responden al tratamiento, aparición repentina de síntomas y ausencia de un trastorno de la personalidad y de afecciones médicas no psiquiátricas.

G. Tratamiento. Los pacientes suelen rechazar el tratamiento psiquiátrico, aunque algunos lo aceptan si se administra en un entorno médico y se centra en la reducción del estrés y en la educación para afrontar la enfermedad crónica. La psicoterapia grupal suele ser de ayuda porque el apoyo y la interacción social reducen la ansiedad. Tratamientos como la psicoterapia individual orientada a la introspección, terapias conductual y cognitiva, e hipnosis pueden ser útiles.

Las exploraciones físicas frecuentes, programadas con regularidad, sirven para que el paciente constate que sus médicos no lo están abandonando y que sus quejas se toman en cuenta. Sólo deben hacerse procedimientos diagnósticos y terapéuticos invasivos cuando existan razones objetivas que los justifiquen. El tratamiento farmacológico es útil cuando hay una enfermedad subyacente susceptible, como un trastorno de ansiedad o un trastorno de depresión mayor.

II. Trastorno de ansiedad por enfermedad

El *trastorno de ansiedad por enfermedad* es un diagnóstico nuevo incluido en el DSM-5® que se aplica a las personas que presentan preocupación por padecer o contraer una enfermedad de algún tipo. Es una variante del trastorno de síntomas somáticos (hipocondría). El diagnóstico también puede aplicarse a personas que padecen en efecto una afección médica, pero cuya ansiedad es desproporcionada para el diagnóstico y que dan por sentado los peores desenlaces imaginables.

A. Epidemiología. Se desconoce la prevalencia aparte de la relacionada con la hipocondría, la cual sería del 4-6% en una población médica clínica, mientras que hasta el 15% de la población en general se preocupa de enfermarse y quedar incapacitada. No existen pruebas de que este diagnóstico sea más o menos frecuente según la raza, o bien, que factores como sexo, posición social, nivel de educación o estado civil influyan en su prevalencia.

B. Etiología. Se desconoce su etiología. El modelo de aprendizaje social puede aplicarse a este trastorno, en el cual el miedo a la enfermedad se considera como un deseo de desempeñar el papel de enfermo cuando se enfrentan problemas insuperables o de difícil solución, ofreciendo una posibilidad de escape que permite al paciente excusarse de sus deberes y obligaciones habituales.

El tipo de miedo también puede simbolizar los conflictos inconscientes que se reflejan en el tipo de enfermedad temida o en el sistema orgánico seleccionado (p. ej., corazón, riñón).

C. Diagnóstico. Los principales criterios diagnósticos del DSM-5® para este trastorno son una preocupación por padecer o desarrollar una dolencia grave y la presentación de pocos signos o síntomas de ésta, si hubiera alguno. La creencia debe durar al menos 6 meses, y no hay hallazgos patológicos en exámenes médicos o neurológicos. La creencia no puede ser un delirio como en el trastorno delirante o angustia acerca de la apariencia (más apropiadamente diagnosticado como trastorno dismórfico corporal). La ansiedad debe resultar incapacitante y provocar sufrimiento emocional o afectar la capacidad de funcionamiento en áreas importantes de la vida. Algunas personas con este trastorno pueden acudir al médico (de tipo con solicitud de asistencia), mientras que otras pueden no hacerlo (de tipo con evitación de asistencia). La mayoría acude de forma repetida a consulta con los profesionales de la salud.

D. Cuadro clínico. Los pacientes están convencidos de que sufren una enfermedad grave que todavía no se ha diagnosticado y es imposible convencerlos de lo contrario. Mantienen la creencia de que presentan una enfermedad concreta o, con el tiempo, transferir esa creencia a otra enfermedad distinta. Sus convicciones persisten a pesar de los resultados negativos de las pruebas, el curso benigno de la supuesta enfermedad y la opinión tranquilizadora de los médicos. Esto interfiere en sus interacciones cotidianas y suelen ser adictos a las búsquedas de información en Internet sobre las enfermedades que les preocupan.

E. Diagnóstico diferencial. El trastorno de ansiedad por enfermedad debe diferenciarse de otras afecciones médicas. Estos pacientes son descartados como "quejosos crónicos" y no se realizan exploraciones médicas cuidadosas. Se diferencia del trastorno de síntomas somáticos por que el énfasis está en el miedo a padecer una enfermedad, en comparación con la preocupación por muchos síntomas. Los pacientes se quejan de pocos síntomas. El trastorno de conversión es agudo y transitorio e implica un síntoma en lugar de una enfermedad concreta. El trastorno por dolor es crónico y se limita a las quejas por dolor. El miedo a la enfermedad también puede presentarse en los sujetos con trastornos de ansiedad y depresivos. Los pacientes con un trastorno de pánico pueden descartarse a través de una anamnesis cuidadosa que suele evidenciar los síntomas de un ataque de pánico o angustia. Las creencias delirantes se pueden diferenciar por su intensidad delirante y por la presencia de otros síntomas psicóticos.

F. **Evolución y pronóstico.** No existen datos fiables acerca de su pronóstico, si bien puede extrapolarse a partir de la evolución del trastorno de síntomas somáticos; los episodios duran meses o años separados por períodos de inactividad igual de largos. Un buen pronóstico se asocia con un nivel socioeconómico elevado, trastorno de ansiedad o depresión que responde al tratamiento, inicio brusco de los síntomas y ausencia de un trastorno de la personalidad.

G. **Tratamiento.** Los pacientes suelen rechazar el tratamiento psiquiátrico, si bien algunos lo admiten cuando se lleva a cabo en un centro médico y se orienta a la reducción del estrés y la educación para sobrellevar una enfermedad crónica. La psicoterapia grupal puede ser útil, en especial si se trata de grupos homogéneos con pacientes que sufren el mismo trastorno. Otras formas de tratamiento, como la orientada a la introspección individual, la terapia conductual, la terapia cognitiva y la hipnosis, también pueden obtener resultados favorables.

Algunos pacientes pueden tranquilizarse al saber que no tienen la enfermedad. Otros se resisten a acudir a un médico o a aceptar que en realidad no existen motivos para preocuparse. Sólo deben emplearse procedimientos diagnósticos y terapéuticos invasivos cuando sea necesario.

El tratamiento farmacológico puede ser de utilidad para aliviar la ansiedad; no obstante, se trata sólo de un tratamiento que mejora los síntomas, pero no proporciona un alivio permanente. Un resultado permanente puede obtenerse sólo mediante un programa psicoterapéutico eficaz, que resulta aceptable para el paciente y en el que está dispuesto a participar.

III. **Trastorno de síntomas neurológicos funcionales (trastorno de conversión)**
El *trastorno de conversión*, también denominado *trastorno de síntomas neurológicos funcionales* en el DSM-5®, es una enfermedad con síntomas o déficits que afectan a las funciones motoras o sensoriales voluntarias, sugiriendo la presencia de una enfermedad médica, pero que es provocada por factores psicológicos, ya que es precedida por conflictos u otros factores estresantes. Los síntomas no se producen de forma deliberada, no los causa el consumo de sustancias tóxicas, no se limitan a síntomas de dolor o sexuales y el beneficio obtenido es principalmente psicológico, no social, económico o legal.

A. **Epidemiología.** La incidencia y prevalencia es del 10% en personas hospitalizadas y del 5-15% en los pacientes ambulatorios psiquiátricos. Su inicio es en la edad adulta temprana, pero puede manifestarse en individuos de mediana edad o en la vejez con una incidencia del doble de mujeres afectadas. Es más frecuente en miembros de la familia y muy habitual en personas de bajo nivel socioeconómico, con poca educación, en la población rural y en militares que han estado expuestos a situaciones de combate.

B. Etiología

1. **Factores biológicos.** Los síntomas pueden deberse a una activación cortical excesiva que desencadena ciclos de retroalimentación negativa entre la corteza cerebral y la formación reticular del tronco encefálico. Los niveles aumentados de eferencias corticífugas inhiben la percepción de las sensaciones corporales, lo que puede explicar los déficits sensitivos que se observan en algunos pacientes con trastorno de conversión. Hay una mayor susceptibilidad en pacientes con traumatismos del lóbulo frontal u otros déficits neurológicos.

2. **Factores psicológicos.** Según la teoría psicoanalítica, la causa del trastorno de conversión es la represión de un conflicto intrapsíquico inconsciente y la conversión de la ansiedad en un síntoma físico. Otros factores son la presencia de un trastorno de la personalidad, como el evasivo o histriónico e impulsivo (p. ej., sexualidad o agresión), que es inaceptable para el Yo y se disfraza a través de los síntomas.

3. **Psicodinámica**

   a. *La belle indifference* es la falta de preocupación acerca de la enfermedad o deterioro obvio y está presente en algunos pacientes.

   b. El *beneficio primario* se refiere a la reducción de la ansiedad mediante la represión de un impulso inaceptable. De esta manera se produce la simbolización del impulso sobre el síntoma (p. ej., la parálisis del brazo impide la expresión del impulso agresivo).

   c. El *beneficio secundario* se refiere a los beneficios de la enfermedad (p. ej., compensación por demanda [neurosis de compensación], evasión del trabajo, dependencia de la familia). El paciente por lo general no es consciente de esta dinámica.

   Otros mecanismos de defensa como fuente de síntomas son la formación reactiva, la negación y el desplazamiento.

4. **Pruebas analíticas y pruebas psicológicas**

   a. Los potenciales evocados muestran una percepción somatosensorial alterada, disminuida o ausente del lado del defecto.

   b. Déficit cognitivo leve, déficit de atención y cambios visuosensoriales en la batería de Halstead-Reitan.

   c. El Inventario multifásico de la personalidad de Minnesota-2 (MMPI2, *Minnesota Multiphasic Personality Inventory-2*) y la prueba de Rorschach muestran un aumento de impulsos instintivos, represión sexual e inhibición de la agresión.

   d. Entrevista asistida con fármacos: el amobarbital por vía intravenosa (100-500 mg) en perfusión lenta a menudo provoca que los síntomas de conversión disminuyan. Por ejemplo, el paciente con afonía histérica comenzaría a hablar. La prueba se puede utilizar para ayudar en el diagnóstico, pero no siempre es confiable.

C. Fisiopatología. Sin cambios; algunos estudios de imagen cerebral muestran hipometabolismo en el hemisferio dominante e hipermetabolismo en el no dominante.

D. Diagnóstico. El DSM-5® limita el diagnóstico a los síntomas que afectan las funciones motrices o sensoriales voluntarias (síntomas neurológicos). El diagnóstico de conversión también excluye los síntomas de dolor y disfunción sexual, así como los síntomas característicos del trastorno de somatización. El DSM-5®

Tabla 16-1
Síntomas habituales del trastorno de conversión

Síntomas motores	Déficits sensitivos y sensoriales
Movimientos involuntarios	Anestesia, especialmente de las extremidades
Tics	Anestesia de la línea media
Blefaroespasmo	Ceguera
Tortícolis	Visión en túnel
Opistótonos	Sordera
Crisis convulsivas	
Marcha anómala	**Síntomas viscerales**
Caídas	Vómitos psicógenos
Astasia-abasia	Seudociesis
Parálisis	Globo histérico
Debilidad	Desvanecimientos o síncopes
Afonía	Retención urinaria
	Diarrea

Cortesía de: Frederick G. Guggenheim, M.D.

describe varios tipos de síntomas o déficits en el trastorno de conversión, los cuales incluyen debilidad o parálisis; movimientos anómalos; ataques o convulsiones; dificultad para tragar o hablar, como habla arrastrada; síntomas sensoriales y síntomas mixtos, que se describen abajo.

E. Cuadro clínico. Los síntomas del trastorno de conversión que se observan con más frecuencia incluyen parálisis, ceguera y mutismo. La asociación más habitual de este trastorno es con los trastornos de la personalidad pasivo-agresiva, dependiente, antisocial e histriónica. Los síntomas del trastorno de conversión se acompañan a menudo de síntomas del trastorno depresivo y del trastorno de ansiedad, y los pacientes afectados presentan riesgo de suicidio (tabla 16-1).

F. Diagnóstico diferencial. Los pacientes deben someterse a un estudio médico y neurológico exhaustivo, ya que el 25-50% son diagnosticados con un trastorno médico. Las afecciones más frecuentes son descritas más adelante.

1. Parálisis. Es inconsistente y no sigue las vías motoras. La parálisis espástica, el clonus y la rigidez en tipo de rueda dentada también están ausentes en el trastorno de conversión.

2. Ataxia. Los movimientos son extraños en el trastorno de conversión. En las lesiones orgánicas, la pierna puede ser arrastrada y la circunducción no es posible. La *astasia-abasia* es una marcha de patrón irregular e inestable que no causa que el paciente con trastorno de conversión se caiga o sufra una lesión.

3. Ceguera. No se observa ninguna respuesta pupilar en la ceguera neurológica auténtica (excepto en las lesiones del lóbulo occipital, que pueden producir ceguera cortical con respuesta pupilar intacta). Los movimientos de seguimiento también están ausentes en la ceguera verdadera. La diplopia monocular, la triplopia y la visión en túnel pueden ser problemas de conversión. Los oftalmólogos emplean pruebas con prismas distorsionantes y lentes de color para detectar la ceguera histérica.

4. Sordera. Los ruidos fuertes despiertan al paciente con trastorno de conversión, pero no a los pacientes con sordera orgánica. Las pruebas audiométricas revelan respuestas que varían en la conversión.

5. Sensorial. Al realizar la exploración, la pérdida sensorial declarada no sigue la distribución anatómica de los dermatomas, es decir, la pérdida

Tabla 16-2
Factores asociados con buenos y malos pronósticos

Pronósticos en el trastorno de conversión
Buen pronóstico
Inicio repentino
Estrés claramente identificable al inicio
Poco tiempo entre el inicio y el tratamiento
Coeficiente intelectual por encima de la media
Síntomas de parálisis, afonía y ceguera
Mal pronóstico
Trastornos mentales comórbidos
Litigio en curso
Síntomas de temblor, crisis convulsivas

hemisensorial, que se detiene en la línea media o la anestesia de guante y cal-cetín en el trastorno de conversión.

6. **Histérico.** El dolor por lo general se refiere a la cabeza, cara, espalda y abdomen. No hay evidencia de una causa orgánica para el dolor.

7. **Crisis histéricas.** La incontinencia, la pérdida del control motor y la mordedura de la lengua son raras en las seudocrisis; habitualmente se presenta un aura en la epilepsia orgánica. Se pueden buscar anomalías en un electroencefalograma (EEG); sin embargo, los resultados de los EEG son anormales en el 10-15% de la población de los adultos sanos. El signo de Babinski se observa en la crisis orgánica y el estado postictal, pero no en las convulsiones de conversión.

8. **Esquizofrenia.** Se observa trastorno del pensamiento.

9. **Trastornos del estado de ánimo.** Depresión o manía detectados en la exploración o antecedentes.

10. **Trastorno facticio y simulación con síntomas físicos.** Es difícil de distinguir de la conversión, pero los simuladores son conscientes de que están fingiendo síntomas y tienen una idea de lo que están haciendo; los pacientes con trastorno facticio también son conscientes de que están fingiendo, pero lo hacen porque desean atención médica y hospitalaria.

G. **Evolución y pronóstico.** Tiende a ser recurrente. Los episodios se separan por períodos asintomáticos. La principal preocupación es no descartar un síntoma neurológico precoz que luego evolucione a un síndrome completo (p. ej., la esclerosis múltiple puede comenzar con diplopía espontánea remitente o hemiparesia). La tabla 16-2 enumera los factores asociados con buenos y malos pronósticos.

H. **Tratamiento.** La resolución del síntoma del trastorno de conversión suele ser espontánea, aunque probablemente pueda facilitarse con una terapia de apoyo o conductual orientada a la introspección.

1. **Farmacológico.** Incluye las benzodiazepinas para la ansiedad y la tensión muscular, así como antidepresivos o serotoninérgicos para la rumiación obsesiva sobre los síntomas.

2. **Psicológico.** La terapia orientada a la introspección es útil para ayudar al paciente a comprender los principios dinámicos y los conflictos que subyacen a los síntomas. El paciente aprende a aceptar sus impulsos sexuales o agresivos y a no utilizar el trastorno de conversión como defensa. Otras modalidades incluyen terapia conductual, hipnosis y entrevista asistida con fármacos.

Tabla 16-3
Claves que ayudan a sospechar de un trastorno facticio
Presentación poco habitual y exagerada de síntomas que desafían la comprensión convencional médica o psiquiátrica
Síntomas que no responden de forma adecuada al tratamiento o medicamentos habituales
Aparición de un síntoma nuevo poco habitual cuando los otros se han resuelto
Afán por someterse a pruebas y procedimientos, o por revisar los síntomas
Reticencia a dar acceso a fuentes de información colaterales (p. ej., rehusarse a dar aprobación para que se brinde información o para contactar con familiares y amigos)
Antecedentes médicos extensos o evidencia de numerosas operaciones quirúrgicas
Alergia a múltiples fármacos
Profesión médica
Pocas visitas
Capacidad para pronosticar una progresión inusual de los síntomas o una respuesta poco habitual al tratamiento
De: Dora L. Wang, M.D., Seth Powsner, M.D., y Stuart J. Eisendrath, M.D.

IV. Trastornos facticios

Se definen como la declaración intencional y tergiversación de síntomas, o el acto de ocasionarse a sí mismo los signos físicos de los síntomas de trastornos médicos o mentales. El único objetivo aparente es asumir el papel de enfermo sin tener una motivación real. La hospitalización suele ser el objetivo buscado, como una forma de vida. Los trastornos tienen una cualidad compulsiva, pero los comportamientos son deliberados y voluntarios, aun cuando no puedan controlarse (tabla 16-3). También se le conoce como *síndrome de Munchausen*.

A. Epidemiología. Su aparición suele ser en la edad adulta. Es más frecuente en hombres. La enfermedad facticia, especialmente la fiebre fingida, explica el 5-10% de todas las admisiones hospitalarias. Es más frecuente en trabajadores de la salud.

B. Etiología. La enfermedad real temprana vinculada con el abuso o rechazo de los padres es un rasgo característico. El individuo recrea la enfermedad cuando es adulto para obtener atención y cuidado de parte de los médicos. También se puede manifestar la satisfacción masoquista de algunos pacientes que desean someterse a procedimientos quirúrgicos. Otros se identifican con alguien importante de su pasado que padecía alguna enfermedad psicológica o física. No se han detectado factores etiológicos genéticos o biológicos.

C. Psicodinámica. Pueden observarse los mecanismos de represión, identificación con el agresor, regresión y simbolización.

D. Diagnóstico, signos y síntomas

1. Predominio de signos y síntomas físicos. Ello incluye la producción intencional de síntomas físicos: náuseas, vómitos, dolor y convulsiones. Los pacientes pueden poner de forma intencional sangre en las heces o la orina, elevar la temperatura corporal de manera artificial o tomar insulina para disminuir el azúcar en la sangre. El "abdomen en reja" es el resultado de las cicatrices de múltiples intervenciones quirúrgicas (tabla 16-4).

2. Predominio de signos y síntomas psicológicos. Esto incluye la producción intencional de síntomas psiquiátricos: alucinaciones, delirios, depresión y comportamiento extraño. Los pacientes pueden inventar una historia de que sufrieron un estrés vital importante para explicar los síntomas. La *seudología*

Tabla 16-4
Presentación del trastorno facticio con predominio de signos y síntomas físicos, medios de simulación y posibles métodos de detección

Presentación	Medios de simulación informados	Posibles métodos de detección
Autoinmunitaria		
Síndrome de Goodpasture	Historia falsa, adición de sangre en la orina	Lavado broncoalveolar negativo para células con hemosiderina
Lupus eritematoso sistémico	Exantema malar simulado con cosméticos; dolor articular fingido	Prueba de anticuerpos antinucleares negativa, amovilidad de la erupción
Dérmica		
Quemaduras	Agentes químicos, como productos de limpieza	Forma poco natural de las lesiones, marcas dejadas por los productos químicos, lesión menor en los dedos
Excoriaciones	Autoinfligidas	Hallazgos en zonas accesibles del cuerpo o preponderancia de lesiones en el lado izquierdo en una persona diestra
Lesiones	Inyección de material exógeno, como talco, leche o gasolina	Marcas de punciones por agujas, descubrimiento de jeringas
Endocrina		
Síndrome de Cushing	Ingestión de esteroides	Evidencia de empleo exógeno de esteroides
Hipertiroidismo	Ingestión de tiroxina o L-yodotironina	La captación de I^{131} en 24 h está suprimida en el trastorno facticio e incrementada en la enfermedad de Graves
Hipoglucemia o insulinoma	1. Inyección de insulina 2. Ingestión de hipoglucemiantes orales	1. Relación de insulina con péptido C superior a 1, detección de anticuerpos de insulina en suero 2. Concentraciones séricas de fármacos hipoglucemiantes
Feocromocitoma	Inyección de epinefrina o metaraminol	El análisis de catecolaminas en orina puede revelar epinefrina sola u otros hallazgos sospechosos
Gastrointestinal		
Diarrea	Ingestión de fenolftaleína o aceite de ricino	Prueba de laxantes en heces, aumento del peso de las heces
Hemoptisis	Contaminación de las muestras de esputo, traumatismo autoinducido, por ejemplo, cortes en la lengua	Recoger la muestra bajo observación, examinar la boca
Colitis ulcerosa	Laceración del colon con agujas de tricotar	
Hemática		
Anemia aplásica	Autoadministración de agentes quimioterápicos supresores de médula ósea	Consulta con el servicio de hematología/oncología
Anemia	Flebotomía autoinducida	Análisis de sangre
Coagulopatía	Ingestión de warfarina u otros anticoagulantes	
Infecciosa		
Absceso abdominal	Inyección de heces en la pared abdominal	Patógenos no habituales en las pruebas microbiológicas
Sida	Antecedentes falsos	Información colateral
Neoplásica		
Cáncer	Antecedentes médicos y familiares falsos, afeitado del cabello para simular los efectos de la quimioterapia	Información colateral, exploración
Neurológica		
Paraplejía o cuadriplejía	Fingimiento, antecedentes ficticios	Estudios por imagen, electromiografía
Convulsiones	Fingimiento, antecedentes ficticios	Videoelectroencefalograma

(continúa)

Tabla 16-4
Presentación del trastorno facticio con predominio de signos y síntomas físicos, medios de simulación y posibles métodos de detección *(continuación)*

Presentación	Medios de simulación informados	Posibles métodos de detección
Obstétrica/ginecológica		
Hemorragia anteparto	Heridas punzantes en la vagina, empleo de sangre falsa	Exploración, análisis de sangre
Embarazo ectópico	Fingimiento de dolor abdominal con autoinyección de gonadotropina coriónica humana	Ecografía
Menorragia	Empleo de sangre robada	Tipo de sangre
Placenta previa	Empleo intravaginal de alfileres	Exploración
Parto prematuro	Fingimiento de contracciones uterinas, manipulación del tocodinamómetro	Exploración
Rotura prematura de membranas	Evacuación de la orina dentro de la vagina	Examen del líquido
Enfermedad trofoblástica	Adición de gonadotropina coriónica humana en la orina	
Sangrado vaginal	Automutilación con uñas, limas de uñas, lejía, cuchillos, pinzas, cascanueces, vidrios, lápices	Exploración
Secreción vaginal	Ensuciar con ceniza de cigarrillo la ropa interior	Exploración
Sistémica		
Fiebre	Calentar el termómetro junto a una bombilla u otra fuente de calor, beber líquidos calientes, friccionarse la boca o esfínter anal, registros falsos, inyección de pirógenos como heces, vacunas, hormona tiroidea o toxoide tetánico	Toma simultánea de la temperatura de dos sitios distintos (oral y rectal), registrar la temperatura de orina recién excretada, aspecto de piel fría a pesar de las mediciones del termómetro, recuento leucocítico normal, temperaturas inusualmente altas o inconsistentes
Urinaria		
Bacteriuria	Contaminación de la uretra o de la muestra	Patógeno inusual
Hematuria	Contaminación de la muestra con sangre o carne, ingestión de warfarina, cuerpos extraños en la vejiga (horquillas)	Toma de la muestra bajo observación
Proteinuria	Inserción de proteína de huevo en la uretra	
Cálculos	Fingimiento de dolor cólico renal, aportación de cálculos compuestos de material exógeno o su inserción en la uretra	Informe de anatomía patológica

De: Dora L. Wang, M.D., Seth Powsner, M.D., y Stuart J. Eisendrath, M.D.

fantástica es la invención de mentiras extravagantes que el paciente considera reales. El abuso de sustancias, sobre todo de opiáceos, es habitual en ambos tipos (tabla 16-5).

3. **Con signos y síntomas físicos y psicológicos combinados.** Incluye la producción intencional de síntomas físicos y psicológicos.

4. **Trastorno facticio no especificado de otra manera.** Incluye los trastornos que no cumplen los criterios para el trastorno facticio (p. ej., trastorno facticio

Tabla 16-5
Presentaciones del trastorno facticio con predominio de signos y síntomas psicológicos

Duelo	Trastorno de la conducta alimentaria
Depresión	Amnesia
Trastorno por estrés postraumático	Trastorno relacionado con sustancias
Trastorno por dolor	Parafilias
Psicosis	Hipersomnia
Trastorno bipolar I	Transexualidad
Trastorno de identidad disociativo	

De: Feldman MD, Eisendrath SJ. *The Spectrum of Factitious Disorders*. Washington, DC: American Psychiatric Press; 1996.

aplicado a otro, simulando intencionalmente los síntomas en otra persona que está bajo su cuidado para asumir el rol de enfermo de manera indirecta). El *trastorno facticio aplicado a otro* es más habitual en madres que fingen una enfermedad en su niño, pero explica menos de 1 000 de casi 3 millones de casos de abuso infantil informados al año.

E. **Diagnóstico diferencial**

1. **Enfermedad física.** Se deben realizar exploraciones físicas y pruebas analíticas; los resultados serán negativos. El personal de enfermería debe observar con atención si hay elevación deliberada de la temperatura o alteración de líquidos corporales.

2. **Trastorno somatomorfo.** Los síntomas son voluntarios en el trastorno facticio y no causados por factores inconscientes o simbólicos. La *belle indifférence* no está presente en el trastorno facticio. Los hipocondríacos no desean someterse a pruebas extensas o cirugías.

3. **Simulación.** Es difícil hacer un diagnóstico diferencial. Los simuladores tienen objetivos específicos (p. ej., pagos de seguros, evitar la cárcel). La evidencia de una necesidad intrapsíquica de mantener el papel de enfermo (p. ej., satisfacer las necesidades de dependencia) es característica del trastorno facticio.

4. **Síndrome de Ganser.** Es habitual en los presos que dan respuestas aproximadas a las preguntas y habla locuaz. Éste es clasificado como un trastorno disociativo no especificado.

5. **Trastorno de la personalidad.** Las personalidades antisociales son manipuladoras, pero generalmente no fingen enfermedad ni están de acuerdo en someterse a procedimientos invasivos ni a la hospitalización. Las personalidades límite suelen tener formas de vida más caóticas, comportamiento parasuicida y relaciones interpersonales más perturbadas.

F. **Evolución y pronóstico.** La evolución es generalmente crónica. Comienza en la edad adulta, pero la aparición puede ser anterior. Hay consultas frecuentes con médicos y antecedentes de hospitalización a medida que el paciente solicita de manera reiterada la atención médica. El pronóstico mejora si la depresión o la ansiedad concomitantes responden al tratamiento farmacológico. Existe riesgo de muerte si el paciente se somete a varias intervenciones quirúrgicas peligrosas.

G. **Tratamiento.** Evitar las pruebas analíticas y las intervenciones médicas innecesarias. Confrontar al paciente con el diagnóstico del trastorno facticio y los síntomas fingidos. Los pacientes casi nunca aceptan la psicoterapia debido a su escasa motivación; sin embargo, la alianza operativa con el médico es factible

Tabla 16-6
Recomendaciones para el manejo y tratamiento del trastorno facticio

La búsqueda activa de un diagnóstico rápido puede reducir el riesgo de morbilidad y mortalidad.

Reducir el daño. Evitar pruebas y procedimientos innecesarios, especialmente si son cruentos. Tratar según el juicio clínico, recordando que las quejas subjetivas pueden ser engañosas.

Mantener reuniones interdisciplinares con regularidad para reducir la posibilidad de conflictos y divisiones entre el personal. Gestionar la contratransferencia entre el personal.

Valorar la posibilidad de facilitar la curación con la técnica del doble vínculo o estrategias conductuales para proteger su dignidad, como la autohipnosis o biorretroalimentación.

Guiar al paciente hacia el tratamiento psiquiátrico de un modo empático, sin enfrentamientos y protegiendo su dignidad. Evitar la confrontación directa agresiva.

Tratar las alteraciones psiquiátricas subyacentes. En la psicoterapia, trabajar las estrategias de afrontamiento y los conflictos emocionales.

Designar a un médico de atención primaria como filtro de todos los tratamientos médicos y psiquiátricos.

Valorar la conveniencia de recurrir a profesionales del manejo de riesgos y especialistas en bioética desde el primer momento.

Evaluar la conveniencia de designar a un tutor para todas las decisiones médicas y psiquiátricas.

Considerar la posibilidad de iniciar un proceso legal por fraude, para que sirva de freno conductual.

a lo largo del tiempo y el paciente puede obtener introspección sobre su comportamiento. No obstante, el tratamiento adecuado va más allá de la curación. En algunas regiones de Estados Unidos se dispone de un banco de datos sobre pacientes con hospitalizaciones repetidas por trastorno facticio.

La terapia psicofarmacológica ayuda frente a la ansiedad o depresión asociadas. Hay que combatir el abuso de sustancias, si existe.

Contactar con los servicios de atención infantil si un pequeño corre riesgo (p. ej., en los trastornos facticios aplicados a otros). Las directrices para el manejo y el tratamiento se detallan en las tablas 16-6 y 16-7.

V. Trastorno por dolor

El *trastorno por dolor* es una preocupación debida a dolor en ausencia de una enfermedad física que explique su intensidad. No sigue una distribución neuroanatómica. El estrés y el conflicto pueden estar estrechamente relacionados con el inicio o la exacerbación del dolor.

Tabla 16-7
Intervenciones para el trastorno facticio pediátrico aplicado a otro

Un pediatra debe actuar como filtro para el acceso a la atención clínica. Todos los demás médicos deben coordinar su atención con el pediatra.

Debe informarse a los servicios de protección infantil siempre que un niño ha sufrido lesiones.

Debe instaurarse psicoterapia familiar e individual tanto para el padre o la madre que sufre el trastorno como para el niño.

Debe pedirse a las compañías de seguros médicos, al personal de la escuela y a otras fuentes ajenas a la atención sanitaria que informen al pediatra del niño de posibles usos de los servicios médicos. En primer lugar, debe obtenerse permiso de uno de los padres o de los servicios de protección a la infancia.

Debe considerarse la posibilidad de ingresar total o parcialmente al niño en un entorno hospitalario para facilitar el diagnóstico y el control de los síntomas, así como para establecer un plan de tratamiento adecuado.

Puede ser necesario instalar al niño con otra familia, así como apartar al padre o la madre que han dañado al niño del contacto con éste, recurriendo al encausamiento criminal y al encarcelamiento.

De: Dora L. Wang, M.D., Seth Powsner, M.D., y Stuart J. Eisendrath, M.D.

A. **Epidemiología.** Puede comenzar a cualquier edad, pero sobre todo a partir de los 30 a 50 años. Es más frecuente en las mujeres que en los hombres y, según la evidencia, los familiares biológicos en primer grado de los pacientes presentan una incidencia elevada de dolor, depresión y alcoholismo. La prevalencia a los 6 meses y de por vida es de aproximadamente el 5% y 12%.

B. **Etiología**

   1. **Conductual.** Los comportamientos dolorosos se refuerzan con la recompensa (p. ej., intensificación de los síntomas del dolor cuando otras personas les prestan atención o para evitar una actividad desagradable).

   2. **Interpersonal.** El dolor es un modo de manipular y obtener ventaja en una relación (p. ej., para estabilizar un matrimonio frágil).

   3. **Biológico.** Algunos pacientes pueden sufrir un trastorno por dolor, más que otro trastorno mental, porque las anomalías sensoriales y límbicas, de carácter estructural o químico, predisponen al dolor.

   4. **Psicodinámica.** El paciente puede expresar de forma simbólica un conflicto intrapsíquico a través del cuerpo. Algunas personas consideran, de forma inconsciente, que el dolor emocional es débil y lo desplazan al cuerpo. El dolor puede suponer un modo de obtener amor o se puede utilizar como castigo. Los mecanismos de defensa implicados en el trastorno son el desplazamiento, el reemplazo y la represión.

C. **Diagnóstico.** El trastorno debe tener un factor psicológico que se considera tiene una participación significativa en los síntomas del dolor y sus ramificaciones (angustia emocional y deterioro social u ocupacional).

   El trastorno depresivo mayor está presente en aproximadamente el 25-50% de los pacientes con trastorno por dolor, y el trastorno distímico o los síntomas del trastorno depresivo se observan en el 60-100% de los pacientes.

D. **Diagnóstico diferencial.** El dolor físico puede ser difícil de distinguir del dolor psicógeno, ya que los dos no son mutuamente excluyentes.

   1. **Dolor físico debido a una afección médica.** Resulta difícil de distinguir, ya que el dolor físico también es sensible a factores emocionales y situacionales. El dolor que no varía, ni sube y baja, ni mejora con los analgésicos la mayoría de las veces es psicógeno. La ausencia de una enfermedad médica o quirúrgica que justifique el dolor representa un factor importante.

   2. **Hipocondría.** Suele producir más síntomas que el trastorno por dolor.

   3. **Trastorno de conversión.** Suele haber más alteraciones motrices y sensoriales que en el trastorno por dolor.

   4. **Evolución y pronóstico.** La evolución del trastorno es variable, aunque con tendencia a la cronicidad. Los pacientes con depresión asociada muestran un pronóstico desfavorable, al igual que aquellos con una ganancia secundaria (p. ej., demanda).

E. **Tratamiento**

   1. **Farmacológico.** Los antidepresivos, en particular los inhibidores selectivos de la recaptación de serotonina (ISRS), son útiles. También se utilizan los tricíclicos, pero tienen más efectos secundarios.

   La intensificación del tratamiento mediante el empleo de pequeñas dosis de anfetaminas puede ayudar a algunos pacientes, pero hay que vigilar cuidadosamente la posología. Se debe evitar la analgesia con opiáceos, por el riesgo de abuso.

    2. Psicológico. La terapia psicodinámica se aplica a los pacientes motivados. La terapia cognitiva mejora las actitudes vitales negativas. Otros métodos son la hipnosis, la biorretroalimentación, la acupuntura y el masaje.

 CONSEJOS CLÍNICOS

No se debe confrontar a los pacientes con comentarios como: "Todo está en su cabeza". Para el paciente, el dolor es verdadero. Para empezar, se puede examinar cómo afecta el dolor a la vida del paciente y no si el dolor es imaginario.

VI. Otros trastornos de síntomas somáticos especificados o no especificados
    Esta categoría diagnóstica del DSM-5® se utiliza para describir afecciones que se caracterizan por un síntoma físico o más no especificados con 6 meses de duración como mínimo, que queda por debajo del umbral del diagnóstico de trastorno de síntomas somáticos. Estos síntomas no son causados ni se explican por otra afección médica, psiquiátrica o por una enfermedad por consumo de sustancias, y producen un malestar o discapacidad significativos.

    Pueden observarse dos tipos de patrones sintomáticos: los que involucran al sistema nervioso autónomo y las sensaciones de fatiga o debilidad. En el *trastorno de activación autónoma*, los síntomas se limitan a las funciones corporales que dependen de la inervación autónoma de sistemas como el cardiovascular, respiratorio, gastrointestinal, urogenital y dérmico. Otros pacientes manifiestan fatiga mental y física, agotamiento y debilidad corporal, así como incapacidad para realizar las actividades de la vida diaria. Otras alteraciones incluidas en la categoría de otros trastornos relacionados con el trastorno de síntomas somáticos son la seudociesis y algunas anomalías que no cumplen el criterio de los 6 meses de duración de los demás trastornos de síntomas somáticos.

Para mayor información sobre este tema, véase:
Cap. 10, Síntomas somáticos y trastornos relacionados, p. 154. En: Kaplan & Sadock. Manual de psiquiatría clínica, 4.ª ed.
Sección 13.2, Trastorno de síntomas somáticos, p. 468. En: Kaplan & Sadock. Sinopsis de psiquiatría, 11.ª ed.

Trastornos de la personalidad

I. Introducción general

A. Definición. Estos trastornos son un patrón perdurable de comportamiento y experiencias internas que se desvían de forma significativa de los estándares culturales del individuo; son rígidamente penetrantes; tienen su inicio en la adolescencia o en la adultez temprana; son estables a través del tiempo y llevan a la infelicidad y el deterioro, y se manifiestan en al menos dos de las siguientes cuatro áreas: cognición, afectividad, función interpersonal o control de impulsos. Cuando los rasgos de la personalidad son rígidos e inadaptados y producen deterioro funcional o angustia subjetiva, se puede diagnosticar un trastorno de la personalidad (tabla 17-1).

B. Clasificación. La 5.ª edición del *Manual diagnóstico y estadístico de los trastornos mentales* (DSM-5®) clasifica los trastornos de personalidad en tres grupos:

1. Grupo A. El *grupo extraño y excéntrico* comprende los trastornos de la personalidad paranoide, esquizoide y esquizotípico. Estas afecciones implican el uso de la fantasía y la proyección, y se asocian con una tendencia al pensamiento psicótico. Los pacientes pueden tener una vulnerabilidad biológica a la desorganización cognitiva cuando están estresados.

2. Grupo B. El *grupo dramático, impulsivo y errático* incluye los trastornos de la personalidad histriónico, narcisista, antisocial y límite. Estos trastornos implican el uso de la disociación, negación, escisión y sobreactuación (*acting out*). Los trastornos del estado de ánimo pueden ser frecuentes.

3. Grupo C. El *grupo ansioso o temeroso* comprende los trastornos de la personalidad evasiva, dependiente y obsesiva-compulsiva. Estos trastornos implican el uso de aislamiento, agresión pasiva e hipocondría.

4. Rasgos del trastorno de la personalidad: los individuos frecuentemente exhiben rasgos que no se limitan a un solo trastorno de la personalidad. Si un paciente cumple los criterios de más de un trastorno de la personalidad, el clínico debe diagnosticar cada uno de ellos; esta circunstancia no es rara.

II. Grupo extraño y excéntrico

A. Trastorno de la personalidad paranoide

1. Definición. Los pacientes con un trastorno de la personalidad paranoide suelen caracterizarse por una enorme suspicacia y desconfianza hacia los demás. A menudo, se manifiestan hostiles, irritables, hipersensibles, envidiosos o enfadados. Rehúsan la responsabilidad de sus propias acciones y suelen proyectar su responsabilidad en los demás. Entre los que sufren este trastorno están los intolerantes, los buscadores de agravios, los cónyuges patológicamente celosos y los litigantes crónicos.

2. Epidemiología

a. La prevalencia llega al 0.5-2.5% de la población general, al 10-30% entre los pacientes hospitalizados y al 2-10% entre los pacientes ambulatorios.

b. La prevalencia es mayor en las minorías, los inmigrantes y los sordos.

| Tabla 17-1 |
| **Trastorno de la personalidad general** |

> • Patrón fijo de comportamiento reñido con las normas culturales, afecta por lo menos a dos de:
> • Percepciones cognitivas de uno mismo y el mundo
> • Respuesta emocional afectiva
> • Interacción social
> • Control de los impulsos
> • Este patrón debe ser detectable antes de la edad adulta.
> En niños y adolescentes, las características deben haber estado presentes por lo menos 1 año.
> El trastorno de la personalidad antisocial no se puede diagnosticar antes de los 18 años.

   c. La incidencia aumenta entre los familiares de los pacientes con esquizofrenia y trastornos delirantes.

   d. El trastorno es más frecuente en el sexo masculino.

3. Etiología

   a. Se ha establecido un componente genético.

   b. Suele haber dificultades familiares tempranas e inespecíficas. Son frecuentes los antecedentes de abuso infantil.

4. Psicodinámica

   a. Entre las defensas clásicas se encuentran la proyección, la negación y la racionalización.

   b. La vergüenza es un rasgo prominente.

   c. El superyó se proyecta contra la autoridad.

   d. Influyen los problemas no resueltos de separación y autonomía.

5. Diagnóstico. Las personas con un trastorno de la personalidad paranoide se caracterizan por una tendencia a percibir las acciones de los otros como deliberadamente amenazantes o despectivas. Esta tendencia comienza en la edad adulta temprana. Los pacientes esperan ser explotados o perjudicados por los otros y suelen cuestionar la lealtad y honradez de la familia, los amigos o los asociados sin ninguna justificación. Son desconfiados, aunque actúan con mucha formalidad, manifiestan una considerable tensión muscular y escrutan el entorno. A menudo son serios y sin sentido del humor. Aunque las premisas de sus argumentos puedan ser equivocadas, su discurso tiene sentido y es lógico. Emplean la proyección y pueden tener muchos prejuicios. Algunos participan en grupos extremistas. En las relaciones conyugales y sexuales suelen mostrar celos patológicos y cuestionan la fidelidad de sus parejas. Tienden a interiorizar sus propias emociones y utilizan la defensa de la proyección. Atribuyen a los demás los impulsos y pensamientos que son incapaces de aceptar por sí mismos. Con frecuencia emplean ideas de referencia y defienden sus creencias de manera lógica (tabla 17-2).

6. Diagnóstico diferencial

   a. Trastorno delirante. El paciente muestra delirios fijos.

   b. Esquizofrenia paranoide. El paciente tiene alucinaciones y un trastorno del pensamiento formal.

   c. Trastornos esquizoide, límite y antisocial de la personalidad. El paciente no muestra implicación activa análoga con los demás; es menos estable.

   d. El abuso de sustancias (p. ej., los estimulantes) puede producir rasgos paranoides.

Tabla 17-2
Trastorno de la personalidad paranoide

- Un patrón de escepticismo hacia los demás y suspicacia paranoide de sus motivos, como lo demuestra la presencia de cuatro o más de las siguientes características:
  - Sospecha de que otros traman algo o toman ventaja de uno
  - Obsesión con la infidelidad de los amigos
  - Negativa a confiar en otros debido al miedo de que cambien sus lealtades
  - Detección constante de interpretaciones ocultas y perjudiciales de asuntos inocuos
  - Incapacidad para hacer a un lado los agravios y desaires
  - Percepción de ataque a su carácter o reputación (no apreciable por otros) y disposición a reaccionar rápidamente con enfado o a contraatacar
  - Desconfianza constante de la fidelidad sexual de la pareja
- Puede ser concomitante con la esquizofrenia, pero debe cubrir la personalidad incluso durante los episodios no psicóticos.

7. **Evolución y pronóstico.** El trastorno de algunos pacientes es de por vida, mientras que el de otros preludia la esquizofrenia. En general, los individuos con un trastorno de la personalidad paranoide tienen problemas para trabajar y convivir con los demás. Son frecuentes los problemas laborales y de pareja.

8. **Tratamiento**

   a. **Psicológico.** La psicoterapia es el tratamiento de elección. Los terapeutas deben ser directos y recordar que la confianza y la tolerancia de la intimidad son cuestiones difíciles para estos pacientes. La terapia de grupo no es un método adecuado en estos casos, pero puede ayudar a mejorar las relaciones sociales y disminuir la suspicacia.

   b. **Farmacológico.** El tratamiento farmacológico es útil para atender la agitación y la ansiedad. En la mayoría de los casos, un ansiolítico como el diazepam es suficiente. No obstante, puede ser necesario utilizar un antipsicótico, como el haloperidol en dosis bajas y durante breves períodos, para controlar la agitación intensa o el pensamiento casi delirante. El fármaco antipsicótico pimozida se ha utilizado con éxito para reducir la ideación paranoide en algunos pacientes.

B. **Trastorno de la personalidad esquizoide**

1. **Definición.** A menudo percibidos como introvertidos y excéntricos, los pacientes con trastorno de la personalidad esquizoide se caracterizan por su vida solitaria y su falta de interés en la interacción social.

2. **Epidemiología**

   a. Este trastorno puede afectar al 7.5% de la población general.

   b. La incidencia aumenta entre los familiares de probandos esquizofrénicos o con trastornos de la personalidad esquizotípica.

   c. La incidencia es mayor entre los hombres que entre las mujeres, con una posible relación de 2:1.

3. **Etiología**

   a. Es probable la intervención de factores genéticos.

   b. Suelen observarse antecedentes de alteración en las relaciones familiares tempranas.

4. **Psicodinámica**

   a. La inhibición social es generalizada.

   b. Las necesidades sociales se reprimen para defenderse contra la agresión.

Tabla 17-3
Trastorno de la personalidad esquizoide

- Un temperamento caracterizado por la desconexión social y el afecto restringido, demostrado más plenamente por la presencia de cuatro o más de los siguientes rasgos:
  - Disgusto por las relaciones cercanas, incluyendo la familia
  - Preferencia habitual por estar solos
  - Asexualidad
  - Falta de aficiones
  - Ausencia de amigos o de relaciones estrechas con personas sin lazo de parentesco
  - Falta de atención a las reacciones de los demás
  - Apatía emocional
- Puede ser concomitante con la esquizofrenia, pero debe cubrir la personalidad incluso durante los episodios no psicóticos.

5. **Diagnóstico.** Estos pacientes se sienten incómodos con los demás y no mantienen el contacto visual. Sus afectos pueden ser restringidos, reservados o inadecuadamente serios. Cuando se esfuerzan por bromear, pueden parecer adolescentes y fuera de lugar. Responden de manera escueta, evitan toda conversación espontánea y pueden utilizar un lenguaje especial con metáforas extrañas. Algunos se sienten fascinados por los objetos inanimados, los constructos metafísicos o se interesan por las matemáticas, la astronomía o los movimientos filosóficos. Su consciencia se encuentra intacta, al igual que la memoria, y las interpretaciones de los refranes son abstractas y apropiadas (tabla 17-3).

6. **Diagnóstico diferencial**
   a. **Trastorno de la personalidad paranoide.** El paciente se relaciona con otros, refiere antecedentes de comportamiento agresivo y proyecta sus sentimientos hacia los demás.
   b. **Trastorno de la personalidad esquizotípica.** El paciente exhibe una conducta extraña y excéntrica, familiares esquizofrénicos y su historia laboral no suele ser exitosa.
   c. **Trastorno de la personalidad evasiva.** El paciente está aislado, pero desea relacionarse con los demás.
   d. **Esquizofrenia.** El paciente manifiesta un trastorno del pensamiento y delirios.

7. **Evolución y pronóstico.** Este trastorno suele comenzar en la primera infancia. Su evolución es prolongada, pero no necesariamente de por vida. Puede desarrollar complicaciones como trastorno delirante, esquizofrenia, otras psicosis o depresión.

8. **Tratamiento**
   a. **Psicológico.** A diferencia del trastorno de la personalidad paranoide, los pacientes esquizoides suelen ser introspectivos y pueden volverse devotos, aunque distantes, de la psicoterapia. Conforme se establece confianza, el paciente puede revelar una plétora de fantasías, amigos imaginarios y temores, o una dependencia insoportable, incluso de fusión con el terapeuta. En la terapia de grupo pueden permanecer en silencio durante largos períodos, pero no se alejan por completo de la participación. Con el tiempo, los demás miembros del grupo se tornan importantes para el paciente y a veces representan sus únicos contactos sociales.

b. Farmacológico. Las pequeñas dosis de antipsicóticos, antidepresivos y psicotrópicos son eficaces para algunos pacientes. Los serotoninérgicos pueden reducir su sensibilidad al rechazo. Las benzodiazepinas pueden ser de utilidad para disminuir la ansiedad interpersonal.

C. Trastorno de la personalidad esquizotípica

1. **Definición.** Las personas con trastorno de la personalidad esquizotípica se caracterizan por el pensamiento mágico, ideas extravagantes, ideas de referencia, ilusiones y desrealización. Estos individuos son percibidos como sorprendentemente raros o extraños, incluso para los legos.

2. **Epidemiología**
   a. La prevalencia de este trastorno es del 3%.
   b. La prevalencia aumenta entre las familias de los probandos esquizofrénicos. Se ha constatado una concordancia mayor entre los gemelos monocigóticos.
   c. Se desconoce la distribución por sexos, aunque se diagnostica con frecuencia en mujeres con síndrome del cromosoma X frágil.

3. **Etiología.** Los modelos etiológicos de la esquizofrenia son aplicables. *Véase* el capítulo 8.

4. **Psicodinámica.** Dinámica de pensamiento mágico, escisión y aislamiento del afecto.

5. **Diagnóstico.** El trastorno de la personalidad esquizotípica se diagnostica sobre la base del pensamiento, comportamiento y aspecto extraños del paciente. Es difícil efectuar la anamnesis de estos pacientes debido a su modo grotesco de comunicarse. Algunos son supersticiosos o reclaman poderes de clarividencia y creen que tienen otros poderes especiales de pensamiento e introspección. Algunos se aíslan y tienen pocos amigos, debido a su incapacidad para conservar las relaciones personales y a sus actos inadecuados. En caso de estrés, el paciente se puede descompensar y manifestar síntomas psicóticos (tabla 17-4).

6. **Diagnóstico diferencial**
   a. Trastorno de la personalidad paranoide. El paciente es suspicaz y reservado, pero no se comporta de manera extraña.

Tabla 17-4
Trastorno de la personalidad esquizotípica

- Un temperamento caracterizado por deficiencias sociales derivadas de comportamientos y pensamientos raros, lo que en última instancia obstaculiza las amistades cercanas y se demuestra mediante la presencia de cinco o más de los siguientes rasgos:
  - Ideas, pero no los delirios de referencia (sospecha de que los acontecimientos del mundo real giran en torno o están dirigidos a uno)
  - Ideas extrañas que chocan incluso con supersticiones culturales
  - Percepciones extraordinarias o extrasensoriales
  - Lógica o lenguaje anómalos
  - Paranoia
  - Afectos extraños
  - Comportamiento y apariencia extravagantes o de otra manera extraños
  - Aislamiento social
  - Ansiedad social que es irremediable debido a la paranoia
- Puede ser concomitante con la esquizofrenia, pero debe llenar la personalidad incluso durante los episodios no psicóticos.

    b. Trastorno de la personalidad esquizoide. El paciente no manifiesta ninguna excentricidad particular.

    c. Trastorno de la personalidad límite. El paciente muestra inestabilidad e intensidad emocionales, así como impulsividad.

    d. Esquizofrenia. La prueba de realidad del paciente está deteriorada.

7. Evolución y pronóstico. Hasta el 10% de los pacientes se suicidan. La esquizofrenia puede desarrollarse en algunos. El pronóstico es reservado.

8. Tratamiento

    a. Psicológico. El tratamiento de los pacientes con trastorno de la personalidad esquizotípica se parece al de los pacientes esquizoides. Los individuos manifiestan patrones excéntricos de pensamiento y algunos participan en cultos, prácticas religiosas extrañas y ritos ocultistas. Los médicos no deben manifestar escepticismo ni ridiculizar o juzgar a los pacientes esquizotípicos por sus creencias.

    b. Farmacológico. Para combatir las ideas de referencia, las ilusiones y otros síntomas, resultan útiles los antipsicóticos, que se pueden combinar con la psicoterapia. Los antidepresivos deben utilizarse en los casos de depresión.

III. Grupo dramático, impulsivo y errático

  A. Trastorno de la personalidad antisocial

    1. Definición. Las personas con trastorno de la personalidad antisocial se caracterizan por su incapacidad para ajustarse a las normas sociales que rigen la conducta individual. Tales individuos son impulsivos, egocéntricos, irresponsables y no pueden tolerar la frustración. Los pacientes con trastorno de la personalidad antisocial rechazan la autoridad y la disciplina, y tienen una conciencia poco desarrollada. Cabe señalar que aunque este trastorno se asocia con la criminalidad, no son sinónimos.

    2. Epidemiología

      a. La prevalencia es del 3% en hombres (puede ser de hasta el 7%) y el 1% en mujeres en la población general. Entre prisioneros, puede llegar al 75%.

      b. El trastorno de la personalidad antisocial, el trastorno de somatización y el alcoholismo se presentan juntos en algunas familias. Este trastorno es cinco veces más frecuente entre familiares de primer grado de los hombres que entre los sujetos de control.

      c. El trastorno es más frecuente en los grupos socioeconómicos más bajos.

      d. El trastorno por déficit de atención con hiperactividad (TDAH) y los trastornos de conducta son factores que favorecen la tendencia a sufrir el trastorno de la personalidad antisocial.

    3. Etiología

      a. Los estudios de adopción demuestran que los factores genéticos participan en este trastorno.

      b. El daño o disfunción cerebral es una característica de este trastorno que puede ser secundario a afecciones como lesión cerebral perinatal, traumatismo craneoencefálico y encefalitis.

      c. Los antecedentes de abuso o abandono de los padres son muy frecuentes. Se cree que contribuyen antecedentes de castigos repetidos, arbitrarios o duros por parte de los padres.

4. Psicodinámica

   a. Los pacientes con este trastorno sucumben a los impulsos y muestran defectos asociados del yo para la planificación y el juicio.

   b. Se observan defectos o lagunas del superyó; la conciencia es primitiva o está poco desarrollada.

   c. Las dificultades de las relaciones de objeto son importantes, con falta de la empatía, el cariño y la confianza básicos.

   d. Los rasgos agresivos son prominentes.

   e. Otras manifestaciones incluyen sadomasoquismo, narcisismo y depresión.

5. Diagnóstico. Los pacientes con este trastorno pueden confundir al clínico más experto. Aparentan serenidad y credibilidad, pero bajo esa fachada subyacen tensión, hostilidad, irritabilidad y rabia. Para hacer patente el trastorno, se precisa una entrevista estresante, en la que se confronte enérgicamente a los pacientes con las incoherencias de su relato. La elaboración del diagnóstico debe incluir un examen neurológico completo. Los pacientes a menudo muestran resultados anómalos del electroencefalograma (EEG) y signos inespecíficos de lesión cerebral mínima durante la infancia. Las mentiras, el ausentismo escolar, las fugas, los hurtos, las peleas, el abuso de sustancias y las actividades ilegales son experiencias características que empiezan en la infancia. La promiscuidad, la violencia doméstica, el abuso infantil y la práctica de conducir en estado de ebriedad son frecuentes. Los pacientes no sienten remordimiento por sus acciones y parecen carecer de conciencia (tabla 17-5).

6. Diagnóstico diferencial

   a. Comportamiento antisocial adulto. No se cumplen todos los criterios del trastorno de la personalidad antisocial.

   b. Trastornos por consumo de sustancias. El paciente puede exhibir comportamiento antisocial resultado del abuso y la dependencia de sustancias.

   c. Discapacidad intelectual. El individuo puede demostrar comportamiento antisocial como consecuencia de la alteración del intelecto y el juicio.

   d. Trastornos psicóticos. La persona puede participar en comportamientos antisociales como consecuencia de los delirios psicóticos.

   e. Trastorno de la personalidad límite. Suele haber intentos de suicidio y manifestaciones de autoaversión y una vinculación intensa y ambivalente.

   f. Trastorno de la personalidad narcisista. El paciente se muestra respetuoso de la ley.

Tabla 17-5
Trastorno de la personalidad antisocial

- Un descuido e indiferencia ante las preocupaciones de los demás que impregna todas las relaciones personales y se demuestra por la presencia de tres o más de los siguientes rasgos:
  - Desprecio por las costumbres sociales y normas que culmina en la delincuencia
  - Falsedad
  - Descuido y falta de comportamiento premeditado
  - Combatividad y un patrón de peleas
  - Falta de atención en cuanto a la seguridad
  - Incapacidad para mantener las propias obligaciones
  - Conducta no piadosa y sin arrepentimiento
- Debe ser en una persona de al menos 18 años de edad que muestre un comportamiento consistente con el trastorno de conducta antes de los 15 años de edad.

g. Cambio de la personalidad secundario a una enfermedad médica. El paciente manifiesta una personalidad premórbida diferente o muestra rasgos de un trastorno orgánico.

h. TDAH. Presencia de dificultades cognitivas y de control de impulsos.

7. **Evolución y pronóstico.** El pronóstico para el trastorno de la personalidad antisocial es variable. Este trastorno tiende a mejorar de forma significativa después de la fase inicial o madura de la vida adulta. Entre las complicaciones se incluyen muerte por actos violentos, abuso de sustancias, suicidio, lesiones somáticas, dificultades legales y económicas, y trastornos depresivos.

8. **Tratamiento**

   a. Psicológico. La psicoterapia a menudo es difícil, incluso imposible. Mejora si el paciente está recluido en una institución, de forma que no pueda pasar al acto. Los grupos de autoayuda, sobre todo con otros pacientes antisociales, pueden ser útiles. Establecer límites firmes es crucial antes de empezar el tratamiento. Los clínicos deben vigilar el comportamiento autodestructivo de estos pacientes. Debe frustrarse el deseo del paciente de huir de los encuentros humanos honestos y superar el miedo a la intimidad. Al hacerlo, el terapeuta se enfrenta a la dificultad de separar el control del castigo y la necesidad de confrontación del miedo inconsciente del paciente al rechazo.

   b. Farmacológico. El tratamiento farmacológico sirve para corregir síntomas como la ansiedad, la ira y la depresión, pero los fármacos deben administrarse de forma juiciosa dado el riesgo de abuso de sustancias. Si el paciente muestra evidencia de TDAH, los psicoestimulantes como el metilfenidato pueden ser útiles. Se ha intentado modificar el metabolismo catecolamínico con fármacos y controlar el comportamiento impulsivo con antiepilépticos, como la carbamazepina o el valproato, sobre todo en casos de anomalías de las ondas EEG. Los β-adrenérgicos han sido utilizados para reducir la agresividad.

B. Trastorno de la personalidad límite

1. **Definición.** Los pacientes con trastorno de la personalidad límite se sitúan en la frontera entre la neurosis y la psicosis, y se caracterizan por una extraordinaria inestabilidad afectiva, del estado de ánimo, conductual, de relaciones objetales y de autoimagen. Los intentos de suicidio y los actos de automutilación son frecuentes entre estos pacientes. Estos individuos son muy impulsivos y sufren de problemas de identidad, así como por sentimientos de vacío y aburrimiento. El trastorno de la personalidad límite también se ha llamado *esquizofrenia ambulatoria*, *personalidad "como si"*, *esquizofrenia ambulatoria seudoneurótica* y *trastorno de carácter psicótico*.

2. **Epidemiología**

   a. La prevalencia del trastorno de la personalidad límite se aproxima al 2% de la población, al 10% de los pacientes ambulatorios, al 20% de los pacientes ingresados y al 30-60% de los pacientes que tienen trastornos de la personalidad.

   b. Es más frecuente en mujeres.

   c. De estos pacientes, el 90% tiene otro diagnóstico psiquiátrico y el 40% tiene dos.

d. La prevalencia de los trastornos del estado de ánimo y relacionados con sustancias, así como del trastorno de la personalidad antisocial, es más alta en las familias.

e. El trastorno es cinco veces más frecuente entre parientes de probandos con el trastorno. La prevalencia del trastorno de la personalidad límite es mayor en las madres de estos pacientes.

3. Etiología

   a. Puede haber daño cerebral que representa una lesión perinatal del cerebro, encefalitis, traumatismo craneal u otros trastornos cerebrales.

   b. Los antecedentes de abuso físico y sexual, abandono o sobreactuación son la norma.

4. Psicodinámica

   a. Escisión. El paciente divide a las personas en los que lo quieren y en los que lo odian, los "buenos" y los "malos". Estos sentimientos son variables y pueden llegar a ser un problema para el equipo que lo trata.

   b. Idealización primitiva. El paciente ve a los otros como en la escisión, pero con idealización continua y, en cambio, se culpa a sí mismo.

   c. Identificación proyectiva. El paciente atribuye rasgos idealizados positivos o negativos a otra persona y luego procura implicarla en diversas interacciones que confirman la creencia del paciente. El individuo intenta, de forma inconsciente, inducir al terapeuta a desempeñar el papel previsto.

   d. El paciente posee unas necesidades intensas de agresión y una fuerte hambre objetal, que a menudo se alternan.

   e. El paciente tiene un marcado temor de ser abandonado.

   f. La subfase de acercamiento de la separación-individuación (teoría de M. Mahler) no está resuelta; la constancia del objeto se ve afectada, lo cual conduce a un fracaso de la estructuralización y el control internos.

   g. Tornarse contra sí mismo. El odio y la aversión contra sí mismo son prominentes.

   h. La disfunción generalizada del yo origina un trastorno de identidad.

5. Diagnóstico. Los pacientes con un trastorno de la personalidad límite se caracterizan por la inestabilidad generalizada y excesiva de sus afectos, imagen de sí y relaciones personales, así como su evidente impulsividad. Suelen manifestar episodios micropsicóticos, a menudo con síntomas de paranoia o disociación transitoria. Con frecuencia se observan gestos, amenazas o actos autodestructivos, automutilantes o suicidas. Son impulsivos en cuestiones de dinero y de actividad sexual, abuso de sustancias, conducción temeraria o alimentación compulsiva. Pueden manifestar una corta latencia de sueño con movimientos oculares rápidos (REM, *rapid eye movement*), alteraciones en la continuidad del sueño, resultados anómalos en la prueba de supresión con dexametasona (DST) y en la prueba con la hormona liberadora de tirotropina. Son frecuentes, además, la ansiedad generalizada y sexualidad caótica. Los pacientes con un trastorno límite de la personalidad siempre parecen estar en crisis. Los cambios en el estado de ánimo son frecuentes (tabla 17-6).

6. Diagnóstico diferencial

   a. Trastorno psicótico. Persiste la prueba de realidad deteriorada.

   b. Trastornos del estado de ánimo. La alteración del estado de ánimo suele ser no reactiva. El trastorno depresivo mayor con rasgos atípicos constituye,

Tabla 17-6
Trastorno de la personalidad límite

- Inestabilidad temperamental de las relaciones y el autoconcepto marcada por cinco o más de:
  - Intentos desesperados por evitar la deserción o el abandono
  - Propensión a establecer relaciones que fluctúan entre extremos positivos y negativos
  - Autoimagen inestable y negativa
  - Impetuosidad en un grado autolesivo
  - Conducta suicida habitual o gestos expresados
  - Inestabilidad emocional
  - Vacuidad emocional
  - Temperamento incontrolable
  - Disociación o paranoia

a menudo, un diagnóstico diferencial difícil. A veces, sólo una prueba de tratamiento lo dirá. Los pacientes atípicos suelen padecer episodios sostenidos de depresión.

c. Cambio de la personalidad secundario a enfermedad médica. Los resultados de los análisis de la enfermedad médica son positivos.

d. Trastorno de la personalidad esquizotípica. Los problemas afectivos son menos graves.

e. Trastorno de la personalidad antisocial. Los defectos de la conciencia y la capacidad de apego son más graves.

f. Trastorno de la personalidad histriónica. El suicidio y la automutilación son menos frecuentes. El paciente tiende a tener relaciones interpersonales más estables.

g. Trastorno de la personalidad narcisista. La formación de la identidad es más estable.

h. Trastorno de la personalidad dependiente. Los vínculos son estables.

i. Trastorno de la personalidad paranoide. La suspicacia es más extrema y constante.

7. Evolución y pronóstico. El pronóstico es variable; puede haber cierta mejoría en los años posteriores. Entre las posibles complicaciones están el suicidio, autoagresiones, trastornos del estado de ánimo, trastornos somatomorfos, psicosis, abuso de sustancias y trastornos de la conducta sexual.

8. Tratamiento. Los pacientes con trastorno de la personalidad límite pueden ser problemáticos. El individuo puede sufrir "tormentas emocionales" y requiere atención considerable.

a. Psicológico. La psicoterapia es el tratamiento de elección, aunque es difícil para el terapeuta y el paciente. Los pacientes sufren regresiones con facilidad, llevan al acto sus impulsos y muestran transferencias lábiles o fijas, negativas o positivas, difíciles de analizar. La identificación proyectiva y la escisión también pueden hacer que el tratamiento sea problemático; por lo tanto, el enfoque orientado a la realidad es preferible a la exploración del inconsciente. La terapia conductual puede ser útil para el control de los impulsos y los arrebatos de ira, así como para disminuir la sensibilidad a la crítica y al rechazo. El entrenamiento de las habilidades sociales es útil para mejorar su comportamiento interpersonal. La terapia conductual dialéctica puede utilizarse en casos de conducta parasuicida como la realización de cortes frecuentes a sí mismo. La psicoterapia intensiva en el ámbito hospitalario es útil de forma tanto individual como grupal.

b. Farmacológico. Los antipsicóticos son útiles en el control de la ira, la hostilidad y los episodios psicóticos breves. Los antidepresivos mejoran el estado de ánimo depresivo. Los inhibidores de la monoaminooxidasa (IMAO) pueden ser eficaces en la modulación de la conducta impulsiva. Las benzodiazepinas, especialmente el alprazolam, pueden ayudar con la ansiedad y la depresión, pero algunos pacientes muestran una desinhibición con estos fármacos. Los anticonvulsivos como la carbamazepina pueden mejorar el funcionamiento global. Los serotoninérgicos como la fluoxetina han demostrado ser de utilidad.

C. Trastorno de la personalidad histriónica

1. **Definición.** Los pacientes con un trastorno de la personalidad histriónica se caracterizan por su comportamiento extravagante, dramático, excitable e hiperreactivo que trata de llamar la atención. Tienden a ser inmaduros, dependientes y a menudo son seductores. Estos individuos tienen dificultad para mantener relaciones duraderas.

2. **Epidemiología**

   a. La prevalencia de este trastorno es del 2-3%. De los pacientes en tratamiento, se notifica que el 10-15% padece este trastorno.

   b. La prevalencia es mayor en mujeres, pero esto puede deberse a un subdiagnóstico del trastorno en los hombres.

   c. Puede asociarse con trastorno de somatización, trastornos afectivos y consumo de alcohol.

3. **Etiología**

   a. Las primeras dificultades interpersonales pueden haberse resuelto mediante un comportamiento dramático.

   b. Un padre distante o severo con una madre seductora puede ser un patrón.

4. **Psicodinámica**

   a. La fantasía de "actuar un papel", con estilo emocional y dramático, es un rasgo típico.

   b. Entre las defensas habituales están la represión, regresión, identificación, somatización, conversión, disociación, negación y externalización.

   c. A menudo se observa una identificación defectuosa con el padre del mismo sexo y una relación ambivalente y seductora con el padre del sexo opuesto.

   d. Fijación en la etapa genital temprana.

   e. Rasgos orales prominentes.

   f. Miedo a la sexualidad, a pesar de la seducción abierta.

5. **Diagnóstico.** Los pacientes con este trastorno suelen ser cooperativos y deseosos de recibir ayuda. Los gestos y la puntuación dramática en su conversación son habituales y su lenguaje es colorido. Los resultados de la prueba cognitiva generalmente son normales; sin embargo, en tareas de aritmética o de concentración puede observarse falta de perseverancia. Su emocionalidad también puede ser superficial o poco sincera y suelen ser olvidadizos de material cargado de afecto. Tienden a exagerar los pensamientos y sentimientos para conseguir atención, estallan en llanto, hacen rabietas y acusaciones cuando no consiguen la atención que ansían. Constantemente necesitan reafirmación y sus relaciones tienden a ser superficiales (tabla 17-7).

Tabla 17-7
Trastorno de la personalidad histriónica

- Un patrón riguroso de sentimentalismo sin restricciones y el afán protagónico manifiesto por la presencia de cinco o más de los siguientes rasgos:
  - Inquietud cuando no es el centro de atención
  - Tendencia a fraternizar de una manera sexualmente sugestiva
  - Emocionalidad voluble y superficial
  - Uso o mejora de las características físicas para atraer la atención de otros
  - Discurso nebuloso, vago
  - Expresión emocional melodramática
  - Impresionabilidad
  - Percepción sesgada de la intimidad de las relaciones ordinarias

6. **Diagnóstico diferencial**
   a. **Trastorno de la personalidad límite.** Desesperación y rasgos suicidas y automutilantes más claros; ambos trastornos pueden coexistir.
   b. **Trastorno de somatización.** Predominan las manifestaciones somáticas.
   c. **Trastorno de conversión.** Los síntomas somáticos son prominentes.
   d. **Trastorno de la personalidad dependiente.** Carece de la extravagancia emocional.
7. **Evolución y pronóstico.** La evolución es variable. A menudo, los pacientes tienen menos síntomas con la edad; sin embargo, como les falta la energía de los primeros años, la disminución de los síntomas puede resultar más aparente que real. Entre las posibles complicaciones están los trastornos de somatización, los trastornos de conversión, los trastornos disociativos, los trastornos sexuales, los trastornos del estado de ánimo y el abuso de sustancias.
8. **Tratamiento**
   a. **Psicológico.** Los pacientes histriónicos muchas veces no se dan cuenta de sus sentimientos reales, por lo que resulta esencial aclararlos para el proceso terapéutico. El tratamiento suele basarse en la psicoterapia individual orientada a la introspección o de apoyo, dependiendo de la fuerza del yo. El énfasis se pone en los sentimientos más profundos del paciente y en el uso del drama superficial como una defensa contra ellos.
   b. **Farmacológico.** El tratamiento farmacológico puede ayudar si se dirige a los síntomas. Los antidepresivos pueden aliviar la depresión y las molestias somáticas. Los ansiolíticos combaten la ansiedad. Los antipsicóticos se emplean frente a la desrealización y las ilusiones.
D. **Trastorno de la personalidad narcisista**
   1. **Definición.** Es un patrón persistente de grandiosidad, sensación exagerada de importancia de uno mismo, preocupación por las fantasías del éxito final, respuestas exageradas a la crítica, inquietud excesiva por la autoestima y la imagen propia, y alteración de las relaciones personales.
   2. **Epidemiología**
      a. La prevalencia establecida es menor del 1% en la población general.
      b. La prevalencia es del 2-16% en la población clínica.
      c. Es más frecuente en hombres.
      d. Se sospecha una transmisión familiar.
   3. **Etiología.** Un factor habitual, entre los citados, es la falta de empatía materna, con un rechazo o pérdida tempranos.

Tabla 17-8
Trastorno de la personalidad narcisista

- Un temperamento definido por el sentido elevado de uno mismo, buscar la reverencia de otros y la insensibilidad, marcado por la presencia de cinco o más de las siguientes:
  - Sentido exagerado del valor de uno mismo
  - La posesión imaginaria de gran poder, inteligencia, glamour u otras cualidades ventajosas
  - Sentido pertinaz de exclusividad
  - Necesidad de adulación o adoración
  - Un sentido de privilegio
  - Uso egoísta de los demás
  - Insensibilidad e ignorancia con respecto a los demás
  - Celos de otros
  - Arrogancia

4. **Psicodinámica.** La grandiosidad y la falta de empatía defienden frente a la agresión primitiva. La grandiosidad se contempla, a menudo, como compensación del sentimiento de inferioridad.

5. **Diagnóstico.** Los pacientes con trastorno de la personalidad narcisista tienen un sentido grandioso de su propia importancia, ya sea a través de fantasías o del comportamiento. Tienen una gran necesidad de admiración, falta de empatía y, a menudo, envidia crónica e intensa. No saben aceptar la crítica ni la derrota; se vuelven iracundos o deprimidos. La fragilidad en la autoestima y en las relaciones personales es evidente. Los tipos de estrés más frecuentes causados por su comportamiento son las dificultades personales, los problemas laborales, el rechazo y la pérdida (tabla 17-8).

6. **Diagnóstico diferencial**
   a. **Trastorno de la personalidad antisocial.** El paciente ignora abiertamente la ley y los derechos de los demás.
   b. **Esquizofrenia paranoide.** El paciente presenta delirios manifiestos.
   c. **Trastorno de la personalidad límite.** El paciente presenta mayor emocionalidad e inestabilidad.
   d. **Trastorno de la personalidad histriónica.** El paciente muestra más emoción.

7. **Evolución y pronóstico.** El trastorno puede ser crónico y difícil de tratar. El envejecimiento se acepta mal porque es una agresión contra el narcisismo; por eso, son más vulnerables a las crisis de la vida madura. Entre las posibles complicaciones se encuentran los trastornos del estado de ánimo, las psicosis pasajeras, los trastornos somatomorfos y los trastornos por consumo de sustancias. El pronóstico general es reservado.

8. **Tratamiento**
   a. **Psicológico.** Los pacientes deben renunciar al narcisismo para efectuar progresos, por lo que el tratamiento resulta bastante complejo. Algunos médicos sugieren abordajes psicoanalíticos para efectuar el cambio, pero se necesita más investigación. La terapia de grupo ha resultado útil para ayudar a los pacientes a compartir las cosas con los demás y elaborar una respuesta empática hacia los otros.
   b. **Farmacológico.** El litio resulta útil para los pacientes con oscilaciones del estado de ánimo, y los antidepresivos, sobre todo los serotoninérgicos, son útiles en la depresión.

IV. Grupo ansioso o temeroso

   A. Trastorno de la personalidad obsesivo-compulsiva

      1. Definición. Se caracterizan por el perfeccionismo, orden, inflexibilidad, tozudez, constricción emocional e indecisión. También se conoce como *trastorno de la personalidad anancástica*.

      2. Epidemiología

        a. La prevalencia alcanza el 1% de la población general y el 3-10% en la población de pacientes ambulatorios.

        b. La prevalencia es mayor en hombres.

        c. La transmisión familiar es probable.

        d. La concordancia es mayor entre gemelos monocigóticos.

        e. El trastorno se diagnostica con más frecuencia en niños mayores.

      3. Etiología. Los pacientes pueden tener antecedentes de haber sido disciplinados de manera férrea.

      4. Psicodinámica

        a. Las defensas clásicas comprenden el aislamiento, la formación reactiva, la inacción, la intelectualización y la racionalización.

        b. Hay desconfianza en las emociones.

        c. Los problemas de resistencia y sumisión revisten importancia psicológica.

        d. Fijación en la etapa anal.

      5. Diagnóstico. Los pacientes con este trastorno tienen una conducta estricta, formal y rígida. Carecen de espontaneidad y su estado de ánimo suele ser serio. En una entrevista, el paciente puede estar angustiado por no tener el control y sus respuestas a las preguntas son en extremo detalladas. Los pacientes con trastorno de la personalidad obsesiva-compulsiva están preocupados por las normas, las regulaciones, el orden, la limpieza y los detalles. Los pacientes carecen de las habilidades interpersonales y de sentido del humor, se granjean la antipatía de los otros y no desean comprometerse. Sin embargo, les gusta complacer a las figuras poderosas y ejecutar los deseos de estas personas de forma autoritaria (tabla 17-9).

      6. Diagnóstico diferencial. El paciente con un trastorno obsesivo-compulsivo presenta obsesiones o compulsiones verdaderas, mientras que aquel con un trastorno de la personalidad obsesiva-compulsiva, no lo hace.

      7. Evolución y pronóstico. La evolución de este trastorno es variable e impredecible. El paciente puede tener mucho éxito en actividades que requieren un trabajo metódico o pormenorizado. La vida personal del paciente posiblemente

Tabla 17-9
Trastorno de la personalidad obsesivo-compulsiva

> • Un enfoque perdurable en la pulcritud y el control (cuatro o más de los siguientes):
>   • Preocupación excesiva sobre regulaciones, tiempos, organización o detalles específicos
>   • Estándares de rendimiento perfeccionista que impiden los logros
>   • Priorización de la productividad y el trabajo a expensas del ocio o el descanso
>   • Adhesión demasiado rígida a las reglas y normas morales
>   • Acaparamiento de posesiones
>   • Falta de voluntad para ceder el control
>   • Hábitos de gasto parcos
>   • Temperamento práctico

resulte estéril. Pueden aparecer complicaciones por trastornos de ansiedad, depresivos y somatomorfos.

8. Tratamiento

a. Psicológico. Los individuos con un trastorno de la personalidad obsesivo-compulsiva son conscientes de su sufrimiento y suelen solicitar ayuda por sí mismos. El tratamiento a menudo es largo y complejo, y son frecuentes los problemas de contratransferencia. Los pacientes valoran la asociación libre y la terapia no dirigida.

b. Farmacológico. El clonazepam ayuda a reducir los síntomas. La clomipramina y los serotoninérgicos, como la fluoxetina en dosis de 60-80 mg/día, ayudan si aparecen signos y síntomas obsesivo-compulsivos. Los antipsicóticos atípicos, como la quetiapina, están indicados para los casos graves.

B. Trastorno de la personalidad evasiva

1. Definición. Los pacientes tienen una personalidad retraída o tímida y despliegan una hipersensibilidad frente al rechazo. No son asociales y manifiestan enormes deseos de compañía; sin embargo, muestran una enorme necesidad de reafirmación y de aceptación sin críticas. A veces se describen como individuos con complejo de inferioridad.

2. Epidemiología

a. La prevalencia alcanza el 0.05-1% de la población general y el 10% en pacientes ambulatorios.

b. Entre los posibles factores predisponentes se encuentran el trastorno evasivo de la infancia o la adolescencia, o una afección física deformante.

3. Etiología. El desprecio evidente, la sobreprotección o los rasgos fóbicos de los padres constituyen posibles factores etiológicos.

4. Psicodinámica

a. La evitación y la inhibición son defensivas.

b. Los temores manifiestos al rechazo abarcan una agresión subyacente, edípica o preedípica.

5. Diagnóstico. En las entrevistas clínicas, los pacientes muestran ansiedad por hablar con el entrevistador. Su comportamiento nervioso y tenso aumenta y diminuye de acuerdo con la percepción que el entrevistador parece tener de ellos. Los pacientes pueden ser vulnerables a comentarios y sugerencias del entrevistador y percibir una aclaración o una interpretación como crítica (tabla 17-10).

Tabla 17-10
Trastorno de la personalidad evasiva

- Un temperamento caracterizado por el retraimiento social debido a la sensibilidad aumentada a la crítica de los otros demostrada por cuatro o más de las siguientes características:
  - Evitación de situaciones sociales debido a un deseo de disminuir la crítica
  - Desconexión de las relaciones por temor a la desaprobación de los demás
  - Falta de voluntad para intimar debido a una sensación de vergüenza
  - Excesiva preocupación por el rechazo social
  - Retiro de nuevas situaciones sociales
  - Concepto negativo de sí mismo
  - Evitar el riesgo y la novedad por temor a la vergüenza y al ridículo

6. **Diagnóstico diferencial**
   a. **Trastorno de la personalidad esquizoide.** El paciente no muestra ningún deseo claro de relacionarse con otros.
   b. **Fobia social.** Se evitan situaciones sociales específicas, más que las relaciones personales. Los trastornos pueden coexistir.
   c. **Trastorno de la personalidad dependiente.** El paciente no evita los vínculos y tiene un mayor temor al abandono. Los trastornos pueden coexistir.
   d. **Trastornos de la personalidad límite e histriónica.** El paciente es exigente, irritable e impredecible.
7. **Evolución y pronóstico.** Los pacientes funcionan mejor en un entorno protegido. Las complicaciones posibles son la fobia social y los trastornos del estado de ánimo.
8. **Tratamiento**
   a. **Psicológico.** El éxito de la psicoterapia depende de que se consolide una alianza con el paciente. Conforme se establece la confianza, es fundamental que el clínico transmita una actitud de aceptación de los miedos del paciente, sobre todo del miedo al rechazo; además, debe tener cuidado antes de asignar ejercicios para que el individuo practique las nuevas capacidades sociales fuera de la terapia, ya que el fracaso puede reforzar la escasa autoestima del paciente. La terapia de grupo ayuda a conocer los efectos que la sensibilidad al rechazo tiene sobre sí mismos y los otros. La educación asertiva en la terapia conductual puede enseñar a los pacientes a expresar con franqueza sus necesidades y reforzar su autoestima.
   b. **Farmacológico.** El tratamiento farmacológico es útil en el manejo de la ansiedad y la depresión. Los β-adrenérgicos, como el atenolol, permiten controlar la hiperactividad del sistema nervioso vegetativo, que se eleva de manera especial al acercarse a las situaciones temidas. Los serotoninérgicos alivian la sensibilidad al rechazo. Los dopaminérgicos pueden fomentar el comportamiento curioso de estos pacientes, pero el paciente necesita estar preparado psicológicamente para hacer frente a las nuevas experiencias.

C. **Trastorno de la personalidad dependiente**
   1. **Definición.** Estos pacientes son predominantemente dependientes y sumisos. Carecen de confianza en sí mismos y hacen que otros asuman la responsabilidad de los aspectos importantes de sus vidas.
   2. **Epidemiología**
      a. El trastorno es más frecuente en mujeres, aunque puede estar subdiagnosticado en los hombres.
      b. Es un trastorno habitual, posiblemente representa el 2.5% de todos los trastornos de la personalidad.
      c. Es más frecuente en los niños menores que en los mayores.
   3. **Etiología.** Entre los factores que pueden favorecer el trastorno están la enfermedad física crónica, la angustia de la separación o la pérdida parental en la infancia.
   4. **Psicodinámica**
      a. Hay conflictos de separación no resueltos.
      b. El estado de dependencia supone una defensa contra la agresión.

Tabla 17-11
Trastorno de la personalidad dependiente

- Un estado recurrente de subordinación a la atención de los demás manifiestado por cinco o más de las siguientes características:
  - Indecisión y dependencia de otros al tomar decisiones todos los días
  - Derivación de la responsabilidad de la mayoría de los aspectos de la vida a los demás
  - Renuencia a la voz de la oposición
  - Falta de seguridad que impide tomar acciones por iniciativa propia
  - Disposición a rebajarse a sí mismo para conseguir aprobación
  - Sentimientos de aislamiento y desolación al estar solo debido a temores de incompetencia
  - Necesidad recurrente de buscar figuras de soporte de reemplazo
  - Exceso de ansiedad por tener que cuidarse a sí mismo

5. **Diagnóstico.** Las personas con trastorno de la personalidad dependiente tienen una necesidad intensa de ser cuidados, lo que les lleva a aferrarse a los demás, someterse a ellos, sentir miedo de la separación y elaborar una dependencia personal. Durante las entrevistas se muestran bastante complacientes; tratan de colaborar, agradecen preguntas específicas y piden orientación. Son pasivos y tienen dificultad para expresar desacuerdo. Estos pacientes son pesimistas, pasivos, indecisos y muestran miedo a expresar sentimientos sexuales o agresivos. En la *folie à deux* (antes *trastorno psicótico compartido*), uno de los miembros de la pareja generalmente sufre de este trastorno; la pareja sumisa acepta el sistema delirante de la pareja más agresiva y asertiva, de quien depende (tabla 17-11).

6. **Diagnóstico diferencial**
   a. **Agorafobia.** El paciente tiene miedo a salir o estar lejos de casa.
   b. **Trastornos de la personalidad límite e histriónica.** El paciente tiene una serie de relaciones dependientes y es demasiado manipulador.

7. **Evolución y pronóstico.** La evolución del trastorno de la personalidad dependiente es variable. Si se pierde una relación, pueden surgir complicaciones depresivas. El pronóstico puede ser favorable con el tratamiento. El paciente puede ser incapaz de tolerar el paso "saludable" de dejar una relación abusiva.

8. **Tratamiento**
   a. **Psicológico.** Las terapias orientadas a la introspección ayudan a que el paciente comprenda los antecedentes de su comportamiento y pueda volverse más independiente, asertivo y confiado en sí mismo. La terapia conductual, la educación en la asertividad, la terapia de familia y la terapia de grupo también han resultado de utilidad. El clínico debe respetar los sentimientos de vinculación del paciente en las relaciones patológicas.
   b. **Farmacológico.** El tratamiento farmacológico se ha utilizado en el manejo de síntomas específicos como la ansiedad o la depresión. El alprazolam ha mostrado ser de utilidad en el tratamiento de los pacientes que experimentan ataques de pánico. Si la depresión o los síntomas de abstinencia del paciente responden a los psicoestimulantes, éstos se puede emplear. Las benzodiazepinas y los serotoninérgicos también han mostrado ser eficaces.

V. Otros trastornos de la personalidad especificados

En el DSM-5®, la categoría de otro trastorno de la personalidad especificado se reserva para los cuadros que no encajan en ninguno de los trastornos de la personalidad descritos con anterioridad. La personalidad pasivo-agresiva y la depresiva se encuentran actualmente entre los ejemplos. Un espectro limitado de conductas o un rasgo particular (como el negativismo, el sadismo o el masoquismo) también pueden clasificarse en esta categoría. Un paciente con rasgos de más de un trastorno de la personalidad, pero que no cumple todos los criterios para ninguno de ellos, puede clasificarse en esta categoría.

A. Personalidad pasivo-agresiva

La personalidad pasivo-agresiva fue considerada una vez un diagnóstico psiquiátrico, pero ya no se clasifica como tal. Se incluye aquí porque las personas con este tipo de personalidad no son infrecuentes.

1. **Definición.** Las personas con una personalidad pasivo-agresiva se caracterizan por su obstruccionismo, dilación, terquedad e ineficacia encubiertos. También se llama *trastorno de la personalidad negativista*.

2. **Epidemiología.** Aún es desconocida.

3. **Etiología**
   a. Puede implicar comportamiento aprendido y modelado parental.
   b. Son frecuentes los conflictos tempranos con la autoridad.

4. **Psicodinámica**
   a. Conflictos con la autoridad, la autonomía y la dependencia.
   b. Utiliza vías pasivas para expresar la resistencia y la agresión.

5. **Diagnóstico.** Los pacientes son pasivos, hoscos y argumentativos. Se resisten a las demandas de rendimiento adecuado en las tareas sociales y ocupacionales, critican y desdeñan la autoridad sin razones claras. Se quejan de no ser bien entendidos ni apreciados y exageran su infortunio personal. Son envidiosos y resentidos de aquellos a quienes consideran más afortunados. Tienden a alternar entre la culpa y el desafío hostil.

6. **Diagnóstico diferencial**
   a. **Trastornos de la personalidad límite e histriónica.** El comportamiento del paciente es más extravagante, dramático y claramente agresivo.
   b. **Trastorno de la personalidad antisocial.** Desafío abierto del paciente.
   c. **Trastorno de la personalidad obsesivo-compulsiva.** El paciente es abiertamente perfeccionista y sumiso.

7. **Evolución y pronóstico.** Se asocia con trastornos depresivos y el abuso de alcohol en aproximadamente el 50% de los casos. El pronóstico es reservado si no hay tratamiento.

8. **Tratamiento**
   a. **Psicológico.** La psicoterapia puede ayudar a estos pacientes, pero obliga al médico a señalar las consecuencias de los comportamientos pasivo-agresivos cuando aparezcan. Estas confrontaciones ayudan más que la interpretación correcta de la conducta cambiante del paciente. Los clínicos deben tratar los gestos suicidas como una expresión encubierta de

ira más que como una pérdida del objeto como en el caso del trastorno depresivo mayor.

b. Farmacológico. Los antidepresivos se utilizan cuando existen indicaciones clínicas de depresión y de ideación suicida. Algunos pacientes responden a las benzodiazepinas y los psicoestimulantes, dependiendo de las características clínicas.

B. Personalidad depresiva

1. Definición. Las personas con personalidad depresiva se caracterizan por rasgos del espectro depresivo presentes durante toda la vida. Son pesimistas, llenos de dudas sobre sí mismos e infelices de manera crónica. Son pasivos, introvertidos y cumplidores del deber.

2. Epidemiología

a. El trastorno parece ser frecuente, pero no hay datos.

b. Probablemente se presenta por igual entre hombres y mujeres.

c. Probablemente tiene lugar en familias con depresión.

3. Etiología. Entre los factores que pueden favorecer el trastorno están la enfermedad física crónica, la angustia por la separación o la pérdida parental en la infancia.

4. Psicodinámica

a. Hay conflictos de separación no resueltos.

b. El estado de dependencia supone una defensa contra la agresión.

5. Diagnóstico. Los pacientes suelen tener una sensación crónica de insatisfacción. Confiesan que su autoestima es baja y tienen problemas para encontrar la alegría, la esperanza o el optimismo en sus vidas. Son autocríticos y despectivos consigo mismos y suelen denigrar su trabajo, su persona y sus relaciones con los demás. Su fisonomía refleja a menudo su estado de ánimo: mala postura, facies deprimida, voz suave y retraso psicomotor.

6. Diagnóstico diferencial

a. Trastorno distímico. Las fluctuaciones en el estado de ánimo son mayores que en el trastorno de la personalidad depresiva.

b. Trastorno de la personalidad evasiva. El paciente tiende a mostrarse más ansioso que deprimido.

7. Evolución y pronóstico. Es probable que estos pacientes estén en riesgo de padecer un trastorno distímico, un trastorno depresivo mayor o un trastorno del estado de ánimo actual o a lo largo de la vida.

8. Tratamiento

a. Psicológico. La psicoterapia orientada a la introspección permite al paciente comprender la psicodinámica de su enfermedad y apreciar el efecto que tiene en sus relaciones personales. La terapia cognitiva corrige la manifestación cognitiva de su baja autoestima y el pesimismo. La terapia de grupo, la terapia interpersonal y las medidas de autoayuda también pueden ser de ayuda.

b. Farmacológico. El tratamiento farmacológico para pacientes con trastorno de la personalidad depresiva incluye el empleo de medicamentos antidepresivos. Los serotoninérgicos son especialmente útiles. Las pequeñas dosis de psicotrópicos, como las anfetaminas (5-15 mg/día), han ayudado en algunos casos. Estos abordajes se deben combinar con psicoterapia para obtener mejores resultados.

C. Personalidad sadomasoquista. No es un diagnóstico oficial, pero es de gran interés para los médicos tanto clínica como históricamente. Se caracteriza por elementos de sadismo, el deseo de causar a otros dolor sexual, físico o psicológico, y de masoquismo, el deseo de causar dolor a sí mismo, ya sea sexual o moralmente. El tratamiento con psicoterapia orientada a la introspección, incluyendo el psicoanálisis, ha sido eficaz en algunos casos.

D. Personalidad sádica. Los individuos muestran un patrón generalizado de conducta agresiva, humillante y cruel que se dirige hacia los demás. La violencia y crueldad física se utilizan para infligir dolor a los demás sin otro objetivo real. Tales pacientes suelen mostrarse fascinados por la violencia, las armas, las heridas o la tortura. A menudo está relacionado con el abuso de sus padres.

E. Cambio de personalidad por una afección médica

El cambio de personalidad debido a una afección médica ocurre con una frecuencia significativa. Las afecciones que producen el cambio son enfermedad, daño o disfunción cerebrales, que incluyen trastorno de la personalidad orgánica, síndrome postencefalítico y síndrome posconmocional. Se caracteriza por un marcado cambio en el estilo y los rasgos de personalidad con respecto a un nivel anterior de funcionamiento.

1. Diagnóstico y cuadro clínico. Aparece un notable cambio de personalidad a partir de los patrones conductuales previos con daño en el control de los impulsos y la expresión de las emociones. La euforia o la apatía pueden ser prominentes, así como la excitación y la jocosidad fácil con lesión en los lóbulos frontales. El síndrome del lóbulo frontal consiste en indiferencia y apatía, falta de preocupaciones y estallidos de mal genio que pueden provocar un comportamiento violento. Las personas con epilepsia del lóbulo temporal muestran de forma característica falta de humor, hipergrafía, hiperreligiosidad y marcada agresividad durante las convulsiones (tabla 17-12).

2. Etiología. El daño estructural al cerebro suele ser la causa del cambio de personalidad y el traumatismo craneoencefálico es probablemente la causa más frecuente. Las afecciones médicas asociadas más frecuentemente con cambios de personalidad se muestran en la tabla 17-13.

Tabla 17-12
Cambio de la personalidad debido a otra afección médica

- Se define como el cambio duradero en la personalidad atribuible a una afección médica. En niños, ésta debe durar más de un año.
  El delírium es una señal de alerta.
- Los subtipos incluyen:
  - Lábil: caracterizado por una variabilidad emocional aumentada.
  - Desinhibido: se caracteriza por impulsos o apetitos indomables.
  - Agresivo: el comportamiento violento o enfurecido es su rasgo principal.
  - Apático: marcado por el desapego.
  - Paranoide: caracterizado por la desconfianza.
  - Combinado: marcado por una mezcla de cualquiera de los subtipos.
  - Otros: no se apega a ninguno de los subtipos señalados.
  - No especificados.

Tabla 17-13
Afecciones médicas asociadas con el cambio de la personalidad

Lesiones craneoencefálicas
Enfermedades cerebrovasculares
Tumores cerebrales
Epilepsia (especialmente, epilepsia parcial compleja)
Enfermedad de Huntington
Esclerosis múltiple
Trastornos endocrinos
Intoxicación por metales pesados (manganeso, mercurio)
Neurosífilis
Síndrome de inmunodeficiencia adquirida (sida)

F. Esteroides anabolizantes

Un número cada vez más grande de deportistas bachilleres y universitarios, al igual que los culturistas, utilizan esteroides anabolizantes con el propósito de incrementar de forma rápida su desarrollo físico. Entre estas sustancias se incluyen oximetolona, somatotropina, estanozolol y testosterona. Los esteroides anabolizantes pueden causar alteraciones persistentes de la personalidad y el comportamiento.

1. **Diagnóstico diferencial.** Para diferenciar el síndrome específico de otros trastornos en los que se produce un cambio en la personalidad (como esquizofrenia, trastornos delirante, del estado de ánimo y del control de los impulsos), el médico debe considerar el factor más importante: la presencia de un factor orgánico específico como causa del cambio de personalidad.

2. **Evolución y pronóstico.** Si el trastorno es el resultado de lesiones estructurales en el cerebro, tiende a persistir. El daño en caso de traumatismo craneoencefálico o ictus puede ser permanente. El cambio de personalidad puede evolucionar a demencia en casos de tumor cerebral, esclerosis múltiple y enfermedad de Huntington.

3. **Tratamiento.** La estrategia empleada para estos trastornos incluye el tratamiento de la enfermedad orgánica subyacente cuando resulte posible. En algunos casos se puede indicar el tratamiento psicofarmacológico de los síntomas específicos, por ejemplo, con imipramina o fluoxetina en los casos de depresión.

   Los pacientes con alteraciones cognitivas graves pueden requerir terapia y sus familias soporte emocional.

VI. Modelo psicobiológico de tratamiento

El modelo psicobiológico de tratamiento combina la psicoterapia y los fármacos, y puede ajustarse de forma sistemática a la etapa de desarrollo del carácter y a la estructura de la personalidad. La última tendencia consiste en usar medicamentos para los trastornos de la personalidad. La tabla 17-14 resume las opciones farmacológicas para varios síntomas específicos de los trastornos de la personalidad.

A. Temperamento

El *temperamento* se refiere a las predisposiciones del organismo en la modulación de respuestas conductuales condicionadas a estímulos físicos establecidos. Se conceptualiza como el componente estilístico ("cómo") del comportamiento, a diferencia de la motivación ("por qué") y el contenido ("qué"). Se han identificado

Tabla 17-14
Tratamiento farmacológico de síntomas diana en el ámbito de los trastornos de la personalidad

Síntoma objetivo	Fármaco de elección	Contraindicación[a]
I. Descontrol de la conducta		
Agresividad o impulsividad		
Agresividad afectiva (irascible con EEG normal)	Litio[a] Fármacos serotoninérgicos[a] Anticonvulsivos[a] Antipsicóticos de dosis baja	¿Benzodiazepinas? Estimulantes
Agresividad depredadora (hostilidad o crueldad)	Antipsicóticos[a] Litio β-adrenérgicos (antagonistas del receptor)	Benzodiazepinas Estimulantes
Agresividad de tipo ogánico	Imipramina[a] Agonistas colinérgicos (donepezilo)	
Agresividad ictal (EEG anómalo)	Carbamazepina[a] Difenilhidantoína[a] Benzodiazepinas	Antipsicóticos Estimulantes
II. Alteración del estado de ánimo		
Labilidad emocional	Litio[a] Antipsicóticos	¿Fármacos tricíclicos?
Depresión		
Depresión: atípica, disforia	IMAO[a] Fármacos serotoninérgicos[a] Antipsicóticos	
Depresión: indiferencia emocional	Antagonistas de serotonina-dopamina[a] Antipsicóticos atípicos	¿Fármacos tricíclicos?
III. Ansiedad		
Cognitiva crónica	Fármacos serotoninérgicos[a] IMAO[a] Benzodiazepinas	Estimulantes
Somática crónica	IMAO[a] β-adrenérgicos (antagonistas del receptor)	
Grave	Dosis bajas de antipsicóticos IMAO	
IV. Síntomas psicóticos		
Agudos y psicosis	Antipsicóticos[a]	Estimulantes
Crónicos y seudopsicóticos de baja intensidad	Dosis bajas de antipsicóticos[a]	

[a] Fármaco de elección o contraindicación principal.
EEG, electroencefalograma; IMAO, inhibidor de la monoaminooxidasa.

cuatro rasgos de temperamento principales: evitación del daño, búsqueda de la novedad, dependencia de la recompensa y persistencia.

B. Rasgos biológicos del temperamento

Se han descrito cuatro rasgos del temperamento. En la tabla 17-15 se resumen grupos contrastados de comportamientos que distinguen a los que han obtenido puntuaciones extremas en las cuatro dimensiones temperamentales.

1. Evitación del daño

Se observa gran evitación del daño como miedo a la incertidumbre, inhibición social, timidez ante los desconocidos, fatigabilidad fácil e inquietud pesimista en la anticipación de problemas incluso en situaciones que no preocupan a otras personas. Los individuos con baja evitación del daño son

Tabla 17-15
Descriptores de individuos que puntúan alto y bajo en las cuatro dimensiones del temperamento

	Descriptores de variantes externas	
Dimensión de temperamento	**Alto**	**Bajo**
Evitación del daño	Pesimista	Optimista
	Temeroso	Atrevido
	Tímido	Extrovertido
	Fatigable	Enérgico
Búsqueda de la novedad	Explorador	Reservado
	Impulsivo	Deliberado
	Extravagante	Ahorrativo
	Irritable	Estoico
Dependencia de la recompensa	Sentimental	Desapegado
	Abierto	Distante
	Cálido	Frío
	Afectuoso	Independiente
Persistencia	Industrioso	Perezoso
	Decidido	Consentido
	Entusiasta	Mediocre
	Perfeccionista	Pragmático

despreocupados, valientes, enérgicos, extrovertidos y optimistas, incluso en situaciones que preocupan a muchas personas.

2. Búsqueda de la novedad

La búsqueda de la novedad se ve como una actividad exploratoria en respuesta a lo nuevo, irreflexión, extravagancia en el acercamiento a indicaciones de recompensa, así como una evitación activa de la frustración. Las personas con una alta búsqueda de la novedad tienen mucho genio, son curiosas, se aburren fácilmente y son impulsivas, extravagantes y desordenadas. Aquellas con una baja búsqueda de la novedad son apocadas, nada curiosas, estoicas, reflexivas, frugales, reservadas, tolerantes con la monotonía y ordenadas.

3. Dependencia de la recompensa

Las personas que tienen una alta dependencia de la recompensa son bondadosas, sensibles, dependientes y sociables, y aquellas con poca dependencia de la recompensa son prácticas, cerebrales, frías, socialmente insensibles, indecisas e indiferentes a la soledad.

4. Persistencia

Las personas con elevada persistencia son triunfadores laboriosos, perseverantes y ambiciosos, con tendencia a intensificar su esfuerzo en respuesta a una recompensa anticipada, y viven la frustración y la fatiga como un reto personal. Las personas con persistencia baja son indolentes, inactivas, inestables y erráticas, tienden a darse por vencidas fácilmente cuando se enfrentan a la frustración, raras veces se esfuerzan por obtener grandes logros, y manifiestan poca perseverancia incluso como respuesta a recompensas intermitentes.

C. Psicobiología del temperamento

Los rasgos temperamentales de la evitación del daño, la búsqueda de la novedad, la dependencia de la recompensa y la persistencia se definen como

Tabla 17-16
Cuatro sistemas cerebrales subyacentes al temperamento y su influencia en los patrones de estímulo y respuesta

Sistema cerebral (dimensión de la personalidad relacionada)	Neuromodulado-res principales	Estímulos relevantes	Respuesta conductual
Inhibición de la conducta (evitación del daño)	GABA Serotonina (rafe dorsal)	Condicionamiento aversivo (emparejamiento EC y EI) Estímulos condicionados de castigo y no recompensa frustrantes	Formación de EC aversivo Evitación pasiva Extinción
Activación conductual (búsqueda de la novedad)	Dopamina	Novedad EC de recompensa EC o EI de alivio de la monotonía o el castigo	Búsqueda exploratoria Aproximación apetitiva Evitación activa Escape
Apego social (dependencia de la recompensa)	Noradrenalina Serotonina (rafe medio)	Condicionamiento de recompensa (emparejamiento EC y EI)	Formación de EC apetitivo
Refuerzo parcial (persistencia)	Glutamato Serotonina (rafe dorsal)	Refuerzo intermitente (parcial)	Resistencia a la extinción

EC, estímulo condicionado; EI, estímulo incondicionado; GABA, ácido γ-aminobutírico.
Adaptado de: Cloninger CR. A systematic method for clinical description and classification of personality variables. *Arch Gen Psychiatry.* 1987;44:573.

diferencias hereditarias subyacentes a las respuestas automáticas ante el peligro, la novedad, la aceptación social y la recompensa intermitente, respectivamente. El modelo neurobiológico del aprendizaje en los animales se resume en la tabla 17-16. Este modelo distingue cuatro sistemas cerebrales: para la inhibición conductual (evitación del daño), activación conductual (búsqueda de la novedad), apego social (dependencia de la recompensa) y refuerzo parcial (persistencia).

Se ha demostrado en repetidas ocasiones la universalidad de las cuatro dimensiones en diferentes culturas, grupos étnicos y sistemas políticos. En resumen, estos aspectos de la personalidad se denominan *temperamento* porque se heredan, se manifiestan a edad temprana, son estables desde el punto de vista del desarrollo y son constantes en diferentes culturas.

Para mayor información sobre este tema, véase:
Cap. 18, Trastornos de la personalidad, p. 368. En: Kaplan & Sadock. Manual de psiquiatría clínica, *4.ª ed.*
Cap. 22, Trastornos de la personalidad, p. 742. En: Kaplan & Sadock. Sinopsis de psiquiatría, *11.ª ed.*

18 ◭

Disfunción sexual y disforia de género

Se denomina *disfunción sexual* a la incapacidad para responder a la estimulación sexual o al hecho de experimentar dolor durante el acto sexual. Está determinada por la alteración de la sensación de placer o libido asociados con el sexo, o del funcionamiento sexual. En la 5.ª edición del *Manual diagnóstico y estadístico de los trastornos mentales* (DSM-5®) se incluyen como disfunciones sexuales el trastorno de deseo sexual hipoactivo masculino; el trastorno de interés o excitación sexual femenino; la trastorno eréctil; el trastorno orgásmico femenino; la eyaculación retardada; la eyaculación prematura (precoz); el trastorno de dolor genitopélvico o por penetración; la disfunción sexual inducida por sustancias o medicamentos; otras disfunciones sexuales especificadas, y disfunciones sexuales no especificadas. Si existe más de una disfunción, se debe realizar el diagnóstico de cada una. Las disfunciones sexuales pueden ser **de por vida** o **adquiridas**, **generalizadas** o **situacionales**, y sus causas son **factores psicológicos, fisiológicos o ambos**. Según el DSM-5®, debe considerarse si la disfunción se debe a una afección médica general, al consumo de sustancias o a los efectos adversos de medicamentos. La disfunción sexual puede diagnosticarse junto con otro trastorno psiquiátrico (trastornos depresivo, de ansiedad o de la personalidad y esquizofrenia).

I. **Trastornos del deseo, el interés y la excitación**

A. **Trastorno del deseo sexual hipoactivo masculino.** Se caracteriza por la deficiencia o ausencia de fantasías y deseo sexuales durante un mínimo de 6 meses. En este trastorno, el individuo probablemente nunca ha experimentado pensamientos eróticos o sexuales y la disfunción puede ser de por vida. La prevalencia es más alta entre los jóvenes (6% en el rango de 18-24 años) y los adultos mayores (40% en el rango de 66-74 años), con sólo un 2% entre los varones de 16-44 años.

Los pacientes con trastornos del deseo a menudo emplean la inhibición de la libido de forma defensiva frente a los temores inconscientes sobre el sexo. La carencia de deseo también puede ser el resultado de la tensión, ansiedad o depresión crónicas o del consumo de fármacos psicotrópicos y de otras sustancias que deprimen el sistema nervioso central (SNC). En las poblaciones clínicas de terapia sexual, la falta de deseo es una de las quejas más frecuentes entre las parejas casadas, siendo las mujeres más afectadas que los hombres.

No debe establecerse el diagnóstico a menos que la falta de deseo se vuelva una causa de conflicto para el paciente (tabla 18-1).

B. **Trastorno de interés o excitación sexual femenino.** La combinación del interés (o deseo) y la excitación refleja que las mujeres no necesariamente avanzan de forma gradual del deseo a la excitación, sino que experimentan el deseo simultáneo o posterior a la excitación. En consecuencia, las mujeres pueden

Tabla 18-1
Trastorno de deseo sexual hipoactivo masculino

Reducción o ausencia del apetito sexual o la libido por 6 meses o más.
Muchos factores, como la edad y la cultura, indican si el paciente se ajusta a los parámetros del deseo sexual normal.

experimentar incapacidad para sentir interés, excitación o ambas, dificultad para alcanzar el orgasmo o sentir dolor. Las quejas habituales incluyen disminución o escasez de sentimientos, pensamientos y fantasías eróticos; menor impulso para iniciar el sexo; receptividad disminuida o ausente a los avances de la pareja, e incapacidad para responder a la estimulación de la pareja.

La sensación subjetiva de excitación se correlaciona de forma deficiente con la lubricación genital, en las mujeres tanto normales como disfuncionales. Una mujer que se queja de falta de excitación puede lubricar vaginalmente, pero no experimentar una sensación subjetiva de excitación. En general, la prevalencia se encuentra subestimada. En un estudio de parejas que declaraban una felicidad marital subjetiva, el 33% de las mujeres describieron problemas de excitación. La dificultad para mantener la excitación puede reflejar conflictos psicológicos (p. ej., ansiedad, culpa y miedo) o cambios fisiológicos. Las alteraciones en las concentraciones de testosterona, estrógenos, prolactina y tiroxina han sido implicadas en el trastorno de la excitación sexual femenina. Además, los medicamentos con propiedades antihistamínicas o anticolinérgicas causan una disminución en la lubricación vaginal. Los problemas de relación son particularmente relevantes para el trastorno adquirido del interés y la excitación. En un estudio de parejas con una interacción sexual notablemente disminuida, la etiología más prevalente fue la discordia marital (tabla 18-2).

C. **Trastorno eréctil masculino.** En el trastorno eréctil masculino de por vida, hay quienes nunca han tenido una erección, mientras que en el tipo adquirido, han logrado la penetración exitosa en algún momento de su vida sexual.

El trastorno eréctil se notifica en el 10-20% de todos los hombres y es la principal queja de más del 50% de todos los pacientes tratados por trastornos sexuales. El trastorno eréctil masculino de por vida es raro; tiene lugar en cerca del 1% de los hombres menores de 35 años. La incidencia aumenta con la edad y se ha notificado en alrededor del 2-8% de la población de adultos jóvenes. La tasa aumenta hasta el 40-50% en hombres entre los 60 y 70 años.

El trastorno eréctil masculino puede ser orgánico o psicógeno, o una combinación de ambos, pero en hombres jóvenes y de mediana edad la causa por

Tabla 18-2
Trastorno de interés o excitación sexual femenino

Reducción o ausencia del apetito sexual o la libido por 6 meses o más y tres o más de las siguientes:
• Interés disminuido en el sexo
• Disminución de pensamientos o escenarios imaginativos sobre sexo
• Reducción de la receptividad y participación en el sexo
• Limitación del disfrute de situaciones sexuales
• Disminución de la capacidad de respuesta a las señales sexuales
• Reducción de las reacciones genitales y no genitales al sexo
No puede ser secuela de tensión grave en la relación u otros factores de estrés significativos.

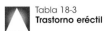

Tabla 18-3
Trastorno eréctil

Dificultad para lograr o mantener una erección o para lograr rigidez eréctil en casi todos los esfuerzos sexuales por 6 meses o más.
No puede ser secuela de tensión grave en la relación u otros factores de estrés significativos.

lo general es psicológica. Cuando hay antecedentes de erecciones espontáneas, matutinas, de buenas erecciones con la masturbación o con parejas distintas a la establecida, se trata de impotencia funcional. Las causas psicológicas del trastorno eréctil incluyen una conciencia o superyó punitivo, falta de confianza o sentimientos de insuficiencia. El trastorno eréctil también puede reflejar las dificultades de la relación de pareja (tabla 18-3).

II. Trastornos orgásmicos

A. Trastorno orgásmico femenino. El *trastorno orgásmico femenino* (*anorgasmia* u *orgasmo femenino inhibido*) es un retraso persistente, recurrente o ausencia de orgasmo tras una fase de excitación sexual normal. En el trastorno orgásmico femenino de por vida, hay quienes nunca han experimentado un orgasmo con ninguna clase de estímulo, mientras que en el trastorno orgásmico adquirido se ha experimentado previamente al menos un orgasmo. Este trastorno es más frecuente entre las mujeres solteras. La proporción estimada de mujeres casadas con más de 35 años de edad que nunca han alcanzado un orgasmo es del 5%. La proporción es mayor en las mujeres solteras y en las más jóvenes. La prevalencia general del orgasmo femenino inhibido es del 30%. Los factores psicológicos asociados con el orgasmo inhibido incluyen temores al embarazo o rechazo por parte del compañero sexual, hostilidad hacia los hombres, sentimientos de culpa sobre los impulsos sexuales o conflictos de pareja (tabla 18-4).

B. Eyaculación retardada. En la eyaculación retardada, un hombre logra la eyaculación durante el coito con gran dificultad. El problema se presenta sobre todo durante la actividad coital. El orgasmo masculino inhibido de por vida generalmente indica una psicopatología más grave. La inhibición eyaculatoria adquirida con frecuencia refleja dificultades interpersonales. La incidencia es baja en comparación con la eyaculación prematura; en un grupo de hombres fue de sólo el 3.8%. La prevalencia general notificada es del 5%, pero últimamente se ha observado un aumento de las tasas. Ello se ha atribuido al creciente uso de antidepresivos, como los inhibidores selectivos de la recaptación de serotonina (ISRS), que causan el orgasmo tardío (tabla 18-5).

C. Eyaculación prematura (precoz). En la eyaculación precoz, los hombres alcanzan el orgasmo y la eyaculación antes de lo deseado de forma persistente o recurrente. El diagnóstico se realiza cuando un hombre eyacula por lo general antes o cerca de 1 min después de la penetración. Es más frecuente

Tabla 18-4
Trastorno orgásmico femenino

Reducción en la frecuencia, urgencia o intensidad del orgasmo.
No puede ser secuela de tensión grave en la relación u otros factores de estrés significativos.

Tabla 18-5
Eyaculación retardada

Aumento en la latencia o disminución en la regularidad de la eyaculación durante casi todos los esfuerzos sexuales por 6 meses o más.
No puede ser consecuencia de tensión grave en la relación u otros factores de estrés significativos.

entre hombres jóvenes, con una nueva pareja y con educación universitaria que entre hombres con menos educación; se cree que el problema con este último grupo está relacionado con la preocupación por la satisfacción de la pareja. La eyaculación precoz es la principal queja del 35-40% de los hombres tratados debido a trastornos sexuales.

La dificultad en el control de la eyaculación se puede asociar con la ansiedad con respecto al acto sexual y a miedos inconscientes sobre la vagina. También puede ser resultado del condicionamiento si las primeras experiencias sexuales del hombre tuvieron lugar en situaciones en las que el descubrimiento habría sido vergonzoso. Una relación estresante agrava el trastorno.

Para el tratamiento se utilizan técnicas conductuales. Sin embargo, un subgrupo de eyaculadores precoces puede estar biológicamente predispuesto; son más vulnerables a la estimulación simpática o tienen un tiempo de latencia más corto del nervio del reflejo bulbocavernoso, y deben ser tratados con medicamentos, como ISRS u otros antidepresivos. Un efecto secundario de estos fármacos es la inhibición de la eyaculación.

Los antecedentes del desarrollo y la psicodinámica encontrados en la eyaculación precoz y el trastorno eréctil son similares (tabla 18-6).

III. Trastornos sexuales por dolor
   A. Trastorno de dolor genitopélvico o por penetración. En el DSM-5®, este trastorno se refiere a una o más de los siguientes síntomas, de los cuales dos o más pueden presentarse juntos: dificultad para tener relaciones sexuales, dolor genitopélvico, miedo al dolor o a la penetración, y tensión de los músculos del suelo pélvico. Previamente, éstos eran diagnosticados como *dispareunia* o *vaginismo* y podían coexistir y conducir al miedo a sentir dolor en el coito. Estos diagnósticos se clasifican dentro de una categoría diagnóstica, pero para efecto de la discusión clínica, las categorías de dispareunia y vaginismo siguen siendo clínicamente útiles (tabla 18-7).
   1. Dispareunia. La *dispareunia* es el dolor genital recurrente o persistente, que sucede antes, durante o después del coito. Este trastorno está relacionado con el vaginismo, y los episodios repetidos de vaginismo pueden causar dispareunia. El DSM-5® refiere que el 15% de las mujeres en Estados Unidos declaran sentir dolor recurrente durante el coito.

Tabla 18-6
Eyaculación prematura (precoz)

Eyaculación indeseada durante el primer minuto después de la penetración (vaginal).
La eyaculación se produce de forma precoz durante casi todos los encuentros sexuales.
No existen criterios de duración para otros sitios de penetración.

Tabla 18-7
Trastorno de dolor genitopélvico o penetración

Problemas con al menos una de las siguientes opciones:
• Penetración vaginal
• Fuerte dolor pélvico vaginal durante los intentos de penetración
• Ansiedad por sentir dolor
• Contracción de los músculos pélvicos durante la penetración

Aunque el dolor genitopélvico causa angustia, no puede ser consecuencia de tensión grave en la relación u otros factores de estrés significativos.

El dolor pélvico crónico es una queja frecuente en las mujeres con antecedentes de abuso sexual infantil o violación. El coito doloroso puede ser el resultado de la tensión y la ansiedad, y hace que las relaciones sexuales sean desagradables o insoportables. La dispareunia es poco frecuente en los hombres y generalmente está asociada con una afección médica (p. ej., enfermedad de Peyronie). La dispareunia puede presentarse como cualquiera de las cuatro quejas incluidas en el trastorno de dolor genitopélvico o por penetración y debe ser diagnosticada como tal.

2. **Vaginismo.** Se define como la contracción muscular o espasmo involuntario del tercio exterior de la vagina que interfiere con la inserción del pene y el coito.

El vaginismo puede ser completo, es decir, no es posible la penetración de la vagina. En una forma menos grave, el dolor dificulta la penetración, pero ésta no es imposible.

Afecta sobre todo a mujeres con un alto nivel educativo y de grupos socioeconómicos elevados. Los traumas sexuales, como la violación o las experiencias desagradables en el primer coito, pueden causar vaginismo. Una estricta educación religiosa en la que el sexo se asocia con el pecado es frecuente en estas pacientes.

IV. Disfunción sexual debido a una afección médica general

A. Trastorno eréctil debido a una afección médica general. La estadística indica que el 20-50% de los hombres con trastorno eréctil tienen una causa orgánica. La etiología fisiológica es probable en hombres mayores de 50 años y representa la causa más probable en hombres mayores de 60 años. Las causas orgánicas del trastorno eréctil se enumeran en la tabla 18-8.

Los siguientes procedimientos pueden ayudar a diferenciar el trastorno eréctil debido a una causa orgánica del funcional:

1. Monitorización de la tumescencia peneana nocturna (erecciones durante el sueño de movimientos oculares rápidos)

2. Monitorización de la tumescencia con un medidor de tensión

3. Medición de la presión arterial en el pene mediante el empleo de un pletismógrafo peneano

Otros diagnósticos incluyen pruebas de tolerancia a la glucosa, análisis de hormonas en plasma, pruebas de función hepática y tiroidea, determinación de prolactina y hormona foliculoestimulante o folitropina y exámenes cistométricos.

Tabla 18-8
Enfermedades y otras afecciones médicas implicadas en el trastorno eréctil

Enfermedades infecciosas y parasitarias Elefantiasis Parotiditis Enfermedades cardiovasculares[a] Enfermedad ateroesclerótica Aneurisma de aorta Síndrome de Leriche Insuficiencia cardíaca Enfermedades renales y urológicas Enfermedad de Peyronie Insuficiencia renal crónica Hidrocele y varicocele Trastornos hepáticos Cirrosis (por lo general, asociada con dependencia de alcohol) Enfermedades pulmonares Insuficiencia respiratoria Trastornos genéticos Síndrome de Klinefelter Anomalías congénitas, vasculares y estructurales del pene Trastornos nutricionales Desnutrición Hipovitaminosis Obesidad Trastornos endocrinos[a] Diabetes mellitus Acromegalia Enfermedad de Addison Adenoma cromófobo Neoplasia suprarrenal Mixedema Hipertiroidismo	Trastornos neurológicos Esclerosis múltiple Mielitis transversa Enfermedad de Parkinson Epilepsia del lóbulo temporal Enfermedades traumáticas y neoplásicas de la médu- la espinal[a] Tumores del sistema nervioso central Esclerosis lateral amiotrófica Neuropatía periférica Paresia general Tabes dorsal Factores farmacológicos Alcohol y otras sustancias inductoras de dependencia (heroína, metadona, morfina, cocaína, anfetaminas y barbitúricos) Medicamentos de prescripción (psicotrópicos, fármacos antihipertensivos, estrógenos y antiandrógenos) Intoxicación Plomo (saturnismo) Herbicidas Intervenciones quirúrgicas[a] Prostatectomía perineal Resección abdominal-perineal del colon Simpatectomía (con frecuencia interfiere con la eyaculación) Cirugía aortoilíaca Cistectomía radical Linfadenectomía retroperitoneal Otras Radioterapia Fractura pélvica Cualquier enfermedad sistémica grave o afección debilitante

[a] Se ha estimado que en Estados Unidos, dos millones de varones tienen impotencia debido a diabetes mellitus, 300 000 más son impotentes debido a otras enfermedades endocrinas, 1.5 millones lo son
por una enfermedad vascular, 180 000 por esclerosis múltiple, 400 000 por traumatismos y fracturas que
dan lugar a fracturas pélvicas o a lesiones de la médula espinal, y otros 650 000 debido a una cirugía
radical, incluyendo prostatectomía, colostomía y cistectomía.

B. Dispareunia debido a una afección médica general. Se estima que el 30%
de todos los procedimientos quirúrgicos en el área genital femenina producen
dispareunia temporal. Además, el 30-40% de las mujeres con este problema que
asisten a consulta en clínicas de terapia sexual tienen una patología pélvica. Las
anomalías orgánicas que conducen a la dispareunia y el vaginismo incluyen
restos himeneales irritados o infectados, cicatrices de episiotomía, infección de
la glándula de Bartolino, diversas formas de vaginitis y cervicitis, endometriosis y adenomiosis. Las mujeres con miomas, endometriosis y adenomiosis han
informado dolor poscoital y se atribuye a las contracciones uterinas durante el
orgasmo. Las mujeres posmenopáusicas pueden tener dispareunia como resultado del adelgazamiento de la mucosa vaginal y la lubricación reducida.

Dos afecciones que produce la dispareunia, no evidentes a primera vista
en la exploración física, son la vestibulitis vulvar y la cistitis intersticial.

Tabla 18-9
Neurofisiología de la disfunción sexual

	DA	5-HT	NA	ACh	Correlación clínica
Erección	↑		α, β ↓ ↑	M	Los antipsicóticos pueden dar lugar a un trastorno eréctil (bloqueo de DA): los agonistas de la DA pueden generar un aumento de la erección y la libido; priapismo con trazodona (bloqueador α_1); los β-bloqueadores pueden conducir a la impotencia.
Eyaculación y orgasmo	± ↓		α_1 ↑	M	Los α-bloqueadores (fármacos tricíclicos, IMAO, tioridazina) pueden dar lugar a un problema de eyaculación; los agentes 5-HT tienen la capacidad de inhibir el orgasmo.

↑, facilita; ↓, inhibe o disminuye; ±, un poco o mínimo; 5-HT, serotonina; ACh, acetilcolina; DA, dopamina; M, modula; NA, noradrenalina.
Reimpreso con permiso de: Segraves R. *Psychiatric Times.* 1990.

C. **Trastorno de deseo sexual hipoactivo masculino y trastorno de interés o excitación sexual femenino debido a una afección médica general.** Con frecuencia, el deseo sexual disminuye después de una enfermedad grave o cirugía, sobre todo cuando la imagen del cuerpo se ve afectada después de procedimientos como la mastectomía, ileostomía, histerectomía y prostatectomía. En algunos casos, existen correlatos bioquímicos asociados con el trastorno del deseo sexual hipoactivo (tabla 18-9). Los medicamentos que deprimen el SNC o disminuyen la producción de testosterona también pueden disminuir el deseo.

D. **Otras disfunciones sexuales masculinas debidas a una afección médica general.** La eyaculación retardada puede tener causas fisiológicas y manifestarse después de una cirugía en la zona genitourinaria, por ejemplo la prostatectomía. También puede estar asociada con la enfermedad de Parkinson y otros trastornos neurológicos que afectan las secciones lumbar o sacra de la médula espinal. El fármaco antihipertensivo guanetidina monosulfato, la metildopa, las fenotiazinas, los fármacos tricíclicos y los ISRS, entre otros, han sido implicados en la eyaculación retardada (tabla 18-10).

E. **Otras disfunciones sexuales femeninas debidas a una afección médica general.** Algunas afecciones médicas, en especial las enfermedades endocrinas como el hipotiroidismo, la diabetes mellitus y la hiperprolactinemia primaria, pueden afectar la capacidad de la mujer para tener orgasmos.

F. **Disfunción sexual inducida por sustancias o medicamentos.** El diagnóstico de la disfunción sexual inducida por sustancias se utiliza cuando existe evidencia de intoxicación o síntomas de abstinencia debidos a sustancias a partir de los antecedentes, la exploración física o los hallazgos de laboratorio. La alteración de la función sexual debe ser predominante en el cuadro clínico (tabla 18-11). En general, los serotoninérgicos, los antagonistas de la dopamina y los medicamentos que aumentan la prolactina o afectan al sistema nervioso autónomo tienen un efecto negativo en la función sexual. Con las sustancias de abuso frecuente, la disfunción ocurre al mes de intoxicación o de abstinencia significativa. En dosis pequeñas, algunas sustancias (p. ej., anfetaminas) pueden mejorar el funcionamiento sexual, pero su abuso deteriora las funciones eréctil, orgásmica y eyaculatoria.

De acuerdo con algunas mujeres, los anticonceptivos orales disminuyen la libido y algunas sustancias con efectos secundarios anticolinérgicos

Tabla 18-10
Medicamentos implicados en la disfunción sexual masculina

Fármaco	Impide la erección	Impide la eyaculación
Fármacos psiquiátricos		
Inhibidores selectivos de la recaptación		
de serotonina[a]		
Citalopram	–	+
Fluoxetina	–	+
Paroxetina	–	+
Sertralina	–	+
Fármacos cíclicos		
Imipramina	+	+
Protriptilina	+	+
Desipramina	+	+
Clomipramina	+	+
Amitriptilina	+	+
Inhibidores de la monoaminooxidasa		
Tranilcipromina	+	
Fenelzina	+	+
Pargilina	–	+
Isocarboxazida	–	+
Otros eutimizantes		
Litio	+	
Anfetaminas	+	+
Trazodona[b]	–	–
Venlafaxina	–	+
Antipsicóticos[c]		
Flufenazina	+	
Tioridazina	+	+
Clorprotixeno	–	+
Mesoridazina	–	+
Perfenazina	–	+
Trifluoperazina	–	+
Reserpina	+	+
Haloperidol	–	+
Ansiolíticos[d]		
Clordiazepóxido	–	+
Antihipertensivos		
Clonidina	+	
Metildopa	+	+
Espironolactona	+	–
Hidroclorotiazida	+	–
Guanetidina	+	+
Sustancias habituales de abuso		
Alcohol	+	+
Barbitúricos	+	+
Cannabis	+	–
Cocaína	+	+
Heroína	+	+
Metadona	+	–
Morfina	+	+
Otros		
Fármacos antiparkinsonianos	+	+
Clofibrato	+	–
Digoxina	+	–
Glutetimida	+	+
Indometacina	+	–
Fentolamina	–	+
Propranolol	+	–

[a] Los ISRS también disminuyen el deseo.

[b] La trazodona ha sido causa de algunos casos de priapismo.

[c] El deterioro de la función sexual no es una complicación habitual del uso de antipsicóticos. En ocasiones se ha producido priapismo asociado con el uso de antipsicóticos.

[d] Se ha informado que las benzodiazepinas disminuyen la libido, pero en algunos pacientes la reducción de la ansiedad causada por esos fármacos mejora la función sexual.

Tabla 18-11
Disfunción sexual inducida por sustancias o medicamentos

Cambio angustiante en la función sexual durante o poco después de la intoxicación o el retiro de una sustancia o medicamento que se sabe que produce dichos síntomas.
Las señales de alerta incluyen delirio y síntomas de disfunción sexual fuera de la influencia de la sustancia o medicamento.

pueden deteriorar la excitación y el orgasmo. También se ha informado que las benzodiazepinas disminuyen la libido, pero en algunas pacientes la reducción de la ansiedad por fármacos aumenta la función sexual. Se ha reportado tanto aumento como descenso de la libido con los fármacos psicoactivos. El alcohol puede facilitar el inicio de la actividad sexual al eliminar la inhibición, pero también afecta el rendimiento. La disfunción sexual asociada con el uso de un fármaco desaparece al suspender el medicamento. En la tabla 18-12 se incluye una lista de medicamentos psiquiátricos que pueden inhibir el orgasmo femenino.

G. **Medicamentos implicados en la disfunción sexual.** Casi todos los medicamentos, en particular los utilizados en psiquiatría, se han asociado con un efecto sobre la sexualidad. Los efectos de los fármacos psicoactivos se detallan más adelante en esta sección. Para una lista detallada de medicamentos que afectan el funcionamiento sexual, *véase* la tabla 18-13 .

1. **Fármacos antipsicóticos.** La mayoría de los antipsicóticos son antagonistas del receptor de la dopamina, que también bloquea los receptores adrenérgicos y colinérgicos, explicando así los efectos sexuales adversos.

2. **Antidepresivos.** Los antidepresivos tricíclicos y tetracíclicos tienen efectos anticolinérgicos que interfieren con la erección y retrasan la eyaculación. Se ha informado que la clomipramina aumenta el deseo sexual en algunas personas. La selegilina, un inhibidor selectivo de la MAO de tipo B (MAO_B) y el bupropión también aumentan el deseo sexual. Los ISRS y los

Tabla 18-12
Algunos medicamentos psiquiátricos empleados en el orgasmo femenino inhibido[a]

Antidepresivos tricíclicos	Antagonistas del receptor de la dopamina
Imipramina	Tioridazina
Clomipramina	Trifluoperazina
Nortriptilina	
	Inhibidores selectivos de la recaptación de serotonina
Inhibidores de la monoaminooxidasa	Fluoxetina
Tranilcipromina	Paroxetina
Fenelzina	Sertralina
Isocarboxazida	Fluvoxamina
	Citalopram

[a] La interrelación entre la disfunción sexual femenina y los agentes farmacológicos ha sido evaluada en menor medida que las reacciones masculinas. Los anticonceptivos orales disminuyen la libido según informan algunas mujeres, y algunas sustancias con efectos secundarios anticolinérgicos pueden deteriorar la excitación y el orgasmo. El uso prolongado de anticonceptivos orales también puede causar cambios fisiológicos parecidos a la menopausia que producen trastorno por dolor genitopélvico o penetración. También se ha reportado que las benzodiazepinas disminuyen la libido, pero en algunos pacientes la reducción de la ansiedad causada por los fármacos aumenta la función sexual. Se ha reportado tanto el aumento como la disminución de la libido con los fármacos psicoactivos. Es difícil separar esos efectos de la afección subyacente o de su mejoría. La disfunción sexual asociada con el uso de un fármaco desaparece al suspenderse el medicamento.

Tabla 18-13
Algunos medicamentos implicados en las disfunciones sexuales

Fármaco	Impide la erección	Impide la eyaculación
Fármacos psiquiátricos		
Fármacos cíclicos[a]		
Imipramina	+	+
Protriptilina	+	+
Desipramina	+	+
Clomipramina	+	+
Amitriptilina	+	+
Trazodona[b]	–	–
Inhibidores de la monoaminooxidasa		
Tranilcipromina	+	
Fenelzina	+	+
Pargilina	–	+
Isocarboxazida	–	+
Otros eutimizantes		
Litio	+	
Anfetaminas	+	+
Fluoxetina[e]	–	+
Antipsicóticos[c]		
Flufenazina	+	
Tioridazina	+	+
Clorprotixeno	–	+
Mesoridazina	–	+
Perfenazina	–	+
Trifluoperazina	–	+
Reserpina	+	+
Haloperidol	–	+
Ansiolíticos[d]		
Clordiazepóxido	–	+
Antihipertensivos		
Clonidina	+	
Metildopa	+	+
Espironolactona	+	–
Hidroclorotiazida	+	–
Guanetidina	+	+
Sustancias de abuso frecuentes		
Alcohol	+	+
Barbitúricos	+	+
Cannabis	+	–
Cocaína	+	+
Heroína	+	+
Metadona	+	–
Morfina	+	+
Otros		
Fármacos antiparkinsonianos	+	+
Clofibrato	+	–
Digoxina	+	–
Glutetimida	+	+
Indometacina	+	–
Fentolamina	–	+
Propranolol	+	–

[a] La incidencia del trastorno eréctil asociado con el uso de fármacos tricíclicos es baja.

[b] La trazodona ha sido causa de algunos casos de priapismo.

[c] La alteración de la función sexual no es una complicación frecuente del uso de antipsicóticos. En ocasiones se ha producido priapismo asociado con el uso de antipsicóticos.

[d] Se ha informado que las benzodiazepinas disminuyen la libido, pero en algunos pacientes la reducción de la ansiedad causada por estos fármacos mejora la función sexual.

[e] Todos los ISRS pueden producir disfunción sexual, con más frecuencia entre los hombres.

inhibidores de la recaptación de serotonina y noradrenalina (IRSN) reducen el impulso sexual y la dificultad para alcanzar el orgasmo en ambos sexos.

a. **Litio.** El litio regula el estado de ánimo y, en estado maníaco, puede reducir la hipersexualidad, posiblemente a través de la actividad antagonista de la dopamina. En algunos pacientes se han informado problemas de erección.

b. **Simpaticomiméticos.** Los psicoestimulantes elevan las concentraciones plasmáticas de noradrenalina y dopamina. La libido se incrementa; sin embargo, con el uso prolongado, los hombres pueden experimentar una pérdida de deseo y de erecciones.

c. **Antagonistas de los receptores α-adrenérgicos y β-adrenérgicos.** Estos disminuyen la descarga nerviosa simpática tónica de los centros vasomotores en el cerebro y pueden causar impotencia, disminuir el volumen de eyaculación y producir eyaculación retrógrada.

3. **Anticolinérgicos.** Los anticolinérgicos bloquean los receptores colinérgicos y causan resequedad de las mucosas (incluyendo las de la vagina) y trastorno eréctil. Sin embargo, la amantadina puede revertir la anorgasmia inducida por los ISRS a través de su efecto dopaminérgico.

4. **Antihistamínicos.** Los medicamentos como la difenhidramina pueden inhibir la función sexual. La ciproheptadina, aunque es un antihistamínico, es un antagonista de la serotonina y revierte los efectos adversos sexuales producidos por los ISRS.

5. **Ansiolíticos.** Las benzodiazepinas disminuyen la ansiedad y, como resultado, mejoran la función sexual en personas inhibidas por la ansiedad.

6. **Alcohol.** El alcohol puede producir trastorno eréctil en los hombres, pero paradójicamente aumenta las concentraciones de testosterona en las mujeres. Ello explica por qué las mujeres tienen una mayor libido después de beber pequeñas cantidades de alcohol.

7. **Opiáceos.** Los opiáceos, como la heroína, tienen efectos sexuales adversos, tales como trastorno eréctil y disminución de la libido. La alteración de la consciencia puede realzar la experiencia sexual en los usuarios ocasionales.

V. **Tratamiento**

El tratamiento se centra en la exploración de conflictos inconscientes, motivación, fantasías y diversas dificultades interpersonales. Los métodos que han probado ser eficaces, solos o en combinación, incluyen: (1) entrenamiento en habilidades conductuales-sexuales, (2) desensibilización sistemática, (3) terapia de pareja, (4) abordajes psicodinámicos, (5) terapia de grupo, (6) tratamiento farmacológico, (7) cirugía e (8) hipnoterapia. La evaluación y el tratamiento deben abordar la posibilidad de los trastornos de la personalidad y las afecciones físicas acompañantes. La adición de técnicas conductuales a menudo es necesaria para curar el problema sexual.

A. **Terapia sexual de pareja.** La base teórica de la terapia sexual de pareja es el concepto de la unidad conyugal o díada como el objeto de la terapia. En este tipo de terapia, el tratamiento se basa en el concepto de que cuando una persona disfuncional está en una relación, debe tratarse a la pareja. Se realiza una sesión de mesa redonda en la que un equipo de terapia masculino y femenino aclara, discute y trabaja los problemas con la pareja y se insta a una comunicación abierta entre ellos.

B. Técnicas y ejercicios específicos

Se utilizan diversas técnicas para tratar los distintos trastornos sexuales.

1. **Vaginismo.** Se aconseja a la mujer que dilate su abertura vaginal con los dedos o con dilatadores.

2. **Eyaculación prematura.** Se utiliza la técnica del apretón para elevar el umbral de la excitabilidad del pene. El paciente o su compañero aprietan con fuerza el borde coronal del glande ante la primera sensación de eyaculación inminente. Se disminuye la erección y se inhibe la eyaculación. La técnica de iniciar y parar constituye una variante. Se detiene el estímulo mientras que la excitación aumenta, pero no se utiliza ningún apretón.

3. **Trastorno eréctil.** Algunas veces se le pide al hombre que se masturbe para demostrar que la erección completa y la eyaculación son posibles.

4. **Trastorno orgásmico femenino (anorgasmia primaria).** La mujer recibe instrucciones de masturbarse, a veces con el uso de un vibrador. Se alienta el uso de la fantasía.

5. **Eyaculación retardada.** El manejo es a través de la eyaculación extravaginal, al principio, y la entrada vaginal gradual después de la estimulación hasta el punto de la eyaculación.

C. Hipnoterapia. Los hipnoterapeutas se centran específicamente en la situación productora de ansiedad, es decir, la interacción sexual que produce la disfunción. El uso eficaz de la hipnosis permite a los pacientes controlar el síntoma que ha disminuido su autoestima y alterado la homeostasia psicológica. El objetivo del tratamiento es la eliminación de síntomas y la alteración de la actitud. La hipnosis se puede agregar a un programa de psicoterapia individual básico para acelerar los efectos de la intervención psicoterapéutica.

D. Terapia conductual. El terapeuta conductual le permite al paciente dominar la ansiedad a través de un programa estándar de desensibilización sistemática, que está diseñado para inhibir la respuesta ansiosa aprendida mediante el fomento de comportamientos antitéticos a la ansiedad. Primero, el paciente trata con la situación que menos ansiedad le produce en la fantasía y progresa por etapas hacia la situación de mayor ansiedad. A veces se utilizan medicamentos, la hipnosis y el entrenamiento especial en la relajación muscular profunda para ayudar con el dominio inicial de la ansiedad. Se pueden prescribir ejercicios sexuales a partir de las actividades que han demostrado ser más placenteras y eficaces en el pasado.

E. Atención plena (*mindfulness*). La atención plena es una técnica cognitiva que ha sido útil en el tratamiento de la disfunción sexual. El paciente debe enfocarse en el momento y mantenerse alerta de las sensaciones (visuales, táctiles, auditivas y olfativas) que experimenta.

F. Terapia de grupo. La terapia de grupo proporciona un fuerte sistema de apoyo para un paciente que se siente avergonzado, ansioso o culpable por un problema sexual en particular. Es un foro útil para contrarrestar mitos sexuales, corregir conceptos erróneos y proporcionar información precisa sobre anatomía, fisiología y variedades del comportamiento sexual. La terapia grupal puede ser un complemento de otras formas de terapia o el modo principal

Tabla 18-14
Farmacocinética de los inhibidores de PDE-5

	Sildenafilo 100 mg	Vardenafilo 20 mg	Tadalafilo 20 mg
Concentración máxima	450 ng/mL	20.9 ng/mL	378 ng/mL
Tiempo para alcanzar la concentración máxima	1.0 h	0.7 h	2.0 h
Vida media	4 h	3.9 h	17.5 h

De: Arnold LM. Vardenafil & Tadalafil: Options for erectile dysfunction. *Curr Psychiatr.* 2004;3(2):46.

de tratamiento. Las técnicas, como el juego de roles y el psicodrama, pueden utilizarse en el tratamiento.

G. Terapia sexual de orientación analítica. Una de las modalidades de tratamiento más eficaces es la integración de la terapia sexual (capacitación en habilidades conductuales-sexuales) con psicoterapia psicodinámica de orientación psicoanalítica. Las conceptualizaciones psicodinámicas se agregan a las técnicas conductuales para el tratamiento de pacientes.

H. Tratamientos biológicos. Los tratamientos biológicos, que incluyen fármacos, cirugía y dispositivos mecánicos, se emplean para tratar casos específicos de trastorno sexual. La mayoría de los avances recientes involucran la disfunción sexual masculina. Se están llevando a cabo estudios para probar el tratamiento biológico de la disfunción sexual en las mujeres.

I. Tratamiento farmacológico. La mayoría de los tratamientos farmacológicos implican las disfunciones sexuales masculinas. Se están realizando estudios para evaluar el uso de medicamentos para tratar a las mujeres. Se pueden utilizar medicamentos para tratar trastornos sexuales de causa fisiológica, psicológica o mixta. En los últimos dos casos, el tratamiento farmacológico se utiliza además de una forma de psicoterapia.

J. Tratamiento del trastorno eréctil y la eyaculación prematura. Los principales medicamentos nuevos para tratar la disfunción sexual son el sildenafilo y sus congéneres (tabla 18-14); fentolamina oral; alprostadil y medicamentos inyectables; papaverina, prostaglandina E$_1$, fentolamina o alguna combinación de éstos, y un alprostadil transuretral, todos usados para tratar la disfunción eréctil.

 CONSEJOS CLÍNICOS

Al prescribir cualquiera de estos medicamentos hay que asegurarse de explicar al paciente que la píldora no produce una erección espontánea. La estimulación sexual es necesaria para producir la erección.

El sildenafilo, un potenciador de óxido nítrico, facilita el flujo de sangre al pene necesario para lograr una erección durante aproximadamente 4 h. El medicamento no funciona en ausencia de estimulación sexual. Su empleo está contraindicado en pacientes con enfermedades cardiovasculares. Los nuevos potenciadores de óxido nítrico son el vardenafilo y tadalafilo. El tadalafilo es eficaz hasta por 36 h.

Otros medicamentos actúan como vasodilatadores en el pene. Entre éstos se incuyen la prostaglandina oral; el alprostadilo, una fentolamina inyectable; y un supositorio transuretral de alprostadil (MUSE, *medicated urethral system for erections*). Los agentes α-adrenérgicos, como metilfenidato, dextroanfetamina y yohimbina, también se usan para tratar el trastorno eréctil. Los ISRS y los antidepresivos heterocíclicos alivian la eyaculación precoz debido a su efecto secundario de inhibir el orgasmo.

La flibanserina, un medicamento para aumentar el deseo en las mujeres, fue aprobado para su uso en 2015. Actualmente se encuentra disponible y se utiliza para el tratamiento de mujeres premenopáusicas con trastorno del deseo sexual hipoactivo. Los efectos adversos incluyen mareos, náuseas, fatiga, somnolencia diurna y sueño nocturno interrumpido. Beber alcohol causa una caída grave en la presión arterial. Debido a la limitación de los datos de comercialización, los médicos deben tener cuidado al recetar este medicamento.

K. Tratamiento del trastorno de aversión sexual. Los antidepresivos cíclicos y los ISRS se utilizan si las personas con esta disfunción se consideran fóbicas de los genitales.

L. Terapia hormonal. Los andrógenos aumentan el deseo sexual en las mujeres y en los hombres con bajas concentraciones de testosterona. Las mujeres pueden experimentar efectos virilizantes, algunos de los cuales son irreversibles (p. ej., la profundización de la voz). En los hombres, el uso prolongado de andrógenos produce hipertensión y agrandamiento de la próstata.

El uso de estrógenos puede causar disminución de la libido; en tales casos, se ha utilizado una preparación combinada de estrógenos y testosterona de manera eficaz.

M. Antiandrógenos y antiestrógenos. Los estrógenos y la progesterona son antiandrógenos que se han empleado para tratar el comportamiento sexual compulsivo en hombres, generalmente en delincuentes sexuales.

VI. Otras disfunciones sexuales especificadas

Muchos trastornos sexuales no se pueden clasificar como disfunciones sexuales o parafilias. Estos trastornos sin clasificar son raros, se encuentran poco documentados, no son fáciles de clasificar o no se describen de manera específica en el DSM-5®. No obstante, son síndromes que los terapeutas han visto clínicamente (tabla 18-15).

A. Disforia poscoital. Se produce durante la fase de resolución de la actividad sexual, cuando las personas normalmente experimentan una sensación de bienestar y relajación muscular y psicológica. Algunas personas se sienten deprimidas, tensas, ansiosas e irritables y muestran agitación psicomotriz. A menudo quieren alejarse de sus parejas y pueden ser hostiles verbal o incluso físicamente; es más frecuente en los hombres.

Tabla 18-15
Otras disfunciones sexuales especificadas

Disfunción sexual que no satisface todos los criterios (p. ej., aversión sexual).

Tabla 18-16
Signos de adicción al sexo

1. Comportamiento fuera de control
2. Consecuencias adversas graves (médicas, legales, interpersonales) debidas a la conducta sexual
3. Búsqueda persistente de comportamiento sexual autodestructivo o de alto riesgo
4. Repetidos intentos de limitar o detener el comportamiento sexual
5. Obsesión sexual y fantasía como mecanismo principal de afrontamiento
6. Necesidad de cantidades crecientes de actividad sexual
7. Cambios de humor graves relacionados con la actividad sexual (p. ej., depresión, euforia)
8. Cantidad excesiva de tiempo dedicado a obtener sexo, ser sexual o recuperarse de la experiencia sexual
9. Interferencia del comportamiento sexual en actividades sociales, ocupacionales o recreativas

Datos de: Carnes P. *Don't Call It Love*. New York: Bantam Books; 1991.

B. Problemas de pareja. A veces, surge el problema de la "unidad conyugal" o pareja, en lugar de tratarse de una disfunción individual. Por ejemplo, uno de los miembros de la pareja puede preferir el sexo por la mañana, pero al otro se le facilita más por la noche, o cada uno tiene frecuencias desiguales de deseo.

C. Problemas de imagen corporal. Algunos individuos están avergonzados de sus cuerpos e insisten en el sexo solamente en la oscuridad total, no permiten que ciertas partes del cuerpo sean vistas o tocadas, o buscan procedimientos quirúrgicos innecesarios para ocuparse de sus inadecuaciones imaginarias. Debe descartarse el trastorno dismórfico corporal.

D. Adicción al sexo y compulsividad. El concepto de adicción al sexo se desarrolló en las últimas dos décadas para referirse a las personas que buscan experiencias sexuales de forma compulsiva y cuyo comportamiento se deteriora si no pueden satisfacer sus impulsos sexuales.

En el DSM-5® no se incluyen los términos *adicción al sexo* o *sexualidad compulsiva*, no se consideran trastornos ni se aceptan de manera universal. Tales personas muestran intentos repetidos y cada vez más frecuentes de tener una experiencia sexual, a falta de la cual se presentan síntomas de angustia.

Los signos de la adicción sexual se enumeran en la tabla 18-16.

E. Tipos de patrones de comportamiento. Las parafilias son los patrones de comportamiento que se encuentran con mayor frecuencia en el adicto al sexo. Las características esenciales de una parafilia son impulsos o comportamientos sexuales recurrentes e intensos, que incluyen exhibicionismo, fetichismo, frotteurismo, sadomasoquismo, travestismo, voyeurismo y pedofilia. Las parafilias se asocian con un sufrimiento clínicamente significativo e interfieren de modo casi invariable con las relaciones interpersonales, y frecuentemente dan lugar a complicaciones legales.

1. Malestar en torno a la orientación sexual. La angustia por la orientación sexual se caracteriza por la insatisfacción con los patrones de excitación sexual, por lo general, con los patrones homosexuales, el deseo de aumentar la excitación heterosexual y los fuertes sentimientos negativos acerca de ser homosexual.

El tratamiento de la angustia por orientación sexual, también conocido como *conversión* o *terapia reparativa*, es controvertido.

Otro estilo de intervención más frecuente está dirigido a permitir que las personas con angustia persistente y marcada sobre la orientación sexual vivan cómodamente con la homosexualidad, sin vergüenza, culpa, ansiedad o depresión. Los centros de orientación gay están comprometidos con los pacientes en dichos programas de tratamiento. La American Psychiatric Association se opone a la terapia de conversión con dos fundamentos: se basa en el supuesto de que la homosexualidad es una enfermedad y no se ha demostrado que funcione. Los opositores a la terapia de conversión no sólo la consideran falta de ética, sino ilegal, y algunos grupos promueven leyes en las que los terapeutas tengan prohibido realizar o promover estos abordajes. En general, se ha desacreditado la terapia de conversión.

2. **Trastorno de excitación genital persistente.** Este trastorno, antes denominado *síndrome de excitación sexual persistente*, se diagnostica en las mujeres con un sentimiento continuo de excitación sexual, que resulta desagradable, requiere liberación e interfiere con los placeres y actividades de la vida. Estas mujeres se masturban con relativa frecuencia, en ocasiones de forma incesante, puesto que el clímax les ofrece alivio. No obstante, el alivio es temporal y la sensación de excitación vuelve con rapidez y perdura. En estos casos, la sensación de excitación no es ni placentera ni excitante. Se informó un caso de intento de suicidio por este síndrome. Se especula que este trastorno se debe a un daño o una anomalía nerviosa, pero se desconoce su etiología.

3. **Orgasmo femenino prematuro.** Se ha descrito un caso de orgasmos múltiples espontáneos sin estimulación sexual en una mujer, debido a un foco epileptógeno en el lóbulo temporal. También se han publicado casos de pacientes que toman antidepresivos (p. ej., fluoxetina y clomipramina) y experimentan orgasmos espontáneos asociados con los bostezos.

4. **Cefalea poscoital.** La *cefalea poscoital*, o aparición de cefalea inmediatamente tras el coito, puede durar varias horas. Se describe como pulsátil y se localiza en el área occipital o frontal. Se desconoce su causa.

5. **Anhedonia orgásmica.** La *anhedonia orgásmica* es una enfermedad en la que un individuo no tiene la sensación física del orgasmo, a pesar de que el componente fisiológico (p. ej., la eyaculación) permanece intacto.

6. **Dolor masturbatorio.** Los individuos pueden experimentar dolor durante la masturbación. Siempre deben descartarse las causas orgánicas; un pequeño desgarro vaginal o las fases precoces de la enfermedad de Peyronie pueden producir una sensación dolorosa. Debe diferenciarse esta enfermedad de la masturbación compulsiva.

VII. Disforia de género

A. **Introducción.** El término *disforia de género* se refiere a la persona con una notable incongruencia entre su género experimentado o expresado y el que le fue asignado al nacer.

El término *identidad de género* se refiere la identificación del individuo como varón o mujer, que la mayoría de las veces corresponde con el sexo anatómico. Los individuos con disforia de género expresan su descontento con el sexo asignado como un deseo de tener el cuerpo del otro sexo o de ser apreciados socialmente como personas del sexo opuesto.

El término *transgénero* es un término general utilizado para referirse a quienes se identifican con un género diferente al que nacieron (a veces referido como su *género asignado*).

B. Trastornos de identidad de género. Son un grupo de trastornos que tienen como principal síntoma la preferencia persistente por el rol del sexo opuesto y la sensación de que nacieron en el sexo equivocado.

Las personas con trastorno de identidad de género tratan de vivir o pasar como miembros del sexo opuesto. Los *transexuales* quieren tratamiento biológico (cirugía, hormonas) para cambiar su sexo biológico y adquirir las características anatómicas del sexo opuesto. Los trastornos pueden coexistir con otras patologías o estar circunscritos, y los pacientes pueden funcionar de manera competente en muchas áreas de sus vidas.

C. Diagnóstico, signos y síntomas

1. Niños. La disforia de género en los niños es una incongruencia entre el género expresado y el asignado. El criterio más importante es el deseo o insistencia de ser del otro género. Muchos niños con disforia de género prefieren la vestimenta típica y los compañeros del otro género, así como los juegos, juguetes y roles de juego asociados con el otro género. Los niños pueden expresar el deseo de tener genitales diferentes, afirmar que sus genitales van a cambiar u orinar en la posición (de pie o sentados) típica del otro sexo.

2. Adolescentes y adultos. Los adolescentes y adultos diagnosticados con disforia de género también deben mostrar una incongruencia entre el género expresado y el asignado. Además, deben cumplir con al menos dos de seis criterios, la mitad de los cuales están relacionados con sus características sexuales secundarias actuales (o en el caso de adolescentes precoces, futuras) o deseadas. Otros criterios incluyen un fuerte deseo de ser del otro género, ser tratados como los del otro género, o la creencia de que se tienen los típicos sentimientos y reacciones del otro género.

D. Epidemiología

1. Desconocida, pero rara.

2. La relación hombres a mujeres es de 4:1.

3. Casi todas las mujeres con trastornos de género tienen una orientación homosexual.

4. El 50% de los hombres con trastornos de género tiene una orientación homosexual, y el 50% tiene una orientación heterosexual, bisexual o asexual.

5. La prevalencia de la transexualidad es 1 por cada 10 000 varones y 1 por 30 000 mujeres.

E. Etiología

Biológica. La testosterona afecta a las neuronas del cerebro que contribuyen a su masculinización en áreas como el hipotálamo. Aún es controvertido el papel que esta hormona desempeña en los patrones de comportamiento masculino o femenino de los trastornos de identidad de género. Los esteroides sexuales influyen en la expresión del comportamiento sexual en hombres y mujeres maduros (la testosterona puede aumentar la libido y la agresividad en hombres y mujeres, mientras que los estrógenos o la progesterona pueden disminuir la libido y la agresividad en los hombres).

Tabla 18-17
Clasificación de los trastornos intersexuales[a]

Síndrome	Descripción
Hiperplasia suprarrenal virilizante (síndrome adrenogenital)	Es el resultado de un exceso de andrógenos en fetos con genotipo XX. Es el trastorno intersexual femenino más frecuente. Se asocia con agrandamiento del clítoris, fusión de los labios e hirsutismo durante la adolescencia.
Síndrome de Turner	Es el resultado de la falta del segundo cromosoma sexual femenino (XO). Se asocia con cuello arrugado, enanismo y cúbito en valgo. No se producen hormonas sexuales. Infertilidad; generalmente asignados como mujeres debido a los genitales de aspecto femenino.
Síndrome de Klinefelter	El genotipo es XXY. Hábito corporal masculino con pene pequeño y testículos rudimentarios debido a la escasa producción de andrógenos. Libido débil. Suele asignarse como varón.
Síndrome de insensibilidad a los andrógenos (síndrome de testículo feminizante)	Trastorno congénito recesivo ligado al cromosoma X que resulta en la incapacidad de los tejidos para responder a los andrógenos. Los genitales externos muestran un aspecto femenino, con criptorquidia testicular. En las formas extremas, los pacientes tienen pechos, genitales externos normales, vagina corta y ciega, y ausencia de vello púbico y axilar.
Deficiencias enzimáticas en el genotipo XY (p. ej., deficiencia de 5-α reductasa, deficiencia de 17-hidroxiesteroide)	Interrupción congénita de la producción de testosterona que da lugar a genitales ambiguos y aspecto corporal femenino.
Hermafroditismo	Los auténticos hermafroditas son raros y se caracterizan por la presencia de testículos y ovarios en el mismo individuo (puede ser 46 XX o 46 XY).
Seudohermafroditismo	Suele ser el resultado de un defecto endocrino o enzimático (p. ej., hiperplasia suprarrenal) en individuos con cromosomas normales. En el seudohermafroditismo femenino (XX) se observan genitales de aspecto masculino, mientras que en el masculino (XY), testículos y genitales externos rudimentarios.

[a] Los trastornos intersexuales incluyen diversos síndromes en los que las personas afectadas muestran aspectos anatómicos o fisiológicos rudimentarios del sexo opuesto.

Psicosocial. La ausencia de modelos de roles del mismo sexo y el estímulo explícito o implícito de los cuidadores para comportarse como el otro sexo contribuyen al trastorno de identidad de género en la infancia. Las madres pueden estar deprimidas o retraídas. Los rasgos temperamentales congénitos a veces resultan en niños sensibles y delicados, y en niñas enérgicas y agresivas. Los abusos físico y sexual pueden ser factores predisponentes.

F. Diagnóstico diferencial

Fetichismo travestista. El travestismo con fines de excitación sexual puede coexistir (diagnóstico dual).

Trastornos de intersexualidad (tabla 18-17).

Esquizofrenia. En raras ocasiones, verdaderos delirios de ser de otro sexo.

G. Evolución y pronóstico

Niños. La evolución es variable. Los síntomas pueden disminuir de manera espontánea o con tratamiento. El pronóstico depende de la edad de aparición y de la intensidad de los síntomas. El trastorno comienza en niños antes de la edad de 4 años, y el conflicto entre pares se desarrolla a la edad de 7 u 8 años. El comportamiento marimacho suele tolerarse mejor. La edad de comienzo en las niñas también es temprana, pero la mayoría abandona el comportamiento masculino en la adolescencia. Menos del 10% de los niños de uno u otro sexo acaban en el transexualismo.

Adultos. La evolución tiende a ser crónica.

Transexualismo. Se define como una disconformidad con el sexo biológico propio después de la pubertad, el deseo de erradicar las características sexuales primarias y secundarias, y contraer las del otro sexo. La mayoría de los transexuales han manifestado un trastorno de la identidad sexual en la infancia; es frecuente usar la ropa del otro sexo; los trastornos psiquiátricos asociados se dan con frecuencia, sobre todo el trastorno de la personalidad límite o el trastorno depresivo; el suicidio supone un riesgo, pero algunas personas mutilan sus órganos para coaccionar a los cirujanos a que efectúen una cirugía de cambio de sexo.

H. Tratamiento

Niños. Mejorar los modelos existentes de rol o, en su defecto, proporcionar uno de la familia o de otro lugar (p. ej., hermano o hermana mayores). Hay que ayudar a los cuidadores a fomentar un comportamiento y actitudes adecuados al sexo. Se deben corregir los posibles trastornos psiquiátricos asociados.

Adolescentes. Difíciles de tratar por la coexistencia de las crisis normales de identidad y la confusión en la identidad sexual. Es frecuente la sobreactuación (*acting out*); los adolescentes casi nunca tienen una motivación suficiente para modificar sus roles transexuales estereotipados.

Adultos

1. **Psicoterapia.** Establecer el objetivo de ayudar a los pacientes a sentirse cómodos con la identidad de género que desean; el objetivo no es crear una persona con una identidad sexual convencional. La terapia también explora la cirugía de reasignación de sexo, así como sus indicaciones y contraindicaciones, procedimiento al que los pacientes muy angustiados y ansiosos a menudo deciden someterse de forma impulsiva.

2. **Cirugía de reasignación de sexo.** Definitiva e irreversible. El paciente debe someterse a un período travestista de prueba durante 3-12 meses y recibir hormonoterapia. El 70-80% de los pacientes se sienten satisfechos con los resultados. La insatisfacción se correlaciona con la intensidad del trastorno psicopatológico previo. El 2% comete suicidio.

3. **Tratamientos hormonales.** Muchos pacientes son tratados con hormonas en lugar de cirugía.

VIII. Trastornos parafílicos

Los *trastornos parafílicos* son estímulos sexuales o actos considerados desviaciones de los comportamientos sexuales normales, pero que son necesarios para que algunas personas experimenten excitación y orgasmo. Las personas con intereses parafílicos pueden experimentar placer sexual, pero se encuentran inhibidos ante los estímulos que normalmente se consideran eróticos. El DSM-5® incluye los trastornos de pedofilia, frotteurismo, voyeurismo, exhibicionismo, sadismo sexual, masoquismo sexual, fetichismo y travestismo con criterios de diagnóstico explícitos debido a su amenaza para los demás y porque son parafilias relativamente frecuentes. Son más frecuentes en hombres que en mujeres. Se desconoce su causa. La predisposición biológica (electroencefalograma y concentraciones

Tabla 18-18
Trastornos parafílicos

Trastorno	Definición	Consideraciones generales	Tratamiento
Exhibicionismo	Exponer los genitales en público; raro en las mujeres	El individuo quiere conmocionar a la mujer: esta reacción es una afirmación para el paciente de que el pene está intacto.	Psicoterapia orientada a la introspección, condicionamiento aversivo. Las mujeres deben tratar de ignorar al hombre exhibicionista, que es ofensivo, pero no peligroso, o llamar a la policía.
Fetichismo	Excitación sexual con objetos inanimados (p. ej., zapatos, cabello, ropa)	Casi siempre en los hombres. Comportamiento a menudo seguido por culpa.	Psicoterapia orientada a la introspección; condicionamiento aversivo; implosión, es decir, el paciente se masturba con el fetiche hasta que pierde su efecto de excitación (saciedad masturbatoria).
Frotteurismo	Frotar los genitales contra la mujer para lograr la excitación y el orgasmo	Sucede en lugares llenos de gente, como los subterráneos, en general por hombres pasivos, no asertivos.	Psicoterapia orientada a la introspección; condicionamiento aversivo; terapia de grupo; medicamentos antiandrogénicos.
Pedofilia	Actividad sexual con menores de 13 años; la parafilia más frecuente	95% heterosexual, 5% homosexual. Riesgo elevado de comportamiento repetido. Miedo a la sexualidad adulta; baja autoestima; el 10-20% de los niños han sido abusados antes de llegar a los 18.	Se envía al paciente a la unidad de tratamiento; terapia de grupo; psicoterapia orientada a la introspección; medicamento antiandrogénico para disminuir el impulso sexual.
Masoquismo sexual	Placer sexual derivado del abuso físico o mental, o de la humillación (masoquismo moral)	Defensa frente a los sentimientos de culpa relacionados con el sexo: el castigo se vuelve hacia el interior.	Psicoterapia orientada a la introspección; terapia de grupo.
Sadismo sexual	Excitación sexual resultante de causar sufrimiento mental o físico a otra persona	En general se observa en hombres. Recibe ese nombre por el Marqués de Sade. Puede convertirse en violación en algunos casos.	Psicoterapia orientada a la introspección; condicionamiento aversivo.
Fetichismo travestista	Travestismo	Se utiliza con más frecuencia para la excitación heterosexual. El travestismo más frecuente es de hombre a mujer. No confundir con el transexualismo (deseo de ser del sexo opuesto).	Psicoterapia orientada a la introspección.
Voyeurismo	Excitación sexual por ver actos sexuales (p. ej., coito o persona desnuda). Puede observarse en las mujeres, pero es más frecuente en los hombres. Variante: escuchar conversaciones eróticas (p. ej., sexo por teléfono)	Es habitual que haya masturbación durante la actividad voyeurística. Suelen ser arrestados por merodear o mirar furtivamente.	Psicoterapia orientada a la introspección; condicionamiento aversivo.
Otras parafilias: excretoras	Defecar (coprofilia) u orinar (urofilia) en la pareja o viceversa	Fijación en la etapa anal del desarrollo; clismafilia (enemas).	Psicoterapia orientada a la introspección.
Zoofilia	Sexo con los animales	Más frecuente en áreas rurales; puede ser oportunista.	Modificación del comportamiento, psicoterapia orientada a la introspección.

hormonales anómalas) puede verse reforzada por factores psicológicos, como el abuso infantil. La teoría psicoanalítica sostiene que las parafilias resultan de la fijación en una de las fases psicosexuales del desarrollo o que son un esfuerzo para evitar la ansiedad de castración. La teoría del aprendizaje sostiene que la asociación del acto con la excitación sexual durante la infancia conduce al aprendizaje condicionado.

La actividad parafílica con frecuencia es compulsiva. Los pacientes se involucran de forma repetida en un comportamiento desviado y no pueden controlar el impulso. Es más probable que el individuo siga el comportamiento desviado cuando se siente estresado, ansioso o deprimido. El paciente puede hacer numerosas resoluciones para detener su comportamiento, pero en general no puede abstenerse por mucho tiempo, y la actuación es seguida por fuertes sentimientos de culpa. Las técnicas de tratamiento, que resultan en tasas de éxito moderadas, incluyen psicoterapia orientada a la introspección, terapia conductual y tratamiento farmacológico solo o en combinación. En la tabla 18-18 se enumeran las parafilias más frecuentes.

Para mayor información sobre este tema, véase*:*
Cap. 13, Sexualidad humana y disfunciones sexuales, p. 215. En: Kaplan & Sadock. Manual de psiquiatría clínica, *4.ª ed.*
Cap. 17, Sexualidad humana y disfunciones sexuales, p. 564. En: Kaplan & Sadock. Sinopsis de psiquiatría, *11.ª ed.*

19

Trastornos de la conducta alimentaria y de la ingesta de alimentos

I. Anorexia nerviosa

El término *anorexia nerviosa* deriva del término griego para "pérdida de apetito" y una palabra latina que implica un origen nervioso. Es un síndrome caracterizado por tres criterios fundamentales: (1) inanición autoinducida de intensidad significativa, (2) búsqueda implacable de la delgadez o un miedo mórbido a la obesidad y (3) presencia de signos y síntomas médicos debidos a la inanición. Suele asociarse con distorsiones de la imagen corporal: la percepción de ser de un tamaño alarmantemente grande, a pesar de haber una delgadez evidente.

A. Epidemiología. La edad de inicio más habitual está entre los 14 y 18 años. Se estima que este trastorno se presenta en alrededor del 0.5-1% de las adolescentes. Es 10-20 veces más frecuente en las chicas que en los chicos. Se ha estimado una prevalencia cercana al 5% en mujeres jóvenes con algunos síntomas de anorexia nerviosa y que no cumplen con los criterios diagnósticos. Al parecer, es más habitual en países desarrollados y puede verse con mayor frecuencia entre mujeres jóvenes con profesiones que exigen delgadez (p. ej. moda, danza). Se asocia con depresión, fobia social y trastorno obsesivo-compulsivo. La tabla 19-1 presenta los trastornos psiquiátricos comórbidos asociados con la anorexia nerviosa.

B. Etiología. En las causas de la anorexia nerviosa intervienen factores biológicos, sociales y psicológicos. Algunas pruebas indican tasas de concordancia mayores entre gemelos monocigóticos que entre dicigóticos. Los principales trastornos del estado de ánimo se presentan con mayor frecuencia en miembros de la familia que en la población general.

1. Factores biológicos. La inanición ocasiona muchos cambios bioquímicos, algunos de los cuales también se presentan en la depresión, como hipercortisolemia y falta de supresión con dexametasona. Se ha observado un aumento en los antecedentes familiares de depresión, dependencia del alcohol y trastornos de la alimentación. También se han registrado indicios de un mayor riesgo de anorexia nerviosa entre hermanas. Desde el punto de vista neurobiológico, la reducción de las concentraciones de 3-metoxi-4-hidroxifenilglicol (MHPG) en orina y líquido cefalorraquídeo (LCR) sugiere una disminución del recambio y actividad de la noradrenalina. Como consecuencia de la inanición se observa una menor actividad de los opioides endógenos. La tabla 19-2 presenta los cambios neuroendocrinos asociados con la anorexia nerviosa. En un estudio de tomografía por emisión de positrones (PET, *positron emission tomography*), el metabolismo del núcleo caudado fue mayor durante el estado anoréxico que después del aumento de peso. La resonancia magnética (RM) puede mostrar pérdida de volumen de la sustancia gris durante la enfermedad, que puede mantenerse durante la recuperación. Puede haber una predisposición genética.

2. Factores sociales. Los pacientes con anorexia nerviosa respaldan su comportamiento gracias al énfasis que pone la sociedad en la delgadez y el ejercicio.

Tabla 19-1
**Trastornos psiquiátricos comórbidos asociados
con la anorexia nerviosa**

Diagnóstico	Anorexia nerviosa de tipo restrictivo (%)	Anorexia nerviosa de tipo con atracones/ purgas (%)
Cualquier trastorno afectivo	57	100
Trastorno depresivo intermitente	29	44
Depresión mayor	57	66
Depresión menor	0	11
Manía/hipomanía	0	33
Cualquier trastorno de ansiedad	57	67
Fobias	43	11
Trastorno de angustia/pánico	29	22
Trastorno de ansiedad generalizada	14	11
Trastorno obsesivo-compulsivo	14	56
Dependencia/abuso de cualquier sustancia	14	33
Drogas/fármacos	14	22
Alcohol	0	33
Esquizofrenia	0	0
Cualquier codiagnóstico	71	100
3 o más codiagnósticos	71	100
Sexo femenino	100	89
Soltero	71	89
Edad ($x \pm$ DE)	23.6 ± 10.8	25.0 ± 6.4
No. de codiagnósticos ($x \pm$ DE)	2.3 ± 2.5	3.8 ± 1.4

DE, desviación estándar.

Tabla 19-2
Alteraciones neuroendocrinas en la anorexia nerviosa y la inanición experimental

Hormona	Anorexia nerviosa	Pérdida de peso
Hormona liberadora de corticotropina (CRH)	Aumentada	Aumentada
Concentraciones plasmáticas de cortisol	Levemente elevadas	Levemente elevadas
Diferencia diurna de cortisol	Aplanada	Aplanada
Lutropina (hormona luteinizante) (LH)	Reducida, patrón prepuberal	Reducida
Folitropina (hormona foliculoestimulante) (FSH)	Reducida, patrón prepuberal	Reducida
Somatotropina u hormona del crecimiento (GH)	Deterioro de la regulación Aumento de los valores basales y respuesta limitada frente a las pruebas farmacológicas	Igual
Somatomedina C	Reducida	Reducida
Tiroxina (T_4)	Normal o ligeramente reducida	Normal o ligeramente reducida
Triyodotironina (T_3)	Levemente reducida	Levemente reducida
T_3 inversa	Levemente elevada	Levemente elevada
Hormona estimulante de tirotropina (TSH)	Normal	Normal
Respuesta de TSH a la hormona liberadora de tirotropina (TRH)	Retrasada o aplanada	Retrasada o aplanada
Insulina	Liberación retardada	–
Péptido C	Reducido	–
Vasopresina	Secreción disociada del estímulo osmótico	–
Serotonina	Función aumentada con la recuperación del peso	
Noradrenalina	Reducción del recambio	Reducción del recambio
Dopamina	Respuesta aplanada frente a estímulos farmacológicos	–

Las familias de los niños que presentan trastornos de la conducta alimentaria, en especial los subtipos con atracones o purgas, pueden mostrar niveles elevados de hostilidad, caos y aislamiento, así como niveles bajos de atención y empatía. Los intereses profesionales y no profesionales interactúan con otros factores de vulnerabilidad para aumentar la probabilidad de desarrollar trastornos de la conducta alimentaria (p. ej., el ballet en las chicas y la lucha grecorromana en los chicos del bachillerato).

3. **Factores psicológicos y psicodinámicos.** Los pacientes sustituyen las actividades propias de los adolescentes normales con sus preocupaciones por la alimentación y el aumento de peso, que parecen obsesiones. Como regla general, tienen una falta de sentido de autonomía y de identidad personal.

C. **Diagnóstico y cuadro clínico.** El inicio de la anorexia nerviosa suele producirse entre los 10 y 30 años de edad. Está presente en los siguientes casos: (1) si una persona reduce y mantiene de forma voluntaria un grado de pérdida de peso peligroso para su salud, o no aumenta de peso de forma proporcional a su crecimiento; (2) si un individuo tiene un miedo intenso a convertirse en obeso, un deseo implacable de delgadez, a pesar de una desnutrición médica evidente, o ambos; (3) si un individuo experimenta síntomas clínicos significativos relacionados con la desnutrición, en general, pero no de forma exclusiva, como alteraciones de la actividad hormonal reproductiva, hipotermia, bradicardia, hipotensión ortostática y reducción grave de las reservas de grasa del organismo; y (4) si las conductas y la psicopatología están presentes durante al menos 3 meses. Además, presentan un peso significativamente menor al mínimo normal y miedo marcado a aumentar de peso. La conducta obsesivo-compulsiva, la depresión y la ansiedad son síntomas psiquiátricos de la anorexia nerviosa que a menudo destacan en la bibliografía médica. Con frecuencia se describe una mala adaptación sexual en los pacientes que sufren el trastorno.

D. **Subtipos**
1. **Tipo restrictivo.** Se presenta en alrededor del 50% de los casos. En este tipo, la ingesta de alimentos está muy restringida (en general, se consumen menos de 300-500 cal/día, sin ningún gramo de grasa), y el paciente puede mostrarse implacable y compulsivamente hiperactivo, con lesiones deportivas por sobreesfuerzo. Los pacientes con anorexia nerviosa de tipo restrictivo a menudo muestran rasgos obsesivo-compulsivos en relación con los alimentos y con otros aspectos.
2. **Tipo con atracones/purgas.** Los individuos alternan intentos de seguir una dieta rigurosa con episodios intermitentes de atracones o purgas. Cuando están presentes, las purgas pueden ser subjetivas (mayores a lo que pretendía el paciente, o por presión social, pero no muy importantes) u objetivas. Las purgas representan una compensación secundaria de las calorías no deseadas; por lo general, se llevan a cabo mediante el vómito autoinducido, a menudo con el abuso de laxantes, con menor frecuencia mediante diuréticos y, en ocasiones, a través de eméticos. La tasa de suicidio es más elevada que entre los de tipo restrictivo.

E. **Patología y pruebas analíticas.** En los pacientes emaciados con anorexia nerviosa, el hemograma completo revela con frecuencia una leucopenia con linfocitosis relativa. Si se producen atracones y purgas, la determinación de electrólitos séricos muestra una alcalosis hipocalémica. Las glucemias en ayuno suelen ser bajas durante la fase de emaciación y las concentraciones séricas de amilasa

Tabla 19-3
Complicaciones médicas asociadas con los trastornos de la conducta alimentaria

Trastorno y sistema afectado	Consecuencias
Anorexia nerviosa	
Constantes vitales	Bradicardia, hipotensión con marcados cambios ortostáticos, hipotermia, poiquilotermia
General	Atrofia muscular, pérdida de grasa corporal
Sistema nervioso central	Atrofia cerebral generalizada acompañada de aumento de los ventrículos, disminución de la masa ósea cortical, convulsiones, electroencefalograma anómalo
Cardiovascular	Edema periférico (inanición), disminución del diámetro cardíaco, adelgazamiento de la pared del ventrículo izquierdo, disminución de la respuesta a la demanda de ejercicio, síndrome de la arteria mesentérica superior
Renal	Azoemia prerrenal
Hemático	Anemia por inanición, leucopenia, médula ósea hipocelular
Gastrointestinal	Retraso en el vaciado gástrico, dilatación gástrica, disminución de la lipasa y lactasa en el intestino
Metabólico	Hipercolesterolemia, hipoglucemia asintomática, enzimas hepáticas altas, disminución de la densidad mineral ósea
Endocrino	Hormona luteinizante baja, hormona foliculoestimulante baja, estrógenos o testosterona bajos, tiroxina normal/reducida, triyodotironina baja, aumento de la triyodotironina inversa, cortisol aumentado, hormona del crecimiento aumentada, diabetes insípida parcial, aumento de la prolactina
Bulimia nerviosa y anorexia nerviosa de tipo atracones/purgas	
Metabólico	Alcalosis o acidosis hipocalémica, hipocloremia, deshidratación
Renal	Azoemia prerrenal, insuficiencia renal aguda y crónica
Cardiovascular	Arritmias, toxicidad miocárdica de la emetina (ipecacuana)
Dental	Pérdida del esmalte en la superficie lingual de los dientes, caries múltiples
Gastrointestinal	Hinchazón de las glándulas parótidas, concentraciones elevadas de amilasa sérica, distensión gástrica, síndrome del colon irritable, melanosis *coli* por abuso de laxantes
Musculoesquelético	Calambres, tetania

salival son elevadas si el paciente tiene vómitos. El ECG puede mostrar cambios en el segmento ST y en la onda T, que suelen ser secundarios a las alteraciones electrolíticas; los pacientes emaciados presentan hipotensión y bradicardia. En la tabla 19-3 se presentan otras complicaciones médicas.

F. Diagnóstico diferencial

1. Enfermedades médicas y trastornos por abuso de sustancias. Existe una enfermedad médica (p. ej., cáncer, tumor cerebral, trastornos gastrointestinales, abuso de sustancias) que puede explicar el adelgazamiento.

2. Trastorno depresivo. Los trastornos depresivos y la anorexia nerviosa comparten características, como sentimientos deprimidos, episodios de llanto, alteración del sueño, rumiaciones obsesivas y pensamientos suicidas ocasionales. Sin embargo, en general, un paciente con un trastorno depresivo tiene menos apetito, mientras que uno con anorexia nerviosa declara tener un apetito normal y sentirse hambriento; sólo en las fases graves de la anorexia nerviosa los pacientes pierden realmente el apetito. Además, en comparación con la agitación nerviosa, la hiperactividad en la anorexia nerviosa está planificada y ritualizada. La preocupación por las recetas, el contenido calórico de los alimentos y la preparación de banquetes dignos de un gourmet es típica de los pacientes con anorexia nerviosa, pero no se presenta en aquellos con un trastorno depresivo. En los trastornos depresivos no hay un miedo intenso a la obesidad o a la distorsión de la imagen corporal. Se ha descrito una depresión mayor o distimia comórbidas en la mitad de los pacientes con anorexia.

3. **Trastorno de somatización.** El adelgazamiento no es tan intenso; no hay un miedo morboso al sobrepeso; la amenorrea es rara.

4. **Esquizofrenia.** Se presentan delirios sobre la alimentación (p. ej., creen que los alimentos están envenenados). El paciente rara vez teme la obesidad y no es tan hiperactivo.

5. **Bulimia nerviosa.** El adelgazamiento del paciente casi nunca excede del 15%. La bulimia nerviosa se desarrolla en el 30-50% de los pacientes con anorexia nerviosa durante los dos primeros años a partir de su inicio.

 CONSEJOS CLÍNICOS

Los pacientes con anorexia nerviosa suelen referir antecedentes de poca o ninguna relación sexual y, por lo general, tienen una libido baja; los pacientes con bulimia suelen mantener la actividad sexual con una libido normal o alta.

G. **Evolución y pronóstico.** La evolución varía mucho: recuperación espontánea sin tratamiento, recuperación después de varios tratamientos, evolución fluctuante con aumento de peso seguido de recaída, evolución con deterioro gradual que produce la muerte por las complicaciones de la inanición. La respuesta a corto plazo en casi todos los programas de tratamiento hospitalario es favorable. Sin embargo, aquellos que han recuperado un peso suficiente a menudo mantienen su preocupación por los alimentos y el peso corporal, tienen malas relaciones sociales y presentan depresión. En general, el pronóstico no es favorable. Los estudios muestran un rango en las tasas de mortalidad del 5-18%. Aproximadamente la mitad de los pacientes con anorexia nerviosa presentan síntomas de bulimia, casi siempre en el primer año.

H. **Tratamiento**

1. **Hospitalización.** La primera consideración al tratar la anorexia nerviosa es restablecer el estado nutricional del paciente. Si el peso se encuentra un 20% por debajo del teórico para su estatura, se aconseja un programa de tratamiento hospitalario; si el peso está un 30% por debajo del teórico para la estatura, se requiere el ingreso en un servicio de psiquiatría por entre 2 y 6 meses. Los programas de tratamiento psiquiátrico hospitalario suelen basarse en una combinación de terapia conductual, psicoterapia individual, educación y terapia familiares y, en algunos casos, psicofármacos. A largo plazo, el paciente debe manifestar su voluntad de participación para que el tratamiento surta efecto. Después del alta, el clínico suele continuar con la vigilancia ambulatoria de los problemas identificados en los pacientes y sus familias.

2. **Psicológico**

a. **Terapia cognitivo-conductual (TCC).** Los principios de la terapia cognitiva y la conductual se pueden aplicar en entornos tanto ambulatorios como hospitalarios. La terapia conductual ayuda a inducir un aumento de peso; sin embargo, no se han publicado estudios controlados de gran tamaño sobre los efectos de la terapia cognitivo-conductual en los pacientes con anorexia nerviosa. Se enseña a los pacientes a vigilar la ingesta de alimentos, sus sentimientos y emociones, sus conductas compulsivas y purgativas, y sus problemas de relación interpersonal. También se les instruye sobre técnicas de reestructuración cognitiva para identificar los pensamientos automáticos y enfrentarse a sus creencias básicas. Los pacientes aprenden a pensar y elaborar estrategias para afrontar los problemas relacionados con su alimentación y con sus relaciones interpersonales (solución de problemas). La vulnerabilidad del paciente para adoptar conductas anoréxicas como medio de afrontamiento puede tratarse si aprenden a utilizar estas técnicas de forma eficaz.

b. Psicoterapia dinámica. Esta forma de psicoterapia se torna difícil y penosa con la resistencia del paciente. Debido a que el paciente considera sus síntomas como la esencia de lo que los hace especiales, los terapeutas no deben invertir esfuerzos innecesarios tratando de modificar las conductas alimentarias. La fase inicial del proceso de psicoterapia debe orientarse a la creación de una alianza terapéutica. Los pacientes pueden percibir las primeras interpretaciones como si alguien intentara decirles que es lo que sienten de verdad, minimizando e invalidando sus propias experiencias. Los terapeutas que enfatizan la perspectiva del paciente y se interesan de forma activa por lo que piensa y siente le transmiten respeto por su autonomía. Sobre todas las cosas, los clínicos deben mostrar flexibilidad y constancia ante la tendencia de los pacientes a frustrar cualquier ayuda que se les ofrezca.

c. Terapia familiar. Es necesario realizar un análisis familiar de todos los pacientes con anorexia que vivan en su familia. A partir de este análisis, el clínico puede determinar qué tipo de terapia o de asesoramiento familiar se requiere. Cuando no es posible la terapia familiar, se recurre a la terapia individual para abordar los problemas en la relación familiar. En ocasiones, la intervención de la terapia familiar se limita a sesiones breves de asesoramiento con los parientes más cercanos.

3. Farmacológico. Algunas publicaciones respaldan el empleo de la ciproheptadina, un fármaco con propiedades antihistamínicas y antiserotoninérgicas, en los pacientes con anorexia nerviosa del tipo restrictivo. También se han descrito algunos beneficios obtenidos con la amitriptilina. Existe preocupación con respecto al empleo de fármacos tricíclicos en pacientes deprimidos con anorexia nerviosa y de bajo peso, quienes pueden ser vulnerables a la hipotensión, arritmia cardíaca y deshidratación. Una vez que se alcanza un estado nutricional adecuado, puede disminuir el riesgo de efectos adversos graves asociado con el empleo de antidepresivos tricíclicos; en algunos casos, la depresión mejora con el aumento de peso y la normalización del estado nutricional. Otros fármacos que se han probado en individuos con anorexia nerviosa con resultados variables incluyen clomipramina, pimozida y clorpromazina. Los estudios con fluoxetina han descrito un incremento de peso, y los serotoninérgicos pueden proporcionar respuestas positivas en el futuro. En los pacientes con anorexia nerviosa y trastornos depresivos comórbidos, también debe tratarse la enfermedad depresiva.

II. Bulimia nerviosa

Este trastorno se caracteriza por episodios recurrentes de atracones combinados con conductas inapropiadas destinadas a evitar el aumento de peso. El malestar físico (p. ej., dolor abdominal o náuseas) o la interrupción social ponen fin al atracón, al que a menudo le siguen sentimientos de culpa, depresión o repulsión hacia uno mismo. A diferencia de los pacientes con anorexia nerviosa, quienes presentan bulimia nerviosa suelen mantener un peso normal.

A. Epidemiología. La bulimia nerviosa es más prevalente que la anorexia nerviosa, y oscila entre el 1 y 4% en las mujeres jóvenes. Al igual que con la anorexia nerviosa, este trastorno es mucho más frecuente en las mujeres que en los hombres, pero comienza en etapas más avanzadas de la adolescencia, e incluso puede producirse durante las primeras fases de la vida adulta. Alrededor del 20% de las mujeres universitarias tienen síntomas bulímicos transitorios en algún momento de sus años de estudio. Aunque la bulimia nerviosa generalmente se presenta en mujeres jóvenes con peso normal, en ocasiones puede haber antecedentes de obesidad. En los países industrializados, la prevalencia se sitúa en torno al 1% de la población general.

B. Etiología

1. Factores biológicos. Se ha propuesto la participación de la serotonina y la noradrenalina. En algunos pacientes con bulimia nerviosa que presentan vómitos, las concentraciones séricas de endorfinas están elevadas, por lo que la sensación de bienestar que experimentan después de vomitar puede estar mediada por las concentraciones elevadas de estos neurotransmisores. La frecuencia de la bulimia nerviosa es mayor en los familiares de primer grado de los individuos con el trastorno.

2. Factores sociales. Al igual que con la anorexia nerviosa, los pacientes con bulimia nerviosa tienden a mostrar un alto rendimiento y a responder a las presiones de la sociedad a favor de la delgadez. Asimismo, muchos individuos se encuentran deprimidos y tienen un mayor grado de depresión familiar, como ocurre en los pacientes con anorexia nerviosa, pero las familias de los primeros suelen ser menos cercanas y más conflictivas que las de estos últimos. Los pacientes con bulimia nerviosa describen a sus padres como negligentes y dados al rechazo.

3. Factores psicológicos. Los pacientes con bulimia nerviosa, al igual que los afectados por anorexia nerviosa, tienen problemas con las exigencias de la adolescencia, pero los primeros son más extrovertidos, irascibles e impulsivos que los segundos. La dependencia del alcohol, los hurtos en tiendas y la labilidad emocional (incluyendo las tentativas de suicidio) se asocian con la bulimia nerviosa. En general, experimentan descontrol de su conducta alimentaria de un modo más egodistónico; por lo tanto, están más dispuestos a buscar ayuda.

C. Diagnóstico y cuadro clínico. Existe bulimia nerviosa cuando: (1) los episodios de atracones se producen con relativa frecuencia (dos veces a la semana o más) durante por lo menos 3 meses; (2) después de los atracones se practican conductas compensatorias para evitar el aumento de peso, sobre todo mediante la provocación de vómitos y el abuso de laxantes, diuréticos o eméticos (80% de los casos) y, con menor frecuencia, dieta estricta y ejercicio extenuante (20% de los casos); (3) la reducción de peso no es tan grave como en la anorexia nerviosa; y (4) el paciente tiene un miedo patológico a la obesidad, un deseo implacable de delgadez, o ambos, y una parte desproporcionada de la autovaloración depende del peso y la silueta corporal. Al realizar el diagnóstico de bulimia nerviosa, los médicos deben explorar la posibilidad de que el paciente haya experimentado un ataque previo, breve o prolongado de anorexia nerviosa, presente en alrededor de la mitad de los individuos con bulimia nerviosa. Los atracones suelen preceder a la provocación de vómitos en aproximadamente 1 año, y con frecuencia ocurren después de un episodio de depresión, a veces denominado *angustia postatracón*. Durante los atracones, los pacientes ingieren alimentos dulces, ricos en calorías y, por lo general, de textura blanda o lisa, como los pasteles y bollería. La comida se ingiere en secreto y de manera rápida, y en ocasiones ni siquiera se mastica. La mayoría de los pacientes son sexualmente activos. A veces, la historia de los pacientes con bulimia nerviosa revela la existencia de pica y discusiones durante las comidas.

D. Subtipos

    1. Tipo purgativo. Estos pacientes se provocan regularmente el vómito o emplean laxantes o diuréticos; presentan riesgo de sufrir complicaciones médicas, como hipocalemia causada por vómito o abuso de laxantes, y alcalosis hipoclorémica. Los individuos que vomitan de forma repetida pueden sufrir desgarros gástricos y esofágicos, aunque estas complicaciones son raras.

    2. Tipo no purgativo. Los pacientes recurren a dietas estrictas, ayuno o ejercicio vigoroso, pero no suelen llevar a cabo purgas. Estos pacientes suelen ser obesos.

E. Patología y pruebas analíticas. Se pueden presentar alteraciones electrolíticas y varios grados de inanición. En general, la función tiroidea se conserva intacta, pero los pacientes pueden mostrar una falta de supresión en la prueba de supresión con dexametasona. Es probable que quienes recurren regularmente a las purgas muestren deshidratación y desequilibrios electrolíticos, y presenten hipomagnesemia e hiperamilasemia. Aunque no es una de las características diagnósticas esenciales, muchas pacientes con bulimia nerviosa tienen alteraciones menstruales. En ocasiones hay hipotensión y bradicardia.

F. Diagnóstico diferencial

    1. Anorexia nerviosa. No puede realizarse el diagnóstico de bulimia nerviosa si las conductas de atracones y purgas se producen exclusivamente durante episodios de anorexia nerviosa. En estos casos, el diagnóstico es el de anorexia nerviosa de tipo con atracones/purgas.

    2. Enfermedad neurológica. Los médicos deben confirmar que los pacientes no tienen enfermedades neurológicas, como convulsiones de tipo epiléptico, tumores del sistema nervioso central (SNC) y síndromes de Klüver-Bucy o de Kleine-Levin.

    3. Trastorno afectivo estacional. Los pacientes con bulimia nerviosa, un trastorno afectivo estacional comórbido y patrones de depresión atípica (con ingesta excesiva de alimentos e hipersomnia en los meses con poca intensidad lumínica) pueden manifestar empeoramientos estacionales tanto de la bulimia nerviosa como de las características depresivas. En estos casos, los atracones suelen ser mucho más intensos en los meses de invierno.

    4. Trastorno de la personalidad límite. En ocasiones los pacientes incurren en atracones, pero la alimentación se asocia con otros signos del trastorno.

    5. Trastorno depresivo mayor. Los pacientes rara vez muestran actitudes extrañas o prácticas idiosincráticas en torno a los alimentos.

G. Evolución y pronóstico. La bulimia nerviosa se caracteriza por tasas más elevadas de recuperación parcial y completa que la anorexia nerviosa. Los pacientes tratados tienen una evolución mucho mejor que quienes no reciben tratamiento. Estos últimos tienden a la cronicidad o pueden mostrar pequeños grados de mejoría, en general poco destacables, después de un tiempo. La existencia de antecedentes de problemas debidos al consumo de sustancias y una mayor duración del trastorno al momento de la presentación son predictores de una peor evolución.

H. Tratamiento

1. **Hospitalización.** La mayoría de los pacientes con bulimia nerviosa no complicada no necesitan ingresar al hospital. En algunos casos (cuando los atracones están fuera de control, el tratamiento ambulatorio no funciona o un paciente muestra síntomas psiquiátricos adicionales, como tendencias suicidas y abuso de sustancias), puede ser necesario recurrir al ingreso hospitalario. Además, los desequilibrios electrolíticos y metabólicos producidos por las purgas graves pueden requerir hospitalización.

 CONSEJOS CLÍNICOS

Los pacientes con bulimia deben acudir a revisiones minuciosas con el dentista, puesto que el contenido de ácido en el vómito suele erosionar el esmalte dental.

---

2. **Psicológico**

a. **Terapia cognitivo-conductual.** Esta terapia debe considerarse como tratamiento principal y de primera elección para la bulimia nerviosa. La terapia cognitivo-conductual implementa una serie de intervenciones cognitivas y conductuales para: (1) interrumpir el ciclo de conductas automantenidas de atracones y dietas, y (2) modificar los pensamientos disfuncionales del individuo: creencias en torno a la comida, el peso, la imagen corporal y el autoconcepto general.

b. **Psicoterapia dinámica.** El tratamiento psicodinámico para la bulimia nerviosa ha puesto de manifiesto una tendencia a concretar mecanismos de defensa introyectivos y proyectivos. De forma análoga a la escisión, los pacientes dividen la comida en dos categorías: elementos nutritivos y elementos poco saludables. Es posible ingerir y retener los alimentos que se consideran nutritivos, pues a nivel inconsciente, simbolizan introyecciones positivas. Sin embargo, la comida chatarra se asocia de forma inconsciente con introyecciones negativas y, en consecuencia, se expulsa mediante el vómito, con la fantasía inconsciente de que se evacúa toda la destructividad, odio y maldad. Después de vomitar, los pacientes pueden sentirse bien durante un tiempo gracias a la fantasía de evacuación, pero la sensación de "ser completamente bueno" dura poco, porque se sustenta en una combinación inestable de escisión y proyección.

3. **Farmacológico.** Se ha demostrado que los antidepresivos son útiles para tratar la bulimia, los cuales incluyen inhibidores selectivos de la recaptación de serotonina (ISRS), como la fluoxetina, pero en dosis altas (60-80 mg/día). La imipramina, desipramina, trazodona e inhibidores de la monoami-

nooxidasa (IMAO) también son útiles. Por lo general, la mayoría de los antidepresivos han demostrado eficacia en las dosis que suelen utilizarse para tratar los trastornos depresivos. La carbamazepina y el litio no han mostrado resultados destacables como tratamiento de los atracones, pero se han empleado en pacientes con bulimia nerviosa y trastornos del estado de ánimo comórbidos, como el trastorno bipolar I.

III. Atracones y otros trastornos alimentarios

A. Trastorno de atracones. Se define como la presencia de atracones recurrentes durante los cuales los pacientes ingieren cantidades bastante grandes de comida en un período corto. El trastorno de atracones es el más frecuente entre los trastornos de la conducta alimentaria; es más prevalente en las mujeres. Se asocia con estilos de personalidad impulsiva y se desconoce su causa. Se caracteriza por cuatro rasgos: (1) comer más rápido de lo normal y hasta el punto de sentirse incómodo por estar tan lleno, (2) comer grandes cantidades de comida incluso cuando no se tiene hambre, (3) comer solo y (4) sentirse culpable o al menos molesto después del episodio. Los atracones deben darse al menos una vez a la semana durante por lo menos 3 meses. El tratamiento incluye la terapia cognitivo-conductual y la terapia con ISRS.

B. Otro trastorno de la conducta alimentaria o de la ingesta de alimentos especificado. Incluye a los trastornos de la conducta alimentaria que pueden producir sufrimiento significativo, pero que no cumplen todos los criterios establecidos para un trastorno estipulado. Entre las afecciones que se incluyen en esta categoría se encuentran el síndrome de ingesta nocturna de alimentos, el trastorno por purgas y casos subclínicos de anorexia nerviosa, bulimia nerviosa y trastorno de atracones.

Para mayor información sobre este tema, véase*:*
Cap. 11, Trastornos de la conducta alimentaria y de la ingesta de alimentos, p. 171. En: Kaplan & Sadock. Manual de psiquiatría clínica, *4.ª ed.*
Cap. 15, Trastornos de la conducta alimentaria y de la ingesta de alimentos, p. 509. En: Kaplan & Sadock. Sinopsis de psiquiatría, *11.ª ed.*

20

Obesidad y síndrome metabólico

I. Introducción

La epidemia mundial de obesidad ha dado lugar a un aumento alarmante en la morbilidad y mortalidad asociadas, y es la principal causa de muertes prevenibles en Estados Unidos.

II. Definición

La *obesidad* es el exceso de grasa corporal.

A. En las personas sanas, la grasa corporal representa alrededor del 25% del peso corporal en las mujeres y el 18% en los hombres.

B. El *sobrepeso* es el peso que se encuentra por arriba de una norma de referencia, por lo general, estándares derivados de datos actuariales o epidemiológicos. En la mayoría de los casos, un aumento del peso refleja un incremento de la obesidad.

C. El índice de masa corporal (IMC) se calcula dividiendo el peso en kilogramos entre la altura en metros al cuadrado. Aunque el IMC ideal aún es tema de debate, por lo general, se plantea que un IMC de 20-25 kg/m^2 constituye un peso saludable, uno de 25-27 kg/m^2 se asocia un riesgo un tanto elevado, uno superior a 27 kg/m^2 supone un riesgo claramente aumentado y aquel mayor de 30 kg/m^2 representa un riesgo muy elevado.

D. Los pacientes con obesidad muestran una mayor prevalencia de morbilidad psiquiátrica (40-60%). Las comorbilidades incluyen trastorno por atracón, trastornos por consumo de sustancias, trastornos psicóticos (esquizofrenia), trastornos del estado de ánimo, trastornos de ansiedad, trastornos de la personalidad, trastorno por déficit de atención con hiperactividad (TDAH) y trastorno por estrés postraumático (TEPT).

III. Epidemiología

A. En Estados Unidos, más del 50% de la población presenta sobrepeso (definido como un IMC de 25-29.9 kg/m^2), mientras que el 36% es obeso (determinado por un IMC > 30 kg/m^2). La obesidad mórbida o extrema (IMC $\geq$ 40 kg/m^2) se observa en alrededor del 3% de los hombres y el 7% las mujeres.

B. La prevalencia de la obesidad es mayor en las poblaciones minoritarias, sobre todo entre mujeres negras no hispanas.

C. Más de la mitad de los individuos de 40 años o mayores son obesos y más del 80% presentan sobrepeso.

D. La prevalencia del sobrepeso y la obesidad en los niños y los adolescentes estadounidenses también ha aumentado de manera notable. Alrededor del 18% de los adolescentes y cerca del 10% de los niños de 2-5 años presentan sobrepeso.

IV. Etiología

Las personas acumulan grasa si ingieren más calorías de las que gastan como energía; por lo tanto, la entrada de energía supera su gasto. Para reducir la cantidad de grasa del cuerpo hace falta ingerir menos calorías o consumir más de las que se ingieren. Un error de sólo el 10% en la ingesta o en el gasto de calorías da lugar a un cambio del peso corporal de 13 kg en 1 año.

A. Saciedad. Es la sensación que se produce cuando se satisface el hambre; la origina una señal metabólica derivada de células receptoras de alimentos, probablemente situadas en el hipotálamo. Algunos estudios han encontrado pruebas de la participación de una disfunción de la serotonina, dopamina y noradrenalina en la regulación de la conducta alimentaria a través del hipotálamo. Otros factores hormonales que también pueden intervenir incluyen factor liberador de corticotropina, neuropéptido Y, hormona liberadora de gonadotropina y hormona estimulante de la tiroides. La *obestatina*, una sustancia que se encuentra en el estómago, es una hormona que en los experimentos en animales provoca saciedad y podría ser útil como fármaco para perder peso.

La ingesta de alimentos también afecta los receptores cannabinoides que, al ser estimulados, aumentan el apetito. La marihuana actúa sobre dicho receptor, lo cual explica el hambre que se asocia con su consumo. El fármaco rimonabant es un agonista inverso del receptor de cannabidiol, por lo cual inhibe el apetito. Puede tener un uso clínico.

El **aparato olfatorio** puede desempeñar un papel en la saciedad. Algunos experimentos muestran que la estimulación intensa de los bulbos olfatorios de la nariz con aromas de alimentos usando un inhalador produce saciedad para dicho alimento. Esto podría servir en el tratamiento de la obesidad.

V. Factores genéticos

Cerca del 80% de los pacientes obesos tienen antecedentes familiares de obesidad, aunque no se ha podido identificar un marcador genético específico. Los estudios demuestran que los gemelos monocigóticos criados por separado pueden ser obesos, hallazgo que sugiere un factor hereditario. La tabla 20-1 describe los factores genéticos que afectan el peso corporal.

VI. Factores relacionados con el desarrollo

A. La obesidad que inicia en etapas tempranas de la vida se caracteriza por un tejido adiposo con un gran número de adipocitos de mayor tamaño. En cambio, la que comienza en la vida adulta se debe sólo a un aumento del tamaño de los adipocitos. En ambos casos, la reducción del peso da lugar a la disminución del tamaño de las células.

B. La distribución y cantidad de grasa varían entre los individuos, y la grasa localizada en distintas áreas del cuerpo tiene características diferentes. Las células de grasa que rodean la cintura, flancos y abdomen (*barriga*) tienen mayor actividad metabólica que las situadas en los muslos y nalgas.

C. Una hormona llamada *leptina*, producida por las células adiposas, actúa como un termostato de la grasa. Si la concentración sanguínea de la leptina es baja, se consume más grasa; si es alta, se consume menos.

Tabla 20-1
Factores genéticos que afectan el peso corporal

	Descripción del factor genético
Leptina	Expresada en grandes cantidades en las áreas del hipotálamo que controlan la conducta alimentaria, el hambre, la temperatura corporal y el gasto energético. Se desconocen en gran medida los mecanismos mediante los cuales la leptina suprime la alimentación y ejerce sus efectos sobre el metabolismo.
Neuropéptido Y	Se sintetiza en muchas áreas del cerebro; es un potente estimulador de la ingesta. La leptina parece suprimir la ingesta, en parte, mediante la inhibición de la expresión del neuropéptido Y.
Grelina	Aminoácido acetilado de 28 péptidos secretado fundamentalmente por el estómago. La grelina circula por la sangre y activa las neuronas que sintetizan el neuropéptido Y en el núcleo hipotalámico arqueado, estimulando así la ingesta de alimentos.
Melanocortinas	Actúan en determinadas neuronas hipotalámicas que inhiben la ingesta. En ratones, los bloqueos selectivos del receptor de la melanocortina 4 se asocian con el desarrollo de obesidad.
Carboxipeptidasa E	Enzima necesaria para el procesamiento de la proinsulina, y quizá de otras hormonas, por ejemplo, el neuropéptido Y. Los ratones con mutaciones en este gen se vuelven obesos gradualmente a medida que envejecen y desarrollan hiperglucemia, que puede suprimirse administrando insulina.
Proteínas desacopladoras mitocondriales	Se descubrieron primero en el tejido adiposo marrón, y después en el tejido adiposo blanco y las células musculares. Pueden desempeñar un papel importante en el gasto energético y en la regulación del peso corporal.
Proteína tubby	Se expresa en grandes cantidades en el núcleo paraventricular del hipotálamo y otras regiones del cerebro. Los ratones con mutaciones naturales o provocadas del gen *tubby* muestran obesidad iniciada durante la vida adulta, pero se desconocen los mecanismos implicados.

Adaptado de: Comuzzie AG, Williams JT, Martin LJ, Blanger J. Searching for genes underlying normal variation in human adiposity. *J Mol Med.* 2001;79:57.

VII. Factores relacionados con la actividad física

La notable reducción de la actividad física en las sociedades opulentas parece ser un factor fundamental en el aumento de la obesidad y su importancia como un problema de salud pública. La inactividad física limita el gasto energético y puede contribuir a un exceso en la ingesta de alimentos. Aunque el consumo de alimentos aumenta si se incrementa el gasto energético debido a diversas fuentes de exigencia energética, el consumo no disminuye de manera proporcional cuando la actividad física se reduce por debajo de un determinado nivel mínimo.

VIII. Factores relacionados con las lesiones cerebrales

En los animales, la destrucción del hipotálamo ventromedial puede provocar obesidad, pero es probable que en los humanos esta causa de obesidad sea muy infrecuente. Existen pruebas de que el SNC, en especial en las áreas hipotalámicas lateral y ventromedial, ajusta el consumo de alimentos en respuesta a la modificación de las necesidades energéticas para conservar las reservas adiposas en un nivel determinado por un punto de corte concreto. Este punto varía entre los individuos y depende de la estatura y constitución física.

IX. Factores relacionados con la salud

La obesidad es consecuencia de una enfermedad identificable sólo en un reducido número de casos, que incluyen una serie de trastornos genéticos raros, como el síndrome de Prader-Willi, así como alteraciones neuroendocrinas (tabla 20-2). La obesidad de origen hipotalámico es el resultado de lesiones en la región del

Tabla 20-2
Enfermedades que pueden explicar algunos casos de obesidad

Obesidad genética (dismórfica)
Autosómica recesiva
Ligada al cromosoma X
Cromosómica (p. ej., síndrome de Prader-Willi)
Obesidad neuroendocrina
Síndromes hipotalámicos
Síndrome de Cushing
Hipotiroidismo
Síndrome de ovario poliquístico (síndrome de Stein-Leventhal)
Seudohipoparatiroidismo
Hipogonadismo
Déficit de la hormona del crecimiento
Insulinoma e hiperinsulinismo
Obesidad iatrógena
Fármacos (psiquiátricos)
Cirugía hipotalámica (neuroendocrina)

Adaptado de Bray GA. An approach to the classification and evaluation of obesity. En: Bjorntorp P, Brodoff BN, eds. *Obesity*. Philadelphia, PA: Lippincott Williams & Wilkins; 1992.

hipotálamo ventromedial, que se ha estudiado ampliamente en animales de laboratorio y es un centro de regulación del apetito y el peso bien conocido. En los humanos, esta lesión puede ser el resultado de traumatismos, cirugía, neoplasias o enfermedades inflamatorias.

Algunas formas de depresión, en especial el trastorno afectivo con patrón estacional, se asocian con el aumento de peso. La mayoría de las personas que viven en climas estacionales refieren aumentos del apetito y del peso durante los meses de otoño e invierno, con reducciones durante la primavera y el verano. Los pacientes deprimidos suelen perder peso, aunque en algunos casos lo ganan (p. ej., depresión atípica).

X. Otros factores clínicos

Varias enfermedades clínicas se asocian con la obesidad. La enfermedad de Cushing se relaciona con una distribución característica del tejido adiposo y con un rostro en forma de luna llena. El mixedema se vincula con aumento de peso, aunque no de modo invariable. Otras enfermedades neuroendocrinas incluyen la distrofia adiposogenital (síndrome de Fröhlich), que se caracteriza por obesidad y alteraciones sexuales y esqueléticas.

XI. Fármacos psicotrópicos

El empleo a largo plazo de esteroides se asocia con un aumento de peso significativo, al igual que con otros psicofármacos. Los pacientes tratados por depresión mayor, trastornos psicóticos y trastorno bipolar suelen ganar 3-10 kg, con aumentos incluso mayores si el tratamiento es crónico. Esto puede provocar el denominado *síndrome metabólico*, que se comenta más adelante.

XII. Factores psicológicos

Aunque es evidente que los factores psicológicos son fundamentales para el desarrollo de la obesidad, no se sabe cuáles intervienen. El mecanismo regulador de la conducta alimentaria es sensible a la influencia del entorno y se ha demostrado que hay factores culturales, familiares y psicodinámicos que contribuyen al desarrollo de la obesidad. Aunque muchos investigadores han sugerido que la obesidad es causada por antecedentes familiares, factores precipitantes, estructuras de la personalidad o conflictos inconscientes concretos, los individuos con sobrepeso pueden ser afectados por cualquier trastorno psiquiátrico imaginable y con diversos trasfondos patológicos. Muchos pacientes obesos son individuos emocionalmente trastornados que, debido a la disponibilidad del mecanismo de la alimentación excesiva en sus entornos, han aprendido a utilizar la hiperfagia como medio de afrontamiento de los problemas psicológicos. Algunos pueden presentar signos de un trastorno mental grave cuando alcanzan un peso normal, porque ya no disponen de ese mecanismo de afrontamiento.

XIII. Diagnóstico y cuadro clínico

El diagnóstico de obesidad, si se realiza de modo sofisticado, implica la evaluación de la grasa corporal. Como rara vez resulta práctico, se recomienda calcular el IMC a partir de la estatura y el peso.

En la mayoría de los casos de obesidad no es posible identificar la etiología precisa debido a las múltiples causas posibles y sus interacciones. Los casos de obesidad secundaria (tabla 20-3) son raros, pero no deben ignorarse.

Tabla 20-3
Fármacos psicotrópicos y cambios en el peso corporal

Tendencia al aumento del apetito y del peso corporal		
Máxima	**Intermedia**	**Mínima**
Antidepresivos		
Amitriptilina	Doxepina	Amoxapina
	Imipramina	Desipramina
	Mirtazapina	Trazodona
	Nortriptilina	Tranilcipromina
		Fluoxetina[a]
	Fenelzina	Sertralina[a]
		Bupropión[a]
	Trimipramina	Venlafaxina[a]
Eutimizantes		
Litio	Carbamazepina	Topiramato
Ácido valproico		
Antipsicóticos		
Clorpromazina	Haloperidol	Ziprasidona
		Aripiprazol
Clozapina	Trifluoperazina	Molindona[a]
Tioridazina	Perfenazina	Asenapina
Mesoridazina	Tiotexeno	
Olanzapina	Flufenazina	
Quetiapina		
Risperidona		

[a] Puede reducir el apetito y facilitar la pérdida de peso.
Adaptado de: Allison DB, Mentore JL, Heo M, Chandler LP, Capeller JC, Infante MC, Weiden PJ. Antipsychotic-induced weight gain: A comprehensive research synthesis. *Am J Psychiatry.* 1999;156:1686; Bernstein JG. Management of psychotropic drug-induced obesity. En: Bjorntorp P, Brodoff BN, eds. *Obesity.* Philadelphia, PA: Lippincott Williams & Wilkins; 1992.

Los patrones habituales de ingesta de muchos individuos obesos con frecuencia se parecen a los observados en la obesidad experimental. El deterioro del mecanismo de la saciedad es un problema especialmente importante. Los individuos obesos parecen ser inusualmente susceptibles a los estímulos alimentarios de su entorno, a la palatabilidad de los alimentos y a la incapacidad para dejar de comer si disponen de comida. Suelen ser susceptibles a todo tipo de estímulos externos de la conducta alimentaria, pero son relativamente insensibles a los signos internos habituales del hambre. Algunos son incapaces de distinguir entre el hambre y otros tipos de disforia.

XIV. **Diagnóstico diferencial**

  A. **Síndrome de ingesta nocturna de alimentos.** En este síndrome, los individuos ingieren un exceso de alimentos después de cenar. Parece precipitarse por circunstancias vitales estresantes y, una vez presente, tiende a recurrir diariamente hasta que se alivia el estrés. La alimentación nocturna también puede producirse debido al empleo de sedantes para poder dormir, que tienen la capacidad de producir sonambulismo e ingesta de alimentos. Esta conducta se ha descrito con el empleo de zolpidem.

  B. **Trastorno de atracones.** Se caracteriza por la ingestión repentina y compulsiva de grandes cantidades de alimento en un período breve, por lo general, con gran agitación y autocensura posterior. Los atracones también parecen ser una reacción frente al estrés. No obstante, contrario a lo que sucede con el síndrome de ingesta nocturna de alimentos, estos episodios de sobrealimentación no son periódicos y con frecuencia están asociados con circunstancias precipitantes concretas (en el capítulo 19 se comenta ampliamente la bulimia). Se habla de *síndrome de Pickwick* cuando el peso de una persona está 100% por encima del deseado, y se ha relacionado con trastornos respiratorios y cardiovasculares.

  C. **Trastorno dismórfico corporal (dismorfofobia).** Algunas personas obesas sienten que sus cuerpos son grotescos y repugnantes, y que los demás los ven con hostilidad y desprecio. Este sentimiento está asociado con timidez y deterioro de la actividad social. Los individuos obesos emocionalmente sanos no tienen trastornos de la imagen corporal, y sólo una minoría de los obesos neuróticos los presentan. El trastorno se restringe sobre todo a personas que han sido obesas desde la infancia; incluso entre ellas, menos de la mitad están afectadas (el trastorno dismórfico corporal se describe en el capítulo 13).

XV. **Síndrome metabólico**

El *síndrome metabólico* es un conjunto de alteraciones metabólicas asociadas con la obesidad que contribuyen a un aumento del riesgo de enfermedad cardiovascular y diabetes mellitus de tipo 2. Se diagnostica cuando un paciente presenta tres o más de cinco factores de riesgo: (1) obesidad abdominal, (2) aumento de las concentraciones de triglicéridos, (3) reducción de las concentraciones de lipoproteínas de alta densidad (HDL, *high-density lipoproteins*), (4) hipertensión y (5) aumento de la glucemia en ayuno (tabla 20-4). Se cree que alrededor del 30% de la población estadounidense presenta este síndrome, pero también se conoce bien en otros países industrializados en todo el mundo.

Tabla 20-4
Criterios clínicos de la Organización Mundial de la Salud para el síndrome metabólico

Resistencia a la insulina identificada por uno de los siguientes elementos:
- Diabetes mellitus de tipo 2
- Alteración de la glucosa en ayunas
- Deterioro de la tolerancia a la glucosa
- En individuos con glucemias en ayunas normales (< 100 mg/dL), ingesta de glucosa inferior al cuartil más bajo para la población de referencia estudiada bajo condiciones hiperinsulinémicas euglucémicas

Más dos cualesquiera de los siguientes:
- Empleo de fármacos antihipertensivos y/o presión arterial elevada (sistólica: ≥ 140 mm Hg; diastólica: ≥ 90 mm Hg)
- Triglicéridos plasmáticos ≥ 150 mg/dL (≥ 1.7 mmol/L)
- Índice de masa corporal > 30 kg/m^2 y/o cociente cintura:cadera > 0.9 en hombres y > 0.85 en mujeres
- Excreción urinaria de la albúmina ≥ 20 µg/min o cociente albúmina:creatinina ≥ 30 mg/g

Se desconoce la causa del síndrome, pero en su aparición intervienen la obesidad, la resistencia a la insulina y la vulnerabilidad genética. El tratamiento consiste en pérdida de peso, ejercicio físico y empleo de estatinas y antihipertensivos cuando sea necesario reducir los valores de lípidos y la presión arterial, respectivamente. Es importante identificar y tratar el síndrome en fases tempranas, por el aumento del riesgo de mortalidad que implica.

Los antipsicóticos de segunda generación (atípicos) han sido señalados como responsables de producir el síndrome metabólico. En pacientes esquizofrénicos, el tratamiento con estos fármacos puede provocar un incremento rápido del peso corporal durante los primeros meses, que puede mantenerse durante más de 1 año. Además, la resistencia a la insulina que da lugar a la diabetes de tipo 2 se ha asociado con un perfil lipídico aterogénico.

La clozapina y la olanzapina son los dos fármacos implicados con más frecuencia, pero también pueden estar involucrados otros antipsicóticos atípicos. Los pacientes que reciben antipsicóticos de segunda generación deben vigilar de forma periódica su glucemia en ayunas, tanto al inicio del tratamiento como a lo largo de su evolución. También deben determinarse los perfiles lipídicos (tabla 20-5).

Tabla 20-5
Análisis de los pacientes antes de prescribir antipsicóticos

- Antecedentes personales de obesidad
- Antecedentes familiares de obesidad
- Diabetes mellitus
- Dislipidemias
- Hipertensión
- Enfermedades cardiovasculares
- Índice de masa corporal
- Perímetro de la cintura a la altura del ombligo
- Presión arterial
- Glucemia en ayunas
- Perfil lipídico en ayunas

Datos de la American Diabetes Association; 2004.

Las reacciones psicológicas del paciente frente al síndrome metabólico dependen de sus signos y síntomas. Los individuos afectados sobre todo por obesidad deben enfrentar problemas de autoestima por su sobrepeso, así como estrés derivado de su participación en programas de pérdida de peso. En muchos casos de obesidad, comer es un modo de satisfacer una necesidad de dependencia bien asentada. A medida que pierden peso, algunos pacientes desarrollan ansiedad o se depriman. Se han descrito casos de psicosis en un reducido número de individuos claramente obesos durante o después del proceso de reducción de una gran cantidad de peso. Otras discrepancias metabólicas (en especial las variaciones de la glucemia) pueden estar acompañadas de irritabilidad u otras alteraciones del estado de ánimo. Por último, los sujetos con este síndrome en general presentan fatiga. Conforme la enfermedad mejora, en particular si el ejercicio físico es parte del régimen, la fatiga acaba por reducirse; sin embargo, si no se tienen en cuenta las causas metabólicas de la fatiga, los pacientes pueden ser diagnosticados de forma errónea con trastorno depresivo persistente o síndrome de fatiga crónica.

XVI. Evolución y pronóstico

A. Efectos sobre la salud. La obesidad tiene efectos adversos sobre la salud y se asocia con un amplio espectro de enfermedades (tabla 20-6). Existe una relación estrecha entre la obesidad y las enfermedades cardiovasculares. La hipertensión (presión arterial > 140/90 mm Hg) es tres veces más frecuente en individuos con sobrepeso, y la hipercolesterolemia (concentraciones de colesterol en sangre > 240 mg/dL) es dos veces más frecuente. Los estudios demuestran que la presión arterial y las cifras de colesterol pueden reducirse con la pérdida de peso, y, por lo general, también es posible controlar la diabetes (con determinantes genéticos claros) de igual manera, en especial la de tipo 2 (diabetes mellitus de inicio en la edad adulta o no dependiente de la insulina).

Los hombres obesos, con independencia de su hábito tabáquico, tienen una mayor tasa de mortalidad por cáncer de colon, rectal y prostático que los hombres con peso normal, y las mujeres obesas tienen una mayor tasa de mortalidad por cáncer de vesícula biliar, conductos biliares, mama (posmenopausia), útero (incluyendo cuello uterino y endometrio) y ovarios que las mujeres con un peso normal.

B. Longevidad. Cuanto mayor es el sobrepeso de una persona, mayor es el riesgo de muerte. Si el peso se reduce a niveles aceptables, el riesgo de morir disminuye hasta alcanzar tasas normales. Para los pacientes con *obesidad extrema*, definida como un peso dos veces superior al deseable, reducir el peso puede significar salvar la vida. Este tipo de pacientes pueden sufrir insuficiencia cardiorrespiratoria, en especial mientras duermen (apnea del sueño).

Algunos estudios han demostrado que una reducción del 30% o más en la ingesta calórica en animales de laboratorio jóvenes o de mediana edad evita o retrasa la aparición de enfermedades crónicas relacionadas con la edad, y prolonga de forma significativa el período máximo de vida. Aunque se desconocen los mecanismos, se cree que pueden incluir reducciones de la tasa metabólica, estrés oxidativo e inflamación, aumento de la sensibilidad a la insulina y cambios funcionales en el sistema neuroendocrino y el sistema nervioso simpático. Se desconoce si la restricción calórica a largo plazo, junto con una nutrición adecuada, frenan el envejecimiento en los humanos.

Tabla 20-6
Enfermedades que se consideran causadas o exacerbadas por la obesidad

Corazón
Coronariopatía prematura
Hipertrofia ventricular izquierda
Angina de pecho
Muerte súbita (arritmia ventricular)
Insuficiencia cardíaca congestiva
Sistema vascular
Hipertensión
Enfermedad cerebrovascular (infarto o hemorragia cerebral)
Estasis venosa (con edema de extremidades inferiores, venas varicosas)
Aparato respiratorio
Apnea obstructiva del sueño
Síndrome de Pickwick (hipoventilación alveolar)
Policitemia secundaria
Hipertrofia ventricular derecha (que puede causar insuficiencia)
Aparato hepatobiliar
Colelitiasis y colecistitis
Esteatosis hepática
Funciones hormonales y metabólicas
Diabetes mellitus (no dependiente de insulina)
Gota (hiperuricemia)
Hiperlipidemias (hipertrigliceridemia e hipercolesterolemia)
Riñón
Proteinuria y, en la obesidad muy grave, nefrosis
Trombosis venosa renal
Articulaciones, músculos y tejido conjuntivo
Artrosis de rodillas
Espolones óseos en los talones
Artrosis de la columna vertebral (en mujeres)
Empeoramiento de defectos posturales previos
Neoplasias
En mujeres: aumento del riesgo de cáncer de endometrio, mama, cuello uterino, ovarios,
    vesícula biliar y conductos biliares
En hombres: aumento del riesgo de cáncer de colon, recto y próstata

Reimpreso de: Vanitallie TB. Obesity: Adverse effects on health and longevity. *Am J Clin Nutr.* 1979;
32:2723, con autorización.

XVII. Pronóstico

El pronóstico de la reducción de peso es malo, y la evolución de la obesidad tiende hacia una progresión inexorable. Entre los pacientes que pierden cantidades significativas de peso, el 90% lo recupera. El pronóstico es especialmente malo en los individuos que se convirtieron en obesos durante la infancia. En comparación con la obesidad adulta, la de inicio juvenil tiende a ser más grave y más resistente al tratamiento, y tiene más probabilidad de asociarse con trastornos emocionales.

XVIII. Discriminación hacia las personas con obesidad

En Estados Unidos y en otros países industrializados, las personas con sobrepeso u obesidad son objeto de prejuicios y discriminación significativos. En una cultura en la que los ideales de belleza incluyen una delgadez poco realista, a los sujetos con sobrepeso se les culpa de su enfermedad y son objeto de burlas, sesgos y discriminación (llamada en ocasiones *gordismo* [discriminación por obesidad]). El nivel de ingresos y el poder adquisitivo son menores en los individuos con sobrepeso, y es más habitual que ocurran situaciones sociales indeseadas, como falta de relaciones íntimas. Además, las personas obesas tienen

acceso limitado a la asistencia sanitaria y pueden recibir diagnósticos y tratamientos sesgados de los profesionales sanitarios y de la salud mental.

XIX. Tratamiento

Muchos pacientes que reciben un tratamiento rutinario para la obesidad pueden
desarrollar ansiedad o depresión. Se ha descrito una incidencia elevada de trastornos emocionales entre los individuos obesos sometidos a tratamientos hospitalarios de larga duración que implican ayuno o restricción calórica estricta. Los
individuos obesos con psicopatología amplia, quienes tienen antecedentes de trastornos emocionales durante la realización de dietas y quienes atraviesan una crisis
vital deben intentar reducir su peso, si es realmente necesario, con prudencia y
bajo supervisión estrecha.

A. **Dieta.** El fundamento de la reducción del peso es simple: provocar un déficit de calorías que logre que la ingesta sea inferior al gasto. La manera más
sencilla de conseguir la reducción del consumo de calorías consiste en seguir
una dieta hipocalórica. Los mejores efectos a largo plazo se obtienen con una
dieta equilibrada que contenga alimentos fáciles de conseguir. Para la mayoría de las personas, la dieta más satisfactoria es la que está compuesta por
sus alimentos habituales en cantidades determinadas con la ayuda de tablas
nutricionales fáciles de encontrar en los libros sobre nutrición. Este tipo de
dieta proporciona la mejor oportunidad para mantener la pérdida de peso a
largo plazo. Para lograr una pérdida de peso a corto plazo, se emplean ayu-
nos totales sin modificaciones, aunque se asocian con morbilidad, incluyendo
hipotensión ortostática, diuresis sódica y desequilibrios del nitrógeno.

Las dietas cetógenas son ricas en proteínas y grasas, y se emplean para
fomentar la pérdida de peso. Tienen un contenido elevado de colesterol y causan cetosis, que se asocia con náuseas, hipotensión y letargia. Muchos individuos obesos consideran tentador seguir una dieta nueva o extravagante, pero
su eficacia se debe a su monotonía. Cuando se abandona la dieta y se vuelve a
la alimentación habitual, los incentivos para comer en exceso se multiplican.

En general, el mejor método para perder peso consiste en seguir una dieta
equilibrada de 1 100-1 200 cal. Ésta puede mantenerse por períodos prolongados, pero debe suplementarse con vitaminas (hierro, ácido fólico, cinc y vitamina B_6). La tabla 20-7 muestra un comparativo de distintos tipos de dietas.

B. **Ejercicio físico.** El aumento de la actividad física es parte importante del régimen de reducción de peso. Ya que el gasto calórico que se produce en casi todas
las formas de actividad física es directamente proporcional al peso corporal, los
individuos obesos gastan más calorías que aquellos de peso normal, con una cantidad idéntica de ejercicio. Además, el aumento de actividad física puede reducir el consumo de alimentos en personas que eran sedentarias. La combinación
de aumento del gasto calórico y reducción del consumo de alimentos hace que
el incremento de actividad sea una característica muy deseable en cualquier programa de reducción de peso. El ejercicio también ayuda a mantener la pérdida
de peso, y es fundamental para el tratamiento del síndrome metabólico.

1. **Cambio de estilo de vida.** El cambio en el estilo de vida anima y da fuerzas al paciente para establecer objetivos de control del peso. Se debe animar a los sujetos a seguir estrategias simples para modificar su estilo de
vida, como las que se mencionan adelante.

Tabla 20-7
Tipos de dietas

Tipo de dieta	Déficit de calorías	Pérdida de peso	Medidas complementarias importantes	Contenido
Dieta baja en calorías	500-1000 cal/día	0.5-1 kg/ semana	Registro de la dieta, muy importante para el éxito	Hidratos de carbono 55% Proteínas 15% Grasas < 30%
Dieta muy baja en calorías	800 cal/día	15-25% en 8-12 semanas	Apoyo y control de electrólitos	Proteínas 70-100 g/día Sustitución total de vitaminas, minerales y electrólitos
Ayuno	< 200 cal/día	El 50% del peso perdido es agua	Peligroso; ya no se realiza	Líquidos
Dietas populares				
1. Dieta South Beach/ Nueva dieta revolucionaria del Dr. Atkins/ Dieta de la Zona	< 30 g de hidratos de carbono	9 kg en 6 meses	Difícil seguimiento durante un período largo. Necesidad de evaluación de efectos cardíacos y renales	Alto en grasas, bajo en hidratos de carbono
2. Weight Watchers/ Jenny Craig/ Nutrisystem	Objetivo: amplia gama de alimentos y mantenimiento de un balance energético negativo	0.5-1 kg/ semana	Reducción demostrada del colesterol y la presión sanguínea	Grasas moderadas, reducción equilibrada de nutrientes, 20-30% grasas, 15-20% proteínas, 55-60% hidratos de carbono
3. Programa Ornish/ Programa Pritikin	Dieta fundamentalmente vegetariana, sin cafeína, sin restricción calórica, sólo un tipo de alimentos	—	Combinación de meditación, reducción del estrés y dejar de fumar	Muy baja en grasas <10-19% cal de grasas, 20% de proteínas y 70% de hidratos de carbono complejos, como fruta y cereales

a. Hábitos personales durante la comida:
   (1) Comer lentamente y saborear cada bocado
   (2) Masticar cada bocado 30 veces antes de tragar
   (3) Apoyar el tenedor entre bocados
   (4) Prolongar la comida durante 2 o 3 min y conversar
   (5) Retrasar 10 min el aperitivo
   (6) Servir la comida en platos pequeños
   (7) Dividir las raciones por la mitad para permitirse una 2.ª porción
b. Reducir los preámbulos a la comida:
   (1) Comer únicamente en un lugar designado
   (2) Retirarse de la mesa en cuanto se acabe de comer
   (3) No combinar la comida con otras actividades (como leer o ver TV)
   (4) No poner platones de comida en la mesa
   (5) Llenar la despensa de alimentos más sanos
   (6) Hacer la compra luego de una comida completa, siguiendo una lista
   (7) Planificar las comidas
   (8) Mantener un diario de comidas para establecer su relación con episodios con o sin hambre
   (9) Sustituir los aperitivos por otras actividades

Tabla 20-8
Fármacos para el tratamiento de la obesidad

Nombre genérico	Dosificación habitual (mg/día)
Anfetamina y dextroanfetamina	5-20
Metanfetamina	10-15
Benzfetamina	75-150
Fendimetrazina	105
Clorhidrato de fentermina	18.75-37.5
Resina de fentermina	15-30
Clorhidrato de anfepramona (dietilpropión)	75
Mazindol	3-9
Orlistat	360
Naltrexona/bupropión	32/360
Lorcaserina	10 dos veces al día
Fentermina-topiramato	3.75-15, fentermina 23-92, topiramato

C. **Farmacológico.** En fechas recientes, la U.S. Food and Drug Administration (FDA) aprobó algunos medicamentos para el tratamiento de la obesidad, unos más eficaces que otros. El tratamiento farmacológico es efectivo porque suprime el apetito, pero después de varias semanas puede desarrollarse tolerancia. Es posible emplear un período inicial de prueba de 4 semanas con un fármaco concreto y después, si el paciente responde con una pérdida de peso, mantener el tratamiento para comprobar si aparece tolerancia. Si un fármaco conserva su eficacia, puede usarse durante más tiempo, hasta lograr el peso deseado. En la tabla 20-8 se presenta una lista de estos fármacos.

1. **Orlistat.** Un fármaco para perder peso aprobado por la FDA para su empleo a largo plazo es el orlistat, un inhibidor selectivo de la lipasa gástrica y pancreática que reduce la absorción de la grasa de la dieta (que es excretada por vía fecal). En los estudios clínicos, el orlistat (120 mg c/6 h), combinado con una dieta hipocalórica, indujo pérdidas de aproximadamente el 10% del peso inicial durante los primeros 6 meses, que en general se mantuvieron bien durante períodos de hasta 24 meses. Los efectos secundarios incluyen esteatorrea, flatulencias y urgencia fecal.

2. **Lorcaserina.** Está aprobada para el tratamiento de la obesidad en adultos. Es un agonista selectivo de la serotonina que suprime el apetito. La dosis es de 10 mg cada 12 h. Los efectos secundarios de la lorcaserina incluyen cefalea, mareos, fatiga, náuseas, boca seca y estreñimiento. Rara vez puede producir pensamientos suicidas y problemas de memoria y comprensión.

3. **Fentermina-topiramato.** Este fármaco fue aprobado por la FDA para el control del peso en conjunto con una dieta y la práctica de ejercicio. Se inicia con la dosis más baja (3.75 mg de fentermina/23 mg de topiramato de liberación prolongada), y se incrementa hasta la dosis recomendada (7.5 mg/46 mg); en ocasiones se puede aumentar hasta la dosis máxima (15 mg/92 mg). Los efectos secundarios incluyen parestesias, sequedad de boca, alteraciones del gusto, aumento de la frecuencia cardíaca, posibles defectos congénitos y problemas psiquiátricos (depresión, pensamientos suicidas, trastornos de memoria y de concentración).

4. **Naltrexona HCl/Bupropión HCl.** La combinación de naltrexona y bupropión está indicada para el control crónico del peso de los adultos con un

IMC mayor de 30, o de 27 si presenta alguna comorbilidad (hipertensión, hiperlipidemia o diabetes mellitus de tipo 2). Incluye el bupropión, un antidepresivo que reduce el apetito, y la naltrexona, que controla el hambre y las ansias de comer. La dosis objetivo de 32 mg/360 mg se alcanza en la cuarta semana. Los efectos secundarios más frecuentes incluyen hipertensión, estreñimiento, mareos, temblores y depresión.

5. **Rimonabant.** Como alternativa a los psicoestimulantes, el rimonabant presenta un mecanismo de acción particular: se trata de un inhibidor selectivo del receptor de cannabinoides 1. Se ha demostrado que el rimonabant reduce el peso corporal y mejora los factores de riesgo cardiovasculares de los pacientes con obesidad. Al parecer ayuda a combatir las anomalías metabólicas que llevan a la diabetes de tipo 2, la obesidad y la ateroesclerosis. El empleo de rimonabant para reducir las alteraciones metabólicas psicofarmacológicas puede ser necesario en algunos pacientes.

D. **Cirugía.** Se han utilizado métodos quirúrgicos que producen una mala absorción de los alimentos o reducen el volumen gástrico para tratar a individuos marcadamente obesos. La *derivación gástrica* es una intervención en la que se reduce el tamaño del estómago, seccionándolo o engrapando una de sus curvaturas. En la *gastroplastia* se reduce el tamaño del orificio gástrico para que el alimento pase más despacio. Los resultados son satisfactorios, pero pueden ocurrir vómitos, alteraciones electrolíticas y obstrucción. El *síndrome de vaciamiento rápido* consiste en palpitaciones, debilidad y sudoración, y puede complicar las intervenciones quirúrgicas de algunos pacientes que ingieren grandes cantidades de hidratos de carbono en una misma comida. La extirpación quirúrgica de la grasa (*lipectomía*) se aplica con fines estéticos y carece de efectos sobre el adelgazamiento a largo plazo. La cirugía bariátrica se recomienda actualmente para personas con problemas de salud relacionados con obesidad importante y un IMC mayor de 35 kg/m^2 (o un IMC > 40 kg/m^2 en ausencia de complicaciones de salud importantes). Antes de la cirugía, los candidatos deben intentar perder peso con opciones más tradicionales y sanas, como dieta, ejercicio y tratamiento farmacológico específico.

E. **Psicológico.** Algunos pacientes pueden perder peso con la psicoterapia psicodinámica orientada a la introspección, pero este tratamiento no ha tenido mucho éxito. Es posible que la revelación de las causas inconscientes de la ingesta excesiva no modifique la conducta de quienes comen en exceso como respuesta al estrés, aunque puede servir como complemento de otros métodos terapéuticos. Años después de una psicoterapia exitosa, el paciente puede mantener la conducta de comer en exceso como respuesta al estrés. Los individuos obesos parecen ser especialmente vulnerables al exceso de dependencia de un psicoterapeuta, y debe vigilarse con cuidado la desmesurada regresión que puede producirse durante el proceso psicoterapéutico.

La estrategia terapéutica con mayor grado de éxito en la obesidad ha sido la modificación de la conducta, que se considera el método de elección. Se enseña a los pacientes a identificar los estímulos externos que se asocian con la ingesta y a registrar en diarios los alimentos que han consumido en circunstancias concretas, por ejemplo, mientras veían una película o la televisión, o en determinados estados emocionales, como ansiedad o depresión. También se les enseña a desarrollar nuevos patrones de alimentación, como comer despacio,

Tabla 20-9
Recomendaciones básicas para un peso saludable

- Pérdida de peso para reducir la presión arterial en personas con sobrepeso u obesidad e hipertensión.
- Pérdida de peso para disminuir las concentraciones de colesterol total, lipoproteínas de baja densidad (LDL, *low density lipoproteins*) y triglicéridos, y para aumentar las cifras bajas de lipoproteínas de alta densidad (HDL, *high density lipoproteins*) en individuos con sobrepeso y obesidad con dislipidemia.
- Pérdida de peso para reducir la glucemia elevada en individuos con sobrepeso u obesidad con diabetes de tipo 2.
- Uso del IMC para clasificar el sobrepeso y la obesidad, y estimar el riesgo relativo de enfermedad comparado con tener un peso normal.
- Empleo del perímetro de la cintura para evaluar el contenido de grasa abdominal.
- Tener como objetivo inicial de la terapia reducir el peso corporal en un 10%. Si se consigue y está justificado, puede intentarse perder más peso.
- La pérdida de peso debería ser de 0.5-1 kg por semana durante 6 meses, basando la estrategia posterior en la cantidad de peso perdido.
- Dietas hipocalóricas para perder peso en individuos con sobrepeso y obesidad. La reducción de la grasa como parte de estas dietas es una manera práctica de reducir las calorías.
- La reducción de la grasa de la dieta por sí sola, sin disminuir las calorías, no es suficiente para reducir el peso, pero combinada con una disminución de los hidratos de carbono puede ayudar a limitar la ingesta de calorías.
- Una dieta que se ha planificado de forma individual para ayudar a producir un déficit de 500-1000 kcal/día debe formar parte de cualquier programa dirigido a obtener una pérdida de peso de 0.5-1 kg por semana.
- El ejercicio físico debe formar parte de una terapia integral o de un programa de pérdida de peso porque: (1) contribuye modestamente a la pérdida de peso en los individuos con sobrepeso u obesidad, (2) puede reducir la cantidad de grasa abdominal, (3) aumenta la capacidad cardiorrespiratoria y (4) puede ayudar a mantener la pérdida de peso.
- El ejercicio físico debe formar parte de un tratamiento de pérdida y mantenimiento del peso. Inicialmente, deben alentarse niveles moderados de ejercicio físico durante 30-45 min, de 3 a 5 días a la semana. Todos los adultos deben plantearse el objetivo a largo plazo de acumular al menos 30 min o más de ejercicio físico de intensidad moderada durante la mayoría de los días de la semana.
- Se recomienda combinar la reducción de las calorías de la dieta y un aumento del ejercicio físico, ya que proporciona una pérdida de peso que también puede conseguir la reducción de la grasa abdominal y aumento de la capacidad cardiorrespiratoria.
- La psicoterapia conductual es un adyuvante útil cuando se une al tratamiento de pérdida y mantenimiento del peso.
- El tratamiento de pérdida y mantenimiento del peso debe incluir una combinación de dieta hipocalórica, aumento del ejercicio físico y psicoterapia conductual.
- Después de lograr la pérdida de peso, la probabilidad de mantenerlo aumenta si se utiliza un programa compuesto por dieta, ejercicio físico y psicoterapia conductual, que debe continuarse de forma indefinida. También puede emplearse tratamiento farmacológico, pero no se ha establecido su seguridad ni eficacia durante períodos de tratamiento total mayores de 1 año.
- Después de los primeros 6 meses de tratamiento de pérdida de peso, la prioridad debe ser seguir un programa de mantenimiento del peso.

Redactada a partir del Obesity Education Institute, National Institute of Health.

masticar bien la comida, no leer mientras comen y no picar entre comidas ni comer sin estar sentados. Las psicoterapias de condicionamiento operante que emplean recompensas, como alabanzas o ropa nueva, para reforzar la pérdida de peso también han tenido éxito. La psicoterapia de grupo ayuda a mantener la motivación, fomentar la identificación entre los miembros que han perdido peso y proporcionar educación con respecto a la nutrición.

F. **Enfoque holístico.** El National Heart, Lung, and Blood Institute formuló recomendaciones fundamentales para los pacientes y la población general para perder peso, las cuales se presentan en la tabla 20-9.

Para mayor información sobre este tema, véase*:*
Sección. 11.4, Obesidad y síndrome metabólico, p. 182. En: Kaplan & Sadock. Manual de psiquiatría clínica, 4.ª ed.
Sección 15.4, Obesidad y síndrome metabólico, p. 522. En: Kaplan & Sadock. Sinopsis de psiquiatría, 11.ª ed.

21

Sueño normal y trastornos del sueño-vigilia

I. **Introducción general**
El sueño es un proceso esencial para el funcionamiento adecuado del cerebro; desempeña una función restaurativa y homeostática. También parece ser vital para lograr la termorregulación y conservación de la energía normales. El sueño es una de las conductas humanas más significativas y ocupa alrededor de una tercera parte de la vida de las personas. Alrededor del 30% de los adultos estadounidenses experimentan un trastorno del sueño a lo largo de su vida y más de la mitad no solicita tratamiento. La falta de sueño puede causar incapacidad para concentrarse, problemas de memoria, déficit en las pruebas neuropsicológicas y disminución de la libido. Además, los trastornos del sueño pueden acarrear consecuencias nefastas, incluso accidentes mortales debido a la somnolencia. El trastorno del sueño constituye un diagnóstico primario por sí mismo o bien un componente de otra enfermedad médica o psiquiátrica. Son imprescindibles un diagnóstico cuidadoso y un tratamiento específico. El sexo femenino, edad avanzada, enfermedades médicas, trastornos psiquiátricos y abuso de sustancias se asocian con una mayor prevalencia de trastornos del sueño.

II. **Privación del sueño**
Puede conducir a la desorganización del yo, alucinaciones y delirios. Los pacientes privados de sueño de movimientos oculares rápidos (REM, *rapid eye movement*) pueden mostrarse irritables y aletargados.

III. **Necesidades de sueño**
Algunas personas duermen poco (sólo necesitan menos de 6 h de sueño cada noche para funcionar bien) y otras duermen mucho (más de 9 h cada noche). Las primeras suelen ser eficientes, ambiciosas, socialmente hábiles y serenas. Las segundas tienden a presentar un grado leve de depresión, ansiedad y retraimiento social.

IV. **Ritmo sueño-vigilia**
Tanto el ritmo biológico como los factores externos (ciclo luz-oscuridad, rutinas cotidianas, períodos de alimentación y otros sincronizadores externos) influyen en el sueño. El ritmo sueño-vigilia se desarrolla durante los primeros 2 años de vida. Los patrones de sueño no son fisiológicamente iguales si una persona duerme a lo largo del día o durante el período en que suele permanecer despierta; los efectos psicológicos y conductuales del sueño también son diferentes.
A. **Etapas del sueño.** El sueño tiene dos etapas fisiológicas: el sueño REM y el sueño sin movimientos oculares rápidos (NREM, *nonrapid eye movement*). El sueño NREM se clasifica en cuatro etapas (I-IV). Las ensoñaciones ocurren sobre todo en el sueño REM, pero también en las etapas III y IV. El sueño se mide con un polisomnógrafo, que registra de manera simultánea la actividad cerebral (electroencefalograma [EEG]), los movimientos oculares (electrooculograma) y el tono muscular (electromiograma). Durante el sueño

Tabla 21-1
Etapas del sueño

Vigilia	Voltaje bajo, aleatorio, muy rápido
Somnoliento	Ondas α (8-12 cps), aleatorias y rápidas
Etapa I	Ondas θ (3-7 cps), ligera desaceleración
Etapa II	Mayor desaceleración, complejo K (complejos trifásicos), husos del sueño, comienzo verdadero del sueño
Etapa III	Ondas δ (0.5-2 cps), ondas lentas de gran amplitud
Etapa IV	Como mínimo, 50% de ondas lentas. Las etapas III y IV comprenden el sueño δ
REM	Ondas en dientes de sierra, parecidas al registro del EEG del adormecimiento

Cps, ciclos por segundo.

se pueden aplicar otras pruebas fisiológicas. Los datos del EEG sirven para describir las etapas del sueño (tabla 21-1).

Las personas tardan 15-20 min en dormirse (*latencia del sueño*). Durante los siguientes 45 min, se desciende de las etapas I y II del sueño hasta las etapas III y IV. Estas últimas representan el sueño más profundo, que requiere de un estímulo mayor para despertar. Cerca de 45 min después del estadio IV inicia el primer período REM. La latencia media del REM (tiempo desde el comienzo del sueño hasta el inicio del REM) es de 90 min. A lo largo de la noche se suceden los ciclos que recorren las cuatro etapas del sueño y terminan con el sueño REM. Conforme avanza la noche, cada período REM se va alargando y desaparecen los estadios III y IV. Por eso, las personas tienen un sueño más ligero y con más ensoñaciones (sueño REM). Las etapas del sueño de un adulto corresponden de forma aproximada con un 25% de sueño REM y un 75% de sueño NREM (5%, etapa I; 45%, etapa II; 12%, etapa III; y 13%, etapa IV). Esta distribución permanece relativamente constante en la tercera edad, aunque puede reducirse tanto el sueño de onda lenta como el REM en este grupo etario.

B. Características del sueño REM (también denominado *sueño paradójico*)
1. Inestabilidad vegetativa
   a. Aumento de la frecuencia cardíaca (FC), la presión arterial (PA) y la frecuencia respiratoria (FR)
   b. Aumento de la variabilidad en la FC, PA y FR de un minuto a otro
   c. Aspecto del EEG parecido al de una persona despierta
2. Inhibición del tono de la musculatura esquelética que lleva a la parálisis
3. Movimientos oculares rápidos
4. Ensoñación
5. Disminución del estímulo respiratorio hipercápnico, sin aumento del volumen corriente conforme desciende la presión del dióxido de carbono
6. Poiquilotermia (frialdad) relativa
7. Tumescencia peneana o lubricación vaginal
8. Sordera

V. Clasificación de los trastornos del sueño
La 5.ª edición del *Manual diagnóstico y estadístico de los trastornos mentales* (DSM-5®) clasifica estos trastornos con base en los criterios diagnósticos clínicos y presunta etiología. Los 10 trastornos descritos en el DSM-5® son sólo una parte de los trastornos del sueño conocidos y dan un marco para su evaluación clínica. La clasificación actual incluye los trastornos del sueño-vigilia descritos adelante.

A. Trastorno de insomnio. El DSM-5® define el *trastorno de insomnio* como una insatisfacción con la calidad o cantidad de sueño asociada con uno o más de los siguientes síntomas: dificultad para conciliar el sueño, dificultad para mantener el sueño con despertares frecuentes o problemas para volver a dormir, y despertar pronto por la mañana con imposibilidad de volver a dormir.

El insomnio puede clasificarse de acuerdo con la forma en la que afecta al sueño (p. ej., insomnio de conciliación del sueño, insomnio de mantenimiento del sueño o despertar precoz) y en función de su duración (p. ej., transitorio, a corto plazo, a largo plazo).

Se diagnostica insomnio *primario* cuando la queja principal es el sueño no reparador o dificultades para conciliar o mantener el sueño, y el problema se mantiene durante al menos 1 mes (según la CIE-10, el problema debe aparecer al menos tres veces a la semana durante 1 mes).

1. El insomnio es el tipo más frecuente de trastorno del sueño.

2. Las causas se enumeran en la tabla 21-2.

3. El tratamiento se basa en técnicas de deshabituamiento, meditación trascendental, cintas de relajación, fármacos sedantes-hipnóticos y medidas inespecíficas, como buenos hábitos de dormir (tabla 21-3).

B. Trastorno de hipersomnia. Se diagnostica cuando no se descubre otra causa de la somnolencia excesiva (somnolencia diurna) o de las cantidades excesivas de sueño diurno durante más de un mes. Suele comenzar en la infancia. Puede ser resultado de: (1) el sueño insuficiente, (2) una disfunción neurológica básica en los sistemas cerebrales de regulación del sueño, (3) la perturbación del sueño o (4) la fase del ritmo circadiano de un individuo. El tratamiento se basa en fármacos estimulantes.

Tabla 21-2
Causas frecuentes de insomnio

Síntoma	Insomnio secundario a enfermedades médicas	Insomnio secundario a trastornos psiquiátricos o cambios ambientales
Dificultad para conciliar el sueño	Cualquier trastorno doloroso o molesto Lesiones del SNC Trastornos enumerados a continuación (a veces)	Ansiedad Ansiedad por tensión muscular Cambios ambientales Trastornos del ritmo circadiano
Dificultad para mantener el sueño	Síndromes de apnea del sueño Mioclonías nocturnas y síndrome de piernas inquietas Factores alimentarios (probable) Acontecimientos episódicos (parasomnias) Efectos directos de sustancias (incluido el alcohol) Efectos de la abstinencia de sustancias (incluido el alcohol) Interacciones entre sustancias Enfermedades endocrinas o metabólicas Enfermedades infecciosas, neoplásicas o de otra naturaleza Estados de dolor o molestia Lesiones o enfermedades del tronco encefálico o del hipotálamo Envejecimiento	Depresión, sobre todo depresión primaria Cambios ambientales Trastornos del ritmo circadiano Trastorno por estrés postraumático Esquizofrenia

Cortesía de: Ernest L. Hartmann, M.D.

Tabla 21-3
Medidas inespecíficas para inducir el sueño (higiene del sueño)

1. Despertarse todos los días a la misma hora.
2. Limitar el tiempo diario en cama a la cantidad habitual antes del trastorno.
3. Retirar cualquier fármaco o droga que actúe sobre el sistema nervioso central (cafeína, nicotina, alcohol, estimulantes).
4. Evitar las siestas durante el día (salvo si la gráfica del sueño revela que inducen un mejor sueño nocturno).
5. Fomentar una buena forma física a través de un programa gradual de ejercicio vigoroso en las primeras horas de la mañana.
6. Evitar la estimulación vespertina; sustituir la televisión por la radio o una lectura relajada.
7. Probar con baños muy calientes, durante 20 min, que eleven la temperatura corporal poco antes de acostarse.
8. Comer cada día a las mismas horas; evitar cenas copiosas antes de acostarse.
9. Realizar rutinas de relajación vespertina, por ejemplo, relajación muscular progresiva o meditación.
10. Mantener condiciones confortables para dormir.

De: Regestein QR. Sleep disorders. En: Stoudemire A, ed. *Clinical Psychiatry for Medical Students.* Philadelphia, PA: Lippincott, 1990:578, con autorización.

1. **Tipos de hipersomnia**
   a. **Síndrome de Kleine-Levin.** Es un trastorno raro que consiste en períodos recurrentes de sueño prolongado (de los cuales es posible despertar a los pacientes) con otros interpuestos de sueño normal y despertares en estado de alerta.
   (1) Es una alteración periódica de la hipersomnolencia episódica.
   (2) Suele afectar a hombres jóvenes, de entre 10 y 21 años de edad.
   (3) Los pacientes pueden dormir de forma excesiva durante varias semanas y despertar sólo para comer (de forma voraz).
   (4) Se asocia con hipersexualidad, agresividad extrema, irritabilidad y, en ocasiones, alucinaciones durante el episodio.
   (5) Los ataques vienen seguidos por amnesia.
   (6) Puede resolverse de forma espontánea después de varios años.
   (7) Los pacientes se muestran normales entre cada episodio.
   (8) El tratamiento consiste en el empleo de estimulantes (anfetaminas, metilfenidato y pemolina) para la hipersomnolencia y en medidas preventivas para el resto de los síntomas. El litio también se ha utilizado con éxito.
   b. **Hipersomnia relacionada con la menstruación.** Episodios recurrentes de hipersomnia relacionada con el ciclo menstrual, con episodios intermitentes de hipersomnia marcada durante o poco antes del inicio de la menstruación.
   c. **Hipersomnia idiopática.** Trastorno de somnolencia excesiva en el que no se muestran síntomas acompañantes asociados con la narcolepsia. Se relaciona con siestas largas no reparadoras, dificultad para despertar, despertar confusional (sensación de embriaguez) y conductas automáticas con amnesia. Otros síntomas incluyen cefalea migrañosa, desvanecimientos (lipotimias), síncope, hipotensión ortostática y fenómeno de Raynaud.
   d. **Otros tipos**
   Síndrome de sueño insuficiente inducido por el comportamiento
   Hipersomnia debida a una afección médica
   Hipersomnia debida al consumo de sustancias o medicamentos

   2. Tratamiento

   Regularización de los períodos de sueño

   Fármacos que favorecen el despertar, como el modafinilo

   Psicoestimulantes tradicionales

C. Narcolepsia

  1. La narcolepsia presenta estas características:

    a. La somnolencia diurna excesiva (ataques de sueño) es el síntoma principal de la narcolepsia:

      (1) Se diferencia de la fatiga por los ataques irresistibles de sueño, de duración corta (menos de 15 min).

      (2) Los ataques de sueño son precipitados por una actividad monótona o sedentaria.

      (3) Las siestas son muy reparadoras; sus efectos duran 30-120 min.

    b. Cataplejía

      (1) Descrita por más de la mitad de los pacientes narcolépticos.

      (2) Se define como episodios breves (de segundos a minutos) de debilidad o parálisis musculares.

      (3) Si el episodio es breve, no se pierde la consciencia.

      (4) Una vez superada la crisis, el paciente está completamente normal.

      (5) Puede manifestarse como una pérdida parcial del tono muscular (debilidad, habla entrecortada, rodillas arqueadas, mandíbula caída).

      (6) Suele desencadenarse por risa (frecuente), enfado (frecuente), actividad deportiva, excitación o exaltación, coito, miedo o vergüenza.

      (7) Algunos pacientes manifiestan un afecto aplanado o falta de expresividad en un intento por controlar las emociones.

      (8) El diagnóstico de cataplejía lleva automáticamente al de narcolepsia. Si no hay cataplejía, deben concurrir algunas otras características para diagnosticar la narcolepsia.

    c. Parálisis del sueño

      (1) Parálisis pasajera (parcial o completa) en transiciones sueño-vigilia.

      (2) El individuo está consciente, pero es incapaz de mover o abrir los ojos.

      (3) Suele ocurrir al despertar.

      (4) En general, se describe como un episodio de "miedo" que genera ansiedad.

      (5) En general, dura menos de 1 min.

      (6) Notificado por el 25-50% de la población general, aunque durante períodos mucho más cortos.

    d. Alucinaciones hipnagógicas e hipnopómpicas

      (1) Experiencia parecida al ensueño durante la transición de la vigilia al sueño y viceversa.

      (2) Alucinaciones o ilusiones auditivas o visuales vívidas.

    e. Períodos REM al inicio del sueño (SOREMP, *sleep-onset REM periods***)**

      (1) Se define como la aparición del REM en los primeros 15 min desde el inicio del sueño (normalmente, se tardan 90 min).

      (2) La narcolepsia se distingue de otros trastornos con somnolencia diurna excesiva por la presencia de SOREMP en el registro polisomnográfico.

(3) La prueba de latencia múltiple del sueño (MSLT, *multiple sleep latency test*), que mide la somnolencia excesiva, consiste en, al menos, cuatro siestas registradas en intervalos de 2 h. La presencia de dos o más SOREMP es diagnóstica de narcolepsia (se observa en el 70% de los pacientes con narcolepsia y en menos del 10% de aquellos con otras hipersomnias).

  f. Incremento de la incidencia de otras manifestaciones clínicas en la narcolepsia:

    (1) Movimientos periódicos de los miembros inferiores.

    (2) Apnea del sueño, de predominio central.

    (3) Latencia corta del sueño.

    (4) Despertares nocturnos frecuentes; del sueño REM se pasa a la etapa I o a la vigilia y el paciente no suele percibir el despertar.

    (5) Problemas de memoria.

    (6) Síntomas oculares: borrosidad, diplopia, parpadeo.

    (7) Depresión.

    (8) Pueden ocurrir conductas automáticas, que la persona no recuerda.

2. Inicio y evolución clínica

  a. Habitualmente, el síndrome florido emerge al final de la adolescencia o a comienzos de la vida adulta.

  b. Una vez establecido, el trastorno sigue una evolución crónica sin remisiones importantes.

  c. Puede haber una gran latencia entre los primeros síntomas (somnolencia excesiva) y la aparición tardía de cataplejía.

3. Causas

  a. Al parecer, obedece a una anomalía de los mecanismos inhibidores del REM.

  b. Antígeno leucocítico humano (HLA, *human leukocyte antigen*)-DR2 y narcolepsia.

    (1) Existe una asociación fuerte (> 70%) entre la narcolepsia y el HLA-DR2, un tipo de antígeno linfocítico humano.

    (2) El HLA-DR2 se detecta también hasta en un 30% de las personas no afectadas.

    (3) Investigaciones recientes indican que los pacientes con narcolepsia tienen una reducción significativa del neurotransmisor hipocretina.

4. Tratamiento

  a. Horario regular para acostarse.

  b. Programación de siestas diurnas a una hora regular del día.

  c. Aplicar medidas de seguridad, por ejemplo, al conducir o para evitar choques con muebles de bordes puntiagudos.

  d. Estimulantes (p. ej., modafinilo) para la somnolencia diurna. El propranolol en dosis altas puede ser eficaz.

  e. Tricíclicos e inhibidores selectivos de la recaptación de serotonina (ISRS) para combatir los síntomas relacionados con REM, sobre todo la cataplejía. Los demás tratamientos se enumeran en la tabla 21-4.

D. Trastornos del sueño relacionados con la respiración. Estos trastornos se caracterizan por una alteración del sueño causada por un trastorno respiratorio relacionado con el sueño que lleva a la somnolencia excesiva, insomnio

Tabla 21-4
Fármacos actualmente disponibles contra la narcolepsia

Fármaco	Dosis diaria máxima (mg) (todos los fármacos se administran por vía oral)
Tratamiento de la somnolencia diurna excesiva (SDE)	
Estimulantes	
Metilfenidato	≤ 60
Pernolina	≤ 150
Modafinilo	≤ 400
Anfetamina-dextroanfetamina	≤ 60
Dextroanfetamina	≤ 60
Fármacos de efecto complementario (es decir, mejoran la SDE si se asocian con un estimulante)	
Protriptilina	≤ 10
Tratamiento de la cataplejía, parálisis del sueño y alucinaciones hipnagógicas	
Antidepresivos tricíclicos (con efectos secundarios atropínicos)	
Protriptilina	≤ 20
Imipramina	≤ 200
Clomipramina	≤ 200
Desipramina	≤ 200
Antidepresivos (sin efectos secundarios atropínicos importantes)	
Bupropión	≤ 300
ISRS	
Sertralina	≤ 200
Citalopram	≤ 40

Adaptado de: Guilleminault C. Narcolepsy syndrome. En: Kryger MH, Roth T, Dement WC, eds. *Principles and Practice of Sleep Medicine.* Philadelphia, PA: Saunders, 1989:344.

o hipersomnia. Los trastornos respiratorios comprenden apneas, hipoapneas y desaturaciones del oxígeno.

1. **Apnea.** Los dos tipos de apnea del sueño son: (1) obstructiva y (2) central. Más del 40% de los pacientes con somnolencia sometidos a polisomnografía presentan apnea del sueño. La apnea del sueño puede justificar algunas muertes inexplicables.

   a. **Apnea e hipoapnea obstructiva del sueño (AOS)**

   (1) Este padecimiento es ocasionado por el cese del flujo de aire por la nariz o por la boca, en presencia de movimientos respiratorios torácicos continuados, que reduce la saturación arterial de oxígeno y determina un despertar pasajero, después del cual se reanuda normalmente la respiración.

   (2) Por lo general afecta a hombres maduros con sobrepeso (síndrome de Pickwick).

   (3) También se da más entre los pacientes con mandíbulas pequeñas o micrognatismo, acromegalia e hipotiroidismo.

   (4) Los síntomas fundamentales consisten en ronquera con intervalos de apnea.

   (5) Algunos síntomas adicionales son la somnolencia diurna extrema, con ataques prolongados de sueño diurno, no reparador.

   (6) Otros síntomas incluyen cefaleas intensas y confusión matutinas, depresión y ansiedad.

(7) Las manifestaciones consisten en hipertensión, arritmias, insuficiencia cardíaca derecha y edema periférico con deterioro progresivo si no se aplica tratamiento.

(8) Se observan episodios de apnea en los sueños REM (más intensos) y NREM (más frecuentes).

(9) Cada episodio dura de 10 a 20 s. Suele haber entre 5 y 10 episodios por hora de sueño.

(10) En los casos graves, los pacientes pueden sufrir más de 300 episodios de apnea cada noche.

(11) Los pacientes desconocen los episodios de apnea.

(12) El tratamiento consiste en administrar presión continua positiva en la vía respiratoria (CPAP, *continuous positive airway pressure*) nasal, la uvulofaringopalatoplastia, la pérdida de peso, la buspirona y los inhibidores selectivos de recaptación de la serotonina (ISRS), así como los tricíclicos (para disminuir los períodos REM, la etapa durante la cual suele resultar más frecuente la apnea obstructiva). Si se descubre una anomalía específica de la vía respiratoria alta, está indicada la intervención quirúrgica.

(13) Se deben evitar los sedantes y el alcohol, porque pueden exacerbar la alteración de forma considerable y poner en riesgo la vida.

b. Apnea central del sueño (ACS). Se define como el cese del flujo de aire como consecuencia de la falta de esfuerzo respiratorio. Se trata de un trastorno del control ventilatorio con episodios recurrentes de apnea e hipopnea que se presentan en un patrón periódico o intermitente durante el sueño, ocasionado por la variabilidad del esfuerzo respiratorio.

(1) Este trastorno es raro, habitualmente se observa en los ancianos.

(2) El tratamiento consiste en ventilación mecánica o CPAP nasal.

(3) Existen tres subtipos de ACS:

ACS idiopática. Se presenta con somnolencia diurna, insomnio o despertares con falta de aliento.

Respiración de Cheyne-Stokes. Hiperpneas prolongadas con episodios de apnea e hipopnea asociados con un trabajo ventilatorio reducido.

ACS con consumo concurrente de opiáceos. Consumo crónico de opiáceos de acción prolongada y afectación del control respiratorio neuromuscular.

(4) Otros tipos de ACS:

ACS debida a una afección médica distinta de la respiración de Cheyne-Stokes

ACS debida a consumo de sustancias/medicamentos

ACS primaria de la infancia

2. Hipoventilación relacionada con el sueño. Se define como una apnea central que viene seguida por una fase obstructiva.

a. Alteración de la ventilación que aparece o empeora considerablemente sólo durante el sueño y en la que no hay episodios importantes de apnea.

b. La disfunción ventilatoria se caracteriza por un volumen corriente o una frecuencia respiratoria insuficientes durante el sueño.

c. Puede ocurrir la muerte durante el sueño (síndrome de Ondina).

d. La hipoventilación alveolar central se trata mediante ventilación mecánica (p. ej., ventilación nasal).

e. Tipos de hipoventilación relacionada con el sueño

Hipoventilación idiopática. Respiración superficial de más de 10 s de duración, acompañada de desaturación arterial de oxígeno y despertares frecuentes asociados con alteraciones de la respiración o con bradicardia/taquicardia.

Hipoventilación alveolar central congénita. En ocasiones denominada *síndrome de Ondina*, es el resultado de un fracaso en el control automático de la respiración.

Hipoventilación concurrente relacionada con el sueño. Es provocada por una afección médica, por ejemplo, un trastorno vascular o parenquimatoso pulmonar, obstrucción de vías aéreas bajas o trastornos neuromusculares o de la pared torácica.

E. Trastornos del ritmo circadiano del sueño-vigilia

1. Consiste en una gran variedad de trastornos caracterizados por un desajuste entre los períodos deseados y reales de sueño.
2. Los seis tipos son: (1) fases del sueño retardadas, (2) fases del sueño avanzadas, (3) patrón de sueño-vigilia irregular y (4) sueño-vigilia no ajustado a las 24 h, (5) asociado a turnos laborales y (6) desfase por el vuelo (*jet lag*).
3. La calidad del sueño es, en esencia, normal.
4. Desaparece de forma espontánea. Se resuelve en cuanto el cuerpo se reajusta al nuevo ciclo de sueño-vigilia.
5. Adaptarse al adelanto del sueño cuesta más que a su retraso.
6. El tratamiento más eficaz de los trastornos del ritmo de sueño-vigilia se basa en un esquema regular de tratamiento con luz brillante para inducir el ciclo de sueño; surte más efecto frente a los trastornos pasajeros y no persistentes. La melatonina, una hormona natural que induce el sueño y es producida por la hipófisis, se ha administrado por vía oral para modificar los ciclos nictemerales, pero su efecto se desconoce.

F. Parasomnias. Caracterizadas por un fenómeno de conducta o fisiológico que se produce durante el sueño o que está potenciado por éste. El estado de vigilia y los sueños NREM y REM pueden considerarse como tres estados básicos que difieren en su organización neurológica.

1. **Trastornos del despertar del sueño NREM**

   a. Sonambulismo

   (1) Actividad compleja con episodios breves de abandono de la cama y deambulación sin plena consciencia.

   (2) Suele empezar entre los 4 y los 8 años, y alcanza una prevalencia máxima hacia los 12 años; en general, desaparece espontáneamente con la edad.

   (3) Alrededor del 15% de los niños pueden presentar un episodio ocasional y resulta más frecuente en los varones.

   (4) Los pacientes por lo general refieren antecedentes familiares de otras parasomnias.

   (5) Amnesia del episodio: el paciente no recuerda el episodio.

   (6) Ocurre durante el sueño profundo NREM (etapas III y IV).

   (7) Se inicia durante el primer tercio de la noche.

(8) El individuo, en general, se deja llevar otra vez a la cama.

(9) A veces puede provocarse cuando un niño, en la etapa IV del sueño, se pone de pie.

(10) En adultos y personas mayores puede reflejar una alteración psicopatológica: descartar lesiones del sistema nervioso central (SNC).

(11) Los fármacos que suprimen la etapa IV del sueño, como las benzodiazepinas, se pueden utilizar para tratar el sonambulismo.

(12) Es potencialmente peligroso: se deben tomar precauciones (p. ej., proteger las ventanas u otras medidas para evitar las lesiones).

(13) El tratamiento se basa en la educación y la tranquilización.

Entre las formas específicas de sonambulismo se incluyen las conductas de ingesta de alimentos relacionadas con el sueño y la sexsomnia.

Ingesta de alimentos relacionada con el sueño. Se trata de episodios de ingesta de comida durante el sueño con amnesia.

Sexsomnia. Se caracteriza por la implicación de la persona en actividades sexuales (p. ej., masturbación, caricias y tocamientos, coito) durante el sueño sin tener consciencia de ello.

b. Terrores nocturnos

(1) Despertar repentino, casi siempre sentándose en la cama con una enorme angustia.

(2) Hiperestimulación vegetativa, movimientos, llanto, aumento de la frecuencia cardíaca y diaforesis.

(3) Muy frecuente entre los niños (1-6%), sobre todo del sexo masculino, y tiende a presentarse en otros parientes.

(4) El paciente no recuerda el episodio por la mañana.

(5) Ocurre durante el sueño profundo, NREM, generalmente en las etapas III o IV.

(6) Suele suceder en las primeras horas del sueño.

(7) Su aparición durante la adolescencia o en una etapa posterior puede constituir el primer síntoma de una epilepsia del lóbulo temporal.

(8) En la infancia rara vez precisa tratamiento.

(9) Si se despierta al niño antes de que surja el terror durante varios días, pueden desaparecer estos episodios por largos períodos.

(10) En raras ocasiones, cuando se precisan medicamentos, las dosis pequeñas de diazepam antes de acostarse pueden ser de ayuda.

2. Parasomnias generalmente asociadas con el sueño REM

a. Trastorno de comportamiento del sueño REM (incluye el síndrome de solapamiento de parasomnia y el estado disociativo)

(1) Incapacidad para conseguir la atonía durante el sueño REM, a menudo con conducta violenta (representación de los sueños).

(2) Crónico y progresivo, sobre todo en hombres de edad avanzada.

(3) Puede dar lugar a lesiones graves.

(4) En muchos casos se observa una causa neurológica, como un pequeño ictus o una enfermedad de Parkinson precoz.

(5) Puede ocurrir como un rebote por la privación de sueño.

(6) A veces afecta a pacientes tratados con estimulantes e ISRS.

(7) Se trata con 0.5-2.0 mg de clonazepam al día o 100 mg de carbamazepina, tres veces al día.

b. Parálisis del sueño aislada recurrente

(1) Síntoma aislado.

(2) Alucinaciones hipnagógicas.

(3) Dura de uno a varios minutos.

(4) Algún estímulo externo (contacto, ruido) o los movimientos oculares voluntarios y repetidos terminan el episodio.

3. Trastorno de pesadillas

a. Las *pesadillas* son sueños vívidos de los que uno despierta atemorizado.

b. Alrededor del 50% de la población adulta informa tener pesadillas de forma ocasional.

c. Casi siempre ocurren durante el sueño REM.

d. Pueden aparecer a cualquier hora de la noche, generalmente después de un período REM prolongado al final de la noche.

e. Queda un recuerdo adecuado (y bastante pormenorizado).

f. Existe menos ansiedad, vocalización, motilidad y descarga vegetativa que en los terrores nocturnos.

g. No hay riesgo si se despierta a alguien que está teniendo una pesadilla.

h. No hay tratamiento específico; las benzodiazepinas, los tricíclicos y los ISRS pueden resultar útiles.

4. Otras parasomnias

a. Enuresis nocturna

(1) Primaria

(A) El individuo orina en la cama durante el sueño.

(B) Persistencia de la incontinencia nocturna desde la infancia.

(C) La enuresis primaria en los padres aumenta la probabilidad del mismo trastorno en los niños.

(2) Secundaria

(A) Recaída después de que se ha conseguido el control completo de esfínteres y la cama ha permanecido seca durante un tiempo.

(B) Puede asociarse con convulsiones nocturnas, privación del sueño y anomalías urológicas.

Las modalidades terapéuticas incluyen medicamentos (imipramina, cloruro de oxibutinina y vasopresina sintética) y tratamientos conductuales (entrenamiento vesical, dispositivos de condicionamiento [alarmas] y restricción de líquidos).

b. Gruñidos relacionados con el sueño (catatrenia)

(1) Gruñidos prolongados y con frecuencia fuertes durante el sueño, que pueden aparecer en cualquiera de sus fases.

(2) No existe un tratamiento conocido.

c. Alucinaciones relacionadas con el sueño

(1) Aparecen de forma habitual durante el inicio del sueño (hipnagógicas) o al despertar (hipnopómpicas).

(2) Son frecuentes en la narcolepsia.

(3) Se presentan imágenes vívidas y aterradoras.

d. Trastorno con ingesta de alimentos relacionada con el sueño

(1) Incapacidad para reconciliar el sueño después de despertar a no ser que la persona coma o beba algo.

(2) Sobre todo en lactantes y niños.

5. **Parasomnias inducidas por sustancias/medicamentos y parasomnia debida a afección médica.** Numerosos fármacos o sustancias pueden ocasionar parasomnias, incluyendo el alcohol, que puede provocar sonambulismo. Otros fármacos incluyen biperideno, antidepresivos tricíclicos, inhibidores de la monoaminooxidasa (IMAO), cafeína, venlafaxina, selegilina y agonistas de la serotonina. Los trastornos del sueño asociados con la respiración pueden desencadenar sonambulismo, enuresis, terrores nocturnos, despertar confusional y pesadillas. Los trastornos neurológicos incluyen enfermedad de Parkinson, demencia, parálisis supranuclear progresiva, entre otros.

G. **Trastornos del movimiento relacionados con el sueño**

1. **Síndrome de piernas inquietas (síndrome de Ekbom)**
   a. Sensaciones desagradables en los miembros inferiores en reposo.
   b. Alcanza el máximo a edades intermedias; afecta al 5% de la población.
   c. Puede dificultar la conciliación del sueño, pero los síntomas no se limitan a éste.
   d. Se alivia con el movimiento.
   e. Pueden manifestarse mioclonías asociadas, relacionadas con el sueño.
   f. Se asocia con el embarazo, enfermedades renales, ferropenia y carencia de vitamina B_{12}.
   g. El tratamiento consiste en benzodiazepinas, levodopa, quinina, opiáceos, propranolol, valproato, carbamazepina y carbidopa. Se ha descrito un nuevo fármaco eficaz, el ropinirol.

2. **Trastorno por movimientos periódicos de las extremidades (antiguas *mioclonías nocturnas*)**
   a. Movimientos periódicos y estereotipados de los miembros inferiores (c/20-60 s) durante el sueño NREM (5 movimientos por hora, mínimo).
   b. No hay actividad comicial.
   c. Es más prevalente entre pacientes de 55 años o mayores.
   d. Se presentan despertares frecuentes.
   e. El sueño no es reparador.
   f. La somnolencia diurna constituye un síntoma fundamental.
   g. El paciente desconoce los episodios mioclónicos.
   h. Se asocia con enfermedades renales, ferropenia y carencia de vitamina B_{12}. También puede acompañarse de un trastorno por déficit de atención con hiperactividad (TDAH).
   i. Se conocen algunos fármacos útiles, como el clonazepam, los opiáceos, la quinina y la levodopa.
   j. Otros tratamientos incluyen los programas de control del estrés y alivio de la ansiedad.

3. **Calambres en las piernas relacionados con el sueño**
   a. Ocurren durante la vigilia.
   b. Resultan dolorosos y afectan los músculos de la pantorrilla.
   c. Son desencadenados por trastornos metabólicos, deficiencias de minerales, trastornos hidroelectrolíticos, diabetes y embarazo.

4. **Bruxismo nocturno ("rechinar de dientes")**
   a. Ocurre a lo largo de la noche, sobre todo en las etapas I y II del sueño o durante los despertares parciales o las transiciones.

   b. Afecta a más del 5% de la población.

   c. El tratamiento consiste en poner guardas dentales que impidan el daño.

   5. Trastorno de movimiento periódico relacionado con el sueño (*jactatio capitis nocturna*)

   a. Se caracteriza por movimientos rítmicos de la cabeza o del cuerpo justo antes o durante el sueño; pueden extenderse al sueño ligero.

   b. Suelen limitarse a la infancia.

   c. La mayoría de los lactantes y niños pequeños no precisan tratamiento. Se puede almohadillar la cuna o utilizar cascos. La modificación conductual, las benzodiazepinas y los tricíclicos resultan eficaces.

H. Trastorno motor relacionado con el sueño debido al consumo de sustancias/medicamentos y trastorno motor relacionado con el sueño debido a afección médica. Diversos fármacos, sustancias y afecciones comórbidas pueden producir o exacerbar trastornos del movimiento relacionados con el sueño. Los estimulantes pueden causar trastornos por movimiento periódico y bruxismo. Los antidepresivos (incluyendo los tricíclicos e ISRS), antieméticos, litio, antagonistas del calcio, antihistamínicos y neurolépticos pueden provocar los síntomas del síndrome de las piernas inquietas y del trastorno por movimientos periódicos de los miembros inferiores. Las enfermedades neurológicas relacionadas con trastornos del movimiento durante el día también pueden asociarse con los relacionados con el sueño. El estrés, la ansiedad y la privación del sueño pueden favorecer el bruxismo.

   1. Síntomas aislados, variantes de la normalidad y temas no resueltos

   a. Somniloquia (hablar en sueños)

   (1) Es frecuente en niños y adultos.

   (2) En ocasiones acompaña a los terrores nocturnos y el sonambulismo.

   (3) Se observa en todas las etapas del sueño.

   (4) No requiere ningún tratamiento.

   b. "Grandes dormidores"

   c. "Dormidores breves"

   d. Ronquidos

   e. Sacudidas del sueño (sacudida hípnica)

   f. Mioclonías benignas de la infancia

   g. Temblor del pie hipnagógico y activación muscular alternante de las piernas durante el sueño

   h. Mioclonía propioespinal del inicio del sueño

   i. Mioclonía fragmentaria excesiva

VI. Trastornos del sueño de importancia clínica

   A. Sueño insuficiente. Caracterizado por molestias de somnolencia diurna, irritabilidad, falta de concentración y alteración del juicio en una persona que nunca duerme lo suficiente como para estar alerta durante la vigilia.

   B. Embriaguez del sueño

   1. Incapacidad para mantenerse alerta durante un período sostenido al despertar.

   2. Es más frecuente entre personas con apnea del sueño o tras una privación sostenida del sueño.

   3. Puede ocurrir como un trastorno aislado.

   4. No hay tratamiento específico. Los estimulantes tienen utilidad limitada.

C. Insomnio por incremento en la altitud

1. Insomnio secundario a un cambio en el punto de ajuste ventilatorio para el inicio del sueño con los consiguientes problemas respiratorios.

2. Más intenso en las grandes altitudes, debido a que disminuye la concentración de oxígeno.

3. El paciente puede despertarse con apnea.

4. La acetazolamida puede aumentar el estímulo respiratorio y reducir la hipoxemia.

VII. Importancia de los trastornos del sueño en la práctica clínica

Una persona que refiere insomnio durante más de un año tiene una probabilidad 40 veces mayor que cualquier otra de presentar un trastorno psiquiátrico diagnosticable. La causa de base del 35% de los casos que acuden a los centros de trastornos del sueño, quejándose de insomnio, es un trastorno psiquiátrico. La mitad de estos pacientes sufren depresión mayor. Casi el 80% de los pacientes con depresión mayor refieren insomnio. Entre los individuos con depresión mayor, el sueño comienza de forma relativamente normal, pero ocurren despertares repetidos en la segunda mitad de la noche, despertar matutino temprano, disminución de las etapas III y IV del sueño, latencia corta de REM y un primer período REM largo. El tratamiento del insomnio del paciente deprimido se puede realizar con un antidepresivo sedante, por ejemplo, la amitriptilina. Los pacientes con un trastorno por estrés postraumático suelen describir insomnio y pesadillas.

La hipersomnia relacionada con un trastorno mental suele detectarse en diversos estados, como las etapas iniciales del trastorno depresivo leve, el duelo, los trastornos de la personalidad, los trastornos disociativos y los trastornos somatomorfos. El tratamiento del trastorno primario debe resolver la hipersomnia.

VIII. Trastorno del sueño debido a una enfermedad médica general

Aunque no se incluyó como categoría en el DSM-5®, los clínicos deben estar al tanto de las siguientes afecciones médicas asociadas con los trastornos del sueño.

A. El insomnio, la hipersomnia, la parasomnia o una combinación de éstos pueden obedecer a una enfermedad médica general, a saber:

1. **Crisis epilépticas relacionadas con el sueño.** Las convulsiones ocurren casi exclusivamente durante el sueño (epilepsia nocturna).

2. **Cefaleas en racimo relacionadas con el sueño.** Este tipo de cefaleas son intensas y unilaterales, suelen aparecer durante el sueño y se caracterizan por un patrón de activación y desactivación de los episodios.

3. **Migraña paroxística crónica.** Es una cefalea unilateral, frecuente y de inicio repentino (sólo ocurre durante el sueño REM).

4. **Síndrome de deglución anómala relacionada con el sueño.** Trastorno del sueño en el que la deglución inadecuada produce la aspiración de saliva, tos y ahogamiento. Se asocia de forma intermitente con despertares breves.

5. **Asma relacionada con el sueño.** Es un tipo de asma que se exacerba con el sueño; puede causar trastornos importantes del sueño en algunas personas.

6. **Síntomas cardiovasculares relacionados con el sueño.** Asociados con trastornos del ritmo cardíaco, insuficiencia cardíaca congestiva, valvulopatías y variabilidad de la presión arterial que pueden inducirse o exacerbarse por los cambios en la fisiología cardiovascular durante el sueño.

7. **Reflujo gastroesofágico relacionado con el sueño.** El paciente se despierta del sueño con un dolor urente subesternal, sensación de opresión o dolor en el tórax, o un sabor ácido en la boca. Se asocia, a menudo, con hernia de hiato. La enfermedad por reflujo gastroesofágico (ERGE) también puede causar asma relacionada con el sueño debida al reflujo pulmonar.

8. **Hemólisis relacionada con el sueño (hemoglobinuria paroxística nocturna).** Se debe a una anemia hemolítica crónica rara y adquirida. La hemólisis y la hemoglobinuria consiguientes se aceleran durante el sueño, por lo que la orina matutina adopta un color rojo o pardusco.

9. Los estados de dolor, como la artritis, pueden producir insomnio.

B. El tratamiento, en la medida de lo posible, debe corregir la enfermedad médica.

IX. **Sueño y envejecimiento**

A. **Notificaciones subjetivas por parte de los ancianos**

1. El tiempo invertido en la cama aumenta.
2. El número de despertares nocturnos se incrementa.
3. El tiempo total de sueño nocturno disminuye.
4. La latencia del sueño aumenta.
5. Hay insatisfacción con el sueño.
6. Se presentan cansancio y somnolencia diurnos.
7. Las siestas son más frecuentes.

B. **Pruebas objetivas de los cambios del ciclo del sueño relacionados con el envejecimiento**

1. Hay una disminución del sueño REM total.
2. Se observa disminución de las etapas III y IV.
3. Presencia de despertares frecuentes.
4. Disminuye la duración del sueño nocturno.
5. Se observa la necesidad de siestas diurnas.
6. Hay una propensión al adelanto de la fase.

C. **Trastornos del sueño más frecuentes entre los ancianos**

1. Mioclonías nocturnas
2. Síndrome de piernas inquietas
3. Trastorno conductual durante el sueño REM
4. Apnea del sueño
5. Agitación vespertina (confusión por la sedación)

D. Los medicamentos y las enfermedades médicas también pueden contribuir al problema.

Para mayor información sobre este tema, véase*:*
Cap. 12, Sueño normal y trastornos del sueño y del despertar, p. 191. En: Kaplan & Sadock. Manual de psiquiatría clínica, *4.ᵃ ed.*
Cap. 16, Sueño normal y trastornos del sueño y del despertar, p. 533. En: Kaplan & Sadock. Sinopsis de psiquiatría, *11.ᵃ ed.*

Trastornos destructivos, del control de los impulsos y de la conducta

I. Trastornos del control de los impulsos

A. Introducción. Los factores psicodinámicos, psicosociales y biológicos desempeñan un papel importante en los trastornos del control de los impulsos. Las personas con estos trastornos son incapaces de resistir el impulso, instinto o tentación intensos de realizar una determinada acción que daña a la persona, a los demás o a ambos. Antes del acto, se suele experimentar un aumento de la tensión y la excitación, a veces mezclado con un placer anticipatorio consciente. La realización de la acción aporta una gratificación y alivio inmediatos. Después de un tiempo, el sujeto experimenta una mezcla de remordimientos, culpa, reproches y temor, sentimientos que pueden proceder tanto de conflictos inconscientes ocultos como de la consciencia del impacto del acto en los demás (incluyendo la posibilidad de consecuencias legales graves en síndromes como la cleptomanía). Mantener en secreto la actividad impulsiva por vergüenza suele terminar por acaparar toda la vida de la persona y retrasa el tratamiento de manera significativa. Son cinco los trastornos que conforman esta categoría, y dos se asocian con la infancia: (1) el trastorno negativista desafiante y (2) el trastorno de la conducta, ambos descritos en el capítulo 25.

1. **Trastorno explosivo intermitente.** Son episodios de agresividad que causan daño a terceros.

2. **Cleptomanía.** Acción repetida de robar objetos ajenos.

3. **Piromanía.** Es la acción deliberada de encender fuegos.

4. **Otros trastornos especificados o no especificados.** Es una categoría residual para las alteraciones que no cumplen con los criterios de los trastornos antes descritos. Incluyen:

   a. **Compulsión (adicción) por Internet.** Las personas pasan casi todas sus horas de vigilia frente a un sistema informático de forma repetitiva y constante, y son incapaces de resistir los impulsos de utilizar el ordenador o de navegar por Internet.

   b. **Compulsión por el teléfono móvil.** Algunas personas usan el teléfono móvil de forma compulsiva para llamar a amigos, conocidos o socios. Los factores incluyen el miedo a estar solo y la necesidad de satisfacer un ansia de dependencia inconsciente o enmendar un deseo hostil hacia un ser querido.

   c. **Autolesiones repetidas.** Las personas se cortan o lesionan repetidamente de manera compulsiva. En la 5.ª edición del *Manual diagnóstico y estadístico de los trasatornos mentales* (DSM-5®) aparece una categoría llamada *autolesión no suicida* para referirse a quienes se lesionan de forma repetida, pero que no desean morir. Se ha postulado que cortarse la piel o infligirse dolor puede liberar endorfinas o aumentar las concentraciones de dopamina, lo cual contribuye a un estado de ánimo eutímico o exaltado.

    d. Comportamiento sexual compulsivo (adicción al sexo). Algunas personas buscan la gratificación sexual de forma repetida, con frecuencia de modo perverso (p. ej., exhibicionismo). Son individuos incapaces de controlar su conducta y posiblemente no experimentan sentimientos de culpa después de un episodio de exteriorización del comportamiento.

B. Epidemiología

    1. En el trastorno explosivo intermitente, el juego patológico y la piromanía, los hombres se ven más afectados que las mujeres.

    2. En la cleptomanía y la tricotilomaní, las mujeres se ven más afectadas que los hombres. La relación mujer a hombre es de 3:1 en las muestras clínicas.

    3. El juego patológico afecta hasta el 3% de la población adulta en Estados Unidos. El trastorno es más frecuente en los hombres que en las mujeres y la tasa es mayor en los lugares donde el juego es legal.

C. Etiología. Se desconoce. Algunos trastornos (p. ej., trastorno explosivo intermitente) pueden estar asociados con resultados anómalos en el electroencefalograma (EEG), dominancia cerebral mixta o signos neurológicos leves. El alcohol y las drogas (p. ej., marihuana) reducen la capacidad del paciente para controlar sus impulsos (desinhibición).

D. Factores psicodinámicos. La exteriorización o sobreactuación de los impulsos se relaciona con la necesidad de expresar los instintos sexuales o de agresividad. El juego a menudo se asocia con una depresión subyacente y representa la necesidad inconsciente de perder y la experiencia del castigo.

E. Diagnóstico diferencial (tabla 22-1)

    1. Epilepsia del lóbulo temporal. Los focos característicos de anomalías electroencefalográficas en el lóbulo temporal pueden causar brotes de agresividad, cleptomanía y piromanía.

Tabla 22-1
Diagnóstico diferencial, evolución y pronóstico de los trastornos del control de impulsos

Trastorno	Diagnóstico diferencial	Evolución y pronóstico
Trastorno explosivo intermitente	Delírium, demencia Cambios de la personalidad debidos a otra afección médica, tipo agresivo Intoxicación o abstinencia de sustancias Trastorno negativista desafiante, trastorno de la conducta, trastorno antisocial, episodio maníaco, esquizofrenia Conducta intencional, simulación Epilepsia del lóbulo temporal	Posible aumento de su intensidad con el tiempo
Cleptomanía	Robo simple Simulación Trastorno de la personalidad antisocial, trastorno de conducta Episodio maníaco Delirios, alucinaciones (p. ej., esquizofrenia) Epilepsia del lóbulo temporal	Arrestado con frecuencia por robo en tienda
Piromanía	Incendiarismo: ganancia, sabotaje, venganza, motivación ideológica Experimentación en la infancia Episodio maníaco Trastorno de la conducta Trastorno de la personalidad antisocial Delirios, alucinaciones (p. ej., esquizofrenia) Discapacidad intelectual Intoxicación por sustancias Epilepsia del lóbulo temporal	A menudo, incendios más grandes con el tiempo

2. **Traumatismo craneoencefálico.** Las técnicas de imagen cerebral pueden mostrar signos residuales de traumatismo.

3. **Trastorno bipolar I.** El juego puede ser un rasgo asociado con los episodios maníacos.

4. **Trastornos relacionados con sustancias.** Los antecedentes de consumo de drogas o alcohol, o una prueba toxicológica positiva, pueden sugerir que la conducta se relaciona con el uso de estas sustancias.

5. **Afección médica.** Deben descartarse tumores cerebrales, enfermedades cerebrales degenerativas y alteraciones endocrinas (p. ej., hipertiroidismo) con base en sus hallazgos característicos.

6. **Esquizofrenia.** Los delirios o alucinaciones pueden explicar la conducta impulsiva.

F. **Evolución y pronóstico.** La evolución suele ser crónica en todos los trastornos del control de impulsos (*véase* la tabla 22-1).

G. **Tratamiento**

1. **Trastorno explosivo intermitente.** La combinación de tratamiento farmacológico y psicoterapia es el abordaje más eficaz. Posiblemente, el paciente tenga que probar distintos fármacos (p. ej., antagonistas de receptores β-adrenérgicos, anticonvulsivos [carbamazepina, litio]) antes de obtener resultados. Los fármacos serotoninérgicos, como la buspirona, la trazodona y los inhibidores selectivos de la recaptación de la serotonina (ISRS) (p. ej., fluoxetina), pueden ser de utilidad. Las benzodiazepinas pueden agravar la enfermedad por causa de la desinhibición. Otras medidas incluyen la psicoterapia de apoyo, la terapia conductual con establecimiento de límites y la terapia familiar. La terapia de grupo debe realizarse con cuidado si se considera que el paciente puede volverse agresivo hacia otros miembros del grupo.

 CONSEJOS CLÍNICOS

Se ha informado el empleo exitoso de los antagonistas de serotonina-dopamina (quetiapina) para controlar la sobreactuación.

2. **Cleptomanía.** La terapia orientada a la introspección resulta útil para comprender la motivación (p. ej., culpa, necesidad de castigo) y controlar los impulsos. La terapia conductual se emplea para aprender nuevos patrones conductuales. Los ISRS, los tricíclicos, la trazodona, el litio y el valproato pueden ser eficaces en algunos pacientes.

3. **Piromanía.** Terapia orientada a la introspección, terapia conductual. Los pacientes requieren supervisión cercana por su conducta repetida de prender fuegos, con el consecuente peligro para los demás. Pueden requerir hospitalización convencional o nocturna, o algún otro entorno estructurado. Cuando los niños incurren en esta conducta, se debe atender de manera oportuna. El tratamiento incluye terapia familiar y supervisión cercana.

4. **Otros trastornos especificados o no especificados**

    a. **Compulsión (adicción) por Internet.** Un subconjunto de páginas web ofrecen la opción de evaluar el uso personal de Internet para detectar posibles trastornos y, además, dan educación y asesoramiento en línea.

    b. **Compulsión por el teléfono móvil.** Comprender la psicodinámica del miedo a estar solo, la dependencia y necesidad excesivas, así como las tendencias fóbicas puede ayudar a cambiar la conducta. La terapia cognitiva y las técnicas de modificación conductual resultan útiles.

  c. **Autolesiones repetidas.** La terapia cognitiva y las técnicas conductuales pueden ser útiles. Algunos estudios han mostrado que la naltrexona puede ser de ayuda.

  d. **Comportamiento sexual compulsivo.** La abstinencia es un objetivo que se logra con grupos de autoayuda como Adictos Sexuales Anónimos. En los casos graves, se pueden utilizar fármacos antiandrogénicos en los hombres. Se debe tratar cualquier trastorno psiquiátrico subyacente, de los cuales el más frecuente es la depresión.

Para mayor información sobre este tema, véase:
Cap. 15, Trastornos disruptivos, del control de los impulsos y de la conducta, p. 253. En: Kaplan & Sadock. Manual de psiquiatría clínica, *4.ª ed.*
Cap. 19, Trastornos disruptivos, del control de los impulsos y de la conducta, p. 608. En: Kaplan & Sadock. Sinopsis de psiquiatría, *11.ª ed.*

Medicina psicosomática

I. Trastorno de síntomas somáticos y trastornos relacionados

A. Definición. La medicina psicosomática (psicofisiológica) ha sido un área específica de estudio dentro del campo de la psiquiatría durante más de 75 años. Se sustenta en dos presunciones fundamentales: existe una unión entre la mente y el cuerpo (reflejada en el término *medicina mente-cuerpo*), y que se deben tomar en cuenta los factores psicológicos al momento de considerar todos los estados patológicos. Aunque la mayoría de las afecciones físicas se ven influidas por el estrés, el conflicto o la ansiedad generalizada, algunos trastornos se ven más afectados que otros. En la tabla 23-1 se presenta un conjunto de trastornos físicos que cumplen con estos criterios.

B. Teorías

1. Factores de estrés. Esta teoría etiológica indica que los estados de estrés prolongado pueden ocasionar cambios fisiológicos que causan trastornos físicos. Toda persona tiene un órgano diana que resulta genéticamente vulnerable al estrés: algunos pacientes tienen reacciones cardíacas; otras, reacciones gástricas y otras, cutáneas. Las personas con ansiedad o depresión crónica son más propensas a sufrir enfermedades físicas o psicosomáticas. La tabla 23-2 muestra factores de estrés que pueden presagiar un trastorno psicosomático.

2. Respuesta de neurotransmisores. El estrés activa el sistema noradrenérgico, que libera catecolaminas y serotonina aumentando su concentración. La dopamina aumenta mediante las vías mesoprefrontales.

3. Respuesta endocrina. El factor de liberación de corticotropina (CRF, *corticotropin-releasing factor*) es secretado por el hipotálamo, el cual libera cortisol. Los glucocorticoides promueven el uso de energía a corto plazo. También se observa un mayor recambio de hormonas tiroideas en los estados de estrés.

4. Respuesta inmunitaria. Tiene lugar la liberación de factores inmunitarios humorales (denominados *citocinas*) como la interleucina 1 y 2. Las citocinas pueden aumentar la cantidad de glucocorticoides. Algunas personas presentan daño grave de los órganos por la sobrecarga de citocinas durante los períodos de estrés.

5. Factores fisiológicos

a. Hans Selye describió el *síndrome de adaptación general*, que representa la suma de todas las reacciones sistémicas inespecíficas del cuerpo que ocurren después de un período prolongado de estrés. El eje hipotalámico-hipofisario-suprarrenal resulta afectado, con una secreción excesiva de cortisol que produce daño estructural a varios sistemas de órganos.

b. George Engel postuló que, en los estados de estrés, todos los mecanismos neurorregulatorios atraviesan cambios funcionales que inhiben los mecanismos homeostáticos del cuerpo, por lo que éste queda vulnerable a infecciones y otras enfermedades. Las vías neurofisiológicas consideradas

Tabla 23-1
Alteraciones físicas influidas por factores psicológicos

Trastorno	Observaciones/comentarios/teoría/abordaje
Angina, arritmias, espasmos coronarios	Los individuos con personalidad de tipo A son agresivos, irritables, fácilmente frustrados y propensos a las coronariopatías. Las arritmias son frecuentes en los estados de ansiedad. Puede haber muerte súbita por una arritmia ventricular en algunos pacientes que atraviesan un *shock* psicológico agudo o una catástrofe. Cambios en el estilo de vida: dejar de fumar, reducir la ingesta de alcohol, bajar de peso y bajar el colesterol para limitar los factores de riesgo. Se prescribe propranolol para los pacientes que desarrollan taquicardia como parte de una fobia social (los protege frente a las arritmias y la disminución del flujo sanguíneo coronario).
Asma	Ataques precipitados por estrés, infecciones respiratorias y alergias. Evaluar la dinámica familiar, sobre todo cuando el paciente es un niño. Buscar signos de sobreprotección y tratar de alentar la realización de actividades de forma independiente. El propranolol y los β-bloqueadores se encuentran contraindicados para controlar la ansiedad en los pacientes con asma. Teorías psicológicas: gran dependencia y ansiedad por separación; las sibilancias del asma representan un llanto reprimido en busca de amor y protección.
Cefalea	La cefalea por tensión es el resultado de contracciones musculares en el cuello que reducen el flujo sanguíneo. Se asocia con ansiedad y estrés situacional. Terapia de relajación, ansiolíticos. Las migrañas son unilaterales y pueden ser desencadenadas por estrés, ejercicio y alimentos con abundante tiramina. Se trata con ergotamina. La profilaxis con propranolol puede causar depresión. Se puede utilizar el sumatriptán para tratar los ataques de migraña no hemipléjicos y no basilares.
Enfermedades del tejido conjuntivo: lupus eritematoso sistémico, artritis reumatoide	Se puede presagiar la enfermedad en caso de estrés importante, sobre todo la muerte de un ser querido. Empeora con el estrés crónico, la ira o la depresión. Es importante mantener al paciente tan activo como resulte posible a fin de reducir al mínimo las deformidades articulares. La depresión se trata con antidepresivos o psicoestimulantes, y los espasmos musculares y la tensión con benzodiazepinas.
Enfermedades inflamatorias intestinales: enfermedad de Crohn, síndrome de intestino irritable, colitis ulcerativa	Estado de ánimo deprimido asociado con la enfermedad; el estrés exacerba los síntomas. Comienza después de un acontecimiento estresante importante. Los pacientes responden a una relación médico-paciente estable y a la psicoterapia de apoyo, además de medicamentos para el intestino. Teorías psicológicas: personalidad pasiva, intimidación durante la infancia, rasgos obsesivos, miedo al castigo, hostilidad oculta.
Enfermedades metabólicas y endocrinas	Tirotoxicosis después de un período de estrés intenso y repentino. Glucosuria en caso de miedo y ansiedad crónicos. La depresión altera el metabolismo hormonal, sobre todo el de la hormona adrenocorticotropa (ACTH).
Hipertensión	El estrés agudo produce catecolaminas (adrenalina), que aumentan la presión arterial sistólica. El estrés crónico se asocia con la hipertensión esencial. Evaluar el estilo de vida. Prescribir ejercicio, terapia de relajación, biorretroalimentación. Las benzodiazepinas resultan útiles en caso de estrés agudo si la presión arterial se convierte en el órgano diana. Teorías psicológicas: rabia inhibida, culpa por impulsos hostiles, necesidad de ser aceptado por la autoridad.
Hiperventilación (síndrome)	Acompaña al trastorno de pánico y al trastorno de ansiedad generalizada asociados con hiperventilación, taquicardia y vasoconstricción. Puede ser peligroso en los pacientes con insuficiencia coronaria. Ansiolíticos utilizados: algunos pacientes responden a los inhibidores de la monoaminooxidasa, los antidepresivos tricíclicos o los medicamentos serotoninérgicos.
Neurodermatitis	Eccema en pacientes con múltiples factores de estrés psicosocial, sobre todo después de la muerte de un ser querido, conflictos sexuales, ira reprimida. Algunos responden a la hipnosis para manejar los síntomas.
Obesidad	La hiperfagia reduce la ansiedad. Síndrome de ingesta nocturna asociado con insomnio. Incapacidad para percibir el apetito, el hambre y la saciedad. Teorías psicológicas: conflictos sobre la oralidad y dependencia patológica. Técnicas conductuales, grupos de apoyo, asesoramiento nutricional y psicoterapia de apoyo. Tratar la depresión subyacente.

(continúa)

Tabla 23-1
Alteraciones físicas influidas por factores psicológicos *(continuación)*

Trastorno	Observaciones/comentarios/teoría/abordaje
Artrosis	Los cambios del estilo de vida incluyen bajar de peso, ejercicios isométricos para fortalecer la musculatura de las articulaciones, mantener la actividad física y el control del dolor. Tratar la ansiedad o depresión asociadas con psicoterapia de apoyo.
Raynaud, enfermedad de	Vasoconstricción asociada con hábito tabáquico y estrés. Cambios en el estilo de vida: dejar de fumar, ejercicio moderado. La biorretroalimentación puede elevar la temperatura de las manos mediante una mayor vasodilatación.
Síncope, hipotensión	El reflejo vasovagal por ansiedad aguda o miedo produce hipotensión y desmayos. Es más frecuente en los pacientes con sistema nervioso autónomo hiperreactivo. Empeora por anemia, fármacos antidepresivos (hipotensión como efecto secundario).
Úlcera péptica	El tipo idiopático no se relaciona con una bacteria o estímulo físico en particular. Aumento de ácidos gástricos y pepsina relativo a la resistencia de la mucosa: ambos son sensibles a ansiedad, estrés, café y alcohol. Cambios en el estilo de vida. Terapia de relajación. Teorías psicológicas: frustración en torno a gran dependencia, incapacidad para expresar la ira y autosuficiencia superficial.
Urticaria, angioedema	El tipo idiopático no se relaciona con un alérgeno o estímulo físico en particular. Puede asociarse con estrés, ansiedad crónica y depresión. El prurito empeora con la ansiedad; el autorrascado se asocia con hostilidad reprimida. Algunas fenotiazinas tienen un efecto antiprurítico. Teorías psicológicas: conflicto entre la dependencia y la independencia, culpa inconsciente, prurito como desplazamiento sexual.

mediadores de las reacciones de estrés incluyen la corteza cerebral, el sistema límbico, el hipotálamo, la médula suprarrenal y los sistemas nerviosos simpático y parasimpático. Los neuromensajeros incluyen hormonas como el cortisol y la tiroxina (tabla 23-3).

   c. Walter Cannon demostró que, en condiciones de estrés, el sistema nervioso autónomo se activa para preparar al organismo para la reacción de "lucha o huida". Cuando ninguna de las anteriores es factible, pueden surgir trastornos de síntomas somáticos y otros relacionados.

C. Causas. Todo un conjunto de enfermedades médicas y neurológicas pueden presentarse con síntomas psiquiátricos (tabla 23-4), que deben diferenciarse de los trastornos psiquiátricos. Algunos de éstos tienen síntomas físicos asociados. En la mayoría de los casos, no se observa una lesión patológica orgánica demostrable que explique los síntomas (p. ej., afonía en el trastorno de conversión) (tabla 23-5).

Tabla 23-2
Clasificación de diez factores de estrés que alteran la vida

1. Muerte del cónyuge
2. Divorcio
3. Muerte de pariente cercano
4. Separación conyugal
5. Lesión o enfermedad personal grave
6. Desempleo
7. Cumplir una condena en prisión
8. Muerte de amigo cercano
9. Embarazo
10. Problemas con un negocio

Adaptado de: Richard H. Rahe, M.D., y Thomas Holmes.

Tabla 23-3
Respuestas funcionales al estrés

Respuesta de neurotransmisores
Hay una mayor síntesis cerebral de noradrenalina.
Un incremento en el recambio de serotonina puede conducir a una eventual pérdida de este neurotransmisor.
Hay mayor transmisión dopaminérgica.

Respuesta endocrina
Un aumento en la hormona adrenocorticotropa (ACTH) estimula el cortisol suprarrenal.
La cantidad de testosterona disminuye con el estrés prolongado.
Hay una menor cantidad de hormonas tiroideas.

Respuesta inmunitaria
En los casos de estrés agudo ocurre la activación inmunitaria con la liberación de factores inmunitarios hormonales (citocinas).
En los casos de estrés crónico hay una menor cantidad y actividad de linfocitos citolíticos naturales.

D. Tratamiento

   1. Abordaje colaborativo. Debe haber una colaboración entre el internista o cirujano que trata la alteración física y el psiquiatra que atiende los aspectos psiquiátricos.

   2. Psicoterapia

     a. Psicoterapia de apoyo. Cuando los pacientes cuentan con una alianza terapéutica, son capaces de expresar su miedo a la enfermedad, sobre todo las fantasías de muerte, ante el psiquiatra. Muchos pacientes muestran fuertes necesidades de dependencia, que resultan parcialmente satisfechas con el tratamiento.

     b. Psicoterapia dinámica orientada a la introspección. Explora los conflictos inconscientes sobre el sexo y la agresividad. Se evalúa la ansiedad asociada con el estrés de la vida y se construyen defensas maduras. Los individuos con trastornos de síntomas somáticos se benefician más con la psicoterapia de apoyo que con la terapia orientada a la introspección.

     c. Terapia de grupo. La terapia de grupo es útil en los pacientes con afecciones físicas similares (p. ej., pacientes con colitis, hemodiálisis). En ésta se comparten experiencias y se aprende el uno del otro.

     d. Terapia familiar. Se exploran las relaciones y los procesos familiares, con énfasis en la forma en la que la enfermedad del paciente afecta a los otros miembros de la familia.

     e. Terapia cognitivo-conductual

       1. Terapia cognitiva. Los pacientes aprenden cómo el estrés y los conflictos se convierten en enfermedades somáticas. Se exploran y alteran los pensamientos negativos en torno a la enfermedad.

       2. Terapia conductual. Las técnicas de relajación y biorretroalimentación influyen de manera positiva en el sistema nervioso autónomo. Esta terapia es útil en casos de asma, alergias, hipertensión y cefalea.

     f. Hipnosis. Es eficaz para dejar de fumar y reforzar los cambios en la dieta.

     g. Biorretroalimentación. Consiste en aprender a controlar ciertas funciones del sistema nervioso autónomo mediante entrenamiento corporal. Resulta útil para casos de tensión, migraña e hipertensión.

     h. Acupresión y acupuntura. Es una terapia alternativa utilizada con resultados variables para casi todos los trastornos de síntomas somáticos.

(el texto continúa en la p. 353)

Tabla 23-4
Problemas médicos que se presentan con síntomas psiquiátricos

Enfermedad	Prevalencia por sexo y edad	Síntomas médicos frecuentes	Síntomas y problemas psiquiátricos	Deterioro del desempeño y la conducta	Problemas diagnósticos
Sida	Hombres > mujeres; abuso de drogas i.v., homosexuales, parejas sexuales femeninas de hombres bisexuales	Linfadenopatías, fatiga, infecciones oportunistas, sarcoma de Kaposi	Depresión, ansiedad, desorientación	Demencia con discapacidad generalizada	Una prueba para VIH seropositiva resulta diagnóstica cuando se acompaña de signos clínicos.
Hipertiroidismo (tirotoxicosis)	Mujeres 3:1; 20-50 años	Temblor, sudoración, pérdida de peso y fuerza, intolerancia al calor	Ansiedad, depresión	En ocasiones hiperactividad o delirio de grandeza	Latencia larga: inicio rápido similar a una crisis de angustia.
Hipotiroidismo (mixedema)	Mujeres 5:1; 30-50 años	Cara hinchada, piel reseca, intolerancia al frío	Letargia, ansiedad con irritabilidad, trastornos del pensamiento, delirios somáticos, alucinaciones	Locura por mixedema; comportamiento delirante, paranoide, beligerante	La psicosis puede simular la esquizofrenia; el estado mental es claro, incluso durante las crisis.
Hiperparatiroidismo	Mujeres 3:1, 40-60 años	Debilidad, anorexia, fracturas, cálculos, úlceras pépticas			Anorexia y fatiga por adenoma de crecimiento lento similar a la depresión involutiva.
Hipoparatiroidismo	Mujeres, 40-60 años	Hiperreflexia, espasmos, tetania	Cualquier estado puede causar ansiedad, hiperactividad e irritabilidad, o depresión, apatía y síndrome de abstinencia	Cualquier estado puede producir psicosis tóxica: confusión, desorientación y sensorio obnubilado	Ninguno; afección rara excepto después de una cirugía.
Hipersuprarrenalismo (enfermedad de Cushing)	Adultos, ambos sexos	Aumento de peso, alteraciones grasas, fatigabilidad	Variable: depresión, ansiedad, trastornos del pensamiento con delirios somáticos	Rara vez se produce conductas aberrantes	Delirios somáticos extravagantes causados por cambios corporales; similares a los de la esquizofrenia.
Insuficiencia de la corteza suprarrenal (enfermedad de Addison)	Adultos, ambos sexos	Pérdida de peso, hipotensión, pigmentación de la piel	Depresión: negativismo, apatía; trastorno del pensamiento: suspicacia	Psicosis tóxica con confusión y agitación	Latencia prolongada; pérdida de peso, apatía, desaliento similar al de la depresión involutiva.
Porfiria intermitente aguda	Mujeres, 20-40 años	Crisis abdominales, parestesias, debilidad	Ansiedad: inicio súbito, grave; cambios del estado de ánimo	Extremos de excitación o abstinencia; exabruptos emocionales o arranques de ira	Los pacientes a menudo tienen estilos de vida verdaderamente neuróticos; las crisis parecen reacciones de conversión o crisis de angustia.

(continúa)

Tabla 23-4
Problemas médicos que se presentan con síntomas psiquiátricos *(continuación)*

Enfermedad	Prevalencia por sexo y edad	Síntomas médicos frecuentes	Síntomas y problemas psiquiátricos	Deterioro del desempeño y la conducta	Problemas diagnósticos
Anemia perniciosa	Mujeres, 40-60 años	Pérdida de peso, debilidad, glositis, neuritis en las extremidades	Depresión: sentimientos de culpa y falta de valía	En ocasiones daño cerebral con confusión y pérdida de la memoria	Latencia prolongada, en ocasiones de meses; a menudo se confunde con depresión involutiva; la presencia de estudios de sangre normales en un inicio puede dar falsa seguridad.
Degeneración hepatolenticular (enfermedad de Wilson)	Hombres 2:1; adolescencia	Síntomas hepáticos y extrapiramidales	Cambios del estado de ánimo: repentinos y persistentes; ira: explosiva	En ocasiones, daño cerebral con pérdida de la memoria y el intelecto; combatividad	En la adolescencia tardía puede parecer crisis de adolescencia; incorruptibilidad o esquizofrenia.
Hipoglucemia (adenoma de células de islotes pancreáticos)	Adultos, ambos sexos	Temblor, sudoración, hambre, fatiga, mareos	Ansiedad: miedo y pavor, depresión con fatiga	Agitación, confusión; en ocasiones daño cerebral	Puede simular una crisis de angustia o alcoholismo agudo; las conductas extravagantes pueden alejar la atención de los síntomas somáticos.
Tumores intracraneales	Adultos, ambos sexos	Ninguno al inicio; cefalea, vómitos, papiledema en momento posterior	Variable: depresión, ansiedad, cambio de personalidad	Pérdida de la memoria y el juicio; autocrítica; ofuscamiento de la consciencia	La ubicación del tumor puede no estar en relación con los primeros síntomas.
Carcinoma pancreático	Hombres 3:1, 50-70 años	Pérdida de peso, dolor abdominal, debilidad, ictericia	Depresión, sensación de muerte inminente sin culpa grave	Pérdida del impulso y la motivación	Latencia prolongada: misma edad y síntomas que la depresión involutiva.
Feocromocitoma	Adultos, ambos sexos	Cefalea, sudoración durante la hipertensión	Ansiedad, pánico, miedo, aprensión, temblores	Incapacidad para funcionar durante un ataque	Síntomas clásicos de un ataque de ansiedad; una presión arterial normal de forma intermitente puede desalentar la realización de estudios posteriores.
Esclerosis múltiple	Mujeres, 20-40 años	Pérdida motriz y sensitiva, alteraciones del habla, nistagmo	Variable: cambios de personalidad, del estado de ánimo, depresión; euforia leve infrecuente	Comportamiento inadecuado resultado de cambios de personalidad	Latencia prolongada; los síntomas neurológicos tempranos simulan la histeria o un trastorno de conversión.
Lupus eritematoso sistémico	Mujeres 8:1; 20-40 años	Múltiples síntomas de sistemas cardiovascular, genitourinario, gastrointestinal, entre otros.	Variable: trastornos del pensamiento; depresión, confusión	Psicosis tóxica no relacionada con el tratamiento con esteroides	Latencia prolongada, posiblemente años; cuadro psiquiátrico variable con el tiempo; el trastorno del pensamiento se parece a la esquizofrenia o la psicosis por esteroides.

Adaptado de: Maurice J. Martin, M.D.

Tabla 23-5
Afecciones que simulan ser trastornos de síntomas somáticos

Diagnóstico	Definición y ejemplos
Trastorno de conversión	Existe una alteración de las funciones físicas que sugiere un trastorno físico, pero es reflejo de un conflicto psicológico (p. ej., afonía psicógena). Los síntomas tienen una falsa distribución neuroanatómica, son de naturaleza simbólica y ofrecen una gran ganancia secundaria.
Trastorno dismórfico corporal	Preocupación por un defecto imaginario de la apariencia física en una persona de aspecto normal (p. ej., preocupación por vello facial).
Trastornos de ansiedad por enfermedad	Preocupación excesiva sobre una enfermedad física imaginada después de que una exploración objetiva determina que es inexistente (p. ej., angina de pecho con corazón normal).
Trastorno de somatización	Síntomas físicos y somáticos recurrentes sin trastorno físico demostrable, a pesar de numerosas exploraciones físicas, y sin justificación orgánica.
Trastorno por dolor	Preocupación por el dolor sin que haya una enfermedad física que justifique su intensidad. No sigue una distribución neuroanatómica. Puede haber correlación cercana entre el estrés y un conflicto, por un lado, y el comienzo o exacerbación del dolor, por el otro.
Hallazgos físicos que se relacionan con trastornos psicológicos clásicos	Depresión con comorbilidad somática (p. ej., debilidad, astenia).
Hallazgos físicos con trastorno por abuso de sustancias	Bronquitis y tos asociadas con dependencia de nicotina y tabaco.

i. Ejercicios de relajación

   1. Relajación muscular. Los pacientes aprenden a relajar grupos musculares, como aquellos implicados en la "cefalea por tensión". Al ser confrontados (y estar conscientes) con situaciones que causan tensión muscular, los pacientes aprenden a centrarse en los músculos involucrados.

j. Administración del tiempo. Los métodos de administración del tiempo fueron diseñados para ayudar a los pacientes a restaurar un sentido de equilibrio en sus vidas. Con tal propósito, se le pide a los sujetos que lleven un registro de cómo pasan su tiempo todos los días, anotando la cantidad de tiempo que invierten en categorías importantes como trabajo, familia, ejercicio o actividades recreativas. Este conocimiento incrementa la motivación para hacer los cambios necesarios.

3. Tratamiento farmacológico

   a. Siempre se deben tomar los síntomas no psiquiátricos con seriedad y utilizar los fármacos adecuados (p. ej., laxantes en caso de estreñimiento simple). Consultar con el médico interconsultante.

   b. Se usan medicamentos antipsicóticos en caso de psicosis asociada. Se debe tener cuidado con los efectos secundarios y su impacto en el trastorno.

   c. Los ansiolíticos reducen la ansiedad nociva durante los períodos de estrés agudo. Se debe limitar su empleo para evitar la dependencia, sin dudar en prescribirlos cuando el momento sea oportuno.

   d. Los antidepresivos son útiles para la depresión resultante de una afección médica. Los inhibidores selectivos de la recaptación de la serotonina (ISRS) pueden ser de ayuda cuando el paciente esté obsesionado o rumiando sobre su enfermedad.

II. Interconsultas psiquiátricas

Los psiquiatras desempeñan un rol de interconsultantes con sus colegas médicos (ya sean otros psiquiatras o, de manera más frecuente, médicos no psiquiatras) y otros profesionales de la salud mental (psicólogos, trabajadores sociales y enfermeras psiquiátricas). Además, los psiquiatras interconsultantes ofrecen consultas para pacientes en entornos médicos o quirúrgicos y dan tratamiento psiquiátrico de seguimiento, según la necesidad. Las interconsultas psiquiátricas están asociadas con todos los servicios diagnósticos, terapéuticos, de investigación y de enseñanza que ofrecen los psiquiatras en los hospitales generales y construyen puentes entre la psiquiatría y otras especialidades.

Ya que más del 50% de los pacientes médicos hospitalizados tienen problemas psiquiátricos que pueden requerir tratamiento, las interconsultas psiquiátricas son importantes en el entorno hospitalario. La tabla 23-6 presenta los problemas más frecuentes de la interconsulta psiquiátrica que se observan en los hospitales generales.

Tabla 23-6
Problemas frecuentes de interconsulta

Motivo de la interconsulta	Comentarios
Intentos o amenazas de suicidio	Los factores de alto riesgo incluyen hombres mayores de 45 años, ausencia de apoyo social, alcoholismo, intento previo, enfermedad médica discapacitante con dolor e ideación suicida. Si el riesgo está presente, debe derivarse a la unidad de psiquiatría o comenzar atención de enfermería de 24 h.
Depresión	Debe evaluarse el riesgo suicida en todo paciente deprimido (*véase* arriba); la presencia de déficits cognitivos en los casos de depresión puede causar confusión diagnóstica con la demencia; se evalúan los antecedentes de abuso de sustancias o fármacos depresivos (p. ej., reserpina y propranolol); el empleo de antidepresivos debe ser cuidadoso en los pacientes cardíacos, porque puede producir efectos colaterales en la conducción e hipotensión ortostática.
Agitación	A menudo se relaciona con trastorno cognitivo o abstinencia de sustancias (p. ej., opiáceos, alcohol y sedantes-hipnóticos); el haloperidol es el fármaco más útil para la agitación excesiva; los inmovilizadores deben utilizarse con precaución; se evalúan las alucinaciones de control o ideaciones paranoides a las cuales responde el paciente de forma agitada; se deben descartar reacciones tóxicas a los medicamentos.
Alucinaciones	La causa más frecuente en los hospitales es el *delirium tremens*; inicia 3-4 días después de la hospitalización. En las unidades de cuidados intensivos, evaluar el aislamiento sensorial; se debe descartar trastorno psicótico breve, esquizofrenia y trastorno cognitivo. Tratar con antipsicóticos.
Trastorno del sueño	Una causa frecuente es el dolor; los despertares tempranos por la mañana se asocian con depresión; la dificultad para conciliar el sueño se asocia con ansiedad. Se emplean ansiolíticos o antidepresivos, según la causa. Estos fármacos no tienen efectos analgésicos, por lo que deben prescribirse los fármacos complementarios adecuados. Se debe descartar un síndrome de abstinencia temprano.
Síntomas sin base orgánica	Descartar trastorno de conversión, trastorno de somatización, trastorno facticio y simulación; se observa anestesia en "guante y calcetín" con síntomas del sistema nervioso autónomo en el trastorno de conversión; se observan numerosos síntomas corporales en el trastorno de somatización; en el trastorno facticio se percibe un deseo de estar hospitalizado; hay una ganancia secundaria evidente en la simulación (p. ej., compensación judicial).
Desorientación	Delírium frente a demencia; evaluar estado metabólico, hallazgos neurológicos, antecedentes de sustancias. Prescribir dosis pequeñas de antipsicóticos ante agitación importante; las benzodiazepinas pueden empeorar la situación y causar síndrome del ocaso (ataxia, confusión); modificar el entorno a fin de que el paciente no experimente privación sensorial.
Falta de cumplimiento o rechazo de consentimiento para realizar un procedimiento	Explorar la relación entre el paciente y el médico tratante; en los casos de falta de cumplimiento, lo más frecuente es una transferencia negativa; el miedo a un medicamento o procedimiento requiere información y dar confianza. El rechazo a dar consentimiento es una cuestión de juicio; si éste se encuentra deteriorado, se puede declarar incompetente al paciente, aunque sólo puede hacerlo un juez; los trastornos cognitivos son la principal causa de deterioro en el juicio en los pacientes hospitalizados.

Tabla 23-7
Trasplantes y problemas quirúrgicos

Órgano	Factores biológicos	Factores psicológicos
Riñón	Tasa de éxito del 50-90%; posiblemente no pueda realizarse si el paciente tiene más de 55 años; uso creciente de riñones de donante sin vida respecto de donantes vivos.	Los donantes vivos deben mostrar estabilidad emocional; los padres son los mejores donantes, los hermanos pueden mostrar ambivalencia; los donantes son propensos a la depresión. Los pacientes con pánico antes de la cirugía tienen mal pronóstico; es frecuente el miedo al rechazo del órgano y una imagen corporal alterada. La terapia de grupo resulta de ayuda.
Médula ósea	Se utiliza en casos de anemia aplásica y enfermedades del sistema inmunitario.	Los pacientes por lo general están enfermos y deben lidiar con la muerte; es importante el cumplimiento. El procedimiento suele realizarse en niños que presentan problemas de dependencia prolongada; a menudo los donantes son los hermanos, que pueden estar molestos o sentir ambivalencia hacia el procedimiento.
Corazón	Se emplea en casos de coronariopatía y miocardiopatía en etapa terminal.	El donante está clínicamente muerto; los parientes del difunto pueden negarse a dar el permiso o sentir ambivalencia. No hay sustituto en caso de rechazo del órgano; el paciente que rechazó el riñón puede someterse a hemodiálisis. Algunos pacientes buscan el trasplante con la esperanza de morir. El delírium poscardiotomía se observa en el 25% de los pacientes.
Mama	Mastectomía radical frente a tumorectomía.	La reconstrucción de la mama al momento de la cirugía lleva a la adaptación postoperatoria; las pacientes con experiencia pueden orientar a las nuevas; las pacientes de tumorectomía son más abiertas sobre su cirugía y el sexo que las de mastectomía; la terapia de grupo resulta de ayuda.
Útero	La histerectomía se realiza en el 10% de las mujeres mayores de 20 años.	Puede haber miedo de perder el atractivo sexual con disfunción sexual en un porcentaje reducido de mujeres; la pérdida de la capacidad reproductiva resulta perturbadora.
Cerebro	La localización anatómica de la lesión determina el cambio en la conducta.	El síndrome de dependencia ambiental en los tumores del lóbulo frontal se caracteriza por la incapacidad de mostrar iniciativa; se observan alteraciones de la memoria tras la cirugía periventricular; puede haber alucinaciones en caso de daño del área parietooccipital.
Próstata	La cirugía para cáncer tiene más efectos psicobiológicos negativos y es más difícil técnicamente que para la hipertrofia benigna.	La disfunción sexual resulta frecuente excepto en la prostatectomía transuretral. La prostatectomía perineal produce la ausencia de emisión, eyaculación y erección; puede ser útil un implante peneano.
Colon y recto	La colostomía y la ostomía son resultados frecuentes, sobre todo en casos de cáncer.	Un tercio de los pacientes con colostomía se sienten peor consigo mismos que antes de la cirugía intestinal; la vergüenza y la consciencia del estoma puede mejorar acudiendo a grupos de autoayuda que traten estas cuestiones.
Miembros	Se realizan amputaciones en caso de lesión masiva, diabetes o cáncer.	En el 98% de los casos ocurre el fenómeno del miembro fantasma; la experiencia puede durar años; en ocasiones la sensación es dolorosa, y se debe descartar un neurinoma en el muñón; la alteración no tiene causa ni tratamiento conocidos; puede detenerse de forma espontánea.

III. Entornos médicos especiales

Además de las salas médicas habituales en el hospital, los entornos especiales pueden producir formas infrecuentes y distintivas de estrés.

A. Unidad de cuidados intensivos (UCI). Las UCI atienden a pacientes gravemente enfermos con padecimientos que atentan contra su vida (p. ej., unidades

(el texto continúa en la p. 358)

Tabla 23-8

Fitofármacos con efectos psicoactivos

Nombre	Ingredientes	Empleo	Efectos adversos	Interacciones	Dosificación[a]	Comentarios
Echinacea *Echinacea purpurea*	Flavonoides,[b] polisacáridos, derivados del ácido cafeico, alcamidas	Estimula el sistema inmu- nitario; para letargia, malestar, infecciones respiratorias y de las vías urinarias.	Reacciones alérgicas, fie- bre, náuseas, vómitos.	No determinadas.	1-3 g/día	El uso para pacien- tes con VIH y sida resulta controvertido.
Efedra, ma-huang *Ephedra sínica*	Efedrina, seudoefedrina	Estimulante: para letargia, malestar, enfermedades de las vías respiratorias.	Sobrecarga simpaticomi- mética: arritmias, hiper- tensión arterial, cefalea, irritabilidad, náuseas, vómitos.	Sinergia con simpatico- miméticos y seroto- ninérgicos. Evitar uso con IMAO.	1-2 g/día	Administrar durante lap- sos breves puesto que puede producir taquifi- laxia y dependencia.
Ginkgo *Ginkgo biloba*	Flavonoides,[b] gink- golida, A, B	Alivio sintomático de delí- rium, demencia; mejora déficits de concentra- ción y memoria; posible antídotos para disfun- ción sexual inducida por ISRS.	Alergias cutáneas, males- tar gastrointestinal, espasmos musculares, cefalea.	Anticoagulante: usar con cuidado por su efecto inhibitorio sobre el factor acti- vador de plaquetas; posible aumento de hemorragia.	120-240 mg/día	Los estudios indican que mejora la cognición en pacientes con Alzheimer después de 4-5 semanas de uso, posiblemente porque aumenta el flujo sanguíneo.
Ginseng *Panax ginseng*	Triterpenos, ginsenósidos	Estimulante: para fatiga, mejorar el estado de ánimo y el sistema inmunitario.	Insomnio, hipertonía y edema (se conoce como *síndrome de abuso de ginseng*).	No se debe utilizar junto con sedantes, hipnóticos, IMAO, antidiabéticos o esteroides.	1-2 g/día	Existen diversas varie- dades: coreana (la más valorada), china, japonesa, americana (*Panax quinquefolius*).

Kava kava *Piperis methysticum* (raíces)	Lactonas de kava, pirona de kava	Sedante-hipnótico, antiespasmódico.	Letargia, deterioro cognitivo, dermatitis con uso de largo plazo no informado.	Sinergia con con ansiolíticos, alcohol; evitar el uso con levodopa y dopaminérgicos.	600-800 mg/día	Puede ser GABAérgico. Contraindicado en pacientes con depresión endógena; puede aumentar el riesgo de suicidio.
Hierba de San Juan *Hypericum perforatum*	Hipericina, flavonoides, xantonas	Antidepresivo, sedante, ansiolítico.	Cefalea, fotosensibilidad (puede ser grave), estreñimiento.	Informe de reacción maníaca cuando se utilizó con sertralina. No combinar con ISRS o IMAO; posible síndrome serotoninérgico. No usar con alcohol y opiáceos.	100-950 mg/día	Bajo investigación por los National Institutes of Health. Puede actuar como IMAO o ISRS. Realizar prueba terapéutica de 4-6 semanas en caso de depresión leve; si no hay mejoría evidente, intentar otro tratamiento.
Valeriana *Valeriana officinalis*	Ácido valeriénico, valepotriatos, ácido cafeico	Sedante, relajante muscular, hipnótico.	Deterioro cognitivo y motor, molestias gastrointestinales, hepatotoxicidad; con el uso a largo plazo: dermatitis de contacto, cefalea, inquietud, insomnio, midriasis, disfunción cardíaca.	Evitar uso concomitante con alcohol o depresores del SNC.	1-2 g/día	Puede ser químicamente inestable.

[a]No hay datos fiables, consistentes o válidos sobre la dosificación o los efectos adversos para la mayor parte de los fitomedicamentos.

[b]Los flavonoides se encuentran en numerosas hierbas. Son subproductos de las plantas que actúan como antioxidantes (agentes que previenen el deterioro de material como el ADN por la oxidación).

GABA, ácido γ-aminobutírico; IMAO, inhibidor de la monoaminooxidasa; ISRS, inhibidor selectivo de la recaptación de serotonina.

coronarias). Entre las reacciones defensivas que se observan se encuentran miedo, ansiedad, sobreactuación, salir del hospital en contra del consejo médico, hostilidad, dependencia, depresión, angustia y delírium.

B. Hemodiálisis. Los pacientes en hemodiálisis dependerán toda su vida de una máquina y de los profesionales de la salud. Muestran problemas con la dependencia prolongada, regresión a estados infantiles, hostilidad y oposición a seguir las instrucciones del médico. Se recomienda que todos los pacientes considerados para posible diálisis sean sometidos a una evaluación psicológica.

La demencia por diálisis es un trastorno caracterizado por la pérdida de funciones cognitivas, distonías y crisis convulsivas. Suele terminar en la muerte. Tiende a presentarse en los pacientes dializados durante períodos prolongados.

C. Cirugía. Los pacientes sometidos a procedimientos quirúrgicos graves han mostrado toda una gama de reacciones psicológicas, según su personalidad premórbida y la naturaleza de la cirugía. Estas reacciones se resumen en la tabla 23-7.

IV. Medicina alternativa (o complementaria)

Cada vez se utiliza más en la actualidad. Una de cada tres personas utiliza estas terapias en algún momento de su vida para tratar afecciones frecuentes como depresión, ansiedad, dolor crónico, lumbalgia, cefalea y problemas digestivos. En la tabla 23-8 se mencionan algunos preparados herbolarios de uso frecuente que presentan propiedades psicoactivas.

Para mayor información sobre este tema, véase:
Cap. 20, Medicina complementaria y alternativa en psiquiatría, p. 411. En: Kaplan & Sadock. Manual de psiquiatría clínica, *4.ª ed.*
Cap. 24, Medicina complementaria y alternativa en psiquiatría, p. 791. En: Kaplan & Sadock. Sinopsis de psiquiatría, *11.ª ed.*

24

Suicidio, violencia y otras urgencias psiquiátricas

I. Suicidio

A. Definición

1. La palabra *suicidio* deriva del latín y significa "matarse a sí mismo". Si se culmina, se trata de un acto mortal que satisface el deseo de la persona de morir. Los distintos términos utilizados para describir los pensamientos o conductas parasuicidas (p. ej., posibilidad de suicidio [*suicidality*], ideación suicida) deben emplearse con un significado e intención claros. En la tabla 24-1 se ofrecen definiciones de términos relacionados con el suicidio.

2. La identificación del paciente potencialmente suicida es una de las tareas más importantes de la psiquiatría.

B. Incidencia y prevalencia

1. Alrededor de 40 000 personas cometen suicidio cada año en Estados Unidos.

2. La tasa de suicidio es de 12.5 por cada 100 000 habitantes.

3. Alrededor de 250 000 personas intentan suicidarse cada año.

4. Estados Unidos se encuentra en un lugar intermedio en el mundo en cuanto al número de suicidios (p. ej., 25 por cada 100 000 habitantes en los países escandinavos). La tasa más baja se encuentra en España y en Italia.

C. Factores de riesgo asociados. En la tabla 24-2 se enumeran los factores de riesgo alto y bajo que deben contemplarse al evaluar el riesgo de suicidio.

1. **Sexo.** Los hombres se suicidan tres veces más que las mujeres, pero éstas intentan suicidarse cuatro veces más que ellos.

2. **Método.** La tasa más alta de suicidios consumados por hombres se relaciona con los métodos usados (p. ej., armas de fuego, ahorcamiento), mientras que las mujeres suelen tomar una sobredosis de psicofármacos o veneno.

3. **Edad.** Las tasas aumentan con la edad.

   a. La tasa de suicidio masculino alcanza el máximo a partir de los 45 años; la del femenino, lo hace a partir de los 65 años.

   b. Las personas mayores se intentan suicidar menos, pero tienen más éxito cuando lo hacen.

   c. Actualmente, el ascenso más rápido es entre hombres de 15-24 años.

4. **Raza.** En Estados Unidos, dos de cada tres suicidios son cometidos por hombres blancos. El riesgo es menor entre personas que no son blancas. Las tasas de suicidio entre los norteamericanos nativos e inuits superan la media.

5. **Religión.** La tasa más alta se observa entre los protestantes y la más baja, entre los católicos, judíos y musulmanes.

6. **Estado civil.** La tasa se duplica entre las personas solteras en comparación con las casadas. Las personas divorciadas, separadas o viudas muestran tasas cuatro o cinco veces superiores a las de las casadas. Los hombres divorciados registran 69 suicidios por cada 100 000 habitantes frente a 18 por cada 100 000 de

Tabla 24-1
Términos que conforman la ideación y el comportamiento suicida

Autolesión deliberada: dolor o actos dolorosos autodestructivos o autolesivos realizados de manera voluntaria sin pretender morir.
Ideación suicida: pensamiento que sirve de agente para la propia muerte; la gravedad puede variar en función de la especificidad de los planes de suicidio y del grado del intento suicida.
Intento de suicidio: expectativas y deseos subjetivos de realizar un acto autodestructivo que finalice en la muerte.
Letalidad de la conducta suicida: peligro objetivo para la vida asociado con un método o una acción suicida. La letalidad es distinta y no tiene por qué coincidir con las expectativas del individuo sobre lo que es médicamente peligroso.
Suicidio: muerte autoinfligida con evidencias explícitas o implícitas de que la persona pretendía morir.
Tentativa de suicidio: comportamiento autolesivo con un resultado no mortal acompañado de evidencias explícitas o implícitas de que la persona pretendía morir.
Tentativa de suicidio fallida: comportamiento potencialmente autolesivo con evidencias explícitas o implícitas de que la persona pretendía morir, pero interrumpió el intento antes de que se produjera el daño físico.

Tabla 24-2
Evaluación del riesgo de suicidio

Variable	Riesgo alto	Riesgo bajo
Perfil demográfico y social		
Edad	Más de 45 años	Menos de 45 años
Sexo	Masculino	Femenino
Estado civil	Divorciado o viudo	Casado
Empleo	Desempleado	Empleado
Relaciones interpersonales	Conflictivas	Estables
Trasfondo familiar	Caótico y conflictivo	Estable
Salud		
Física	Enfermedad crónica	Buena salud
	Hipocondría	Sensación saludable
	Consumo excesivo de sustancias	Consumo bajo de sustancias
Mental	Depresión grave	Depresión leve
	Psicosis	Neurosis
	Trastorno de personalidad grave	Personalidad normal
	Abuso de sustancias	Bebedor social
	Desesperanza	Optimismo
Actividad suicida		
Ideación suicida	Frecuente, intensa, prolongada	Infrecuente, de baja intensidad, transitoria
Tentativa de suicidio	Varias tentativas	Primera tentativa
	Planificado	Impulsivo
	Pocas posibilidades de rescate	Rescate inevitable
	Deseo inequívoco de morir	Deseo primario de cambiar
	Comunicación interiorizada (autoinculpación)	Comunicación exteriorizada (rabia)
	Método letal y asequible	Método de escasa letalidad o difícilmente asequible
Recursos		
Personales	Pocos logros	Muchos logros
	Poca introspección	Introspección
	Afecto inexistente o mal controlado	Afecto existente y adecuadamente controlado
Sociales	Malas relaciones	Buenas relaciones
	Aislamiento social	Integración social
	Familia indiferente	Familia preocupada

De: Adam K. Attempted suicide. *Psychiatric Clin North Am.* 1985; 8:183, con autorización.

Tabla 24-3
Enfermedades médicas y trastornos mentales asociados con un mayor riesgo de suicidio

- Amnesia
- Delírium
- Demencia (trastorno neurocognitivo mayor)
- Depresión mayor
- Trastorno específico del aprendizaje
- Esquizofrenia
- Sida
- Trastorno bipolar
- Trastorno de la personalidad límite
- Trastorno de pánico
- Trastorno distímico
- Trastorno esquizoafectivo
- Trastorno por déficit de atención con hiperactividad (TDAH)
- Trastorno por estrés postraumático
- Trastorno por consumo de sustancias
- Trastornos alimentarios
- Trastornos del control de impulsos

las mujeres divorciadas. La muerte del cónyuge aumenta el riesgo. La presencia de niños pequeños en el hogar protege a las mujeres frente al suicidio. Las personas homosexuales corren más riesgo que las heterosexuales.

7. **Salud física.** Las enfermedades médicas o quirúrgicas suponen un factor de alto riesgo, sobre todo si se asocian con dolor, enfermedad crónica o terminal (tabla 24-3).

8. **Enfermedad mental**

   a. **Trastornos depresivos.** Los trastornos del estado de ánimo son los que se asocian más frecuentemente con el suicidio. La mitad de las personas que cometen suicidio están deprimidas. El 15% de los pacientes deprimidos se matan. Los pacientes con trastornos del estado de ánimo, acompañados de crisis de angustia o de ansiedad, corren el riesgo máximo.

   b. **Esquizofrenia.** La esquizofrenia suele comenzar en la adolescencia o en la primera infancia y la mayoría de los pacientes que cometen suicidio lo hacen durante los primeros años de la enfermedad. En Estados Unidos, se calcula que 4 000 pacientes esquizofrénicos se suicidan cada año. El 10% de las personas que cometen suicidio son esquizofrénicos con delirios prominentes. Los pacientes que sufren alucinaciones auditivas, con voces que les obligan a infligirse daño a sí mismos, corren más riesgo.

   c. **Dependencia del alcohol y de otras sustancias.** La dependencia del alcohol aumenta el riesgo de suicidio, sobre todo si la persona también se encuentra deprimida. En los estudios al respecto se ha comprobado que muchos pacientes dependientes del alcohol que se suicidan habían sido diagnosticados con depresión durante el ingreso hospitalario y que hasta dos tercios manifestaban síntomas de un trastorno del estado de ánimo durante el período en el que cometieron suicidio. La tasa de suicidio entre las personas dependientes de la heroína o de otras drogas es aproximadamente 20 veces mayor que en la población general.

   d. **Trastornos de la personalidad.** El trastorno límite de la personalidad se asocia con una tasa elevada de comportamiento parasuicida. Se cree que el 5% de las personas con un trastorno antisocial de la personalidad cometen suicidio, sobre todo los reclusos de prisiones. Los presos muestran la tasa más alta de suicidio de cualquier grupo.

e. Demencia y delírium. Mayor riesgo entre los pacientes con demencia y delírium, sobre todo secundario al abuso de alcohol o acompañado de síntomas psicóticos.

f. Trastorno de ansiedad. Casi el 20% de los pacientes con un trastorno de angustia y fobia social efectúan tentativas frustradas de suicidio. El riesgo de suicidio aumenta cuando la depresión constituye una manifestación concomitante. El trastorno de pánico se ha diagnosticado en el 1% de las personas que consuman el suicidio.

9. Otros factores de riesgo

a. Deseo inequívoco de morir.

b. Desempleo.

c. Sensación de desesperanza.

d. Pocas posibilidades de rescate.

e. Acopio de pastillas.

f. Acceso a medios letales o armas de fuego.

g. Antecedentes familiares de suicidio o de depresión.

h. Fantasías de reunión con los seres queridos ya muertos.

i. Ocupación: dentista, médico, enfermero, investigador, oficial de policía, campesino.

j. Tentativa previa de suicidio.

k. Antecedentes de abuso físico o sexual en la infancia.

l. Antecedentes de comportamiento impulsivo o agresivo.

m. Contexto social: los rasgos clave de la epidemiología del suicidio pueden variar entre distintos países o grupos étnicos. Por ejemplo, en China, las mujeres se suicidan con mayor frecuencia que los hombres. Las tasas varían de 3 por cada 100 000 habitantes en algunos países sudamericanos a los 60 por cada 100 000 de la Federación rusa. En la tabla 24-4 se plantean algunas preguntas sobre conductas y emociones suicidas.

D. Tratamiento del paciente suicida. En la tabla 24-5 se ofrece una estrategia general para evaluar y tratar a los pacientes suicidas.

1. No dejar nunca solo al paciente suicida; eliminar cualquier objeto potencialmente peligroso de la habitación.

2. Examinar si la tentativa estaba prevista o era impulsiva. Establecer la letalidad del método, las posibilidades de descubrimiento (si el paciente estaba solo o había notificado a alguien) y la reacción al ser salvado (frustración o alivio). Averiguar si han cambiado los factores que motivaron la tentativa.

3. Los pacientes con depresión grave pueden recibir tratamiento ambulatorio si sus familias son capaces de vigilarlos estrechamente y si es posible iniciar con rapidez el tratamiento. En los demás casos se requiere hospitalización.

4. La ideación suicida de pacientes alcohólicos suele remitir en unos días con la abstinencia. Si la depresión persiste después de que hayan desaparecido los signos psicológicos de la abstinencia del alcohol, entonces debe sospecharse una depresión mayor. Todos los pacientes suicidas intoxicados por el alcohol o las drogas necesitan una nueva evaluación una vez que se encuentran sobrios.

(el texto continúa en la p. 365)

Tabla 24-4
Preguntas sobre conductas y emociones suicidas

Comenzar con preguntas que aborden los sentimientos del paciente sobre la vida.
¿Alguna vez sintió que no vale la pena vivir la vida?
¿Alguna vez deseó irse a dormir y simplemente ya no despertar?

Continuar con preguntas más específicas sobre pensamientos de muerte, autolesión o suicidio.
¿Recientemente ha pensado sobre la muerte?
¿Alguna vez alcanzó un punto en el que haya pensado en hacerse daño?

En caso de que el individuo haya pensado en hacerse daño o suicidarse.
¿Cuándo empezó a notar estos pensamientos?

¿Qué lo llevó a tener estos pensamientos (p. ej., desencadenantes interpersonales y psicosociales, como pérdidas reales o imaginarias; síntomas específicos como cambios del estado de ánimo, anhedonia, desesperanza, ansiedad, agitación, psicosis)?

¿Qué tan a menudo se presentan estos pensamientos, incluyendo frecuencia, obsesividad, grado de control?

¿Qué tan cerca ha estado de llevar los pensamientos a la práctica?

¿Qué tan probable es que los lleve a la práctica en el futuro?

¿Alguna vez comenzó a lastimarse (o a intentar matarse), pero se detuvo antes de lograrlo (p. ej., sostener un cuchillo o un arma de fuego contra su cuerpo, pero detenerse antes de actuar, ir a la orilla de un puente pero no saltar)?

¿Qué cree que sucedería si llegara a suicidarse (p. ej., escape, reunión con ser querido, volver a nacer, reacción de los demás)?

¿Alguna vez desarrolló un plan específico para dañarse o matarse (en caso afirmativo, ¿qué incluía dicho plan?)?

¿Dispone de algún arma de fuego o de otro tipo?

¿Alguna vez realizó preparativos especiales (p. ej., comprar objetos específicos, redactar una nota o un testamento, realizar trámites financieros, emprender acciones para evitar ser descubierto, ensayar un plan)?

¿Alguna vez habló con alguien sobre sus planes?

¿Qué opina sobre su futuro?

¿Qué situaciones podrían llevarle a sentir mayores (o menores) esperanzas sobre el futuro (p. ej., tratamiento, reconciliarse con la pareja, resolución de factores de estrés)?

¿Qué situaciones harían más (o menos) probable que intentara quitarse la vida?

¿Qué aspectos de su vida lo llevarían a buscar escapar de la vida o estar muerto?

¿Qué aspectos de su vida le hacen querer seguir adelante?

Si nuevamente empezara a tener pensamientos sobre lastimarse o quitarse la vida, ¿qué es lo que haría?

En aquellos individuos que han intentado cometer un suicidio o se han autolesionado, se pueden formular algunas preguntas paralelas para abordar las tentativas anteriores. Las preguntas adicionales se pueden plantear en términos generales o referirse al método específico, y pueden incluir:
¿Puede describir qué es lo que ocurrió (p. ej., circunstancias, factores desencadenantes, visión del futuro, consumo de alcohol u otras sustancias, método, tentativas, gravedad de las lesiones)?

¿En qué estaba pensando antes de la tentativa de suicidio?

¿Qué es lo que pensó que ocurriría (p. ej., dormirse frente a lesión frente a morirse, obtener una reacción de alguna persona en particular)?

¿Había otras personas presentes durante el episodio?

¿Posteriormente buscó ayuda por su cuenta o alguien le auxilió para conseguir apoyo?

¿Tenía planeado ser descubierto, o que fuera descubierto por accidente?

¿Cómo se sintió después del incidente (p. ej., alivio frente a enfado por estar vivo)?

¿Recibió tratamiento posterior (p. ej., médico frente a psiquiátrico, de urgencias frente a hospitalización prolongada frente a ambulatorio)?

¿Ha cambiado su perspectiva sobre la situación? ¿Algo cambió desde la tentativa de suicidio?

¿Hubo algún otro episodio en el pasado en el que haya intentado lastimarse (o quitarse la vida)?

Para personas con pensamientos o tentativas suicidas recurrentes.
¿Con qué frecuencia ha intentado lastimarse (o quitarse la vida)?

¿Cuándo fue la última vez?

¿Puede describir sus pensamientos al momento en el que pensó de forma más seria en quitarse la vida?

¿Cuándo fue su tentativa más seria de lastimarse o quitarse la vida?

¿Qué lo llevó a dicha tentativa y qué sucedió después?

(continúa)

Tabla 24-4
Preguntas sobre conductas y emociones suicidas (*continuación*)

En las personas con psicosis, preguntar específicamente sobre las alucinaciones y los delirios.
¿Podría describir las voces (p. ej., única frente a múltiples, masculinas frente a femeninas, internas o externas, reconocibles o irreconocibles)?
¿Qué le dicen las voces (p. ej., comentarios positivos frente a negativos frente a amenazas)? (si los comentarios resultan ser órdenes, determinar si son inofensivas o no; pedir ejemplos)
¿Cómo se adapta (responde) a las voces?
¿Alguna vez ha hecho lo que le piden las voces? (¿qué lo llevó a obedecer las voces?) Si alguna vez intentó resistirse a ellas, ¿qué fue lo más difícil?
¿Alguna vez hubo ocasiones en las que las voces le dijeron que se lastimara o quitara la vida? (¿Qué tan a menudo? ¿Qué es lo que ocurrió?)
¿Le preocupa tener alguna enfermedad grave o que su cuerpo esté en estado de putrefacción?
¿Su situación financiera le preocupa aunque a los demás les diga que no hay nada de qué preocuparse?
¿Hay cosas por las que se esté haciendo responsable o culpando a los demás?

Considerar evaluar el riesgo del paciente de dañar a otros además de a sí mismo
¿Hay otras personas a las que considera responsables por lo que está experimentando (p. ej., ideas persecutorias, experiencias de pasividad)?
¿Ha pensado en dañarlas?
¿Existen otras personas que desearía que murieran junto con usted?
¿Hay otras personas a las que considera que les resultaría imposible seguir adelante sin usted?

Las preguntas directas sobre el suicidio resultan fundamentales en la valoración del suicidio. El psiquiatra debe preguntar sobre pensamientos, planes y conductas suicidas. El hecho de recibir una respuesta negativa a una primera pregunta sobre ideación suicida puede no ser suficiente para descartar el riesgo real de suicidio. La negación de la ideación suicida que no sea congruente con la presentación o sintomatología actual del paciente puede sugerir que es necesario hacer preguntas adicionales u obtener otras fuentes de información. Estas preguntas pueden ser útiles al momento de indagar sobre aspectos específicos de los pensamientos, planes y conductas suicidas del paciente.

Del: *Practice Guidelines for Assessment and Treatment of the Suicidal Patient*. 2nd ed. American Psychiatric Association Practice Guidelines for the Treatment of Psychiatric Disorders Compendium [Copyright 2004], con autorización.

Tabla 24-5
Estrategia general para la evaluación de los pacientes

I. Protegerse uno mismo
   A. Extraer la mayor cantidad posible de información sobre el estado del paciente antes de reunirse con él.
   B. Dejar las técnicas de restricción física en manos de las personas que las dominen.
   C. Estar atentos a cualquier riesgo de violencia inminente.
   D. Vigilar la seguridad del entorno físico (p. ej., acceso a la puerta, objetos de la habitación).
   E. Pedir la presencia de otras personas durante la evaluación, si fuera necesario.
   F. Pedir la presencia cercana de otras personas.
   G. Tratar de establecer una alianza con el paciente (p. ej., no enfrentarse ni amenazar a los pacientes con psicosis paranoides).
II. Prevenir el daño
   A. Prevenir el daño propio y el suicidio. Utilizar los métodos que resulten necesarios para que el paciente no se dañe durante la evaluación.
   B. Evitar la violencia contra otros. Evaluar brevemente el riesgo de violencia del paciente. Si se considera importante, plantear estas opciones:
     1. Informar al paciente de que no se admitirá la violencia.
     2. Acercarse al paciente sin amenazas.
     3. Tranquilizar y calmar al paciente o ayudarle en el análisis de la realidad.
     4. Ofrecerle medicamentos.
     5. Informar al paciente de que se utilizarán inmovilizadores o aislamiento, en caso de necesidad.
     6. Disponer de un equipo de personas preparadas para contener al paciente.
     7. Una vez contenido el paciente, observarlo siempre de cerca y verificar con frecuencia sus constantes vitales. Aislar a los pacientes con restricciones de los estímulos agitadores. Planificar de inmediato el siguiente paso: fármacos, tranquilización, evaluación médica.
III. Descartar trastornos cognitivos
IV. Descartar una psicosis inminente

5. Las ideas suicidas de los pacientes esquizofrénicos se deben tomar en serio, porque tienden a emplear métodos violentos, sumamente letales y, a veces, extraños.

6. Los pacientes con trastornos de la personalidad responden sobre todo a la confrontación empática y la ayuda para resolver el problema que precipitó la tentativa de suicidio y al que ellos, por lo general, contribuyeron.

7. Se aconseja una socialización prolongada para combatir el trastorno que contribuye a la automutilación; la hospitalización breve no suele influir en este comportamiento habitual. Los pacientes parasuicidas pueden mejorar con una rehabilitación duradera; a veces, se precisan ingresos hospitalarios breves e intermitentes, pero no cabe esperar que un tratamiento corto modifique de forma significativa la evolución.

 CONSEJOS CLÍNICOS: SUICIDIO

- *Preguntar por las ideas suicidas, en particular los planes para hacerse daño. Las preguntas sobre el suicidio no siembran la idea.*
- *No dudar en preguntar al paciente si "desea morir". El enfoque directo es el más eficaz.*
- *Se debe comprender la forma en la que el suicidio resuelve determinados problemas, la sensación de control que producen tales pensamientos y el grado en el que pueden ver y buscar otras soluciones.*
- *Realizar la entrevista en un lugar seguro. Se conocen casos de pacientes que se arrojaron por la ventana.*
- *No ofrecer una tranquilización falsa (p. ej., "la mayoría de las personas piensan en matarse a sí mismas alguna vez").*
- *Interrogar siempre por las tentativas anteriores de suicidio, que podrían relacionarse con otras tentativas futuras.*
- *Preguntar siempre por el acceso a las armas de fuego; el acceso a las armas aumenta el riesgo del paciente suicida.*
- *Explorar la forma en la que las personas comprenden su capacidad, estrategias y deseo de advertir a otros sobre una autolesión inminente.*
- *No dejar ir a los pacientes del servicio de urgencias si no se tiene la certeza de que no se harán daño a sí mismos.*
- *No creer nunca que la familia o los amigos sabrán vigilar a un paciente durante las 24 h del día. Si el paciente necesita esta supervisión, hay que ingresarlo en el hospital.*
- *Nunca quedarse solo con la preocupación: si no está seguro sobre el nivel de riesgo o el plan de acción, invite a otros a participar.*

E. Dilemas legales

1. El suicidio consumado es una de las principales causas de litigio contra los psiquiatras.

2. Los tribunales admiten que no se pueden prevenir todos los suicidios, pero exigen una evaluación meticulosa del riesgo del suicidio y un plan cuidadoso de tratamiento.

3. Una documentación minuciosa de los pacientes suicidas es imprescindible, incluido un registro del proceso de toma de decisiones (p. ej., alta del paciente del hospital a su domicilio, provisión de asistencia durante el seguimiento).

4. Se debe tener mucho cuidado al documentar el cálculo del riesgo de los pacientes con mayor posibilidad de suicidio: las frases breves del tipo "medidas de seguridad" no sustituyen una descripción más específica del estado mental o la ideación que supongan una alianza terapéutica adecuada y el comportamiento del paciente para advertir al clínico sobre un riesgo mayor.

II. Violencia

A. Definición
1. Acto intencionado de causar daño físico a otra persona.
2. Comprende el ataque, la violación, el robo y el homicidio.
3. El abuso físico y sexual de los adultos, niños y ancianos se incluye dentro de los actos violentos.

B. Incidencia y prevalencia
1. Cada año, en Estados Unidos, ocurren cerca de 8 millones de actos violentos.
2. El riesgo de ser víctima de un homicidio a lo largo de la vida es de 1 sobre 85 entre los hombres y de 1 sobre 280 entre las mujeres. Los hombres son víctimas de la violencia en mayor proporción que las mujeres.

C. Trastornos asociados con la violencia.
Los trastornos psiquiátricos que más se asocian con la violencia son los trastornos psicóticos, como esquizofrenia y manía (sobre todo, si el paciente es paranoide o tiene alucinaciones auditivas de voces que le dan órdenes), intoxicación por alcohol y drogas, abstinencia de alcohol y sedantes-hipnóticos, excitación catatónica, depresión agitada, trastornos de la personalidad caracterizados por ira y escaso control de los impulsos (p. ej., trastornos límite y antisocial de la personalidad) y trastornos cognitivos (en especial, los asociados con una afectación de los lóbulos frontal y temporal).

D. Cómo predecir el comportamiento violento.
Los elementos pronósticos más certeros son los actos previos de violencia. Sin embargo, dichos elementos no suelen ser muy específicos entre la población con trastornos psiquiátricos. Algunos datos sugieren que una evolución fluctuante o los patrones alterados de síntomas en un trastorno psiquiátrico, más que la acumulación de síntomas específicos *per se*, permiten predecir de mejor forma un mayor riesgo de violencia (tabla 24-6).
1. Se han estudiado varias escalas de síntomas, como MOAS o Broset, en cuanto a la predicción de violencia, casi todos en términos del riesgo inmediato para los pacientes hospitalizados. Algunos criterios determinantes en estas escalas son el hecho de prestar más atención al paciente y el manejo del personal de salud, así como el control de la evolución clínica.

E. Evaluación y tratamiento
1. Protegerse uno mismo. Admitir siempre la violencia como posibilidad y ponerse en guardia frente a un acto violento repentino. Jamás entrevistar a un paciente armado. El paciente debe entregar siempre el arma a un guardia de seguridad. Informarse lo más posible acerca del paciente antes de la entrevista. Jamás entrevistar a un paciente potencialmente violento solo o, en una consulta, con la puerta cerrada. Sopesar la retirada de corbatas, collares u otros artículos de la indumentaria o de bisutería de los que el paciente pueda agarrarse o arrebatar. Permanecer en un lugar situado a la vista de otros miembros del equipo sanitario. Dejar la inmovilización física a los miembros del equipo capacitado para aplicarla. No permitir al paciente

Tabla 24-6
Cómo evaluar y predecir el comportamiento violento

Signos de violencia inminente
Actos recientes de violencia, incluida la que ocurre en el domicilio
Amenazas verbales o físicas
Transporte de armas u otros objetos que se puedan utilizar como tales (p. ej., tenedores, ceniceros)
Agitación psicomotriz progresiva
Intoxicación por alcohol u otras sustancias
Rasgos paranoides de un paciente psicótico
Alucinaciones auditivas con voces que incitan a la violencia; algunos pacientes, no todos, corren un alto riesgo
Enfermedades cerebrales con signos generalizados del lóbulo frontal; menos frecuente si hay focalidad del lóbulo temporal (controvertido)
Excitación catatónica
Algunos episodios maníacos
Algunos episodios de depresión agitada
Trastornos de la personalidad (rabia, violencia o falta de control de los impulsos)

Evaluar el riesgo de violencia
Considerar la ideación, el deseo, la intención o el plan violentos, la disponibilidad de medios, la aplicación del plan, el deseo de ayuda
Considerar las características demográficas: sexo (masculino), edad (15-24 años), estado socioeconómico (bajo), apoyo social (escaso)
Considerar la historia del paciente: violencia, actos antisociales no violentos, falta de control de los impulsos (p. ej., juego, abuso de sustancias, suicidio o autolesión, psicosis)
Considerar los elementos estresantes manifiestos (p. ej., conflicto matrimonial, pérdida real o simbólica)

acceso a las áreas donde existan armas (p. ej., carrito de reanimación o sala de tratamiento). No sentarse cerca de un paciente paranoide que pueda sentirse amenazado. Mantenerse, como mínimo, a una distancia, equivalente a la longitud del miembro superior, si el paciente parece violento. No discutir ni enfrentarse a un paciente psicótico. Estar atento a los signos de violencia inminente. Dejar siempre una vía de escape rápido por si el paciente ataca. No dar nunca la espalda al paciente.

2. Los signos de violencia inminente comprenden actos violentos recientes contra las personas o la propiedad, oclusión de los dientes o de los puños, amenazas verbales, posesión de armas u objetos que puedan utilizarse como tales, agitación psicomotriz (considerada un indicador importante), intoxicación por alcohol o drogas, delirios paranoides y alucinaciones auditivas de voces que dan órdenes.

3. Las restricciones o inmovilizadores físicos deben aplicarlos personas con la formación adecuada. Si se sospecha una intoxicación por fenciclidina, no debe procederse a la restricción física (hay que evitar, en particular, las restricciones en los miembros), porque el paciente puede autolesionarse. En general, inmediatamente después de aplicar las restricciones físicas se administra como restricción química una benzodiazepina o un antipsicótico, pero la elección del fármaco depende del diagnóstico. Se debe proporcionar un ambiente que no fomente la violencia.

4. Efectuar una evaluación diagnóstica definitiva. Se deben examinar las constantes vitales del paciente, realizar una exploración física y obtener la historia psiquiátrica. Posteriormente se evalúa el riesgo de suicidio del paciente y se elabora un plan de tratamiento que combata la posible violencia posterior. Unas constantes vitales altas pueden indicar la abstinencia de alcohol o de sedantes-hipnóticos.

5. Explorar las posibles intervenciones psicosociales para intentar reducir el riesgo de violencia. Si la violencia se relaciona con una situación o persona concretas, tratar de separar al paciente de esa situación o persona. Ensayar las intervenciones familiares y otras modificaciones del ambiente. ¿El paciente seguiría manifestando una violencia potencial mientras viviera con otros familiares?

6. La hospitalización puede estar indicada para contener al paciente y evitar la violencia. A veces, se precisa una observación constante, incluso en un servicio hospitalario de psiquiatría con el paciente aislado.

7. Si no procede el tratamiento psiquiátrico, se puede involucrar a la policía y al sistema legal.

8. Hay que prevenir a las posibles víctimas del peligro constante (p. ej., cuando el paciente no está hospitalizado).

 CONSEJOS CLÍNICOS: PACIENTES VIOLENTOS

- *Si el paciente es llevado al servicio de urgencias por la policía con un tipo de dispositivo de contención (p. ej., esposas), no retirarlas de inmediato.*
- *Realizar la entrevista en un entorno seguro, con la posibilidad de llamar a otras personas si el paciente se agita.*
- *Colocarse en una posición en la que el paciente no pueda impedir la salida de la sala de exploración.*
- *No entrevistar al paciente si existen objetos punzantes o potencialmente peligrosos en la habitación (p. ej., un abridor de cartas sobre el escritorio).*
- *Hacer caso de las sensaciones propias. Si nota aprensión o miedo, se debe interrumpir la entrevista.*
- *Preguntar por tentativas anteriores de violencia (incluida la crueldad con los animales), las cuales predicen futuros episodios violentos.*
- *Ingresar en observación al paciente si se considera que pueda dañar a otros.*
- *Nunca quedarse solo con la preocupación: si no está seguro sobre el nivel de riesgo o el plan de acción, invite a otros a participar.*

F. **Historia clínica y diagnóstico.** Los factores de riesgo para la violencia incluyen la declaración de intenciones, la formulación de un plan concreto, los medios que existen disponibles, el sexo masculino, la juventud (15-24 años), una clase socioeconómica baja, un sistema de apoyo social escaso, los antecedentes previos de violencia, otros actos antisociales, un escaso control de los impulsos, los antecedentes de tentativas de suicidio y los elementos estresantes recientes. Los antecedentes de violencia constituyen el mejor elemento pronóstico. Otros factores importantes son los antecedentes de abusos infantiles; los antecedentes de la tríada de enuresis, provocación de incendios y crueldad con los animales en la infancia; los antecedentes penales; el servicio militar o policial; la conducción temeraria, y los antecedentes familiares de violencia. Nuevamente, en la tabla 24-7 se presentan los factores de riesgo más frecuentes.

G. **Tratamiento farmacológico**

1. El tratamiento farmacológico depende del diagnóstico concreto.

Tabla 24-7
Factores de riesgo para la violencia

Datos actuales sobre el estado mental
Hostil, irritable
Agitación
Identificación aparente de la víctima o víctimas
Armas disponibles
Intoxicación aguda
Paranoia
Delirios o alucinaciones, sobre todo las que dan órdenes o que son utilizadas por los pacientes para explicar o justificar su comportamiento
Falta de empatía

Trastornos
Manía (si se caracteriza por irritabilidad llamativa), como en el trastorno bipolar o en el trastorno esquizoafectivo de tipo bipolar
Esquizofrenia paranoide
Abuso de esteroides anabolizantes
Cambio de la personalidad (con desinhibición, p. ej., síndrome del lóbulo frontal)
Demencia
Delírium
Discapacidad intelectual
Trastorno paranoide de la personalidad
Trastorno de la personalidad antisocial
Trastorno de la personalidad límite
Intoxicación por alcohol
Intoxicación por estimulantes (cocaína, anfetaminas)
Trastorno explosivo intermitente
Trastorno delirante

Antecedentes personales
Antecedentes de comportamiento violento en circunstancias similares
Actos recientes de violencia/destrucción de propiedad
Antecedentes de abuso físico en la infancia
Crecimiento dentro de una familia donde los padres se manifestaban violencia recíproca
Antecedentes infantiles de enuresis, crueldad con los animales y provocación de incendios (conocidos como la "tríada")

Datos demográficos
Hombres > mujeres
Jóvenes (final de la adolescencia o principio de la vida adulta) > personas mayores

2. Las benzodiazepinas y los antipsicóticos suelen utilizarse para tranquilizar al paciente. Al principio, se puede probar con haloperidol, en dosis de 5 mg por vía oral o intramuscular (i.m.); la risperidona, en dosis de 2 mg por vía oral, o el lorazepam, en dosis de 2 mg por vía oral o i.m. También se emplea con frecuencia la olanzapina i.m.

3. Si el paciente ya está tomando un antipsicótico, continuar con ese mismo fármaco. Si la agitación no disminuye al cabo de 20-30 min, repetir la dosis.

4. Evitar los antipsicóticos si el paciente corre el riesgo de tener convulsiones.

5. Las benzodiazepinas pueden ser ineficaces si el paciente manifiesta tolerancia y, a veces, producen desinhibición que, en ocasiones, exacerba la violencia.

6. En el caso de los pacientes epilépticos, primero debe probarse con un antiepiléptico (p. ej., carbamazepina o gabapentina) y luego una benzodiazepina (p. ej., clonazepam). A veces, los pacientes con violencia crónica responden a los β-bloqueantes (p. ej., propranolol).

(el texto continúa en la p. 376)

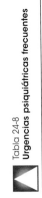

Tabla 24-8
Urgencias psiquiátricas frecuentes

Síndrome o síntomas iniciales	Problema urgente	Aspectos del tratamiento urgente
Abuso de niños o de adultos	¿Hay otra explicación? Proteger del daño adicional.	Tratamiento de los problemas médicos; evaluación psiquiátrica; notificación a los servicios de protección.
Abstinencia del alcohol	Irritabilidad, agitación: confusión y desorientación; constantes vitales anómalas, incluyendo taquicardia, hipertermia e hipertensión.	Benzodiazepinas, según proceda, para reducir los síntomas; observar estrechamente al paciente y vigilar las constantes vitales durante varias horas para detectar el *delírium tremens*; cuando el paciente esté listo para el alta, informarle con firmeza del diagnóstico de la dependencia del alcohol y derivarlo para tratamiento.
Abuso de sustancias	Comienzo: motivo de la visita al servicio de urgencias; identificación de la sustancia; grado de necesidad de tratamiento (intoxicación, abstinencia o deseo de abstinencia).	Instituir el tratamiento que proceda a los pacientes médicamente inestables; remitir a los demás a programas de tratamiento formal y no iniciar el tratamiento en el servicio de urgencias.
Acatisia	¿Es reciente? ¿Está tomando antipsicóticos de mantenimiento?	Determinar el agente causal; difenhidramina por vía oral o intravenosa (i.v.) o benzatropina por vía oral o i.m. Explicar la causa del síntoma al paciente y a su familia.
Agorafobia	Determinar la razón de la consulta del paciente en el servicio de urgencias.	La agorafobia es un problema que dura toda la vida; derivar al paciente a tratamiento psiquiátrico; no prescribir medicamentos en el servicio de urgencias a menos de que se le pueda dar seguimiento al caso.
Alucinaciones	Comienzo; diagnóstico diferencial, sobre todo de una causa médica o relacionada con sustancias.	Evaluar una posible causa orgánica, sobre todo si se presentan alucinaciones visuales, táctiles u olfatorias; evaluar el contenido suicida u homicida, y plantear la hospitalización o la derivación para el tratamiento inmediato, si está indicada.
Amnesia	Identificación; diagnóstico diferencial, sobre todo del componente orgánico.	Explorar las circunstancias en las que el paciente acudió al servicio de urgencias; considerar una entrevista bajo amobarbital; evaluar al paciente para descartar una causa orgánica.
Angustia por homosexualidad	Circunstancias que desencadenan la conducta; capacidad del servicio de urgencias para resolver las necesidades inmediatas del paciente.	Conceder al paciente la oportunidad de que se exprese; para calmar al paciente, puede ser necesaria la administración de fármacos, incluyendo benzodiazepinas o antipsicóticos; tener especial cuidado al momento de la exploración física del paciente.
Ansiedad aguda	Diagnóstico diferencial, sobre todo con causas médicas inducidas por sustancias; tratamiento de la sintomatología aguda.	Explorar la capacidad de introspección del paciente con respecto al factor precipitante; derivar para tratamiento psiquiátrico ambulatorio; evitar la prescripción de medicamentos en el servicio de urgencias porque los fármacos más importantes y eficaces suelen ser también objeto de abuso.

Catatonía	Diagnóstico diferencial de una causa orgánica; tratamiento de los síntomas agudos.	Descartar causas orgánicas; considerar una tranquilización rápida si el servicio de urgencias dispone de posibilidades para observar al paciente durante unas horas.
Comportamiento suicida	Seriedad del intento; seriedad de la tentativa; necesidad de intervención médica; necesidad de hospitalización.	Sopesar la hospitalización, sobre todo si el paciente ha cometido tentativas previas; refiere antecedentes familiares de suicidio; ha sufrido una pérdida reciente de un ser querido, sobre todo por suicidio, y no parece responder a la interacción personal con el médico; hospitalizar si hay dudas.
Conducta homicida y agresiva	Peligro para el personal o los demás pacientes; determinación del riesgo de suicidio; causa del comportamiento.	Averiguar si hay un trastorno psiquiátrico agudo que explique el comportamiento homicida o agresivo; recurrir a personal e inmovilizadores suficientes para garantizar la seguridad del personal y de los demás pacientes; descartar componentes médicos o relacionados con sustancias.
Crisis convulsivas	Seguridad del paciente; averiguar la causa.	Observar si hay confusión postictal; interrumpir el medicamento que induzca las crisis o disminuir su dosis; derivar u hospitalizar para una evaluación exhaustiva.
Crisis de la adolescencia	Ideación o tentativas suicidas, comportamiento de huida, uso de drogas, embarazo, psicosis, comportamiento agresivo hacia los familiares, trastornos de la conducta alimentaria.	La intervención de la familia en la crisis resulta ideal si se puede llevar a efecto; si el adolescente está totalmente apartado de la familia, indagar por algún familiar o amigo adultos interesados a que puedan ayudar; evaluar el abuso sexual o físico; evaluar la ideación suicida; remitir a servicios de ayuda frente a las crisis de la adolescencia, si existen; considerar la hospitalización si procede.
Crisis familiar, crisis matrimonial	Determinar el peligro para los miembros de la familia; resolución de la crisis con el grado suficiente para que la pareja o la familia salgan del servicio de urgencias.	Ofrecer la oportunidad a la unidad familiar de una reunión próxima para abordar el conflicto que los llevó al servicio de urgencias; no efectuar recomendaciones que se expliquen por sí solas, porque siempre hay algo más allá de lo evidente cuando la crisis impulsa a la familia a acudir a un servicio de urgencias; descartar problemas de violencia doméstica, abuso de menores o abuso de sustancias; derivar según corresponda.
Crisis geriátrica	Identificación de los problemas médicos o farmacológicos contribuyentes; identificación del plan familiar.	Determinar la agudeza; tratar de descubrir el plan familiar; descartar causas orgánicas, sobre todo si guardan relación con el motivo actual de consulta al servicio de urgencias, descartar el abuso de los ancianos; derivar cuando corresponda.
Delirios	Grado en el que las creencias delirantes impiden la capacidad del paciente para negociar las actividades de la vida diaria; grado en el que la respuesta del paciente a estas creencias delirantes puede ocasionar problemas al mismo paciente.	Explorar el momento de inicio, la duración de los delirios y el grado en que las creencias delirantes impiden la actividad diaria del paciente, sobre todo si se sospecha que éste puede tratar de dañarse a sí mismo o a otros como consecuencia de los delirios; descartar causas orgánicas; derivar para tratamiento continuado u hospitalizar al paciente si existe una amenaza vital inmediata o se necesita una evaluación orgánica más amplia.
Delírium, demencia	Nivel de consciencia fluctuante; determinar la agudeza; diagnóstico diferencial; necesidad de restricción física mientras se examine al paciente.	Evaluar las causas orgánicas; recordar que los medicamentos prescritos constituyen causas muy frecuentes de trastornos cognitivos agudos.

(continúa)

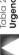 Tabla 24-8
Urgencias psiquiátricas frecuentes *(continuación)*

Síndrome o síntomas iniciales	Problema urgente	Aspectos del tratamiento urgente
Depresión	Reconocimiento del diagnóstico; comienzo; riesgo de suicidio; evaluar la necesidad de proteger al paciente.	Explorar el comienzo de los síntomas; evaluar la ideación suicida; examinar las causas no psiquiátricas; depresión relacionada con medicamentos; sopesar la hospitalización si el paciente no responde al encuentro en el servicio de urgencias o parece desesperado o indefenso, incluso después de la exploración; indicar al paciente el diagnóstico o la sospecha y derivarlo para tratamiento; el comienzo del tratamiento farmacológico de la depresión no debe efectuarse en el servicio de urgencias, salvo que se ofrezca una asistencia continuada al paciente en ese mismo sistema.
Discinesia tardía	Incomodidad del paciente; motivo de la visita al servicio de urgencias; indagar si se ha roto el tratamiento ambulatorio.	Este es un problema duradero, y no agudo; la disminución del antipsicótico suele aumentar los síntomas de la discinesia tardía; derivar al paciente para que reciba tratamiento psiquiátrico adecuado.
Distonía aguda	Molestia psicológica y física del paciente; identificación del agente causal.	Determinar la causa; tratar con difenhidramina o benzatropina y contactar con el organismo, institución o médico que prescribió la medicina para proceder al seguimiento; derivar de nuevo al paciente al organismo responsable después de explicarle acerca de la sustancia causal de los síntomas.
Duelo	Identificar las reacciones excesivas o patológicas; determinar la necesidad de derivación a un profesional; facilitar el proceso de duelo en el servicio de urgencias.	Explorar cualquier reacción extrema o patológica a la pérdida, sobre todo uso indebido de medicación, drogas o alcohol; descartar un trastorno depresivo mayor; reconocer la validez de los sentimientos y derivar para tratamiento adecuado o a grupos de apoyo, según convenga; evitar la prescripción de medicamentos en el servicio de urgencias salvo que exista la capacidad para continuar la asistencia y el seguimiento.
Esquizofrenia	Comienzo; motivo de la visita actual al servicio de urgencias; investigar si se ha roto el tratamiento prolongado del caso.	Averiguar el motivo de la visita al servicio de urgencias en lugar del programa de tratamiento adjudicado al paciente; contactar con el programa antes de tomar alguna decisión sobre el tratamiento o la hospitalización; considerar el potencial suicida.
Fiebre alta	Posible riesgo para la vida; determinar la causa; entre los posibles desencadenantes se encuentran el litio, los anticolinérgicos, la agranulocitosis inducida por la clozapina o las fenotiazinas; síndrome neuroléptico maligno.	Tratamiento urgente de la fiebre alta; retirada de la medicación nociva, y tratamiento de la causa.
Fobias	Motivo de la visita actual al servicio de urgencias.	Evaluar el comienzo de los síntomas y el grado en el que interfieren en la vida inmediata del paciente; derivar para tratamiento prolongado, posiblemente a un programa de terapia conductual.
Fotosensibilidad o erupción	Confirmar la causa (fenotiazinas).	Recomendar al paciente las cautelas necesarias (protector solar, sombrero, evitación de la luz solar intensa).

Hiperventilación	Síntomas somáticos; ansiedad del paciente sobre los síntomas.	Explicar brevemente al paciente que los síntomas se deben a la hiperventilación; instruir al paciente para que respire en una bolsa de papel durante unos minutos; vale la pena alentar al paciente a que hiperventile otra vez en presencia del clínico para confirmar la causa de los síntomas.
Insomnio	Determinar el factor precipitante agudo; identificar la preocupación principal del paciente.	Averiguar la causa y los síntomas, descartar una depresión o psicosis incipiente; derivar según proceda, no prescribir medicamentos para tratar el trastorno en el servicio de urgencias.
Intoxicación etílica idiosincrática	Comportamiento muy agresivo o violento; "¡el paciente no tiene control de sí mismo (o de sí mismo)!".	Descartar una causa orgánica; benzodiazepinas, según sea necesario, para calmar al paciente; disminuir los estímulos externos y aplicar inmovilizadores, si es necesario; después de determinar si el paciente puede recibir el alta sin ningún problema, avisar al paciente sobre la probabilidad de que la reacción idiosincrática recurra si continúa bebiendo.
Intoxicación o abstinencia de opiáceos	Identificación correcta del problema.	Administrar naloxona en caso de sobredosis; la abstinencia de opiáceos no pone en peligro la vida y el paciente puede recibir tratamiento sintomático para aliviar las molestias; remitir a un programa adecuado de tratamiento.
Intoxicación por anfetaminas, cocaína o sustancias anfetamínicas	Psicosis; agitación o comportamiento agresivo; paranoia.	Disminuir la estimulación, plantear restricciones y antipsicóticos para controlar el comportamiento, considerar la hospitalización porque los trastornos psicóticos inducidos por anfetaminas pueden persistir durante semanas o meses; la abstinencia de cocaína puede producir sentimientos suicidas.
Intoxicación por fenciclidina	Identificación de la sustancia causal; peligro para sí mismo o para los demás.	Reducir la estimulación; observar las alteraciones fisiológicas importantes, como elevación de la temperatura; evitar los antipsicóticos; hospitalizar, en caso de necesidad, para proteger al paciente durante la intoxicación, que puede durar varios días.
Intoxicación por litio	Inestabilidad médica; enfermedades médicas contribuyentes.	Vigilar la inestabilidad médica importante y considerar la hospitalización; suspender de inmediato el litio; instituir medidas de soporte según esté indicado.
Intoxicación por sedantes	Tratamiento médico: exploración de la motivación (¿se trataba de un acto suicida?) para la intoxicación.	Iniciar el tratamiento, según proceda; considerar el intento suicida aun cuando el paciente lo niegue.
Manía	Peligro para uno mismo o los demás; necesidad de inmovilización antes de que se salga de control el comportamiento en el servicio de urgencias.	Reducir la estimulación y plantear el uso de restricciones físicas; descartar una causa orgánica si no hay antecedentes de trastorno bipolar o si los síntomas empeoran significativamente; plantear la hospitalización, sobre todo si el paciente es incapaz de valorar la necesidad de tratamiento.
Paranoia	Psicosis subyacente; posible causa orgánica.	Considerar una psicosis de base; el abuso de estimulantes es la causa orgánica más frecuente de los síntomas paranoides; derivar al paciente según convenga o plantear la hospitalización si la paranoia supone una amenaza para la vida del paciente o de los demás; el comportamiento suicida no es infrecuente en la paranoia aguda.
Parkinsonismo	Identificación de la causa (idiopática frente a efectos secundarios de los medicamentos).	Prescribir un antiparkinsoniano y remitir al paciente al médico original, a un neurólogo o a un psiquiatra, según convenga.

(continúa)

Tabla 24-8
Urgencias psiquiátricas frecuentes *(continuación)*

Síndrome o síntomas iniciales	Problema urgente	Aspectos del tratamiento urgente
Pensamientos o amenazas suicidas	Seriedad del intento; capacidad del paciente para controlar los pensamientos; determinación de la utilidad del tratamiento psiquiátrico previo.	Como se describe para el comportamiento suicida.
Priapismo	Molestia, ansiedad; averiguar si el paciente está tomando trazodona.	Suspender la trazodona; consultar con el urólogo si persiste el síntoma.
Psicosis	Agudeza; diagnóstico diferencial; peligro para sí mismo o los demás derivados de la ideación suicida o de la ideación psicótica.	Evaluar las causas orgánicas; explorar los posibles elementos precipitantes; tomar las medidas necesarias para proteger al paciente y a los demás; considerar la neuroleptización rápida si se puede descartar claramente una causa médica o relacionada con sustancias.
Reacciones de angustia	Identificar el factor precipitante agudo; respuesta a la necesidad de alivio inmediato del paciente.	Hacer que el paciente se calme; buscar una causa orgánica, sobre todo del primer episodio; tratar de identificar el elemento precipitante agudo, pero se trata de un problema crónico que debe remitirse para tratamiento adecuado; pruebas de que, si se alienta al paciente a afrontar el estímulo precipitante cuanto antes, se disminuye la discapacidad prolongada que acompaña a las reacciones de angustia.
Repetidores	Motivo de la nueva visita; problemas urgentes; peligro para sí mismo o los demás; motivo para el fracaso del tratamiento o de la remisión previos.	Una vez descartadas las razones genuinas de la nueva visita, revisar de qué manera el servicio de urgencias puede alentar al paciente a utilizar un método para recibir asistencia y atención en lugar de las conductas más tradicionales; considerar el abuso de sustancias o una enfermedad médica como posibles causas omitidas.
Sida	Preocupación no realista u obsesiva por la posibilidad de contraer la enfermedad; cambios de comportamiento secundarios a efectos orgánicos; síntomas de depresión o de ansiedad por la pérdida de un amigo o de un amante con sida.	Explorar la preocupación fundamental del paciente; si hay una posibilidad realista de que el paciente haya contraído el virus, gestionar el asesoramiento y pedir pruebas séricas de VIH; descartar un componente orgánico del paciente seropositivo, pero el duelo del paciente que haya sufrido una pérdida reconociendo la depresión y derivándolo para una psicoterapia breve o un grupo de autoayuda para personas con sida.
Síndrome de Korsakoff, encefalopatía de Wernicke	Confusión, amnesia; múltiples síntomas orgánicos, entre ellos ataxia, confusión y alteración de los músculos oculares.	Determinar el comienzo, si es posible; instituir tratamiento con tiamina, averiguar la capacidad del paciente para cuidar de sí mismo; hospitalizar, en caso de necesidad; informar al paciente con firmeza sobre el diagnóstico del alcoholismo.
Síndrome neuroléptico maligno	Inestabilidad médica; identificación correcta del problema; necesidad de respuesta rápida.	Instituir medidas de reanimación, según convenga; la enfermedad puede progresar con rapidez; hospitalizar; aclarar el diagnóstico de sospecha al médico receptor.

374

		Tratar en función de la causa.

Temblores	¿Inicio reciente? Determinar la causa, por ejemplo, una intoxicación por litio, discinesia tardía, abstinencia de sustancias o ansiedad.	Tratar en función de la causa.
Trastorno de adaptación	Agitación, trastorno del sueño o depresión; abuso de sustancias; ansiedad.	Explorar brevemente el significado de la pérdida que haya precipitado la reacción adaptativa; remitir a una terapia dirigida y breve; no prescribir medicamentos para los síntomas del trastorno adaptativo en el servicio de urgencias, porque muchos de ellos desaparecen en cuanto el paciente se da cuenta de su origen y se le ofrece la posibilidad de abordar los sentimientos asociados.
Trastorno de la personalidad límite	Averiguar la necesidad inmediata de la visita al servicio de urgencias; determinar las intenciones del paciente.	Evaluar la intención suicida aguda; plantear la hospitalización si el médico no está cómodo; fijar con la mayor claridad posible los límites; declarar un plan de seguimiento preciso.
Trastorno por estrés postraumático	Identificación del elemento precipitante; identificación de los síntomas que pueden alterar sobremanera la actividad normal, como el abuso de sustancias, las alteraciones del sueño o el aislamiento.	Evaluar el comienzo de los síntomas; tratar de identificar el elemento precipitante de esa visita; derivar a un programa de tratamiento breve si se identifica un elemento precipitante específico.
Urgencias relacionadas con el alcohol	Confusión; psicosis; conducta agresiva; ideación o comportamiento suicida; alucinaciones.	Determinar la alcoholemia; las concentraciones mayores de 300 mg/dL indican un abuso bastante prolongado del alcohol; evaluar la necesidad de intervención en urgencias; antipsicóticos, según sea necesario, para los síntomas psicóticos; confrontar al paciente con el grado de abuso de alcohol y referirlo en el servicio de urgencias hasta que los niveles disminuyan lo suficiente para una evaluación adecuada de la posibilidad de suicidio y del juicio; derivar a un programa de tratamiento del alcoholismo.
Violación	Identificación de cualquier manifestación extrema de la agresión; necesidad de apoyo; componentes médicos.	Cerciorarse de que han abordado todas las cuestiones médicas y forenses, como la cadena de custodia, la prevención del embarazo y las enfermedades de transmisión sexual; facilitar la exploración de los sentimientos del paciente sobre la agresión; facilitar el acceso a un asesoramiento sobre crisis por violación.
Violencia	Peligro para los demás; determinación de la base psiquiátrica subyacente a ese comportamiento.	Aplicar una fuerza suficiente (referida al número de personal competente) e inmovilizadores para controlar rápidamente el comportamiento; la demora o la duda puede hacer que aumente la violencia; evaluar y tratar al paciente según esté indicado en función de la causa; presentar los cargos si ha habido daño o lesión a causa del comportamiento del paciente.

De: Beverly J. Fauman, M.D.

III. Otras urgencias psiquiátricas

Una *urgencia psiquiátrica* es la alteración de los pensamientos, sentimientos o acciones que requiere un tratamiento inmediato. Puede deberse o acompañar a una enfermedad médica o quirúrgica que requieran de una evaluación o tratamiento oportunos. Las urgencias pueden ocurrir en cualquier lugar: domicilio, consulta, calle y servicios de medicina, cirugía y psiquiatría. En condiciones ideales, el paciente se trasladará a una unidad psiquiátrica de urgencias donde los médicos y psiquiatras especialistas en medicina de urgencias evaluarán la situación e instituirán el tratamiento. En la tabla 24-8 se enumera un variedad de trastornos que corresponden a la categoría de urgencias psiquiátricas.

Para mayor información sobre este tema, véase:
Cap. 19, Medicina psiquiátrica de urgencia, p. 387.; cap. 21, Conducta antisocial en el adulto, p. 434.
En: Kaplan & Sadock. Manual de psiquiatría clínica, *4.ª ed.*
Cap. 23, Medicina psiquiátrica de urgencia, p. 763. En: Kaplan & Sadock. Sinopsis de psiquiatría, *11.ª ed.*

25

Paidopsiquiatría

I. Desarrollo infantil

La naturaleza transicional del desarrollo en la infancia consiste en una interacción continua entre la predisposición biológica y las experiencias del entorno. Es ampliamente aceptado que las experiencias adversas de la infancia pueden alterar la trayectoria del desarrollo en un individuo dado, y que durante el desarrollo temprano, el cerebro es especialmente vulnerable a las lesiones. Los cambios del cerebro de los niños, tanto en la sustancia blanca como en la gris, están relacionados con la mayor adquisición de habilidades sociales sutiles y en su potencial para adaptarse a las nuevas y desafiantes exigencias del entorno.

El desarrollo es consecuencia de una interrelación entre la maduración del sistema nervioso central (SNC), el aparato neuromuscular y el sistema endocrino, y diversas influencias ambientales (p. ej., padres y profesores, que pueden facilitar o frustrar la consecución del desarrollo infantil en todo su potencial). Este potencial es propio de la predisposición genética de cada individuo hacia: (1) la función intelectual y (2) los trastornos mentales, el temperamento y probablemente ciertos rasgos de la personalidad.

A. Fases del desarrollo. Se dividen en cuatro áreas: (1) el feto, de la semana 8 al nacimiento; (2) la lactancia, del nacimiento a los 15 meses; (3) el período preescolar, de 2½ a 6 años; y (4) los años intermedios de 6 a 12 años, seguidos por la adolescencia que por convención finaliza a los 18 años de edad.

Las tablas que siguen enumeran los hitos del desarrollo en varias etapas que el clínico debe conocer. La tabla 25-1 describe los hitos del desarrollo conductual normal desde el nacimiento hasta los 6 años. La tabla 25-2 describe el desarrollo del lenguaje de 0 a 6 meses hasta la edad de 55 meses. En el primer rango de edad, comienzan las vocalizaciones y en el segundo, la comunicación verdadera, como contar historias. La tabla 25-3 describe el desarrollo emocional en el que se exponen los sentimientos y reacciones a los demás. Esta tabla es importante en el diagnóstico de un nuevo trastorno descrito por primera vez en la 5.ª edición del *Manual diagnóstico y estadístico de los trastornos mentales* (DSM-5®) llamado *trastorno de comunicación social (pragmático)*, que se describe más adelante en esta sección.

B. Teorías psicológicas del desarrollo. Se han elaborado una variedad de teorías para explicar el desarrollo psicológico infantil. Los trabajos más citados son los de Sigmund Freud, Margaret Mahler, Erik Erickson y Jean Piaget. Su trabajo se describe en la tabla 25-4.

C. Teoría del apego. John Bowlby estudió el apego de los recién nacidos a sus madres y concluyó que las separaciones tempranas entre ellos tienen graves efectos negativos en el desarrollo emocional e intelectual de los niños. Describió el comportamiento de apego que se desarrolla durante el primer año de vida, como el mantenimiento del contacto físico entre la madre y el niño cuando el

(el texto continúa en la p. 387)

Tabla 25-1
Hitos en el desarrollo conductual normal

Edad	Conducta motriz y sensorial	Conducta adaptativa	Conducta personal y social
Del nacimiento a las 4 semanas	Reflejo mano-boca, reflejo de prensión. Reflejo de búsqueda u hociqueo (arruga los labios en respuesta a la estimulación perioral), reflejo de Moro (extensión de los dedos cuando se sobresalta), reflejo de succión, reflejo de Babinski (abre los dedos del pie cuando se toca la planta). Distingue los sonidos (se orienta hacia la voz humana) y los sabores dulces y amargos. Sigue con la mirada. Distancia focal fija de 20 cm. Hace movimientos de arrastre alternos. Mueve la cabeza a los lados cuando se encuentra en decúbito prono.	Conducta de acercamiento anticipatorio a la comida a los 4 días. Responde al sonido del sonajero y de una campanilla. Mira a los objetos en movimiento momentáneamente.	Responde a la cara, los ojos y la voz de la madre en las primeras horas de vida. Sonrisa endógena. Juego independiente (hasta los 2 años). Se calma cuando se le toma en brazos. Cara impasible.
4 semanas	Predomina la postura refleja tónica del cuello. Manos cerradas en puños. Se le cae la cabeza, pero puede mantenerla erecta unos segundos. Fijación visual, visión estereoscópica (12 semanas).	Sigue los objetos en movimiento hasta la línea media. No muestra interés y suelta los objetos inmediatamente.	Mira la cara y disminuye la actividad. Responde al habla. Sonríe, sobre todo a la madre.
16 semanas	Predominan las posturas simétricas. Mantiene la cabeza en equilibrio. Levanta la cabeza 90° cuando se le coloca en decúbito prono sobre los antebrazos. Acomodación visual.	Sigue de forma adecuada un objeto que se mueve despacio. Mueve los brazos cuando ve un objeto oscilante.	Sonrisa social espontánea (exógena). Consciencia de las situaciones extrañas.
28 semanas	Se sienta paso a paso, apoyándose hacia delante en las manos. Salta activamente cuando se pone de pie.	Se acerca a un juguete con una mano y lo coge. Golpea y agita el sonajero. Se pasa los juguetes de mano.	Se lleva los pies a la boca. Da palmaditas a su imagen en el espejo. Empieza a imitar sonidos y acciones de la madre.
40 semanas	Se sienta solo con buena coordinación. Gatea. Tira de sí mismo para ponerse derecho. Señala con el dedo índice.	Hace coincidir dos objetos en la línea media. Trata de imitar los garabatos.	Manifiesta ansiedad de separación cuando se aleja de la madre. Responde al juego social, como el cucú. Come galletas solo y sostiene su biberón.
52 semanas	Camina agarrándose con una mano. Se mantiene de pie solo brevemente.	Busca novedades.	Colabora al vestirse.

Edad			
15 meses	Empieza a caminar. Trepa por las escaleras.		Señala o nombra lo que desea. Tira los objetos jugando o como rechazo.
18 meses	Marcha combinada, rara vez se cae. Lanza el balón. Sube las escaleras agarrándose con una mano.	Construye una torre con tres o cuatro cubos. Hace garabatos espontáneamente e imita un trazado de escritura.	Come solo en parte, vierte la comida. Tira de un juguete atado a un cordel. Lleva o abraza un juguete especial, como una muñeca. Imita algunos patrones de conducta con un ligero retraso.
2 años	Corre bien, no se cae. Da patadas a un balón grande. Sube y baja las escaleras solo. Aumentan sus habilidades motoras finas.	Construye una torre con seis o siete cubos. Alinea los cubos para imitar un tren. Imita los trazados verticales y circulares. Desarrolla conductas originales.	Se pone prendas sencillas. Imita a los miembros de la casa. Se refiere a sí mismo por su nombre. Es capaz de decir "no". La ansiedad de separación empieza a disminuir. Demostraciones organizadas de amor y protesta. Juega en paralelo (juega al lado, pero no interactúa con otros niños).
3 años	Monta en triciclo. Salta de los escalones bajos. Alterna los pies al subir escaleras.	Construye torres de 9 o 10 cubos. Imita un puente de tres cubos. Copia un círculo y una cruz.	Se pone los zapatos. Se desabrocha los botones. Come solo de forma adecuada. Entiende que debe esperar su turno.
4 años	Baja escalones de uno en uno. Se mantiene sobre un pie durante 5-8 s.	Copia una cruz. Repite cuatro dígitos. Cuenta tres objetos y los señala correctamente.	Se lava y se seca la cara. Se cepilla los dientes. Juego articulado o conjunto (colabora con otros niños).
5 años	Salta alternando los pies. Normalmente tiene control total de esfínteres. Mejora su coordinación fina.	Copia un cuadrado. Dibuja una persona reconocible con cabeza, cuerpo y extremidades. Cuenta 10 objetos exactamente.	Se viste y desviste bien. Escribe algunas letras. Juega a algunos ejercicios competitivos.
6 años	Monta en una bicicleta de 2 ruedas.	Escribe su nombre. Copia triángulos.	Se ata los zapatos.

Adaptado de: Arnold Gessell, M.D. y Stella Chess, M.D.

Tabla 25-2
Desarrollo del lenguaje

Edad y estadio del desarrollo	Dominio de la comprensión	Dominio de la expresión
0-6 meses	Muestra una respuesta de sobresalto ante ruidos fuertes o bruscos; intenta localizar los sonidos, moviendo los ojos o la cabeza; parece escuchar al que le habla y responde con una sonrisa; reconoce las voces de alerta, enfadadas o amistosas; responde al oír su nombre.	Tiene otras vocalizaciones aparte del llanto; tiene llantos diferentes para el hambre o el dolor; vocaliza para mostrar placer; juega a hacer ruiditos; balbucea (series repetidas de sonidos).
7-11 meses Atención al lenguaje	Muestra una escucha selectiva (control voluntario de las respuestas a los sonidos); escucha la música o las canciones con interés; reconoce "no", "quema" o su nombre; mira imágenes que se le nombran hasta 1 min; escucha las palabras sin distraerse con otros ruidos.	Responde a su nombre con vocalizaciones; imita la melodía de las palabras; utiliza su jerga (su propio lenguaje); hace gestos (sacude la cabeza para decir "no"); emplea exclamaciones ("oh-oh"); juega a juegos de lenguaje (palmitas, cucú).
12-18 meses Palabras sueltas	Discrimina *grosso modo* entre ruidos distintos (campanitas, un perro, una bocina o la voz del padre o la madre); entiende las partes básicas de su cuerpo y los nombres de objetos comunes; comprende una nueva palabra cada semana; puede identificar objetos sencillos (niño, pelota, etc.) entre un grupo de objetos o imágenes; entiende hasta 150 palabras a los 18 meses.	Utiliza palabras sencillas (la edad media de la primera palabra es de 11 meses; a los 18 meses, el niño usa hasta 20 palabras); "habla" con los juguetes, consigo mismo o con los demás mediante patrones largos de su jerga y algunas palabras; cerca del 25% de sus expresiones son inteligibles; articula de forma correcta todas las vocales; con frecuencia omite las consonantes iniciales y finales.
12-24 meses Mensajes de dos palabras	Responde a instrucciones simples (p. ej., "Dame la pelota"). Responde a órdenes de acciones ("Ven aquí", "siéntate"). Entiende los pronombres (yo, él, ella, tú). Empieza a entender frases complejas ("Cuando vayamos a la tienda, te compraré caramelos").	Usa unidades expresivas de dos palabras ("Mami mala", "estoy solo", "pelota aquí"); imita los ruidos ambientales al jugar ("muuuu", "mmm, mmm", etc.); se refiere a sí mismo por su nombre y empieza a usar pronombres; repite las últimas palabras de las frases, ya sean dos o más; empieza a utilizar expresiones telegráficas de tres palabras ("todos fueron pelota", "yo fuera ahora"); expresiones inteligibles en un 26-50%; usa el lenguaje para atender sus necesidades.
24–36 meses Formación de la gramática	Entiende las partes pequeñas del cuerpo (codo, barbilla, ceja); entiende las categorías de nombres en la familia (abuela, bebé). Comprende los tamaños (pequeño, grande). Entiende la mayoría de los adjetivos. Comprende las funciones (por qué comemos, por qué dormimos).	Usa frases reales con palabras de función gramatical (puede, podrá, el, un); anuncia sus intenciones antes de actuar; "conversa" con otros niños, normalmente sólo monólogos; la jerga y la ecolalia desaparecen gradualmente del habla; aumenta su vocabulario (hasta 270 palabras a los 2 años, 895 palabras a los 3 años). Habla inteligible en un 50-80%; articula correctamente *p, b, m*; el habla muestra trastornos rítmicos.
36-54 meses Desarrollo de la gramática	Entiende las preposiciones (bajo, detrás, entre). Comprende muchas palabras (hasta 3 500 a los 3 años, 5 500 a los 4 años). Entiende la causa y el efecto (¿Qué haces cuando tienes hambre?, ¿y frío?). Entiende las analogías (la comida es para comer, la leche es para _____).	Articula correctamente *n, w, ng, h, t, d, k* y *g*; utiliza el lenguaje para relacionar incidentes del pasado; usa una amplia gama de formas gramaticales: plurales, pasados, negativos, preguntas; juega con el lenguaje: rimas, hipérboles; habla 90% inteligible, errores ocasionales en el orden de los sonidos dentro de las palabras; puede definir palabras; rara vez, uso egocéntrico del lenguaje; puede repetir frases de 12 sílabas correctamente; aún se producen algunos errores gramaticales.

(continúa)

Tabla 25-2
Desarrollo del lenguaje *(continuación)*

Edad y estadio del desarrollo	Dominio de la comprensión	Dominio de la expresión
Desde los 55 meses Comunicación verdadera	Entiende conceptos como número, velocidad, tiempo o espacio; entiende derecha e izquierda; entiende términos abstractos; puede clasificar los elementos en clases semánticas.	Usa el lenguaje para contar historias, compartir ideas y comentar alternativas; aumenta su uso de la gramática, se corrige solo si comete errores gramaticales; se estabiliza la articulación de las consonantes *f, v, s, z, l, r* y los grupos de consonantes; el habla es inteligible al 100%.

Reimpreso de: Sadock BJ, Sadock VA, Ruiz P, Sadock BJ. *Kaplan & Sadock's Concise Textbook of Clinical Psychiatry.* Philadelphia: Wolters Kluwer; 2017; y Rutter M, Hersov L, eds. *Child and Adolescent Psychiatry.* London: Blackwell; 1985, con autorización.

Tabla 25-3
Desarrollo emocional

Etapas en las que aparecen por primera vez	Técnica emocional	Conducta emocional
Gestación-lactancia: 0-2 años		
De 0-2 meses en adelante	Amor, evocado por el tacto.	Muestra sonrisa y alegría social.
	Miedo, evocado por los ruidos fuertes.	Responde a las emociones de los demás.
	Furia, evocada por las restricciones corporales.	Tiene todas las emociones.
	Vías cerebrales de las emociones en formación.	
A partir de 3-4 meses	Empieza la autorregulación de las emociones.	Puede haber carcajadas y un control mayor de la sonrisa, muestra enfado.
7-12 meses	Crece la autorregulación de las emociones.	Puede provocar más respuestas.
	Aumento de la intensidad de los tres componentes básicos.	Se niega a aceptar el estrés.
1-2 años	Aparecen la vergüenza, el orgullo, la envidia y el bochorno. Desplaza a otros niños.	Empiezan algunas indicaciones de empatía, expresiones de sentimientos: "Te quiero, papá", "Lo siento". Le gusta la atención y la aprobación, disfruta jugando solo o cerca de sus compañeros.
Primera infancia: 2-5 años		
3-6 años	Puede entender la causa de muchas emociones. Empieza a buscar formas de regular las emociones y de expresarlas. Se identifica con el adulto al que se enfrenta.	La empatía aumenta al comprender. Más respuesta y menos reacción. Autorregulación: "Emplea tus palabras para decir que estás enfadado con él". La agresividad se vuelve competitividad. A los 5 años muestra sensibilidad a las críticas y se preocupa por los sentimientos de los demás.
Segunda infancia:		El yo manda hasta los 6 años.
5-11 años	Puede reaccionar a los sentimientos de los demás.	La empatía se transforma en altruismo: "Me siento tan mal por el incendio que han sufrido, voy a darles algunas de mis cosas".
7-11 años	Más consciente de los sentimientos del otro.	Domina el superyó.

Reimpreso de: Sadock BJ, Sadock VA, Ruiz P, Sadock BJ. *Kaplan & Sadock's Concise Textbook of Clinical Psychiatry.* Philadelphia: Wolters Kluwer; 2017; y adaptado de Magda Campbell, M.D. y Wayne Green, M.D.

Tabla 25-4
Síntesis de las teorías del desarrollo

Edad (años)	Margaret Mahler	Sigmund Freud	Erik Erikson	Jean Piaget	Comentarios
0-1	En la primera fase autista normal (desde el nacimiento hasta las 4 semanas): • Estado de semisueño y semivigilia. • La tarea fundamental en esta fase es lograr un equilibrio homeostático con el ambiente. Fase simbiótica normal (de las 3-4 semanas a los 4-5 meses): • Ligera percepción del cuidador, pero el lactante sigue actuando como si él y el cuidador estuvieran en un estado de indiferenciación o de fusión. • Sonrisa social característica (2-4 meses). Subfases de separación: individualización propiamente dicha. Primera subfase. Diferenciación (5-10 meses): • Proceso de salida del cascarón autista (desarrollo de una consciencia más alerta que refleja la maduración cognitiva y neurológica). • Comienzo del escrutinio comparativo (comparación de quién es la madre y quién no lo es). • Ansiedad característica: ansiedad más intensa que implica curiosidad y miedo (más prevalente hacia los 8 meses).	Fase oral (desde el nacimiento hasta el primer año): • El principal lugar de tensión y gratificación corresponde a la boca, los labios y la lengua, y abarca actividades de mordida y succión.	Confianza elemental frente a desconfianza elemental (sensorial oral) (desde el nacimiento hasta el primer año): • Desconfianza social manifestada a través de la facilidad para la alimentación, la profundidad del sueño, la relajación intestinal. • Depende de la uniformidad e identidad proporcionada por la experiencia del cuidador. • La erupción de los dientes y la mordida del segundo semestre hacen que el lactante pase de "recibir a tomar". • El destete lleva a la "nostalgia por el paraíso perdido". • Si la confianza elemental es fuerte, el niño mantiene una actitud esperanzada.	Fase sensitivomotora (desde el nacimiento hasta los 2 años): • La inteligencia se basa sobre todo en las acciones y los movimientos coordinados bajo esquemas (el *esquema* es un patrón de comportamiento en respuesta a un estímulo ambiental particular). • El entorno se domina a través de la *asimilación y acomodación* (la primera es la incorporación de nuevos estímulos ambientales; la segunda es la modificación del comportamiento para adaptarse a los nuevos estímulos). • La *permanencia del objeto* se alcanza a los 2 años de edad. El objeto sigue existiendo en la mente aun si desaparece de la vista; búsqueda del objeto oculto. • Comienza la reversibilidad de la acción.	A diferencia de Mahler, otros observadores de parejas madre-bebé destacan la relación recíproca y complementaria (sin autismo ni fusión) que sienta las bases para el parentesco y el desarrollo del lenguaje, como si existiera un circuito preliminar ya preparado. Piaget y otros enfatizan el impulso activo de los lactantes para manipular el entorno inanimado. Esto complementa el trabajo de Freud porque la motivación de comportamiento del lactante y del niño pequeño no responde simplemente al alivio de la tensión de los impulsos y a la consecución de una gratificación oral, anal y fálica.

1-2 años			
Ejercicio de la segunda subfase (10-16 meses): • El comienzo de esta fase se caracteriza por la locomoción erguida: el niño tiene una nueva perspectiva y también una exaltación del estado de ánimo. • La madre se utiliza como base. • Ansiedad característica: ansiedad de separación. Tercera subfase: acercamiento (16-24 meses): • El lactante ahora es un niño pequeño, más consciente de la separación física, lo que amortigua el estado de ánimo de euforia. • El niño trata de tender un puente para superar la laguna entre sí mismo y la madre, que se concreta en la entrega de objetos a ésta. • Los esfuerzos de la madre por ayudar al pequeño no suelen considerarse útiles y son características las rabietas. • Acontecimiento característico: crisis de acercamiento, deseo de ser sosegado por la madre, pero incapacidad para admitir su ayuda. • Símbolo de acercamiento: el niño se coloca en el umbral de la puerta sin saber qué camino tomar; frustración indefensa. • La resolución de la crisis tiene lugar cuando las capacidades del niño mejoran y puede recibir la gratificación por hacer las cosas por él mismo.	Fase anal (1-3 años): • El ano y el área circundante constituyen el foco principal de interés. • Adquisición del control voluntario de los esfínteres (educación esfinteriana).	Autonomía frente a vergüenza y duda (muscular-anal) (1-3 años): • Biológicamente, supone el aprendizaje a caminar, a alimentarse solo y a hablar. • La maduración muscular establece la base para "sujetarse y salir". • Necesidad de control externo, firmeza del cuidador antes de que surja la autonomía. • La *vergüenza* tiene lugar cuando el niño manifiesta una consciencia exagerada de sí mismo a través de una exposición negativa. • Las *dudas de sí mismo* pueden desarrollarse si los padres avergüenzan al niño excesivamente (p. ej., sobre la eliminación).	Fase preoperativa: (2-7 años) • Aparición de *funciones simbólicas*, asociadas con la adquisición del lenguaje. • *Egocentrismo*: el niño entiende todo exclusivamente desde su propia perspectiva. • El pensamiento es ilógico y mágico. • Pensamiento irreversible con falta de conservación. *Animismo*: creencia de que los objetos inanimados están vivos (es decir, poseen sentimientos e intenciones). - *"Justicia inminente"*: creencia de que es inevitable el castigo al portarse mal.	Como complemento del trabajo de Freud y Mahler, los teóricos han propuesto que los problemas graves de relación entre la madre y el bebé o niño pequeño contribuyen a la formación de los rasgos patológicos del carácter, los trastornos de la identidad sexual o los trastornos de la personalidad. Los cuidadores enfadados, frustrados o narcisistas suelen generar niños y adultos enfadados y vindicativos que no pueden tolerar las frustraciones normales y los disgustos en las relaciones, y cuya formación del carácter se ve manifiestamente alterada.

(continúa)

Tabla 25-4

Síntesis de las teorías del desarrollo *(continuación)*

Edad	Margaret Mahler	Sigmund Freud	Erik Erikson	Jean Piaget	Comentarios
2-3 años	Cuarta subfase: consolidación y constancia del objeto (24-36 meses): • El niño afronta mejor la ausencia de la madre y la presencia de los sustitutos. • El niño empieza a notarse cómodo con las ausencias de la madre al saber que volverá. • Interiorización gradual de la imagen de la madre como fiable y estable. • El niño puede tolerar los retrasos y soportar las separaciones a través de una mayor pericia verbal y un mejor sentido del tiempo.				
3-4 años 4-5 años		Fase fálica-edípica (3-5 años): • El foco de interés, estimulación y excitación es el genital. • El pene es el órgano que interesa a ambos sexos. • Masturbación genital frecuente. • Preocupación intensa por la *ansiedad de castración* (miedo a la pérdida o lesión genitales). • La *envidia del pene* (descontento con los genitales propios y deseo de poseer los genitales masculinos) ocurre en esta fase entre las niñas. • *Complejo de Edipo* universal: el niño quiere tener relaciones sexuales y casarse con el padre del sexo contrario y liberarse, al mismo tiempo, del padre del mismo sexo.	Iniciativa frente a culpa (locomotor-genital) (3-5 años): • La *iniciativa* nace en la relación con tareas de búsqueda de actividad, tanto motriz como intelectual. • La *culpabilidad* puede presentarse por los objetivos contemplados (en particular, los agresivos). • Deseo de imitar el mundo de los adultos; la participación en la lucha edípica lleva a una resolución por vía de la identificación social. • Rivalidad fraterna frecuente.		Los investigadores han modificado el trabajo de Freud. Los niños de ambos sexos exploran y son conscientes de sus propios genitales durante el segundo año de vida y, si reciben un refuerzo parental adecuado, empiezan a identificarse correctamente a sí mismos como niñas o niños. La envidia del pene no es ni universal ni normativa. Según Freud, en la psicopatogenia influyen sobremanera los problemas de resolución del complejo de Edipo. Su teoría explica solamente una parte de los rasgos psicopatológicos.

384

Edad			
5-6 años	• Formación del superyó, una de las tres estructuras psíquicas en la mente responsables del desarrollo moral y ético, como la conciencia. Otras dos estructuras psíquicas que son el *yo*, un grupo de funciones que median entre las pulsiones y el ambiente externo, y el *ello*, repositorio de las pulsiones agresivas y sexuales. El *ello* está presente desde el nacimiento, y el *yo* se desarrolla gradualmente a partir de la estructura rudimentaria presente en el nacimiento.	Fase de latencia (de 5-6 años a 11-12 años): • Estado de quiescencia relativa o del impulso sexual con desaparición del complejo de Edipo. • Los impulsos sexuales se vinculan hacia objetivos sociales más adecuados (es decir, colegio y deportes).	Contrariamente a Freud, hoy se considera que el inicio de la latencia (edad escolar o parte central de la infancia) representa sobre todo una consecuencia de cambios en el SNC y depende menos de la quiescencia y sublimación, imposibles de demostrar, del impulso sexual. Durante los 6-8 años, las alteraciones del SNC se reflejan en la progresión del desarrollo, de la actividad perceptivo-sensitivo-motor y de los procesos del pensamiento.
6-11 años	• Laboriosidad frente a inferioridad (latencia) (6-11 años). El niño está ocupado construyendo, creando o acometiendo tareas. Recibe instrucción sistemática y los fundamentos de la tecnología. • Peligro por la sensación de insuficiencia e inferioridad si el niño desespera de sus instrumentos/pericias y de su situación entre los compañeros. • Edad decisiva en el plano social.	Fase concreta (operativa) (7-11 años): • Emergencia de pensamiento lógico (causa-efecto) que comprende la reversibilidad y la posibilidad de secuenciar y seriar. • Entendimiento de las relaciones entre la parte y el todo, y de las clasificaciones. • El niño es capaz de aceptar los puntos de vista de otros. • Retención de números, longitud, peso y volumen.	En la estructura de Piaget, se trata de la transición de la fase preoperativa a la concreta (operativa). En comparación con los preescolares, los niños con latencia pueden aprender más, llevar una vida independiente y socializar. Las amistades se desarrollan con menos dependencia de los padres (y menos preocupación por las rivalidades edípicas intrafamiliares). Hoy, el desarrollo del superyó se considera más gradual y prolongado, y menos relacionado con la resolución edípica.

(continúa)

Tabla 25-4
Síntesis de las teorías del desarrollo (*continuación*)

Edad	Margaret Mahler	Sigmund Freud	Erik Erikson	Jean Piaget	Comentarios
> 11 años		Fase genital (11-12 años y en adelante): • Etapa final del desarrollo psicosexual: comienza con la pubertad y con la capacidad biológica para el orgasmo, pero implica la capacidad de una intimidad verdadera.	Identidad frente a difusión del rol (desde los 11 años hasta el final de la adolescencia): • Lucha por desarrollar la *identidad del yo* (sensación de mismidad y continuidad internas). • Preocupación por la apariencia, veneración de héroes, ideología. • Desarrollo de la *identidad de grupo* (compañeros). • Peligro de *confusión del rol*: dudas sobre la identidad sexual y vocacional. • *Moratoria psicosocial*, estadio entre la madurez aprendida por el niño y la ética que debe desarrollar cuando sea adulto.	Fase formal (abstracta) (de los 11 años hasta el final de la adolescencia): • Razonamiento hipotético-deductivo, no sólo sobre la base de los objetos sino también sobre la base de hipótesis o proposiciones. • Capacidad para razonar sobre los pensamientos propios. • Surgen estructuras combinadas que permiten la agrupación flexible de los elementos dentro de un sistema. • Capacidad para utilizar simultáneamente dos sistemas de referencia. • Capacidad para entender el concepto de probabilidades.	La interrelación entre el niño y el cuidador se enfatiza en la teoría del vínculo de John Bowlby. Mary Ainsworth elaboró el protocolo de "situación extraña" para examinar las separaciones entre el lactante y el cuidador. La "bondad de ajuste" entre el niño y el cuidador también se subraya en el trabajo sobre temperamento de Chess y Thomas. Los niños presentan diferencias congénitas en algunas dimensiones conductuales, como el grado de actividad, el enfoque o el abstraimiento, y la intensidad de la reacción. El modo en que los padres responden a estos comportamientos influye en el desarrollo. Lawrence Kohlberg, influido por Piaget, describió tres grados de desarrollo moral: preconvencional, en el que las decisiones morales se toman para evitar el castigo; convencional o el rol convencional, donde las decisiones se adoptan para mantener las amistades; y principios morales aceptados por uno mismo en la adolescencia (cumplimiento voluntario de los principios éticos).

Adaptado de: Sylvia Karasu, M.D. y Richard Oberfield, M.D.

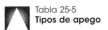

Tabla 25-5
Tipos de apego

Apego seguro	Los niños muestran menos problemas de adaptación, ya que han recibido afectos parentales más coherentes y adecuados a su desarrollo durante la mayor parte de su vida. Los padres de los niños que muestran un apego seguro son capaces de mantener mejor esos aspectos de la paternidad después del divorcio. Puesto que los factores familiares que llevan al divorcio también afectan a los niños, podría haber menos niños con apego seguro en las familias que se divorcian.
Apego inseguro/ con evitación	Los niños se manifiestan ansiosos, aferrados y enfadados con los padres. Por lo general, estos niños proceden de familias en las que los adultos mostraban inseguridad en su unión familiar y, por lo tanto, no podían proporcionar la clase de coherencia, capacidad de respuesta emocional y cuidados que ofrecerían los padres de uniones más seguras. Estos padres tienen más dificultades en el divorcio, además de mayores probabilidades de ser rechazados.
Apego inseguro/ ambivalente	Los niños se crían en general con una paternidad desorganizada, negligente y con falta de atenciones. Los padres son incluso capaces de darles menos estabilidad y refuerzo psicológico después del divorcio y, en consecuencia, los niños tienen aún más probabilidades de volverse más dependientes y ser inconsolables cuando están mal, además de sobreactuar, sufrir cambios en el estado de ánimo y ser demasiado sensibles al estrés.

Reimpreso de: Sadock BJ, Sadock VA, Ruiz P, Sadock BJ. *Kaplan & Sadock's Concise Textbook of Clinical Psychiatry*. Philadelphia: Wolters Kluwer; 2017.

niño está hambriento, asustado o molesto. La tabla 25-5 describe los tipos de apego que existen entre el niño y la madre o la persona que lo cuida.

II. Exploración psiquiátrica infantil

La evaluación integral infantil incluye entrevistas con los padres, el niño y la familia; la obtención de información sobre su desempeño escolar actual; y, con frecuencia, una evaluación estandarizada del nivel intelectual y el éxito académico del paciente. En algunos casos, pueden ser de utilidad las medidas estandarizadas de nivel de desarrollo y las evaluaciones neuropsicológicas. Las evaluaciones psiquiátricas del paciente rara vez surgen a petición de ellos, de forma que los clínicos deben obtener la información de la familia y de la escuela para entender los motivos de consulta. En algunos casos, la corte o alguna agencia de protección a la infancia puede solicitar una evaluación psiquiátrica. Los niños tienen dificultad para detallar la cronología de los síntomas y a menudo son reticentes a revelar los comportamientos que les llevaron al problema. Los niños muy jóvenes no son capaces de articular sus experiencias verbalmente, pero pueden mostrar sus sensaciones y preocupaciones en una situación de juego.

La tabla 25-6 describe los diversos temas que debe comprender la exploración del niño.

III. Clasificación de los trastornos mentales de la infancia

Los niños, con algunas excepciones, son objeto de los mismos trastornos que se producen en los adultos, por ejemplo, depresión y ansiedad. El DSM-5® no tiene una clasificación de los trastornos que se producen sólo en la niñez o la adolescencia. Sin embargo, hay algunos trastornos que tienen su inicio durante este período, los cuales se clasifican bajo el título de *trastornos del desarrollo neurológico*. Se describen en esta sección.

Tabla 25-6
Evaluación psiquiátrica infantil

Datos de identificación
Identificación del paciente y de los miembros de la familia
Procedencia del paciente
Informantes
Historia
Motivo de la consulta
Anamnesis de la enfermedad actual
Historia e hitos del desarrollo
Antecedentes psiquiátricos
Antecedentes médicos, incluyendo las vacunaciones
Antecedentes social/familiar y estado conyugal de los padres
Antecedentes educativos y funcionamiento actual en la escuela
Antecedentes de sus relaciones con los compañeros
Funcionamiento actual de la familia
Antecedentes médicos y psiquiátricos de la familia
Exploración física actual
Evaluación del estado mental
Evaluación neuropsiquiátrica (cuando proceda)
Realización de pruebas de desarrollo, psicológicas y educacionales
Formulación y resumen
Diagnóstico conforme al DSM-5®
Recomendaciones y plan de tratamiento

Reimpreso de: Sadock BJ, Sadock VA, Ruiz P, Sadock BJ. *Kaplan & Sadock's Concise Textbook of Clinical Psychiatry.* Philadelphia: Wolters Kluwer; 2017.

A. Trastorno específico del aprendizaje. El trastorno específico del aprendizaje se diagnostica cuando la lectura, la escritura y las habilidades matemáticas son significativamente más bajas de lo esperado.

1. **Trastorno específico del aprendizaje con dificultad en la lectura.** Antes denominado *dislexia*, este trastorno se caracteriza por la incapacidad para reconocer las palabras, una mala comprensión y una lectura lenta e inexacta.

a. **Diagnóstico.** La capacidad para la lectura se halla significativamente por debajo de la esperada para un niño de la misma edad, educación e inteligencia. Suele reconocerse a la edad de 7 años (segundo grado de primaria); sin embargo, a veces, si el trastorno se asocia con una inteligencia alta, puede no desvelarse hasta los 9 años (cuarto grado de primaria). Los problemas concomitantes consisten en dificultades para el lenguaje y para la secuenciación correcta de las palabras. Los niños más pequeños suelen avergonzarse y sentirse humillados, mientras que los de mayor edad suelen enfadarse, deprimirse y manifestar una baja autoestima.

b. **Epidemiología**
Afecta al 4-8% de los niños en edad escolar.
Es un poco más frecuente en los niños que en las niñas.

c. **Etiología**
Hay un posible vínculo con los cromosomas 6 y 15.
Se ha establecido un vínculo entre las lesiones del lóbulo occipital y la anomalía hemisférica.
Se observa en el 35-40% de los familiares en primer grado.

d. Diagnóstico diferencial

Discapacidad intelectual: la lectura, y otras habilidades, se hallan por debajo del nivel esperado para la edad cronológica del niño.

Las discapacidades auditivas y visuales deben descartarse con pruebas de detección precoz.

e. Evolución y pronóstico. La mayoría de los escolares no precisa ningún curso especial después de la escuela primaria; únicamente si el trastorno es grave, se precisa ayuda durante la enseñanza secundaria.

f. Tratamiento

Cursos especiales. Los programas especiales comienzan por enseñar al niño a establecer asociaciones precisas entre las letras y los sonidos. Una vez dominadas estas capacidades, el plan puede dirigirse hacia componentes más extensos de la lectura, como las sílabas y las palabras. Las estrategias de afrontamiento positivo comprenden grupos de lectura pequeños y estructurados donde se ofrece una asistencia individual.

Psicológico. Los problemas emocionales y conductuales coexistentes se tratan con medidas psicoterapéuticas adecuadas. El asesoramiento parental puede ser provechoso. La mejoría de las habilidades sociales es un elemento importante de la psicoterapia.

Farmacológico. Sólo se utiliza si hay un trastorno psiquiátrico asociado, como el trastorno por déficit de atención con hiperactividad (TDAH).

2. **Trastorno específico del aprendizaje con discapacidad matemática.** También se conoce como *discalculia*. El niño tiene dificultad con el aprendizaje y memorización de números, el recuerdo y la aplicación de hechos básicos acerca de los números, y efectúa cálculos lentos e inexactos.

a. Diagnóstico. La capacidad matemática se encuentra significativamente por debajo de la esperada para la edad, los estudios y la inteligencia del niño. Los niños tienen dificultades para aprender los nombres de los números y los signos de sumar y restar, memorizar las tablas de multiplicación, aplicar cálculos a problemas de razonamiento matemático y efectuar cálculos con una velocidad razonable.

b. Epidemiología

Afecta aproximadamente al 3-6% de los niños en edad escolar.

Puede ser más frecuente en el sexo femenino.

c. Etiología

Se debe, en parte, a factores genéticos.

Posible déficit del hemisferio derecho, sobre todo de áreas del lóbulo occipital.

d. Diagnóstico diferencial

Discapacidad intelectual. Las dificultades para la aritmética se acompañan de una alteración generalizada de la función intelectual.

El TDAH o los trastornos de conducta no deben descartarse durante el diagnóstico.

e. Evolución y pronóstico. Suele identificarse alrededor de los 8 años (tercer grado de primaria); sin embargo, se puede observar desde los 6 años (primer grado de primaria) o hasta los 10 años (quinto grado de primaria). Los niños con un trastorno moderado del cálculo que no se someten a ninguna intervención pueden tener complicaciones del tipo de dificultades académicas constantes, vergüenza, mal concepto de sí mismo, frustración y depresión. Estas complicaciones pueden crear rechazo hacia la escuela, ausentismo escolar y pérdida de la esperanza en el éxito académico.

f. Tratamiento

Cursos especiales. Combina la enseñanza eficaz de conceptos matemáticos junto con la práctica continua. Se han desarrollado programas de aprendizaje automatizados (Project-MATH).

Psicoeducación. Proporciona retroalimentación positiva para el buen desempeño en las áreas sociales.

3. Trastorno específico del aprendizaje con dificultad en la expresión escrita. Se caracteriza por errores gramaticales y de puntuación frecuentes, así como mala caligrafía y ortografía.

a. Diagnóstico. El rendimiento del niño en los ejercicios de redacción es más bajo que el de niños de una edad y capacidad intelectual similares. El niño tiene mala caligrafía y ortografía, y organiza mal los relatos escritos. Estas manifestaciones ocurren en la escuela primaria. El niño se enfada y se siente frustrado a menudo por su falta de capacidad y el fracaso académico. En los casos graves, puede haber trastornos depresivos.

b. Epidemiología

Afecta aproximadamente al 5-15% de los niños en edad escolar.

Es tres veces más frecuente en el sexo masculino.

c. Etiología

Se cree que las causas se asemejan a las del trastorno específico del aprendizaje con dificultad en la lectura.

Hay una fuerte concordancia entre los niños y familiares en primer grado con el trastorno de la expresión escrita.

d. Diagnóstico diferencial. Los efectos generadores de confusión del TDAH y del trastorno depresivo pueden interferir en la capacidad de concentración. Por eso, el tratamiento de estos trastornos puede mejorar la capacidad de expresión escrita del niño. Este trastorno puede presentarse junto con otros trastornos del lenguaje y del aprendizaje como el trastorno de la lectura, del lenguaje receptivo, del lenguaje expresivo, la discapacidad matemática, del desarrollo de la coordinación y de conducta destructiva y de déficit de atención (TDA).

e. Evolución y pronóstico. En los casos graves, los síntomas aparecen a los 7 años (segundo grado de primaria); en los menos graves, pueden retrasarse hasta los 10 años (quinto grado de primaria) o más. Los pacientes con una alteración leve o moderada suelen evolucionar de forma satisfactoria si reciben una educación especial desde el principio de la escuela primaria. Los casos graves requieren un tratamiento especial continuo y extenso hasta el bachillerato y la universidad. El pronóstico depende de la intensidad del trastorno, la edad o el curso en el que se aplique la intervención, la duración y la continuidad de la terapia, así como de la presencia de problemas emocionales o conductuales asociados o secundarios.

f. Tratamiento

Cursos especiales. El tratamiento incluye la práctica continua de la ortografía y la redacción de frases, así como un repaso de la gramática. La terapia intensiva y creativa de redacción, adaptada a cada caso, puede aportar beneficios adicionales.

Psicoterapia. La terapia psicológica, entre otras la individual, la grupal o la familiar, puede ayudar en los casos de problemas conductuales y emocionales secundarios.

B. Trastornos motores. Hay tres tipos principales: trastorno del desarrollo de la coordinación, trastornos de tic (incluye el trastorno de Gilles de la Tourette) y trastorno de movimientos estereotipados.

1. Trastorno del desarrollo de la coordinación. Se caracteriza por un mal rendimiento en las actividades diarias que exigen coordinación. Puede manifestarse por retrasos en la consecución de hitos motores como sentarse, gatear y caminar. El trastorno también se refleja en torpeza para la motricidad gruesa y fina que da lugar a un rendimiento deportivo bajo y una mala caligrafía.

a. Diagnóstico. El trastorno puede manifestarse desde la lactancia. El diagnóstico se basa en los antecedentes de retraso en el logro de los primeros hitos del desarrollo motor; puede asociarse con puntuaciones por debajo de lo normal en subpruebas de rendimiento de las pruebas de inteligencia estandarizadas y con puntuaciones normales o por encima de lo normal en las subpruebas verbales. Las pruebas se pueden hacer pidiendo al niño que brinque, salte o se pare sobre una pierna, y así sucesivamente.

b. Epidemiología

La prevalencia es de aproximadamente el 5% de los niños en edad escolar. La relación entre hombres y mujeres es de 2:1 hasta 4:1; sin embargo, puede existir un sesgo.

c. Etiología

Desconocida, pero probablemente multifactorial.

Los factores de riesgo pueden incluir prematuridad, hipoxia, desnutrición perinatal y bajo peso al nacer.

Frecuente en los niños con hiperactividad y trastornos del aprendizaje.

d. Diagnóstico diferencial

Trastornos neuromusculares, por ejemplo, parálisis cerebral. Los pacientes presentan un deterioro muscular y neurológico más global.

Trastorno por déficit de atención con hiperactividad. Se debe descartar el descuido físico visto en personas con TDAH.

Discapacidad intelectual. La coordinación generalmente no se destaca como un déficit significativo en comparación con otras habilidades.

e. Evolución y pronóstico. Existen pocos datos disponibles sobre el resultado. Aunque la torpeza puede continuar, algunos niños pueden compensarla desarrollando interés en otras habilidades. La torpeza por lo general persiste en la adolescencia y la vida adulta.

f. Tratamiento. En general incluye versiones de los programas de integración sensorial y formas modificadas de educación física. Los *programas de integración sensorial* consisten en actividades físicas que aumentan el conocimiento de la función motriz y sensorial. Los programas de educación física adaptativa incorporan ciertas acciones deportivas, como patear o lanzar una pelota. Los pacientes pueden beneficiarse de grupos de habilidades sociales y otras intervenciones prosociales. Deben considerarse problemas académicos y emocionales secundarios, así como trastornos de comunicación coexistentes para los tratamientos individuales. El asesoramiento de los padres puede ser beneficioso para reducir su ansiedad y culpabilidad, aumentar su consciencia y facilitar su confianza.

2. **Trastorno de movimientos estereotipados.** Un comportamiento motor repetitivo y no funcional que parece ser compulsivo.

   a. **Diagnóstico.** En términos diagnósticos, comportamientos repetitivos y aparentemente no funcionales que duran al menos 4 semanas e interfieren con las actividades normales o causan lesiones físicas. Entre los comportamientos habituales se incluyen temblor de manos, golpearse la cabeza, morderse las uñas, pellizcarse la nariz y jalarse el pelo. En casos graves, pueden producirse mutilaciones y lesiones potencialmente mortales, y puede haber infección secundaria y septicemia después de un traumatismo autoinfligido.

   b. **Epidemiología.** El 10-20% de los niños con discapacidades intelectuales resultan afectados por los síntomas. Es más frecuente en varones. A menudo se observa en casos de ceguera.

   c. **Etiología**
   Asociado con un aumento en la actividad de la dopamina.

   d. **Diagnóstico diferencial**
   Trastornos de tics. Los tics a menudo se asocian con angustia.
   Trastorno obsesivo-compulsivo (TOC). Las compulsiones deben ser egodistónicas.

   e. **Evolución y pronóstico.** La evolución y el pronóstico son variables: los síntomas pueden aumentar y menguar. Cuando se presentan más tarde en la niñez o de una manera molesta, los síntomas pueden ir desde episodios breves que suceden bajo estrés hasta un patrón continuo en el contexto de una afección crónica (es decir, discapacidad intelectual o trastorno de desarrollo generalizado).

   f. **Tratamiento**
   Conductual. Las técnicas que incluyen el refuerzo y la conformación del comportamiento son exitosas en algunos casos.
   Farmacológico. Los antagonistas de la dopamina y los antagonistas opiáceos han reducido los comportamientos autolesivos. La fenfluramina puede disminuir los comportamientos estereotipados en niños autistas. La clomipramina y la fluoxetina pueden disminuir los movimientos autolesivos y otros estereotipados.

3. **Trastorno de tics vocales persistente (crónico).** Son un grupo de trastornos neuropsiquiátricos que se originan en la infancia o la adolescencia y pueden ser constantes o crecer y menguar con el tiempo. El DSM-5® incluye el trastorno de Gilles de la Tourette y el trastorno de tics motores o vocales persistente (crónico) en esta categoría.

   a. **Trastorno de Gilles de la Tourette**
   Múltiples tics motores y uno o más tics vocales que tienen lugar varias veces al día durante más de 1 año.

      (1) **Diagnóstico.** Tics motores múltiples y uno o más tics vocales; éstos pueden ser simples o complejos. Los tics motores simples aparecen primero en la cara y el cuello, e incluyen parpadeo de ojos, sacudidas de cabeza y muecas faciales. Éstos progresan hacia abajo. Los tics motores

complejos incluyen golpearse y saltar. Los tics vocales simples incluyen tos, gruñidos u olfateo. Los tics vocales complejos incluyen coprolalia (uso de palabras vulgares), palilalia (repetir palabras propias) y ecolalia (repetir palabras de otra persona). El TDAH, los problemas de aprendizaje y los síntomas obsesivo-compulsivos están asociados con el trastorno y aumentan en los familiares de primer grado.

(2) Epidemiología

Se presentan cuatro a cinco casos por cada 10 000.

El componente motor por lo general aparece hacia los 7 años; los tics vocales emergen hacia los 11 años, en promedio.

La relación hombre a mujer es de 3:1.

(3) Etiología. La contribución genética está fuertemente respaldada por una mayor prevalencia en familiares de primer grado y mayores tasas de concordancia entre gemelos monocigóticos que entre gemelos dicigóticos. Existe evidencia de anomalías inespecíficas en el electroencefalograma (EEG) del sustrato neurobiológico, así como hallazgos anómalos de la tomografía computarizada (TC). Las concentraciones anormales de dopamina pueden tener cierto papel, ya que los antagonistas de la dopamina en general disminuyen los tics y los estimulantes los empeoran o precipitan. Además, se han demostrado concentraciones anómalas de ácido homovanílico en el líquido cefalorraquídeo (LCR).

(4) Diagnóstico diferencial. Trastornos del movimiento estereotipado; los tics parecen ser voluntarios y suelen producir una sensación de confort.

(5) Evolución y pronóstico. Sin tratamiento, el trastorno suele ser crónico con síntomas que aumentan y disminuyen. Las personas gravemente afectadas pueden tener problemas emocionales importantes, incluido un trastorno de depresión mayor.

(6) Tratamiento

Psicológico. Incluye educación familiar y de los pacientes, y aprendizaje de técnicas conductuales. Estas últimas y el tratamiento farmacológico pueden tener un efecto sinérgico.

Farmacológico. Los antipsicóticos de alta potencia, como el haloperidol, conducen a una mejoría en el 85% de los pacientes, pero se asocian con reacciones distónicas agudas y síntomas parkinsonianos. La pimozida también es eficaz, pero prolonga el intervalo QT y, por lo tanto, requiere monitorización electrocardiográfica (ECG). Estos medicamentos están siendo reemplazados por fármacos atípicos como la risperidona y olanzapina con eficacia similar. La clonidina, un antagonista noradrenérgico, ha mostrado beneficios en el 40-70% de los pacientes, aunque actualmente no está aprobado para su uso en el trastorno de Tourette. También se utiliza otro α-agonista adrenérgico, la guanfacina.

b. Trastorno de tics motores o vocales persistente (crónico). Son contracciones musculares involuntarias rápidas y repetitivas que producen movimientos o vocalizaciones. El trastorno debe tener inicio antes de los 18 años.

(1) Diagnóstico. Igual que el del trastorno de Tourette, excepto que el paciente tiene tics motores individuales o múltiples, o tics vocales, pero no ambos. Los tics vocales crónicos son menos evidentes que en el trastorno de Tourette y mucho más raros que los tics motores crónicos. Los tics vocales no son fuertes o intensos y son producidos principalmente por las cuerdas vocales. El inicio suele ser en la primera infancia.

(2) Epidemiología

Es de 100 a 1 000 veces más frecuente que el trastorno de Tourette; la estimación es del 1-2%.

Los varones en edad escolar tienen un mayor riesgo.

(3) Etiología

El trastorno de tics motores o vocales persistente y el trastorno de Tourette se presentan juntos en algunas familias.

Alta concordancia entre gemelos monocigóticos.

(4) Diagnóstico diferencial. Los tics motores crónicos deben diferenciarse de otros movimientos motores tales como las coreas, el mioclono, el síndrome de piernas inquietas, la acatisia y las distonías. Las emisiones vocales involuntarias pueden presentarse en trastornos neurológicos, por ejemplo, la enfermedad de Huntington y la enfermedad de Parkinson.

(5) Evolución y pronóstico. Los niños cuyos tics empiezan entre los 6 y los 8 años muestran el mejor pronóstico. Los síntomas suelen durar 4-6 años y cesan al principio de la adolescencia. Los niños con tics en los miembros o en el tronco evolucionan, en general, peor que aquellos con tics faciales.

(6) Tratamiento

Psicológico. El tratamiento depende de la intensidad y frecuencia de los tics; el sufrimiento subjetivo del paciente; los efectos de los tics sobre el colegio, el trabajo o el rendimiento laboral y en las relaciones sociales; y la presencia de algún trastorno psiquiátrico asociado. La psicoterapia puede ser útil para disminuir los problemas emocionales secundarios causados por los tics. Las técnicas conductuales, sobre todo el tratamiento de reversión del hábito, son eficaces.

Farmacológico. Los antipsicóticos han mostrado su utilidad en algunos casos, pero hay que sopesar el riesgo frente a los posibles beneficios clínicos, dados los efectos secundarios, entre otros, la aparición de discinesia tardía.

C. Trastornos de comunicación. Estos trastornos se caracterizan por un deterioro en la comprensión y expresión del lenguaje y la producción del habla. Existen cuatro trastornos de comunicación importantes, incluido uno nuevo descrito en el DSM-5®, el trastorno de comunicación social (pragmático).

1. Trastorno del lenguaje. Caracterizado por déficits en el vocabulario, tiempos verbales, producción de oraciones complejas y evocación de palabras. Existen dos tipos: *expresivo*, en el que el lenguaje puede ser entendido pero no expresado, y *receptivo*, en el cual el lenguaje no puede ser comprendido.

a. Diagnóstico. El paciente tiene déficits selectivos en las habilidades lingüísticas expresadas o recibidas. El diagnóstico debe confirmarse mediante pruebas estandarizadas de lenguaje expresivo e inteligencia no verbal. La gravedad del trastorno puede ser determinada por el lenguaje verbal y de señas del niño en varios lugares (es decir, el patio de la escuela, el aula, el hogar y la sala de juegos) y la interacción con otros niños. En casos graves, el trastorno se presenta por aproximadamente 18 meses.

b. Epidemiología

Afecta al 3-5% de los niños en edad escolar.

Es dos a tres veces más frecuente en varones.

Antecedentes de familiares con otros trastornos de comunicación.

c. Etiología

La causa puede ser el daño sutil y los retrasos de maduración en el desarrollo del cerebro.

Está asociado con el ser zurdo o ambidiestro.

Existe concordancia entre los gemelos monocigóticos.

Los factores genéticos, ambientales y educativos parecen tener un papel.

d. Diagnóstico diferencial

Discapacidad intelectual. El niño tiene un deterioro general en el funcionamiento intelectual, y la capacidad intelectual no verbal no se encuentra dentro de los límites normales.

Trastorno del espectro del autismo. El niño no tiene un lenguaje interno o un uso apropiado de los gestos y muestra síntomas característicos del autismo.

Afasia o disfasia. El niño tiene un historial de desarrollo normal del lenguaje, y el inicio del trastorno es después de un traumatismo craneoencefálico u otro problema neurológico (como un trastorno convulsivo).

Mutismo selectivo. El niño tiene antecedentes de desarrollo normal del lenguaje.

e. Evolución y pronóstico. La rapidez y el grado de recuperación dependen de la gravedad del trastorno, la motivación del niño para participar en terapias y la institución oportuna del habla y otras intervenciones terapéuticas. Hasta el 50% de los niños con casos leves se recuperan de forma espontánea, mientras que los casos graves continúan con algunas características de deterioro del lenguaje. El pronóstico en el tipo receptivo no es tan bueno como en los tipos expresivos.

f. Tratamiento

Medidas de atención. La terapia del lenguaje está dirigida a usar palabras para mejorar las estrategias de comunicación y las interacciones sociales. Se obtiene provecho de las experiencias de aprendizaje individuales.

Psicoterapia. Se puede usar como un modelo positivo para una comunicación más eficaz y para ampliar las habilidades sociales en pacientes en los que el deterioro del lenguaje ha afectado la autoestima. El asesoramiento parental de apoyo puede ser útil en algunos casos.

Terapia familiar. Beneficiosa en pacientes con problemas emocionales y de comportamiento asociados. El asesoramiento familiar en el que padres e hijos pueden desarrollar medios de comunicación más efectivos y menos frustrantes es beneficioso.

2. Trastorno fonológico. Hay un deterioro en la producción de sonidos, sustituye un sonido por otro u omite los que son parte de las palabras.

a. Diagnóstico. Retraso o incapacidad para emitir los sonidos del habla propios de la edad de desarrollo, acompañados de un desarrollo normal del lenguaje. El niño es incapaz de articular correctamente determinados fonemas y puede omitir, sustituir o distorsionar los fonemas afectados.

La mayoría de los niños suelen compensar el trastorno al llegar al tercer grado de primaria, pero la recuperación espontánea ya no resulta probable una vez pasado el cuarto grado.

b. Epidemiología

La prevalencia es variable, del 0.5% al llegar a la fase media o tardía de la adolescencia.

Resulta dos a tres veces más frecuente en varones.

Es frecuente entre los familiares de primer grado.

c. Etiología

Es probable que incluya problemas perinatales, genéticos, problemas de procesamiento auditivo, deterioro de la audición y anomalías estructurales relacionadas con el habla.

Los estudios genéticos indican una alta concordancia entre los gemelos monocigóticos.

d. Diagnóstico diferencial

Se deben descartar anomalías físicas que causan errores de articulación.

La disartria tiende menos a remitir de forma espontánea.

Se deben descartar la discapacidad auditiva, la discapacidad intelectual y los trastornos generalizados del desarrollo.

e. Evolución y pronóstico. La remisión espontánea de los síntomas es frecuente entre los niños que sólo cometen errores al articular algunos fonemas. Los problemas de articulación que persisten más allá de los 5 años pueden asociarse con otras anomalías del habla y del lenguaje. Los problemas de percepción acústica se presentan más entre los niños con problemas de articulación después de los 5 años. La remisión espontánea rara vez sucede después de los 8 años (cuarto grado de primaria).

f. Tratamiento. La logoterapia es la forma de tratamiento más eficaz. Está indicada cuando la inteligibilidad del niño es deficiente; el niño es mayor de 8 años; el problema del habla interfiere con las relaciones entre iguales, el aprendizaje y la autoimagen; el trastorno es tan grave que muchas consonantes están mal articuladas, y los errores implican omisiones y sustitución de fonemas en lugar de distorsiones. Pueden ayudar el asesoramiento parental y la supervisión de las relaciones del niño con sus compañeros, así como de la conducta escolar.

3. Tartamudeo (trastorno de la fluidez de inicio en la infancia). Trastorno caracterizado por interrupciones involuntarias del flujo del habla.

a. Diagnóstico. Alteración en la fluidez normal y estructuración temporal del habla. El tartamudeo aparece entre los 18 meses y los 9 años de edad y alcanza un máximo entre los 2 y los 3.5 años, así como entre los 5 y los 7 años. Los síntomas se establecen de forma gradual durante semanas o meses, con una repetición de las primeras consonantes.

b. Epidemiología

La prevalencia varía del 3-4%.

Afecta a los hombres tres a cuatro veces más.

Inicia, por lo general, entre los 2 y los 7 años, y hasta una edad máxima de 5 años.

Hay una remisión espontánea en cerca del 80% de los niños pequeños.

c. Etiología. Desconocida. Se han propuesto modelos orgánicos y del aprendizaje.

d. Diagnóstico diferencial

Anomalía de la fluidez normal del habla. Los pacientes carecen de fluidez en el habla, pero no muestran ninguna incomodidad aparente.

Disfonía espástica. Los pacientes manifiestan un patrón respiratorio anómalo.

Taquifemia. Se observa un discurso rápido y desordenado.

e. Evolución y pronóstico. La evolución suele ser larga, con períodos de remisiones y exacerbaciones. El 50-80% de los pacientes se recuperan de forma espontánea, sobre todo en los casos leves.

f. Tratamiento

Medidas de atención. Se han empleado logoterapia, técnicas de relajación y ejercicios respiratorios. Otras medidas basadas en la distracción consisten en enseñar al paciente a hablar al ritmo de los movimientos del brazo, de la mano o de los dedos, aunque este gesto sólo elimina el tartamudeo de forma temporal. Las técnicas de relajación se basan en la premisa de que el estado relajado y el tartamudeo son incompatibles.

Psicológico. El psicoanálisis clásico, la psicoterapia orientada a la introspección, la terapia de grupo y otras técnicas psicoterapéuticas no han tenido éxito en el tratamiento del tartamudeo, pero la psicoterapia individual puede ser útil en los casos que tienen mala autoimagen, ansiedad o depresión asociadas. Se debe considerar la terapia familiar si hay evidencia de disfunción familiar, una contribución de la familia a los síntomas o estrés familiar causado por tratar de sobrellevar el tartamudeo o ayudar a hacerlo.

Farmacológico. Se han utilizado tratamientos como el haloperidol en un intento por aumentar la relajación; sin embargo, no hay datos para evaluar su eficacia. Estudios recientes han sugerido el uso de antagonistas de la serotonina-dopamina, que incluyen la olanzapina y risperidona, pero los datos no son concluyentes.

4. Trastorno de la comunicación social (pragmático). Trastorno caracterizado por déficits persistentes en el uso de la comunicación verbal y no verbal para fines sociales.

a. Diagnóstico

Se tienen habilidades de comunicación limitadas en situaciones sociales.

No es capaz de inferir el significado en las interacciones con los demás y no puede captar las señales sociales de otros. No se involucra en una conversación de ida y vuelta.

b. Epidemiología. Se trata de un nuevo diagnóstico con datos limitados. La prevalencia aún debe determinarse.

c. Diagnóstico diferencial

Trastorno del espectro del autismo. Los pacientes autistas tienen intereses y comportamientos repetitivos.

Trastorno por déficit de atención con hiperactividad. Las principales características de impulsividad y de reducción de la capacidad de atención con hiperactividad se encuentran ausentes. Sin embargo, pueden ser comórbidos.

Trastorno de ansiedad social. Habilidades de comunicación sin deterioro.

Discapacidad intelectual. No hay signos de inteligencia disminuida. Pruebas de coeficiente intelectual (CI) dentro del rango normal.

   d. **Evolución y pronóstico.** La información es limitada, pero la evolución es variable. Mejora con el tiempo.

   e. **Tratamiento.** La información es limitada, pero la capacitación específica en habilidades sociales mediante el uso de técnicas de juego de roles puede ser útil.

D. Trastorno del espectro del autismo. El autismo se caracteriza por déficits cualitativos en la interacción social recíproca, así como habilidades de comunicación y patrones de comportamiento restringidos.

   1. **Diagnóstico.** Entre los principales criterios para diagnosticar el autismo se encuentran los déficits en el desarrollo del lenguaje y la dificultad para usar el lenguaje para comunicarse. A primera vista, los pacientes no exhiben signos físicos del trastorno; sin embargo, pueden presentar anomalías físicas menores, como malformaciones en los oídos. Los niños autistas no muestran atención especial a personas importantes en sus vidas, mantienen un contacto visual deficiente, no muestran apego con los miembros de su familia y su interacción con compañeros también es muy escasa. No logran entender la motivación o las intenciones de los demás; por lo tanto, no pueden desarrollar empatía. Las actividades y el juego son a menudo rígidos, repetitivos y monótonos. Tienen problemas conductuales frecuentes como hipercinesia, hipocinesia, agresión, golpes en la cabeza, mordidas, rasguños, tirones de pelo y resistencia al cambio en las rutinas. Algunos demuestran capacidades cognitivas o visuomotoras prodigiosas (sabios autistas).

   Existen tres niveles: los clasificados en el primer nivel demuestran interacción social y habla; los del segundo nivel tienen habla e interacción mínimas; los del tercer nivel no tienen habla ni interacción social.

   2. **Epidemiología**

   Se presenta en 1 de cada 68 niños.

   Es cuatro a cinco veces más frecuente en varones; las mujeres son más propensas a tener discapacidad intelectual de mayor gravedad.

   Inicio antes de los 3 años de edad.

   3. **Etiología**

   Existe un mayor índice de concordancia entre gemelos monocigóticos que entre dicigóticos; al menos el 2-4% de los hermanos resultan afectados.

   Hay factores biológicos implicados debido a las altas tasas de trastorno convulsivo y discapacidad intelectual.

   La incompatibilidad inmunitaria y las lesiones prenatales y perinatales pueden ser factores contribuyentes.

   Los estudios de resonancia magnética (RM) han demostrado un aumento del volumen cerebral en los lóbulos occipital, parietal y temporal.

   Algunos tienen concentraciones anómalas de metabolitos de dopamina y serotonina en el LCR. Los estresores psicosociales y familiares están asociados con la exacerbación de los síntomas.

   4. **Diagnóstico diferencial**

   Esquizofrenia infantil. Es rara en niños menores de 5 años y se acompaña de alucinaciones o delirios, con una menor incidencia de convulsiones y discapacidad intelectual y un coeficiente intelectual más uniforme.

   Discapacidad intelectual con síntomas conductuales. Los niños generalmente se relacionan con adultos y otros niños de acuerdo con su edad mental; usan el lenguaje que tienen para comunicarse con los demás, y tienen un perfil relativamente uniforme de impedimentos sin funciones limitadas.

Afasia adquirida con convulsiones. El niño es normal durante varios años antes de perder tanto el lenguaje receptivo como el expresivo. La mayoría tiene algunas convulsiones y anomalías del EEG generalizadas al inicio que no persisten. A continuación, se produce un profundo trastorno de comprensión del lenguaje, que se caracteriza por un patrón de discurso desviado y deterioro del habla.

Sordera congénita o deficiencia auditiva grave. Los bebés tienen un historial de balbuceo relativamente normal que disminuye de forma gradual y puede detenerse entre los 6 meses y 1 año de edad. Los niños sólo responden a los sonidos a volumen alto. Los potenciales auditivos o evocados auditivos indican una pérdida auditiva significativa. Los niños se relacionan con sus padres, buscan su afecto y disfrutan de ser abrazados como bebés.

Privación psicosocial. Los niños mejoran con rapidez cuando se los coloca en un ambiente psicosocial favorable y enriquecido.

5. **Evolución y pronóstico.** Por lo general, el trastorno del espectro autista es de por vida, con un pronóstico reservado. Dos tercios se mantienen gravemente discapacitados y dependientes. El pronóstico mejora cuando el CI es mayor de 70 y se observan habilidades comunicativas a los 5-7 años.

6. **Tratamiento**

   Medidas de atención. El método más eficaz de tratamiento es la capacitación en un aula estructurada en combinación con métodos conductuales. A menudo se requieren la regulación académica y del lenguaje.

   Psicológico. Los padres a menudo están angustiados y necesitan apoyo y asesoramiento.

   Farmacológico. La administración de antipsicóticos reduce el comportamiento agresivo o autoagresivo. Se han utilizado antagonistas de la dopamina-serotonina como la risperidona, olanzapina, quetiapina, clozapina y ziprasidona. Los inhibidores selectivos de la recaptación de serotonina (ISRS), que incluyen fluoxetina y citalopram, se han estudiado en el trastorno del espectro autista, debido a la asociación entre los comportamientos compulsivos en el TOC y las conductas estereotipadas observadas en el autismo. La atomoxetina también ha mostrado mejoría en niños con trastorno generalizado del desarrollo.

E. **Trastorno por déficit de atención con hiperactividad**

Son trastornos con un patrón persistente y marcado de falta de atención y, en algunos casos, conducta hiperactiva e impulsiva. Incluye tres presentaciones: hiperactiva-impulsiva, con falta de atención y combinada.

1. **Diagnóstico.** Consiste en un patrón persistente de falta de atención y, a veces, hiperactividad y un comportamiento impulsivo, que es más grave de lo esperado en niños de edad y nivel de desarrollo similares. Los síntomas deben estar presentes antes de los 12 años, en al menos dos escenarios distintos, y deben interferir con el funcionamiento social, académico y extracurricular apropiados. Los signos principales se basan en los antecedentes de los patrones de desarrollo del niño y la observación directa en situaciones que requieren atención. Los signos típicos incluyen hablar en exceso, perseverar,

inquietarse, interrupciones frecuentes, impaciencia, dificultad para organizarse y terminar tareas, distracción y olvido.

2. **Epidemiología**

Se presenta en el 3-7% de los estudiantes de primaria.

La relación hombre a mujer es 3:1 a 5:1.

Los síntomas se presentan a menudo por 3 años.

3. **Etiología**

Las posibles causas incluyen traumatismo perinatal y factores genéticos y psicosociales.

Hay evidencia de disfunción noradrenérgica y dopaminérgica en los sistemas de neurotransmisores.

También se han observado hipoperfusión del lóbulo frontal y tasas metabólicas del lóbulo frontal más bajas.

Se encuentran tasas más altas de signos neurológicos blandos entre los niños con TDAH.

4. **Diagnóstico diferencial**

Trastorno bipolar y esquizofrenia infantil. Los síntomas presentan más altibajos en el trastorno bipolar, así como alucinaciones o delirios en la esquizofrenia infantil.

Trastorno específico del aprendizaje. La incapacidad para hacer cálculos o leer no se debe a la falta de atención.

Trastornos depresivos. Se distinguen por hipoactividad y retraimiento.

Trastornos de ansiedad. Pueden manifestarse por hiperactividad y distracción fácil.

5. **Evolución y pronóstico.**

La evolución es variable. La mayoría de los pacientes experimentan una remisión parcial. La falta de atención es con frecuencia el último síntoma remitente.

Los pacientes son vulnerables a la conducta antisocial y a los trastornos por abuso de sustancias y del estado de ánimo. Los problemas de aprendizaje a menudo continúan durante toda la vida.

La tabla 25-7 describe el diagnóstico diferencial del autismo y la esquizofrenia infantil y la tabla 25-8, el trastorno del lenguaje.

6. **Tratamiento**

Psicológico. El tratamiento multimodal a menudo es necesario para el niño y la familia. Éste incluye grupos de habilidades sociales, intervención conductual, psicoterapia individual, terapia familiar y educación especial cuando se indique.

Farmacológico. Los agentes farmacológicos que han mostrado una eficacia significativa y excelentes registros de seguridad son los estimulantes del SNC, tales como metilfenidato y combinaciones de dextroanfetamina y sal de anfetamina. Se aprobó un profármaco de anfetamina, lisdexanfetamina, para la administración una vez al día. El parche de metilfenidato comercial ha sido aprobado por la U.S. Food and Drug Administration (FDA) para el tratamiento del TDAH en niños de 6-12 años. El metilfenidato en parches puede liberar 15, 20 y 30 mg empleado durante 9 h/día. Los agentes de segunda línea incluyen antidepresivos como bupropión, venlafaxina y los α-agonistas del receptor adrenérgico clonidina y guanfacina. La atomoxetina, un inhibidor de la recaptación de norepinefrina, también se utiliza.

Tabla 25-7
Trastorno del espectro autista y esquizofrenia de inicio en la infancia

Criterios	Trastorno del espectro del autismo	Esquizofrenia (con inicio antes de la pubertad)
Edad de inicio	Período de desarrollo temprano	Rara vez menores de 5 años de edad
Incidencia	1%	< 1 en 10 000
Relación entre sexos (hombres:mujeres)	4:1	1.67:1 (leve preponderancia de varones)
Antecedente familiar de esquizofrenia	No incrementado	Probablemente incrementado
Complicaciones prenatales y perinatales	Incrementadas	No incrementadas
Características conductuales	Pobre relación social; posible habla o lenguaje aberrante o ecolalia; frases estereotipadas; posibles estereotipias, comportamientos repetitivos	Alucinaciones y delirios; trastorno del pensamiento
Funcionamiento adaptativo	Dañado	Deterioro en el funcionamiento
Capacidad intelectual	Amplia gama	
Discapacidad (30%)	Generalmente dentro del rango normal; posiblemente por debajo del promedio normal	
Patrón de CI	Mayor rendimiento típico que verbal	Más uniforme
Convulsiones tonicoclónicas generalizadas	4-32%	Incidencia baja

Reimpreso de: Sadock BJ, Sadock VA, Ruiz P, Sadock BJ. *Kaplan & Sadock's Concise Textbook of Clinical Psychiatry.* Philadelphia: Wolters Kluwer; 2017; y adaptado de: Magda Campbell, M.D. y Wayne Green, M.D.

Tabla 25-8
Trastorno del espectro autista y trastorno del lenguaje

Criterios	Trastorno del espectro del autismo	Trastorno del lenguaje
Incidencia	1%	5 de cada 10 000
Relación entre sexos (hombres:mujeres)	4:1	Relación entre sexos igual o casi igual
Antecedentes familiares de problemas del lenguaje o de retraso del habla	< 25% de los casos	< 25% de los casos
Sordera asociada	Muy poco frecuente	No infrecuente
Comunicación no verbal (p. ej., gestos)	Dañada	Utilizada activamente
Anomalías del lenguaje (p. ej., ecolalia, frases estereotipadas fuera de contexto)	Presente en un subconjunto	Infrecuente
Problemas de articulación	Poco frecuentes	Frecuentes
Nivel intelectual	Dañado en un subconjunto (cerca del 30%)	Infrecuente, grave en raras ocasiones
Patrones de las pruebas de coeficiente intelectual (CI)	Típicamente más bajos en los puntajes verbales que en los de desempeño	A menudo las puntuaciones verbales son inferiores a los puntajes de rendimiento
Comunicación social deteriorada, comportamientos restringidos y repetitivos	Presente	Ausente o, si está presente, ligero
Juego imaginativo	A menudo dañado	Generalmente intacto

Reimpreso de: Sadock BJ, Sadock VA, Ruiz P, Sadock BJ. *Kaplan & Sadock's Concise Textbook of Clinical Psychiatry.* Philadelphia: Wolters Kluwer; 2017; y adaptado de: Magda Campbell, M.D. y Wayne Green, M.D.

F. **Trastorno destructivos de la conducta.** Incluye dos constelaciones persistentes de síntomas perturbadores categorizados como trastorno negativista desafiante y trastorno de la conducta, que dan lugar a una función social o académica deteriorada en un niño.

1. **Trastorno negativista desafiante.** Patrón perdurable de comportamiento negativo y hostil en ausencia de una violación grave de las normas o reglas sociales.

   a. **Diagnóstico.** Un patrón del comportamiento desafiante, irritable y negativo que perdura por lo menos durante 6 meses. El niño con frecuencia pierde los estribos, es resentido y se molesta con facilidad; además, desafía de forma activa los requerimientos y las reglas en presencia de adultos y compañeros conocidos.

   b. **Epidemiología**

   Oscila entre el 2 y 16% en niños.

   Puede comenzar desde los 3 años aunque, por lo general, se detecta a los 8 años de edad y a más tardar en la adolescencia.

   Es más frecuente en varones antes de la pubertad; después, la proporción entre los sexos se vuelve equitativa.

   c. **Etiología**

   Posiblemente se origina en conflictos no resueltos.

   Puede ser una conducta aprendida, reforzada.

   d. **Diagnóstico diferencial**

   Comportamiento de oposición apropiado para el desarrollo. La duración es más corta y no es tan frecuente o intensa.

   Trastornos de adaptación. El comportamiento negativista desafiante se manifiesta de forma temporal como respuesta al estrés.

   Trastorno de la conducta. Los derechos fundamentales de otros son violados.

   e. **Evolución y pronóstico.** La evolución depende de la gravedad de los síntomas en el niño y su capacidad para desarrollar respuestas más adaptativas a la autoridad. La estabilidad al paso del tiempo es variable. La persistencia de los síntomas plantea un mayor riesgo de trastornos adicionales, como trastornos de conducta y relacionados con el consumo de sustancias. El pronóstico depende del grado de funcionamiento en la familia y del desarrollo de una psicopatología comórbida.

   f. **Tratamiento**

   Psicológico. El tratamiento primario es la intervención familiar que utiliza tanto la capacitación directa de los padres en las habilidades de manejo del niño como la evaluación cuidadosa de las interacciones familiares. La terapia de comportamiento se enfoca en reforzar y elogiar de manera selectiva el comportamiento apropiado e ignorar o no reforzar el comportamiento no deseado. La psicoterapia individual se centra en las respuestas de adaptación.

   Farmacológico. Los trastornos comórbidos (p. ej., ansiedad o depresión) se tratan con agentes farmacológicos ansiolíticos o antidepresivos apropiados.

2. Trastorno de la conducta. Caracterizado por la agresión y las violaciones de los derechos de los demás. Tres comportamientos específicos incluyen el hostigamiento y amenazar o intimidar a otros; inicia antes de los 13 años.

   a. Diagnóstico. Los pacientes presentan un patrón repetitivo en el que violan los derechos básicos de otros o importantes normas sociales. El comportamiento antisocial incluye el acoso, la agresión física y el comportamiento cruel hacia los compañeros. Los niños pueden ser hostiles, verbalmente abusivos y desafiantes. La mentira persistente, el ausentismo escolar y el vandalismo también son frecuentes. Los casos graves presentan robo y violencia física. La promiscuidad y el consumo de tabaco y drogas ilegales comienzan inusualmente temprano. Los pensamientos, los gestos y los actos suicidas son frecuentes.

   b. Epidemiología

   La prevalencia oscila entre el 1 y 10% en los estudios.

   La proporción entre hombres y mujeres es 4:1 a 12:1.

   c. Etiología. Es multifactorial. Los comportamientos agresivos inadaptados se asocian con la inestabilidad de la familia, la vejación física y sexual, los factores socioeconómicos y la negligencia.

   Coexiste con TDAH y trastornos del aprendizaje o de la comunicación.

   En algunos casos se pueden presentar concentraciones bajas en plasma de dopamina y β-hidroxilasa. También se ha correlacionado con valores anómalos de serotonina.

   d. Diagnóstico diferencial

   Trastorno negativista desafiante. La hostilidad y el negativismo son poca cosa en comparación con la violación grave de los derechos de otros.

   Trastornos del estado de ánimo. A menudo está presente en aquellos niños que muestran irritabilidad y comportamiento agresivo.

   El trastorno de depresión mayor y el trastorno bipolar I deben descartarse.

   Trastorno por déficit de atención con hiperactividad. El comportamiento impulsivo y agresivo no es tan grave.

   e. Evolución y pronóstico. El pronóstico es reservado entre los más jóvenes, personas que exhiben una mayor cantidad de síntomas y aquellos que expresan síntomas con mayor frecuencia. Los casos graves son más vulnerables a los trastornos comórbidos que se presenten más adelante en la vida, como los trastornos por consumo de sustancias y del estado de ánimo. Hay buen pronóstico para los casos leves en ausencia de una psicopatología coexistente y un funcionamiento intelectual normal.

   f. Tratamiento

   Psicológico. Incluye terapia individual o familiar, clases para padres, tutoría y énfasis de intereses especiales. La internación lejos del hogar puede ser necesaria en algunas circunstancias.

   Farmacológico. Los antipsicóticos como haloperidol, risperidona y olanzapina ayudan a controlar el comportamiento hostil y agresivo peligroso. El litio es provechoso para algunos niños agresivos con o sin trastorno bipolar comórbido. En el TDAH comórbido se pueden utilizar estimulantes.

G. Trastornos alimentarios y de la ingesta de alimentos en el lactante y el niño pequeño. Se caracteriza por síntomas persistentes de alimentación insuficiente, regurgitación recidivante y nueva masticación de la comida o ingestión de sustancias no nutritivas. Abarca la pica, el trastorno de rumiación y el trastorno de evitación/restricción de la ingesta de alimentos.

1. **Pica.** Ingestión repetida de una sustancia no nutritiva durante al menos 1 mes. El comportamiento debe resultar inadecuado para el desarrollo, ajeno a la cultura y tan grave como para merecer la atención clínica.

   a. **Diagnóstico.** Ingesta de sustancias no comestibles después de los 18 meses de vida. Estas sustancias no comestibles incluyen pintura, yeso, cuerdas, pelo, ropa, suciedad, heces, piedras y papel. Suele comenzar entre los 12 y 24 meses de vida, y la incidencia disminuye con la edad. La implicación clínica puede resultar benigna o muy peligrosa según los objetos ingeridos.

   b. **Epidemiología**
   Es más frecuente en los preadolescentes.
   Afecta hasta un 15% de las personas con discapacidad intelectual grave.
   Afecta a ambos sexos por igual.

   c. **Etiología**
   Está asociado con discapacidad intelectual, negligencia y deficiencias nutricionales (p. ej., hierro o cinc).
   Inicia generalmente entre los 1 y 2 años de edad.
   Tiene una mayor incidencia de la esperada entre los familiares.

   d. **Diagnóstico diferencial**
   Deficiencias de hierro y cinc.
   Puede estar asociado con esquizofrenia, trastorno autista, síndrome de Kleine-Levin y anorexia nerviosa.

   e. **Evolución y pronóstico.** El pronóstico es variable. La pica infantil suele desaparecer con la edad; entre las mujeres embarazadas, se limita en general al período de gestación. La pica de algunos adultos, sobre todo de aquellos con discapacidad intelectual, puede persistir durante años.

   f. **Tratamiento.** En casos de negligencia o malos tratos, estas circunstancias deben corregirse. Hay que eliminar la exposición a sustancias tóxicas (p. ej., plomo). Los tratamientos comprenden medidas psicosociales, ambientales, conductuales y de orientación familiar. La terapia suave o de refuerzo negativo (descarga eléctrica ligera, ruido desagradable o fármaco emético) han resultado útiles. También se han empleado el refuerzo positivo, la modelación, el moldeamiento conductual y la sobrecorrección.

2. **Trastorno de rumiación.** Consiste en la regurgitación o nueva masticación repetidas del alimento después de un período de alimentación normal. Los síntomas duran al menos 1 mes, no se deben a una enfermedad médica y tienen la intensidad suficiente como para atraer la atención clínica.

   a. **Diagnóstico.** La manifestación esencial es la regurgitación repetida del alimento durante al menos 1 mes después de un período de alimentación normal. No se debe a ningún trastorno gastrointestinal ni es secundario a la anorexia nerviosa o a la bulimia nerviosa. El alimento deglutido es regurgitado hacia la boca sin náuseas, eructos o repugnancia. Luego, es expulsado o masticado y deglutido nuevamente.

b. Epidemiología

Es un trastorno raro. Se observa entre los 3 y 12 meses de vida. Posiblemente se presenta más en hombres.

c. Etiología

Asociado con madres inmaduras, emocionalmente negligentes.

Implicación de un sistema nervioso vegetativo disfuncional.

Posible vínculo con reflujo gastroesofágico o hernia de hiato.

Se ha sugerido sobreestimulación y tensión.

d. Diagnóstico diferencial. La estenosis pilórica se acompaña de vómitos en proyectil y suele manifestarse antes de los 3 meses.

e. Evolución y pronóstico. La tasa de remisión espontánea es alta. En la evolución también pueden observarse desnutrición, fallo de medro o incluso la muerte.

f. Tratamiento. A menudo se precisan la guía parental y técnicas conductuales. La evaluación de la relación maternoinfantil puede revelar deficiencias que pueden corregirse ofreciendo orientación a la madre. Las intervenciones conductuales, como verter jugo de limón en la boca del lactante, pueden ser eficaces para inhibir la conducta. Los fármacos como la metoclopramida, la cimetidina y los antipsicóticos (como haloperidol) han resultado útiles.

3. **Trastorno de evitación/restricción de la ingesta de alimentos.** Se define como la incapacidad persistente para alimentarse de forma adecuada durante al menos 1 mes.

   a. Diagnóstico. La incapacidad para comer de forma adecuada durante al menos 1 mes en ausencia de una afección médica o mental general y con la imposibilidad posterior de ganar peso o incluso con adelgazamiento subsiguiente.

   b. Epidemiología

   Afecta al 1.5% de los lactantes, al 3% de los lactantes con síndromes de fallo de medro y al 50% de los lactantes con trastornos de alimentación. Inicia antes de los 6 años de edad.

   c. Etiología. Los estudios genéticos indican una alta concordancia entre gemelos monocigóticos.

   d. Diagnóstico diferencial. Debe diferenciarse de las anomalías gastrointestinales que contribuyen a las molestias durante la alimentación.

   e. Evolución y pronóstico. El retraso o fallo del desarrollo puede evitarse con la intervención. Los niños con un comienzo más tardío, a veces, manifiestan defectos en el crecimiento y el desarrollo si el trastorno se extiende por varios meses. El 70% de los niños con un trastorno persistente durante el primer año continúan con ciertos problemas de alimentación a lo largo de la niñez.

   f. Tratamiento. El asesoramiento del cuidador es fundamental si existen retrasos asociados del desarrollo o un temperamento difícil. La intervención cognitivo-conductual puede resultar útil.

H. **Trastornos de la excreción.** Estos trastornos se sospechan cuando el niño ha traspasado la edad cronológica y la etapa del desarrollo en las que cabe esperar un control de las funciones excretoras. Estos trastornos incluyen la encopresis y la enuresis.

1. **Encopresis.** Un patrón involuntario o intencionado de deposición en lugares inadecuados.

   a. **Diagnóstico.** Deposición repetida de heces en lugares inadecuados, bien de forma involuntaria o intencionada, que tiene lugar, como mínimo, a los 4 años de edad de una manera regular (al menos, una vez al mes) durante 3 meses. Existen dos tipos: con estreñimiento e incontinencia por rebosamiento y sin estreñimiento ni incontinencia por rebosamiento.

   b. **Epidemiología**

   La prevalencia es del 1% en los niños de 5 años.

   Es tres a cuatro veces más frecuente en varones de todas las edades.

   c. **Etiología**

   El estreñimiento con incontinencia por rebosamiento puede obedecer a una alimentación equivocada; enfermedad estructural del ano, recto o colon; efectos secundarios de los fármacos, o trastornos endocrinos.

   Los niños sin estreñimiento ni incontinencia por rebosamiento (con control) suelen manifestar un trastorno negativista desafiante o un trastorno disocial.

   Un entrenamiento inadecuado o razones emocionales pueden contribuir al control ineficaz del esfínter. El nacimiento de un hermano o la separación parental pueden precipitar este trastorno.

   d. **Diagnóstico diferencial**

   Enfermedad de Hirschsprung. El paciente puede tener vacío el recto y ningún deseo de defecar, pero sigue presentando rebosamiento fecal; los síntomas aparecen poco después del nacimiento.

   Efectos fisiológicos de una sustancia, como un laxante.

   e. **Evolución y pronóstico.** La evolución depende de la causa, la cronicidad de los síntomas y los problemas conductuales asociados. Muchos casos remiten de forma espontánea y rara vez persisten más allá de la etapa central de la adolescencia.

   f. **Tratamiento.** Las técnicas de relajación y la psicoterapia individual se emplean para tratar la causa y la vergüenza. Las técnicas conductuales pueden ser útiles. La orientación a los padres y la terapia familiar a menudo son necesarias. Las afecciones como el fecaloma y las fisuras anales requieren interconsulta con el pediatra.

2. **Enuresis.** Se caracteriza por la micción repetida en la cama o en la ropa.

   a. **Diagnóstico.** Micción repetida en la cama o en la ropa, tanto involuntaria como intencionada, que sucede como mínimo a los 5 años. El comportamiento puede presentarse dos veces por semana durante un período de al menos 3 meses. Se divide en tres tipos: sólo nocturna, sólo diurna, y nocturna y diurna.

   b. **Epidemiología**

   Por edad: 7% a los 5 años; 3% a los 10 años y 1% a los 18 años.

   Mucho más frecuente en varones.

   El subtipo diurno es menos frecuente en general, pero más prevalente en las niñas.

   Se observan trastornos psiquiátricos en un 20% de los casos.

   c. **Etiología**

   Tiene un componente genético fuerte; mayor concordancia entre gemelos monocigóticos que entre los dicigóticos.

El entrenamiento de control de esfínteres puede no ser suficiente y algunos pueden tener vejigas pequeñas que requieren evacuación frecuente.

Los elementos psicosociales estresantes, como el nacimiento de un hermano o la separación parental, pueden precipitarla.

d. Diagnóstico diferencial

Patología genitourinaria como uropatía obstructiva, espina bífida oculta y cistitis.

Diabetes insípida y diabetes mellitus.

Crisis convulsivas, sonambulismo y efectos secundarios de fármacos como antipsicóticos o diuréticos.

e. Evolución y pronóstico. Generalmente, autolimitada; las remisiones son frecuentes entre los 6 y los 8 años, así como durante la pubertad.

f. Tratamiento

Terapia conductual. El tratamiento más eficaz es el condicionamiento clásico con una alarma de enuresis. Otros abordajes consisten en gratificaciones por la demora en la micción y restringir los líquidos antes de acostarse.

Psicológico. No es un tratamiento eficaz por sí solo, pero ayuda a solucionar los problemas psiquiátricos coexistentes y las dificultades emocionales y familiares.

Farmacológico. Los medicamentos no son la opción de primera línea, debido a la elevada tasa de remisiones espontáneas y al éxito de las intervenciones conductuales. La imipramina y la desmopresina son eficaces para reducir o eliminar la enuresis.

I. Trastornos de ansiedad en la infancia

1. Trastorno de ansiedad por separación

a. Diagnóstico. Se caracteriza por tres de los siguientes síntomas durante al menos 4 semanas: (1) preocupación persistente y excesiva por la pérdida o el posible daño de las figuras con quien se tiene mayor apego; (2) preocupación persistente y excesiva de que un suceso desafortunado producirá la separación de la figura más significativa; (3) rechazo persistente a estar sin los seres más queridos (rechazo a ir a la escuela); (4) miedo o rechazo persistentes y excesivos a quedarse solo o sin los individuos a quienes se está más vinculado; (5) pesadillas repetidas con un contenido de separación; (6) quejas constantes de síntomas somáticos (cefalea, dolores de estómago) en previsión de la separación, y (7) sufrimiento excesivo y recurrente cuando se prevé o se consuma la separación. La anticipación de la separación puede manifestarse como náuseas, vómitos, dolores de estómago, mareos, desmayos o síntomas gripales.

b. Epidemiología

La prevalencia estimada es del 4% de los escolares.

Es más frecuente entre los niños de 7 y 8 años que entre los adolescentes o preescolares.

La tasa es igual entre hombres y mujeres.

c. Etiología

Suelen ocurrir varios casos en una misma familia, pero la transmisión genética no es clara.

La descendencia de los adultos con trastornos de ansiedad y de pánico con agorafobia es propensa al trastorno de ansiedad por separación.

Existe una correlación neurofisiológica con la inhibición conductual (timidez extrema).

Se ha constatado el aumento en la actividad del sistema nervioso vegetativo en estos pacientes.

d. Diagnóstico diferencial

Trastorno de ansiedad generalizada. La ansiedad no se centra en la separación.

Trastorno de pánico con agorafobia. Por lo general no se manifiesta hasta los 18 años de edad.

e. Evolución y pronóstico. La evolución y el pronóstico varían; dependen de la edad de comienzo, la duración de los síntomas y la aparición de trastornos asociados de ansiedad y depresión. La recuperación es más lenta cuando el comienzo es más temprano y la edad de diagnóstico, más tardía. El pronóstico es reservado si coexiste una depresión.

f. Tratamiento

Psicológico. La terapia cognitivo-conductual se recomienda ampliamente como tratamiento de primera línea. Hay que centrarse en las actitudes y los sentimientos acerca de los peligros ambientales exagerados. La intervención de la familia es crucial, sobre todo en los niños que se niegan a ir a la escuela. La modificación conductual incluye estrategias graduales de adaptación para lograr el retorno a la escuela y la separación de los padres.

Farmacológico. Actualmente, los ISRS se recomiendan como medicamentos de primera línea en el tratamiento de los trastornos de ansiedad infantiles. La difenhidramina se puede utilizar a corto plazo para controlar los trastornos del sueño, pero con cautela, porque algunos niños experimentan una reacción paradójica de excitación. La benzodiazepina alprazolam puede ayudar a controlar los síntomas de ansiedad. El empleo de clonazepam puede ayudar a controlar los síntomas de angustia.

2. Mutismo selectivo. Trastorno infantil en el que el niño, capaz de hablar y entender, se niega a hablar en situaciones sociales durante al menos 1 mes.

a. Diagnóstico. Incapacidad para hablar en situaciones sociales durante al menos 1 mes, cuando está claro que el niño posee una capacidad suficiente para el lenguaje en otras circunstancias. El mutismo puede desarrollarse de forma gradual o repentina después de una experiencia inquietante. En general, se manifiesta en la escuela y, rara vez, en el hogar. El niño suele exhibir ansiedad social, trastorno de ansiedad por separación y una adquisición tardía del lenguaje. En la tabla 25-9 se presentan las características del trastorno de ansiedad.

b. Epidemiología

La prevalencia se estima entre 3 y 8 por cada 10 000 niños, pero puede ser hasta del 0.5%.

Es más frecuente en las niñas y los niños pequeños.

Comienza entre los 4 y 8 años.

c. Etiología

Muchos niños refieren antecedentes de un comienzo tardío del habla o de anomalías del habla.

Tabla 25-9
Rasgos frecuentes en los trastornos de ansiedad infantil

Criterios	Trastorno de ansiedad por separación	Trastorno de ansiedad social	Trastorno de ansiedad generalizada
Duración mínima para establecer el diagnóstico	Al menos 4 semanas	Persistente, en general, por un período mínimo de 6 meses	Al menos 6 meses
Edad de inicio	No especificado	No especificado	No especificado
Estresores precipitantes	Separación del hogar o de figuras de apego	Situaciones sociales con compañeros o individuos específicos	Presión para cualquier tipo de actuación, actividades que se puntúan, rendimiento escolar
Relaciones entre pares	Bueno cuando no hay separación involucrada	Tentativo, demasiado inhibido	Puede parecer excesivamente ansioso por complacer, busca compañeros para sentir alivio
Sueño	Renuencia o negativa a dormir fuera de casa o lejos de la figura de apego	Posible insomnio	Dificultades para conciliar el sueño
Síntomas psicofisiológicos	Dolores de estómago y de cabeza, náuseas, vómitos, palpitaciones y mareos cuando anticipa la separación	Posible rubor, contacto visual inadecuado, voz suave o postura rígida	Dolores de estómago, náuseas, nudo en la garganta, dificultad para respirar, mareos, palpitaciones cuando anticipa la realización de una actividad
Diagnóstico diferencial	TAG, TA soc, trastorno de depresión mayor, trastorno de pánico con agorafobia, TEPT, trastorno negativista desafiante	TAG, TA soc, trastorno de depresión mayor, trastorno distímico, mutismo selectivo, agorafobia	TAS, TA soc, trastorno por déficit de atención con hiperactividad, trastorno obsesivo-compulsivo, trastorno de depresión mayor, TEPT

TAG, trastorno de ansiedad generalizada; TA soc, trastorno de ansiedad social; TEPT, trastorno por estrés postraumático. Reproducido de: Sadock BJ, Sadock VA, Ruiz P, Sadock BJ. *Kaplan & Sadock's Concise Textbook of Clinical Psychiatry.* Philadelphia: Wolters Kluwer; 2017; y adaptada de: Sidney Werkman, M.D.

El 90% cumple los criterios de fobia social, por lo que podría constituir un subtipo de este trastorno.

d. Diagnóstico diferencial

Timidez. El niño manifiesta un mutismo transitorio en situaciones nuevas que le provocan ansiedad y manifiesta antecedentes de no hablar en presencia de extraños, así como de aferrarse a la madre.

Mutismo. El niño mejora de forma espontánea al ingresar al colegio.

Discapacidad intelectual, autismo y trastorno del lenguaje expresivo. Los síntomas son generalizados y el niño es incapaz de comunicarse de manera normal.

Mutismo secundario a trastorno de conversión. En este caso el mutismo es generalizado.

e. Evolución y pronóstico. El trastorno en general remite con o sin tratamiento. La mayoría de los casos duran tan sólo unas semanas o meses. Los niños que no mejoran antes de los 10 años siguen una evolución prolongada y tienen un pronóstico menos favorable. Un tercio de los niños con este trastorno puede experimentar otros trastornos psiquiátricos, en particular otros de ansiedad y depresión, con independencia de que reciba tratamiento o no.

f. Tratamiento

Psicológico. Se recomienda un abordaje multimodal basado en intervenciones individuales, cognitivo-conductuales y familiares. Las guarderías especializadas resultan terapéuticas para los niños preescolares. La terapia cognitivo-conductual individual representa el tratamiento preferido para los escolares. La educación y la cooperación de la familia son beneficiosas.

Farmacológico. Los ISRS constituyeron un elemento aceptado para el tratamiento, pero ya no se justifica su uso pediátrico.

3. **Trastorno de apego reactivo y trastorno de relación social desinhibida.** Relación social inadecuada en la mayoría de los contextos. Comprende dos tipos: el tipo inhibido, en el que el trastorno se caracteriza por la incapacidad constante para iniciar y responder a la mayoría de las relaciones sociales, y el tipo desinhibido, en el que el trastorno se caracteriza por una sociabilidad discriminada y poco selectiva.

a. **Diagnóstico.** Trastorno llamativo de la relación social de un niño menor de 5 años en el contexto de una desatención persistente de sus necesidades físicas y emocionales o un cambio repetido del cuidador. No se observan las relaciones sociales ni la viveza esperadas. Los lactantes muestran un fallo de medro de causa inorgánica. Desde el punto de vista somático, el perímetro cefálico es normal, el peso muy bajo y la talla algo corta. Se asocia con una categoría socioeconómica desfavorable y con madres deprimidas, aisladas o que han experimentado abuso.

b. **Epidemiología.** No hay datos concretos sobre la prevalencia, la relación entre sexos o el patrón familiar. A menudo, es diagnosticado y tratado por los pediatras.

c. **Etiología.** Vinculado con malos tratos (p. ej., abandono y abuso físico).

d. **Diagnóstico diferencial**

Trastorno del espectro del autismo. El niño suele estar bien nutrido, tiene una talla y peso adecuados para la edad, y se muestra alerta y activo; no mejora de inmediato si se le aleja del hogar.

Discapacidad intelectual. Los niños muestran una disposición social adecuada para su edad mental y una secuencia de desarrollo parecida a la de los niños sanos.

e. **Evolución y pronóstico.** La evolución y el pronóstico dependen de la duración y la gravedad del abandono, así como de la crianza patológica y de las complicaciones asociadas, como el retraso en el desarrollo. La evolución varía desde la muerte en uno de los extremos hasta el desarrollo sano del niño en el otro. En general, cuanto antes se intervenga, mayor es la probabilidad de revertir el trastorno.

f. **Tratamiento.** En la mayoría de los casos es necesario retirar al niño. La desnutrición y otros problemas médicos pueden requerir hospitalización. La educación parental y la incorporación de una persona que cuide la casa o proporcione ayuda económica pueden mejorar las condiciones para que el niño regrese.

J. Trastornos del estado de ánimo en niños y adolescentes. Los síntomas nucleares se asemejan a los de los adultos; las manifestaciones se expresan de manera distinta, según la edad y la madurez de la persona.

1. **Diagnóstico**

    a. **Trastorno de depresión mayor.** Se diagnostica con facilidad cuando es agudo y se manifiesta en un niño sin síntomas psiquiátricos previos. Por lo general, el comienzo es insidioso y el trastorno ocurre en niños que llevan varios años con dificultades motivadas por la hiperactividad, trastornos de ansiedad por separación o síntomas depresivos intermitentes. Los síntomas consisten en depresión o irritabilidad, pérdida del interés o del placer, incapacidad para aumentar de peso, insomnio o hipersomnia diarios, agitación o retrasos psicomotores, disminución de la capacidad para pensar o concentrarse, e ideas recurrentes de muerte. La anhedonia, desesperanza, retraso psicomotor y delirios son más frecuentes entre los adolescentes y adultos.

    b. **Distimia (trastorno depresivo persistente).** El comienzo en la niñez y en la adolescencia se caracteriza por un estado deprimido o irritable del ánimo la mayor parte del día, durante casi todos los días, a lo largo de un período mínimo de 1 año. Los pacientes pueden haber presentado un episodio depresivo mayor anterior. La edad promedio de inicio es varios años antes que la del trastorno de depresión mayor.

    c. **Trastorno bipolar de inicio temprano.** Los criterios diagnósticos para los niños y adolescentes son los mismos que para los adultos. Las manifestaciones consisten en una variabilidad extrema del estado de ánimo, comportamiento agresivo intermitente, distraibilidad considerable y una merma en la capacidad de atención. Los pacientes son poco funcionales, requieren ingreso en un hospital, experimentan síntomas de depresión y refieren, a menudo, antecedentes de TDAH. Cuando se desarrolla manía en los adolescentes, hay una mayor incidencia de características psicóticas que en los adultos.

2. **Epidemiología**

    Muy raro en niños de edad preescolar. La prevalencia aumenta con la edad.

    De forma habitual, la manía aparece por primera vez en la adolescencia.

3. **Etiología**

    La incidencia aumenta entre los niños de padres con trastornos del estado de ánimo y familiares de niños con estos trastornos.

    Los niños con trastornos depresivos manifiestan una mayor secreción de hormonas del crecimiento durante el sueño.

    Existe un posible vínculo entre la disminución de las hormonas tiroideas y la depresión.

    La disfunción del eje hipotalámico-hipofisario puede contribuir a la depresión de los adolescentes.

4. **Diagnóstico diferencial**

    Diferenciar las formas psicóticas de estos trastornos de la esquizofrenia.

    Distinguir entre los episodios con depresión agitada o manía y el TDAH, que manifiesta una actividad persistente y excesiva.

5. **Evolución y pronóstico.** Una edad temprana de inicio y la presencia de varios trastornos indican un peor pronóstico. La duración media de un episodio de

depresión mayor en la niñez o en la adolescencia es de unos 9 meses. La recidiva del episodio alcanza hasta el 40% en los 2 años siguientes y el 70% en los 5 años siguientes. Los episodios distímicos duran, por término medio, 4 años y se asocian con depresión mayor (70%), trastorno bipolar (13%), abuso de sustancias (15%) y suicidio (12%).

6. **Tratamiento.** Los delirios, alucinaciones y trastornos del pensamiento son difíciles de diagnosticar en niños. El inicio es insidioso y se pueden encontrar todos los síntomas incluidos en la esquizofrenia de inicio en la edad adulta. El niño puede experimentar deterioro de la función junto con la aparición de los síntomas psicóticos y no alcanzar los hitos del desarrollo. Las alucinaciones auditivas y visuales, así como los delirios son frecuentes. El niño puede escuchar varias voces haciendo comentarios críticos de forma persistente, o las alucinaciones imperativas podrían ordenarle suicidarse. Las alucinaciones visuales a menudo son aterradoras.

Hospitalización. La hospitalización está indicada cuando un paciente manifiesta intenciones suicidas, abuso o dependencia de sustancias.

Psicológico. La terapia cognitivo-conductual de la depresión moderadamente grave trata de cuestionar las creencias irracionales y reforzar las capacidades para la solución de problemas y la competencia social. Los tratamientos "activos", como las técnicas de relajación, son útiles para la depresión leve o moderada. La participación y educación de la familia son necesarios para tratar la depresión. Las técnicas de modelación y juego de roles pueden ayudar a fomentar unas capacidades adecuadas para la solución de problemas.

Farmacológico. Los ISRS son los fármacos de elección en el tratamiento farmacológico de los trastornos depresivos en niños y adolescentes. Dada la advertencia de "recuadro negro" de la FDA en 2004 sobre todos los antidepresivos utilizados en niños y adolescentes debido al riesgo ligeramente mayor de comportamientos suicidas, es necesario que todos los médicos que prescriban estos medicamentos vigilen la ideación y el comportamiento suicida. El bupropión surte efecto frente a la depresión y el TDAH. La venlafaxina se emplea para la depresión adolescente. El litio se ha utilizado en el tratamiento de los trastornos bipolares I y II de la niñez y la adolescencia. El divalproex se usa con frecuencia para tratar el trastorno bipolar en niños y adolescentes. Algunos informes de casos y estudios abiertos de antipsicóticos atípicos respaldan la efectividad de estos fármacos en el trastorno bipolar pediátrico. Varios estudios doble ciego y abiertos de olanzapina, risperidona y quetiapina han demostrado la eficacia de estos medicamentos.

K. **Trastorno de disregulación del estado de ánimo destructivo.** Es un nuevo diagnóstico clasificado como trastorno del estado de ánimo en el DSM-5®; se caracteriza por rabietas recurrentes con un estado de ánimo irritable de forma persistente. El diagnóstico se conceptualizó porque muchos niños se diagnosticaban de manera errónea con un trastorno bipolar de inicio temprano con base en episodios volátiles de disregulación del estado de ánimo.

1. **Diagnóstico.** El niño hace rabietas de fácil provocación, acompañadas de agresividad verbal o física. Los síntomas suceden tanto en el hogar como en la escuela. El estado de ánimo del niño es irritable e irascible de forma

persistente. El estallido de temperamento se debe presentar al menos tres veces por semana para hacer el diagnóstico.

2. **Epidemiología.** Tiene una prevalencia a lo largo de la vida del 2-5%. La edad de inicio promedio es a los 5-11 años. Es más frecuente en varones.

3. **Etiología.** Los factores genéticos y neurobiológicos desempeñan un papel importante, aunque no se han acumulado datos específicos porque es un diagnóstico nuevo. Puede haber cierta superposición con las anomalías neurobiológicas que se encuentran en el trastorno bipolar.

4. **Diagnóstico diferencial**

   Trastorno bipolar. Se presenta una evolución más directa, las fases maníacas son más discretas con un estado de ánimo elevado o expansivo, los episodios suceden sin eventos precipitantes y la irritabilidad persistente no es habitual.

   Trastorno negativista desafiante. No hay estallido recurrente de temperamento en la misma medida y la irritabilidad persistente no es tan frecuente.

   Trastorno por déficit de atención con hiperactividad. La hiperactividad generalizada y falta de atención son más frecuentes. Puede ser comórbido con el trastorno de desregulación perturbador del estado de ánimo.

   Trastornos de ansiedad. Los síntomas ocurren sólo en situaciones que provocan ansiedad.

5. **Evolución y pronóstico.** Los síntomas son menos frecuentes a medida que el niño se acerca a la adolescencia, pero en el 50% de los casos, los síntomas persisten por aproximadamente 1 año después del diagnóstico. Algunos casos cambian al trastorno bipolar más adelante en la vida.

6. **Tratamiento**

   Farmacológico. Se han utilizado estabilizadores del estado de ánimo, como divalproex, con cierto éxito, así como antipsicóticos para casos graves, pero deben usarse con precaución en los niños.

   Psicosocial. Se emplean sesiones que involucran a toda la familia con énfasis en las tensiones actuales y el manejo del estado de ánimo. La terapia individual se usa para la socialización del niño, con el propósito de que se comunique con palabras en lugar de acciones.

L. **Esquizofrenia de inicio temprano.** Se caracteriza por el inicio de los síntomas psicóticos antes de los 13 años de edad. Tiene una evolución crónica con síntomas negativos predominantes.

   1. **Diagnóstico.** Las características esenciales de la esquizofrenia son las mismas que en la edad adulta, con delirios y alucinaciones menos formadas. El habla y el comportamiento desorganizados son frecuentes. Los síntomas negativos son omnipresentes.

   2. **Epidemiología.** Es menos frecuente que el trastorno del espectro autista (0.05%). Más habitual en varones.

   3. **Etiología.** Hay mayor prevalencia en familiares de primer grado; los gemelos monocigóticos muestran tasas de concordancia más altas que los dicigóticos. Los estresores psicosociales también pueden interactuar con los mecanismos de vulnerabilidad biológica para producir síntomas.

   4. **Diagnóstico diferencial**

      Trastorno de la personalidad esquizotípica. No hay síntomas psicóticos manifiestos.

Trastorno de depresión mayor. Los delirios y alucinaciones no son tan extraños. *Alteraciones del espectro autista.* No hay presencia de alucinaciones, delirios ni trastorno de pensamiento formal.

5. **Evolución y pronóstico.** Los niños con retrasos en el desarrollo, trastornos del aprendizaje y del comportamiento premórbidos, como el TDAH y el trastorno de la conducta, responden poco al tratamiento con fármacos para la esquizofrenia y es más probable que tengan un pronóstico reservado. Algunos niños diagnosticados con esquizofrenia se diagnostican con un trastorno del estado de ánimo cuando se les da seguimiento hasta la adolescencia.

6. **Tratamiento**

Psicológico. La educación y las intervenciones familiares continuas resultan esenciales. También es importante establecer un contexto adecuado para la enseñanza. La psicoterapia intensiva y de apoyo a largo plazo combinada con el tratamiento farmacológico es la forma más eficaz de tratamiento. Los psicoterapeutas deben considerar el grado de desarrollo del niño. Asimismo, deben apoyar de forma continua las buenas evaluaciones de la realidad del niño y tener sensibilidad hacia su concepto de sí mismo.

Farmacológico. Los agonistas de la serotonina y de la dopamina, como la risperidona, la olanzapina y la clozapina, han reemplazado a los antagonistas de los receptores dopaminérgicos en el tratamiento de la esquizofrenia de inicio temprano.

M. **Abuso de sustancias en la adolescencia** (*véase* el capítulo 8)

1. **Diagnóstico.** Incluye la dependencia, abuso, intoxicación y abstinencia de sustancias que se diagnostican en la vida adulta. El diagnóstico se establece a través de una anamnesis cuidadosa, los resultados del laboratorio y una anamnesis obtenida de una fuente fiable.

2. **Epidemiología**

a. **Alcohol**

Resulta un problema significativo en el 10-20% de los adolescentes.

Al alcanzar el último grado de bachillerato, el 88% de los estudiantes indica que bebe alcohol; la diferencia en la proporción entre los bebedores masculinos y femeninos está disminuyendo.

b. **Marihuana**

Es el predictor más fuerte de consumo de cocaína.

El 10, 23 y 36% de los jóvenes de 14, 16 y 18 años, respectivamente, consumen marihuana.

Las tasas de prevalencia más altas se presentan entre los norteamericanos nativos y los adolescentes blancos de ambos sexos. Las tasas más bajas se observan entre las jóvenes latinoamericanas y afroamericanas, y los jóvenes norteamericanos (de ambos sexos) de origen asiático.

c. **Cocaína**

El consumo anual de cocaína entre estudiantes de los últimos años de bachillerato se ha reducido en más de un 30% desde 1990 hasta 2000. Se ha notificado el consumo diario de cocaína y crack por el 0.1 y 0.05%, respectivamente.

d. **Dietilamida del ácido lisérgico (LSD)**

Las tasas actuales de consumo son las más bajas en dos décadas.

En algún momento, el 2.7, 5.6 y 8.8% de los adolescentes de 14, 16 y 18 años, respectivamente, han notificado su consumo.

e. Inhalantes. Su consumo es más frecuente entre los adolescentes más jóvenes que entre los de mayor edad. El 17.6, 15.7 y 17.6% de los adolescentes de 14, 16 y 18 años, respectivamente, han notificado su consumo.

3. Etiología

La concordancia para el alcoholismo es mayor entre los gemelos monocigóticos que entre los dicigóticos.

La escasa supervisión parental también se ha asociado con un consumo más temprano de drogas.

4. Tratamiento

Psicológico. El entorno y la estrategia de tratamiento deben decidirse después de establecer, a través del cribado, el tipo y la intensidad de las sustancias objeto de abuso. Los entornos terapéuticos son las unidades hospitalarias, los centros de tratamiento en residencias sanitarias, los centros de rehabilitación, las casas para grupos, los programas hospitalarios parciales y los consultorios para pacientes ambulatorios. Los componentes básicos incluyen psicoterapia individual, asesoramiento de drogas específicas, grupos de autoayuda (Alcohólicos Anónimos [AA], Narcóticos Anónimos [NA]), educación sobre el abuso de sustancias y programas de prevención de recaídas y pruebas aleatorizadas de drogas en orina. La terapia cognitivo-conductual suele exigir la motivación del adolescente para participar en el tratamiento y abstenerse del consumo de sustancias. Puede sumarse la terapia familiar.

Farmacológico. Se pueden usar antidepresivos para los trastornos del estado de ánimo. En algunos casos, se dan fármacos para bloquear el efecto de refuerzo de la droga (p. ej., naltrexona para el abuso de opiáceos). La clonidina se ha empleado para la abstinencia de la heroína. Los tratamientos eficaces para dejar el tabaco incluyen chicles, parches y aerosoles o inhaladores de nicotina. El bupropión es útil para los tratamientos antitabáquicos.

N. Otros problemas de la infancia

1. Maltrato, abuso y negligencia infantiles. Se estima que, al año, un millón de niños sufren abusos o negligencia en Estados Unidos, un problema que ocasiona 2 000-4 000 muertes anuales. El niño maltratado suele tener un bajo peso al nacer o es prematuro (la mitad de todos los niños objeto de abuso), presenta minusvalías (discapacidad intelectual, parálisis cerebral) o dificultades (p. ej., negativista, hiperactivo). Por lo general, la madre es quien abusa del niño, y probablemente ella también fue maltratada. Los padres que maltratan a los niños habitualmente son impulsivos, abusan de sustancias, están deprimidos, son antisociales o bien son narcisistas.

Cada año se denuncian 150 000-200 000 nuevos casos de abusos sexuales. De todas las acusaciones, el 2-8% se consideran falsas y muchas otras no pueden verificarse. El agresor sexual, generalmente varón, en 8 de cada 10 casos es un conocido del niño. En el 50% de los casos, el delincuente es un padre, sustituto del padre o un pariente.

2. Funcionaminto intelectual límite. El niño tiene un CI en el rango de 71-84 y presenta deterioro del funcionamiento adaptativo.

3. Problemas académicos o educativos. El niño o adolescente tiene dificultades académicas significativas que se considera no se deben a un trastorno específico del aprendizaje o comunicación, o no están directamente relacionadas con un trastorno mental o psiquiátrico.

4. **Comportamiento antisocial del niño o adolescente.** El niño o adolescente tiene un comportamiento que no es ocasionado por un trastorno mental e involucra actos antisociales aislados, no un patrón de comportamiento. Estos actos violan los derechos de los demás, como agresividad y violencia abiertas o formas indirectas como mentira, robo, ausentismo escolar y huir de casa.

5. **Problema de identidad.** El DSM-5® no lo reconoce como un trastorno psiquiátrico, pero puede manifestarse a través de ellos (p. ej., trastornos del estado de ánimo, psicóticos y de personalidad límite). Se refiere a la incertidumbre sobre cuestiones relacionadas con la identidad, como objetivos, elección de carrera, amistades, conducta sexual, valores morales y lealtades grupales.

6. **Obesidad.** Presente en el 5-20% de niños y adolescentes. Un pequeño porcentaje presenta el síndrome de obesidad-hipoventilación, que es similar al síndrome de Pickwick en los adultos. Estos niños pueden presentar disnea, y un sueño caracterizado por ronquidos, estridor, tal vez apnea e hipoxia con desaturación de oxígeno. Puede producir la muerte. Se deben descartar otras afecciones, como hipotiroidismo o síndrome de Prader-Willi.

7. **Sida.** El sida ha presentado una multitud de problemas a los psiquiatras de niños y adolescentes. Por ejemplo, el cuidado de pacientes jóvenes de los grupos socioeconómicos más bajos, que ya es extremadamente inadecuado debido a la insuficiencia de recursos, resulta más difícil debido a las enfermedades relacionadas con el VIH o la muerte de padres y parientes. Los pacientes psiquiátricos jóvenes que tienen serología positiva no sintomática concomitante y requieren tratamiento residencial son rechazados por temor a la transmisión de la enfermedad. En la adolescencia, el sida dificulta aún más la sexualidad y el problema del abuso de sustancias.

Para mayor información sobre este tema, véase:
Cap. 27, Psiquiatría pediátrica, p. 673, y sección 19.3, Urgencias psiquiátricas en los niños, p. 407. En:
Kaplan & Sadock. Manual de psiquiatría clínica, 4.ª ed.
Cap. 31, Psiquiatría infantil, p. 1082; sección 5.5, Evaluación de la personalidad: adultos y niños,
p. 245; sección 5.6, Evaluación neuropsicológica y cognitiva en niños, p. 257; y sección 23.3, Urgencias
psiquiátricas en los niños, p. 785. En: Kaplan & Sadock. Sinopsis de psiquiatría, 11.ª ed.

26

Psiquiatría geriátrica

I. Introducción

La *tercera edad*, o *vejez*, no es una enfermedad, se refiere a la etapa del ciclo de vida que, en general, inicia a los 65 años de edad. Se caracteriza por el cambio de la búsqueda de riqueza por el mantenimiento de la salud, y la "pérdida" de agilidad física, agudeza mental, amigos y seres queridos, prestigio y poder. Algunos adultos mayores tienen trastornos mentales, físicos o ambos que afectan sus capacidades e incluso su esperanza de vida (se les denomina "ancianos enfermos"). A pesar de ello, en la tercera edad, el cuerpo todavía puede ser fuente de placer y dar una sensación de capacidad, en particular si se sigue un ejercicio regular, dieta saludable, descanso apropiado y asistencia médica preventiva. La psiquiatría geriátrica se ocupa de la prevención, diagnóstico y tratamiento de los trastornos psíquicos de los adultos mayores, así como de fomentar su longevidad. Se ha comprobado que las personas con una adaptación mental sana a la vida viven más que las que sufren con los problemas emocionales.

II. Demografía

A. Se considera que la edad adulta avanzada o vejez comienza a los 65 años. Los adultos mayores se clasifican como "ancianos jóvenes" (65-74 años) y "ancianos mayores" (a partir de los 75 años). Algunos llaman "ancianos" a los mayores de 85 años de edad. También se habla de los adultos mayores sanos y de los enfermos, con padecimientos que interfieren en sus actividades cotidianas y que exigen tratamiento médico o psiquiátrico.

B. La esperanza de vida en Estados Unidos se acerca a los 80 años, con un promedio de 74 años para hombres y 81 años para mujeres. Las mujeres sobreviven a los hombres por unos 7 años. Los individuos de al menos 85 años de edad ahora constituyen el 10% de los mayores de 65 años y es el segmento con el crecimiento más rápido de la población de adultos mayores (*véase* la tabla 26-1 sobre las tareas de desarrollo en la tercera edad que conducen a la salud mental).

III. Biología del envejecimiento

A. El proceso de envejecimiento, o *senectud* (del latín *senescere*, "envejecer"), se caracteriza por un declive gradual de la funcionalidad de todos los sistemas corporales: cardiovascular, respiratorio, genitourinario, endocrino e inmunitario, entre otros (*véase* la tabla 26-2 sobre la perspectiva general de los cambios biológicos que acompañan a la vejez).

B. Cognición

1. Pérdida frecuente y leve de la memoria que se denomina *olvido senil benigno*. Pueden aprender cosas nuevas, pero tienen que repetir y practicar más que las personas jóvenes. El coeficiente de inteligencia (CI) no disminuye.

2. Los individuos de un estrato socioeconómico bajo tienen mayor riesgo de sufrir deterioro cognitivo que los de las clases altas. El deterioro cognitivo se retrasa entre las personas que continúan con el aprendizaje y la estimulación.

Tabla 26-1
Tareas de desarrollo en la tercera edad

Mantener la imagen corporal y la integridad física
Realizar una revisión vital
Mantener los intereses y las actividades sexuales
Afrontar la muerte de los seres queridos
Aceptar las implicaciones de la jubilación
Aceptar el fracaso de los órganos y los sistemas programado genéticamente
Deshacerse de los vínculos terrenales
Aceptar los cambios de las relaciones con los nietos

Tabla 26-2
Cambios biológicos asociados con el envejecimiento

Nivel celular
Cambios en las estructuras de ADN y ARN: degeneración de orgánulos intracelulares
Degeneración neuronal en el SNC, sobre todo en la zona precentral temporal superior y en las circunvoluciones temporales inferiores (no hay pérdida de núcleos del tronco encefálico)
Alteración de la sensibilidad y el lugar de los receptores
Descenso del anabolismo y el catabolismo de los transmisores celulares
Incremento del colágeno y la elastina intercelulares

Sistema inmunitario
Alteración de la respuesta de los linfocitos T a los antígenos
Incremento de la función de los órganos autoinmunitarios
Aumento de la sensibilidad a la infección y a las neoplasias
Sin modificación de leucocitos, reducción de linfocitos T
Incremento de la velocidad de sedimentación globular (inespecífico)

Sistema musculoesquelético
Descenso de la talla por acortamiento de la columna vertebral (pérdida de unos 5 cm en hombres y mujeres desde la segunda a la séptima década)
Reducción de la masa muscular magra y de la fuerza muscular; estrechamiento de la caja torácica
Incremento de la grasa corporal
Alargamiento de la nariz y las orejas
Pérdida de la matriz ósea, que provoca osteoporosis
Degeneración de las superficies articulares, que provoca artrosis
Riesgo de fractura de cadera del 10-25% a los 90 años de edad
Cierre continuado de las suturas craneales (la sutura parietomastoidea no alcanza su cierre completo hasta los 80 años de edad)
Aumento de peso en hombres hasta los 60 años de edad (después lo pierden)
Aumento de peso en mujeres hasta los 70 años (después lo pierden)

Faneras
Aparición de canas por consecuencia del descenso en la producción de melanina en los folículos pilosos (a los 50 años, el 50% de los hombres y las mujeres tienen al menos el 50% del pelo canoso; el vello púbico es el último en encanecer)
Arrugamiento generalizado de la piel
Glándulas sudoríparas menos activas
Descenso de la melanina
Pérdida de la grasa subcutánea
Enlentecimiento del crecimiento ungular

Aparatos genitourinario y reproductor
Descenso del filtrado glomerular y del flujo sanguíneo renal
Descenso de la firmeza de la erección y del chorro eyaculador
Descenso de la lubricación vaginal
Aumento de tamaño de la próstata
Incontinencia

Sentidos
Engrosamiento del cristalino, reducción de la visión periférica
Incapacidad de acomodación (presbicia)
Pérdida de audición de alta frecuencia (presbiacusia); pérdida del 25% a los 60 años de edad y del 65% a los 80 años
Cristalinos amarillentos
Disminución del gusto, olfato y tacto
Descenso de la adaptación a la oscuridad

(continúa)

Tabla 26-2
Cambios biológicos asociados con el envejecimiento *(continuación)*

Sistema neuropsiquiátrico
Aprendizaje de nuevos contenidos más tardado, pero con
  aprendizaje completo
CI estable hasta los 80 años
Capacidad verbal conservada con la edad
Disminución de la velocidad psicomotriz

Memoria
Tareas que requieren cambios de atención realizadas con dificultad
Disminución de la capacidad de codificación (transferencia de memoria de corto
  a largo plazo y viceversa)
Reconocimiento de la respuesta correcta en pruebas con respuestas múltiples
  intacto
Disminuye el recuerdo simple

Neurotransmisores
Disminución de noradrenalina en el sistema nervioso central
Aumento de la monoaminooxidasa y la serotonina en el cerebro

Cerebro
Disminución del peso general, un 17% a los 80 años de edad en ambos sexos
Surcos ensanchados, circunvoluciones más pequeñas, atrofia de los giros
Aumento de los ventrículos
Aumento del transporte en la barrera hematoencefálica
Descenso de la irrigación sanguínea y la oxigenación cerebrales

Sistema cardiovascular
Aumento de tamaño y peso del corazón
  (tiene el pigmento lipofuscina procedente de los lípidos)
Descenso de la elasticidad de las válvulas cardíacas
Aumento del colágeno de los vasos sanguíneos
Aumento de la susceptibilidad a las arritmias
Alteración de la homeostasia de la presión arterial
Gasto cardíaco que se mantiene en ausencia de cardiopatía coronaria

Aparato digestivo
Riesgo de gastritis atrófica, hernia de hiato, diverticulosis
Reducción del flujo sanguíneo intestinal y hepático
Disminución de la saliva
Alteración de la absorción desde el aparato digestivo (riesgo de síndrome de malabsorción
  y avitaminosis)
Estreñimiento

Sistema endocrino
Descenso de estrógenos en las mujeres
Disminución de andrógenos suprarrenales
Descenso de la producción de testosterona en los hombres
Incremento de la folitropina u hormona foliculoestimulante (FSH) y lutropina
  u hormona luteinizante (LH) en mujeres posmenopáusicas
Tiroxina (T_4) y tirotropina (TSH) normales en suero, descenso de triyodotironina (T_3)
Descenso de los resultados de la prueba de tolerancia a la glucosa

Aparato respiratorio
Descenso de la capacidad vital
Descenso del reflejo de la tos
Descenso de la acción de los cilios del epitelio bronquial

IV. Enfermedad clínica

Las cinco causas principales de muerte entre los ancianos son las cardiopatías,
el cáncer, el ictus, la enfermedad de Alzheimer y la neumonía. Las alteraciones
del sistema nervioso central (SNC) y los trastornos psicopatológicos representan
causas frecuentes de morbilidad, así como la artritis y los síntomas relacionados.
La hiperplasia prostática benigna aflige a tres cuartas partes de los hombres mayores de 75 años. Se cree que la incontinencia urinaria afecta hasta a una quinta
parte de los ancianos, asociándose a veces con demencia. Estas enfermedades frecuentes modifican el comportamiento. La artritis, por ejemplo, puede restringir

la actividad y alterar la forma de vida. Los adultos mayores, como los demás adultos, sienten una profunda vergüenza por los problemas urinarios y restringen sus actividades u ocultan o niegan su discapacidad para conservar la autoestima. Las enfermedades cardiovasculares suponen una causa importante de morbilidad y mortalidad en la tercera edad. La hipertensión afecta hasta al 40% de los ancianos, muchos de ellos en tratamiento con diuréticos o antihipertensivos. La propia hipertensión puede ocasionar efectos centrales, que van desde cefalea hasta ictus, y la farmacoterapia de este trastorno determina, a veces, alteraciones del estado de ánimo y de la cognición (p. ej., trastornos electrolíticos por el tratamiento diurético). La ateroesclerosis, asociada con enfermedad cardiovascular e hipertensión, se ha relacionado con las principales formas de demencia, no sólo la vascular sino también la enfermedad de Alzheimer. Los cambios sensoriales también acompañan el proceso del envejecimiento. Un tercio de los adultos mayores sufre cierto grado de discapacidad auditiva. Según un estudio, casi la mitad de las personas de 75-85 años sufre cataratas y más del 70%, glaucoma. Las dificultades de convergencia, acomodación y degeneración macular representan, asimismo, fuentes de discapacidad visual en la vejez. Estas alteraciones sensoriales suelen interactuar con las discapacidades psicopatológicas, magnificando el déficit psicopatológico e intensificando los síntomas.

V. **Trastornos psiquiátricos**
Los datos de prevalencia de los trastornos mentales en personas de edad avanzada varían ampliamente, pero un estimado conservador del 25% tiene síntomas psiquiátricos significativos. Los trastornos más frecuentes de la tercera edad son el trastorno depresivo, los trastornos neurocognitivos (demencia), los trastornos fóbicos y los trastornos por consumo de alcohol. Los adultos mayores de 75 años también tienen uno de los mayores riesgos de suicidio. Muchos trastornos mentales de la tercera edad pueden ser prevenidos, mejorados o incluso revertidos. De especial importancia son las causas reversibles del delirio y la demencia; si no se diagnostican con precisión y se tratan oportunamente, estos trastornos pueden progresar a un estado irreversible que requiera la institucionalización del paciente.

A. **Trastornos demenciantes.** Alrededor del 5% de los estadounidenses mayores de 65 años de edad sufren demencia grave y el 15%, demencia leve. El porcentaje de demencia grave alcanza el 20% en las personas con más de 80 años. Los factores de riesgo para la demencia son edad, antecedentes familiares y sexo femenino. Los cambios típicos afectan la cognición, memoria, lenguaje y funciones visuoespaciales, pero también son frecuentes las alteraciones de la conducta, como agitación, inquietud, deambulación errática, ira, vocerío, violencia, desinhibición social y sexual, impulsividad, trastornos del sueño y delirios. Estos últimos, junto con las alucinaciones, aparecen en el curso de las demencias en casi el 75% de los pacientes. Entre un 10 y 15% de los pacientes con síntomas de demencia muestran enfermedades potencialmente tratables (tabla 26-3).

1. **Demencia de tipo Alzheimer**
   a. **Diagnóstico, signos y síntomas.** Es el tipo más frecuente de demencia. Es más habitual en mujeres que en hombres. Se caracteriza por un inicio gradual y la disminución progresiva de las funciones cognitivas. La memoria está deteriorada y se observa al menos uno de los siguientes síntomas: afasia, apraxia, agnosia y alteraciones en el funcionamiento ejecutivo.

Tabla 26-3
Algunos trastornos potencialmente reversibles que pueden semejar una demencia

Consumo de sustancias
Anticolinérgicos
Antihipertensivos
Antiinflamatorios no esteroideos
Antipsicóticos
Corticoesteroides
Digitálicos
Fenitoína
Narcóticos
Polifarmacoterapia
Sedantes hipnóticos

Trastornos psiquiátricos
Ansiedad
Depresión
Manía
Trastornos delirantes (paranoides)

Trastornos metabólicos y endocrinos
Enfermedad de Addison
Hipercapnia (enfermedad pulmonar obstructiva crónica)
Hipernatremia
Hiperparatiroidismo
Hipertiroidismo
Hipoglucemia
Hiponatremia
Hipotiroidismo
Hipovolemia
Insuficiencia hepática
Insuficiencia renal
Síndrome de Cushing

Otros
Disminución de la agudeza visual o auditiva
Hospitalización
Impactación fecal

Cortesía de: Gary W. Small, M.D.

Los defectos neurológicos (p. ej., alteraciones de la marcha, afasia, agnosia y apraxia) finalmente aparecen. Alrededor del 50% de los pacientes con enfermedad de Alzheimer experimentan síntomas psicóticos (*véase* la tabla 26-4 para distinguir entre los dos trastornos).

   b. **Etiología.** Ocurre una destrucción selectiva de las neuronas colinérgicas. Hay disminución del volumen de las circunvoluciones de los lóbulos frontal y temporal. Las alteraciones microscópicas incluyen placas seniles y ovillos neurofibrilares.

   c. **Tratamiento.** No se conoce ningún tipo de prevención o curación. El tratamiento es paliativo. En algunos pacientes con demencia de tipo Alzheimer mejoran la cognición y la función con el donepezilo. También se utilizan fármacos como la memantina, que protege las neuronas frente a la estimulación excesiva por el glutamato. La psicosis de tipo Alzheimer se trata con fármacos (tabla 26-5).

2. **Demencia vascular.** El segundo tipo más frecuente de demencia es la vascular. Este tipo de demencia cursa con signos y síntomas de foco neurológico. Además, comienza de manera repentina y sin una evolución escalonada y progresiva.

Tabla 26-4
Psicosis de la enfermedad de Alzheimer frente a esquizofrenia de las personas mayores: características clínicas

Característica	Esquizofrenia	Psicosis de la enfermedad de Alzheimer
Prevalencia	1% de la población general	50% de los pacientes con la EA
Delirios extravagantes o complejos	Frecuentes	Raros
Alucinaciones habituales	Auditivas	Visuales
Síntomas de primer rango	Frecuentes	Raros
Ideación suicida activa	Frecuente	Rara
Antecedentes de psicosis	Muy frecuentes	Raros
Antecedentes familiares de psicosis	Algunas veces	Infrecuentes
Remisión final de la psicosis	Infrecuente	Frecuente
Necesidad de antipsicóticos durante años	Muy frecuente	Infrecuente
Dosis óptima de antipsicóticos (% de la dosis de un adulto joven con esquizofrenia)	50%	20%

EA, enfermedad de Alzheimer.
De: Forester BP, Dukoff R. *Primary Psychiatry.* 2004, 11(1):48, 51–55.

3. **Otras demencias.** Debidas a enfermedad de Huntington, hidrocefalia normotensiva, enfermedad de Parkinson y otras causas que se ven en el capítulo 5.

B. **Trastornos depresivos.** Se presentan en el 15% de todos los ancianos que viven en la comunidad o en residencias. Los signos y síntomas habituales de los trastornos depresivos incluyen disminución de la energía y la concentración, problemas del sueño (despertar a primera hora de la mañana y de forma repetida durante la noche), disminución del apetito, adelgazamiento y síntomas somáticos. Las alteraciones cognitivas de los ancianos deprimidos se denominan *síndrome demencial de la depresión* (seudodemencia), que se confunde fácilmente con la demencia verdadera. La seudodemencia afecta al 15% de los adultos mayores deprimidos y al 25-50% de los pacientes con demencia que están deprimidos.

C. **Trastorno bipolar I**

1. **Diagnóstico, signos y síntomas.** Suele iniciar en la fase central de la vida adulta. La vulnerabilidad frente a las recidivas continúa, por lo que los pacientes con antecedentes de trastorno bipolar I pueden tener un episodio maníaco más adelante en el curso de su vida. Los signos y síntomas se parecen a los de los adultos más jóvenes: elevación, exaltación o irritabilidad del ánimo; menor necesidad de dormir; distraibilidad; impulsividad y, a menudo, consumo excesivo de alcohol. Suele haber una conducta hostil o paranoide.

Tabla 26-5
Antipsicóticos de segunda generación utilizados en el tratamiento de la psicosis de la enfermedad de Alzheimer

Fármaco	Dosis inicial (mg/día)	Dosis de mantenimiento (mg/día)
Clozapina	6.25-12.5	25-75
Risperidona	0.025-0.5	0.5-1.5
Olanzapina	2.5-5	5-10
Paliperidona	3-12	3-6
Quetiapina	12.5-50	50-150
Ziprasidona	40	60-180
Aripiprazol	10	10-15

Tabla 26-6
Dosis geriátricas de fármacos habituales para tratar el trastorno bipolar

Nombre genérico	Intervalo posológico geriátrico (mg/día)
Carbonato de litio	75-900
Carbamazepina	200-1 200
Valproato (ácido valproico, divalproex)	250-1 000

2. Tratamiento. El litio es el tratamiento preferido para la manía, pero se debe vigilar con cuidado en las personas mayores, ya que la disminución de la eliminación renal aumenta el riesgo de toxicidad. Los efectos neurotóxicos son más frecuente entre los ancianos de mayor edad. En la tabla 26-6 se muestran otros fármacos utilizados para el trastorno bipolar de los ancianos.

D. Esquizofrenia

1. Diagnóstico, signos y síntomas. Las alteraciones psicopatológicas pierden intensidad conforme el paciente envejece. Los signos y síntomas incluyen embotamiento emocional, retraimiento social, comportamiento excéntrico y pensamiento ilógico. Los delirios y las alucinaciones son raros.

2. Epidemiología. Puede iniciar en la adolescencia o principio de la vida adulta y persiste a lo largo de la vida. Las mujeres tienen esquizofrenia de inicio tardío con más frecuencia. Alrededor del 20% de los esquizofrénicos no tienen ningún síntoma activo al llegar a los 65 años; el 80% exhibe una alteración variable.

3. Tratamiento. Los adultos mayores con síntomas esquizofrénicos responden bien a los fármacos antipsicóticos. Los medicamentos se deben administrar de manera juiciosa; con frecuencia, los ancianos responden bien a dosis menores de las habituales (tabla 26-7).

E. Trastorno delirante

1. Diagnóstico, signos y síntomas. Puede detonarse por estrés físico o psíquico, como fallecimiento del cónyuge, pérdida del empleo, jubilación, aislamiento social, circunstancias económicas desfavorables, enfermedades médicas o cirugías invalidantes, alteraciones de la visión y sordera.

2. Epidemiología. Suele presentarse entre los 40 y los 55 años. Los delirios adoptan distintas formas: la mayoría son persecutorios; el paciente cree que lo espían, vigilan, envenenan o acosan de alguna manera.

3. Etiología. Puede deberse al efecto de los fármacos o ser el primer signo de un tumor cerebral.

Tabla 26-7
Antipsicóticos de segunda generación: esquizofrenia en los ancianos

Fármaco	Dosis inicial (mg/día)	Dosis de mantenimiento (mg/día)
Clozapina	12.5-25	50-150
Risperidona	0.5-1	1-3
Olanzapina	5-7.5	10-15
Paliperidona	3-12	3-6
Quetiapina	25-50	100-250
Ziprasidona	40	60-180
Aripiprazol	10	10-15

F. Trastornos de ansiedad. Incluye el trastorno de pánico, fobias, trastorno obsesivo-compulsivo, trastorno de ansiedad generalizada, trastorno de estrés agudo y trastorno de estrés postraumático.

1. **Diagnóstico, signos y síntomas.** Los signos y síntomas de la fobia de los adultos mayores son menos intensos que los de las personas más jóvenes, pero sus efectos resultan igual de debilitantes, si no más. Las obsesiones y las compulsiones pueden manifestarse por primera vez en un anciano, aunque las personas mayores con trastornos obsesivo-compulsivos generalmente presentan algún indicio del trastorno (p. ej., manía por el orden, perfeccionismo, puntualidad y parsimonia) cuando son más jóvenes. En presencia de síntomas, los pacientes pueden exagerar sus deseos de orden, los rituales y la monotonía.

2. **Epidemiología.** Los trastornos de ansiedad aparecen al inicio o mitad de la vida adulta, pero algunos lo hacen a partir de los 60 años. Los más habituales son las fobias (4-8%). La tasa del trastorno de pánico es del 1%.

3. **Tratamiento.** El tratamiento debe adaptarse a cada caso, tomando en cuenta la interacción biopsicosocial que origina el trastorno. Se requiere tanto del tratamiento farmacológico como de la psicoterapia.

G. Trastorno de síntomas somáticos

1. **Diagnóstico, signos y síntomas.** Caracterizado por síntomas que recuerdan enfermedades médicas; son importantes para la psiquiatría geriátrica porque las dolencias somáticas son habituales en los ancianos.

2. **Epidemiología.** Más del 80% de las personas mayores de 65 años tienen por lo menos una enfermedad crónica, en general artritis o problemas cardiovasculares. Después de los 75 años, el 20% tiene diabetes y un promedio de cuatro enfermedades crónicas diagnosticables que requieren atención médica. La hipocondría es frecuente entre las personas de más de 60 años, si bien, su incidencia máxima se presenta entre los 40 y los 50 años.

3. **Tratamiento.** Este trastorno suele ser crónico y su pronóstico, reservado. Las exploraciones físicas repetidas ayudan a tranquilizar a los pacientes de que no tienen una enfermedad mortal; conviene, no obstante, evitar los procedimientos diagnósticos invasivos y de alto riesgo, salvo que exista una indicación médica. El médico debe admitir que la dolencia es real, que el dolor es auténtico y que es percibido como tal por el paciente, y que está indicado un tratamiento psicológico o farmacológico del problema.

H. Trastornos relacionados con sustancias

1. **Diagnóstico, signos y síntomas.** Los adultos mayores con dependencia del alcohol suelen tener antecedentes de consumo excesivo que inició en la juventud o madurez. En general, tienen enfermedades médicas, sobre todo hepáticas, y son divorciados, viudos o nunca se casaron. La presentación clínica de los ancianos con trastornos por consumo de alcohol y de otras sustancias varía e incluye confusión, higiene corporal deficiente, depresión, desnutrición y efectos de exposición a la intemperie y caídas. Todo problema gastrointestinal, psicológico o metabólico no explicado es una alerta sobre un posible abuso de sustancias adquiridas sin receta.

2. **Epidemiología.** El 20% de los pacientes en un centro geriátrico tienen dependencia del alcohol. Los trastornos por consumo de alcohol y de otras sustancias representan el 10% de los problemas emocionales de las personas mayores; la

dependencia de sustancias como hipnóticos, ansiolíticos y narcóticos es más frecuente en geriatría de lo que se reconoce. El 35% de los adultos mayores toman analgésicos sin receta y otro 30% utilizan laxantes.

I. Trastornos del sueño

1. Diagnóstico, signos y síntomas. Debido a la menor duración del ciclo diario de sueño-vigilia, las personas mayores sin actividades diarias, en particular las que viven en residencias, pueden experimentar un adelanto en la fase del sueño, es decir, se acuestan pronto y se despiertan a mitad de la noche. Los cambios en la estructura del sueño de las personas mayores de 65 años afectan tanto al sueño de movimientos oculares rápidos (REM, *rapid eye movement*) como al sueño no REM (NREM). Los cambios REM suponen una redistribución de esta fase del sueño durante la noche: aumento del número de episodios, acortamiento de cada episodio y duración total menor del sueño REM. Los cambios del sueño NREM consisten en un descenso en la amplitud de las ondas delta (δ), menor porcentaje de las etapas III y IV del sueño y mayor porcentaje de las etapas I y II.

2. Epidemiología. Los trastornos del sueño que afectan más a los adultos mayores que a los jóvenes son: somnolencia diurna, siestas diurnas y consumo de hipnóticos. Entre los trastornos primarios del sueño destacan las disomnias, en particular el insomnio primario, mioclonías nocturnas, síndrome de las piernas inquietas y apnea del sueño.

3. Etiología. El deterioro en la calidad del sueño de las personas mayores se debe a la alteración en el horario y la consolidación del sueño. Las causas de los trastornos del sueño en los ancianos incluyen trastornos primarios del sueño, otros trastornos mentales, enfermedades médicas y factores sociales y ambientales. El consumo de alcohol también interfiere con la calidad del sueño y determina su fragmentación, así como despertares matutinos tempranos.

J. Riesgo de suicidio

1. Diagnóstico, signos y síntomas. Los pacientes mayores con enfermedades médicas importantes o que han perdido recientemente a un ser querido necesitan evaluación para descartar síntomas de depresión, ideación o planes suicidas. No debe existir ninguna reticencia para preguntar a los pacientes sobre el suicidio, porque no hay ninguna prueba de que la pregunta aumente la probabilidad de la conducta suicida.

2. Epidemiología. Los ancianos tienen un mayor riesgo de suicidio que el resto de la población. La tasa de suicidio de los hombres blancos de más de 65 años es cinco veces mayor que la de la población general. Un tercio de los ancianos refieren la soledad como motivo principal para el suicidio. Aproximadamente el 10% de los ancianos con ideación suicida argumentan problemas económicos, mala salud o depresión como motivos para sus pensamientos suicidas. El 75% de los que intentan suicidarse toman una sobredosis de algún medicamento, y el 20% se cortan o se acuchillan. Entre los ancianos de mayor edad que son víctimas de suicidio, hay más viudos y menos solteros, separados o divorciados que entre los adultos mayores más jóvenes.

K. Otras afecciones de la edad avanzada

1. Vértigo. La sensación de vértigo o mareo, síntomas frecuentes en los ancianos, causa que muchos se vuelvan inactivos por temor a caer. El vértigo puede ser secundario a varias causas, como anemia, hipotensión, arritmias, enfermedad cerebrovascular, insuficiencia de la arteria basilar, enfermedades del oído medio, neurinoma del acústico y enfermedad de Ménière. El consumo excesivo de ansiolíticos puede producir mareos y somnolencia diurna. El tratamiento con meclozina, 25-100 mg/día, ha resultado eficaz en muchos pacientes con vértigo.

2. **Síncope.** La pérdida repentina de la consciencia asociada con el síncope se debe a una disminución de la irrigación sanguínea en el cerebro y la consiguiente hipoxia cerebral. Es necesario un estudio diagnóstico exhaustivo para descartar las diversas causas, que se detallan en la tabla 26-8.

3. **Hipoacusia.** Casi el 30% de las personas mayores de 65 años de edad presentan una pérdida auditiva importante (presbiacusia). Después de los 75 años, la tasa se eleva al 50%. Las causas varían. El médico debe sospechar hipoacusia en pacientes que dicen oír, pero que no comprenden o piden que se les repitan las preguntas. Muchos ancianos con hipoacusia se benefician de los auxiliares auditivos.

Tabla 26-8
Causas de síncope

Trastornos cardíacos
Anatómicos/valvulares
  Estenosis aórtica
  Prolapso e insuficiencia mitral
  Miocardiopatía hipertrófica
Mixoma
  Eléctrico
  Taquiarritmias
  Bradiarritmia
  Bloqueo de conducción
  Síndrome de disfunción sinusal
Funcionales
  Isquemia e infarto

Hipotensión circunstancial
  Deshidratación (diarrea, ayuno)
  Hipotensión ortostática
  Hipotensión posprandial
  Micción, defecación, tos y deglución

Reflejos cardiovasculares alterados
  Síndrome del seno carotídeo
  Síncope vasovagal

Fármacos
  Vasodilatadores
  Antagonistas del calcio
  Diuréticos
  β-bloqueantes

Alteraciones del sistema nervioso central
  Insuficiencia cerebrovascular
  Crisis convulsivas

Alteraciones metabólicas
  Hipoxemia
  Hipoglucemia o hiperglucemia
  Anemia

Neumopatías
  Enfermedad pulmonar obstructiva crónica
  Neumonía
  Embolia pulmonar

4. **Maltrato a los ancianos.** Se calcula que el 10% de las personas mayores de 65 años sufren abusos. La American Medical Association define el *maltrato de ancianos* como "un acto u omisión que produce un daño, auténtico o potencial, a la salud o el bienestar de una persona de edad avanzada". Los malos tratos incluyen el abuso y la negligencia (física, psicológica, económica y material). El abuso sexual también es posible. En la tabla 26-9 se enumeran los diferentes tipos de abuso a los ancianos.

5. **Duelo por viudez.** Los datos demográficos sugieren que el 51% de las mujeres y el 14% de los hombres mayores de 65 años enviudan al menos una vez. La pérdida del cónyuge es una de las experiencias vitales que genera más estrés. Son especialmente vulnerables los ancianos que sobreviven a sus cónyuges suicidas, igual que aquellos con trastornos psiquiátricos.

VI. Psicoterapia en adultos mayores

Los procesos psicológicos fundamentales en los ancianos no difieren de aquellos de los adultos más jóvenes. Sin embargo, el proceso de envejecimiento y los cambios patológicos asociados dan lugar a problemas psicológicos que son relativamente particulares a este grupo de edad. Un problema muy frecuente en la terapia es la evolución y cambio de las relaciones entre los adultos mayores y sus hijos adultos. Por ejemplo, en presencia de una enfermedad, los ancianos pueden tener un deseo de independencia y, en el contexto social actual, expectativas poco realistas con respecto a sus hijos adultos. Los hijos adultos, a su vez, pueden albergar resentimientos hacia sus padres desde la infancia, o, a la inversa, pueden experimentar sentimientos de culpa poco realistas con respecto a lo que deberían estar haciendo por sus padres en caso de enfermedad u otros eventos traumáticos.

La terapia familiar, en consecuencia, puede ser de particular valor en los pacientes geriátricos, a veces en conjunto con la psicoterapia grupal o individual. Otros objetivos característicos de la terapia individual para los adultos mayores incluyen el mantenimiento de la autoestima, a pesar de los cambios físicos, de pareja y sociales; el uso significativo del tiempo de ocio no acostumbrado; y la clarificación de las opciones en el contexto de un cambio físico y social más o menos abrumador. En general, la psicoterapia en el anciano está relativamente orientada hacia la situación o el problema, y busca soluciones dentro del marco establecido de la personalidad más que un cambio abrumador en ésta. Sin embargo, muchas personas mayores responden bien a cambios en apariencia abrumadores y tragedias personales (p. ej., pérdida de la salud, pérdida del cónyuge) y manifiestan una fuerza social y una capacidad de adaptación que no se habían visto hasta entonces.

La demencia plantea problemas psicoterapéuticos especiales. En un fenómeno denominado *retrogénesis,* observado en la demencia de Alzheimer y en grado variable en otros trastornos demenciantes, los cambios cognitivos, funcionales y fisiológicos del paciente revierten los patrones del desarrollo humano normal. Así se ilustra para los cambios funcionales en la enfermedad de Alzheimer en la tabla 26-10. Por eso, cada etapa funcional de la enfermedad de Alzheimer puede formularse como una edad de desarrollo correspondiente a la infancia. La edad de desarrollo del paciente con enfermedad de Alzheimer da una idea inmediata de sus necesidades generales de tratamiento y asistencia (tabla 26-11). Así, un paciente de la etapa 7 con enfermedad de Alzheimer grave requiere aproximadamente la misma cantidad de cuidado que un lactante. De manera similar, un paciente con enfermedad de Alzheimer leve, en etapa 4, puede permanecer solo gran parte del tiempo, de la misma manera que

Tabla 26-9
Tipos de maltrato a ancianos

Abuso físico o sexual

Contusiones
  (bilaterales, en distintas fases de curación)
Verdugones
Laceraciones
Pinchazos
Fracturas
Signos de administración excesiva de medicamentos
Quemaduras
Restricciones físicas
  (estar confinado a la cama, etc.)
Desnutrición y deshidratación
Falta de higiene personal
Calefacción insuficiente
Falta de alimentos y agua
Ropa de vestir o de cama sucias
Carencias:
  Medicamentos necesarios
  Anteojos, audífonos, prótesis dentales
Dificultad para caminar o sentarse
Enfermedades venéreas
Dolor o comezón, magulladuras o sangrado en los genitales externos, en la zona vaginal
  o en la región anal

Abuso psicológico

(Los adultos vulnerables reaccionan manifestando resignación, temor, depresión,
  confusión, enojo, ambivalencia e insomnio.)
Amenazas
Insultos
Hostigamiento
Retirada de la seguridad y del afecto
Órdenes crueles
La familia o los cuidadores se niegan a dejarlo viajar, recibir visitas de amigos u otros
  familiares, o ir a la iglesia.

Explotación

Uso inadecuado del salario o de otros recursos económicos del adulto vulnerable (la víctima
  es la mejor fuente de información, pero en la mayoría de los casos ha dejado la gestión
  de los asuntos económicos en manos de otra persona y, en consecuencia, puede haber
  cierta confusión sobre el estado económico).

Abuso médico

Retención o administración incorrecta de medicamentos o tratamientos médicos necesarios
  para una afección; o la retención de prótesis dentales, anteojos, audífonos o cualquier otro
  accesorio que haya sido prescrito por el médico al paciente.
Puede ser causa de:
  Confusión
  Desorientacion
  Alteraciones de la memoria
  Agitación
  Letargia
  Abandono de sí mismo

Negligencia

Conducta del adulto vulnerable o de otros que da lugar a la privación del cuidado necesario
  para mantener la salud física y mental.
Puede manifestarse por:
  Desnutrición
  Escasa higiene personal
  Cualquiera de los indicadores de abuso médico

Reproducido con permiso de: Washington State Medical Association. *Elder Abuse: Guidelines
for Intervention by Physicians and Other Service Providers.* Seattle, WA: Washington State Medical
Association; 1985.

Tabla 26-10
**Estadios funcionales del desarrollo humano normal y de la enfermedad
de Alzheimer**

Edad aproximada	Capacidades adquiridas	Capacidades perdidas	Enfermedad de Alzheimer
+12 años	Trabajar	Trabajar	3 INCIPIENTE
8-12 años	Manejo de finanzas simples	Manejo de finanzas simples	4 LEVE
5-7 años	Elegir la ropa adecuada	Elegir la ropa adecuada	5 MODERADA
5 años	Vestirse sin ayuda	Vestirse sin ayuda	6a MODERADAMENTE INTENSA
4 años	Ducharse sin ayuda	Ducharse sin ayuda	b
4 años	Usar el retrete sin ayuda	Usar el retrete sin ayuda	c
3-4½ años	Control de la orina	Control de la orina	d
2-3 años	Control de las heces	Control de las heces	e
15 meses	Hablar 5 o 6 palabras	Hablar 5 o 6 palabras	7a INTENSA
1 año	Hablar una palabra	Hablar una palabra	b
1 año	Caminar	Caminar	c
6-10 meses	Sentarse	Sentarse	d
2-4 meses	Sonreír	Sonreír	e
1-3 meses	Sostener la cabeza	Sostener la cabeza	f

De: Reisberg B. Dementia: a systematic approach to identifying reversible causes. *Geriatrics.* 1986; 41(4):30–46; Reisberg B. Functional assessment staging (FAST). *Psychopharmacol Bull.* 1988;24:653–659; y Reisberg B, Franssen EH, Souren LEM, Auer S, Kenowsky S. Progression of Alzheimer's disease: variability and consistency; ontogenic models, their applicability and relevance. *J Neural Transm Suppl.* 1998;54:9–20, con autorización.

un niño de 8-12 años sólo necesita una vigilancia limitada. La edad de desarrollo del paciente con enfermedad de Alzheimer también ayuda a entender sus necesidades emocionales, las alteraciones conductuales y las necesidades físicas. Como se mencionó antes, estos principios se pueden aplicar, en cierta medida, a los demás trastornos demenciantes distintos de la enfermedad de Alzheimer.

VII. Tratamiento psicofarmacológico de los trastornos geriátricos

Los principales objetivos del tratamiento farmacológico de estos pacientes son: mejorar su calidad de vida, mantenerlos en la comunidad y retrasar o evitar su

Tabla 26-11
**Necesidades de tratamiento del adulto mayor y el paciente con enfermedad
de Alzheimer por edad de desarrollo correspondiente**

Deterioro general y estadio funcional del envejecimiento y la enfermedad de Alzheimer	Edad de desarrollo	Necesidades de tratamiento del adulto mayor y del paciente con enfermedad de Alzheimer
1	Adulto	Ninguna
2	Adulto	Ninguna
3	> 12 años	Ninguna
4	8-12 años	Aún es posible la indepencia
5	5-7 años	Para sobrevivir en la comunidad se requiere ayuda a tiempo parcial
6	2-5 años	Se requiere la supervisión a tiempo completo
7	0-2 años	Se requiere atención continua

Adaptado de: Reisberg B, Franssen EH, Souren LEM, Auer S, Kenowsky S. Progression of Alzheimer's disease: variability and consistency; ontogenic models, their applicability and relevance. *J Neural Transm Suppl.* 1998;54:9–20, con autorización.

internamiento en una residencia geriátrica. El principio básico de la psicofarmacología geriátrica es la individualización de la pauta posológica. Las dosis deben modificarse debido a los cambios fisiológicos que se producen con el envejecimiento. Las nefropatías se asocian con una disminución de la eliminación renal de fármacos; las hepatopatías originan una reducción del metabolismo; la enfermedad cardiovascular y la disminución del gasto cardíaco pueden afectar la eliminación de los fármacos, tanto renal como hepática; y las enfermedades gastrointestinales y la hiposecreción gástrica influyen en su absorción. Como norma general, se debe utilizar la dosis de fármaco más baja posible que permita obtener la respuesta terapéutica deseada. El médico debe conocer la farmacodinámica, farmacocinética y biotransformación de cada medicamento prescrito, así como sus interacciones con otros que ya recibe el paciente.

Para mayor información sobre este tema, véase*:*
Cap. 29, Psiquiatría geriátrica, p. 895. En: Kaplan & Sadock. Manual de psiquiatría clínica, *4.ª ed.*
Cap. 33, Psiquiatría geriátrica, p. 1334. En: Kaplan & Sadock. Sinopsis de psiquiatría, *11.ª ed.*

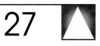
I. Cuidados al final de la vida

El *final de la vida* se refiere a la muerte y al hecho de morir. La *muerte* puede considerarse la suspensión absoluta de las funciones vitales, mientras que *morir* es el proceso en el que se pierden esas funciones. Esta fase involucra todos los aspectos médicos que precisa el enfermo terminal y comienza cuando acaba el tratamiento curativo. Los cuidados paliativos son el componente principal de esta fase. También se incluyen otras cuestiones complejas, como la eutanasia, el suicidio asistido por el médico y otros dilemas éticos.

A. Cuidados paliativos. Los cuidados paliativos (del latín *palliere*, "proteger") se refieren al tratamiento ofrecido al paciente moribundo. El objetivo no es curar, sino aliviar el dolor y el sufrimiento. Aunque suele asociarse con la administración de analgésicos, el espectro de los cuidados paliativos abarca muchas otras intervenciones médicas y quirúrgicas, que ayudan a que el paciente se sienta mejor. Estas medidas persiguen el alivio del dolor y el apoyo emocional, social y espiritual, incluido el tratamiento psiquiátrico, si es necesario. La consulta con el psiquiatra está indicada si el paciente presenta ansiedad intensa, ideas suicidas, depresión o una psicosis manifiesta. En cada uno de estos casos se prescribe el tratamiento psiquiátrico adecuado para aliviar al enfermo. Los médicos de cuidados paliativos deben ser expertos en manejo del dolor, específicamente en el empleo de opiáceos potentes: el tratamiento farmacológico de referencia para el alivio del dolor. El manejo del dolor se analiza al final de este capítulo.

B. Eutanasia y suicidio asistido por el médico. La *eutanasia* se define como el acto deliberado de un médico para causar la muerte de un paciente administrando de forma directa una dosis letal de medicamento u otra sustancia (a veces se le denomina *muerte por piedad*). Es un acto ilegal y no ético. El *suicidio asistido por el médico* puede consistir en proporcionar al paciente información sobre formas para suicidarse o medios para hacerlo. Este término y la eutanasia no deben confundirse con el tratamiento paliativo, concebido para aliviar el sufrimiento de los pacientes moribundos.

C. Cuestiones éticas. La American Medical Association y la American Psychiatric Association se oponen a la eutanasia y al suicidio asistido por el médico. En Estados Unidos, los médicos de Oregón tienen permiso legal para prescribir fármacos letales a los pacientes que se encuentran en un estado terminal (Ley para una muerte digna, Oregón, 1994 [tabla 27-1]).

D. Voluntad anticipada. El principio de autonomía del paciente obliga al médico a respetar la decisión del paciente de renunciar a un *tratamiento de soporte vital*. Éste se define como cualquier tratamiento médico que prolongue la vida sin revertir el problema médico subyacente. Comprende, entre otros, la ventilación mecánica, la diálisis renal, las transfusiones de sangre, la quimioterapia, los

Tabla 27-1
Ley de Oregón para el suicidio asistido

- Los residentes de Oregón cuyos médicos determinan que tienen menos de 6 meses de vida son elegibles para solicitar medicamentos como medio para consumar el suicidio.
- Un segundo médico debe determinar si el paciente es mentalmente competente para tomar la decisión y no sufre de alguna enfermedad mental, por ejemplo, depresión.
- La ley no obliga a los médicos a satisfacer la demanda de medicamentos de los pacientes para asistir su suicidio.
- Los médicos que acepten proporcionar medicamentos deben recibir una solicitud por escrito del paciente, firmada por dos testigos. La solicitud por escrito debe hacerse 48 h antes de que el médico entregue la prescripción. Se realiza una segunda solicitud oral justo antes de que el médico escriba la receta.
- Los farmacéuticos que se oponen al suicidio pueden negarse a surtir las recetas.
- La ley no especifica qué medicamentos se pueden utilizar. Los defensores de esta ley dicen que probablemente se use una sobredosis de barbitúricos combinados con medicamentos antinauseosos.

antibióticos y la nutrición e hidratación artificiales. Los pacientes en *situación terminal* nunca deben ser forzados a soportar el sufrimiento intolerable y prolongado en un esfuerzo por mantener su vida.

II. Luto, dolor y duelo

Por lo general, estos términos se emplean como sinónimos que describen un síndrome precipitado por la pérdida de una persona significativa. Se han tratado de caracterizar los estadios del duelo, que se enumeran en la tabla 27-2. Las características del duelo de los padres y de los hijos se muestran en la tabla 27-3.

Tabla 27-2
Pérdida y duelo

Estadio	John Bowlby	Estadio	CM Parkes
1	**Insensibilidad o protesta.** Caracterizado por angustia, miedo e ira. El *shock* puede durar unos momentos, varios días o algunos meses.	1	**Alarma.** Estado de estrés caracterizado por cambios fisiológicos (p. ej., aumento de la presión arterial y aceleración de la frecuencia cardíaca); parecido al primer estadio de Bowlby.
2	**Añoranza y búsqueda de la persona perdida.** El mundo parece vacío y sin sentido, pero la autoestima permanece intacta. Se caracteriza por la preocupación por la persona desaparecida, agitación física, llanto y enojo. Puede durar varios meses o años.	2	**Insensibilidad.** La persona parece afectada superficialmente por la pérdida, pero en realidad se protege a sí misma del sufrimiento agudo.
3	**Desorganización y desesperación.** Inquietud y falta de objetivos. Aumento de la preocupación somática, retraimiento, introversión e irritabilidad. Vivencia repetida de los recuerdos.	3	**Añoranza (búsqueda).** La persona busca o recuerda a la persona perdida. Similar al segundo estadio de Bowlby.
		4	**Depresión.** La persona siente desesperación sobre el futuro, no quiere seguir viviendo y se aparta de la familia y de los amigos.
4	**Reorganización.** Con el establecimiento de nuevos patrones, objetos y cosas buenas la pena remite y se sustituye por recuerdos significativos. Se produce una identificación saludable con la persona fallecida.	5	**Recuperación y reorganización.** La persona se da cuenta de que su vida continuará con nuevos ajustes y cosas buenas.

Tabla 27-3
Duelo en padres e hijos

Pérdida de un padre	Pérdida de un hijo
Fase de protesta. El hijo siente un intenso deseo de tener al padre fallecido.	Puede constituir una experiencia más intensa que la muerte de un adulto.
Fase de desesperación. La persona experimenta desesperación, retraimiento y apatía.	Los sentimientos de culpa y de desesperación pueden ser abrumadores.
Fase de desapego. El hijo abandona el apego emocional al padre fallecido.	Se observan fases de *shock*, negación, enojo, negociación y aceptación.
El hijo puede transferir la necesidad del padre fallecido a uno o más adultos.	Las manifestaciones del duelo pueden durar toda la vida.
	Hasta el 50% de los matrimonios terminan en divorcio cuando fallece un hijo.

El duelo puede manifestarse por motivos distintos al fallecimiento real de un ser querido: (1) pérdida por separación, divorcio o encarcelación; (2) pérdida de un objeto o de una circunstancia con una carga emocional (p. ej., una posesión preciada, un trabajo o posición valiosos); (3) pérdida de un objeto querido y representado en la fantasía (p. ej., aborto terapéutico o muerte de un feto dentro del útero), y (4) pérdida por una lesión narcisista (p. ej., amputación, mastectomía).

El duelo es normal y difiere de la depresión en algunos aspectos (tabla 27-4). Los factores de riesgo para un episodio depresivo mayor después de la muerte de un cónyuge se enumeran en la tabla 27-5. Las complicaciones del duelo se exponen en la tabla 27-6.

 CONSEJOS CLÍNICOS: TERAPIA Y MANEJO DEL DUELO

- *Favorecer la expresión de los sentimientos. Permitir que el paciente hable sobre sus seres queridos. La evocación de las experiencias positivas ayuda.*
- *No pedirle a una persona en duelo que no llore ni se enoje.*
- *Pedir a un pequeño grupo de personas que conocían al fallecido que hablen de él en presencia de la persona afligida.*
- *No prescribir ansiolíticos o antidepresivos de forma regular. Si la persona experimenta agitación aguda, es mejor ofrecerle consuelo verbal que una pastilla. Sin embargo, las dosis pequeñas de medicamentos (5 mg de diazepam) pueden ayudar en el corto plazo.*
- *Las visitas breves y frecuentes son mejores que las largas y esporádicas.*
- *Permanecer atento a una reacción tardía del duelo: ocurre tiempo después de la muerte y se manifiesta a través de cambios conductuales, agitación, labilidad del estado de ánimo y abuso de sustancias. Estas reacciones pueden darse cerca del aniversario de la muerte (reacción de aniversario).*
- *Una reacción anticipatoria del duelo antes de la pérdida puede mitigar la reacción aguda en el momento de la pérdida real. Éste es un proceso útil si se sabe reconocer cuando aparece.*
- *Es importante estar consciente de que una persona que manifiesta un duelo por un familiar fallecido por suicidio posiblemente no desee hablar de sus sentimientos de estigmatización.*

Tabla 27-4
Duelo frente a depresión

Duelo	Depresión
Identificación normal con la persona fallecida. Escasa ambivalencia hacia la persona fallecida.	Sobreidentificación anómala con la persona fallecida. Ambivalencia creciente y cólera inconsciente hacia la persona fallecida.
Llanto, pérdida de peso, disminución de la libido, retraimiento, insomnio, irritabilidad, disminución de la concentración y la atención.	Es similar al duelo.
Ideas poco frecuentes de suicidio.	Ideas frecuentes de suicidio.
Los sentimientos de culpa se relacionan con el trato recibido por la persona fallecida.	El sentimiento de culpa es universal. El individuo siente que es malo o con falta de valía.
Los sentimientos de falta de valía no son universales.	Suele provocar contrariedad e irritación hacia otras personas.
Provoca empatía y condolencias.	
Los síntomas disminuyen con el tiempo. Es autolimitado. Generalmente desaparece en el plazo de 6 meses a 1 año.	Los síntomas no disminuyen y pueden agravarse. Puede persistir después de varios años.
Vulnerable a las enfermedades orgánicas.	Vulnerable a las enfermedades orgánicas.
Responde a la tranquilización y a los contactos sociales.	No responde a la tranquilización y rechaza los contactos sociales.
No mejora con los antidepresivos.	Mejora con los antidepresivos.

Tabla 27-5
Factores de riesgo para el episodio depresivo mayor tras el fallecimiento del cónyuge

Antecedentes de depresión, trastorno de depresión mayor, trastorno distímico, trastorno de la personalidad depresiva o trastorno bipolar
Edad menor de 30 años
Mala salud en general
Sistema limitado de apoyo social
Desempleo
Mala adaptación a la pérdida

Tabla 27-6
Complicaciones del duelo

Alteraciones en el proceso del duelo
  Ausencia o retraso del duelo
  Duelo exagerado
  Duelo prolongado
Aumento de la vulnerabilidad a los efectos adversos
  Morbilidad médica general
  Mortalidad
  Trastornos psiquiátricos
    Trastornos de ansiedad
    Trastornos relacionados con sustancias
    Trastornos depresivos

Adaptado y cortesía de: Sidney Zisook, M.D.

Tabla 27-7
Muerte y agonía (reacciones de pacientes moribundos): Elisabeth Kübler-Ross

Etapa 1	***Shock* y negación.** La reacción inicial del paciente es el *shock*, seguido de la negación de que algo está mal. Algunos pacientes jamás superan esta etapa y pueden ir de médico en médico hasta que alguno les apoya en su postura.
Etapa 2	**Ira.** Los pacientes se sienten frustrados, irritables y enojados por la enfermedad, y se preguntan: "¿Por qué yo?". Es difícil tratar a los pacientes en esta etapa, porque desplazan su ira al médico, al personal hospitalario y a la familia. A veces, el enfado se dirige contra ellos mismos, al pensar que el mal es un castigo por alguna acción equivocada.
Etapa 3	**Negociación.** El paciente trata de negociar con los médicos, los amigos o incluso Dios, y realiza una o muchas promesas (p. ej., efectuar una donación benéfica, asistir regularmente a la iglesia) a cambio de la curación.
Etapa 4	**Depresión.** El paciente manifiesta los signos clínicos de depresión, retraimiento, retraso psicomotor, alteraciones del sueño, desesperanza y posiblemente ideación suicida. La depresión puede constituir una reacción a los efectos de la enfermedad sobre su vida (p. ej., pérdida de trabajo, dificultades económicas, aislamiento de los amigos y de la familia), o bien, una anticipación a la pérdida real de la vida que tendrá lugar en breve.
Etapa 5	**Aceptación.** La persona se da cuenta de que la muerte resulta inevitable y acepta su universalidad.

III. Muerte y agonía

Las reacciones de los pacientes cuando un médico les dice que sufren una enfermedad terminal varían. Estas reacciones han sido descritas como una serie de etapas por la tanatóloga Elisabeth Kübler-Ross (tabla 27-7).

Estas etapas no siempre siguen la misma secuencia. Puede haber desplazamiento de una etapa a otra. Por otra parte, los niños menores de 5 años no comprenden qué es la muerte y la ven como una separación, similar a dormir. Entre los 5 y los 10 años son cada vez más conscientes de que la muerte es algo que le sucede a otros, especialmente a los padres. A partir de los 10 años, los niños conceptualizan la muerte como algo que les puede pasar a ellos. La tabla 27-8 resume algunas de las características esenciales para el tratamiento del paciente moribundo.

Tabla 27-8
Aspectos esenciales para el tratamiento del paciente moribundo

- **Interés.** La empatía, la compasión y la participación son esenciales; el interés es la cualidad más apreciada por los pacientes.
- **Competencia.** Las capacidades y el conocimiento pueden resultar igual de tranquilizadores que la calidez y el interés. En concreto, los profesionales de la salud deben manejar con pericia las principales complicaciones médicas y psiquiátricas de la enfermedad terminal: dolor, náuseas, disnea y desesperación. Los pacientes se sienten muy aliviados al saber que sus médicos no los dejarán vivir ni morir con dolor.
- **Comunicación.** Mantener abiertas las vías de comunicación es esencial en cada una de las etapas de la enfermedad y la agonía, sin ningún tipo de excepción.
- **Niños.** En general, se recomienda autorizar a los niños y otros familiares para que visiten al paciente moribundo; la familia aporta consuelo.
- **Cohesión.** La cohesión entre el paciente, los familiares y sus cuidadores maximiza el apoyo al enfermo y ayuda a la familia a través del duelo.
- **Buen humor.** Un sentido delicado y adecuado del humor puede resultar paliativo; hay que evitar las actitudes sombrías o de angustia.
- **Continuidad.** La atención continua y persistente es muy apreciada por los pacientes, quienes, con frecuencia, temen constituir una carga y ser abandonados; la atención continua del médico mitiga estos temores.

CONSEJOS CLÍNICOS: DAR LAS MALAS NOTICIAS

- *No seguir una fórmula estándar (p. ej., "siempre le digo al paciente"); permitir que sea el paciente quien dé la pauta. Muchos pacientes desean saber el diagnóstico, pero otros no. Determinar lo que el paciente ya sabe y entiende sobre el pronóstico.*
- *No ahogar la esperanza ni intentar romper la negación de un paciente si esa es su principal defensa. Si el paciente se niega a obtener ayuda como resultado de la negación, hacerle comprender de forma gradual y gentil que la ayuda es necesaria y está disponible.*
- *Asegurar al paciente que será atendido sin importar su comportamiento.*
- *Permanecer con el paciente por un tiempo después de informarle sobre la condición o el diagnóstico. Alentar al paciente a hacer preguntas y ofrecer respuestas veraces. Asegurar al paciente que se responderá cualquier pregunta que pueda tener él o su familia.*
- *Realizar una nueva visita después de unas horas, si es posible, para verificar la reacción del paciente. Si éste presenta ansiedad que no pueda ser superada, se pueden prescribir 5 mg de diazepam, por razón necesaria, durante 24-48 h.*
- *Dar a conocer los hechos médicos a los miembros de la familia. Alentarlos a visitar al paciente y permitir que él hable de sus temores.*
- *Siempre se debe verificar si hay un testamento en vida o instrucciones de no reanimar y no intubar. Determinar las voluntades anticipadas.*
- *Aliviar el dolor y el sufrimiento. No hay ninguna razón para controlar el empleo de narcóticos por miedo a la dependencia en un paciente moribundo. El manejo del dolor debe ser vigoroso.*

IV. Dolor

El *dolor* es un síntoma complejo que consiste en una sensación producida por una enfermedad potencial subyacente y el estado emocional asociado. El *dolor agudo* es una respuesta biológica refleja a la lesión y el *crónico* es aquel que dura por lo menos 6 meses. Una clasificación fisiológica del dolor se expone en la tabla 27-9 y sus características se enumeran en la tabla 27-10.

V. Manejo del dolor

Los pacientes con miedo a la muerte temen sobre todo al dolor; aquellos con menor temor también aspiran a una muerte indolora (pacífica). Por eso es tan importante el tratamiento analgésico. Una buena terapia analgésica precisa, en ocasiones, varios o el mismo fármaco utilizado de forma diferente o administrado por distintas vías. Por ejemplo, la morfina por vía intravenosa (i.v.) se puede completar con dosis de "rescate" por vía oral administradas por el propio paciente; una infusión epidural continua puede suplementarse en bolos i.v. Los parches transdérmicos proveen las concentraciones basales a pacientes con dificultades de acceso i.v. u oral.

VI. Analgesia

La *analgesia* es la pérdida o ausencia de dolor. Los analgésicos más eficaces son los narcóticos (derivados del opio u opiáceos), que alivian el dolor y modifican el estado de ánimo y el comportamiento; sin embargo, pueden causar dependencia y tolerancia. *Opiáceos* es el término genérico de los fármacos que se unen a los

Tabla 27-9
Clasificación fisiológica del dolor

Tipo	Subtipos	Ejemplo	Comentario
Nociceptivo	Somático Visceral	Metástasis ósea Obstrucción intestinal	Se debe a la activación de fibras sensibles al dolor; por lo general, dolor o presión.
Neuropático	Periférico Central Somático Visceral Dependiente del SNP No dependiente del SNP	Causalgia Dolor talámico Dolor visceral en parapléjicos Dolor postherpético Dolor fantasma	Causado por la interrupción de las vías aferentes. La fisiopatología aún no se comprende; la mayor parte de los síndromes probable- mente implican cambios del SNC y SNP. En general, disestético, a menudo ardiente y lancinante.
Psicógeno	Trastorno de somatización Dolor psicógeno Hipocondría Diagnósticos de dolor específicos con aporte orgánico	Lumbalgia Dolor facial atípico Cefalea crónica	No incluye trastornos facticios (p. ej., simulación, síndrome de Munchausen).

Adaptado de: Berkow R, ed. *Merck Manual.* 15th Ed. Rahway, NJ: Merck, Sharp & Dohme Research Laboratories, 1987:1341, con autorización.

SNC, sistema nervioso central; SNP, sistema nervioso periférico.

receptores opioides y producen un efecto narcótico. Se usan en el tratamiento a corto plazo del dolor grave y agudo. Su objetivo es disminuir el nivel de dolor para que el paciente pueda comer y dormir con un malestar mínimo. Una recomendación es dar el fármaco a solicitud del paciente. La autoadministración de cantidades controladas de narcóticos mediante una bomba i.v. dentro de un hospital constituye una nueva estrategia para el control del dolor que ha demostrado su eficacia. Los principales analgésicos opiáceos se muestran en la tabla 27-11.

A. **Analgésicos no narcóticos.** Un miembro característico de este grupo es el ácido acetilsalicílico. A diferencia de los narcóticos, que actúan sobre el sistema nervioso central (SNC), los salicilatos actúan a nivel periférico o local, en el sitio de origen del dolor. Por lo general se toman cada 3 h.

La mayoría de los analgésicos alcanzan las concentraciones plasmáticas máximas en 45 min y sus efectos duran 3-4 h. Los antiinflamatorios no esteroideos (AINE) también se pueden usar para la analgesia (ibuprofeno, 200-400 mg c/4 h). Equivalencias: 650 mg de ácido acetilsalicílico = 32 mg de codeína = 65 mg de propoxifeno = 50 mg de pentazocina oral.

Tabla 27-10
Características del dolor somático y neuropático

Dolor somático	Dolor neuropático
Estímulo nociceptivo generalmente evidente	Ningún estímulo nociceptivo evidente
Dolor visceral, por lo general bien localizado, en oca- siones referido	Con frecuencia mal localizado
Similar a otros dolores somáticos en la experiencia del paciente	Inusual, diferente del dolor somático
Alivio con antiinflamatorios o analgésicos narcóticos	Sólo parcialmente aliviado por analgésicos narcóticos

Adaptado de: Braunwald E, Isselbacher K, Petersdorf RG, et al. *Harrison's Principles of Internal Medicine,* 11th ed. *Companion Handbook.* New York, McGraw-Hill, 1988:1.

Tabla 27-11
Analgésicos opiáceos para el manejo del dolor

Potencia relativa de la dosis farmacológica y equianalgésica	Dosis (mg)	Vida media en plasma (h)	Dosis oral inicial[a] (mg)	Preparados comerciales disponibles
Agonistas opiáceos				
Morfina	10 i.m. 60 oral	3-4	30-60	Oral: comprimidos, solución, CLP Rectal: 5.30-0.5 mg (1:1000) Inyectable (s.c./i.m./i.v./ epidural/intratecal)
Hidromorfona	1.5 i.m. 7.5 oral	2-3	2-48	Oral: comprimidos 1, 2, 4 mg Inyectable (s.c./i.m./i.v.) 2, 3 y 10 mg/mL
Metadona	10 i.m. 20 oral	12-24	5-10	Oral: comprimidos, solución Inyectable (s.c./i.m./i.v.)
Levorfanol	2 i.m. 4 oral	12-16	2-4	Oral: comprimidos Inyectable (s.c./i.m./i.v.)
Oximorfona	1 i.m.	2-3	NA	Rectal: 10.3-0.5 mg (1:1000) Inyectable (s.c./i.m./i.v.)
Heroína	5 i.m. 60 oral	3-4	NA	NA
Meperidina	75 i.m. 300 oral	3-4 (normeperidina 12-16)	75	Oral: comprimidos Inyectable (s.c./i.m./i.v.)
Codeína	30 i.m. 200 oral	3-4	60	Oral con ácido acetilsalicílico y paracetamol: solución y comprimidos
Oxicodona	15 oral 30 oral 80 oral	— Acción prolongada (12 h)	5	Oral: con paracetamol (comprimidos y solución) y ácido acetilsalicílico (comprimidos)

El tiempo de analgesia máxima en los pacientes no tolerantes varía de ½ a 1 h y la duración de 4 a 6 h.
El efecto analgésico máximo se retrasa y la duración se prolonga después de la administración oral.
[a] Dosis intramusculares iniciales recomendadas; la dosis óptima para cada paciente se determina por valoración, mientras que la dosis máxima está limitada por los efectos adversos.
CLP, comprimidos de liberación prolongada; i.m., intramuscular; i.v., intravenosa; s.c., subcutánea.

B. Placebos. Son sustancias sin actividad farmacológica conocida que actúan por sugestión en lugar de por acción biológica. Sin embargo, recientemente se ha demostrado que la naloxona, un antagonista opiáceo, puede bloquear los efectos analgésicos de un placebo, lo que sugiere que la liberación de opiáceos endógenos permite explicar algunos efectos del placebo.

Nunca debe recurrirse al tratamiento a largo plazo con placebos cuando los pacientes han manifestado con claridad su objeción. Además, el tratamiento engañoso con placebos mina seriamente la confianza de los pacientes en sus médicos. Por último, los placebos no se justifican cuando existe una terapia eficaz.

Para mayor información sobre este tema, véase:
Cap. 30, El final de la vida, p. 912. En: Kaplan & Sadock. Manual de psiquiatría clínica, *4.ª ed.*
Cap. 34, El final de la vida, p. 1352. En: Kaplan & Sadock. Sinopsis de psiquiatría, *11.ª ed.*

28

Psicoterapias

I. Definición

La *psicoterapia* es un proceso terapéutico concebido para tratar problemas psicológicos estableciendo una relación entre un profesional capacitado y un individuo. Esta modalidad de tratamiento se establece por medio de la comunicación terapéutica, tanto verbal como no verbal; intentos por reducir las alteraciones emocionales; revertir o modificar patrones desadaptativos de comportamiento, y fomentar el crecimiento y desarrollo de la personalidad. Se distingue de otras formas de tratamiento psiquiátrico, como las terapias somáticas (p. ej., tratamiento psicofarmacológico o electroconvulsivo).

II. Psicoanálisis y psicoterapia psicoanalítica

Estas dos modalidades se basan en las teorías del inconsciente dinámico y del conflicto psíquico de Sigmund Freud. El objetivo fundamental de estos tipos de terapia es ayudar al paciente a tener una introspección de los conflictos inconscientes, sustentados en deseos no resueltos de la infancia y manifestados como síntomas, así como a elaborar patrones de interacción y comportamiento propios del adulto.

A. Psicoanálisis. El *psicoanálisis* es una teoría de los fenómenos mentales y del comportamiento humano, un método de investigación y experimentación psíquicas, y una forma de psicoterapia formulada originalmente por Freud. Como método de tratamiento, constituye la modalidad más intensiva y rigurosa de psicoterapia. El paciente acude por lo general de tres a cinco veces por semana, como mínimo, varios centenares de horas a lo largo de años; se recuesta en un diván y el analista se sienta detrás, fuera del campo visual del paciente. Este último intenta hablar con libertad y sin censura de todo lo que se le ocurra en ese momento, asociar libremente las ideas y seguir, con la profundidad que le resulte posible, el tren de los pensamientos hasta sus raíces más primitivas. El psicoanálisis, como técnica de exploración de los procesos mentales, abarca el empleo de la asociación libre y el análisis e interpretación de los sueños, las resistencias y las transferencias. El analista recurre a la interpretación y clarificación para ayudar al paciente a elaborar y resolver los conflictos que han influido en su vida, a menudo de manera inconsciente. Este tipo de terapia requiere estabilidad, una gran motivación, verbalización y orientación psíquica del paciente. El paciente, además, debe soportar el sufrimiento generado por el análisis sin responder con regresión, angustia o impulsividad exageradas. Como modalidad de psicoterapia, se vale de la técnica investigadora, guiada por las teorías de la libido y del instinto de Freud, y por la psicología del yo para obtener una introspección sobre las motivaciones, los conflictos y los símbolos inconscientes de la persona, y poder, en consecuencia, cambiar su comportamiento desadaptativo.

B. Psicoterapia con orientación psicoanalítica. Se basa en los mismos principios y técnicas que el psicoanálisis clásico, pero con una intensidad rebajada. Existen dos modalidades: (1) la psicoterapia orientada a la introspección o expresiva, y (2) la psicoterapia de apoyo o de relación.

1. **Psicoterapia expresiva.** Los pacientes acuden una o dos veces por semana y se sientan delante del psiquiatra. El objetivo, la resolución del conflicto psicológico inconsciente, es parecido al del psicoanálisis, pero se pone mayor énfasis en las cuestiones de la realidad cotidiana y menos en el desarrollo de la transferencia. Los pacientes que pueden seguir el psicoanálisis también resultan idóneos para esta terapia, así como aquellos con un rango más amplio de problemas sintomáticos y caracterológicos. Los pacientes con trastornos de la personalidad también pueden mejorar con esta terapia. En la tabla 28-1 se comparan el psicoanálisis y la psicoterapia con orientación psicoanalítica.

2. **Psicoterapia de apoyo.** En la psicoterapia de apoyo, el elemento esencial es el apoyo más que la introspección. Este tipo de terapia suele constituir el tratamiento preferido para los pacientes con una vulnerabilidad grave del yo, en particular los pacientes psicóticos. También se puede aplicar a pacientes en una situación crítica, como un duelo agudo. Esta terapia se puede mantener a largo plazo, durante muchos años, sobre todo si el paciente sufre problemas crónicos. El apoyo puede adoptar la forma de fijación de límites, incremento del análisis de la realidad, tranquilización, asesoramiento y ayuda para alcanzar las habilidades sociales.

C. **Psicoterapia dinámica breve.** Esta psicoterapia consiste en un tratamiento de corta duración, generalmente distribuido en 10-40 sesiones durante un período inferior a 1 año. El objetivo, basado en la teoría psicodinámica, es elaborar la introspección de los conflictos subyacentes; esta introspección fomenta los cambios psíquicos y conductuales.

Esta terapia supone una confrontación mayor que las terapias orientadas a la introspección, ya que el terapeuta participa de forma activa, dirigiendo una y otra vez las asociaciones y los pensamientos del paciente hacia las zonas conflictivas. El número de horas dedicadas a la terapia se establece de común acuerdo entre el psicoterapeuta y el paciente antes de iniciar con el tratamiento, y se delimita un área específica de conflicto como objetivo de la terapia. Cualquier intento de un cambio más grande se evita. Los pacientes idóneos para esta terapia deben ser capaces de definir un problema central específico para ser abordado en la terapia, y deben estar muy motivados, psicológicamente dispuestos y ser capaces de tolerar el aumento temporal de ansiedad o tristeza que puede evocar esta terapia. Los pacientes no aptos para esta terapia incluyen aquellos con una estructura frágil del yo (con ideación suicida o psicóticos) y con poco control de los impulsos (pacientes con personalidad límite, abuso de sustancias y personalidad antisocial).

Existe una gran variedad de métodos, cada uno con sus propias técnicas y criterios específicos para la selección de los pacientes; sin embargo, son más las similitudes que las diferencias. Algunos de los tipos de terapia psicodinámica breve son:

1. **Psicoterapia focal breve (Tavistock-Malan)**

   Los terapeutas deben fijar un objetivo delimitado y establecer con anticipación una fecha de finalización; los pacientes deben lidiar con el duelo y el enfado por la terminación de la terapia.

Tabla 28-1
Alcance del ejercicio psicoanalítico: espectro clínico continuo^a

Características	Psicoanálisis	Psicoterapia analítica	
		Modo expresivo	Modo de apoyo
Frecuencia	Periódica, cuatro a cinco sesiones por semana, de 30-50 min cada una.	Periódica, una a tres sesiones por semana, de media a 1 h.	Flexible, una vez por semana o menos, o según la necesidad, de media a 1 h.
Duración	Prolongada, habitualmente de 3 a más de 5 años.	Corta o larga, desde varias sesiones hasta meses o años.	Corta o larga e intermitente; desde una sola sesión a toda la vida.
Medio	El paciente se recuesta casi siempre en el diván con el analista fuera de su campo visual.	El paciente y el terapeuta se sientan cara a cara; uso esporádico del diván.	El paciente y el terapeuta se sientan cara a cara; el diván está contraindicado.
Modus operandi	Análisis sistemático de toda transferencia (positiva y negativa) y resistencia; foco primario en el analista y en los sucesos que ocurren durante la sesión; facilitación de la neurosis de transferencia; estimulación de la regresión.	Análisis parcial de la dinámica y las defensas; se centra en los sucesos interpersonales actuales y la transferencia a otros fuera de las sesiones; análisis de la transferencia negativa; la transferencia positiva se queda sin explorar, salvo que impida avanzar; se fomenta una regresión limitada.	Creación de una alianza terapéutica y de una relación de objeto real; el análisis de la transferencia está contraindicado, con raras excepciones; foco en los sucesos externos conscientes; rechazo de la regresión.
Rol del analista terapeuta	Neutralidad absoluta; frustración del paciente; reflector: importancia mínima.	Neutralidad modificada; gratificación implícita del paciente y gran actividad.	Neutralidad suspendida; gratificación explícita limitada, dirección y divulgación.
Posibles elementos de cambio	La introspección predomina en un entorno de relativa privación.	Introspección con entorno empático; identificación con el objeto benevolente.	Yo auxiliar o sucedáneo como sustituto temporal; entorno retraído; introspección posible hasta cierto punto.
Población de pacientes	Neurosis; psicopatología leve del carácter.	Neurosis; psicopatología leve o moderada del carácter, en particular trastornos narcisista y límite de la personalidad.	Trastornos graves del carácter; psicosis latente o manifiesta; crisis aguda; enfermedad somática.
Requisitos del paciente	Gran motivación; mentalidad abierta a la psicología; relaciones de objeto previas satisfactorias; capacidad para mantener la neurosis de transferencia; buena tolerancia a la frustración.	Motivación elevada o moderada y mentalidad abierta a la psicología; capacidad para crear una alianza terapéutica; cierta tolerancia a la frustración.	Cierto grado de motivación y capacidad para crear una alianza terapéutica.
Objetivos fundamentales	Reorganización estructural de la personalidad; resolución de los conflictos inconscientes; introspección de los sucesos intrapsíquicos; alivio de los síntomas como resultado indirecto.	Reorganización parcial de la personalidad y las defensas; resolución de las derivaciones preconscientes y conscientes de los conflictos; introspección de los sucesos interpersonales actuales; mejoría de las relaciones de objeto; alivio de los síntomas como objetivo o preludio para continuar la exploración.	Reintegración de sí mismo y capacidad de afrontamiento; estabilización o restablecimiento del equilibrio anterior; fortalecimiento de las defensas; mejor adaptación o aceptación del trastorno; alivio de los síntomas y reestructuración ambiental como objetivos principales.

(continúa)

Tabla 28-1
Alcance del ejercicio psicoanalítico: espectro clínico continuo[a] *(continuación)*

		Psicoterapia analítica	
Características	Psicoanálisis	Modo expresivo	Modo de apoyo
Técnicas fundamentales	Predomina el método de la asociación libre; interpretación totalmente dinámica (incluye la confrontación, la clarificación y la elaboración), con énfasis en la reconstrucción genética.	Asociación libre limitada; predominan la confrontación, clarificación e interpretación parcial, con énfasis en la interpretación "aquí y ahora" e interpretación genética limitada.	Método de la asociación libre contraindicado; predomina la sugestión (asesoramiento); abreacción útil; confrontación, clarificación e interpretación "aquí y ahora" secundarias; interpretación genética contraindicada.
Tratamiento complementario	En principio, se evita; cuando se aplica, hay que analizar a fondo todos los significados e implicaciones negativos y positivos.	Puede ser necesario (p. ej., fármacos psicotrópicos de forma pasajera); si se aplican, hay que explorar y difundir las implicaciones negativas.	A menudo, necesario (p. ej., fármacos psicotrópicos, terapia familiar, tratamiento rehabilitador u hospitalización); si se aplica, se enfatizarán sus implicaciones positivas.

[a] Esta división no es categórica; toda la práctica se basa en un espectro clínico continuo.
De: Toksoz Byram Karasu, M.D.

2. Psicoterapia a corto plazo (Boston University-Mann)
Modelo terapéutico de exactamente 12 entrevistas, centrándose en un elemento específico básico y en determinar el conflicto central del paciente de forma razonablemente correcta, además de explorar las crisis madurativas de los jóvenes con múltiples quejas psicológicas y somáticas.

3. Psicoterapia dinámica a corto plazo (McGill University-Davanloo)
Comprende casi todas las variedades de psicoterapia breve y de intervención en crisis. Incluye flexibilidad (los terapeutas deben adaptar la técnica a las necesidades del paciente), control, tendencias regresivas del paciente, intervención activa para evitar que desarrolle una dependencia excesiva hacia el terapeuta, así como introspección intelectual y experiencias emocionales durante la transferencia, que se vuelven correctoras como resultado de la interpretación.

4. Psicoterapia a corto plazo generadora de ansiedad (Harvard University-Sifneos). El tratamiento puede dividirse en cuatro fases principales: encuentro paciente-terapeuta, terapia inicial, alcance del tratamiento, evidencia de cambio y finalización.

La fase final de la psicoterapia se centra en la demostración tangible del cambio en la conducta del paciente más allá de la psicoterapia, que es la evidencia de que se emplean los nuevos patrones adaptativos de comportamiento, y el inicio de conversaciones sobre la finalización del tratamiento.

III. Terapia conductual
Esta terapia pone la mira en el comportamiento evidente y observable, y se sirve de diversas técnicas de condicionamiento derivadas de la teoría del aprendizaje a fin de modificar directamente la conducta del paciente. Esta terapia se dirige de

forma exclusiva a la mejoría de los síntomas, sin abordar las causas psicodinámicas. La terapia conductual se basa en los principios de la teoría del aprendizaje, entre otros el condicionamiento operante y clásico. El *condicionamiento operante* se basa en la premisa de que el comportamiento está modelado por sus consecuencias; si se refuerza positivamente la conducta, aumentará y, si se castiga, disminuirá; si no ocurre ninguna respuesta, se extinguirá. El *condicionamiento clásico* se basa en la premisa de que el comportamiento está moldeado por su acoplamiento o desacoplamiento a estímulos generadores de ansiedad. De la misma manera que los perros de Iván Pavlov estaban condicionados para salivar al oír la campana, una vez asociada la campana con la comida, se puede condicionar a una persona a sentir miedo en situaciones neutras que acabaron generando ansiedad. Al desacoplar la ansiedad de la situación, la conducta de evitación y angustia disminuye.

La terapia conductual surte, al parecer, más efecto frente a comportamientos desadaptativos circunscritos y claramente delimitados (p. ej., fobias, compulsiones, sobrealimentación, consumo de cigarrillos, tartamudeo y disfunciones sexuales). Las terapias conductuales se pueden emplear para inducir la relajación y disminuir los elementos estresantes agravantes de trastornos en los que influyen poderosamente los factores psíquicos (p. ej., hipertensión, asma, dolor e insomnio) (tabla 28-2). Existen varias técnicas de terapia conductual.

A. **Economía de fichas.** Una modalidad de *refuerzo positivo* empleada con los pacientes ingresados, a quienes se recompensa con diversas fichas si siguen el comportamiento deseado (p. ej., se visten con la ropa de calle, asisten a la terapia de grupo). Se ha empleado para tratar la esquizofrenia, sobre todo en el entorno hospitalario. Las fichas se pueden sustituir por una serie de refuerzos positivos, como alimentos, tiempo para ver la televisión o permisos de fin de semana.

B. **Terapia de aversión.** Forma de condicionamiento que implica el acoplamiento repetido de un estímulo desagradable o doloroso, como una descarga eléctrica, a un comportamiento no deseable. En su forma menos controvertida, el paciente acopla la imaginación de algo desagradable al comportamiento no deseado. Se ha utilizado para tratar el abuso de sustancias.

C. **Desensibilización sistemática.** Esta técnica se basa en el principio conductual del contracondicionamiento, por el cual una persona supera la ansiedad desadaptativa desencadenada por una situación o un objeto aproximándose de forma gradual a la situación temida en un estado psicofisiológico que inhibe la ansiedad. Más que recurrir a situaciones u objetos reales que producen miedo, los pacientes y los terapeutas elaboran una lista progresiva o una jerarquía de escenas causantes de ansiedad que se asocian con el miedo del paciente. Durante el tratamiento se emparejan de forma sistemática el estado aprendido de relajación y las escenas generadoras de ansiedad. Así pues, los tres pasos comprenden el adiestramiento para la relajación, la construcción jerárquica y la desensibilización del estímulo. Cuando este procedimiento se aplica en la vida real y no imaginaria, se denomina *exposición gradual*.

D. **Exposición terapéutica gradual.** Similar a la desensibilización sistemática, excepto en que no se emplea el entrenamiento para la relajación y el tratamiento suele tener lugar en el contexto de la vida real. La exposición se gradúa de acuerdo con una jerarquía (p. ej., los pacientes con miedo a los gatos pueden progresar desde mirar una fotografía de un gato hasta sostener a uno en sus brazos).

Tabla 28-2
Algunas aplicaciones clínicas frecuentes de la terapia conductual

Trastorno	Comentarios
Agorafobia	La exposición gradual y la inundación pueden reducir el miedo a los lugares concurridos. Alrededor del 60% de los pacientes tratados mejoran. A veces, el cónyuge puede actuar de modelo, acompañando al paciente a la situación temida; no obstante, el paciente no puede obtener una ganancia secundaria si retiene al cónyuge cerca y manifiesta los síntomas.
Anorexia nerviosa	Observar el comportamiento alimentario; tratamiento de contingencia; registrar el peso.
Bulimia nerviosa	Registrar los episodios bulímicos; diario del estado de ánimo.
Comportamiento de tipo A	Evaluación fisiológica, relajación muscular, biorretroalimentación (con electromiograma).
Dependencia del alcohol	Terapia de aversión, en la que se obliga a vomitar al paciente adicto al alcohol (añadiendo un emético al alcohol) cada vez que bebe; surte efecto en el tratamiento de la dependencia etílica. El disulfiram se puede administrar a los alcohólicos si no han bebido alcohol. Hay que advertir a estos pacientes de las secuelas fisiológicas graves de la bebida (p. ej., náuseas, vómitos, hipotensión, colapso) cuando se toma disulfiram.
Disfunciones sexuales	La terapia sexual, desarrollada por William Masters y Virginia Johnson, es una técnica de terapia conductual utilizada frente a diversas disfunciones sexuales, en particular el trastorno eréctil masculino, los trastornos del orgasmo y la eyaculación prematura. Como técnicas principales se utilizan la desensibilización mediante relajación y la exposición gradual.
Esquizofrenia	El sistema de la economía de fichas, en el cual se gratifica con fichas el comportamiento deseable y las fichas permiten adquirir privilegios dentro del departamento, se ha empleado con éxito para la esquizofrenia de los pacientes hospitalizados. La enseñanza de las capacidades sociales ayuda a los pacientes esquizofrénicos a interrelacionarse con los demás de una manera socialmente aceptable y a eliminar la retroacción negativa. Además, el comportamiento agresivo de algunos pacientes esquizofrénicos se puede reducir con estos métodos.
Hiperventilación	Prueba de hiperventilación; respiración controlada; observación directa.
Otras fobias	La desensibilización sistemática ha resultado eficaz para el tratamiento de las fobias, como el miedo a las alturas, los animales o los aviones. La enseñanza de las capacidades sociales también se ha empleado frente a la timidez y el miedo a otras personas.
Parafilias	Se pueden aplicar descargas eléctricas u otros estímulos nocivos en el momento del impulso parafílico y, al final, éste remite. Las descargas las puede administrar tanto el terapeuta como el paciente. Los resultados son satisfactorios, pero deben reforzarse en intervalos regulares.
Vejiga tímida	Incapacidad para orinar en mingitorios públicos; ejercicios de relajación.

E. **Inundación.** Técnica en la que el paciente se expone de inmediato al estímulo que le genera más ansiedad (p. ej., el ático de un edificio alto si tiene miedo a las alturas), en lugar de una exposición gradual o sistemática a una serie jerarquizada de situaciones temidas. Cuando esta técnica se lleva a cabo con la imaginación, y no en la vida real, se denomina *implosión*. Se cree que la inundación constituye una terapia conductual eficaz frente a trastornos como las fobias, siempre que el paciente pueda tolerar la ansiedad asociada. Se ha realizado mucho trabajo experimental con la exposición a situaciones temidas a partir de la realidad virtual, generada con un dispositivo electrónico, con la cual se han descrito efectos beneficiosos en pacientes con fobia a las alturas, miedo a volar, aracnofobia y claustrofobia.

F. **Educación en la asertividad.** Para aumentar la asertividad se utilizan diversas técnicas, como la modelación del rol, la desensibilización y el refuerzo positivo. Ser asertivo exige de la persona una confianza en su oficio y una autoestima suficiente para expresar sus opiniones. La enseñanza de las habi-

lidades sociales se ocupa de la asertividad, pero también de una serie de
tareas de la vida real, como la compra de alimentos, la búsqueda de empleo,
la relación con otras personas y la superación de la timidez.

G. **Desensibilización y reprocesamiento de los movimientos oculares.** Los
movimientos oculares en sacudidas constituyen oscilaciones rápidas de
los ojos que ocurren cuando una persona sigue un objeto que zigzaguea en
su línea de visión. Si se inducen estas sacudidas oculares mientras la persona
imagina o piensa en una situación generadora de ansiedad, es posible, según
indican algunos estudios, fomentar un pensamiento o una imagen positivos
que reduzcan la ansiedad.

H. **Modelado participante.** Los pacientes aprenden una nueva conducta mediante
imitación, inicialmente a través de la observación, sin tener que interpretarla
hasta que se sienten preparados. La técnica se ha utilizado con éxito en niños
fóbicos y en la agorafobia, colocando al paciente en la situación temida acompañado del terapeuta.

I. **Exposición al estímulo presentado mediante realidad virtual.** Se han
documentado efectos beneficiosos de la exposición a través de realidad virtual en pacientes con fobia a las alturas, miedo a volar, fobia a las arañas
y claustrofobia.

J. **Entrenamiento en habilidades sociales.** Se utiliza más en los pacientes con
esquizofrenia o trastornos esquizofreniformes, con el objetivo de mejorar las
habilidades sociales. La disfunción social se normaliza enseñando al paciente
la forma correcta de leer y decodificar los estímulos sociales. Se utiliza el
juego de roles para reducir la ansiedad social y mejorar las habilidades sociales y conversacionales. Suele realizarse en grupos.

IV. Terapia cognitivo-conductual

Esta terapia se basa en la teoría de que el comportamiento se encuentra determinado por el pensamiento que la persona tiene de sí misma y de su papel en
el mundo. El comportamiento desadaptativo obedece a pensamientos estereotipados
y arraigados que llevan a distorsiones cognitivas o errores de pensamiento. La teoría propone corregir estas distorsiones y los comportamientos autodestructivos
resultantes. La terapia es corta: suele durar entre 15 y 20 sesiones a lo largo de
12 semanas. El paciente toma conciencia de sus propias cogniciones distorsionadas y de las creencias en las que se basan. Se le asignan deberes para el hogar;
se le pide al paciente que registre su pensamiento en determinadas situaciones
estresantes (p. ej., "no sirvo para nada" o "nadie se ocupa de mí") y que examine
los supuestos, a menudo relativamente inconscientes, que alimentan las cogniciones negativas. Este proceso se ha denominado "reconocimiento y corrección
de los pensamientos automáticos". El modelo cognitivo de la depresión abarca
la tríada cognitiva, que es una descripción de las distorsiones del pensamiento
que acaecen cuando se deprime una persona. La tríada incluye: (1) una visión
negativa de sí mismo; (2) una interpretación negativa de la experiencia actual y
pretérita, y (3) una esperanza negativa del futuro (tabla 28-3).

La terapia cognitiva se ha aplicado con gran éxito para tratar las depresiones
no psicóticas leves o moderadas. Asimismo, se ha empleado con eficacia como
tratamiento auxiliar del abuso de sustancias y para mejorar el cumplimiento con
los fármacos. De forma reciente se ha empezado a utilizae para el tratamiento
de la esquizofrenia.

Tabla 28-3
Premisas generales de la terapia cognitiva

La percepción y la experimentación son, en general, procesos activos que implican datos inspectivos e introspectivos.

Las cogniciones del paciente constituyen una síntesis de los estímulos internos y externos.

El modo en que un paciente contempla una situación suele reflejarse en sus cogniciones (pensamientos e imágenes visuales).

Estas cogniciones constituyen la corriente de la consciencia o el campo fenomenológico, que refleja la configuración de sí mismo, su mundo, su pasado y su futuro.

Las alteraciones en el contenido de las estructuras cognitivas subyacentes afectan el estado objetivo y el patrón de comportamiento.

A través de la terapia psicológica, el paciente puede darse cuenta de sus distorsiones cognitivas.

La corrección de estos constructos disfuncionales erróneos facilita la mejoría clínica.

Adaptado de: Beck AT, Rush AJ, Shaw BF, Emery G. *Cognitive Therapy of Depression.* New York: Guilford, 1979:47, con autorización.

V. Terapia familiar

La terapia familiar se basa en la teoría de que una familia es un sistema que procura mantener la homeostasia, al margen de su grado de desadaptación. Esta teoría se ha denominado "orientación a los sistemas familiares" y las técnicas se centran en la familia más que en el paciente conocido. Así pues, la familia se convierte en el paciente, en lugar del miembro concreto reconocido como enfermo. Uno de los objetivos fundamentales del terapeuta familiar es determinar qué función homeostática, aun patológica, cumple el paciente en ese sistema familiar concreto. El objetivo del terapeuta es ayudar a la familia a entender que los síntomas del paciente conocido sirven, en realidad, para mantener de manera decisiva la homeostasia familiar. Un ejemplo es el niño triangulado, el hijo al que la familia identifica como paciente y que, en realidad, ayuda a mantener el sistema familiar al estar implicado en un conflicto matrimonial como chivo expiatorio, árbitro o incluso cónyuge sucedáneo. La misión del terapeuta es que la familia entienda el proceso de triangulación y solucione el conflicto más profundo que subyace al comportamiento perturbador aparente del hijo. Las técnicas se basan en la reestructuración y la connotación positiva (reinscripción como positivos de todos los sentimientos o comportamientos expresados de modo negativo); por ejemplo, "el niño es imposible" se convierte en "el niño está tratando desesperadamente de distraerle y protegerle de lo que él considera un matrimonio infeliz".

Otros objetivos de la terapia familiar comprenden el cambio de las normas desadaptativas que gobiernan una familia, una mayor consciencia de la dinámica transgeneracional, el equilibrio de la individualidad y la cohesión, el aumento de la comunicación directa de uno en uno y la disminución de la inculpación y de los chivos expiatorios. La tabla 28-4 resume los principios según los cuales se evalúa la historia familiar a fin de comprender cómo dicha historia nutre las interacciones familiares presentes.

VI. Terapia interpersonal

Es una psicoterapia breve, que dura 12-16 semanas, elaborada específicamente para tratar la depresión no bipolar ni psicótica. Las sesiones 1-5 constituyen la fase inicial, las sesiones 6-15, las intermedias, y las sesiones 16-20, las de terminación.

Tabla 28-4
Esquema para una cronología de la vida familiar

Al iniciarse una sesión, el terapeuta familiar dispone de escasa o nula información acerca de la familia.
El terapeuta puede saber quién es el paciente identificado y cuáles son los síntomas que presenta, pero normalmente eso es todo. Por ello, debe obtener indicios acerca del significado del síntoma.
El terapeuta puede saber que existe dolor en la relación conyugal, pero necesita obtener datos sobre cómo se manifiesta el dolor.
El terapeuta necesita saber cómo los cónyuges han intentado solucionar sus problemas.
El terapeuta puede saber que los cónyuges actúan según modelos (a partir de lo que han podido observar en sus propios padres), pero necesita averiguar la forma en la que estos modelos han influido en las expectativas de cada uno acerca de cómo ser cónyuges y padres.
Al iniciar una sesión, el terapeuta familiar sabe que, de hecho, la familia tiene una historia, pero normalmente eso es todo.
Cada familia, como grupo, ha experimentado de forma conjunta o pasado por numerosas situaciones. Algunas de ellas (p. ej., defunciones, nacimientos de hijos, enfermedades, desplazamientos geográficos y cambios laborales) suceden en casi todas las familias.
Algunas situaciones afectan principalmente a los cónyuges y sólo de forma indirecta a los hijos (es posible que los hijos aún no hubieran nacido o fueran demasiado pequeños para comprender la naturaleza de esos episodios y el modo en que afectaron a sus padres; quizá sólo hayan apreciado distanciamiento, distracción, ansiedad o irritabilidad en los padres en algunos momentos).
El terapeuta puede sacar partido de las respuestas a prácticamente cualquier pregunta formulada.
Los miembros de la familia inician la terapia con un gran temor.
La estructuración por parte del terapeuta ayuda a disminuir los temores. Les dice: "Soy responsable de lo que vaya a suceder aquí. Me encargaré de que no pase nada catastrófico".
Todos los miembros creen de forma encubierta que nada parece haber cambiado para bien (aunque pueden acusar abiertamente al paciente identificado o al otro cónyuge).
Los padres, en especial, necesitan sentir que hicieron lo mejor que podían hacer como padres. Necesitan decirle al terapeuta: "Éste es el motivo por el que hice lo que hice. Esto es lo que me sucedió".
Una cronología de la vida familiar en la que figuran nombres, fechas, relaciones definidas y desplazamientos parece agradar a la familia. Formula preguntas relativamente poco amenazadoras que los miembros pueden responder. Afronta la vida tal y como la familia la entiende.
Los miembros de la familia inician la terapia con una gran desesperación.
La estructuración por parte del terapeuta ayuda a promover la esperanza.
En lo que respecta a los miembros de la familia, las situaciones del pasado forman parte de ellos. Ahora pueden decir al terapeuta: "Yo existía". También pueden decir: "No soy sólo un cúmulo de enfermedades. Conseguí superar numerosos impedimentos".
Si la familia conociera qué preguntas necesitan respuesta, no necesitaría iniciar la terapia. En consecuencia, el terapeuta no debe decir: "Cuéntenme lo que quieran", ya que los miembros de la familia simplemente le explicarán lo que se han explicado entre ellos durante años. Lo que debe decir es: "Sé lo que debo preguntar. Asumo la responsabilidad de comprenderles. Vamos a llegar a la meta".
El psicoterapeuta familiar también sabe que, en cierto grado, la familia se ha centrado en el paciente identificado para aliviar el dolor conyugal y que, de algún modo, se resistirá frente a cualquier intento de cambiar ese centro de atención. Una cronología de la vida familiar es una herramienta eficaz y no amenazadora para dejar de centrar la atención en el miembro de la familia "enfermo" o "malo" y poner el énfasis en la relación conyugal.
La cronología de la vida familiar también es útil para otros objetivos de la terapia, como proporcionar un marco en el que pueda tener lugar un proceso de reeducación. El terapeuta actúa como modelo en la revisión de información o en la corrección de las técnicas de comunicación y el planteamiento de preguntas y la evocación de respuestas para iniciar el proceso. Asimismo, cuando obtiene la cronología, el terapeuta puede introducir de un modo relativamente poco alarmante algunos de los conceptos cruciales para inducir cambios.

Adaptado de: Satir V. *Conjoint Family Therapy.* Palo Alto, CA: Science and Behavior; 1967:57, con autorización.

No se corrigen los conflictos intrapsíquicos. El énfasis se pone en las relaciones interpersonales actuales y en estrategias para mejorar la vida relacional del paciente. A menudo se utilizan medicamentos antidepresivos como complemento de la terapia interpersonal. El terapeuta participa mucho planteando las áreas interpersonales problemáticas más destacadas del paciente, que definen el eje del tratamiento (tabla 28-5).

Tabla 28-5
Psicoterapia interpersonal

Objetivo	Mejoría de las capacidades interpersonales actuales
Criterios de selección	Trastorno depresivo ambulatorio no bipolar ni psicótico
Duración	12-16 semanas, generalmente con una reunión semanal
Técnica	Tranquilización
	Clarificación de los estados emocionales
	Mejoría de la comunicación interpersonal
	Análisis de las percepciones
	Desarrollo de capacidades interpersonales
	Empleo de medicamentos

De: Ursano RJ, Silberman EK. Individual psychotherapies. En: Talbott JA, Hales RE, Yudofsky SC, eds. *The American Psychiatric Press Textbook of Psychiatry.* Washington, DC: American Psychiatric Press, 1988:868, con autorización.

VII. Terapia de grupo

Las terapias de grupo se basan en tantas teorías como las individuales. Los grupos varían desde los que enfatizan el apoyo y el incremento de las capacidades sociales hasta aquellos que subrayan el alivio sintomático específico, pasando por los que elaboran los conflictos intrapsíquicos no resueltos. Si se compara con la terapia individual, dos de las principales ventajas de la terapia de grupo son la oportunidad de recibir retroalimentación inmediata de los colegas del paciente y la posibilidad, para el paciente y el terapeuta, de observar las respuestas psicológica, emocional y conductual del paciente a una serie de personas, que desencadenan una variedad de transferencias. Se pueden resolver los conflictos individuales e interpersonales. Los factores terapéuticos que intervienen en la terapia de grupo se enumeran en la tabla 28-6.

Los grupos suelen reunirse una o dos veces por semana, en general durante 1.5 h. Pueden ser homogéneos o heterogéneos, en función del diagnóstico. Algunos ejemplos de grupos homogéneos son los de pacientes que intentan adelgazar o dejar de fumar, y los grupos cuyos miembros comparten el mismo problema médico o psiquiátrico (p. ej., sida, trastorno por estrés postraumático, trastorno por consumo de sustancias). Algunos tipos de pacientes no encajan del todo en determinados grupos. Los pacientes psicóticos, que requieren una estructura y una dirección clara, no se adaptan a los grupos orientados a la introspección. Los pacientes paranoides, aquellos con personalidad antisocial o los adictos a sustancias se pueden beneficiar de la terapia de grupo, pero no responden bien en los grupos heterogéneos orientados a la introspección. En general, los pacientes con psicosis aguda o suicidalidad no mejoran en grupo.

Tabla 28-6
Veinte elementos terapéuticos de la psicoterapia de grupo

Elemento	Definición
Abreacción	Proceso por el que se devuelve a la consciencia material reprimido, en particular una experiencia dolorosa o un conflicto. Durante el proceso, la persona no sólo recuerda, sino que revive ese material, acompañado de la respuesta emocional pertinente; la experiencia suele seguirse de introspección.
Aceptación	Sentimiento de aceptación por otros miembros del grupo; se toleran las diferencias de opinión; no hay censura.

(continúa)

Tabla 28-6
Veinte elementos terapéuticos de la psicoterapia de grupo *(continuación)*

Elemento	Definición
Altruismo	Acto de ayuda de un miembro del grupo a otro; se colocan las necesidades de otra persona por delante de las propias y hay aprendizaje sobre el valor que tiene la donación a otros. El término lo propuso Auguste Comte (1738-1857) y, según Sigmund Freud, era un elemento determinante para la cohesión del grupo y el sentimiento de comunidad.
Análisis de la realidad	Capacidad de la persona para evaluar de forma objetiva el mundo situado fuera de sí mismo; incluye la capacidad para percibirse a uno mismo y a otros miembros del grupo de manera exacta. *Véase también* Validación consensuada.
Aprendizaje	El paciente adquiere conocimientos sobre nuevas áreas, como las capacidades sociales y el comportamiento sexual; recibe asesoramiento, obtiene una guía y trata de influir y es influido por otros miembros del grupo.
Catarsis	Expresión de ideas, pensamientos y material suprimido, acompañado de una respuesta emocional que induce un estado de alivio en el paciente.
Cohesión	Sentido de que el grupo actúa con un objetivo común; también se conoce como sentido de "nostredad"; se cree que es el elemento más importante para los efectos terapéuticos positivos.
Contagio	Proceso por el que la expresión de emociones de un miembro estimula la consciencia de emociones similares en otro.
Empatía	Capacidad de un miembro del grupo de colocarse en el marco de referencia psicológico de otro y entender, así, su pensamiento, sentimiento o comportamiento.
Experiencia familiar correctiva	El grupo recrea la familia de origen de algunos miembros que pueden elaborar psíquicamente sus conflictos originarios a través de la interacción en grupo (p. ej., rivalidad fraterna, sentimiento de furia hacia los padres).
Identificación	Mecanismo inconsciente de defensa, por el que la persona incorpora las características y las cualidades de otra persona o de un objeto a su sistema del yo.
Imitación	Emulación o modelación consciente del comportamiento propio en función del comportamiento de otra persona (también denominado *modelación del rol*); se conoce, asimismo, como *terapia del espectador*, porque un paciente aprende de otro.
Inspiración	Proceso en el que se imparte una sensación de optimismo a los miembros del grupo; capacidad para reconocer que uno puede superar los problemas; también conocido como *infusión de esperanza*.
Interacción	Intercambio libre y abierto de ideas y sentimientos entre los miembros del grupo; la interacción eficaz está cargada de emoción.
Interpretación	Proceso en el que el director del grupo formula la importancia o el significado de la resistencia, las defensas y los símbolos de un paciente; el resultado es que el paciente dispone de un marco cognitivo para entender su comportamiento.
Introspección	Percepción consciente y entendimiento de la psicodinámica propia y los síntomas del comportamiento desadaptativo. La mayoría de los terapeutas separan dos tipos: (1) introspección intelectual: conocimiento y percepción sin ningún cambio del comportamiento desadaptativo, y (2) introspección emocional: percepción y conocimiento que llevan a cambios positivos de la personalidad y el comportamiento.
Transferencia	Proyección de los sentimientos, pensamientos y deseos al terapeuta, que viene a representar un objeto del pasado del paciente. Estas reacciones, aun cuando quizá resulten adecuadas al trastorno prevalente en la vida anterior del paciente, son impropias y anacrónicas si se aplican en ese momento al terapeuta. Los pacientes del grupo también pueden dirigir sus sentimientos hacia otro, en un proceso de *transferencias múltiples*.
Universalización	Percepción del paciente de que no es el único con problemas; los demás comparten conflictos o dificultades de aprendizaje similares; el paciente no es único.
Validación consensuada	Confirmación de la realidad por comparación de las conceptualizaciones propias con las de otros miembros del grupo; de esta manera, se corrigen las distorsiones interpersonales. Harry Stack Sullivan introdujo este término. Trigant Burrow ha utilizado el término *observación consensuada* para aludir al mismo fenómeno.
Aireación	Expresión de sentimientos, ideas o acontecimientos reprimidos a otros miembros del grupo; compartir los secretos personales mejora el sentimiento de pecado o de culpa (también conocido como *autorrevelación*).

A. Alcohólicos Anónimos (AA). Constituye un ejemplo de un gran grupo sumamente estructurado, dirigido por iguales, que se organiza en torno a personas con un problema central parecido. El énfasis de AA se centra en compartir experiencias, modelos de rol, ventilar los sentimientos y un sentimiento fuerte de comunidad y apoyo mutuo. Otros grupos parecidos son Narcóticos Anónimos (NA) y Adictos al Sexo Anónimos (SAA).

B. Terapia del medio (*milieu*). Enfoque terapéutico multidisciplinario utilizado en los servicios hospitalarios de psiquiatría. El término *terapia del medio* refleja la idea de que todas las actividades del servicio están orientadas a incrementar la capacidad de afrontamiento del paciente en el mundo y de relacionarse de forma adecuada con los demás. El tratamiento enfatiza la manipulación socioambiental adecuada en beneficio del paciente.

C. Grupos familiares múltiples. Compuestos por familias de pacientes esquizofrénicos. Los grupos comentan los conflictos y problemas relacionados con la presencia de una persona esquizofrénica en la familia y comparten propuestas y modos de afrontamiento. Los grupos familiares múltiples representan un factor importante para reducir las tasas de recaída entre los pacientes esquizofrénicos, cuyas familias participan en los grupos.

VIII. Terapia de pareja y matrimonial

Se cree que hasta la mitad de los pacientes acuden a la psicoterapia fundamentalmente por problemas matrimoniales; otro 25% experimenta problemas matrimoniales junto con otros problemas. La terapia de pareja o matrimonial está concebida para modificar psíquicamente la relación de dos personas que tienen un conflicto recíproco acerca de un parámetro o de una serie de parámetros sociales, emocionales, sexuales o económicos. Como en la terapia familiar, el paciente es el conjunto de la pareja y no cada uno de ellos.

A. Tipos de terapias

1. Terapia individual. Los cónyuges pueden consultar con diferentes terapeutas, que no tienen por qué comunicarse entre ellos necesariamente. El objetivo del tratamiento es potenciar las capacidades adaptativas de cada uno de los cónyuges.

2. Psicoterapia individual de parejas. Cada uno de los cónyuges recibe tratamiento, ya sea de manera concurrente y con un mismo terapeuta, o bien, de forma cooperativa y visitando cada uno a un terapeuta distinto.

3. Psicoterapia conjunta. Representa la modalidad más utilizada en la psicoterapia de pareja. En este caso, uno o dos terapeutas tratan a los pacientes en sesiones conjuntas.

4. Sesiones a cuatro bandas. Cada uno de los cónyuges visita a un terapeuta distinto y se celebran sesiones conjuntas en las que participan las cuatro personas. Una variación ideada por William Masters y Virginia Johnson se emplea para el tratamiento rápido de las parejas con disfunciones sexuales.

5. Psicoterapia de grupo. Constituida por tres o cuatro parejas y uno o dos terapeutas. Exploran actitudes sexuales y tienen la oportunidad de recopilar información nueva del resto del grupo; además, cada uno puede recibir una retroalimentación específica, negativa o positiva.

6. Psicoterapia combinada. Se refiere al empleo concomitante o combinado de algunas de las técnicas descritas antes o de todas ellas.

IX. Terapia conductual dialéctica

Esta forma de terapia se ha aplicado de forma satisfactoria en pacientes con trastornos límite de la personalidad y comportamiento parasuicida. Es ecléctica y se basa en los métodos de las terapias de apoyo, cognitiva y conductual. Algunos elementos provienen de la visión de la terapia de Franz Alexander como una experiencia emocional correctiva y también de algunas escuelas filosóficas orientales (p. ej., zen). Los pacientes acuden semanalmente con el propósito de mejorar sus capacidades interpersonales y disminuir su comportamiento autodestructivo a través de técnicas que implican el asesoramiento, el uso de metáforas, la narración de historias y la confrontación, entre muchas otras. A los pacientes con un trastorno límite se les ayuda, en particular, a abordar los sentimientos ambivalentes característicos del trastorno.

X. Hipnosis

La *hipnosis* es un estado mental complejo en el que la consciencia se altera de tal modo que el sujeto responde a la sugestión y a la dirección del terapeuta. Cuando se hipnotiza al paciente, éste pasa a un estado de trance, en el que puede rememorar los recuerdos y acontecimientos vividos. Este material se puede utilizar para obtener introspección sobre la estructura de la personalidad. La hipnosis se emplea para tratar muchos trastornos, entre otros la obesidad, los trastornos relacionados con sustancias (en particular, la dependencia de la nicotina), los trastornos sexuales y los estados disociativos.

XI. Imaginación guiada

Se utiliza sola o con la hipnosis. Se pide al paciente que imagine escenas con sus colores, sonidos, olores y sentimientos concomitantes. La escena puede ser agradable (sirve para reducir la ansiedad) o desagradable (sirve para dominar la ansiedad). Se ha utilizado la imaginación guiada para tratar a los pacientes con trastornos de ansiedad generalizada, trastornos por estrés postraumático y fobias, y como complemento del tratamiento de enfermedades médicas o quirúrgicas.

XII. Biorretroalimentación

La biorretroalimentación aporta información a la persona de sus funciones fisiológicas, generalmente relacionadas con el sistema nervioso vegetativo (p. ej., presión arterial), con el fin de obtener un estado mental relajado y eutímico. Se basa en la idea de que es posible someter el sistema nervioso vegetativo al control de la voluntad a través del condicionamiento operante. Se emplea para combatir los estados de tensión asociados con enfermedades médicas (p. ej., para aumentar la temperatura de la mano de los pacientes con el síndrome de Raynaud y para tratar la cefalea y la hipertensión) (tabla 28-7).

XIII. Terapia paradójica

En esta modalidad, el terapeuta propone al paciente que se implique voluntariamente en un comportamiento no deseado ni recomendable (se llama *conminación paradójica*), por ejemplo, evitar un objeto fóbico o ejecutar un rito compulsivo. Esta modalidad puede abrir una nueva introspección en algunos pacientes.

Tabla 28-7
Aplicaciones de la biorretroalimentación

Trastorno	Efectos
Arritmias cardíacas	La biorretroalimentación específica del ECG ha permitido a los pacientes disminuir la frecuencia de las extrasístoles ventriculares.
Asma	Se ha señalado que la biorretroalimentación, mediante EMG frontal y las resistencias de la vía respiratoria, produce relajación frente a la angustia que acompaña al asma y mejora el flujo de aire.
Cefaleas tensionales	Las cefaleas por contracción muscular suelen tratarse con dos grandes electrodos activos, espaciados sobre la frente, para obtener información visual o auditiva sobre el grado de tensión muscular. La colocación frontal del electrodo es sensible a la actividad EMG en los músculos frontal y occipital, que el paciente aprende a relajar.
Convulsiones tónico-clónicas generalizadas (gran mal)	Se han aplicado empíricamente diversos procedimientos de biorretroalimentación por EEG para suprimir de forma profiláctica la actividad comicial de pacientes que no responden a los antiepilépticos. Estos procedimientos refuerzan el ritmo de las ondas cerebrales sensitivomotrices del paciente o normalizan la actividad cerebral a medida que se muestra el espectro de potencia en tiempo real.
Dolor miofascial y temporomandibular	Entre los pacientes con bloqueos mandibulares o con bruxismo, la biorretroalimentación disminuye la gran actividad en el EMG de los poderosos músculos relacionados con ambas articulaciones temporomandibulares.
Hiperactividad	Se han empleado procedimientos de biorretroalimentación con el EEG para niños con un trastorno por déficit de atención con hiperactividad con el objetivo de enseñarles a reducir la agitación motriz.
Hipertensión idiopática e hipotensión ortostática	Se ha empleado una gama de procedimientos de biorretroalimentación específicos (directos) e inespecíficos, como la retroalimentación de la presión arterial, la respuesta galvánica de la piel y la retroalimentación térmica de mano y pie combinadas con técnicas de relajación, para enseñar a los pacientes a aumentar o reducir la presión arterial. Según algunos datos de seguimiento, los cambios pueden persistir durante años y generalmente permiten reducir o eliminar los medicamentos antihipertensivos.
Incontinencia fecal y enuresis	La secuencia temporal de los esfínteres anales interno y externo se ha medido con sondas rectales de triple luz, que aportan una retroalimentación a los pacientes con incontinencia y les permite restablecer los hábitos normales tras un número relativamente corto de sesiones. Uno de los precursores de la biorretroalimentación se remonta a 1938: se hacía sonar un timbre cuando el niño con enuresis se mojaba por primera vez durante el sueño (compresa y campana).
Migraña	La estrategia de biorretroalimentación más frecuente para las cefaleas vasculares clásicas o comunes ha consistido en la biorretroalimentación térmica digital, acompañada de expresiones de autosugestión que favorecen el calentamiento de la mano y la refrigeración de la cabeza. Se cree que este mecanismo ayuda a evitar una vasoconstricción excesiva de las arterias cerebrales, que suele acompañarse de un síntoma prodrómico isquémico, como escotomas centelleantes, seguido de una ingurgitación de rebote de las arterias y estiramiento de los receptores del dolor de la pared vascular.
Rehabilitación neuromuscular	Los dispositivos mecánicos o la medición de la actividad muscular con el EMG, si se muestra al paciente, aumentan la eficacia de los tratamientos tradicionales, como se ha documentado a través de una experiencia clínica relativamente prolongada entre pacientes con daño de los nervios periféricos y músculos, tortícolis espasmódica, determinados casos de discinesia tardía, parálisis cerebral y hemiplejías de la motoneurona superior.
Síndrome de Raynaud	La frialdad en manos y pies acompaña con frecuencia a la ansiedad y también se da en el síndrome de Raynaud, causado por un vasoespasmo del músculo liso arterial. En algunos estudios se indica que la retroalimentación térmica de la mano, un procedimiento económico y benigno si se compara con la simpatectomía quirúrgica, surte efecto en un 70% de los casos de síndrome de Raynaud.

ECG, electrocardiograma; EMG, electromiograma.

XIV. Terapia sexual

El terapeuta comenta los aspectos psicológicos y fisiológicos de la función sexual con gran detalle. Los terapeutas adoptan una actitud docente y pueden emplear ayudas como modelos de genitales y películas. El tratamiento es corto y con orientación conductual. Se prescriben ejercicios concretos, en función del trastorno que se desee tratar (p. ej., dilatadores graduales para el vaginismo). En general, se trata a la pareja, pero la terapia sexual individual también resulta eficaz.

XV. Psicoterapia narrativa

Esta psicoterapia surge como consecuencia de un aumento del interés por las historias clínicas. Las dos corrientes principales que la originan proceden de dos ramas diferentes de la psiquiatría: la medicina y la psicoterapia narrativas. La primera utiliza abordajes narrativos para aumentar la comprensión científica de la enfermedad. Una tarea fundamental en la medicina narrativa es saber escuchar y conectar de forma empática con el relato del paciente. Los abordajes narrativos resultan de un valor inestimable para la integración de la psicoterapia, ya que dan una orientación metateórica desde la cual comprender y practicar la psicoterapia.

XVI. Rehabilitación profesional

La rehabilitación profesional es un elemento central de la rehabilitación psiquiátrica. Prioriza la independencia sobre la dependencia de los profesionales, la integración en la comunidad sobre el aislamiento en entornos segregados para personas con discapacidades y las preferencias del paciente sobre los objetivos del profesional. Comprende una amplia gama de intervenciones diseñadas para ayudar a las personas con discapacidades causadas por enfermedades mentales a mejorar su funcionamiento y su calidad de vida, al permitirles adquirir habilidades y apoyos necesarios para desempeñarse con éxito en los roles adultos habituales y en el entorno de su elección. Se consideran *roles adultos normales* vivir de forma independiente, asistir a la escuela, trabajar en puestos competitivos, relacionarse con la familia, tener amigos y disfrutar de relaciones íntimas.

XVII. Psicoterapia combinada

El empleo de fármacos psicotrópicos combinados con la psicoterapia se ha generalizado y se ha convertido en el tratamiento estándar. En este abordaje terapéutico se potencia la psicoterapia con la utilización de agentes farmacológicos. Algunos médicos emplean el término *psicoterapia orientada al tratamiento farmacológico* para referirse a este enfoque combinado. Siempre que haya más de un clínico implicado en el tratamiento, debe haber un intercambio regular de información. Cuando un paciente realiza psicoterapia con un terapeuta y recibe medicamentos prescritos por otro profesional, es importante reconocer el sesgo terapéutico y evitar batallas que puedan situar al paciente en medio del conflicto.

Para mayor información sobre este tema, véase:
Cap. 24, Psicoterapias, p. 461. *En:* Kaplan & Sadock. Manual de psiquiatría clínica, *4.ª ed.*
Cap. 28, Psicoterapias, p. 845. *En:* Kaplan & Sadock. Sinopsis de psiquiatría, *11.ª ed.*

29

Tratamiento psicofarmacológico y suplementos nutricionales

I. Introducción

> CONSEJOS CLÍNICOS
> *No ser el primer doctor en prescribir un medicamento nuevo ni el último que prescribe un fármaco viejo.*

En los últimos años, los trastornos psiquiátricos y su impacto en la cognición han sido un tema de interés. El descubrimiento de nuevos subtipos de receptores y sus mecanismos, la imagenología cerebral y la modulación de la expresión génica han llevado a una mejor comprensión de los trastornos psiquiátricos y, en consecuencia, al desarrollo de fármacos psicotrópicos dirigidos a receptores específicos más eficaces, menos tóxicos y mejor tolerados. De hecho, el término *neuropsicofarmacología* puede resultar más preciso y adecuado si se toma en consideración el papel de los neurotransmisores, los ligandos, los neuropéptidos y los fármacos específicos desarrollados para dirigirse y manipular estos sistemas.

Los fármacos utilizados para los trastornos psiquiátricos se denominan *fármacos psicotrópicos* (*psicótropos* o *psicofármacos*) y se clasifican de acuerdo con su principal aplicación clínica como *antidepresivos, antipsicóticos, eutimizantes* y *ansiolíticos*. Sin embargo, durante la última década, la definición de estos fármacos ha evolucionado y en lugar de describirlos por su indicación clínica, el nuevo enfoque ha sido clasificarlos según su mecanismo de acción. Este cambio es fundamental para el pensamiento y la conceptualización psiquiátrica; por ello es preferible pensar en términos de sus acciones farmacológicas en lugar de sus indicaciones terapéuticas, que a menudo cambian y se superponen.

II. Principios generales de psicofarmacología

A. **Acciones farmacológicas.** Las acciones farmacológicas se dividen en dos categorías: farmacocinéticas y farmacodinámicas. En términos simples, la *farmacocinética* describe los *cambios que experimentan los fármacos en el organismo* y la *farmacodinámica* describe los *cambios que experimenta el organismo por la acción del fármaco*. Los datos farmacocinéticos dan cuenta de la absorción, distribución, metabolismo y excreción de un medicamento en el organismo. Los datos farmacodinámicos miden los efectos de un medicamento en las células del cerebro y otros tejidos del organismo.

    1. **Farmacocinética**

        a. **Absorción.** Los medicamentos administrados por vía oral se disuelven en el líquido del tubo digestivo y llegan al cerebro a través de la circulación sanguínea. Algunos fármacos se preparan en una formulación de *liberación prolongada*, que se inyecta por vía intramuscular (i.m.) desde una vez cada semana hasta una vez cada 4 semanas. La administración intravenosa (i.v.) es la vía más rápida para obtener concentraciones sanguíneas terapéuticas, pero también conlleva el máximo riesgo de efectos secundarios repentinos y potencialmente mortales. No obstante, algunos medicamentos se administran por esta vía.

b. **Distribución y biodisponibilidad.** Los fármacos que circulan en el plasma pueden estar *libres* o *unidos a proteínas*. Sólo la fracción libre puede atravesar la barrera hematoencefálica. La *distribución* de un fármaco en el cerebro se favorece gracias al flujo sanguíneo cerebral elevado, la liposolubilidad y la afinidad por los receptores.

La *biodisponibilidad* se refiere a la fracción administrada del fármaco que acaba recuperándose en la circulación sanguínea.

c. **Metabolismo y excreción.** Las cuatro vías metabólicas (*oxidación*, *reducción*, *hidrólisis* y *conjugación*) suelen producir metabolitos que se excretan con facilidad. En general, el metabolismo da origen a metabolitos inactivos más polares y, en consecuencia, más fáciles de excretar. Sin embargo, también transforma muchos profármacos inactivos en metabolitos terapéuticamente activos. El hígado constituye el sitio principal del *metabolismo*, y la bilis, las heces y la orina, las principales *vías de excreción*. Los medicamentos utilizados en psiquiatría también se pueden excretar en los líquidos corporales, como el sudor y la saliva.

 CONSEJOS CLÍNICOS

Los fármacos se excretan con la leche materna, un hecho importante para las madres que deseen amamantar a sus hijos.

La *vida media* de un fármaco es la cantidad de tiempo que tarda la concentración plasmática en disminuir a la mitad durante su metabolismo y excreción. Se requiere un mayor número de dosis diarias de los fármacos con vida media corta que de aquellos con vida media larga. Las interacciones farmacológicas y las enfermedades que inhiben el metabolismo de los psicofármacos pueden ocasionar toxicidad.

d. **Enzimas del citocromo P450.** La mayoría de los fármacos psicotrópicos se oxidan a través del sistema enzimático del citocromo P450 (CYP) hepático, denominado así porque absorbe poderosamente la luz con una longitud de onda de 450 nm.

Las enzimas CYP son las responsables de la inactivación de la mayoría de los fármacos psicotrópicos (tabla 29-1). La expresión de los genes CYP es inducida por el alcohol, ciertos fármacos (barbitúricos, antiepilépticos) y el tabaco. Así, por ejemplo, un inductor de CYP 3A4, como la cimetidina, puede aumentar el metabolismo y reducir las concentraciones plasmáticas de un sustrato de 3A4, como el alprazolam. Por otro lado, la administración de un inhibidor de CYP 2D6,

Tabla 29-1
Sustratos de fármacos psicotrópicos representativos de citocromos humanos P450, junto con inhibidores representativos

CYP 3A	CYP 2D6	CYP 2C19
Sustratos	**Sustratos**	**Sustratos**
Triazolam	Desipramina	Diazepam[a]
Alprazolam	Nortriptilina	Amitriptilina[a]
Midazolam	Paroxetina	Citalopram[a]
Quetiapina	Venlafaxina	**Inhibidores**
Nefazodona	Tramadol	Fluvoxamina
Buspirona	Fluoxetina[a]	Omeprazol
Trazodona	Citalopram[a]	
Zolpidem[a]	**Inhibidores**	
Amitriptilina[a]	Quinidina	
Imipramina[a]	Fluoxetina	
Haloperidol[a]	Paroxetina	
Citalopram[a]	Bupropión	
Clozapina[a]	Terbinafina	
Diazepam[a]	Difenhidramina	
Inhibidores		
Ritonavir		
Ketoconazol		
Itraconazol		
Nefazodona		
Fluvoxamina		
Eritromicina		
Claritromicina		

[a] Indica un sustrato parcial.

como la fluoxetina, puede inhibir el metabolismo y, en consecuencia, aumentar las concentraciones plasmáticas de los sustratos de CYP 2D6, incluida la amitriptilina.

e. **Pruebas farmacogenéticas y farmacogenómicas.** La genética desempeña un papel fundamental en la comprensión de la enfermedad y la respuesta a los medicamentos. La *farmacogenómica* se define como la variabilidad genética de un individuo en cuanto a sus respuestas farmacológicas, y se ha convertido en un campo emergente y en evolución de la psiquiatría. Hasta ahora, el campo de la genética en la salud conductual se ha limitado a la epidemiología. Su utilidad en la práctica clínica está limitada a los fármacos psicotrópicos. Los principios de las pruebas farmacogenéticas se clasifican en genes farmacodinámicos y farmacocinéticos. Los primeros se relacionan con el efecto del medicamento sobre el cuerpo, y ayudan a identificar un conjunto de fármacos candidatos; mientras que los segundos indican el efecto del cuerpo sobre el medicamento por medio del metabolismo, y ayudan a determinar la dosificación.

2. **Farmacodinámica.** Las principales consideraciones farmacodinámicas incluyen el sitio de acción molecular, la curva dosis-respuesta, el índice terapéutico y la aparición de tolerancia, dependencia y síntomas de abstinencia.

a. **Sitio de acción molecular.** El *sitio de acción molecular* se determina en pruebas analíticas y puede identificar correctamente las interacciones fármaco-receptor responsables de los efectos clínicos de un medicamento, que se determinan de forma empírica en estudios clínicos.

b. Curva de dosis-respuesta. La *curva de dosis-respuesta* es la representación gráfica de los efectos de un medicamento contra su concentración plasmática. La *potencia* se refiere a la relación entre la dosis del fármaco y el efecto clínico. Por ejemplo, la risperidona es más potente que la olanzapina, porque se necesitan 4 mg de risperidona para obtener un efecto terapéutico comparable al de 20 mg de olanzapina. Sin embargo, dado que ambos son capaces de extraer una respuesta beneficiosa similar en sus dosificaciones óptimas respectivas, la *eficacia clínica* de la risperidona y de la olanzapina es equivalente.

c. Índice terapéutico. El *índice terapéutico* es el cociente entre la dosis tóxica de un fármaco y la dosis máxima eficaz. Las investigaciones en farmacogenética están empezando a identificar polimorfismos genéticos que explican diferencias interindividuales en la respuesta al tratamiento y la incidencia de efectos secundarios.

 CONSEJOS CLÍNICOS

El litio posee un índice terapéutico bajo, por lo que se precisa una vigilancia cuidadosa de sus concentraciones plasmáticas para evitar la toxicidad.

---

d. Tolerancia, dependencia y síntomas de abstinencia. Cuando una persona responde cada vez menos a un determinado fármaco, se dice que ha desarrollado *tolerancia* a sus efectos. La tolerancia puede asociarse con la aparición de *dependencia física,* que es la necesidad de continuar tomando un fármaco para evitar que surjan los *síntomas de abstinencia.*

III. Pautas clínicas

Para optimizar los resultados de la farmacoterapia con psicotrópicos, se deben considerar los "seis aspectos": diagnóstico, selección del fármaco, posología, duración del tratamiento, suspensión y diálogo con el paciente.

A. Seis aspectos del tratamiento farmacológico

1. Diagnóstico. Un estudio diagnóstico cuidadoso debe identificar los síntomas diana específicos que permiten evaluar de manera objetiva la respuesta farmacológica.

2. Selección del fármaco. Los factores que determinan la selección de un fármaco incluyen el diagnóstico, los antecedentes personales y familiares de respuesta a un medicamento determinado, y el estado médico general del paciente. Es probable que se descarten algunos fármacos debido al tratamiento farmacológico concomitante de otras enfermedades médicas y trastornos psiquiátricos que podría ocasionar interacciones farmacológicas; otros se descartan porque tienen perfiles de efectos secundarios desfavorables. La elección del medicamento ideal nace de la experiencia y de las preferencias del clínico.

La Drug Enforcement Administration (DEA) de Estados Unidos clasifica los fármacos de acuerdo con su potencial de abuso (tabla 29-2), y advierte a los médicos que tengan cuidado al prescribir sustancias controladas.

Tabla 29-2
Características de los fármacos en las categorías de la Drug Enforcement Agency

Categoría de control DEA (apéndice)	Características del fármaco de cada categoría de control	Ejemplos de fármacos de cada categoría de control
I	Potencial elevado de abuso Ningún uso admitido como tratamiento médico en Estados Unidos en este momento; en consecuencia, no debe prescribirse. Posible uso con fines de investigación	Dietilamida del ácido lisérgico, heroína, marihuana, peyote, 3,4-metilendioxime-tanfetamina, metcatinona, γ-hidroxibuti-rato, fenciclidina, mezcalina, psilocibina, nicocodeína, nicomorfina
II	Potencial elevado de abuso Posibilidad de dependencia física intensa Posibilidad de dependencia psíquica intensa Imposibilidad de renovación y de prescripción telefónica	Anfetamina, opio, morfina, codeína, hidro-morfona, fenmetazina, amobarbital, secobarbital, pentobarbital, metilfeni-dato, ketamina
III	Potencial de abuso menor que en las categorías I y II Posibilidad de dependencia física moderada o baja Posibilidad alta de dependencia psíquica Las prescripciones deben extenderse nuevamente al cabo de 6 meses o después de cinco renovaciones.	Glutetimida, metiprilona, nalorfina, sulfome-tano, benzfetamina, fendimetrazina, clor-fentermina; compuestos que contienen codeína, morfina, opio, hidrocodona, dihidrocodeína, naltrexona, dietilpropión, dronabinol
IV	Potencial escaso de abuso Dependencia física limitada Dependencia psicológica limitada Las prescripciones deben extenderse nuevamente al cabo de 6 meses o después de cinco renovaciones.	Fenobarbital, benzodiazepinas,[a] clorhi-drato, etclorvinol, etinamato, meproba-mato, paraldehído, fentermina
V	Potencial mínimo de abuso de todas las sustancias controladas	Preparaciones narcóticas que contienen cantidades limitadas de ingredientes medicinales activos no narcóticos

[a] En el estado de Nueva York, las benzodiazepinas se tratan como sustancias de la lista II y requieren una prescripción por triplicado para un suministro, como máximo, de un mes.

3. **Posología.** Las dos causas más frecuentes de fracaso del tratamiento con fármacos psicotrópicos son la dosificación inadecuada y el ensayo terapéutico incompleto de un fármaco.

4. **Duración.** El ensayo con antipsicóticos, antidepresivos y estabilizadores del ánimo debe mantenerse por 4-6 semanas. La eficacia farmacológica tiende a mejorar durante el tratamiento, mientras que la suspensión frecuentemente se asocia con recaídas. En cambio, el efecto terapéutico beneficioso máximo de la mayoría de los ansiolíticos y estimulantes suele alcanzarse en la hora siguiente a su administración.

5. **Suspensión.** Muchos psicotrópicos se asocian con el síndrome de abstinencia cuando se suspenden. Los que tienen una vida media corta son más propensos a causar estos síntomas, sobre todo si se detienen de forma abrupta después de un uso prolongado. Por lo tanto, es importante discontinuar todos los medicamentos lo más lentamente posible, si las circunstancias clínicas lo permiten.

6. **Diálogo.** Informar al paciente desde el principio sobre los posibles efectos secundarios del tratamiento, así como las razones para tomar un fármaco específico, sirven para mejorar el cumplimiento. Los médicos deben distinguir entre efectos secundarios probables o esperados y los raros o inesperados.

B. Consideraciones especiales

1. **Niños.** Se inicia con una dosis pequeña que se aumenta hasta observar los efectos clínicos. Las dosis para adultos pueden utilizarse siempre que el medicamento sea eficaz y no se presenten efectos secundarios. Algunos niños requieren dosis más altas porque sus hígados metabolizan los medicamentos con mayor rapidez que los adultos. Se debe tener especial precaución cuando se prescriban inhibidores selectivos de la recaptación de serotonina (ISRS) en niños debido al riesgo de suicidio, que se aborda más adelante.

2. **Adultos mayores.** En estos pacientes, el tratamiento inicia con una dosis pequeña, por lo general, la mitad de la habitual. La dosis se aumenta en pequeñas cantidades hasta que se logra un beneficio clínico o aparecen efectos secundarios inaceptables.

3. **Mujeres embarazadas y lactantes.** Se aconseja evitar la administración de cualquier medicamento a mujeres embarazadas (sobre todo durante el primer trimestre) o que se encuentren lactando. Sin embargo, esta regla se debe interrumpir de forma ocasional cuando el trastorno psiquiátrico de la madre es grave. Se ha sugerido que suspender un medicamento durante el embarazo podría causar síndrome de abstinencia tanto en la madre como en el feto. La mayoría de los psicotrópicos no tienen relación con un aumento en el índice de defectos de nacimiento específicos.

4. **Individuos con trastornos orgánicos.** Estos individuos deben tratarse de forma conservadora, lo que significa comenzar con una dosis pequeña, aumentarla de forma gradual y observar tanto los efectos clínicos como los secundarios. Si es preciso, las concentraciones plasmáticas de los fármacos pueden ser útiles durante el tratamiento de estas personas.

IV. Ansiolíticos e hipnóticos

A. Recomendaciones del tratamiento

1. **Tratamiento de la ansiedad aguda.** La ansiedad aguda responde mejor a la administración oral o parenteral de benzodiazepinas. En presencia de manía o psicosis, es apropiada una benzodiazepina en combinación con antipsicóticos.

2. **Tratamiento de la ansiedad crónica**

   a. **Antidepresivos.** Los ISRS (fluoxetina) y los inhibidores selectivos de la recaptación de noradrenalina (ISRN) (venlafaxina y duloxetina) son antidepresivos que se usan para controlar los trastornos crónicos de ansiedad, como el trastorno de angustia y el obsesivo-compulsivo. Todos los antidepresivos pueden acentuar la ansiedad al inicio del tratamiento.

   b. **Benzodiazepinas.** Este fármaco puede utilizarse a largo plazo para el tratamiento de los síntomas de ansiedad generalizada y el trastorno de pánico.

 CONSEJOS CLÍNICOS

Es necesario vigilar de forma cuidadosa el empleo prolongado de las benzodiazepinas. Si el paciente empieza a incrementar la dosis, se debe sospechar la posible tolerancia y dependencia.

c. **Buspirona.** La buspirona está aprobada por la Food and Drug Administration (FDA) para el tratamiento de los trastornos de ansiedad, específicamente el trastorno de ansiedad generalizada.

d. **Mirtazapina.** La mirtazapina es eficaz como tratamiento de los síntomas de ansiedad, pero su utilidad está limitada por sus propiedades sedantes poderosas y su tendencia al aumento del apetito y de peso.

e. **Otros tratamientos.** Los inhibidores de la monoaminooxidasa (IMAO) y los tricíclicos y tetracíclicos alivian la ansiedad, pero no se utilizan como medida de primera línea por sus efectos secundarios y su posible toxicidad.

3. **Tratamiento del insomnio**

a. **Fármacos distintos a las benzodiazepinas.** Los fármacos no benzodiazepínicos zolpidem, zaleplón y eszoplicona tienen un rápido inicio de sus efectos; en concreto, alivian el insomnio, carecen de propiedades miorrelajantes y antiepilépticas, se metabolizan por completo en las primeras 4 o 5 h y rara vez producen síntomas de abstinencia o insomnio de rebote. La dosis habitual de cada uno antes de acostarse (zolpidem y eszopiclona) es de 10 mg. El zolpidem actúa durante 5 h y el zaleplón, durante 4 h. La dosis habitual de eszopiclona es de 2 mg, y puede aumentarse hasta 3 mg. Las reacciones secundarias incluyen mareos, náuseas y somnolencia. El ramelteón es otro medicamento aprobado recientemente que actúa en el receptor de la melatonina para ayudar a inducir el sueño. La dosis habitual de inicio y mantenimiento es de 8 mg, pero algunos pacientes pueden necesitar hasta 16 mg. Actualmente, estos medicamentos se consideran terapias de "primera línea" para el insomnio y tienen ventajas sobre las benzodiazepinas, que causan tolerancia y dependencia.

b. **Benzodiazepinas.** Las benzodiazepinas acortan la latencia del sueño y aumentan su continuidad, por lo que ayudan a tratar el insomnio. Las cinco benzodiazepinas más utilizadas como hipnóticos son flurazepam, temazepam, quazepam, estazolam y triazolam.

Las benzodiazepinas también acortan las etapas III y IV del sueño (sueño profundo o de ondas lentas) y actúan frente al sonambulismo y los terrores nocturnos, que suceden en estas etapas. Este fármaco suprime los trastornos relacionados con el sueño de movimientos oculares rápidos (REM, *rapid eye movement*), sobre todo el comportamiento violento durante el sueño REM (trastorno de conducta REM).

c. **Trazodona.** Las dosis bajas (25-100 mg) de trazodona al acostarse se utilizan con frecuencia para tratar el insomnio. Posee un efecto favorable sobre la "arquitectura" del sueño.

d. **Quetiapina.** Este antagonista de la dopamina y la serotonina a menudo se utiliza como un medicamento no aprobado para el insomnio en dosis de 25-100 mg, pero puede causar somnolencia diurna y sedación.

e. **Ramelteón.** Es un hipnótico activo administrado por vía oral, indicado para el tratamiento del insomnio con dificultad para el inicio del sueño. Es un agonista del receptor de la melatonina, con una alta afinidad de unión a los receptores MT1 y MT2 de melatonina, e imita y potencia la acción de la melatonina endógena, que se ha asociado con el mantenimiento del ritmo circadiano del sueño. Debe usarse con precaución en pacientes que toman otros medicamentos que inhiben la actividad de CYP 1A2, 2C9 y 3A4, ya que puede aumentar el área bajo la curva (ABC) de concentración plasmática del ramelteón de 50 a 200 veces. Los efectos adversos observados con mayor frecuencia son somnolencia, mareos, náuseas, fatiga, cefalea e insomnio. Se recomienda no tomarlo con alimentos ricos en grasas ni inmediatamente después de éstos.

Varios estudios clínicos y en animales con ramelteón no mostraron evidencia de creación de dependencia física ni potencial de abuso, y no es una sustancia controlada. Recientemente, la FDA emitió una advertencia para los pacientes que toman ramelteón. Se han notificado reacciones anafilácticas y anafilactoides graves con angioedema que afecta la lengua, la glotis o la laringe, lo que lleva a la obstrucción de las vías respiratorias y puede ser letal. Los pacientes que desarrollan angioedema después del tratamiento con ramelteón no deben ser expuestos nuevamente al medicamento. Al igual que con otros hipnóticos, se aconseja a los pacientes evitar actividades peligrosas (incluida la operación de maquinaria pesada o vehículos) y tareas que requieran concentración. En asociación con el uso de hipnóticos, se han informado comportamientos complejos como "conducir dormido" (sin estar completamente despierto) y otros (p. ej., preparar y comer alimentos, hacer llamadas telefónicas o tener relaciones sexuales), con amnesia sobre el acontecimiento. Se comercializa como comprimido de 8 mg. La dosis habitual es de 8 mg, 30 min antes de acostarse.

f. Suvorexant. Está indicado para el tratamiento del insomnio caracterizado por dificultades con el inicio o mantenimiento del sueño. Su efecto terapéutico ocurre a través del antagonismo altamente selectivo de los receptores de orexina OX1R y OX2R. Se puede tomar con o sin alimentos, pero para un inicio más rápido, no se debe tomar con o inmediatamente después de éstos. Se metaboliza a través de CYP 3A4, alcanzando una concentración estable en 3 días. La dosis recomendada es de 10 mg, no más de una vez por noche y dentro de los 30 min anteriores a la hora de acostarse, y al menos 7 h antes del horario previsto para despertar. La exposición aumenta en pacientes obesos y la dosis debe reducirse a la mitad cuando se usa con inhibidores de CYP 3A4. Los efectos secundarios más frecuentes son somnolencia, amnesia, ansiedad, alucinaciones y empeoramiento de la depresión y la ideación suicida. Está contraindicado en la narcolepsia. La administración concomitante con depresores del sistema nervioso central (SNC) puede aumentar el riesgo de depresión de este sistema.

g. Gabapentina. La gabapentina se introdujo por primera vez como un fármaco antiepiléptico y se encontró que tenía efectos sedantes que eran útiles en algunos trastornos psiquiátricos, en particular el insomnio. Se usa como un fármaco no aprobado para los trastornos de ansiedad y el insomnio. La gabapentina circula en la sangre sobre todo en forma libre y no se metaboliza de manera apreciable en los seres humanos. Se elimina sin cambios por excreción renal o puede utilizarse hemodiálisis.

Los alimentos sólo afectan de forma moderada la tasa y el grado de absorción. La eliminación se reduce en las personas de edad avanzada, lo que requiere ajustes de dosis. Los efectos secundarios más frecuentes son somnolencia diurna, ataxia y fatiga. La dosis hipnótica habitual es de 600-900 mg/día.

B. Agonistas y antagonistas de las benzodiazepinas. Quince benzodiazepinas están disponibles para uso clínico en Estados Unidos (tabla 29-3). Se recetan ampliamente, y al menos el 10% de la población utiliza uno de estos medicamentos cada año. Son seguros, eficaces y bien tolerados tanto en el uso a corto como a largo plazo. Los efectos farmacológicos de las benzodiazepinas se mencionan en la tabla 29-4.

1. **Indicaciones.** A menudo, las benzodiazepinas se emplean para aumentar los efectos de los antidepresivos durante el primer mes, antes de que éstos empiecen a desplegar sus efectos ansiolíticos; luego, se retiran de forma gradual, una vez que el antidepresivo comienza a actuar.

2. **Fármaco de elección.** Las diferencias más importantes entre las benzodiazepinas se relacionan con la potencia y la vida media de eliminación.

    a. **Potencia.** Las benzodiazepinas de gran potencia, como el alprazolam y el clonazepam, suprimen con eficacia los ataques de pánico. En general, las benzodiazepinas de baja potencia, como el diazepam, pueden producir sedación no deseada con las dosis necesarias para controlar los ataques de pánico.

    b. **Duración de los efectos.** El diazepam y el triazolam se absorben enseguida y comienzan a actuar con rapidez; el clordiazepóxido y el oxazepam actúan más lentamente.

    Los compuestos con una vida media prolongada tienden a acumularse con su administración repetida, por lo que aumenta el riesgo de sedación diurna excesiva, dificultades de concentración y memoria, y caídas. Las tasas de fractura de cadera por caídas son más altas en las personas mayores que toman medicamentos de acción prolongada que en aquellos que toman compuestos que son eliminados con mayor rapidez. Las benzodiazepinas con vida media corta también tienen la ventaja de causar menor deterioro con el empleo regular. Sin embargo, parecen producir un síndrome de abstinencia más grave. Los medicamentos que afectan la tasa de eliminación de las benzodiazepinas se muestran en la tabla 29-5.

    c. **Dependencia y síntomas de abstinencia.** La aparición de dependencia, sobre todo con los fármacos de gran potencia, supone una de las mayores preocupaciones del uso prolongado de las benzodiazepinas. La suspensión de las benzodiazepinas no sólo puede motivar una recaída y rebote de los síntomas, sino también precipitar los síntomas de abstinencia. Varios factores contribuyen al desarrollo de estos síntomas (tabla 29-6). El tipo de fármaco y la duración del tratamiento son los factores más importantes, pero existen otros, igual de relevantes, como la estructura de la personalidad. A pesar de estas preocupaciones, las benzodiazepinas pueden emplearse a largo plazo en grupos seleccionados de pacientes con un control cuidadoso y cercano.

Tabla 29-3
Vida media, dosis y preparaciones de agonistas y antagonistas de los receptores benzodiazepínicos

Fármaco	Equivalente de dosis	Vida media (horas)	Velocidad de absorción	Posología habitual del adulto	Presentaciones
Agonistas					
Clonazepam	0.5	Prolongada (metabolito > 20)	Rápida	1-6 mg, c/12 h	Comprimidos de 0.5, 1 y 2.0 mg
Diazepam	5	Prolongada (> 20) (nordiazepam-prolongada, > 20)	Rápida	4-40 mg, c/12 o 6 h	Comprimidos de 2, 5 y 10 mg (cápsulas de liberación lenta de 15 mg)
Alprazolam	0.25	Intermedia (6-20)	Media	0.5-10 mg, c/12 o 6 h	Comprimidos de 0.25, 0.5, 1 y 2 mg
Lorazepam	1	Intermedia (6-20)	Media	1-6 mg, c/8 h	Comprimidos de 0.5, 1 y 2 mg, preparación parenteral con 2 y 4 mg/mL
Oxazepam	15	Intermedia (6-20)	Lenta	30-120 mg, c/8 o 6 h	Cápsulas de 10, 15 y 30 mg (15 mg)
Temazepam	5	Intermedia (6-20)	Media	7.5-30 mg, al acostarse	Cápsulas de 7.5, 15 y 30 mg
Clordiazepóxido	10	Intermedia (6-20) (dimetilclordiazepóxido: intermedia, 6-20) (demoxapam: prolongada, > 20) (nordiazepam: prolongada, > 20)	Media	10-150 mg, c/8 o 6 h	Comprimidos y cápsulas de 5, 10 y 25 mg
Flurazepam	5	Corta (<6) (N-hidroxietilflurazepam: corta, < 6) (N-desalquilflurazepam: prolongada, > 20)	Rápida	15-30 mg al acostarse	Cápsulas de 15 y 30 mg
Triazolam	0.1-0.03	Corta (< 6)	Rápida	0.125 mg o 0.250 mg al acostarse	Comprimidos de 0.125 o 0.250 mg
Clorazepato	7.5	Corta (< 6) (nordiazepam: prolongada, > 20)	Rápida	15-60 mg, c/12 o 6 h	Comprimidos de 3.75, 7.5 y 15 mg (cápsulas de liberación lenta de 11.25 y 22.5 mg)
Halazepam	20	Corta (< 6) (nordiazepam: prolongada, > 20)	Media	60-160 mg c/8 o 6 h	Comprimidos de 20 y 40 mg
Prazepam	10	Corta (< 6) (nordiazepam: prolongada, > 20)	Lenta	30 mg (20-60 mg) c/8 o 6 h	Cápsulas de 5, 10 y 20 mg
Estazolam	0.33	Intermedia (6-20) (4-hidroxiestazolam: intermedia, 6-20)	Rápida	1 o 2 mg al acostarse	Comprimidos de 1 y 2 mg
Quazepam	5	Prolongada (> 20) (2-oxoquazepam-N-desalquilflurazepam: prolongada, > 20)	Rápida	7.5 o 15 mg al acostarse	Comprimidos de 7.5 y 15 mg
Midazolam	1.25-1.3	Corta (< 6)	Rápida	5-50 mg parenteral	Preparación parenteral con 5 mg/mL, frascos de 1, 2, 5 y 10 mL
Zolpidem	2.5	Corta (< 6)	Rápida	5 mg o 10 mg al acostarse	Comprimidos de 5 y 10 mg
Zaleplón	2	Corta (1)	Rápida	10 mg al acostarse	Cápsulas de 5 y 10 mg
Antagonistas					
Flumazenilo	0.06	Corta (< 6)	Rápida	0.2-0.5 mg/min en inyección, durante 3-10 min (1-5 mg)	0.1 mg/mL (frascos de 5 y 10 mL)

Tabla 29-4
Efectos farmacológicos de las benzodiazepinas

Efectos	Aplicaciones clínicas/consecuencias
Efectos terapéuticos	
Sedantes	Insomnio, sedación consciente, abstinencia del alcohol
Ansiolíticos	Ataques de pánico, ansiedad generalizada
Antiepilépticos	Crisis convulsivas
Miorrelajantes	Tensión muscular, espasmo muscular
Amnésicos	Complemento de la quimioterapia o de la anestesia
Antiestresantes	Hipertensión leve, síndrome del intestino irritable, angina de pecho
Efectos adversos	
Sedantes	Somnolencia diurna, problemas de concentración
Amnésicos	Olvidos leves, alteración de la memoria anterógrada
Psicomotores	Accidentes, caídas
Conductuales	Depresión, agitación
Disminución de la respuesta de CO_2	Empeoramiento de la apnea del sueño y de otras enfermedades pulmonares obstructivas
Síndrome de abstinencia	Dependencia: ansiedad, insomnio, fotosensibilidad exagerada, sensibilidad excesiva a los ruidos, taquicardia, hipertensión sistólica leve, temblor, cefalea, sudoración, molestias abdominales, deseo apremiante del fármaco, crisis convulsivas.

d. Uso durante el embarazo. El empleo de benzodiazepinas durante el embarazo ha sido un tema controvertido; los estudios más antiguos y los datos clínicos sugieren un mayor riesgo de labio leporino. Los datos recientes de análisis combinados no muestran ninguna asociación entre la exposición fetal a las benzodiazepinas y el labio leporino u otras malformaciones congénitas importantes. No se informaron efectos a largo plazo sobre el coeficiente intelectual o el neurodesarrollo. En este momento, el riesgo de teratogenicidad es insuficiente, pero las madres deben sopesar los beneficios y el riesgo y se debe proporcionar la información conflictiva disponible para tomar una decisión informada.

 CONSEJOS CLÍNICOS

Los síntomas de abstinencia pueden simular los signos y síntomas del trastorno subyacente. No debe continuarse de forma innecesaria con el medicamento cuando esto suceda.

Tabla 29-5
Fármacos que modifican la velocidad de eliminación de las benzodiazepinas oxidadas

Aumentan la vida media de eliminación	Disminuyen la vida media de eliminación
Cimetidina	Consumo crónico de etanol
Propranolol	Rifampicina
Anticonceptivos orales (estrógenos)	
Cloranfenicol	
Propoxifeno	
Isoniazida	
Disulfiram	
Alopurinol	
Antidepresivos tricíclicos	
Consumo agudo de etanol	

Tabla 29-6
Factores esenciales en la aparición de los síntomas de abstinencia benzodiazepínica

Factor	Explicación
Tipo de fármaco	Compuesto de gran potencia y vida media corta (p. ej., alprazolam, triazolam, lorazepam).
Duración del tratamiento	El riesgo aumenta con el tiempo.
Dosis	Las dosis más altas acentúan el riesgo.
Velocidad de suspensión	La suspensión abrupta, en lugar de paulatina, aumenta el riesgo de síntomas graves, incluidas las crisis convulsivas.
Diagnóstico	Los pacientes con trastorno de pánico son más propensos a los síntomas de abstinencia.
Personalidad	Los pacientes con rasgos pasivo-dependientes, histriónicos, somatizadores o asténicos corren más riesgo de sufrir abstinencia.

3. **Antagonistas de las benzodiazepinas.** El flumazenilo es un antagonista de las benzodiazepinas que se utiliza para revertir los efectos de la sobredosis de agonistas de los receptores benzodiazepínicos y en situaciones clínicas como la sedación o la anestesia. También se emplea para revertir los efectos de las benzodiazepinas justo antes de administrar la terapia electroconvulsiva. Entre los efectos adversos se encuentran náuseas, vómitos y agitación. El flumazenilo puede precipitar crisis convulsivas, sobre todo en las personas con trastornos epilépticos que dependen de las benzodiazepinas o que han tomado una sobredosis grande. El régimen habitual es de 0.2 mg por vía i.v. en 30 s. Si no se recupera la consciencia, se pueden aplicar 0.3 mg más por vía i.v. durante 30 s. La mayoría de los individuos responden al tratamiento con un total de 1-3 mg. Las dosis mayores de 3 mg no suelen producir ningún beneficio adicional.

V. **Antipsicóticos**

Estos fármacos se clasifican como antipsicóticos de primera generación (convencionales o típicos) o de segunda generación (nuevos o atípicos). Históricamente, los antipsicóticos convencionales fueron eficaces para tratar los síntomas positivos de la esquizofrenia, aunque con empeoramiento de los síntomas negativos, cognitivos y del estado de ánimo. Se ha sugerido que los antipsicóticos atípicos mejoran: (1) síntomas positivos como alucinaciones, delirios, discurso desorganizado y agitación, y (2) síntomas negativos como abstinencia, afecto plano, anhedonia, pobreza del habla, catatonía y deterioro cognitivo. Existe una controversia con respecto a los beneficios de los antipsicóticos atípicos en comparación con los convencionales. Los estudios de investigación financiados por el National Institute of Mental Health (NIMH), como el ensayo CATIE, han llamado la atención sobre las complicaciones metabólicas a largo plazo de los antipsicóticos atípicos, que además no muestran ventajas significativas sobre los antipsicóticos convencionales. En general, los antipsicóticos atípicos representan un avance importante en el tratamiento farmacológico de la esquizofrenia. Se aconseja a los médicos que determinen el mejor curso de tratamiento según el paciente individual, teniendo en cuenta el análisis de riesgo-beneficio a largo plazo.

A. **Fármacos antipsicóticos de segunda generación (atípicos).** Los antipsicóticos de segunda generación originales incluyen risperidona (de acción prolongada), olanzapina, quetiapina (normal y de liberación prolongada), ziprasidona, aripiprazol, paliperidona y clozapina. En la actualidad, han salido nuevos fármacos al mercado, los cuales se describen a continuación. Estos medicamentos mejoran tres clases de discapacidad típicas de la esquizofrenia: (1) síntomas positivos (alucinaciones, delirios, discurso desorganizado, agitación), (2) síntomas negativos (abstinencia, afecto plano, anhedonia, catatonía) y (3) deterioro cognitivo (distorsiones perceptuales, déficits de memoria, falta de atención). Los fármacos de segunda generación han reemplazado en gran parte a los antipsicóticos típicos (antagonistas del receptor de dopamina) porque se asocian con un menor riesgo de síntomas extrapiramidales y eliminan la necesidad de fármacos anticolinérgicos. Los medicamentos de segunda generación también son efectivos para el tratamiento de los trastornos bipolar y del estado de ánimo con características psicóticas o maníacas. Algunos también están aprobados para el tratamiento de la depresión bipolar, el trastorno depresivo mayor y el trastorno de ansiedad generalizada. Todos estos medicamentos, excepto la clozapina, están aprobados por la FDA para el tratamiento de la manía bipolar. La olanzapina está aprobada para la terapia de mantenimiento del trastorno bipolar I.

1. **Acciones farmacológicas**
   a. **Risperidona.** Cerca del 80% de la risperidona se absorbe en el tubo digestivo; la vida media combinada de la risperidona promedia 20 h, por lo que es eficaz con la administración una vez al día.
   b. **Olanzapina.** Alrededor del 85% de la olanzapina se absorbe en el tubo digestivo; su vida media promedio es de 30 h. Por lo tanto, también es eficaz en dosis cada 24 h.
   c. **Quetiapina.** La quetiapina se absorbe con rapidez en el tubo digestivo. Su vida media es de alrededor de 6 h, por lo que es necesario administrarla dos o tres veces al día. La quetiapina de liberación prolongada tiene una biodisponibilidad comparable a la dosis equivalente del mismo fármaco en dosis de dos o tres veces al día; se administra una vez diariamente, de preferencia por la tarde.
   d. **Ziprasidona.** Este fármaco se absorbe bien; su vida media es de 5-10 h, por lo que la dosificación dos veces al día es la mejor opción.
   e. **Clozapina.** La clozapina es absorbida desde el tubo digestivo. Su vida media es de 10-16 h y se toma dos veces al día.
   f. **Aripiprazol.** El aripiprazol se absorbe bien desde el tubo digestivo. Tiene una vida media de unas 75 h y puede ser administrado en una sola dosis diaria. La inyección de liberación prolongada de aripiprazol alcanza la concentración máxima en 5-7 días con una vida media de 30 días y se administra por vía intradeltoide o intraglútea cada 4 semanas.
   g. **Paliperidona.** La paliperidona tiene un pico de concentración en plasma de casi 24 h después de la administración. Sólo se comercializa en comprimidos de liberación prolongada, que generalmente se prescriben en dosis de 3 mg una vez al día. La inyección de liberación prolongada de palmitato de paliperidona alcanza una mayor concentración en el músculo deltoides con una vida media de 25-49 días. Se administra como inyección i.m. mensualmente. Otra formulación inyectable tiene una duración de acción aún mayor y se administra una vez cada 3 meses.

La concentración máxima se alcanza en 30 días, con una vida media de eliminación de 84-140 días, dependiendo del sitio de inyección.

h. **Iloperidona.** La iloperidona se absorbe bien. Su vida media varía según el metabolismo CYP 2D6. La posología es dos veces al día, se titula lentamente para prevenir la hipotensión ortostática y requiere ajuste de dosis en individuos con metabolismo lento del CYP 2D6 y con inhibidores de CYP 2D6.

i. **Asenapina.** La asenapina se absorbe con rapidez; tiene una vida media de 24 h. Tiene gran afinidad por las proteínas (95%); se toma por vía sublingual una vez al día.

j. **Lurasidona.** Se absorbe con rapidez, alcanza una concentración máxima en 1-3 h y tiene una vida media de 18 h. Se administra una vez al día con al menos 350 cal de alimentos para su mejor absorción. Se recomienda ajustar la dosis en pacientes con insuficiencia renal y hepática.

k. **Brexpiprazol.** El brexpiprazol tiene gran afinidad por las proteínas (99%), alcanza la concentración máxima en 4 h y tiene una vida media de 91 h. Se toma una vez al día con ajuste de dosis durante 8 días con base en la tolerabilidad.

l. **Cariprazina.** Alcanza su mayor concentración en 3-6 h, con vida media de 2-4 días para la sustancia activa y de 1-3 semanas para el metabolito. Tiene gran afinidad por las proteínas (97%), se administra una vez al día y se ajusta la dosis durante varios días en función de la tolerabilidad.

m. **Pimavanserina.** Tiene una vida media de 57 h y alcanza una concentración estable en 12 días. Se toma una vez al día sin titulación, pero es necesario ajustar la dosis con inhibidores o inductores de CYP 3A4.

2. **Indicaciones terapéuticas.** Los fármacos de segunda generación son eficaces para el tratamiento inicial y de mantenimiento de la psicosis en la esquizofrenia y los trastornos esquizoafectivos, tanto en adultos como en adolescentes. También son eficaces para el tratamiento agudo de episodios maníacos o mixtos en el trastorno bipolar, la depresión bipolar, la terapia adyuvante de antidepresivos para el trastorno depresivo mayor y para psicosis de todo tipo: secundaria a traumatismo craneoencefálico, por demencia e inducida por fármacos. El aripiprazol, la quetiapina y el brexpiprazol son los únicos medicamentos aprobados por la FDA para el tratamiento complementario de adultos con trastorno depresivo mayor que toman antidepresivos. La combinación de olanzapina y fluoxetina está indicada para la depresión resistente al tratamiento. Otros antipsicóticos atípicos están en proceso de recibir la aprobación para este tratamiento y extenderla al trastorno de ansiedad generalizada. Los medicamentos de segunda generación son efectivos en personas gravemente enfermas y refractarias al tratamiento, y previenen recaídas. En comparación con las personas tratadas con antagonistas del receptor de dopamina, los individuos tratados con medicamentos de segunda generación requieren menos hospitalización, visitas a la sala de urgencias, contacto telefónico con profesionales de la salud mental y tratamiento en programas diurnos.

La forma parenteral de la olanzapina está indicada para el tratamiento de la agitación aguda asociada con la esquizofrenia y el trastorno bipolar, mientras que la ziprasidona está indicada para el tratamiento de la agitación relacionada con la esquizofrenia. La inyección de aripiprazol se utiliza para el tratamiento agudo de la agitación asociada con esquizofrenia o trastorno bipolar, maníaco o mixto en adultos.

CONSEJOS CLÍNICOS

Como la clozapina puede ocasionar una agranulocitosis intensa, sólo debe administrarse en los casos de esquizofrenia resistente al tratamiento. La clozapina ofrece un nicho terapéutico a los pacientes con discinesias tardías graves, síntomas extrapiramidales intratables, trastorno bipolar refractario y psicosis secundaria a los fármacos antiparkinsonianos.

3. **Pautas clínicas.** Las dosis para los medicamentos de segunda generación varían de forma considerable. La tabla 29-7 resume las recomendaciones de dosificación habituales para estos medicamentos.

   a. **Risperidona.** La risperidona se comercializa en comprimidos de 0.25, 0.50, 1, 2, 3 y 4 mg, en comprimidos bucodispersables y en solución oral de 1 mg/mL. La dosis inicial generalmente es de 1-2 mg/día, por la noche. Luego, puede elevarse de forma gradual (1 mg cada 2 o 3 días) a 4-6 mg por la noche. Las dosis superiores a 6 mg/día se asocian con un aumento de los efectos adversos. En general, las dosis inferiores a 6 mg/día no se han asociado con síntomas extrapiramidales, pero se han observado reacciones distónicas y discinéticas con dosis de 4-16 mg/día. La forma intramuscular de acción prolongada debe iniciarse con 25 mg y la oral debe continuar durante 2 semanas antes de su interrupción. La dosis puede aumentarse a 37.5 mg, dependiendo de la respuesta del paciente y el criterio del médico.

   b. **Olanzapina.** La olanzapina se vende en comprimidos de 2.5, 5, 7.5, 10, 15 y 20 mg, y en comprimidos bucodispersables. La dosis inicial generalmente es de 10-15 mg una vez al día. Se recomienda una dosis inicial de 5 mg/día para ancianos y personas médicamente enfermas, así como para personas con insuficiencia hepática o hipotensión. La dosis puede elevarse a 20 mg/día después de 5-7 días. Las dosis para uso clínico varían de 5-20 mg/día, pero en la mayoría de las personas con esquizofrenia y manía bipolar los beneficios se observan con dosis de 10-15 mg/día. La formulación intramuscular para el tratamiento de la agitación asociada con la esquizofrenia y el trastorno bipolar es de 10 mg. Su administración junto con benzodiazepinas no está aprobada. Las dosis más altas se asocian de forma ocasional con un aumento en los efectos extrapiramidales y otros efectos adversos. Es necesario realizar una valoración periódica de las transaminasas en pacientes con enfermedad hepática significativa.

   c. **Quetiapina.** La quetiapina se comercializa en comprimidos de 25, 100, 200 y 300 mg. La dosificación debe comenzar con 25 mg cada 12 h y puede elevarse 25-50 mg por dosis cada 2-3 días hasta alcanzar una dosis objetivo de 400-500 mg/día, dividida en dos dosis al día. Los estudios han demostrado eficacia en el rango de 300-800 mg/día, y la mayoría de las personas reciben un beneficio máximo con 300-500 mg/día. La quetiapina

Tabla 29-7
Comparación de la dosificación habitual[a] de los antagonistas actuales de la serotonina y de la dopamina en la esquizofrenia

Antipsicótico	Dosis inicial típica	Terapia de mantenimiento Intervalo de dosis	Ajuste de la dosis	Dosis máxima recomendada
Aripiprazol	Comprimidos de 10-15 mg una vez al día	10-30 mg/día	Los aumentos de dosificación no deben realizarse antes de 2 semanas.	30 mg/día
Asenapina	5 mg c/12 h	10 mg dos veces al día	No es necesario ajustar la dosis.	20 mg/día
Clozapina	Comprimidos de 12.5 mg una o dos veces al día	150-300 mg/día en dosis divididas o 200 mg como dosis única en la tarde	La dosis debe aumentarse a 25-50 mg en el segundo día. Se pueden hacer incrementos adicionales en cantidades de 25-50 mg diarios hasta una dosis objetivo de 300-450 mg/día. Los aumentos de dosis posteriores deben realizarse no más de una o dos veces a la semana en cantidades de no más de 100 mg.	900 mg/día
Iloperidona	1 mg dos veces al día	12-24 mg al día en dosis divididas	Comenzar con 1 mg dos veces al día, que pasa a 2, 4, 6, 8 y 12 mg dos veces al día. Hacer esto en el transcurso de 7 días.	24 mg/día
Lurasidona	40 mg/día	40-80 mg/día	No es necesario ajustar la dosis.	120 mg/día
Olanzapina	Comprimidos de 5-10 mg/día o comprimidos bucodispersables	10-20 mg/día	Se recomiendan incrementos de dosis de 5 mg una vez al día cuando se requiera, a intervalos de no menos de 1 semana.	20 mg/día
Paliperidona	Comprimidos de 3-9 mg de liberación prolongada una vez al día	3-6 mg/día	La concentración de plasma aumenta a un pico aproximadamente 24 h después de la dosificación.	12 mg/día
Quetiapina	Comprimidos de 25 mg c/12 h	La dosis más baja necesaria para mantener la remisión	Aumento en cantidades de 25-50 mg dos o tres veces al día en el segundo y el tercer día, según lo tolere, a una dosis objetivo de 500 mg diarios al cuarto día (administrada en dos o tres dosis/día). Los ajustes de dosis adicionales, si se requieren, deben ser de 25-50 mg dos veces al día y se producen a intervalos de no menos de 2 días.	800 mg/día

(continúa)

Tabla 29-7
Comparación de la dosificación habitual[a] de los antagonistas actuales de la serotonina y de la dopamina en la esquizofrenia *(continuación)*

Antipsicótico	Dosis inicial típica	Terapia de mantenimiento Intervalo de dosis	Ajuste de la dosis	Dosis máxima recomendada
Risperidona	Comprimido de 1 mg y solución oral una vez al día	2-6 mg/día	Dosis inicial: 25 mg cada 2 semanas.	50 mg por 2 semanas
Risperidona i.m. de liberación prolongada	Inyección i.m. de 25-50 mg cada 2 semanas	Comenzar con risperidona oral por 3 semanas	Aumentar a 2 mg una vez al día el segundo día y 4 mg una vez al día, el tercer día. En algunos pacientes, una ajuste más lento puede ser apropiado. Cuando se necesitan ajustes de dosis, se recomiendan incrementos adicionales de 1-2 mg/día a intervalos de no menos de 1 semana.	1-6 mg/día
Ziprasidona	Cápsulas de 20 mg dos veces al día con alimentos	20-80 mg c/12 h	Los ajustes de dosis basados en el estado clínico individual pueden realizarse a intervalos de no menos de 2 días.	80 mg c/12 h
Ziprasidona i.m.	Para la agitación aguda: 10-20 mg, según sea necesario, hasta un máximo de 40 mg/día	No aplicable	Para la agitación aguda se pueden administrar dosis de 10 mg, c/2 h y dosis de 20 mg, c/4 h hasta un máximo de 40 mg/día.	Para la agitación aguda: 40 mg/día, por no más de 3 días consecutivos

[a] Se pueden requerir ajustes de dosis en poblaciones especiales.
Nota: tomado de la U.S. Prescribing Information para agentes individuales.
i.m., intramuscular.

de liberación prolongada se administra una vez al día, de preferencia por la noche, sin alimentos ni comidas ligeras para evitar el aumento de la concentración máxima (Cmáx). La dosis inicial habitual es de 300 mg y puede aumentarse a 400-800 mg.

d. **Ziprasidona.** La ziprasidona se comercializa en cápsulas de 20, 40, 60 y 80 mg. La dosificación se debe iniciar en 40 mg/día, divididos en dos dosis al día. Los estudios han demostrado eficacia en el intervalo de 40-200 mg, en dos dosis al día; tomado con las comidas, la absorción aumenta hasta dos veces.

e. **Clozapina.** La clozapina se comercializa en comprimidos de 25 y 100 mg. La dosis inicial suele ser de 25 mg una o dos veces al día, aunque una dosis inicial conservadora es de 12.5 mg dos veces al día. La dosis puede aumentarse de forma gradual (25 mg cada 2 o 3 días) hasta 300 mg/día, por lo general, dividida en dos dosis al día, con una cantidad más alta por la noche. Se pueden usar hasta 900 mg/día, aunque la mayoría de los pacientes responden en el intervalo de 600 mg/día.

f. **Aripiprazol.** El aripiprazol se comercializa en comprimidos de 2, 5, 10, 15, 20 y 30 mg. La dosis inicial recomendada y la dosis objetivo es de 10-15 mg/día. Las dosis superiores a 10-15 mg/día no han demostrado mayor eficacia en los estudios clínicos. La dosis inicial recomendada de aripiprazol como tratamiento adyuvante para pacientes que ya toman un antidepresivo es de 2-5 mg/día. La eficacia del aripiprazol como terapia adyuvante para el trastorno depresivo mayor se estableció dentro de un intervalo de 2-15 mg/día. Los ajustes de la dosis de hasta 5 mg/día deben hacerse de forma gradual, a intervalos de no menos de 1 semana. El efecto adverso más frecuente asociado con la dosis es la somnolencia.

Aripiprazol inyectable de liberación prolongada. Se comercializa en 300 y 400 mg por frasco. Se administra por inyección intramuscular con dosis inicial y de mantenimiento de 400 mg cada 4 semanas.

Aripiprazol lauroxil, inyección de liberación prolongada. Se comercializa en 441, 662 y 882 mg por frasco. Se administra en el músculo deltoides (sólo 441 mg) o en el músculo glúteo (441, 662 u 882 mg). Se inicia con 441 o 662 mg y se administra cada 4 semanas u 882 mg cada 6 semanas.

g. **Paliperidona.** La paliperidona se comercializa en comprimidos de liberación prolongada de 3, 6 y 9 mg. La dosis generalmente es de 3-6 mg/día. La dosis máxima recomendada es de 12 mg/día.

Palmitato de paliperidona (Invega Sustenna®). Se comercializa en presentaciones de 39, 78, 117, 156 y 234 mg por frasco. Se administra por vía i.m., evitando su inyección en un vaso sanguíneo. Se administra de forma lenta y profunda en el músculo. La dosis inicial es de 234 mg, seguida de 156 mg administrados una semana más tarde. De ahí en adelante, se puede utilizar la dosis de mantenimiento de 39-234 mg cada 4 semanas.

Palmitato de paliperidona (Trinza®). Se comercializa en 273, 410 y 546 mg por frasco. Se administra por vía i.m., evitando su inyección en un vaso sanguíneo, de forma lenta y a profundidad en el músculo deltoide o glúteo cada 3 meses. Los médicos deben saber que la formulación inyectable de 3 meses sólo se puede utilizar una vez que el tratamiento mensual con palmitato de paliperidona se ha establecido durante por lo menos 4 meses.

h. **Iloperidona.** Se comercializa en un paquete de titulación, y la dosis efectiva (12 mg) debe alcanzarse en aproximadamente 4 días con base en un programa de dosificación dos veces al día. Por lo general, se inicia el día 1 a razón de 1 mg dos veces al día y se incrementa diariamente en un esquema de dos veces al día hasta alcanzar 12 mg en el día 4. La dosis máxima recomendada es de 12 mg dos veces al día (24 mg/día), y se puede administrar con o sin alimentos.

i. **Asenapina.** La asenapina se comercializa en comprimidos sublinguales (debajo de la lengua) de 5 y 10 mg. La biodisponibilidad es inferior al 2% cuando se ingiere, pero del 35% cuando se absorbe por vía sublingual. Las dosis inicial y objetivo recomendadas para la esquizofrenia son de 5 mg cada 12 h. En el trastorno bipolar es de 10 mg dos veces al día y, si es necesario, la dosis puede reducirse a 5 mg dos veces al día, dependiendo de los problemas de tolerabilidad.

j. **Lurasidona.** Se comercializa en comprimidos de 20, 40, 80 y 120 mg. Para el tratamiento de la esquizofrenia no se requiere la titulación inicial de la dosis. La dosis inicial recomendada es de 40 mg una vez al día, y debe tomarse con alimentos (al menos 350 cal). Ha demostrado ser eficaz en un rango de 40-120 mg/día. Aunque no se ha comprobado un beneficio adicional con la dosis de 120 mg/día, sí puede haber un aumento asociado con la dosis de las reacciones adversas. La dosis máxima recomendada es de 160 mg/día.

k. **Brexpiprazol.** Se comercializa en comprimidos de 0.25, 1, 2, 3 y 4 mg.
   Posología en la esquizofrenia
   La dosis inicial es de 1 mg/día desde el primer día hasta el cuarto, y después puede ajustarse de forma gradual en función de la respuesta y la tolerabilidad a 2 mg/día durante 3 días, seguido de 4 mg/día al octavo día. La dosis máxima es de 4 mg.
   Posología en el trastorno depresivo mayor
   La dosis inicial es menor, 0.5 o 1 mg una vez al día y luego se ajusta a intervalos semanales de acuerdo con la respuesta y la tolerabilidad a una cantidad de 1 mg/día, seguido de 2 mg/día con una dosis máxima diaria de 3 mg.

l. **Cariprazina.** La cariprazina se comercializa en cápsulas de 1.5, 3, 4.5 y 6 mg; se administra una vez al día por vía oral con o sin alimentos. La dosis inicial habitual para la esquizofrenia y el trastorno bipolar I es de 1.5 mg y se puede aumentar a 3 mg en el segundo día. Se deben hacer ajustes de dosis adicionales en función de la respuesta y la tolerabilidad del paciente, empleando incrementos de 1.5 o 3 mg hasta una dosis máxima de 6 mg. En los individuos que toman inhibidores de 34A de forma concomitante, la dosis debe reducirse a la mitad o a un tercio.

m. Pimavanserina. Se comercializa en comprimidos de 17 mg. La dosis recomendada es de 34 mg una vez al día. El ajuste de la dosis es necesario con inhibidores o inductores de CYP 3A4.

4. **Valoración pretratamiento.** Antes de iniciar el tratamiento se debe documentar el procedimiento de consentimiento informado. El historial del paciente debe incluir información sobre epilepsia, enfermedades hemáticas, cardiovasculares, hepáticas y renales, y abuso de fármacos. La presencia de una enfermedad hepática o renal requiere el empleo de dosis iniciales bajas. La exploración física debe incluir mediciones de la presión arterial en decúbito supino y de pie para detectar la hipotensión ortostática. Las pruebas analíticas deben incluir un electrocardiograma; varios hemogramas, incluidos recuentos de leucocitos, que luego pueden promediarse; y pruebas de la función hepática y renal.

Debido a que los medicamentos y los antipsicóticos atípicos se han convertido en el tratamiento de primera línea para diversos trastornos, han aparecido nuevas controversias con respecto a su papel en la presencia de anomalías metabólicas (hiperglucemia, resistencia a la insulina y dislipidemias). En la actualidad, la American Psychiatric Association y la American Diabetic Association han desarrollado una pauta de consenso para ayudar a los médicos a supervisar a sus pacientes. La olanzapina y la clozapina son los fármacos que se relacionan con mayor frecuencia con la diabetes mellitus emergente del tratamiento, un hecho que puede estar relacionado con su propensión a causar un marcado aumento de peso.

Se cree que la prevalencia de diabetes en pacientes con esquizofrenia y trastorno bipolar es dos a cuatro veces mayor que en la población general. Esto se complica aún más por el hecho de que la obesidad está en aumento y los esquizofrénicos tienen un riesgo elevado de muerte prematura debido a numerosos problemas médicos. La obesidad representa un grave riesgo para la salud y contribuye a trastornos como hipertensión, dislipidemia, enfermedades cardiovasculares, diabetes no insulinodependiente, enfermedad de la vesícula biliar, problemas respiratorios, gota y artrosis. El síndrome metabólico (alteración del metabolismo de la glucosa y la insulina, obesidad, dislipidemia e hipertensión) también es más prevalente en los pacientes con esquizofrenia; numerosos estudios han sugerido un vínculo directo con el uso de antipsicóticos, sobre todo de segunda generación. Existen diferencias entre los antipsicóticos en cuanto al riesgo de aumento de peso y diabetes, pero la FDA ha recomendado las siguientes pautas para todos los antipsicóticos atípicos.

a. **Valoración inicial**

(1) Antecedentes personales y familiares de obesidad, diabetes, dislipidemia, hipertensión y enfermedades cardiovasculares

(2) Peso y talla (para poder calcular el índice de masa corporal)

(3) Perímetro de la cintura (a nivel del ombligo)

(4) Presión arterial

(5) Glucemia en ayuno

(6) Perfil lipídico en ayuno

Los pacientes con diabetes preexistente deben someterse a un control periódico que incluya HgA1c y, en algunos casos, valores de insulina. La prueba de tolerancia oral a la glucosa no se recomienda para uso clínico de rutina, pero puede ser necesaria en la evaluación de pacientes con glucemia anómala en ayunas o cuando se sospecha diabetes a pesar de una glucemia normal en ayunas.

Se recomienda que los médicos revisen, evalúen y den seguimiento a los pacientes para detectar cambios metabólicos independientemente de la clase de antipsicóticos administrados, ya que tienen un mayor riesgo de síndrome metabólico y diabetes.

5. **Valoración durante el tratamiento.** Todos los pacientes con medicamentos de segunda generación deben recibir seguimiento de forma rutinaria para detectar efectos secundarios. Aunque se presume que estos fármacos tienen un riesgo de discinesia tardía menor, éste aún existe, por lo que los pacientes deben ser evaluados en busca de cualquier anomalía en el movimiento. De acuerdo con las recomendaciones de la FDA, todos los pacientes deben vigilar sus concentraciones de glucosa en sangre, sobre todo al inicio del tratamiento o si se produce un aumento de peso.

En la tabla 29-8 se presentan las pautas de manejo clínico de las anomalías hemáticas asociadas con la clozapina.

a. **Clozapina: Risk Evaluation and Mitigation Strategy (REMS)**

(1) La clozapina requiere supervisión especial. En 2015, la FDA anunció nuevos requisitos para la prescripción y administración de la clozapina. Se creó el programa REMS para clozapina que reemplazará los seis registros existentes para este medicamento. Este programa concentrará toda la información, de forma que los pacientes, médicos y farmacias se inscribirán en un solo lugar.

(2) Los pacientes serán vigilados en busca de neutropenia mediante el recuento absoluto de neutrófilos, mientras que el de leucocitos ya no se aceptará. El umbral del recuento de neutrófilos también se ha reducido para que más pacientes puedan continuar tomando el medicamento.

(3) El tratamiento se interrumpirá si el recuento de neutrófilos está por debajo de 1 000 células/µL, con especial consideración de los pacientes de origen afroamericano, que son más susceptibles a desarrollar neutropenia étnica benigna. El tratamiento de estos pacientes se detendrá si el recuento de neutrófilos está debajo de 500 células/µL. Estos cambios permiten a los médicos recetar clozapina a pacientes que antes no eran elegibles para este medicamento, y continuar el tratamiento en un mayor número de pacientes.

(4) Durante los primeros 6 meses, se realizan recuentos semanales de neutrófilos para evaluar el desarrollo de agranulocitosis. Si el recuento permanece normal, la frecuencia de las pruebas puede reducirse a cada 2 semanas. La clozapina debe interrumpirse si el recuento es inferior a 1 000 células/mm^3 o en caso de neutropenia étnica benigna (menos de 500 células/µL). Además, se debe obtener una consulta hematológica y considerarse la obtención de muestras de médula ósea. La FDA también declaró

Tabla 29-8

Estrategia de evaluación y mitigación de riesgo de clozapina (REMS)

Frecuencia de vigilancia recomendada y decisiones clínicas según el recuento absoluto de neutrófilos

Nivel de RAN	Recomendaciones de tratamiento	Vigilancia de RAN

Valores normales para un nuevo paciente
· Población general (RAN* ≥ 1 500/μL)***
 	
POBLACIÓN NEB
· Población NEB (RAN* ≥ 1 000/μL)
· Obtenga al menos dos RAN iniciales* antes de comenzar el tratamiento
	· Iniciar tratamiento.
	· Si el tratamiento es interrumpido:
	  · < 30 días: continuar vigilando como antes.
	  · ≥ 30 días: vigilar como si fuera un nuevo paciente.
	· Discontinuación por razones distintas a la neutropenia.
		· Semanalmente durante los primeros 6 meses.
		· Cada 2 semanas a partir del sexto mes hasta el año.
		· Mensualmente después del primer año.

Neutropenia leve (1 000-1 499/μL)***	**POBLACIÓN GENERAL**
	· Continuar con el tratamiento.
	
	POBLACIÓN NEB
	· La neutropenia leve es normal en la población NEB, continuar el tratamiento.
	· Obtener al menos dos valores iniciales de RAN antes del tratamiento.
	· Si el tratamiento es interrumpido:
	  · < 30 días: continuar vigilando como antes.
	  · ≥ 30 días: vigilar como si fuera un nuevo paciente.
	· Discontinuación por razones distintas a la neutropenia.
		POBLACIÓN GENERAL
		· Tres veces a la semana hasta alcanzar valores* ≥ 1 500/μL.
		· Una vez que RAN* ≥ 1 500/μL, volver al intervalo de vigilancia** de los valores iniciales de RAN* del paciente (si es clínicamente apropiado).
		
		POBLACIÓN NEB
		· Semanalmente durante los primeros 6 meses.
		· Cada 2 semanas a partir del sexto mes hasta el año.
		· Mensualmente después del primer año.

Neutropenia moderada (500-999/μL)***	**POBLACIÓN GENERAL** · Recomendar consulta con hematología. · Interrumpir el tratamiento debido a la sospecha de neutropenia inducida por clozapina. · Reanudar el tratamiento cuando el RAN se normalice (≥ 1 000/μL). **POBLACIÓN NEB** · Recomendar consulta con hematología. · Continuar el tratamiento.	**POBLACIÓN GENERAL** · Diariamente hasta alcanzar un RAN* ≥ 1 000/μL. · Después, tres veces a la semana hasta un RAN* ≥ 1 500/μL. · Con RAN* ≥ 1 500/μL, vigilar RAN* semanalmente por 4 semanas, luego regresar al intervalo de vigilancia*** del último RAN con valores normales* del paciente* (si es clínicamente apropiado). **POBLACIÓN NEB** · Tres veces semanales hasta RAN ≥ 1 000/μL o ≥ valores iniciales conocidos del paciente. · Con RAN* ≥ 1 000/μL o valores iniciales conocidos del paciente, evaluar el RAN semanalmente por 4 semanas, luego regresar al último intervalo de vigilancia** del RAN* con un valor del paciente NEB normal*** (si es clínicamente apropiado).
Neutropenia grave (menos de 500/μL)***	**POBLACIÓN GENERAL** · Recomendar consulta con hematología. · Interrumpir tratamiento por sospecha de neutropenia por clozapina. · No volver a exponer, a menos que el profesional que prescribe determine que los beneficios superan los riesgos. **POBLACIÓN NEB** · Recomendar consulta con hematología. · Interrumpir el tratamiento por sospecha de neutropenia inducida por clozapina. · No reexponer, a menos que el profesional que prescribe determine que los beneficios superan los riesgos.	**POBLACIÓN GENERAL** · Diariamente hasta un RAN* ≥ 1 000/μL. · Tres veces semanales hasta* ≥ 1 500/μL. · Si el paciente es reexpuesto, reanudar tratamiento como si fuera un nuevo paciente bajo vigilancia de "rango normal" cuando el RAN sea ≥ 1 500/μL. **POBLACIÓN NEB** · Diariamente hasta un RAN* ≥ 500/μL. · Tres veces semanales hasta un RAN*≥ valores iniciales de los pacientes. · Si el paciente es reexpuesto, reanudar el tratamiento como si fuera un nuevo paciente con vigilancia del "rango normal" cuando RAN sea ≥ 1 000/μL o tenga el valor inicial del paciente.

*RAN, recuento absoluto de neutrófilos; **NEB, neutropenia étnica benigna; ***Confirmar todos los informes iniciales de RAN menores de 1 500/μL (RAN < 1 000/μL para los pacientes de NEB) con una medición repetida de RAN en un plazo de 24 h.

Tabla 29-9
Vigilancia de mantenimiento para antipsicóticos de segunda generación

Parámetros	Semanas
Peso	4, 8, 12, 16, 52
Circunferencia de la cintura	52
Presión arterial	12, 52
Glucosa en ayunas	12, 52
Lípidos en ayunas	12; 5 años

que "los pacientes con agranulocitosis pueden ser reincorporados si el prescriptor determina que el riesgo de enfermedad psiquiátrica es mayor que el riesgo de neutropenia". Los pacientes con síntomas como dolor en el pecho, dificultad para respirar, fiebre o taquipnea deben evaluarse de inmediato para detectar miocarditis o miocardiopatía, un efecto adverso poco frecuente pero grave que termina en la muerte. Se recomiendan análisis seriados de creatina fosfocinasa con fracciones de banda miocárdica, concentraciones de troponina y electrocardiograma, junto con la interrupción inmediata de la clozapina.

b. **Vigilancia de mantenimiento para antipsicóticos de segunda generación.** Los pacientes tratados con antipsicóticos atípicos por períodos prolongados deben ser supervisados según lo ilustrado en la tabla 29-9.

6. **Cambio de fármaco antipsicótico.** La transición de un antagonista del receptor de dopamina a un antipsicótico de segunda generación se puede lograr con facilidad, pero debe hacerse de forma gradual. Se recomienda superponer la administración del nuevo fármaco con el antiguo, disminuyendo la dosis del nuevo fármaco y aumentando la dosis del último.

Debido a que los antipsicóticos atípicos (p. ej., risperidona, quetiapina y ziprasidona) carecen de efectos anticolinérgicos, la transición abrupta de un antagonista del receptor de dopamina a uno de estos medicamentos puede causar un rebote colinérgico, que consiste en salivación excesiva, náuseas, vómitos y diarrea. El riesgo de rebote colinérgico puede mitigarse al agregar un fármaco anticolinérgico junto con el antipsicótico, y reduciéndolo de forma gradual.

Con los antagonistas del receptor de dopamina de liberación prolongada, la primera dosis del antipsicótico atípico se administra el día de la próxima inyección. Actualmente, varios de estos medicamentos se encuentran disponibles en formulación de liberación prolongada.

7. **Efectos adversos**
   a. **Todos los fármacos de segunda generación**
      (1) **Síndrome neuroléptico maligno.** El desarrollo de este síndrome resulta bastante raro con los fármacos de segunda generación en comparación con los antagonistas del receptor de dopamina. Consiste en rigidez muscular, fiebre, distonía, acinesia, mutismo, oscilación entre obnubilación y agitación, diaforesis, disfagia, temblor, incontinencia, presión arterial lábil, leucocitosis y creatina fosfocinasa elevada. La clozapina, sobre todo si se combina con el litio, y la risperidona se asocian con el síndrome neuroléptico maligno.

(2) Discinesia tardía. Los antipsicóticos atípicos se asocian de forma significativamente menor con las discinesias tardías en comparación con los antagonistas de los receptores dopamínicos. Además, los fármacos de segunda generación, sobre todo la clozapina, alivian los síntomas de las discinesias tardías y están indicados de forma específica para personas psicóticas con discinesias tardías preexistentes. Por esta razón, el tratamiento de mantenimiento a largo plazo con antagonistas de los receptores de dopamina se ha convertido en una práctica cuestionable. Un nuevo medicamento, la valbenazina, ha sido aprobado para el tratamiento de la discinesia tardía; éste se analiza con más detalle en el capítulo 32.

b. Risperidona. La risperidona causa pocos efectos adversos con las dosis terapéuticas habituales de 6 mg/día o menos. Los efectos adversos más frecuentes incluyen ansiedad, insomnio, somnolencia, mareos, estreñimiento, náuseas, dispepsia, rinitis, erupción cutánea y taquicardia. Con dosis más altas, utilizadas en pocas ocasiones, causa efectos extrapiramidales dependientes de la dosis, hiperprolactinemia, sedación, hipotensión ortostática, palpitaciones, aumento de peso, disminución de la libido y disfunción eréctil. Los efectos adversos menos frecuentes asociados con el uso a largo plazo incluyen síndrome neuroléptico maligno, priapismo, púrpura trombocitopénica y convulsiones en personas con hiponatremia.

c. Olanzapina. Por lo general, la olanzapina es bien tolerada, excepto por cierta somnolencia y aumento de peso: 5-10 kg hasta en el 50% de los pacientes con tratamiento a largo plazo. Los efectos adversos menos frecuentes incluyen estreñimiento, mareos, hiperglucemia, hipotensión ortostática, elevación de las transaminasas y, en raras ocasiones, síntomas extrapiramidales. Se ha informado diabetes mellitus y cetoacidosis diabética de inicio agudo en pacientes que usan olanzapina con más frecuencia que con otros antipsicóticos atípicos.

d. Quetiapina. Los efectos adversos más frecuentes de la quetiapina son somnolencia, xerostomía, astenia, hipotensión postural y mareos, que generalmente son transitorios y se manejan mejor con el aumento gradual de la dosis. La quetiapina parece no tener más probabilidades que el placebo de causar síntomas extrapiramidales. Este fármaco se asocia con aumentos moderados y transitorios de transaminasas hepáticas, peso y frecuencia cardíaca, así como con estreñimiento.

e. Ziprasidona. Los efectos adversos de la ziprasidona son raros. En concreto, es el único antipsicótico atípico que no está asociado con aumento de peso. Las reacciones adversas más frecuentes consisten en somnolencia, mareos, náuseas y aturdimiento. La ziprasidona apenas produce efectos importantes fuera del sistema nervioso central, pero puede prolongar el intervalo QT/QTc con el riesgo consiguiente de taquicardia helicoidal.

f. Clozapina. Este fármaco tiene una alta probabilidad de causar efectos adversos graves, razón por la cual se reserva para los pacientes más resistentes al tratamiento. Los efectos secundarios más frecuentes incluyen sedación, crisis convulsivas, mareos, síncope, taquicardia, hipotensión, cambios del electrocardiograma, náuseas, vómitos, leucopenia, granulocitopenia, agranulocitosis y fiebre. El aumento de peso puede ser notorio. Se ha vinculado con diabetes mellitus, al margen del posible aumento de peso. Los pacientes que presenten síntomas de dolor en el pecho, dificultad para respirar, fiebre o taquipnea deben ser evaluados inmediatamente para detectar miocarditis o miocardiopatía, un efecto adverso poco frecuente pero grave que termina en la muerte. Se recomiendan análisis seriados de creatina fosfocinasa con fracciones de banda miocárdica, concentraciones de troponina y electrocardiograma, junto con la interrupción inmediata de la clozapina. Otros efectos adversos habituales incluyen fatiga, sialorrea, síntomas gastrointestinales diversos (en particular, estreñimiento), efectos anticolinérgicos y debilidad muscular subjetiva. La clozapina debe utilizarse en un entorno bien estructurado.

Dado el riesgo aditivo de agranulocitosis, la clozapina no debe combinarse con la carbamazepina ni otros fármacos que causan mielosupresión.

g. Aripiprazol. El aripiprazol se tolera bien; la tasa de retirada del medicamento se parece a la del placebo. Las complicaciones más frecuentes durante el tratamiento son cefalea, náuseas, vómitos, insomnio, aturdimiento y somnolencia. En los estudios clínicos de corta duración, la incidencia de síntomas extrapiramidales fue similar a la del placebo. En la práctica clínica, algunos pacientes experimentan una agitación intensa y acatisia con este medicamento.

h. Paliperidona y paliperidona de acción prolongada inyectables. La paliperidona tiene buena tolerancia. Los efectos adversos frecuentes incluyen vértigo, estreñimiento y letargia. Puede presentarse acatisia. Las personas con antecedentes de arritmias crónicas deben evitar este fármaco.

i. Iloperidona. Los efectos adversos que se informan con mayor frecuencia son mareos, xerostomía, fatiga, sedación, taquicardia e hipotensión ortostática (según la dosis y la titulación). La iloperidona prolonga el intervalo QT en 9 ms con las dosis de 12 mg cada 12 h y puede asociarse con arritmias y muerte súbita.

j. Asenapina. Los efectos secundarios más observados son somnolencia, mareos, síntomas extrapiramidales diferentes a la acatisia y aumento de peso. La ganancia de peso promedio después de 52 semanas es de 0.9 kg.

k. Lurasidona. Los efectos adversos más frecuentes son somnolencia, acatisia, náuseas, parkinsonismo y agitación.

l. Brexpiprazol. Los efectos secundarios más frecuentes incluyen acatisia (relacionada con la dosis), aumento de triglicéridos séricos y peso, cefalea, somnolencia y síntomas extrapiramidales.

m. Cariprazina. Las reacciones adversas más frecuentes incluyen síntomas extrapiramidales, acatisia, dispepsia, vómitos, somnolencia, insomnio, agitación, ansiedad e inquietud. Se requiere monitorización metabólica ya que el 4% de los pacientes con HgA1c normal desarrollaron HgA1c elevado por encima de 6.5, y el 8% de los pacientes tuvieron un aumento de peso del 7% o más.

n. Pimavanserina. Los efectos adversos más frecuentes son edema periférico, estado confusional, náuseas e hinchazón.

8. Interacciones farmacológicas. Si se administran junto con los antipsicóticos atípicos, los depresores del sistema nervioso central, como alcohol y tricíclicos, pueden acentuar el riesgo de convulsiones, sedación y efectos cardíacos. En ocasiones, los antihipertensivos exacerban la hipotensión ortostática causada por los antagonistas de la serotonina y la dopamina. La administración de benzodiazepinas y antipsicóticos atípicos juntos se asocia en ocasiones con una mayor incidencia de ortostatismo, síncope y depresión respiratoria. La risperidona, la olanzapina, la quetiapina y la ziprasidona pueden antagonizar los efectos de la levodopa y los agonistas dopaminérgicos. El uso prolongado de antipsicóticos atípicos, junto con medicamentos que inducen las enzimas metabólicas del citocromo P450 (CYP) (p. ej., carbamazepina, barbitúricos, omeprazol, rifampicina, glucocorticoides) puede incrementar la eliminación de los antipsicóticos atípicos en un 50% o más. A continuación se describen algunas interacciones farmacológicas importantes.

a. Risperidona. El uso concomitante de risperidona más fenitoína o ISRS puede causar síntomas extrapiramidales. El empleo de este fármaco por personas adictas a opiáceos puede precipitar síntomas de abstinencia. La adición de risperidona al tratamiento de un paciente que toma clozapina puede elevar las concentraciones plasmáticas de esta última en un 75%.

b. Olanzapina. La fluvoxamina incrementa las concentraciones séricas de olanzapina.

c. Quetiapina. La fenitoína quintuplica la eliminación de la quetiapina; la tioridazina aumenta la de quetiapina en un 65%. La cimetidina reduce el aclaramiento de la quetiapina en un 20% y esta última el del lorazepam en un 20%. Una comida rica en grasas (800-1 000 cal) causa un aumento significativo en la concentración máxima de quetiapina de liberación prolongada. Se sugiere tomar quetiapina sin alimentos o con una comida liviana (300 cal).

d. Ziprasidona. La probabilidad de que la ziprasidona ocasione interacciones farmacológicas de interés clínico es baja.

e. Clozapina. La clozapina no debe administrarse con ningún otro medicamento que pueda inducir mielosupresión (carbamazepina, fenitoína, propiltiouracilo, sulfamidas y captopril). La adición de paroxetina puede precipitar neutropenia asociada con clozapina. El litio, empleado en combinación con clozapina, puede acentuar el riesgo de crisis convulsivas, confusión y trastornos motores. No se debe combinar el litio con la clozapina si el paciente ha experimentado un episodio anterior de síndrome maligno por neurolépticos. La risperidona, la fluoxetina, la paroxetina y la fluvoxamina aumentan las concentraciones séricas de la clozapina.

f. Aripiprazol. La carbamazepina puede reducir los valores sanguíneos del aripiprazol. La fluoxetina y la paroxetina pueden inhibir el metabolismo y, en consecuencia, la eliminación del aripiprazol.

g. Paliperidona. Los medicamentos como la paroxetina, la fluoxetina y otros ISRS pueden bloquear la acción de la paliperidona. El uso combinado de ISRS y paliperidona puede provocar una elevación significativa de la prolactina en hombres y mujeres. El inyectable de palmitato de paliperidona puede antagonizar el efecto de la levodopa y los agonistas dopaminérgicos. Cuando se usa con inductores potentes del CYP 3A4, puede ser necesario aumentar la dosis de palmitato de paliperidona.

h. Iloperidona. Se metaboliza a través del CYP 2D6 y 3A4, por lo que la administración concomitante con fármacos que inhiben 2D6 y 3A4 puede aumentar sus concentraciones en sangre. Tiene un fuerte antagonismo α-1 y puede potenciar los efectos de los antihipertensivos.

i. Asenapina. La asenapina se metaboliza a través de la glucuronidación y el metabolismo oxidativo mediante CYP 1A2, por lo que la administración concomitante con fluvoxamina y otros inhibidores del CYP 1A2 debe realizarse con precaución.

j. Lurasidona. Si se considera su administración concomitante con un inhibidor moderado del CYP 3A4, como diltiazem, la dosis no debe superar los 40 mg/día. La lurasidona no debe usarse en combinación con un inhibidor fuerte de CYP 3A4 (p. ej., ketoconazol) ni con un inductor potente de CYP 3A4 (p. ej., rifampicina) o jugo de toronja (pomelo).

k. Brexpiprazol. El uso concomitante de medicamentos que son inhibidores moderados a fuertes de CYP 2D6 y CYP 3A4 requiere que la dosis de brexpiprazol se reduzca en un 25-50%. Los médicos deben consultar al corrector de interacción de medicamentos para obtener una lista exhaustiva para evitar la toxicidad y las reacciones adversas.

l. Cariprazina. Los médicos deben conocer la inhibición de la enzima CYP 3A4 y realizar ajustes de la dosis, sobre todo cuando se administra de forma conjunta con un fuerte inhibidor de 3A4.

m. Pimavanserina. La dosis debe reducirse a la mitad cuando se usa en combinación con inhibidores potentes de CYP 3A4 y aumentar en presencia de inductores fuertes de 3A4.

9. **Uso durante el embarazo.** Los antipsicóticos atípicos son la base del tratamiento de los trastornos psicóticos crónicos; la decisión de continuar con éstos durante el embarazo debe discutirse de forma exhaustiva, ya que hay un alto riesgo de recaída si se suspenden. Numerosos estudios sugieren que los medicamentos con olanzapina, risperidona y quetiapina no presentan mayor riesgo de complicaciones como diabetes gestacional, bajo peso al nacer o partos prematuros. Estos medicamentos tienen un mayor riesgo de afecciones metabólicas, aunque datos recientes no mostraron un aumento de éstas en las madres embarazadas. En resumen, los antipsicóticos atípicos presentan un riesgo mínimo para el feto y la madre embarazada. Los médicos deben continuar evaluando el riesgo y los beneficios con una vigilancia rigurosa de las mujeres embarazadas que toman estos medicamentos.

B. **Antagonistas de los receptores dopaminérgicos.** Actualmente, los antagonistas de los receptores dopaminérgicos son fármacos de segunda línea para tratar la esquizofrenia y otros trastornos psicóticos. Sin embargo, debido a su efecto tranquilizante inmediato, los antagonistas de los receptores dopaminérgicos suelen emplearse para el tratamiento de los episodios psicóticos agudos.

1. **Fármaco de elección.** Aunque la potencia de los antagonistas de los receptores dopaminérgicos varía mucho (tabla 29-10), todos los antagonistas del receptor de dopamina típicos disponibles son igualmente eficaces en el tratamiento de la esquizofrenia. Los antagonistas del receptor de la dopamina están disponibles en una amplia gama de formulaciones y dosis (tabla 29-11).

(el texto continúa en la p. 483)

Tabla 29-10
Antagonistas del receptor de la dopamina

Nombre del medicamento	Clasificación química	Dosis oral equivalente a la dosis terapéutica (mg)	Potencia relativa	Terapéuticamente (mg/día)ᵃ	Efectos secundarios		
					Sedación	Vegetativosᵇ	Reacciones extrapiramidalesᶜ
Acetofenazina	Fenotiazina: compuesto de piperazina	20	Media	20-100	++	+	++/+++
Clorpromazina	Fenotiazina: compuesto alifático	100	Baja	150-2000	+++	+++	++
Clorprotixeno	Tioxantenos	100	Baja	100-600	+++	+++	+/++
Flufenazina	Fenotiazina: compuesto de piperazina	2	Alta	5-60	+	+	+++
Haloperidol	Butirofenona	2	Alta	2-100	+	+	+++
Loxapina	Dibenzoxazepina	10	Media	30-250	++	+/++	++/+++
Mesoridazina	Fenotiazina: compuesto de piperidina	50	-	-	+++	+++	+
Molindolona	Dihidroindolona	10	-	-	+++	+	+
Perfenazina	Fenotiazina: compuesto de piperazina	8	Media	8-64	++	+	++/+++
Pimozidaᵈ	Difenilbutilpiperidina	1.5	Alta	2-20	+	+	+++
Proclorperazinaᶜ	Fenotiazina: compuesto de piperazina	15	-	-	++	+	+++
Tioridazina	Fenotiazina: compuesto de piperidina	100	Baja	100-800	+++	+++	+
Tiotixeno	Tioxantenos	4	Alta	5-60	+	+	+++
Trifluoperazina	Fenotiazina: compuesto de piperazina	5	Media	5-60	+	+	+++
Triflupromazina	Fenotiazina: compuesto alifático	25	Alta	20-150	+++	++/+++	++

ᵃ Rango extremo.
ᵇ Efectos anti-α-adrenérgicos y anticolinérgicos.
ᶜ Excluye la discinesia tardía, que parece ser producida en el mismo grado y frecuencia por todos los fármacos con dosis antipsicóticas equiefectivas.
ᵈ La pimozida se utiliza principalmente en el tratamiento del trastorno de Tourette; la proclorperazina se utiliza rara vez, si acaso, como antipsicótico.
Adaptado de: la American Medical Association. *AMA Drug Evaluations: Annual 1992*. Chicago: American Medical Association; 1992.

Tabla 29-1
Preparaciones de antagonistas del receptor de dopamina

Nombre del medicamento	Comprimidos (mg)	Cápsulas (mg)	Solución	Parenteral	Supositorios rectales (mg)
Clorpromazina	10, 25, 50, 100, 200	30, 75, 150, 200, 300	10 mg/5 mL; 30, 100 mg/mL	25 mg/L	25, 100
Clorprotixeno	10, 25, 50, 100	–	100 mg/5 mL (suspensión)	12.5 mg/mL	–
Droperidol	–	–	–	2.5 mg/mL	–
Flufenazina	1, 2.5, 5, 10	–	2.5 mg/5 mL, 5 mg/mL	2.5 mg/mL (únicamente i.m.)	–
Decanoato de flufenazina	–	–	–	25 mg/mL	–
Enantato de flufenazina					
Haloperidol	0.5, 1, 2, 5, 10, 20	–	2 mg/mL	25 mg/mL	–
				5 mg/mL (únicamente i.m.)	
Decanoato de haloperidol	–	–	–	50, 100 mg/mL (únicamente i.m.)	
Loxapina	5, 10, 25, 50, 100	5, 10, 25, 50	25 mg/5 mL	50 mg/mL	–
Molindona	2, 4, 8, 16	–	20 mg/mL	–	–
Perfenazina	2	–	16 mg/5 mL	5 mg/mL	–
Pimozida	5, 10, 25	10, 15, 30	–	–	–
Proclorperazina	10, 15, 25, 50, 100, 150, 200	–	5 mg/5 mL	5 mg/mL	2.5, 5, 25
Tioridazina			25 mg/5 mL, 100 mg/5 mL, 30, 100 mg/mL		
Tiotixeno	1, 2, 5, 10, 20	1, 2, 5, 10, 20	5 mg/mL	5 mg/mL (únicamente i.m.)	–
Trifluoperazina	1, 2, 5, 10	–	10 mg/mL	2 mg/mL (únicamente i.m.) 2 mg/mL	–

a. Tratamiento a corto plazo. El equivalente a 5-10 mg de haloperidol es una dosis razonable para un adulto con un estado psicótico agudo. Una persona mayor puede beneficiarse con una dosis de 1 mg de haloperidol.

La administración vía i.m. de los antagonistas de los receptores dopaminérgicos alcanza concentraciones plasmáticas máximas en unos 30 min, frente a los 90 min por vía oral. Las dosis de los antagonistas de los receptores dopaminérgicos para administración i.m. representan alrededor de la mitad de las dosis por vía oral. El paciente debe ser observado durante 1 h después de la primera dosis. Después de ese lapso, la mayoría de los médicos administran una segunda dosis o un sedante (p. ej., una benzodiazepina) para lograr el control eficaz del comportamiento. Los sedantes pueden ser 2 mg de lorazepam o 50-250 mg de amobarbital, ambos por vía i.m. Se han notificado casos de muerte súbita, prolongación de QT y taquicardia helicoidal en pacientes que recibieron haloperidol. Las dosis más altas por vía i.v. parecen estar asociadas con un mayor riesgo de prolongación de QT y taquicardia helicoidal.

 CONSEJOS CLÍNICOS

La administración de más de 50 mg de clorpromazina en una inyección puede ocasionar hipotensión grave. Es más seguro comenzar con una dosis de 25 mg.

Existen dos formulaciones intramusculares de acción corta de antipsicóticos atípicos disponibles que se pueden emplear en el tratamiento de la agitación aguda asociada con la esquizofrenia o el trastorno bipolar (episodio maníaco o mixto).

(1) Olanzapina. Se comercializa en forma inyectable de 10 mg para su administración en una sola dosis, con posibilidad de repetirla a las 2 h. Se puede dar una tercera dosis 4 h después de la segunda inyección. Tiene un inicio de acción rápido, de 15 min en pacientes esquizofrénicos y de 30 min en pacientes bipolares. El efecto secundario observado con más frecuencia es la somnolencia.

 CONSEJOS CLÍNICOS

Se debe evitar la administración de lorazepam y olanzapina juntos, ya que se han producido casos de muerte.

(2) Ziprasidona. Indicada para el tratamiento de la agitación aguda asociada con psicosis. Se comercializa en forma de inyección de 20 mg y se administra en dosis de 10-20 mg, por razón necesaria, hasta una dosis máxima de 40 mg/día. Se pueden administrar dosis de 10 mg cada 2 h o dosis de 20 mg cada 4 h hasta un máximo de 40 mg/día. La concentración máxima en el suero tiene lugar cerca de 60 min después de la aplicación, y la vida media promedio varía de 2 a 5 h. Las reacciones adversas más frecuentes consisten en somnolencia, mareos, náuseas y aturdimiento.

(3) **Aripiprazol.** La dosis recomendada para la agitación asociada con la esquizofrenia o la manía bipolar (inyección i.m.) es de 9.75 mg. Se ha demostrado que la eficacia de la inyección de aripiprazol para controlar la agitación en estos trastornos se alcanza con una dosis de 5.25-15 mg.

b. **Medicamentos de liberación prolongada.** Debido a que algunas personas con esquizofrenia no cumplen con los regímenes de antagonistas del receptor de la dopamina por vía oral, es posible que requieran una formulación de acción prolongada. Por lo general, un clínico administra el fármaco vía i.m. una vez cada 1 o 4 semanas. Los antagonistas de los receptores dopamínicos de liberación prolongada pueden provocar un aumento de los efectos adversos, incluidas las discinesias tardías.

(1) **Risperidona de acción prolongada.** Este fármaco fue el primero con acción prolongada en ser comercializado; actualmente existe un conjunto de medicamentos con esta formulación. Se administra cada 2 semanas, y la dosis de inicio recomendada es de 25 mg. Al comienzo, el paciente debe llevar un tratamiento complementario de 3 semanas con antipsicóticos por vía oral. También se comercializa en dosis de 37.5 y 50 mg. El ajuste de la dosis no debe realizarse más de una vez al mes, y la dosis máxima no debe exceder los 50 mg en 2 semanas. Este medicamento también se puede administrar en el músculo deltoides, en donde resulta supuestamente menos doloroso que en los glúteos, ya que la aguja tiene una longitud de 25.4 mm, mientras que la utilizada en los glúteos mide 50.8 mm. Los efectos adversos más frecuentes informados son somnolencia, acatisia, parkinsonismo, dispepsia, estreñimiento, sequedad de boca, fatiga y aumento de peso.

El inyectable de acción prolongada con palmitato de paliperidona también se comercializa y está aprobado para el tratamiento de la esquizofrenia. Las dos formulaciones se pueden adquirir para uso mensual o cada 3 meses. Los detalles de la dosificación se describieron en la sección de "Pautas clínicas".

La risperidona de acción prolongada con aripiprazol es una inyección i.m. administrada cada 4 semanas; la aripiprazol lauroxil, otra formulación, puede administrarse cada 6 semanas. Los detalles se mencionan en la sección de "Pautas clínicas".

(2) **Precauciones y reacciones adversas.** Los antagonistas del receptor de dopamina de baja potencia tienen más probabilidades de causar efectos adversos no neurológicos, mientras que los de alta potencia tienen más probabilidades de producir efectos adversos neurológicos (es decir, extrapiramidales). Los medicamentos de segunda generación son más propensos a causar trastornos metabólicos. Estudios recientes han sugerido que los antipsicóticos atípicos tienen un aumento similar en el riesgo relacionado con la dosis de muerte súbita cardíaca en comparación con los antipsicóticos convencionales. Los médicos deben evaluar y vigilar de forma adecuada a los pacientes que reciben antipsicóticos atípicos durante períodos prolongados.

Tabla 29-12
Interacción de fármacos antipsicóticos

Fármaco	Consecuencias
Antidepresivos tricíclicos	Concentración creciente de ambos
Anticolinérgicos	Toxicidad anticolinérgica, disminución de la absorción de los antipsicóticos
Antiácidos	Absorción disminuida de antipsicóticos
Cimetidina	Absorción disminuida de antipsicóticos
Alimento	Absorción disminuida de antipsicóticos
Buspirona	Elevación de las concentraciones del haloperidol
Barbitúricos	Aumento en el metabolismo de los antipsicóticos, sedación excesiva
Fenitoína	Metabolismo disminuido de la fenitoína
Guanetidina	Efecto hipotensor reducido
Clonidina	Efecto hipotensor reducido
α-metildopa	Efecto hipotensor reducido
Levodopa	Efectos disminuidos de ambos
Succinilcolina	Parálisis muscular prolongada
Inhibidores de la monoaminoxidasa	Hipotensión
Halotano	Hipotensión
Alcohol	Potenciación de la depresión del SNC
Tabaco	Valores disminuidos en el plasma de los antipsicóticos
Epinefrina	Hipotensión
Propranolol	Concentración aumentada en plasma de ambos
Warfarina	Concentración disminuida en plasma de warfarina

2. Interacciones farmacológicas. Debido a que producen numerosos efectos del receptor y en su mayoría se metabolizan en el hígado, los antagonistas del receptor de dopamina se asocian con muchas interacciones farmacocinéticas y farmacodinámicas (tabla 29-12).

VI. Antidepresivos

Esta sección describe varios antidepresivos junto con sus indicaciones, pautas de dosificación y reacciones adversas.

A. Inhibidores selectivos de la recaptación de serotonina. Hoy en día se utilizan seis ISRS como medicamentos de primera línea para el tratamiento de la depresión. La fluoxetina se introdujo en 1988, y desde entonces se ha vuelto el antidepresivo más recetado en el mundo. Durante la década siguiente, la sertralina y la paroxetina se prescribieron casi tan ampliamente como la fluoxetina. El citalopram, la paroxetina de liberación controlada y el escitalopram son los otros ISRS aprobados para la depresión. Un séptimo ISRS, la fluvoxamina, aunque también es eficaz como antidepresivo, sólo está aprobada como tratamiento para el trastorno obsesivo-compulsivo por la FDA. Los ISRS también son eficaces para tratar una variedad de trastornos de ansiedad.

1. Acciones farmacológicas

a. Farmacocinética. Todos los ISRS se absorben bien después de la administración oral y alcanzan sus concentraciones máximas en 4-8 h. La fluoxetina tiene la vida media más larga, de 2-3 días; su metabolito activo norfluoxetina tiene una vida media de 7-9 días. La vida media de la sertralina es de 26 h, y su metabolito significativamente menos activo tiene una vida media de 3-5 días. Las vidas medias de los otros tres ISRS, que no tienen metabolitos con actividad farmacológica significativa, son 35 h para citalopram y escitalopram,

Tabla 29-13
Perfiles farmacocinéticos de los ISRS

Fármaco	Tiempo hasta la concentración plasmática máxima (horas)	Vida media	Vida media del metabolito	Tiempo hasta el estado de equilibrio (días)	Unión a las proteínas del plasma (%)
Citalopram	4	35 h	3 h	7	80
Escitalopram	5	27-32 h	-	7	56
Fluoxetina	6-8	4-6 días	4-16 días	28-35	95
Fluvoxamina	3-8	15 h	-	5-7	80
Paroxetina	5-6	21 h	-	5-10	95
Paroxetina de liberación controlada	6-10	15-20 h	-	< 14	95
Sertralina	4.5-8.5	26 h	62-104 h	7	95

21 h para paroxetina y paroxetina de liberación controlada, y 15 h para fluvoxamina (tabla 29-13).

La administración de ISRS con alimentos tiene poco efecto sobre la absorción y puede reducir la incidencia de náuseas y diarrea.

b. Farmacodinámica. Los beneficios clínicos de los ISRS se atribuyen a la inhibición relativamente selectiva de la recaptación de serotonina, con poco efecto sobre la recaptación de noradrenalina y dopamina. Por lo general, se puede lograr el mismo grado de beneficio clínico mediante el uso constante de una dosificación baja o un aumento más rápido de la dosificación. Sin embargo, la respuesta clínica varía considerablemente de una persona a otra.

2. Indicación terapéutica

a. Depresión. La fluoxetina, sertralina, paroxetina, citalopram, paroxetina de liberación controlada y escitalopram están indicados para el tratamiento de la depresión en la población general, los adultos mayores, los enfermos orgánicos y las mujeres embarazadas. Para la depresión grave y la melancolía, varios estudios han encontrado que la eficacia máxima de ISRN, como la venlafaxina, la duloxetina o los fármacos tricíclicos, puede exceder a la de los ISRS.

(1) Elección del fármaco. La comparación directa de los beneficios de los ISRS específicos no ha demostrado la superioridad de uno sobre el resto. Sin embargo, las respuestas a los diferentes ISRS pueden variar de forma considerable en un paciente determinado. Varios informes indican que más del 50% de las personas que responden mal a un ISRS lo harán de forma favorable a otro. Por lo tanto, es más razonable intentar con otros ISRS para los pacientes que no responden al primer medicamento antes de cambiar a antidepresivos que no sean ISRS.

(2) Comparación con antidepresivos tricíclicos. La eficacia de los ISRS es similar a la de los antidepresivos tricíclicos, pero su perfil de efectos adversos es mucho mejor. Los ISRS pueden ocasionar cierto grado de nerviosismo o agitación, alteraciones del sueño, síntomas gastrointestinales y, quizás, disfunción sexual con más frecuencia que en las personas tratadas con fármacos tricíclicos.

b. Suicidio. Los ISRS son capaces de disminuir el riesgo de suicidio en la abrumadora mayoría de los casos. Sin embargo, algunas personas se ponen muy ansiosas y agitadas cuando se les administra fluoxetina. La aparición de estos síntomas en una persona con ideación suicida podría empeorarla.

 CONSEJOS CLÍNICOS

Las personas suicidas son mucho más capaces de llevar a cabo los pensamientos suicidas a la realidad conforme se recuperan de su depresión. Por esta razón, se debe vigilar de cerca a las personas potencialmente suicidas durante las primeras semanas de tratamiento con ISRS.

---

c. Depresión durante y después del embarazo. El uso de fluoxetina durante el embarazo no se asocia con un aumento en las complicaciones perinatales, anomalías congénitas del feto, problemas de aprendizaje, retrasos en el lenguaje o problemas de comportamiento específicos. Los datos emergentes de sertralina, paroxetina y fluvoxamina indican que estos medicamentos probablemente también son seguros cuando se toman durante el embarazo.

d. Depresión en adultos mayores y enfermos orgánicos. Todos los ISRS son útiles para personas mayores con mala salud.

e. Depresión crónica. Debido a que la suspensión del ISRS en los 6 meses siguientes al episodio depresivo conlleva una elevada tasa de recaídas, el tratamiento de la depresión crónica con este fármaco debe mantenerse durante varios años. Los ISRS son bien tolerados con el uso a largo plazo.

f. Depresión en niños. Los ISRS se prescriben cada vez más para tratar la depresión infantil y prevenir que niños y adolescentes se automediquen con alcohol o drogas ilegales para tratar los sentimientos depresivos. El perfil de efectos adversos de los ISRS en niños incluye síntomas gastrointestinales, insomnio, inquietud motriz, desinhibición social, manía, hipomanía y psicosis. De forma reciente, la FDA emitió una advertencia a los médicos con respecto a los riesgos potenciales de suicidio en adolescentes que reciben estos antidepresivos. Se recomienda una estrecha vigilancia de estos medicamentos por parte del médico.

g. Trastorno disfórico premenstrual. Los ISRS reducen el estado de ánimo debilitante y los cambios de comportamiento que tienen lugar en la semana anterior a la menstruación en mujeres con trastorno disfórico premenstrual. La administración programada de ISRS durante todo el ciclo o sólo durante la fase lútea (el período de 2 semanas entre la ovulación y la menstruación) es igualmente eficaz para este propósito.

3. Pautas clínicas

a. Posología y vía de administración (tabla 29-14)

(1) Fluoxetina. La fluoxetina se comercializa en cápsulas de 10 y 20 mg, en comprimidos de 10 mg y como solución (20 mg/5 mL). Para el tratamiento de la depresión, la dosis inicial suele ser de 10 o 20 mg/día por vía oral. Por lo general, el medicamento se toma

Tabla 29-14
Dosis de los ISRS

	Inicial (mg)	Mantenimiento (mg)	Alta dosificación (mg)
Paroxetina	5-10	20-60	> 60
Paroxetina de liberación controlada	25	25-62.5	> 62.5
Fluoxetina	2-5	20-60	> 80
Sertralina	12.5-25	50-200	> 300
Citalopram	10	20-40	> 60
Escitalopram	5	10-30	> 30
Fluvoxamina	25	50-100	> 300

por la mañana, porque el insomnio es un posible efecto adverso. La fluoxetina se puede tomar con los alimentos para disminuir las náuseas. Debido a la larga vida media del fármaco y su metabolito, se requiere un período de 4 semanas para alcanzar concentraciones estables. Como con todos los antidepresivos disponibles, los efectos antidepresivos de la fluoxetina pueden observarse en las primeras 1-3 semanas, pero el médico debe esperar hasta que hayan pasado 4-6 semanas con el tratamiento para evaluar de forma definitiva su actividad antidepresiva.

Varios estudios indican que 20 mg pueden ser tan eficaces como las dosis más altas para el tratamiento de la depresión. La dosis diaria máxima recomendada por el fabricante es de 80 mg/día; las dosis más altas pueden causar convulsiones. Una estrategia razonable es mantener a un paciente con 20 mg/día durante 3 semanas. Si no hay signos de mejoría clínica, puede estar justificado un aumento a 40 mg/día.

CONSEJOS CLÍNICOS
Para disminuir los efectos adversos tempranos de ansiedad y agitación, se inicia con 5-10 mg de fluoxetina al día, utilizando comprimidos ranurados de 10 mg. De forma alternativa, debido a la larga vida media de la fluoxetina, el fármaco se puede iniciar con un esquema de administración cada dos días.

Deben transcurrir al menos 2 semanas entre la interrupción de los IMAO y el inicio de la fluoxetina. Esta última debe suspenderse durante al menos 5 semanas antes del inicio del tratamiento con IMAO.

(2) Sertralina. Se comercializa en comprimidos ranurados de 25, 50 y 100 mg. Para el tratamiento inicial de la depresión, la sertralina debe comenzar con una dosis de 50 mg una vez al día. Para limitar los efectos gastrointestinales, algunos médicos comienzan con 25 mg/día y aumentan la dosis a 50 mg/día después de 3 semanas. Las personas que no responden después de 1-3 semanas pueden beneficiarse con aumentos de 50 mg cada semana hasta una dosis máxima de 200 mg/día. Por lo general, la sertralina se administra por la noche, ya que es más probable que cause sedación que insomnio. Las personas con síntomas gastrointestinales pueden beneficiarse tomando el medicamento con alimentos.

(3) Paroxetina. La paroxetina se comercializa en comprimidos ranurados de 20 mg, comprimidos sin refinar de 10, 30 y 40 mg, y una suspensión oral con sabor a naranja (10 mg/5 mL). La paroxetina generalmente se utiliza para el tratamiento inicial de la depresión con una dosis de 10 o 20 mg/día. Se debe considerar un aumento cuando no se observe una respuesta adecuada en 1-3 semanas. En ese punto, el médico puede iniciar la titulación gradual con incrementos de 10 mg en intervalos semanales hasta una dosis máxima de 50 mg/día. Se pueden tolerar dosis de hasta 80 mg/día. Las personas que experimentan síntomas gastrointestinales pueden beneficiarse tomando el medicamento con alimentos.

Al inicio, la paroxetina se toma una vez al día por la noche. Las dosis más altas se pueden dividir en dos tomas por día. Las personas con características melancólicas pueden requerir cantidades mayores de 20 mg/día. La dosis terapéutica sugerida para las personas de edad avanzada es de 10-20 mg/día.

 CONSEJOS CLÍNICOS

La paroxetina es el ISRS con más tendencia a producir un síndrome de abstinencia. Para limitar la aparición de síntomas con la suspensión brusca, la dosis se debe reducir a razón de 10 mg por semana hasta alcanzar 10 mg/día, entonces, se disminuye a 5 mg/día y se suspende pasada una semana más.

(4) Paroxetina de liberación controlada. Este fármaco se comercializa como un comprimido con recubrimiento entérico en dosis de 12.5, 25 y 37.5 mg. Se administra en una sola dosis al día, por lo general, por la mañana, con o sin alimentos. La dosis inicial recomendada es de 25 mg/día. Los pacientes que no responden a la dosis anterior pueden beneficiarse de incrementos de 12.5 mg/día, hasta un máximo de 62.5 mg/día. Los cambios en la dosis deben hacerse a intervalos de por lo menos 1 semana. Es necesario advertir a los pacientes que la paroxetina de liberación controlada no debe masticarse o triturarse, debe ingerirse íntegra.

(5) Citalopram. Este medicamento se comercializa en comprimidos ranurados de 20 y 40 mg. La dosis inicial habitual es de 20 mg/día durante la primera semana, después de lo cual se aumenta a 40 mg/día. Algunas personas pueden requerir 60 mg/día. Para personas mayores o con insuficiencia hepática, se recomienda una dosis de 20 mg/día, con un aumento a 40 mg/día sólo si no se observa respuesta con la dosis anterior. Los comprimidos se deben tomar una vez al día, por la mañana o la tarde, con o sin alimentos.

(6) Escitalopram. Se comercializa en comprimidos ranurados de 10 y 20 mg. El medicamento debe iniciarse con 10 mg/día, tomados en una sola dosis diaria, con o sin alimentos. Los pacientes que no responden a esta dosis pueden aumentarla a 20 mg/día después de un mínimo de 1 semana.

b. Estrategias para limitar los efectos adversos. La mayoría de los efectos adversos de los ISRS aparecen dentro de las primeras 1-2 semanas y por lo general desaparecen o se resuelven de manera espontánea si se continúa con la misma dosis. Sin embargo, hasta el 15% de los pacientes son incapaces de tolerar la dosis más baja de estos medicamentos. Un abordaje para estas personas es fraccionar la dosis durante una semana: una dosis cada 2, 3 o 4 días. Algunas personas pueden tolerar un ISRS diferente o, de lo contrario, deben tomar otra clase de antidepresivos, como un tricíclico.

c. **Estrategias de refuerzo terapéutico.** En personas deprimidas con una respuesta parcial a los ISRS, se pueden emplear estrategias de refuerzo. La asociación de los ISRS más el bupropión ha demostrado claros efectos sinérgicos. Algunos pacientes también han respondido de forma favorable a la adición de litio, levotiroxina o anfetaminas (5-15 mg/día).

d. **Pérdida de eficacia.** Entre los posibles métodos para controlar la atenuación de la respuesta a los ISRS se encuentran el incremento o decremento de la dosis; la retirada paulatina del fármaco, con reexposición posterior; el cambio a otro ISRS o a un antidepresivo distinto de los ISRS; y el refuerzo con bupropión, hormona tiroidea, litio, simpaticomiméticos, buspirona, antiepilépticos, naltrexona u otro antidepresivo distinto de los ISRS. El cambio en la respuesta a un ISRS debe explorarse mediante la psicoterapia, pues puede reflejar conflictos subyacentes que acentúan los síntomas depresivos.

4. **Precauciones y reacciones adversas**

a. **Disfunción sexual.** La inhibición sexual es el efecto adverso más frecuente de los ISRS, hasta en el 80% de los casos. Las manifestaciones más frecuentes son la inhibición del orgasmo y la disminución de la libido, que dependen la dosis. A diferencia del resto de los efectos adversos de los ISRS, la inhibición sexual no remite en las primeras semanas, sino que suele continuar mientras se toma el medicamento.

El tratamiento para la disfunción sexual inducida por ISRS incluye la disminución de la dosis o el cambio a bupropión, que no causa disfunción sexual. Otras opciones son añadir bupropión, una o dos veces al día, o sildenafilo. Las dosis bajas de anfetaminas (2.5 mg) también son útiles.

b. **Efectos adversos gastrointestinales.** Las molestias gastrointestinales más frecuentes son náuseas, diarrea, anorexia, vómitos y dispepsia. Las náuseas y las heces sueltas están relacionadas con la dosis y son transitorias; generalmente se resuelven en unas pocas semanas. La paroxetina de liberación controlada se tolera mejor debido a su recubrimiento entérico, que retrasa la disolución hasta que pasa al intestino delgado y, por lo tanto, disminuye las náuseas. La anorexia es más frecuente con la fluoxetina, pero algunas personas aumentan de peso mientras la toman. La pérdida de apetito y peso comienza tan pronto como se toma el medicamento y alcanzan su punto máximo a las 20 semanas. Posteriormente, el peso suele regresar al valor inicial.

c. **Aumento de peso.** Hasta un tercio de las personas que toman ISRS aumentan de peso, a veces más de 10 kg. La paroxetina es el ISRS que más se asocia con el aumento de peso, pero puede darse con cualquier otro medicamento.

d. Cefalea. La incidencia de la cefalea con los ISRS es de cerca del 18-20%. La fluoxetina ocasiona con más frecuencia este síntoma. Por otro lado, todos los ISRS tienen un efecto profiláctico con las migrañas y las cefaleas tensionales de muchos pacientes.

 CONSEJOS CLÍNICOS

Las cefaleas, en general, se presentan por la mañana y se pueden tratar con ácido acetilsalicílico o con paracetamol. Suelen remitir de forma espontánea al cabo de unas semanas.

e. Efectos adversos sobre el sistema nervioso central

(1) Ansiedad. La fluoxetina es la causa más probable de ansiedad, agitación e inquietud, sobre todo en las primeras semanas. Estos efectos iniciales en general llevan a una reducción total en la ansiedad después del primer mes de uso. El 5% de las personas dejan de tomar fluoxetina debido a un mayor nerviosismo. El aumento en la ansiedad es causado con mucha menor frecuencia por los otros ISRS.

 CONSEJOS CLÍNICOS

Puede ser útil dar al paciente algunos comprimidos de 5 mg de diazepam para tomar en caso de sentir ansiedad cuando inicia por primera vez un ISRS.

(2) Insomnio y sedación. El efecto principal en esta área atribuido a los ISRS es un mejor sueño como resultado del tratamiento de la depresión y la ansiedad. Sin embargo, hasta un cuarto de las personas que toman ISRS notan dificultad para dormir o somnolencia excesiva. La fluoxetina es la que tiene mayor probabilidad de causar insomnio, por lo que suele tomarse por la mañana. La sertralina puede producir tanto insomnio como somnolencia con igual probabilidad; el citalopram y en especial la paroxetina producen más somnolencia que insomnio. Los individuos que toman estos últimos refieren que duermen mejor si los toman antes de acostarse y que no les producen somnolencia diurna residual.

El insomnio inducido por ISRS se puede tratar con benzodiazepinas, trazodona (los médicos deben explicar el riesgo de priapismo) u otros medicamentos sedantes. La presencia de somnolencia importante inducida por los ISRS obliga, a menudo, a cambiar a otro ISRS o al bupropión.

(3) Sueños vívidos y pesadillas. Un pequeño conjunto de los pacientes tratados con ISRS mencionan tener sueños o pesadillas muy vívidos. Si un paciente experimenta este tipo de sueños, cambiar a otro ISRS puede tener el mismo efecto terapéutico beneficioso sin imágenes que perturben su sueño. Este efecto adverso a menudo se resuelve de forma espontánea en algunas semanas.

(4) Crisis. Se han descrito crisis epilépticas en el 0.1-0.2% de todas las personas tratadas con ISRS. Su incidencia es similar a la descrita con otros antidepresivos y no difiere de forma significativa de la indicada con el placebo. Las convulsiones son más frecuentes con las dosis más altas de ISRS (≥ 100 mg/día de fluoxetina).

(5) Síntomas extrapiramidales. El temblor afecta al 5-10% de las personas tratadas con ISRS. Rara vez producen acatisia, distonía, temblor, rigidez en rueda dentada, tortícolis, epistótonos, alteraciones de la marcha y bradicinesia. Las personas con enfermedad de Parkinson bien controlada pueden experimentar un empeoramiento brusco de los síntomas motores al tomar estos medicamentos. Los efectos adversos extrapiramidales que se asocian con más frecuencia a la fluoxetina tienen lugar sobre todo con dosis superiores a 40 mg/día, pero pueden aparecer en cualquier momento del tratamiento.

f. Efectos anticolinérgicos. La paroxetina tiene actividad anticolinérgica leve que produce xerostomía, estreñimiento y sedación que depende de la dosis. Sin embargo, la actividad anticolinérgica de la paroxetina es sólo una quinta parte de la actividad de la nortriptilina, y la mayoría de las personas que toman paroxetina no experimentan efectos adversos colinérgicos. Aunque no se considera que los otros ISRS tengan actividad anticolinérgica, se asocian con xerostomía en cerca del 20% de los pacientes. Esta molestia puede desaparecer con el tiempo.

g. Efectos adversos hemáticos. Los ISRS afectan la función plaquetaria, pero sólo en raras ocasiones se asocian con un aumento de las equimosis. En casos excepcionales, la paroxetina y fluoxetina se asocian con neutropenia reversible, sobre todo si se administran junto con clozapina.

h. Alteraciones electrolíticas y de la glucosa. En algunas ocasiones, aunque raras, los ISRS ocasionan un descenso en las concentraciones de glucosa; por lo tanto, se debe vigilar de cerca a los pacientes con diabetes y reducir la dosis de hipoglucemiantes, según la necesidad. Se han observado casos raros de hiponatremia y de secreción inapropiada de la hormona antidiurética asociados con los ISRS entre personas tratadas con diuréticos y con falta de líquidos.

i. Erupción y reacciones alérgicas. Aproximadamente el 4% de las personas manifiestan distintos tipos de erupción; la reacción alérgica generalizada y afectación de los pulmones pueden causar, en raras ocasiones, fibrosis y disnea. En personas con erupciones relacionadas con el medicamento puede ser necesario suspender el tratamiento.

j. Galactorrea. Los ISRS pueden causar galactorrea reversible, probablemente como consecuencia de su interferencia con la regulación dopaminérgica de la secreción de prolactina.

k. Síndrome serotoninérgico. El síndrome serotoninérgico es raro. La administración simultánea de un ISRS con un IMAO puede elevar las concentraciones plasmáticas de serotonina a niveles tóxicos y producir una constelación de síntomas llamada *síndrome serotoninérgico*. Este síndrome de sobreestimulación serotonínica grave y potencialmente mortal se caracteriza por la aparición de: (1) diarrea, (2) inquietud, (3) agitación extrema, hiperreflexia y labilidad vegetativa con posibles fluctuaciones rápidas de las constantes vitales, (4) mioclonías, crisis, hipertermia, tiritona incontrolable y rigidez, y (5) delírium, coma, estado epiléptico, colapso cardiovascular y muerte, en ese orden.

El tratamiento del síndrome serotoninérgico consiste en retirar las sustancias nocivas e instituir de inmediato medidas extensas de soporte con nitroglicerina, ciproheptadina, metisergida, sábanas de refrigeración, clorpromazina, dantroleno, benzodiazepinas, antiepilépticos, ventilación mecánica y medicamentos paralizantes.

l. **Síndrome de abstinencia de los ISRS.** La suspensión abrupta de un ISRS, sobre todo si tiene una vida media relativamente corta como la paroxetina, se ha asociado con un síndrome que se caracteriza por mareos, debilidad, náuseas, cefalea, depresión de rebote, ansiedad, insomnio, problemas de concentración, síntomas respiratorios superiores, parestesias y síntomas migrañosos. No suele aparecer hasta pasadas por lo menos 6 semanas de tratamiento y generalmente remite de manera espontánea en 3 semanas. Las personas que experimentan efectos adversos transitorios en las primeras semanas de la terapia con ISRS tienen más probabilidades de experimentar síntomas de abstinencia. La fluoxetina es la menos propensa a desarrollar este síndrome, porque la vida media de su metabolito es de más de una semana y se elimina de forma paulatina por sí mismo. Por esta razón, este fármaco se utiliza para tratar algunos casos de síndrome de abstinencia asociados con la interrupción del tratamiento con otros ISRS, aunque el mismo síndrome resulte autolimitado.

5. **Interacciones farmacológicas.** Los ISRS no interfieren con la mayoría de los otros fármacos. El síndrome serotoninérgico puede desarrollarse con la administración simultánea de IMAO, *L*-triptófano, litio y otros antidepresivos que inhiben la recaptación de serotonina. La fluoxetina, la sertralina y la paroxetina pueden elevar las concentraciones plasmáticas de antidepresivos tricíclicos a niveles que pueden causar toxicidad clínica (tabla 29-15).

La combinación de litio y todos los medicamentos serotoninérgicos se debe utilizar con precaución debido a la posibilidad de precipitar convulsiones. Los ISRS pueden aumentar la duración y la gravedad de las alucinaciones inducidas por zolpidem. Algunas interacciones significativas se discuten a continuación.

a. **Fluoxetina.** La fluoxetina puede desacelerar el metabolismo de la carbamazepina, los antineoplásicos, el diazepam y la fenitoína.

b. **Sertralina.** La sertralina puede desplazar la unión de la warfarina a las proteínas del plasma y aumentar el tiempo de protrombina.

c. **Paroxetina.** Dada la posibilidad de interferencia con la enzima CYP 2D6, la coadministración de paroxetina con otros antidepresivos, fenotiazinas y antiarrítmicos debe sopesarse con cuidado. La paroxetina puede potenciar el efecto anticoagulante de la warfarina. La coadministración de paroxetina y tramadol puede precipitar un síndrome serotoninérgico en las personas mayores.

d. **Citalopram.** La administración conjunta con cimetidina incrementa las concentraciones de citalopram en aproximadamente un 40%.

B. **Venlafaxina y desvenlafaxina.** La venlafaxina y la desvenlafaxina son medicamentos antidepresivos eficaces con un inicio de acción rápido. La venlafaxina

Tabla 29-15
Interacciones farmacológicas de los ISRS

ISRS	Otros fármacos	Efecto	Importancia clínica
Fluoxetina	Desipramina	Inhibición del metabolismo	Posible
	Carbamazepina	Inhibición del metabolismo	Posible
	Diazepam	Inhibición del metabolismo	Sin importancia
	Haloperidol	Inhibición del metabolismo	Posible
	Warfarina	Sin interacción	
	Tolbutamida	Sin interacción	
Fluvoxamina	Antipirina	Inhibición del metabolismo	Sin importancia
	Propranolol	Inhibición del metabolismo	Improbable
	Tricíclicos	Inhibición del metabolismo	Improbable
	Warfarina	Inhibición del metabolismo	Posible
	Atenolol	Sin interacción	
	Digoxina	Sin interacción	
Paroxetina	Fenitoína	Aumento del ABC en un 12%	Posible
	Prociclidina	Aumento del ABC en un 39%	Posible
	Cimetidina	Aumento del ABC de paroxetina en un 50%	Posible
	Antipirina	Sin interacción	
	Digoxina	Sin interacción	
	Propranolol	Sin interacción	
	Tranilcipromina	Sin interacción	Precaución con el tratamiento combinado
Sertralina	Warfarina	Sin interacción	Sin importancia
	Antipirina	Eliminación aumentada	
	Diazepam	Eliminación disminuida del 13%	Sin importancia
	Tolbutamida	Eliminación disminuida del 16%	Sin importancia
	Digoxina	Sin interacción	
	Litio	Sin interacción farmacocinética	Precaución con el tratamiento combinado
	Desipramina	Sin interacción	
	Atenolol	Sin interacción farmacocinética	
Citalopram	Cimetidina	Aumento del ABC de citalopram	
	Metoprolol	Posible duplicación de la concentración sanguínea	

*ᵃAdaptado de: Warrington SJ. Clinical implications of the pharmacology of serotonin reuptake inhibitors. *Int Clin Psychopharmacol.* 1987;7(Suppl 2);13, con autorización.*
ABC, área bajo la curva.

Tabla 29-16
Antidepresivos diferentes de los ISRS

Fármacos	Tiempo hasta la concentración plasmática máxima (horas)	Vida media (horas)	Dosis inicial (mg)	Dosis de mantenimiento (mg)	Dosis alta (mg)
Venlafaxina	2.5	9	75	225	300-375
Venlafaxina XR	5	11	37.5-75	150	225
Bupropión	2	8	100	300	450
Bupropión SR	3	12	150	300	400
Bupropión XL	5	35	150	300	> 300
Mirtazapina	2	20-40	15	45	60
Duloxetina	6	12	30-40	60	> 60
Nefazodona	1	4-8	100-200	300-600	> 600
Trazodona	1	10-12	150	400	600
Vilazodona	4-5	25	10	20	40
Levomilnaciprán	6-8	12	20	40	80
Vortioxetina	7-11	66	10	20	-

XR/SR/XL, fármaco de liberación prolongada.

es uno de los fármacos más eficaces para el tratamiento del trastorno depresivo grave con características melancólicas. Para obtener una lista de antidepresivos que no son ISRS, *véase* la tabla 29-16.

1. **Acciones farmacológicas.** La venlafaxina se absorbe bien en el tubo digestivo y alcanza las concentraciones plasmáticas máximas en 2.5 h. Tiene una vida media de aproximadamente 3.5 h, y su metabolito activo, la *O*-desmetilvenlafaxina, tiene una vida media de 11 h. Por lo tanto, se debe tomar de dos a tres veces al día. La desvenlafaxina es un comprimido de liberación prolongada y un metabolito activo de la venlafaxina. La concentración plasmática máxima se alcanza en 7.5 h y tiene una vida media de 11 h. Se administra una vez al día, y la dosis habitual es de 50 mg, sin que se observen beneficios adicionales con dosis más altas.

La venlafaxina y la desvenlafaxina son inhibidores no selectivos de la recaptación de tres aminas biogénicas: serotonina, noradrenalina y, en menor medida, dopamina. No tienen actividad en receptores muscarínicos, nicotínicos, histaminérgicos, opiáceos o adrenérgicos, y no están activos como un IMAO.

2. **Eficacia terapéutica.** La venlafaxina está aprobada para el tratamiento del trastorno depresivo mayor y el trastorno de ansiedad generalizada, mientras que la desvenlafaxina está indicada sólo para el tratamiento del primero. Muchos pacientes con depresión grave responden a la venlafaxina en dosis de 200 mg/día antes de 2 semanas, período algo más corto que las 2-4 semanas que suelen tardar los ISRS en actuar. Por lo tanto, la venlafaxina en dosis altas puede convertirse en un fármaco de primera elección para personas gravemente enfermas en quienes se desea una respuesta rápida. Sin embargo, los simpaticomiméticos (p. ej., anfetaminas) y la terapia electroconvulsiva son más rápidos en su acción antidepresiva, por lo general en el lapso de 1 semana. Para el tratamiento de la depresión grave con características melancólicas, la venlafaxina se considera superior a la fluoxetina.

3. **Pautas clínicas.** La venlafaxina se comercializa en comprimidos de liberación inmediata de 25, 37.5, 50, 75 y 100 mg, y en cápsulas de liberación prolongada de 37.5, 75 y 150 mg. Los comprimidos de liberación inmediata se deben administrar en dos o tres dosis diarias, y las cápsulas de liberación prolongada se toman en una sola dosis antes de dormir hasta una dosis máxima de 225 mg/día. Los comprimidos y las cápsulas de liberación prolongada son igualmente potentes, y las personas estabilizadas con una pueden cambiar a una dosis equivalente de la otra. La desvenlafaxina se comercializa en comprimidos de 50 y 100 mg. Se toman en una dosis única de 50 mg, sin beneficio adicional observado con dosis más altas.

La dosis de inicio habitual para la venlafaxina en personas deprimidas es de 75 mg/día, administrada en comprimidos en dos o tres dosis divididas o como cápsulas de liberación prolongada en una sola dosis antes de dormir. Algunas personas requieren una dosis inicial de 37.5 mg/día por 4-7 días para disminuir los efectos adversos, sobre todo las náuseas, antes de titularse hasta los 75 mg/día. En personas con depresión, la dosis puede incrementarse a 150 mg/día, administrados en comprimidos en dos o tres tomas o como cápsulas de liberación prolongada una vez al día, después de un período apropiado de evaluación clínica con la dosis más baja (por lo general de 2-3 semanas). La dosificación se incrementa unos 75 mg/día cada 4 días o más. Las personas con trastorno depresivo moderado probablemente no requieran dosis superiores a 225 mg/día, mientras que las personas con trastorno depresivo grave pueden requerir dosis de 300-375 mg/día para obtener una respuesta satisfactoria.

La administración inicial de una dosis de 200 mg/día puede conducir a una respuesta antidepresiva rápida (1-2 semanas). La dosis máxima de venlafaxina es de 375 mg/día, pero debe reducirse a la mitad en las personas con función hepática o renal disminuida. La venlafaxina debe suspenderse de forma gradual en 2-4 semanas.

4. **Precauciones y reacciones adversas.** La venlafaxina y la desvenlafaxina generalmente son bien toleradas. Las reacciones adversas más frecuentes son náuseas, somnolencia, xerostomía, mareos y nerviosismo. Las náuseas pueden reducirse ligeramente con el empleo de cápsulas de liberación prolongada. Los efectos adversos sexuales de estos medicamentos se pueden tratar de igual forma que con los ISRS. La interrupción abrupta puede producir un síndrome de abstinencia que consiste en náuseas, somnolencia e insomnio. Estos fármacos deben reducirse de forma gradual en un período de 2-4 semanas. El efecto adverso más preocupante asociado con la venlafaxina es el aumento de la presión arterial en algunos casos, sobre todo con dosis mayores de 300 mg/día; por lo tanto, debe usarse con precaución en personas con hipertensión preexistente y sólo en dosis bajas.

Actualmente no hay información disponible sobre el uso de venlafaxina por mujeres embarazadas y lactantes. Sin embargo, los médicos deben evitar prescribir todos los fármacos recién introducidos a este grupo poblacional hasta que se obtenga más experiencia clínica.

5. **Interacciones farmacológicas.** Cuando se administran de forma simultánea, la venlafaxina puede elevar las concentraciones plasmáticas de haloperidol. Al igual que los antidepresivos, la venlafaxina y la desvenlafaxina no deben usarse dentro de los 14 días posteriores al empleo de IMAO y pueden potenciar los efectos sedantes de otros fármacos que actúan sobre el SNC.

C. **Bupropión.** Este fármaco se emplea para el tratamiento de la depresión y en la abstinencia de tabaco. En general, funciona mejor frente a los síntomas depresivos que los ansiosos, y es bastante eficaz en combinación con los ISRS. A pesar de las advertencias iniciales de que podría causar convulsiones, la experiencia clínica actual demostró que cuando se usa con la posología recomendada, no tiene más probabilidades de causar convulsiones que cualquier otro antidepresivo. La abstinencia del tabaco se logra con más frecuencia cuando se usa bupropión en combinación con técnicas de modificación conductual.

El bupropión es único entre los antidepresivos por su perfil altamente favorable de efectos adversos, además de que sus tasas de sedación, disfunción sexual y aumento de peso son menores. No obstante, algunos pacientes experimentan ansiedad y agitación intensa al iniciar el tratamiento con este fármaco.

1. **Acciones farmacológicas.** El bupropión se absorbe bien en el tubo digestivo. Las concentraciones plasmáticas máximas con la formulación de liberación inmediata suelen alcanzarse antes de 2 h de su administración oral y con la formulación de liberación sostenida, a las 3 h. La vida media del

compuesto oscila entre 8 y 40 h (media de 12 h). La forma de liberación prolongada alcanza la concentración plasmática máxima en unas 5 h y tiene una vida media de cerca de 35 h.

2. **Eficacia terapéutica.** La eficacia terapéutica del bupropión en el tratamiento de la depresión se encuentra bien establecida en pacientes tanto ambulatorios como hospitalizados.

3. **Posología y vía de administración.** Hay tres preparaciones de bupropión: (1) el de liberación inmediata se comercializa en comprimidos de 75 y 100 mg; (2) el de liberación sostenida en comprimidos de 100, 150 y 200 mg; y (3) el de liberación prolongada en comprimidos de 150 y 300 mg. El tratamiento en una persona adulta promedio debe iniciar con 100 mg, formulación de liberación inmediata por vía oral dos veces al día o 150 mg con la liberación sostenida o prolongada una vez al día. En el cuarto día de tratamiento, la dosis puede elevarse a 100 mg (liberación inmediata) tres veces al día, o 150 mg (liberación sostenida) dos veces al día. La dosis con liberación prolongada puede elevarse a 300 mg una vez al día. Como alternativa, se pueden tomar 300 mg de la formulación de liberación sostenida una vez cada mañana. La dosis de 300 mg/día debe mantenerse durante varias semanas antes de incrementarla. Debido al riesgo de convulsiones, los aumentos en la dosis nunca deben exceder los 100 mg en un período de 3 días; una sola dosis de bupropión de liberación inmediata nunca debe exceder 150 mg, y una sola dosis de bupropión de liberación sostenida nunca debe exceder los 300 mg; la dosis diaria total no debe exceder los 450 mg (liberación inmediata o liberación prolongada) o 400 mg (liberación sostenida).

4. **Precauciones y reacciones adversas.** Los efectos adversos más frecuentes asociados con el uso de bupropión son cefalea, insomnio, problemas respiratorios de vías superiores y náuseas. También pueden presentarse inquietud, agitación e irritabilidad. Lo más probable es que debido a sus efectos potenciadores sobre la neurotransmisión dopaminérgica, el bupropión rara vez se haya asociado con síntomas psicóticos (p. ej., alucinaciones y catatonía) y delirio. Lo más notable es la ausencia de hipotensión ortostática significativa inducida por fármacos, aumento de peso, somnolencia diurna y efectos anticolinérgicos. Algunas personas, sin embargo, pueden experimentar xerostomía o estreñimiento, y la pérdida de peso puede presentarse en cerca del 25% de los pacientes. El bupropión no causa cambios cardiovasculares o clínicos significativos.

Una gran ventaja del bupropión sobre los ISRS es que prácticamente carece de efectos adversos sobre el funcionamiento sexual, mientras que los ISRS están asociados con dichos efectos en hasta el 80% de los casos. Algunas personas que toman bupropión experimentan un aumento en la capacidad de respuesta sexual e incluso en el orgasmo espontáneo.

En dosis de 300 mg/día o menos, la incidencia de convulsiones es de alrededor del 0.1%, que no es ni peor ni superior a la incidencia de convulsiones con otros antidepresivos. El riesgo de crisis convulsivas aumenta al 5% con dosis entre 450 y 600 mg/día. Los factores de riesgo y los antecedentes de convulsiones, abuso de alcohol, abstinencia reciente de benzodiazepinas, enfermedad cerebral orgánica, traumatismo craneoencefálico o descargas epileptiformes en el electroencefalograma justifican un examen crítico de la decisión de utilizar bupropión.

Debido a que las dosis altas (> 450 mg/día) de bupropión pueden estar asociadas con una sensación eufórica, este fármaco se encuentra relativamente contraindicado en personas con antecedentes de abuso de sustancias. El uso de bupropión por mujeres embarazadas no ha sido estudiado, por lo que no es recomendable. Debido a que el bupropión se secreta en la leche materna, tampoco se recomienda su uso en mujeres lactantes.

Las sobredosis de bupropión generalmente se resuelven de forma favorable, excepto en los casos de grandes dosis o de sobredosis con otros medicamentos. Las convulsiones se observan en alrededor de un tercio de todos los casos de sobredosis, y las muertes pueden ser consecuencia de convulsiones incontrolables, bradicardia y paro cardíaco. Sin embargo, las sobredosis con este fármaco en general son menos dañinas que con otros antidepresivos, excepto tal vez los ISRS.

5. **Interacciones farmacológicas.** El bupropión no se debe utilizar al mismo tiempo que los IMAO debido a la posibilidad de inducir una crisis hipertensiva, y deben pasar al menos 14 días después de suspender el IMAO antes de que se inicie el tratamiento con bupropión. El delirio, los síntomas psicóticos y los movimientos discinéticos se pueden asociar con la administración concomitante de bupropión y agentes dopaminérgicos (p. ej., levodopa, pergolida, ropinirol, pramipexol, amantadina y bromocriptina).

D. **Duloxetina.** Inhibidor selectivo de la recaptación de serotonina y noradrenalina (IRSN) eficaz en el tratamiento del trastorno depresivo mayor.

1. **Acciones farmacológicas.** La duloxetina se absorbe bien en el tubo digestivo y alcanza la concentración plasmática máxima dentro de 6 h. El alimento retrasa el tiempo hasta la concentración máxima de 6 a 10 h y disminuye marginalmente el grado de absorción por cerca del 10%. Tiene una vida media de 12 h y las concentraciones plasmáticas estables se alcanzan después de 3 días. Se metaboliza sobre todo a través de las isoenzimas P450, CYP 2D6 y CYP 1A2, y está altamente unida a proteínas (> 90%).

Es un potente inhibidor de la recaptación neuronal de serotonina y noradrenalina y un inhibidor menos potente de la recaptación de dopamina.

2. **Eficacia terapéutica.** La duloxetina está aprobada para el tratamiento del trastorno depresivo mayor y del dolor neuropático periférico diabético.

3. **Pautas clínicas.** La duloxetina se comercializa en cápsulas de liberación retardada de 20, 30 y 60 mg. La cápsula debe administrarse preferiblemente una vez al día sin tener en cuenta las comidas, comenzando con una dosis total de 40 (20 mg dos veces al día) a 60 mg/día (una vez al día o 30 mg dos veces al día). Si se comienza con 30-40 mg/día, la dosis debe ajustarse con rapidez a 60 mg/día. No hay evidencia de que las dosis superiores a 60 mg/día sean más beneficiosas. No es necesario ajustar la dosis en función de la edad o el sexo.

4. **Precauciones y reacciones adversas.** La duloxetina generalmente es bien tolerada. Los eventos adversos más frecuentemente informados fueron náuseas, xerostomía e insomnio. De los que informaron náuseas, el 60% tuvo síntomas leves que duraron aproximadamente 1 semana.

Puede presentarse disfunción sexual, y ésta es más frecuente en hombres que tienen dificultad para alcanzar el orgasmo. La duloxetina también puede afectar la resistencia uretral, lo que debe considerarse si se desarrollan síntomas. También se pueden presentar síntomas de abstinencia, para los cuales se recomienda una reducción gradual de la dosis.

Ocasiona un aumento en la presión arterial en promedio de 2 mm Hg para la presión sistólica y de 0.5 mm Hg para la diastólica. Se recomienda realizar mediciones periódicas. Puede causar midriasis y se debe usar con precaución en pacientes con glaucoma de ángulo estrecho.

No existen estudios adecuados sobre el uso de duloxetina en mujeres embarazadas y sólo debe emplearse si el beneficio justifica el riesgo.

5. **Interacciones farmacológicas.** La duloxetina se metaboliza a través de CYP 1A2 y CYP 2D6. Cuando se usa de forma concomitante con fluvoxamina, un potente inhibidor de CYP 1A2, la dosis de duloxetina debe disminuirse. Del mismo modo, los inhibidores de CYP 2D6 pueden causar concentraciones elevadas de duloxetina.

E. **Mirtazapina.** Está aprobada para el tratamiento de la depresión mayor. Se absorbe de forma rápida y por completo; tiene una vida media de aproximadamente 30 h. Carece de los efectos anticolinérgicos de los antidepresivos tricíclicos y de los efectos ansiógenos y gastrointestinales de los ISRS. La somnolencia, el efecto adverso más frecuente de la mirtazapina, tiene lugar en más del 50% de las personas y aumenta el apetito en aproximadamente un tercio de los pacientes, lo que conduce al aumento de peso. Puede aumentar las enzimas hepáticas y causar neutropenia en el 0.3% de los casos. La dosis recomendada es de 15-45 mg. La mirtazapina se excreta en la leche materna, por lo que no debe indicarse a madres lactantes.

F. **Nefazodona.** Tiene efectos antidepresivos comparables con los de los ISRS, pero a diferencia de éstos, mejora la continuidad del sueño y tiene poco efecto sobre el funcionamiento sexual. Se relaciona químicamente con la trazodona, pero causa menos sedación. Entre los efectos secundarios más graves se encuentra la toxicidad hepática; debido a esto, no se usa de forma habitual. Actualmente sólo se encuentran disponibles las versiones genéricas del fármaco.

1. **Pautas clínicas.** La nefazodona se comercializa en comprimidos sin ranura de 50, 200 y 250 mg, y con ranura de 100 y 150 mg. La dosis inicial recomendada de nefazodona es de 100 mg dos veces al día, pero 50 mg dos veces al día permiten obtener mejor tolerancia, sobre todo en personas de edad avanzada. Para limitar el desarrollo de efectos adversos, la dosis diaria debe aumentarse de forma gradual a razón de 100- 200 mg, con intervalos de no menos de 1 semana entre cada aumento. Los pacientes de edad avanzada deben recibir alrededor de dos tercios de las dosis habituales no geriátricas, con un máximo de 400 mg/día. Los beneficios clínicos de la nefazodona, como los de otros antidepresivos, por lo general aparecen después de 2-4 semanas de tratamiento.

2. **Precauciones y reacciones adversas.** En estudios preclínicos, el 16% de las personas suspendieron la administración de nefazodona debido a un efecto adverso. La insuficiencia hepática impide su uso.

En la tabla 29-16 se presenta una síntesis de la posología y farmacocinética de los antidepresivos no ISRS descritos anteriormente.

G. **Trazodona.** La trazodona está aprobada para el tratamiento del trastorno depresivo mayor. Es una opción de primera línea para el tratamiento del insomnio debido a sus marcadas cualidades sedantes y efectos favorables en la arquitectura del sueño, sin efectos anticolinérgicos. Es un inhibidor débil de la recaptación de serotonina y un potente antagonista de los receptores de serotonina $5\text{-}HT_{2A}$ y $5\text{-}HT_{2C}$. Se necesita una dosis de 250-600 mg/día para obtener el beneficio terapéutico. Se asocia con un mayor riesgo de priapismo y puede potenciar las erecciones resultantes de la estimulación sexual. El priapismo desencadenado por trazodona (erección dolorosa que dura más de 3 h) es una urgencia médica. Los efectos adversos más frecuentes asociados con la trazodona son sedación, hipotensión ortostática, mareos, cefalea y náuseas. Algunos individuos experimentan boca seca o irritación gástrica. El uso de trazodona está contraindicado en mujeres embarazadas y lactantes.

Hay una formulación nueva de liberación sostenida una vez al día para tratar el trastorno depresivo mayor en adultos. Los efectos adversos más frecuentes son somnolencia o sedación, mareos, estreñimiento y visión borrosa.

H. **Vilazodona.** La vilazodona está aprobada para el tratamiento del trastorno depresivo mayor. Inhibe la captación de serotonina con un efecto mínimo o nulo sobre la recaptación de noradrenalina o dopamina. Su farmacocinética es proporcional a la dosis (5-80 mg). Las concentraciones plasmáticas estables se alcanzan en aproximadamente 3 días. La eliminación de vilazodona se debe sobre todo al metabolismo hepático, con una vida media terminal de 25 h. La dosis debe reducirse a 20 mg cuando se administre junto con inhibidores potentes del CYP 3A4. El uso concomitante con inductores de CYP 3A4 puede requerir un ajuste de dosis. El efecto de los inductores de CYP 3A4 sobre la exposición sistémica de vilazodona no ha sido evaluado. Este fármaco se comercializa en comprimidos de 10, 20 y 40 mg. La dosis terapéutica recomendada es de 40 mg/día. La dosis debe ajustarse comenzando con una dosis inicial de 10 mg/día durante 7 días, seguido de 20 mg/día durante 7 días adicionales y luego un aumento de 40 mg/día. La vilazodona debe tomarse con alimentos. Si se toma sin ellos, pueden producirse concentraciones inadecuadas del medicamento y su eficacia puede disminuir.

I. **Levomilnaciprán.** Está aprobado para el tratamiento del trastorno depresivo mayor en adultos. Es un enantiómero activo del fármaco racémico milnaciprán aprobado para el tratamiento de la fibromialgia. Los estudios *in vitro* han demostrado que tiene una mayor potencia para la inhibición de la recaptación de noradrenalina que para la serotonina y no afecta de forma directa la absorción de dopamina u otros neurotransmisores. Se toma una vez al día en su formulación de liberación sostenida. En estudios clínicos, las dosis de 40, 80 o 120 mg mejoraron los síntomas en comparación con el placebo.

Las reacciones adversas más frecuentes en los estudios controlados con placebo fueron náuseas, estreñimiento, hiperhidrosis, aumento del ritmo cardíaco, trastorno eréctil, taquicardia, vómitos y palpitaciones. Las tasas de eventos adversos en general fueron constantes con todo el intervalo de dosis (40-120 mg). Los únicos efectos adversos relacionados con la dosis fueron la dificultad para comenzar a orinar y la trastorno eréctil.

J. **Vortioxetina.** La vortioxetina funciona sobre todo como inhibidor de la recaptación de serotonina (5-HT), pero tiene un perfil farmacológico más complejo

Tabla 29-17
Información clínica sobre los preparados tricíclicos y tetracíclicos

Nombre genérico	Intervalo habitual de dosis del adulto (mg/día)	Concentraciones terapéuticas en plasma (mg/mL)
Imipramina	150-300	150-300[a]
Desipramina	150-300	150-300[a]
Trimipramina	150-300	150-300
Amitriptilina	150-300	100-250[b]
Nortriptilina	50-150	50-150[a] (máximo)
Protriptilina	15-60	75-250
Amoxapina	150-400	[c]
Dopexina	150-300	100-250[a]
Maprotilina	150-230	150-300[a]
Clomipramina	130-250	[c]

[a] El rango exacto puede variar entre los laboratorios.
[b] Incluye el compuesto activo y el metabolito desmetilo.
[c] Concentraciones terapéuticas en plasma desconocidas.

que otros ISRS. También actúa como agonista de los receptores 5-HT$_{1A}$, agonista parcial de los de 5-HT$_{1B}$ y antagonista de los de 5-HT$_3$, 5-HT$_{1D}$ y 5-HT$_7$.
Sus efectos secundarios incluyen náuseas, estreñimiento y vómitos.

La dosis inicial recomendada es de 10 mg/día administrados por vía oral sin importar los alimentos. La dosis debe aumentarse a 20 mg/día, según la tolerancia. Debe considerarse una dosis de 5 mg/día para los pacientes que no toleran dosis más altas. La dosis máxima recomendada es de 10 mg/día en metabolizadores lentos del CYP 2D6. Se sugiere la reducción de la dosis a la mitad cuando se reciba un inhibidor fuerte de CYP 2D6 (p. ej., bupropión, fluoxetina, paroxetina o quinidina) de forma concomitante.

La suspensión abrupta de la vortioxetina (15 o 20 mg/día) puede causar cefalea y tensión muscular. Para evitarlo, se recomienda que la dosis se reduzca a 10 mg/día durante 1 semana antes de la suspensión total.

La vortioxetina se comercializa en comprimidos de 5, 10, 15 y 20 mg.

K. Fármacos tricíclicos y tetracíclicos. Los antidepresivos tricíclicos y tetracíclicos (tabla 29-17) se utilizan en raras ocasiones debido a sus efectos adversos.

L. Inhibidores de la monoaminooxidasa. Los IMAO (tabla 29-18) son antidepresivos muy eficaces, pero se utilizan poco debido a las precauciones dietéticas que se deben seguir para evitar las crisis hipertensivas inducidas por la tiramina y debido a sus interacciones farmacológicas perjudiciales.

Tabla 29-18
Posología típica y posología recomendada para los inhibidores de la monoaminooxidasa disponibles actualmente

Fármaco	Dosis habitual (mg/día)	Dosis máxima (mg/día)	Formulación (oral) de la dosificación
Isocarboxazida	20-40	60	Comprimidos de 10 mg
Fenelzina	30-60	90	Comprimidos de 15 mg
Tranilcipromina	20-60	60	Comprimidos de 10 mg
Rasagilina	0.5-1.0	1.0	Comprimidos de 0.5 o 1.0 mg
Selegilina	10	-30	Comprimidos de 5 mg
Moclobemida	300-600	600	Comprimidos de 100 o 150 mg

M. Parche transdérmico de selegilina. Es un antidepresivo con presentación transdérmica. Cuando se aplica en la piel intacta, el parche administra la selegilina de forma continua durante un período de 24 h. Estos sistemas de parches transdérmicos contienen 1 mg/cm^2 y administran aproximadamente 0.3 mg/cm^2 de selegilina durante 24 h. La selegilina es un IMAO irreversible, y las concentraciones plasmáticas en equilibrio se alcanzan a los 5 días de administración diaria. En humanos, la selegilina se une alrededor de un 90% a las proteínas plasmáticas. La selegilina transdérmica no se metaboliza en la piel humana, sino que se metaboliza ampliamente a través de varios sistemas enzimáticos dependientes de CYP 450, incluidos CYP 2B6, CYP 2C9 y CYP 3A4/5.

El sistema transdérmico de selegilina está contraindicado con los ISRS, los IRSN dobles, los antidepresivos tricíclicos, el clorhidrato de bupropión; la meperidina y los analgésicos como tramadol, metadona y propoxifeno; el antitusivo dextrometorfano; la hierba de San Juan y la mirtazapina, y la ciclobenzaprina. El parche no debe emplearse junto con la selegilina oral u otros IMAO.

Aunque el parche de selegilina es un IMAO irreversible, los datos indican que con dosis de 6 mg/día no se requiere modificar la dieta (rica en tiramina). Si se produce una crisis hipertensiva, el parche debe suspenderse de inmediato e iniciarse el tratamiento para reducir la presión arterial.

El parche se aplica sobre la piel seca e intacta en la parte superior del torso (debajo del cuello y arriba de la cintura), la parte superior del muslo o la superficie externa de la parte superior del brazo. Se debe seleccionar un nuevo sitio de aplicación con cada parche nuevo y evitar su aplicación en el mismo lugar en días consecutivos. Los parches deben aplicarse aproximadamente a la misma hora todos los días.

Los sistemas transdérmicos comerciales existentes son de 6 (20 mg/20 cm^2), 9 (30 mg/30 cm^2) y 12 mg/día (40 mg/40 cm^2).

N. Ketamina. La ketamina se emplea desde 1970 como anestésico. También se convirtió en una droga de uso psicodélico. En 2006, un estudio de Zárate Jr en el National Institute of Mental Health concluyó que la ketamina causó un efecto antidepresivo rápido y confiable después de una sola infusión i.v. a las 2 h después de la infusión, que se mantuvo durante 1 semana.

El clorhidrato de ketamina es un anestésico no barbitúrico con denominación química de clorhidrato de ciclohexanona D/2-(0-clorofenil)-2-(metilamino). La inyección de clorhidrato de ketamina debe ser utilizada bajo la dirección y supervisión de médicos con experiencia en la administración de anestesia general y en el mantenimiento de la vía aérea y el control de la respiración.

Desde que se llevó a cabo el estudio, miles de pacientes deprimidos han recibido infusiones de ketamina, aunque su empleo no ha sido aprobado por la FDA. Los beneficios duran 1-2 semanas y requieren infusiones regulares continuas. Actualmente se están explorando modos de administración alternativos que incluyen la formulación intranasal y oral, pero la biodisponibilidad oral es de sólo el 8-17%. Hoy en día, algunos psiquiatras están experimentando con esta modalidad de empleo no aprobado en pacientes que no muestran respuesta a los antidepresivos convencionales o la terapia electroconvulsiva.

O. Psilocibina. La psilocibina, el ingrediente activo de los hongos alucinógenos, está bajo investigación para el tratamiento de los trastornos de ansiedad y depresivos, sobre todo en contextos del final de la vida, como sucede con los pacientes con cáncer terminal. Numerosos estudios en Estados Unidos están explorando el empleo de este producto "misterioso y mágico", utilizado desde tiempos remotos por distintas culturas. Se ha demostrado que una sola dosis de psilocibina disminuye la ansiedad y la depresión mediante la alteración de la percepción y la producción de experiencias místicas con efectos que duran hasta 6 meses. Hasta la fecha, la psilocibina se mantiene como un tratamiento potencial para la ansiedad y la depresión en contextos controlados de investigación, bajo la orientación de personal altamente capacitado.

P. Antidepresivos en desarrollo. Actualmente, una gran cantidad de nuevos antidepresivos se encuentran en desarrollo, pero aún están a años de contar con la aprobación regulatoria. Estos agentes tienen mecanismos de acción nuevos y novedosos que incluyen los siguientes.

Inhibidores triples de la recaptación. Bloquean la recaptación de serotonina, noradrenalina y dopamina.

Antagonistas del receptor de neurocinina (NK). Bloquean el receptor de la sustancia P, y también ofrece propiedades ansiolíticas.

Antagonistas de CRF1. Bloquean los receptores liberadores de corticotropina y regulan el eje hipotalámico-hipofisario-suprarrenal.

Medicamentos con acción de glutamato. Bloquean los receptores de N-metil-D-aspartato.

Q. Opiáceos para la depresión. Estudios recientes muestran disregulación de los opioides en la depresión mayor. La combinación de buprenorfina y samidorfán muestra resultados prometedores en la depresión resistente al tratamiento equivalentes al uso conjunto de antipsicóticos. Existen preocupaciones obvias por el abuso, pero la combinación de buprenorfina con el antagonista de los receptores opioides μ puede bloquear el potencial de abuso de la buprenorfina.

VII. Antimaníacos

A. Litio. El litio se utiliza para el tratamiento a corto plazo y la profilaxis del trastorno bipolar I.

1. Acciones farmacológicas. Tras su ingesta, el litio se absorbe por completo en el tubo digestivo. Las concentraciones séricas alcanzan un pico en 1-1.5 h para formulaciones estándar y en 4-4.5 h para formulaciones de liberación controlada. El litio no se une a las proteínas plasmáticas, no se metaboliza y se excreta a través de los riñones. La barrera hematoencefálica sólo permite el paso lento del litio, por lo que una sola sobredosis no necesariamente causa toxicidad y la intoxicación por litio a largo plazo toma más tiempo en resolverse. La vida media del litio es de aproximadamente 20 h, y se alcanza el equilibrio después de 5-7 días de ingesta regular. Su eliminación por los riñones disminuye en personas con insuficiencia renal (habitual en los ancianos). La excreción de litio aumenta durante el embarazo, pero disminuye después del parto. El litio se excreta en la leche materna y en cantidades insignificantes en las heces y el sudor.

2. Eficacia terapéutica

a. Episodios maníacos. El litio controla la manía aguda. Previene la recaída en cerca del 80% de los pacientes con trastorno bipolar I y en un porcentaje menor de individuos con manía disfórica o con características mixtas, trastorno bipolar con ciclos rápidos, abuso de sustancias comórbidas o encefalopatía. El litio solo en concentraciones terapéuticas ejerce sus efectos antimaníacos en 1-3 semanas. Por esta razón también se debe administrar una benzodiazepina (p. ej., clonazepam o lorazepam) o un agonista del receptor de dopamina (p. ej., haloperidol o clorpromazina) durante las primeras semanas para el control urgente de la manía.

El litio es eficaz como profilaxis a largo plazo para los episodios maníacos y depresivos en alrededor del 70-80% de las personas con trastorno bipolar I.

b. Episodios depresivos. El litio es efectivo para el tratamiento del trastorno depresivo mayor y la depresión asociada con el trastorno bipolar I. Este fármaco ejerce un efecto antidepresivo parcial o completo en alrededor del 80% de los individuos con trastorno bipolar I. Muchas personas toman litio y un antidepresivo como forma de mantenimiento a largo plazo para la enfermedad bipolar. La adición de valproato o carbamazepina a la terapia de litio generalmente se tolera bien, con poco riesgo de precipitación de la manía.

Cuando se produce un episodio depresivo en una persona que toma litio de mantenimiento, el diagnóstico diferencial debe incluir hipotiroidismo inducido por litio, abuso de sustancias y falta de cumplimiento con la terapia de litio. Los abordajes terapéuticos incluyen aumentar la concentración de litio (hasta 1-1.2 mEq/L); añadir hormona tiroidea suplementaria (p. ej., 25 mg de liotironina por día), incluso en presencia de hallazgos normales en las pruebas de función tiroidea; aumento de litio con valproato o carbamazepina; y usar juiciosamente los antidepresivos o la terapia electroconvulsiva. Algunos expertos informan que la administración de esta última a una persona que toma litio aumenta el riesgo de disfunción cognitiva, pero este punto es controvertido. Una vez que el episodio depresivo agudo se resuelve, otras terapias deben reducirse en favor de la monoterapia con litio, si es clínicamente eficaz.

c. Mantenimiento. El tratamiento de mantenimiento con litio disminuye en gran medida la frecuencia, gravedad y duración de los episodios maníacos y depresivos en personas con trastorno bipolar I. Este fármaco proporciona una profilaxis relativamente más eficaz para la manía que para la depresión. Las estrategias antidepresivas suplementarias pueden ser necesarias de forma intermitente o continua.

El mantenimiento con litio casi siempre está indicado después de un segundo episodio de trastorno bipolar I, depresión o manía. El empleo de este fármaco como tratamiento de mantenimiento debe considerarse seriamente después de un primer episodio en adolescentes o personas con antecedentes familiares de trastorno bipolar I, sistemas de soporte deficientes, factores desencadenantes para el primer episodio, un primer episodio grave, riesgo alto de suicidio, con 30 años de edad o más, con un comienzo repentino de su primer episodio, con un primer episodio de manía o si son del sexo masculino. El litio también es un tratamiento eficaz para las personas con trastorno ciclotímico grave.

La importancia de iniciar la terapia de mantenimiento después de un primer episodio maníaco se ilustra mediante varias observaciones. En primer lugar, cada episodio de manía aumenta el riesgo de episodios posteriores. En segundo lugar, entre las personas que responden al litio, las recaídas son 28 veces más probables después de suspender su consumo. En tercer lugar, los informes de casos describen pacientes que al inicio respondieron al litio, dejaron de tomarlo y tuvieron una recaída, y ya no respondieron al litio en episodios posteriores.

La respuesta al tratamiento con litio es tal que el tratamiento de mantenimiento continuo a menudo se asocia con una mayor eficacia y una mortalidad reducida. Por ello, un episodio de depresión o de manía tras un período relativamente corto de tratamiento de mantenimiento con litio, no necesariamente indica un fracaso terapéutico. Sin embargo, el tratamiento solo puede comenzar a perder su eficacia después de varios años de uso exitoso. Si esto sucede, entonces puede ser útil el tratamiento complementario con carbamazepina o valproato.

Las dosis de mantenimiento de litio a menudo se pueden ajustar para lograr una concentración en suero o plasma algo menor que la necesaria para el tratamiento de la manía aguda. Si se va a suspender el uso de litio, la dosis debe reducirse lentamente. La interrupción brusca de la terapia de litio se asocia con un mayor riesgo de recurrencia rápida de episodios maníacos o depresivos.

3. **Posología y pautas clínicas**

   a. **Estudio diagnóstico médico inicial.** Antes de administrar litio, el médico debe realizar una exploración física así como pruebas analíticas (tabla 29-19). Estas últimas deben incluir la medición de la concentración sérica de creatinina (o la concentración de creatinina en orina de 24 h si existe alguna razón para preocuparse por la función renal), detección de electrólitos, pruebas de función tiroidea (hormona estimulante de la tiroides [TSH, *thyroid-stimulating hormone*], triyodotironina y tiroxina), hemograma, ECG y prueba de embarazo en mujeres en edad fértil.

   b. **Recomendaciones de dosificación.** En Estados Unidos, las formulaciones de litio incluyen cápsulas de carbonato de litio de liberación regular de 150, 300 y 600 mg; comprimidos de carbonato de litio de liberación regular de 300 mg; cápsulas de carbonato de litio de liberación

Tabla 29-19
Litio

Estudio diagnóstico médico inicial
Exploración física
Estudio diagnóstico del laboratorio
Creatinina en suero (o creatinina en orina de 24 h)
Electrólitos
Función tiroidea (TSH, T_3 y T_4)
Biometría hemática (BH)
ECG
Prueba de embarazo (mujeres en edad fértil)

controlada de 450 mg; y jarabe de citrato de litio en una concentración de 8 mEq/5 mL.

La dosis de inicio para la mayoría de las personas adultas es de 300 mg con la formulación de liberación regular, tres veces al día. En personas mayores o con insuficiencia renal debe ser de 300 mg una o dos veces al día. Una dosis final de entre 900 y 1 200 mg/día por lo general produce una concentración terapéutica de 0.6-1 mEq/L, y una dosis de 1 200-1 800 mg/día, de 0.8-1.2 mEq/L. La dosis de mantenimiento puede administrarse dos o tres veces al día en su formulación de liberación regular o en una dosis única si se emplea la de liberación sostenida, la cual equivale a las dosis diarias combinadas de la formulación de liberación regular. El uso de dosis divididas reduce las molestias gástricas y evita las concentraciones elevadas individuales de litio.

c. **Concentraciones séricas y plasmáticas.** La medición de las concentraciones séricas y plasmáticas de litio es un método estándar de evaluación, y estos valores sirven como base para el ajuste de las dosis. Las concentraciones de litio deben determinarse de forma rutinaria cada 2-6 meses, y con prontitud en personas que se sospeche que no cumplen con la dosis prescrita, que exhiben signos de toxicidad o que se someten a un ajuste de la dosis.

Las pautas más frecuentes son 1.0-1.5 mEq/L para el tratamiento de la manía aguda y 0.4-0.8 mEq/L para el tratamiento de mantenimiento.

4. **Precauciones y reacciones adversas.** Menos del 20% de las personas que toman litio no experimentan efectos adversos, y al menos el 30% presentan efectos adversos significativos. Los efectos adversos más frecuentes del tratamiento con litio son las molestias gástricas, el aumento de peso, el temblor, la fatiga y el deterioro cognitivo leve. La tabla 29-20 enumera los efectos secundarios habituales del litio y su manejo.

5. **Uso durante el embarazo.** La FDA etiqueta al litio como fármaco de categoría D en el embarazo, con evidencia de riesgo fetal humano, pero puede prescribirse en función de los beneficios potenciales en algunas pacientes.

6. **Interacciones farmacológicas.** Las interacciones farmacológicas del litio se resumen en la tabla 29-21.

B. **Valproato.** El valproato es un fármaco de primera línea para el tratamiento de episodios maníacos agudos en el trastorno bipolar, igual en eficacia y seguridad al litio. Las formulaciones disponibles incluyen ácido valproico, una mezcla 1:1 de ácido valproico y valproato sódico, y valproato sódico inyectable. Cada una es terapéuticamente equivalente porque, a pH fisiológico, el ácido valproico se disocia en el ion valproato.

1. **Acciones farmacológicas.** Todas las formulaciones de valproato se absorben con rapidez y por completo después de la administración oral. La vida media en estado estacionario del valproato es de aproximadamente 8-17 h, y las concentraciones plasmáticas clínicamente efectivas por lo general se pueden mantener con dosificación de una, dos, tres o cuatro veces al día. La unión a proteínas se satura y las concentraciones de valproato libre terapéuticamente eficaces aumentan a concentraciones séricas superiores a 50-100 µg/mL.

Tabla 29-20
Efectos secundarios habituales del litio y su tratamiento

Efectos secundarios	Posibles enfoques (la mayoría no se basan en pruebas sólidas)
Temblor (F); suele empeorar bajo el escrutinio social	Dosis inferior ++; utilizar β-bloqueador, como propranolol, 10 mg, cuatro veces diarias ++
	Considerar primidona como alternativa +
	Reemplazar parte de la dosis de litio con el inhibidor de canales de calcio dihidropiridina +
Molestias gástricas (O)	Dosis inferior +
	Cambiar preparaciones de litio ±
	Reemplazar parte de la dosis de litio con un inhibidor de los canales de calcio ±
Aumento de peso (O)	Advertir y tratar con anticipación ±
	Evitar las sodas que no sean de dieta +
	Considerar medidas de apoyo para la pérdida de peso ++
Alteración cognitiva (NF)	Tratar la depresión residual +
	Verificar la tiroides
	Aun cuando exista un estado tiroideo, plantear el tratamiento con T_3 +++
Aumento de la micción (F) (diabetes insípida, es decir, bloqueo de la respuesta del receptor de vasopresina con disminución de la producción del monofosfato cíclico de adenosina)	En caso de alteración extrema o funcional, tratar con un diurético tiazídico o con amilorida
	Cambiar a otro eutimizante
	La carbamazepina no produce diabetes insípida y no corrige la diabetes insípida relacionada con el litio
Alteración de la función renal (NF)	Reducir la dosis±
	Vigilar de cerca
	Suspender el medicamento si se observa un aumento sistemático de la creatinina ±
	Sustituir por otros eutimizantes +
Psoriasis (O, I)	Los suplementos con ácidos grasos omega 3 pueden ayudar a suprimir el efecto del litio +
Acné (O)	Ácido retinoico, sólo para mujeres que no están en edad fértil o para hombres ++
	Tetraciclina, clindamicina +
Hipotiroidismo (O)	Sustituir por T_4 ++
	Utilizar T_4 y la combinación de T_3 si el estado de ánimo sigue siendo bajo +

+, posiblemente eficaz; ++, muchos casos publicados; +++, datos controlados y bien documentados; ±, dudoso o hipotético; D, relacionado con la dosis; F, frecuente; I, idiosincrático; MF, muy frecuente; MR, muy raro; NF, no frecuente; O, ocasional; T_3, triyodotironina; T_4, tiroxina.

2. Eficacia terapéutica

a. Episodios maníacos. El valproato controla de forma eficaz los síntomas maníacos en alrededor de dos tercios de los pacientes con manía aguda. También reduce los síntomas psiquiátricos generales y la necesidad de dosis suplementarias de benzodiazepinas o agonistas del receptor de dopamina. Los individuos con manía en general responden 1-4 días luego de que las concentraciones séricas de valproato aumentan por encima de 50 μg/mL. Con el uso de estrategias graduales de dosificación, esta concentración sérica puede alcanzarse dentro de la semana posterior al inicio del tratamiento, pero las estrategias más recientes de carga oral rápida alcanzan las concentraciones séricas terapéuticas en 1 día y pueden controlar los síntomas maníacos en 5 días. Los efectos antimaníacos a corto plazo del valproato se pueden aumentar con la adición de agonistas de receptores de litio, carbamazepina o dopamina. Los antipsicóticos de segunda generación y la gabapentina también pueden potenciar los efectos del valproato, aunque más lentamente. Debido a

Tabla 29-21
Interacciones farmacológicas con el litio

Clase terapéutica	Reacción
Antipsicóticos	Casos aislados de encefalopatía, empeoramiento de los efectos adversos extrapiramidales y síndrome maligno por neurolépticos. Casos poco fundados de alteración eritrocitaria y de la concentración plasmática de litio, antipsicóticos, o ambos.
Antidepresivos	Casos ocasionales de síndrome serotoninérgico con los inhibidores potentes de recaptación de serotonina.
Anticonvulsivantes	Ninguna interacción farmacocinética importante con la carbamazepina o con el valproato; informe sobre la neurotoxicidad de la carbamazepina; combinaciones que ayudan en la resistencia terapéutica.
Antiinflamatorios no esteroideos	Puede reducir la depuración renal del litio y aumentar la concentración en suero; se informa toxicidad (excepción: ác. acetilsalicílico).
Diuréticos	
Tiazidas	Descenso bien documentado de la depuración renal del litio y aumento de su concentración sérica; se ha notificado toxicidad.
Ahorradores de potasio	Datos limitados, pueden aumentar la concentración del litio.
Asa	Depuración del litio intacto (algunos casos de aumento de la concentración de litio).
Osmóticos (manitol, urea)	Aumento de la depuración renal de litio y disminución de la concentración de litio.
Xantina (aminofilina, cafeína, teofilina)	Aumento de la depuración renal de litio y disminución de la concentración de litio.
Inhibidores de la anhidrasa carbónica (acetazolamida)	Aumento de la depuración renal de litio.
Inhibidores de la enzima convertidora de angiotensina (ECA)	Informes de la depuración reducida del litio, de concentraciones crecientes y de la toxicidad.
Inhibidores de canales de calcio	Informes de casos de neurotoxicidad; sin interacciones farmacocinéticas consistentes.
Otros	
Succinilcolina, pancuronio	Informes de bloqueo neuromuscular prolongado.
Metronidazol	Aumento de la concentración de litio.
Metildopa	Publicaciones escasas de neurotoxicidad.
Bicarbonato de sodio	Aumento de la depuración renal de litio.
Yoduros	Efectos antitiroideos aditivos.
Propranolol	Utilizado frente al temblor por el litio. Posible incremento ligero en la concentración de litio.

su perfil más favorable de los efectos adversos cognitivos, dérmicos, tiroideos y renales, se prefiere el valproato al litio para el tratamiento de la manía aguda en niños y personas mayores.

b. Episodios depresivos. El valproato solo es menos eficaz para el tratamiento a corto plazo de episodios depresivos en el trastorno bipolar I que para el tratamiento de episodios maníacos. En pacientes con síntomas depresivos, el valproato es un tratamiento más eficaz para la agitación que para la disforia.

c. Mantenimiento. El valproato no está aprobado por la FDA para el tratamiento de mantenimiento del trastorno bipolar I, pero los estudios han encontrado que el uso a largo plazo se asocia con menos episodios maníacos, menos graves y más cortos. En comparaciones directas, el valproato es al menos tan eficaz como el litio y se tolera mejor. En comparación con el litio, el valproato puede ser particularmente eficaz en personas con ciclado rápido y trastorno bipolar I de ciclo ultrarrápido, manía disfórica o con características mixtas, y manía secundaria a una afección médica general, así como en personas que presentan abuso comórbido de sustancias, ataques de pánico o que no han mostrado una respuesta completamente favorable al tratamiento con litio. La combinación de valproato y litio puede ser más eficaz que el litio solo.

En individuos con trastorno bipolar I, el tratamiento de mantenimiento con valproato reduce en gran medida la frecuencia y la gravedad de los episodios maníacos, pero tiene poca a moderada eficacia en la prevención de episodios depresivos.

La eficacia profiláctica del valproato puede aumentarse mediante la adición de litio, carbamazepina, antagonistas del receptor de dopamina, fármacos de segunda generación, antidepresivos, gabapentina o lamotrigina.

3. Pautas clínicas

a. Valoración pretratamiento. La evaluación previa al tratamiento debe incluir de forma rutinaria recuentos de leucocitos y plaquetas, concentraciones de transaminasas hepáticas y pruebas de embarazo, si corresponde. Se deben realizar estudios de amilasa y coagulación si se sospecha una enfermedad pancreática inicial o coagulopatía.

b. Posología y vía de administración. El valproato se comercializa en varias formulaciones. Para el tratamiento de la manía aguda, se puede usar una estrategia de carga oral de 20-30 mg/kg por día para acelerar el control de los síntomas. Este régimen generalmente es bien tolerado, pero puede causar una sedación y temblor excesivos en personas de edad avanzada. La estabilización rápida del comportamiento agitado se puede lograr con una infusión i.v. de valproato. Si no hay manía aguda, lo mejor es iniciar el tratamiento farmacológico de forma gradual para disminuir los efectos adversos habituales (náuseas, vómitos y sedación). La dosificación en el primer día debe ser de 250 mg administrados con una comida. La dosis puede aumentarse a 250 mg por vía oral tres veces al día durante un transcurso de 3-6 días.

Las concentraciones plasmáticas se pueden evaluar por la mañana antes de administrar la primera dosis diaria del medicamento. Las concentraciones plasmáticas terapéuticas para el control de las convulsiones oscilan entre 50 y 150 mg/mL, pero las concentraciones de hasta 200 mg/mL generalmente son bien toleradas. Es razonable emplear el mismo rango para el tratamiento de trastornos mentales; la mayoría de los estudios controlados han utilizado de 50 a 100 mg/mL.

La mayoría de los pacientes alcanzan concentraciones terapéuticas en plasma con una dosis de entre 1 200 y 1 500 mg/día administrada en tomas divididas. Una vez que los síntomas están bien controlados, la dosis diaria completa se puede tomar una vez antes de dormir.

c. Vigilancia de laboratorio. Los recuentos de leucocitos y plaquetas, así como las concentraciones de transaminasas hepáticas deben determinarse 1 mes después del inicio de la terapia y cada 6-24 meses posteriormente. Sin embargo, incluso con una vigilancia frecuente no es posible predecir la toxicidad grave de los órganos. Es necesario enfatizar la necesidad de una evaluación rápida de cualquier enfermedad al dar instrucciones a los pacientes. Las elevaciones asintomáticas de las concentraciones de transaminasas de hasta tres veces el límite superior de lo normal son frecuentes y no requieren ningún cambio en la dosificación.

Tabla 29-22
Efectos secundarios del valproato

Efectos secundarios	Tratamiento	Comentario
Malestar gastrointestinal (O)	Cambiar a una preparación con recubrimiento entérico ++	-
	Añadir bloqueador de histamina 2+	-
	Administrar junto con las comidas o la dosis completa por la noche +	-
Temblor (O)	↓ Dosis +	-
	Propranolol +	-
	Instrucciones profilácticas de dieta y ejercicio +	-
Aumento de peso (O)	Refuerzo con topiramato, sibutramina ++	-
Alopecia (NF)	Profilaxis con suplementos de cinc y selenio ±	El pelo lacio puede crecer de nuevo rizado.
Síndrome del ovario poliquístico (NF)	Tratamiento preventivo con anticonceptivos orales ±	(Puede preceder al uso de VPA.)
	Cambio a lamotrigina ++	Puede asociarse con ↑ testosterona.
Enzima hepática (O) Elevación normal > 3×	Vigilar el sentido del cambio D/C VPA	El paciente debe informar al médico si presenta dolor en el cuadrante superior derecho o si presenta fiebre, malestar general, fatiga, orina de color o ictericia.
Hepatitis	D/C VPA	-
Pancreatitis (MR) ↑ asintomática del amoníaco	D/C VPA, vigilar amilasa ↓ dosis, agregar L-carnitina ±	El paciente debe informar al médico si se presenta dolor gastrointestinal grave, náuseas o vómitos.
Temblor aleteante, tosco	↓ dosis, agregar L-carnitina ±	-
Encefalopatía	D/C VPA	-
Espina bífida 1-4% en feto expuesto en el útero	Evitar el embarazo + Uso de la píldora anticonceptiva, otros métodos ± Uso profiláctico de folato por las mujeres en edad fértil +	Evitar la combinación de VPA y otros antiepilépticos (como la carbamazepina).

+, posiblemente eficaz; ++, muchos casos publicados; +++, datos controlados y bien documentados; ±, dudoso o hipotético; D, relacionado con la dosis; D/C, descontinuación; F, frecuente; I, idiosincrático; MF, muy frecuente; MR, muy raro; NF, no frecuente; O, ocasional; S, sensibilidad puede cruzarse al otro anticonvulsivo; VPA, valproato.

4. **Precauciones y reacciones adversas.** El tratamiento con valproato generalmente es bien tolerado y seguro. Los efectos adversos más frecuentes son náuseas, vómitos, dispepsia y diarrea (tabla 29-22). Los efectos gastrointestinales en general son más frecuentes durante el primer mes de tratamiento, sobre todo si la dosis aumenta con rapidez. Es más probable que el ácido valproico sin amortiguar ocasione síntomas gastrointestinales en comparación con las formulaciones de liberación prolongada o "gránulos" con recubrimiento entérico. Los síntomas gastrointestinales pueden responder a los antagonistas del receptor H_2 de la histamina. Otros efectos adversos frecuentes involucran el sistema nervioso (p. ej., sedación, ataxia, disartria y temblor). El temblor inducido por valproato puede responder bien al tratamiento con antagonistas del receptor β-adrenérgico o gabapentina. Para tratar los otros efectos adversos neurológicos, la dosis de valproato debe reducirse.

Tabla 29-23
Advertencias de recuadro negro y otras para valproato

Efectos secundario más graves	Consideraciones de manejo
Hepatotoxicidad	Acontecimiento raro, idiosincrático
	Riesgo estimado de 1:118 000 (adultos)
	Perfil de mayor riesgo (polifarmacia, menor de 2 años, retraso mental) de 1:800
Pancreatitis	Patrón raro y similar a la hepatotoxicidad
	Incidencia en los datos de estudios clínicos de 2 en 2416 (0.0008%)
	Vigilancia posterior a la comercialización sin evidencia de una mayor incidencia
	Recaída con reexposición
	Amilasa asintomática no predictiva
Hiperamonemia	Raro; más frecuente en combinación con carbamazepina
	Asociado con temblor grueso y puede responder a la administración de L-carnitina
Asociado con trastornos del ciclo de la urea	Interrumpir la ingesta de valproato y proteína
	Evaluar el trastorno del ciclo de la urea
	El divalproex está contraindicado en pacientes con trastornos del ciclo de la urea
Teratogenia	Defecto del tubo neural: 1-4% con valproato
	Educación preconceptual y suplementación con complejo de folato y vitamina B para todas las mujeres jóvenes en edad fértil
Somnolencia en personas mayores	Un ajuste más lento que las dosis convencionales
	Vigilancia sistemática del aporte de líquidos y nutrientes
Trombocitopenia	Disminuir la dosis si produce síntomas clínicos (es decir, equimosis, gingivorragia)
	Trombocitopenia más frecuente con valores de valproato $\geq 110\ \mu g/mL$ (mujeres) y $\geq 135\ \mu g/mL$ (hombres)

El aumento de peso es un efecto adverso frecuente, sobre todo en el tratamiento a largo plazo, y se puede resolver mediante la combinación de una dieta razonable y ejercicio moderado.

Los dos efectos adversos más graves del tratamiento con valproato afectan al páncreas y el hígado. La tabla 29-23 enumera las advertencias (de recuadro negro y otras) del valproato. Si se presentan síntomas de letargia, malestar general, anorexia, náuseas y vómitos, edema y dolor abdominal en una persona tratada con valproato, el médico debe considerar la posibilidad de una hepatotoxicidad grave. Se han informado casos raros de pancreatitis; se presentan con mayor frecuencia en los primeros 6 meses de tratamiento, y la afección de forma ocasional produce la muerte.

5. Uso durante el embarazo. El valproato se clasifica como categoría D en el embarazo y sólo debe prescribirse si es esencial para el tratamiento médico y los beneficios superan el riesgo de daño fetal.

C. Lamotrigina

1. Acciones farmacológicas. La lamotrigina se absorbe por completo, tiene una biodisponibilidad del 98% y una vida media en plasma en estado estable de 25 h. Sin embargo, su tasa de metabolismo puede variar hasta más de seis veces dependiendo de qué otros medicamentos se administren de forma concomitante. La dosificación se aumenta de forma gradual hasta alcanzar la dosis de mantenimiento dos veces al día. Los alimentos no afectan su absorción. El 55% se encuentra unido a proteínas en el plasma; el 94% de la lamotrigina y sus metabolitos inactivos se excretan en la orina. Entre las acciones bioquímicas mejor conocidas de este fármaco están el bloqueo de los canales de sodio sensibles al voltaje, que a su vez modulan la liberación de glutamato y aspartato, y un ligero efecto sobre los canales de calcio. Aumenta de manera modesta las concentraciones plasmáticas de serotonina, posiblemente a través de la inhibición de la recaptación de serotonina, y es un inhibidor débil de los receptores de serotonina 5-HT$_3$.

2. Eficacia terapéutica

a. Trastorno bipolar. En pacientes con depresión actual o reciente, maníacos o hipomaníacos con trastorno bipolar I, la lamotrigina prolonga el tiempo entre episodios. Estos hallazgos fueron más robustos para la depresión. Mientras que la lamotrigina puede iniciarse mientras los pacientes se encuentran en cualquier estado de ánimo, no se ha establecido la eficacia para el tratamiento agudo de los episodios del estado de ánimo.

b. Depresión. La lamotrigina puede tener efectos antidepresivos agudos. Los estudios que involucran el tratamiento de casos graves de depresión bipolar y trastorno bipolar con ciclos rápidos han demostrado el beneficio terapéutico de este fármaco. Por el contrario, no parece actuar como un medicamento antimaníaco agudo.

c. Otras indicaciones. No existe un papel bien establecido para la lamotrigina en el tratamiento de otros trastornos psiquiátricos, aunque ha habido informes de beneficios en el tratamiento del trastorno límite de la personalidad y en varios síndromes de dolor.

3. Posología y pautas clínicas. En los estudios clínicos que llevaron a la aprobación de la lamotrigina como tratamiento del trastorno bipolar, no hubo aumento de la eficacia con dosis superiores a 200 mg/día. La mayoría de los pacientes deben tomar entre 100 y 200 mg por día. En la epilepsia, el fármaco se administra dos veces al día, pero en el trastorno bipolar, la dosis total se puede tomar una vez al día, ya sea por la mañana o por la noche, dependiendo de si tiene efectos sedantes o de activación.

La lamotrigina se comercializa en comprimidos sin ranurar de 25, 100, 150 y 200 mg. El principal determinante de la dosificación es la disminución del riesgo de erupción. Este medicamento no está indicado para menores de 16 años. Debido a que el ácido valproico reduce la eliminación de la lamotrigina, la administración concomitante de estos dos medicamentos requiere una titulación mucho más lenta (tabla 29-24). El cronograma

Tabla 29-24
Introducción gradual de la lamotrigina entre adultos con trastorno bipolar

	Lamotrigina con valproato (mg/día)	Lamotrigina con carbamazepina (mg/día)	Lamotrigina sola (mg/día)
Dosis en semanas 1 y 2	12.5	50	25
Dosis en semanas 3 y 4	25	100	50
Dosis en semana 5	50	200	100
Posteriores incrementos semanales de la dosis	25-50	100	50-100
Dosis objetivo de la FDA	100	400	200
Rango de dosis típica final	100-200	400-800	200-400

FDA, U.S. Food and Drug Administration.

difiere dependiendo de si el paciente está tomando ácido valproico, carbamazepina o ninguno de estos medicamentos.

Las personas con insuficiencia renal deben tener una dosis de mantenimiento más baja. La aparición de cualquier tipo de erupción requiere la suspensión inmediata del fármaco. Por lo general, la lamotrigina debe interrumpirse de forma gradual durante más de 2 semanas, a menos que surja una erupción, en cuyo caso debe suspenderse durante 1-2 días.

También se encuentran disponibles comprimidos masticables dispersables de 2, 5 y 25 mg.

4. **Precauciones y efectos adversos.** La lamotrigina es notablemente bien tolerada. La ausencia de sedación, aumento de peso u otros efectos metabólicos es destacable. Los efectos adversos informados con más frecuencia en los estudios clínicos fueron mareos, ataxia, somnolencia, cefalea, diplopia, visión borrosa y náuseas, y fueron generalmente leves. En la práctica real, el deterioro cognitivo y el dolor articular o de espalda parecen ser más frecuentes que los encontrados en los estudios. Sólo la erupción, que es frecuente y ocasionalmente muy grave, es motivo de preocupación.

Alrededor del 8% de los pacientes que comenzaron con lamotrigina presentan una erupción maculopapular benigna durante los primeros 4 meses de tratamiento. Se recomienda suspender el medicamento si se desarrolla una erupción y se considera que está asociada con el uso de lamotrigina. Aunque estas erupciones son benignas, existe la preocupación de que, en algunos casos, puedan representar manifestaciones tempranas del síndrome de Stevens-Johnson o necrólisis epidérmica tóxica. Sin embargo, incluso si la lamotrigina se interrumpe inmediatamente después del desarrollo de la erupción cutánea u otro signo de reacción de hipersensibilidad, como fiebre y linfadenopatía, no se puede prevenir el desarrollo posterior de erupción potencialmente mortal o desfiguración permanente.

5. **Uso durante el embarazo.** Existe un gran número de registros sobre el uso de lamotrigina durante el embarazo que respaldan los resultados de investigaciones que determinaron que este fármaco no está asociado con malformaciones congénitas en humanos.

6. **Interacciones farmacológicas.** La interacción más grave con otros fármacos implica el uso simultáneo del ácido valproico (anticonvulsivo), que duplica las concentraciones séricas de lamotrigina. La sertralina también aumenta las concentraciones plasmáticas de lamotrigina, pero en menor medida que el ácido valproico. Las combinaciones de lamotrigina y otros anticonvulsivos tienen efectos complejos sobre el momento de la concentración plasmática máxima y la vida media plasmática de la lamotrigina.

D. **Carbamazepina.** La carbamazepina es eficaz para el tratamiento de la manía aguda y para el tratamiento profiláctico del trastorno bipolar I. Es un fármaco de primera línea, junto con el litio y el ácido valproico.

1. **Eficacia terapéutica**
   a. **Episodios maníacos.** La eficacia de la carbamazepina en el tratamiento de la manía aguda es comparable con la del litio y los antipsicóticos. La carbamazepina también es efectiva como fármaco de segunda línea para prevenir episodios tanto maníacos como depresivos en el trastorno bipolar I, después del litio y el ácido valproico.

      b. Episodios depresivos. La carbamazepina es un medicamento alternativo para pacientes cuyos episodios depresivos muestran una periodicidad marcada o rápida.

  2. Pautas clínicas

      a. Posología y vía de administración. Este fármaco se comercializa en comprimidos de 100 y 200 mg, y como una suspensión que contiene 100 mg/5 mL. La dosis inicial habitual es de 200 mg por vía oral dos veces al día; sin embargo, con el ajuste, la dosificación tres veces al día es óptima. Una versión de liberación prolongada adecuada para la dosificación dos veces al día se comercializa en comprimidos de 100, 200 y 400 mg. La dosis debe aumentarse en no más de 200 mg/día cada 2-4 días para disminuir la aparición de efectos adversos.

      b. Concentraciones sanguíneas. Se debe alcanzar una concentración en sangre con efectos anticonvulsivos de 4-12 mg/mL antes de que se determine que la carbamazepina no es eficaz en el tratamiento de un trastorno del estado de ánimo. La dosis necesaria para alcanzar concentraciones plasmáticas en el rango terapéutico habitual varía de 400 a 1 600 mg/día, con una media de aproximadamente 1 000 mg/día.

  3. Precauciones y reacciones adversas. Los efectos adversos más raros, pero más graves, de la carbamazepina son las discrasias sanguíneas, la hepatitis y la dermatitis exfoliativa. De otra forma, la carbamazepina es relativamente bien tolerada por las personas, excepto por los efectos gastrointestinales y del SNC leves que pueden reducirse de forma significativa si la dosis se aumenta con lentitud y se mantienen concentraciones plasmáticas efectivas mínimas.

  4. Interacciones farmacológicas. Debido a que induce varias enzimas hepáticas, este fármaco puede interactuar con muchos medicamentos, en concreto con otros anticonvulsivos cuyas concentraciones plasmáticas se reducen.

  5. Uso durante el embarazo. Existe un mayor riesgo de efectos neurotóxicos. Los médicos deben sopesar el beneficio potencial sobre el riesgo de malformaciones congénitas.

E. Antipsicóticos atípicos. Los antipsicóticos atípicos también actúan como eutimizantes. Incluyen los siguientes medicamentos, que se han discutido con detalle anteriormente.

  1. Aripiprazol. El aripiprazol es el último de los antipsicóticos atípicos aprobados para el tratamiento de los episodios maníacos y mixtos agudos asociados con el trastorno bipolar. No se ha establecido la eficacia del aripiprazol como tratamiento de mantenimiento.

  2. Olanzapina. Indicado para el tratamiento agudo de los episodios maníacos y mixtos asociados con el trastorno bipolar, así como en el tratamiento de mantenimiento del trastorno bipolar. Se puede usar como monoterapia o en combinación con litio o divalproex. La olanzapina es el único antipsicótico atípico que también tiene una indicación en el tratamiento de mantenimiento del trastorno bipolar, junto con el litio y la lamotrigina.

  3. Risperidona. La risperidona está aprobada para el tratamiento a corto plazo de los episodios maníacos agudos asociados con el trastorno bipolar I, ya sea como monoterapia o en combinación con litio o divalproex.

4. **Quetiapina y quetiapina de liberación prolongada.** Estos fármacos están indicados para el tratamiento a corto plazo de los episodios maníacos agudos asociados con el trastorno bipolar I, ya sea como monoterapia o con litio o divalproex. También están indicados como terapia adyuvante, junto con el litio y el divalproex, para el tratamiento de mantenimiento del trastorno bipolar I. Además, se emplean como tratamiento de episodios depresivos asociados con el trastorno bipolar I y II. No está aprobado para episodios mixtos o ciclos rápidos asociados con el trastorno bipolar.

5. **Ziprasidona.** La ziprasidona está aprobada como monoterapia para el tratamiento a corto plazo de episodios maníacos o mixtos agudos asociados con el trastorno bipolar I. También está indicado como complemento al litio o al valproato para el tratamiento de mantenimiento del trastorno bipolar I.

6. **Paliperidona.** La paliperidona se utiliza para el tratamiento de la esquizofrenia y el trastorno esquizoafectivo, ya sea como monoterapia o como complemento de los eutimizantes.

7. **Asenapina.** Está aprobada para el tratamiento de episodios maníacos o mixtos agudos asociados con el trastorno bipolar I, ya sea como monoterapia o como un complemento del litio o el valproato.

8. **Lurasidona.** Está indicada para el tratamiento del trastorno depresivo mayor asociado con el trastorno bipolar I, como monoterapia o como complemento al litio o el valproato. No se ha establecido su eficacia en el tratamiento de la manía.

9. **Brexpiprazol.** Está indicado como un tratamiento adjunto para el trastorno depresivo mayor.

10. **Cariprazina.** Está indicada para el tratamiento agudo de episodios maníacos o mixtos asociados con el trastorno bipolar I.

F. **Otros fármacos eutimizantes**

1. **Olanzapina y fluoxetina.** La combinación de olanzapina y fluoxetina está indicada para el tratamiento de episodios depresivos asociados con el trastorno bipolar. La mejoría se observa desde la primera semana en los síntomas de tristeza, sueño, cansancio y pensamientos suicidas.

   Esta combinación ejerce sus efectos antidepresivos a través de múltiples sistemas de neurotransmisores. La activación de tres sistemas neuronales monoaminérgicos (serotonina, noradrenalina y dopamina) es responsable de su mayor efecto antidepresivo. Hay un aumento sinérgico en la liberación de noradrenalina y dopamina en la corteza prefrontal, así como un aumento en la serotonina. Se comercializa en 6/25, 12/25, 6/50 y 12/50 mg (olanzapina/fluoxetina, respectivamente).

   La vida media de la olanzapina y la fluoxetina es de 30 h y 9 días, respectivamente, y requiere de una sola dosis diaria, generalmente por la noche. La dosis inicial es de 6/25 mg administrada en una sola dosis diaria. La dosificación debe ajustarse en personas de edad avanzada, con hábito tabáquico y con insuficiencia hepática. Al igual que con otros antipsicóticos atípicos, debe tenerse en cuenta la posibilidad de anomalías metabólicas y realizarse una monitorización de los valores iniciales y durante el mantenimiento.

   Los efectos adversos más frecuentes son aumento de peso, somnolencia, diarrea, mareos, hiponatremia, xerostomía y aumento del apetito. No debe usarse con un IMAO o durante los 14 días posteriores a la interrupción de uno. Si se usa de forma concomitante con fluvoxamina, se requiere de un ajuste de dosis secundario a la inhibición de CYP 1A2.

VIII. Estimulantes

A. Simpaticomiméticos (también llamados *analépticos* y *psicoestimulantes*).

Los simpaticomiméticos son eficaces para el tratamiento del trastorno por déficit de atención con hiperactividad (TDAH). Los simpaticomiméticos de primera línea son el metilfenidato, la dextroanfetamina y una nueva formulación de la asociación conocida entre dextroanfetamina y anfetamina. La pemolina se considera hoy en día un preparado de segunda línea, debido a su hepatotoxicidad, rara pero potencialmente mortal.

1. **Acciones farmacológicas.** Todos los medicamentos se absorben bien en el tubo digestivo. La dextroanfetamina y su reformulación alcanzan concentraciones plasmáticas máximas en 2-3 h y tienen una vida media de aproximadamente 6 h, por lo que es necesaria una dosificación diaria una o dos veces al día. El metilfenidato alcanza sus concentraciones plasmáticas máximas en 1-2 h y tiene una vida media corta de 2-3 h, por lo que es necesaria una dosificación diaria múltiple. Una formulación de liberación sostenida duplica la vida media efectiva del metilfenidato. Una nueva cápsula de bomba osmótica puede soportar los efectos del metilfenidato durante 12 h. El dimesilato de lisdexanfetamina se absorbe con rapidez en el tubo digestivo y se convierte en dextroanfetamina y L-lisina.

2. **Eficacia terapéutica.** Los simpaticomiméticos son eficaces en aproximadamente el 75% de los casos. Por lo general, el metilfenidato y la dextroanfetamina son igual de efectivos y funcionan en 15-30 min. Los fármacos disminuyen la hiperactividad, aumentan la atención y reducen la impulsividad. También pueden reducir las conductas de oposición comórbidas asociadas con el TDAH. Muchas personas toman estos medicamentos durante su escolarización y posteriormente. En personas receptivas, el uso de un simpaticomimético puede ser un determinante crítico del éxito escolar. Éstos mejoran los síntomas centrales del TDAH: hiperactividad, impulsividad y falta de atención, y permiten una mejor interacción social con los maestros, la familia, otros adultos y compañeros.

   El éxito del tratamiento a largo plazo del TDAH con simpaticomiméticos respalda el modelo que explica el origen de este trastorno como resultado de un desequilibrio neuroquímico determinado genéticamente que requiere un tratamiento farmacológico de por vida. Una comparación reciente entre medicamentos y abordajes psicosociales para el tratamiento del TDAH encontró un beneficio claro con el fármaco y poca mejoría con los tratamientos no farmacológicos.

3. **Pautas clínicas**

   a. **Valoración pretratamiento.** La evaluación previa al tratamiento debe incluir una valoración de la función cardíaca del paciente, prestando especial atención a la presencia de hipertensión o taquiarritmias. El médico también debe examinar al paciente para detectar la presencia de trastornos motores (p. ej., tics y discinesia), debido a que estas afecciones pueden verse exacerbadas por la administración de simpaticomiméticos. Si hay tics, muchos expertos evitan los simpaticomiméticos y prefieren clonidina o antidepresivos. Sin embargo, datos recientes indican que los simpaticomiméticos sólo causan un leve aumento en los tics motores y pueden suprimir los tics vocales.

Las funciones hepática y renal se evalúan, y se disminuyen las dosis de simpaticomiméticos si el metabolismo del paciente está alterado. En el caso de la pemolina, cualquier elevación de las enzimas hepáticas es una razón convincente para suspender el medicamento.

b. Posología y vía de administración. La dosificación y las preparaciones disponibles se presentan en la tabla 29-25.

(1) **Metilfenidato.** El metilfenidato es el medicamento utilizado con mayor frecuencia al inicio del tratamiento en una dosis de 5-10 mg cada 3-4 h. La dosis puede incrementarse hasta un máximo de 20 mg cada 6 h. En ocasiones se recomienda el empleo de la formulación de liberación sostenida (20 mg) para dar 6 h de alivio y eliminar la necesidad de administrar el fármaco durante las horas escolares, pero puede ser menos eficaz que el metilfenidato de liberación inmediata.

(2) **Posología del metilfenidato en niños con TDAH.** La formulación de liberación inmediata puede administrarse por la mañana (8 a. m.) y a medio día. La formulación de liberación prolongada puede tomarse una vez a las 8 a. m. La dosis inicial de metilfenidato oscila entre 2.5 mg (preparación regular) y 20 mg (liberación sostenida). Si esto es inadecuado, la dosis puede incrementarse hasta un máximo de 20 mg cuatro veces al día.

(3) **Dextroanfetamina.** La dosis de dextroanfetamina es de 2.5-40 mg/día (hasta 0.5 mg/kg/día). La dextroanfetamina es cerca de dos veces más potente que el metilfenidato por miligramo y proporciona 6-8 h de beneficio.

(4) **Dimesilato de lisdexanfetamina.** Se emplea en adultos y niños de 6-12 años de edad. Se inicia con 30 mg/día por la mañana. La dosis se puede ajustar con incrementos de 10 o 20 mg/día a intervalos aproximadamente semanales (máximo, 70 mg/día).

(5) **Dexmetilfenidato.** Para adultos y niños de 6-17 años. La dosis debe iniciar con 5 mg (2.5 mg, c/12 h) y ajustarse con incrementos de 2.5 mg hasta una dosis máxima de 20 mg/día (10 mg c/12 h).

c. Fracasos terapéuticos. El 70% de los pacientes que no responden a un simpaticomimético específico pueden beneficiarse de otro. Todos los simpaticomiméticos deben probarse antes de que el paciente se cambie a un medicamento de una clase diferente.

4. Precauciones y reacciones adversas. Los efectos secundarios más frecuentes asociados con los fármacos anfetamínicos son dolor de estómago, ansiedad, irritabilidad, insomnio, taquicardia, arritmias cardíacas y disforia. El tratamiento de los efectos adversos frecuentes en los niños con TDAH por lo general es sencillo (tabla 29-26).

Los efectos adversos menos frecuentes incluyen la inducción de trastornos motores (p. ej., tics, síntomas de tipo trastorno de Tourette y discinesias), que a menudo se autolimitan en 7-10 días. Las dosis pequeñas a

Tabla 29-25
Simpaticomiméticos utilizados habitualmente en psiquiatría

Nombre genérico	Preparaciones	Dosis diaria inicial (mg)	Dosis diaria habitual para TDAH[b]	Dosis diaria habitual para trastornos asociados con somnolencia diurna excesiva	Dosis diaria máxima (mg)
Anfetamina-dextroanfetamina	Comprimidos de 5, 10, 20 y 30 mg	5-10	20-30 mg	5-60 mg	Niños: 40 Adultos: 60
Armodafinil[b]	Comprimidos de 50, 150 y 250 mg	50-150	150-250 mg	250 mg	
Atomoxetina	Comprimidos de 10, 18, 25, 40 y 60 mg	20	40-80 mg	No utilizado	Niños: 80 Adultos: 100
Dexmetilfenidato	Cápsulas de 2.5, 5 y 10 mg	5	5-20 mg	No utilizado	20
Dextroanfetamina	Cápsulas ER de 5, 10 y 15 mg; comprimidos de 5 y 10 mg	5-10	20-30 mg	5-60 mg	Niños: 40 Adultos: 60
Lisdexanfetamina	Cápsulas de 20, 30, 40, 50, 60 y 70 mg	20-30			70
Metanfetamina	Comprimidos de 5 mg; comprimidos ER de 5, 10 y 15 mg	5-10	20-25 mg	Generalmente no utilizado	45
Metilfenidato	Comprimidos de 5, 10 y 20 mg; comprimidos SR de 10 y 20 mg	5-10	5-60 mg	20-30 mg	Niños: 80 Adultos: 90
Clorhidrato de metilfenidato	Comprimidos ER de 18 y 36 mg	18 20	18-54 mg	Aún no establecido	54 60
Modafinilo[b]	Comprimidos de 100 y 200 mg	100	No utilizado	400 mg	400

[a] Todos los medicamentos que tienen dosificación para pacientes pediátricos deben ser para niños de 6 años o más, excepto "anfetamina" y "dextroanfetamina".
[b] Apnea obstructiva del sueño, narcolepsia y trastorno por cambio de horario laboral.
ER, liberación extendida; SR, liberación sostenida.

Tabla 29-26
Manejo de los efectos adversos frecuentes, inducidos por los estimulantes, durante el tratamiento del TDAH

Efecto adverso	Tratamiento
Anorexia, náuseas, pérdida de peso	• Administrar el estimulante con las comidas. • Utilizar suplementos hipercalóricos. No forzar la alimentación.
Insomnio, pesadillas	• Administrar los estimulantes a una hora más temprana del día. • Cambiar a preparaciones de acción corta. • Suspender la dosis vespertina o nocturna. • Plantear un tratamiento adyuvante (p. ej., antihistamínicos, clonidina, antidepresivos).
Vértigo	• Vigilar la presión arterial. • Fomentar la ingesta de líquidos. • Cambiar a una fórmula de acción prolongada.
Fenómenos de rebote	• Superponer la dosis del estimulante. • Cambiar a un preparado de acción prolongada o combinar preparados de acción corta y prolongada. • Plantear un tratamiento adyuvante o alternativo (p. ej., clonidina, antidepresivos).
Irritabilidad	• Evaluar la cronología de los fenómenos (durante la fase de máxima acción farmacológica o la fase de retirada). • Evaluar los síntomas asociados. • Reducir la dosis. • Plantear tratamiento adyuvante o alternativo (p. ej., litio, antidepresivos, antiepilépticos).
Disforia, cambios de humor, agitación	• Considerar el diagnóstico asociado (p. ej., trastornos del estado de ánimo). • Reducir la dosis o cambiar a un preparado de acción prolongada. • Plantear un tratamiento adyuvante o alternativo (p. ej., litio, antiepilépticos, antidepresivos).

De: Wilens TE, Blederman J. The stimulants. In: Shaffer D, ed. *The Psychiatric Clinics of North America: Pediatric Psychopharmacology.* Philadelphia, PA: Saunders; 1992, con autorización.

moderadas de simpaticomiméticos pueden ser bien toleradas sin causar un aumento en la frecuencia y gravedad de los tics. En casos graves, el complemento con risperidona es necesario.

El metilfenidato puede empeorar los tics en un tercio de los pacientes, que se clasifican en dos grupos: aquellos cuyos tics inducidos por metilfenidato se resuelven inmediatamente después de que la dosis se ha metabolizado, y un grupo más pequeño en el que el metilfenidato parece desencadenar tics que persisten durante varios meses, pero al final se resuelven de forma espontánea.

El efecto adverso más limitante de estos fármacos es su asociación con la dependencia psicológica y física. Pueden agravar el glaucoma, la hipertensión, los trastornos cardiovasculares, el hipertiroidismo y los trastornos de ansiedad, psicóticos y convulsivos.

Las dosis altas de simpaticomiméticos pueden producir xerostomía, midriasis, bruxismo, formicación, entusiasmo excesivo, inquietud y labilidad emocional. El uso a largo plazo de una dosis alta puede causar un trastorno delirante que es indistinguible de la esquizofrenia paranoide.

Los pacientes con sobredosis por simpaticomiméticos presentan hipertensión, taquicardia, hipertermia, psicosis tóxica, delirio y, en ocasiones, convulsiones. Las sobredosis también pueden provocar la muerte, causada a menudo por arritmias cardíacas. Las crisis se pueden tratar con benzodiazepinas, los efectos cardíacos con β-bloqueadores, la fiebre con sábanas frías y el delirio con agonistas dopaminérgicos.

5. **Atomoxetina.** La atomoxetina está indicada para el tratamiento del TDAH en niños de 6 años en adelante, adolescentes y adultos. El mecanismo preciso de sus efectos terapéuticos es desconocido, pero se cree que está relacionado con la inhibición selectiva del transportador presináptico de noradrenalina. La atomoxetina mejora los síntomas en los dominios atentos e hiperactivos/impulsivos en niños, adolescentes y adultos.

Tiene una vida media de aproximadamente 5 h y requiere una dosificación dos veces al día. Se comercializa en cápsulas de 10, 18, 25, 40 y 60 mg. Para niños y adolescentes mayores de 70 kg de peso corporal, debe iniciarse a una dosis de 40 mg/día y aumentarse, después de un mínimo de 3 días, a una dosis objetivo de aproximadamente 80 mg/día.

Para los adultos, la atomoxetina debe iniciarse con una dosis diaria total de 40 mg y aumentarse, después de un mínimo de 3 días, hasta alcanzar una dosis objetivo de 80 mg/día. Debido a la toxicidad hepática, la atomoxetina ya no es un fármaco de primera elección y su uso está disminuyendo.

6. **Modafinilo.** El modafinilo es un fármaco singular con efectos psicoestimulantes. Se ignora su mecanismo concreto de acción, pero puede tener cierto efecto bloqueador de la recaptación de noradrenalina. El modafinilo se usa para mejorar la vigilia en pacientes con somnolencia diurna excesiva asociada con la narcolepsia, la apnea obstructiva del sueño o el trastorno del sueño por trabajos en turnos. Se comercializa en comprimidos de 100 y 200 mg, y se toma una vez al día. La dosis diaria máxima es de 200 mg. Las interacciones farmacológicas se deben a que es un inductor de las enzimas CYP 2C19, por lo que puede incrementar las concentraciones de diazepam, propranolol o fenitoína. Las reacciones adversas incluyen cefalea, náuseas, ansiedad e insomnio.

IX. **Inhibidores de la colinesterasa**

A. **Eficacia terapéutica.** El donepezilo, la rivastigmina, la galantamina y la memantina (se comenta por separado más adelante) son algunos de los pocos tratamientos probados frente a la demencia leve o moderada de tipo Alzheimer. Reducen la escisión intrasináptica y la inactivación de la acetilcolina y, por lo tanto, potencian la neurotransmisión colinérgica, que a su vez tiende a producir una modesta mejoría en la memoria y el pensamiento dirigido a objetivos. Estos fármacos se consideran más útiles para las personas con pérdida de memoria de leve a moderada, que aún tienen suficientes neuronas colinérgicas basales del cerebro anterior preservadas para beneficiarse de un aumento de la neurotransmisión colinérgica.

El donepezilo es bien tolerado y ampliamente utilizado. La rivastigmina parece inducir más efectos adversos gastrointestinales y neuropsiquiátricos que el donepezilo. La galantamina puede causar mareos, somnolencia y desmayos y se requiere un ajuste gradual durante meses. Actualmente, en raras ocasiones se emplea un inhibidor de la colinesterasa más antiguo, la tacrina, por su potencial de hepatotoxicidad. Los inhibidores de la colinesterasa han sido coadministrados con vitamina E y extracto de *Ginkgo biloba*.

Los inhibidores de la colinesterasa reducen la progresión de la pérdida de memoria y disminuyen la apatía, depresión, alucinaciones, ansiedad, euforia y conductas motrices sin propósito. Algunas personas notan una mejoría inmediata en la memoria, el estado de ánimo, los síntomas psicóticos y las habilidades interpersonales. Otros notan un pequeño beneficio inicial, pero pueden retener sus facultades cognitivas y de adaptación a un nivel relativamente estable durante muchos meses. El uso de inhibidores de la colinesterasa puede retrasar o reducir la necesidad de la colocación en una casa de acogida.

B. Pautas clínicas

1. Valoración pretratamiento. Antes del inicio del tratamiento con inhibidores de la colinesterasa, las causas potencialmente tratables de la demencia deben descartarse con una evaluación neurológica exhaustiva. La evaluación psiquiátrica debe centrarse en la depresión, ansiedad y psicosis.

2. Posología y vía de administración

a. Donepezilo. El donepezilo se comercializa en comprimidos de 5 y 10 mg. El tratamiento debe iniciarse con una dosis de 5 mg/día por la noche. Si se tolera bien y se observa cierto beneficio al cabo de 4 semanas, la dosis se incrementa hasta una cifra de mantenimiento de 10 mg/día. La absorción del donepezilo no se modifica con los alimentos.

b. Rivastigmina. La rivastigmina se comercializa en cápsulas de 1.5, 3, 4, 5 y 6 mg. La dosis inicial recomendada es de 1.5 mg, dos veces al día, durante 2 semanas como mínimo, pasadas las cuales se pueden efectuar aumentos de 1.5 mg/día en intervalos de, al menos, 2 semanas hasta la dosis recomendada de 6 mg/día, que se reparte en dos tomas equivalentes. Si el paciente lo tolera, se puede seguir elevando la dosis hasta, como máximo 6 mg, dos veces al día. El riesgo de complicaciones gastrointestinales se reduce tomando la rivastigmina con los alimentos.

c. Galantamina. Se comercializa en cápsulas de 4, 8, 12, 16 y 24 mg, así como en solución de 4 mg/mL. La dosis inicial recomendada es de 4 mg dos veces al día con las comidas. Después de 4 semanas, dependiendo de la tolerabilidad, la dosis se puede aumentar a 8 mg dos veces al día, con un aumento adicional a 12 mg dos veces al día después de 4 semanas más. Se requiere ajuste de dosis en la insuficiencia hepática y renal.

d. Memantina. Se comercializa en forma de liberación inmediata de 5 y 10 mg y formulación de liberación prolongada de 7, 14, 21 y 28 mg.

C. Precauciones y reacciones adversas

1. Donepezilo. El donepezilo es generalmente bien tolerado en las dosificaciones recomendadas. Menos del 3% de los pacientes que toman donepezilo experimentan náuseas, diarrea y vómitos. Estos síntomas leves son más frecuentes en la dosis de 10 mg que en la de 5 mg, y cuando están presentes, tienden a resolverse después de 3 semanas de uso continuo. El donepezilo puede causar pérdida de peso. En pocas ocasiones, el tratamiento de donepezilo se ha asociado con bradiarritmias, sobre todo en personas con enfermedad cardíaca subyacente. Un pequeño número de personas experimenta síncope.

2. Rivastigmina. En general, la rivastigmina se tolera bien, pero es posible que las dosis recomendadas deban reducirse en el período inicial de tratamiento para limitar los efectos adversos gastrointestinales y del sistema nervioso central. Estos síntomas leves son más frecuentes en dosis superiores a 6 mg/día, y cuando están presentes, tienden a resolverse una vez que se reduce la dosis.

Los efectos adversos más frecuentes asociados con la rivastigmina son náuseas, vómitos, mareos y cefalea. Este fármaco puede causar pérdida de peso.

3. **Memantina.** Alcanza la concentración máxima en 3 h, con una vida media de 60-80 h. Los efectos secundarios incluyen confusión, mareos, estreñimiento y cefalea.

4. **Galantamina.** Alcanza la concentración máxima con rapidez en una hora y se metaboliza a través de CYP 2D6 y 3A4, por lo que requiere ajustes de dosis cuando se usa con inhibidores. Se han informado reacciones graves de la piel, como el síndrome de Stevens-Johnson, y se debe orientar al paciente para que suspenda en caso de presentar erupción. Los efectos secundarios más frecuentes son náuseas, vómitos, mareos, diarrea y cefalea.

X. Otros fármacos

A. α_2-agonistas adrenérgicos (clonidina y guanfacina). Estos fármacos se usan en psiquiatría para controlar los síntomas causados por la abstinencia de opiáceos y opioides, tratar el trastorno de Gilles de la Tourette, suprimir la agitación en el trastorno por estrés postraumático y controlar el comportamiento agresivo o hiperactivo en niños, sobre todo aquellos con características autistas.

Los efectos adversos más frecuentes asociados con la clonidina son sequedad de boca y ojos, fatiga, sedación, mareos, náuseas, hipotensión y estreñimiento. Se observa un perfil de efectos adversos similar, pero más leve, con la guanfacina, sobre todo en dosis de 3 mg/día o más. La clonidina y la guanfacina no deben darse a adultos con presión arterial inferior a 90/60 mm Hg o con arritmias cardíacas, sobre todo bradicardia. La clonidina, en particular, está asociada con la sedación y por lo general no se desarrolla tolerancia a este efecto adverso. Los efectos adversos poco frecuentes del SNC con la clonidina incluyen insomnio, ansiedad y depresión; los efectos adversos raros comprenden sueños vívidos, pesadillas y alucinaciones. La retención de líquidos asociada con el tratamiento con clonidina puede tratarse con diuréticos.

B. Antagonistas de los receptores β-adrenérgicos. Los antagonistas del receptor β-adrenérgico (p. ej., propranolol, pindolol) son eficaces periféricamente y como agentes de acción central para el tratamiento de la fobia social (p. ej., ansiedad de rendimiento), temblor postural inducido por el litio y acatisia aguda inducida por neurolépticos, así como para el control del comportamiento agresivo.

Los antagonistas del receptor β-adrenérgico están contraindicados para su uso en personas con asma, diabetes insulinodependiente, insuficiencia cardíaca congestiva, enfermedad vascular significativa, angina persistente e hipertiroidismo. Los efectos adversos más frecuentes de los antagonistas del receptor β-adrenérgico son hipotensión y bradicardia.

 CONSEJOS CLÍNICOS

Las personas que deben pronunciar una charla o actuar en público pueden tomar propranolol (10-20 mg) 30 min antes; en muchos casos, los signos de ansiedad disminuirán.

C. Anticolinérgicos y amantadina. En la práctica clínica de la psiquiatría, los fármacos anticolinérgicos se emplean sobre todo para tratar los trastornos motores inducidos por medicamentos, en particular el parkinsonismo y la distonía aguda provocado por neurolépticos, y el temblor postural inducido por fármacos.

D. Antagonistas de los receptores de *N*-metil-*D*-aspartato. El clorhidrato de memantina está aprobado para el tratamiento de la enfermedad de Alzheimer de moderada a grave.

1. **Eficacia terapéutica.** Este fármaco se une a los canales catiónicos operados por el receptor *N*-metil-D-aspartato que activan el glutamato. El glutamato es un neurotransmisor esencial para el aprendizaje y la memoria: si se incrementa su actividad, pueden mejorar ambos.

2. **Posología y vía de administración.** La memantina se absorbe por completo y con rapidez después de la administración oral. Las concentraciones máximas en plasma se alcanzan a las 3-7 h, y duran alrededor de 60-80 h. La memantina se excreta por los riñones. Los pacientes con insuficiencia renal deben reducir la dosis.

   Tiene inhibición mínima del sistema enzimático CYP 450 y baja unión a las proteínas séricas. Por lo tanto, hay pocas interacciones farmacológicas.

   Este fármaco se comercializa en comprimidos de 5 y 10 mg. El esquema de dosificación se ilustra en la tabla 29-27.

3. **Reacciones adversas.** La memantina es segura y bien tolerada. Los efectos adversos más observados son vértigo, confusión, cefalea y estreñimiento. No hay cambios clínicamente importantes en las constantes vitales, y sólo se observan efectos hemodinámicos mínimos.

E. Pregabalina. La pregabalina es el único fármaco aprobado para el tratamiento de la fibromialgia. Disminuye la liberación de neurotransmisores excitatorios (glutamato, sustancia P y noradrenalina). Da alivio rápido desde la primera semana con reducción del dolor y ha demostrado alivio sostenido en un estudio de 6 meses. Los efectos adversos frecuentes incluyen mareos, somnolencia, xerostomía, edema, aumento de peso y estreñimiento. Puede causar angioedema mortal y debe suspenderse de inmediato si aparecen síntomas. Se comercializa en comprimidos de 25, 50, 75, 100, 150, 200, 250 y 300 mg. Se recomienda tomar 300 mg/día en dosis divididas, que pueden aumentar a 450 mg/día. Algunos estudios sugieren su eficacia en el trastorno de ansiedad generalizada, pero hasta ahora no ha sido aprobado por la FDA y se usa sin su aprobación.

F. Ropinirol. Es el primer y único medicamento aprobado por la FDA para el tratamiento del síndrome de piernas inquietas primario moderado a grave. La dosis inicial es de 0.25 mg, 1-3 h antes de acostarse. La dosis puede aumentarse con base en la respuesta clínica y la tolerabilidad. Las reacciones adversas más frecuentes con esta dosis son cefalea, náuseas y vómitos. Los efectos secundarios más graves incluyen síncope o hipotensión sintomática, sobre todo durante el tratamiento inicial o el ajuste de la dosis.

XI. Suplementos nutricionales y alimentos médicos

En la actualidad, se comercializan miles de suplementos herbolarios y dietéticos. En caso de decidir tomar sustancias fitoterapéuticas o suplementos nutricionales, se debe tener en cuenta que su uso se realiza a expensas de intervenciones demostradas,

Tabla 29-27
Horario de dosificación de la memantina

Programa de ajuste de la dosis	Dosis de mantenimiento
Semana 1	5 mg una vez al día
Semana 2	5 mg/día (5 mg dos veces al día)
Semana 3	15 mg/día (10 mg por la mañana y 5 mg en la noche)
Semana 4	10 mg/día (10 mg dos veces al día)

y que es posible que se produzcan efectos adversos. Los suplementos herbolarios y no herbolarios pueden aumentar o antagonizar los efectos de los fármacos, ya sean prescritos o de venta sin receta. Los médicos deben mantenerse alerta ante la posibilidad de los efectos adversos por interacciones farmacológicas, ya que muchos productos fitoterapéuticos tienen ingredientes que producen cambios fisiológicos en el organismo.

A. Suplementos nutricionales. Los términos *suplemento nutricional* y *suplemento dietético* se utilizan con frecuencia como sinónimos. Los ingredientes pueden ser vitaminas, minerales, hierbas, plantas, aminoácidos y sustancias como enzimas, tejidos, glándulas y metabolitos. Las regulaciones para estos productos son más laxas que para los fármacos de prescripción y de venta sin receta. Los suplementos nutricionales no necesitan la autorización de la FDA, que no evalúa su eficacia. En la tabla 29-28 se muestra un listado de los suplementos dietéticos utilizados en psiquiatría.

B. Alimentos médicinales. Recientemente, la FDA ha introducido una nueva categoría de suplementos nutricionales denominados *alimentos medicinales.* El alimento medicinal se define como "*un alimento que se formula para consumir o administrar por vía enteral bajo la supervisión de un médico y que se destina al tratamiento dietético específico de una enfermedad o trastorno para el cual se han establecido, mediante evaluación médica, requerimientos nutricionales distintivos con base en principios científicos reconocidos*".

Estos alimentos no necesitan la autorización de precomercialización de la FDA y están bajo regulaciones adicionales a las que no se someten los suplementos dietéticos, pues están destinados a tratar enfermedades. En resumen, para que un alimento medicinal se considere como tal debe satisfacer los siguientes criterios: (1) ser un alimento para su administración por vía oral o mediante sonda; (2) estar etiquetado para el tratamiento dietético de un trastorno médico, afección o enfermedad determinados con requerimientos nutricionales específicos, y (3) debe emplearse bajo supervisión médica. Los alimentos medicinales más habituales con propiedades psicoactivas se enumeran en la tabla 29-29.

C. Fitomedicamentos. El término *fitomedicamentos* (del griego *phyto*, que significa "planta") hace referencia a los preparados de hierbas y plantas que se utilizan o se han utilizado durante siglos para el tratamiento de diferentes afecciones. Se clasifican como suplementos dietéticos, no como productos farmacológicos, y están exentos de las regulaciones que afectan a los medicamentos de venta con receta y sin ella. En la actualidad, se comercializan miles de medicamentos cuya base son las plantas; de ellos, los más habituales con propiedades psicoactivas se enumeran en la tabla 29-30.

(el texto continúa en la p. 539)

Tabla 29-28
Suplementos dietéticos utilizados en psiquiatría

Nombre	Ingredientes/ ¿qué es?	Usos	Efectos adversos	Interacciones	Dosis	Comentarios
Ácido docosahexaenoico	Ácidos grasos poliinsaturados omega-3	Déficit de atención, dislexia, deterioro cognitivo, demencia	Propiedades anticoagulantes, leve malestar gastrointestinal	Warfarina	Variable según la indicación	Dejar su empleo antes de una cirugía
Colina	Colina	Desarrollo del cerebro fetal, condiciones maníacas, trastornos cognitivos, discinesia tardía, cáncer	Restringir en pacientes con trimetilaminuria genética primaria, sudoración, hipotensión, depresión	Metotrexato, interacción con B_6, B_{12} y ácido fólico en el metabolismo de la homocisteína	Dosis de 300-1 200 mg, > 3 g asociado con olor corporal a pescado	Necesarios para la estructura y función de todas las células
L-α-gliceril-fosforilcolina (α-GPC)	Derivado de la lecitina de soya	Para aumentar la secreción de la hormona del crecimiento, trastornos cognitivos	Ninguno conocido	Ninguno conocido	500 mg-1 g diario	Sigue siendo mal entendida
Fosfatidilcolina	Fosfolípido que forma parte de la membrana celular	Trastornos maníacos, enfermedad de Alzheimer y trastornos cognitivos, discinesia tardía	Evitar la diarrea, esteatorrea en pacientes con malabsorción, con el síndrome de anticuerpos antifosfolipídicos	Ninguno conocido	3-9 g/día en dosis divididas	Soya, girasol y canola son las fuentes principales
Fosfatidilserina	Fosfolípido aislado de soya y yemas de huevo	Deterioro cognitivo, incluyendo la enfermedad de Alzheimer; puede revertir problemas de memoria	Evitar con el síndrome de anticuerpos antifosfolípidos, efectos secundarios gastrointestinales	Ninguno conocido	Para la variedad de derivados de la soya, 100 mg tres veces al día	El tipo derivado de cerebro bovino conlleva riesgo hipotético de encefalopatía espongiforme bovina
Cinc	Elemento metálico	Deficiencia inmunitaria, cicatrización de heridas, trastornos cognitivos, prevención de defectos del tubo neural	Malestar gastrointestinal, las dosis altas pueden causar deficiencia de cobre, inmunosupresión	Bisfosfonatos, quinolonas, tetraciclinas, penicilamina, cobre, alimentos que contienen cisteína, cafeína, hierro	Dosis típica 15 mg/ día, efectos adversos > 30 mg	Las afirmaciones de que el cinc puede prevenir y tratar el resfriado común son congruentes en algunos estudios, pero no en otros; se necesita más investigación
Acetil-L-carnitina	Éster de acetil L-carnitina	Neuroprotección, enfermedad de Alzheimer, síndrome de Down, ictus, antienvejecimiento, depresión en pacientes geriátricos	Leve malestar gastrointestinal, convulsiones, aumento de la agitación en algunos paciented con enfermedad de Alzheimer	Análogos de nucleósidos, ácido valproico y antibióticos que contengan ácido piválico	500 mg-2 g diariamente en dosis divididas	Se encuentra en pequeñas cantidades en la leche y la carne

(continúa)

Tabla 29-28
Suplementos dietéticos utilizados en psiquiatría *(continuación)*

Nombre	Ingredientes/ ¿qué es?	Usos	Efectos adversos	Interacciones	Dosis	Comentarios
Huperzina A	Compuesto alcaloide que se purifica del musgo del club chino, *Huperzia serrata*	Enfermedad de Alzheimer, pérdida de memoria relacionada con la edad, trastornos inflamatorios	Convulsiones, arritmias, asma, síndrome del intestino irritable	Inhibidores de la acetilcolinesterasa y fármacos colinérgicos	60-200 µg/día	*Huperzia serrata* se ha utilizado en la medicina tradicional china para el tratamiento de fiebres y de inflamación
NADH (nicotinamida adenina dinucleótido)	Dinucleótido encontrado en las mitocondrias y el citosol de las células	Enfermedad de Parkinson, enfermedad de Alzheimer, fatiga crónica, enfermedad cardiovascular	Malestar gastrointestinal	Ninguna conocida	5 mg/día o 5 mg dos veces al día	El ácido nicotínico es precursor de la NADH
S-adenosil-L-metionina (SAMe)	Metabolito del aminoácido esencial L-metionina	Elevación del estado de ánimo, artrosis	Hipomanía, movimiento de los músculos hiperactivos, precaución en pacientes con cáncer	Ninguna conocida	200-1 600 mg diarios en dosis divididas	Varios estudios demuestran cierta eficacia en el tratamiento de la depresión
5-hidroxitriptófano (5-HTP)	Precursor inmediato de la serotonina	Depresión, obesidad, insomnio, fibromialgia, cefalea	Posible riesgo de síndrome serotoninérgico en las personas con tumores carcinoides o que toman IMAO	ISRS, IMAO, metildopa, hierba de San Juan, fenoxibenzamina, antagonistas de 5-HT, agonistas del receptor 5-HT	100 mg-2 g diarios, más seguro con carbidopa	El 5-HTP junto con carbidopa se utiliza en Europa para el tratamiento de la depresión
Fenilalanina	Aminoácido esencial	Analgesia, depresión, vitíligo	Contraindicado en pacientes con fenilcetonuria, pueden exacerbar la discinesia o hipertensión	IMAO y neurolépticos	Disponible en 2 formas: 500 mg-15 g diariamente de DL-fenilalanina, 375 mg-225 g de DL-fenilalanina	Se encuentra en vegetales, jugos, yogurt y miso
Mioinositol	Forma principal nutricionalmente activa de inositol	Depresión, ataques de pánico, trastorno obsesivo-compulsivo	Precaución en pacientes con trastorno bipolar, problemas gastrointestinales	Posibilidad de efectos aditivos con ISRS y agonistas de los receptores 5-HT (sumatriptán)	12 g en dosis divididas para la depresión y ataques de pánico	Los estudios no han mostrado eficacia en el tratamiento de la enfermedad de Alzheimer, el autismo o la esquizofrenia

526

	Tipo	Indicaciones	Efectos adversos	Interacciones	Dosis	Notas
Vinpocetina	Derivado semisintético de vincamina (derivado de la planta)	Ictus isquémico cerebral, demencias	Malestar gastrointestinal, mareos, insomnio, boca seca, taquicardia, hipotensión, bochorno	Warfarina	5-10 mg diariamente con la comida, no más de 20 mg/día	Utilizado en Europa, México y Japón como agente farmacéutico para el tratamiento de los trastornos cerebrovasculares y cognitivos
Familia de la vitamina E	Vitamina esencial liposoluble, familia de los tocoferoles y tocotrienoles	Aumento de la inmunidad, antioxidante, algunos cánceres, protección en la enfermedad cardiovascular, trastornos neurológicos, diabetes, trastorno disfórico premenstrual	Puede aumentar el sangrado en las personas con propensión, posible aumento del riesgo de ictus hemorrágico, tromboflebitis	Warfarina, antiagregantes plaquetarios, neomicina, puede ser aditivo con estatinas	Depende de la forma: tocotrienoles, 200-300 mg diarios con alimentos; tocoferoles, 200 mg/día	Suspender un mes antes de los procedimientos quirúrgicos
Glicina	Aminoácido	Esquizofrenia, aliviando la espasticidad y las convulsiones	Evitar en aquellos que son anúricos o tienen insuficiencia hepática	Aditivo con antiespasmódicos	1 g/día en dosis divididas para el suplemento; 40-90 g/día para la esquizofrenia	
Melatonina	Hormona de la glándula pineal	Insomnio, trastornos del sueño, descompensación horaria, cáncer	Puede inhibir la ovulación en dosis de 1 g, convulsiones, somnolencia, depresión, cefalea, amnesia	Ácido acetilsalicílico, AINE, β-bloqueadores, INH, sedantes, corticoesteroides, valeriana, kava kava, 5-HTP, alcohol	03-3 mg al acostarse por lapsos breves	La melatonina establece la sincronización de los ritmos circadianos y regula las respuestas estacionales
Aceite de pescado	Lípidos que se encuentran en el pescado	Trastorno bipolar, disminución de los triglicéridos, hipertensión, disminución de la coagulación de la sangre	Precaución en hemofílicos, malestar gastrointestinal leve, excreciones con olor a "pescado"	Cumadina, ácido acetilsalicílico, AINE, ajo, ginkgo	Variable según la forma y la indicación, generalmente cerca de 3-5 g diarios	Suspender antes de cualquier procedimiento quirúrgico
Magnesio	Elemento metálico	Depresión, TDAH y trastorno disfórico premenstrual	Malestar estomacal, náuseas y vómitos	Abacavir, poliestireno de sodio	300-400 mg diarios	
Vitamina D	Familia de la vitamina esencial liposoluble de la provitamina D3	Depresión	Cálculo renal, confusión, debilidad muscular, pérdida de peso, náuseas y vómitos	Hipoglucemiantes orales, insulina, antihipertensivos, anticonvulsivos, anticonceptivos orales	400-2000 UI diarias, sólo si no hay exposición a la luz del sol	

5-HTP 5-hidroxitriptófano; AINE, antiinflamatorios no esteroideos; IMAO, inhibidores de la monoaminooxidasa; INH, isoniazida; ISRS, inhibidores de la recaptación de serotonina; TOC, trastorno obsesivo compulsivo

Tabla elaborada por: Mercedes Blackstone, MD

Tabla 29-29
Algunos alimentos medicinales habituales

Alimentos médicinales	Indicación	Mecanismo de acción
Triglicéridos de ácido caprílico	Enfermedad de Alzheimer	Aumenta la concentración plasmática de cetonas como fuente de energía alternativa en el cerebro; metabolizado en el hígado.
L-metilfolato	Depresión	Regula la síntesis de serotonina, noradrenalina y dopamina; adyuvante a los ISRS; 15 mg/día.
S-adenosil-L-metionina (SAMe)	Depresión	Molécula de origen natural implicada en la síntesis de hormonas y neurotransmisores que incluyen serotonina y noradrenalina.
L-triptófano	Trastorno del sueño Depresión	Aminoácido esencial; precursor de la serotonina; reduce la latencia de sueño; dosis habitual de 4-5 g/día.
Ácidos grasos omega 3	Depresión Cognición	Ácidos eicosapentaenoico (EPA) y docosahexaenoico (DHA); efecto directo sobre el metabolismo lipídico; utilizado para el aumento de los fármacos antidepresivos.
Tiramina	Trastorno del sueño Potenciador cognitivo	Modulador colinérgico; aumenta la acetilcolina y el glutamato.
N-acetilcisteína	Depresión Trastorno obsesivo-compulsivo	Aminoácido que atenúa la neurotransmisión glutamatérgica; se utiliza para aumentar los ISRS.
L-tirosina	Depresión	Aminoácido precursor de las aminas biógenas adrenalina y noradrenalina.
Glicina	Depresión	Aminoácido que activa los receptores de la N-metil-D-aspartato (NMDA); puede facilitar la transmisión excitatoria en el cerebro.
Citicolina	Enfermedad de Alzheimer Lesión cerebral isquémica	Donante de colina involucrado en la síntesis de fosfolípidos cerebrales y acetilcolina; 300-1 000 mg/día; puede mejorar la memoria.
Acetil L-carnitina	Enfermedad de Alzheimer Pérdida de la memoria	Antioxidante que puede prevenir el daño oxidativo en el cerebro.

Tabla 29-30
Fitomedicamentos con efectos psicoactivos

Nombre	Ingredientes	Uso	Efectos adversos[a]	Interacciones	Dosis[a]	Comentarios
Hierba ártica, raíz de oro	IMAO y β-endorfinas	Ansiolítico, potenciador del estado de ánimo, antidepresivo.	Ningún efecto secundario documentado aún en estudios.	Evitar con medicamentos parasimpaticomiméticos; los compuestos de tipo atropina reducen el efecto	100 mg dos veces al día a 200 mg tres veces al día	Tener precaución con fármacos que imitan los IMAO.
Areca, nuez de areca, nuez de betel, *Areca catechu*	Arecolina, guvacolina	Estimulante, reduce el dolor y eleva el estado de ánimo.	Sobrecarga parasimpaticomimética: aumento de la salivación, reduce el estado de ánimo. bradicardia, espasmos, malestar gastrointestinal, úlceras de la boca.		Indeterminado; 8-10 g es una dosis tóxica para los seres humanos	Se mastica la nuez; antes se empleaba como bálsamo masticable contra enfermedades gingivales y como vermífugo. Su uso puede resultar en tumores malignos de la cavidad oral.
Ashwagandha	También llamado cereza de invierno indio o *Ginseng indio*, nativo de la India Flavonoides	Antioxidante, puede disminuir los niveles de ansiedad. Mejora la libido en hombres y mujeres. Puede reducir los niveles del cortisol (hormona del estrés).	Adormecimiento y somnolencia.	Ninguna	1 tableta dos veces al día antes de las comidas con un incremento gradual hasta 4 comprimidos por día	Ninguna.
Belladona, *Atropa belladonna*	Atropina, escopolamina, flavonoides[b]	Ansiolíticos.	Taquicardia, arritmias, xerostomía, midriasis, dificultades con la micción y estreñimiento.	Sinergia con fármacos anticolinérgicos; evitar con antidepresivos tricíclicos, amantadina y quinidina	0.05-0.10 mg al día; dosis máxima única de 0.20 mg	Tiene un olor y gusto fuerte y amargo. Es venenosa.
Biota, *Platycladus orientalis*	Derivado de la planta	Utilizado como sedante. Otros usos son para tratar las palpitaciones, pánico, sudores nocturnos y estreñimiento. Puede ser útil en el TDAH.	No tiene efectos adversos conocidos.	Ninguna	Sin dosis establecidas claras	Ninguna.

(continúa)

Tabla 29-30

Fitomedicamentos con efectos psicoactivos *(continuación)*

Nombre	Ingredientes	Uso	Efectos adversos[a]	Interacciones	Dosis[a]	Comentarios
Flor de naranja amarga, *Citrus aurantium*	Flavonoides, limoneno	Sedante, ansiolítico, hipnótico.	Fotosensibilidad.	Indeterminado	Tintura, 2-3 g/día; droga, 4-6 g/día; extracto de 1-2 g/día	Pruebas contradictorias; algunas se refieren a él como estimulante gástrico.
Cohosh negro, *Cimicifuga racemosa*	Triterpenos, ácido isoferúlico	Para el trastorno disfórico premenstrual, síntomas de la menopausia, dismenorrea.	Aumento de peso, trastornos gastrointestinales.	Posible interacción adversa con las hormonas masculinas o femeninas	1-2 g/día; más de 5 g pueden causar vómitos, cefalea, vértigo, colapso cardiovascular	Los efectos estrogénicos son cuestionables porque la raíz puede actuar como un bloqueador del receptor de estrógenos.
Viburno americano, *Viburnum prunifolium*	Escopoletina, flavonoides, ácido cafeico, triterpenos	Acción sedante, antiespasmódico en útero; para la dismenorrea.	Indeterminado.	Efectos anticoagulantes mejorados	1-3 g/día	Datos insuficientes.
Amapola de California, *Eschscholtzia californica*	Alcaloides de isoquinolina, glucósidos cianógenos	Sedante, hipnótico, ansiolítico; para la depresión.	Letargia.	La combinación de amapola de California, valeriana, hierba de San Juan y flores de la pasión puede causar agitación	2 g/día	No existe documentación clínica o experimental de los efectos.
Caseína	Péptidos de caseína	Utilizado como medio antiestrés. Mejora el sueño.	En general, se consume a través de productos lácteos. Puede interactuar con fármacos antihipertensivos y bajar la presión arterial. Puede causar somnolencia y debe evitarse cuando se toma alcohol o benzodiazepinas.	Ninguna	1-2 comprimidos una o dos veces al día	

Menta de gato, *Nepeta cataria*	Ácido valérico	Sedante, antiespasmódico; para la migraña.	Cefalea, malestar general, náuseas, efectos alucinógenos.	Indeterminado	Indeterminado	Delirio en niños.
Manzanilla, *Matricaria chamomilla*	Flavonoides	Sedante, ansiolítico.	Reacción alérgica.	Indeterminado	2-4 g/día	Puede ser GABAérgica.
Hisopo de agua o hierba de culebra.			Leve molestia gastrointestinal.	Posible estimulante	300-450 mg cuatro veces al día	Datos insuficientes.
Cordyceps sinensis	Género de hongos que incluye cerca de 400 especies descritas, se encuentra principalmente en las alturas de la meseta tibetana en China. Antioxidante	Se ha utilizado para la debilidad, fatiga; para mejorar el impulso sexual en los ancianos.	Molestias gastrointestinales, boca seca y náuseas.	Ninguna	Dosificación en rangos de 3-6 g diarios	Ninguna.
Corydalis, *Corydalis cava*	Alcaloides de isoquinolina	Sedante, antidepresivo; para la depresión leve.	Alucinación, letargia.	Indeterminado	Indeterminado	Espasmos clónicos y temblor muscular con sobredosis.
Cyclamen, *Cyclamen europaeum*	Triterpenos	Ansiolítico; para trastornos menstruales.	Pequeñas dosis (p. ej., 300 mg) pueden ocasionar náuseas, vómitos y diarrea.	Indeterminado	Indeterminado	Las dosis altas pueden dar lugar al colapso respiratorio.
Equinácea, *Echinacea purpurea*	Flavonoides, polisacáridos, derivados del ácido cafeico, alcamidas	Estimula el sistema inmunitario; para letargia, malestar general, infecciones respiratorias y de vías urinarias inferiores.	Reacción alérgica, fiebre, náuseas, vómitos.	Indeterminado	1-3 g/día	El uso en pacientes con VIH y sida es controvertido; puede no ser eficaz en casos de coriza.
Ephedra, *ma-huang*, *Ephedra sinica*	Efedrina, seudoefedrina	Estimulante; para letargia, malestar, enfermedades de vías respiratorias.	Sobrecarga simpaticomimética: arritmias, aumento de presión arterial, cefalea, irritabilidad, náuseas, vómitos.	Sinergia con simpaticomiméticos, agentes serotoninérgicos; evitar con IMAO	1-2 g/día	Pueden presentarse taquifilaxia y dependencia (retirado del mercado).

(continúa)

Tabla 29-30

Fitomedicamentos con efectos psicoactivos *(continuación)*

Nombre	Ingredientes	Uso	Efectos adversos[a]	Interacciones	Dosis[a]	Comentarios
Ginkgo, *Ginkgo biloba*	Flavonoides, gink-gólide A, B	Alivio de los síntomas de delirio, demencia; mejora la concentración y el déficit de la memoria; posible antídoto para la disfunción sexual inducida por ISRS.	Reacciones alérgicas de la piel, malestar gastrointestinal, espasmos musculares, cefalea.	Anticoagulante: usar con precaución debido a su efecto inhibitorio sobre el factor activador de plaquetas; posible aumento de sangrado	120-240 mg/día	Los estudios indican una mejoría en la cognición en personas con enfermedad de Alzheimer después de 4-5 semanas de uso, posiblemente debido al aumento del flujo sanguíneo.
Ginseng, *Panax ginseng*	Triterpenos, ginsenósidos	Estimulante; para la fatiga, elevación del estado de ánimo, sistema inmunitario.	Insomnio, hipertonía y edema (conocido como *síndrome de abuso del ginseng*).	No usar con sedantes, agentes hipnóticos, IMAO, agentes antidiabéticos o esteroides	1-2 g/día	Existen diversas variedades; coreano (el más valorado), chino, japonés, americano (*Panax quinquefolius*)
Brezo, *Calluna vulgaris*	Flavonoides, triterpenos	Ansiolítico, hipnótico.	Indeterminado.	Indeterminado	Indeterminado	La eficacia para los usos declarados no está documentada.
Fórmula de albahaca sagrada, *Ocimum tenuiflorum*	*Ocimum tenuiflorum*, una planta aromática nativa de los trópicos, parte de la familia de *Lamiaceae* Flavonoides	Utilizada para combatir el estrés, también se emplea para resfriados comunes, cefalea, molestias digestivas, inflamación, cardiopatías.	No existen datos sobre efectos a largo plazo. Puede prolongar el tiempo de coagulación, aumentar el riesgo de sangrado durante la cirugía y disminuir la glucosa en la sangre.	Ninguna	Dosis según el tipo de formulación; dosis recomendada: 2 cápsulas de gelatina blanda tomadas diariamente con 237 mL de agua	Ninguna.
Lúpulo, *Humulus lupulus*	Humulona, lupulona, flavonoides	Sedante, ansiolítico, hipnótico; para los trastornos del estado de ánimo, inquietud.	Contraindicado en pacientes con tumores dependientes de estrógenos (mama, útero, cervical).	Efectos de la hipertermia con antipsicóticos de fenotiazina y con depresores del SNC	0.5 g/día	Puede disminuir las concentraciones plasmáticas de fármacos metabolizados por el sistema CYP 450.

532

Marrubio, *Ballota nigra*	Diterpenos, taninos	Sedantes.	Diarrea, hipoglucemia, arritmias, posible aborto espontáneo.	Posible aumento de los efectos serotoninérgicos e hipoglucemiantes de los fármacos	1-4 g/día	Puede provocar aborto.
Jambolán, *Syzygium cumini*	Ácido oleico, ácido mirístico, palmítico y linoleico, taninos	Ansiolítico, antidepresivo.	Indeterminado.	Indeterminado	1-2 g/día	En la medicina popular, una sola dosis es de 30 semillas (1.9 g) de polvo.
Kanna, *Sceletium tortuosum*	Alcaloide, mesembrina	Ansiolítico, refuerza el estado de ánimo, empatógeno, tratamiento de la EPOC.	Sueños vívidos, sedación, cefalea.	Potenciador del cannabis, inhibidor de la fosfodiesterasa	50-100 mg	Datos insuficientes.
Kava kava, *Piperis methysticum*	Kavalactonas, pirona del kava	Sedante, antiespamódico hipnótico.	Letargia, cognición deteriorada, dermatitis con uso a largo plazo, toxicidad hepática.	Sinérgica con ansiolíticos, alcohol; evitar con levodopa y dopaminérgicos	600-800 mg/día	Puede ser GABAérgica; contraindicada en pacientes con depresión endógena; puede aumentar el riesgo de suicidio.
Kratom, *Mitragyna speciosa*	Alcaloide	Estimulantes y depresores.	Priapismo, ampliación testicular, abstinencia, depresión, fatiga, insomnio.	Estructuralmente similar a la yohimbina	Indeterminado	Masticada, extraída en agua, formulaciones de alquitrán.
Lavanda, *Lavandula angustifolia*	Hidroxicumarina, taninos, ácido cafeico	Sedante, hipnótico.	Cefalea, náuseas, confusión.	Sinergia con otros sedantes	3-5 g/día	Puede causar la muerte en sobredosis.
Toronjil, melisa u hoja de limón, *Melissa officinalis*	Ácido cafeico, flavonoides, triterpenos	Sedante, ansiolítico, hipnótico.	Indeterminado.	Potenciador de los depresores del SNC; reacción adversa con la hormona tiroidea	8-10 g/día	Datos insuficientes.

(continúa)

Tabla 29-30
Fitomedicamentos con efectos psicoactivos *(continuación)*

Nombre	Ingredientes	Uso	Efectos adversos[a]	Interacciones	Dosis[a]	Comentarios
L-metilfolato	El folato es una vitamina B que se encuentra en algunos alimentos, necesarios para formar las células sanas, especialmente eritrocitos. L-metilfolato y levo-tilfolato son nombres de la forma activa del ácido fólico.	El suplemento L se usa para la depresión mayor; no es antidepresivo cuando se usa solo. El ácido fólico y el L-metilfolato también se utilizan para tratar la deficiencia de ácido fólico en el embarazo para prevenir defectos de nacimiento de la médula espinal.	Se han informado efectos secundarios gastrointestinales.	Ninguna	15 mg una vez al día por vía oral con o sin alimentos	Considerado como un "alimento médico" por la FDA y sólo se comercializa con receta médica. Es seguro tomarlo durante el embarazo cuando se usa según las indicaciones.
Muérdago, *Viscum album*	Flavonoides, triterpenos, lectinas y polipéptidos	Ansiolítico; para agotamiento físico y mental.	Las bayas tienen efectos laxantes y eméticos.	Contraindicado en pacientes con infecciones crónicas (p. ej., tuberculosis)	10 por día	Las bayas han causado la muerte en los niños.
Artemisa, *Artemisia vulgaris*	Lactonas sesquiterpénicas, flavonoides	Sedante, antidepresivo, ansiolítico.	Anafilaxia, dermatitis de contacto, puede provocar alucinaciones.	Potenciador de los anticoagulantes	5-15 g/día	Puede estimular las contracciones uterinas; puede inducir aborto.
N-acetilcisteína	Aminoácido	Utilizado como un antídoto para la sobredosis de paracetamol, aumento de los ISRS en el tratamiento de la tricotilomanía.	Puede observarse erupción cutánea, calambres y angioedema.	Carbón activado, ampicilina, carbamazepina, cloxacilina, oxacilina, nitroglicerina y penicilina G	1 200-2 400 mg/día	Actúa como un antioxidante y un modulador de glutamato. Cuando se usa como antídoto para la sobredosis de paracetamol, las dosis son 20-40 veces más altas que las usadas para el trastorno obsesivo-compulsivo. No se ha demostrado que sea eficaz para tratar la esquizofrenia.

Nux vómica, nuez vómica, *Strychnos nux vomica*	Alcaloides de indol: estricnina y brucina, polisacáridos	Antidepresivos; para la migraña, síntomas de la menopausia.	Convulsiones, daño hepático, muerte; muy tóxico debido a la estricnina.	Indeterminado	0.02-0.05 g/día	Los síntomas de intoxicación pueden presentarse después de la ingestión de una pieza; la dosis letal es de 1-2 g.
Avena, *Avena sativa*	Flavonoides, oligo y polisacáridos	Ansiolítico, hipnótico; para el estrés, el insomnio, retirada del opio y del tabaco.	Obstrucción intestinal u otros síndromes de dismotilidad intestinal, flatulencias.	Indeterminado	3 g/día	A veces, la avena se contamina con aflatoxina, una toxina fungicida ligada a algunos cánceres.
Ácidos grasos omega 3	Viene en tres formas: ácido eicosapentaenoico, ácido docosahexaenoico y ácido α-linolénico	Se utiliza como suplemento en el tratamiento de enfermedades del corazón, colesterol alto y presión arterial alta. También puede ser útil en el tratamiento de la depresión, el trastorno bipolar, la esquizofrenia y el TDAH. Puede reducir el riesgo de úlceras cuando se usa junto con analgésicos AINE.	Puede causar gases, hinchazón, eructos y diarrea.	Posible aumento de la eficacia de los anticoagulantes; posible incremento de la glucemia en ayunas cuando se emplea con medicamentos para la diabetes como la insulina y la metformina	Dosis variables de 1-4 g/día	Pueden encontrarse contaminados con mercurio y bifenilos policlorados.
Flor de la pasión, *Passiflora incarnata*	Flavonoides, glucósidos cianógenos	Sedante, ansiolítico, hipnótico.	Alteración cognitiva.	Indeterminado	4-8 g/día	La sobredosis causa depresión.
Fosfatidilserina y fosfatidilcolina	Fosfolípidos	Se usan para la enfermedad de Alzheimer, la disminución de la función mental relacionada con la edad, la mejoría de las habilidades de pensamiento en los jóvenes, el TDAH, la depresión, la prevención del estrés inducido por el ejercicio y la mejoría del rendimiento deportivo.	Insomnio y malestar estomacal.	Ninguna	100 mg c/8 h	Ninguna.

(continúa)

Tabla 29-30

Fitomedicamentos con efectos psicoactivos *(continuación)*

Nombre	Ingredientes	Uso	Efectos adversos[a]	Interacciones	Dosis[a]	Comentarios
Poligala, *Polygala*	Género de cerca de 500 especies de plantas con flores perteneciente a la familia *Polygalaceae*, conocida como *poligala* o *serpentaria*	Se usa para el insomnio, el olvido, la confusión mental, las palpitaciones, las convulsiones, la ansiedad y la apatía.	Contraindicado en pacientes que tienen úlceras o gastritis, no debe utilizarse a largo plazo.	Ninguna	Dosis de poligala: 1.5-3 g de raíz seca, 1.5-3 g de un extracto líquido o 2.5-7.5 g de tintura. Un té de poligala también es posible, con un máximo de tres tazas por día	Ninguno.
Rehmannia	Glicósidos iridoides	Estimula la liberación de cortisol. Se usa en el lupus, la fibromialgia de la artritis reumatoide y la esclerosis múltiple. Puede mejorar el asma y la urticaria. Se usa para tratar la menopausia, la pérdida de cabello y la impotencia.	Deposiciones sueltas, distensión abdominal, náuseas y calambres abdominales.	Ninguna	Dosis exacta desconocida	Ninguno.
Rhodiola rosea	Potenciador, alcoholes monoterpenos, flavonoides					

S-adenosil metionina	S-adenosil metionina	Utilizada para la artritis y la fibromialgia, puede ser eficaz como una estrategia de aumento de los ISRS en la depresión.	Síntomas gastrointestinales, ansiedad, pesadillas, insomnio y empeoramiento de los síntomas del Parkinson.	Utilizar con ISRS o IRSN puede resultar en síndrome serotoninérgico. Interactúa con levodopa, meperidina, pentazocina y tramadol	400-1 600 mg/día	Una molécula que se produce naturalmente a partir del aminoácido metionina y trifosfato de adenosina; sirve como un donante de metilo en el metabolismo celular humano.
Pimpinela escarlata, *Anagallis arvensis*	Flavonoides, triterpenos, cucurbitacinas, ácido cafeico	Antidepresivo.	La sobredosis o las dosis a largo plazo pueden causar gastroenteritis y nefritis.	Indeterminado	1.8 g de polvo cuatro veces al día	Las flores son venenosas.
Escutelaria, *Scutellaria lateriflora*	Flavonoides, monoterpenos	Sedante, ansiolítico, hipnótico.	Debilitación cognitiva, hepatotoxicidad.	Posible reacción de tipo disulfiram si es utilizada con alcohol	1-2 g/día	Existe poca información para apoyar el uso de esta hierba en seres humanos.
Hierba de San Juan, *Hypericum perforatum*	Hipericina, flavonoides, xantonas	Antidepresivo, sedante, ansiolítico.	Cefaleas, fotosensibilidad (puede ser intensa), estreñimiento.	Informe de reacción maníaca cuando se usa con sertralina; no combinar con ISRS o IMAO; posible síndrome serotoninérgico; no usar con alcohol, opiáceos	100-950 mg/día	Bajo investigación por parte de los National Institutes of Health; puede actuar como IMAO o ISRS; ensayo de 4 a 6 semanas para estados de ánimo depresivos leves; si no hay mejoría evidente, se debe intentar otra terapia.
Hoja de fresa, *Fragaria vesca*	Flavonoides, taninos	Ansiolíticos.	Contraindicado con alergia a la fresa.	Indeterminado	1 g/día	Existe poca información para apoyar el uso de esta hierba en seres humanos.
Estragón, *Artemisia dracunculus*	Flavonoides, hidroxicumarina	Hipnótico, estimulante del apetito.	Indeterminado.	Indeterminado	Indeterminado	Existe poca información para apoyar el uso de esta hierba en seres humanos.

(continúa)

Tabla 29-30
Fitomedicamentos con efectos psicoactivos *(continuación)*

Nombre	Ingredientes	Uso	Efectos adversos[a]	Interacciones	Dosis[a]	Comentarios
Valeriana *Valeriana officinalis*	Valepotriatos, ácido valerénico, ácido cafeico	Sedante, miorrelajante, hipnótico.	Deterioro cognitivo y motor, malestar gastrointestinal, hepatotoxicidad; uso a largo plazo: dermatitis de contacto, cefalea, inquietud, insomnio, midriasis, disfunción cardiaca.	Evitar uso concomitante con alcohol o depresores del SNC	1-2 g/día	Puede ser químicamente inestable.
Lechuga silvestre *Lactuca virosa*	Flavonoides, cumarinas, lactonas	Sedante, anestésico, galactagogo.	Taquicardia, taquipnea, alteración visual, diaforesis.		Indeterminado	Gusto amargo, agregado a ensaladas o bebidas, el compuesto activo se asemeja al opio.
Cereza de invierno, *Withania somnifera*	Alcaloides, lactonas esteroidales	Sedante, tratamiento para la artritis, posible anticancerígeno.	Tirotoxicosis, efectos desfavorables sobre el corazón y las glándulas suprarrenales.		Indeterminado	Humo inhalado.

[a] No existen datos confiables, consistentes o válidos sobre las dosis o efectos adversos de la mayoría de los fitomedicamentos.
[b] Los flavonoides son comunes a muchas hierbas. Son subproductos de la planta que actúan como antioxidantes (es decir, agentes que previenen el deterioro del material como el ácido desoxirribonucleico por medio de la oxidación).
AINE, antiinflamatorio; EPOC, enfermedad pulmonar obstructiva crónica; FDA, U.S. Food and Drug Administration; GABA, γ-aminobutírico; IMAO, inhibidor de la monoaminooxidasa; IRSN, inhibidor de la recaptación de serotonina y noradrenalina; ISRS, inhibidor de la recaptación de serotonina; sida, síndrome de inmunodeficiencia adquirida; SNC, sistema nervioso central; TDAH, trastorno por déficit de atención con hiperactividad.

1. **Efectos adversos.** Pueden aparecer efectos adversos e interacciones tóxicas entre los fitomedicamentos y otros fármacos, suplementos dietéticos y alimentos medicinales. Los perfiles de seguridad y el conocimiento de los efectos adversos de la mayoría de estas sustancias no han sido estudiados de forma rigurosa. Todos estos productos deben evitarse durante el embarazo (p. ej., algunas plantas pueden actuar como abortivas). Puesto que muchas de estas sustancias o sus metabolitos se excretan en la leche materna, también están contraindicadas durante la lactancia.

 CONSEJOS CLÍNICOS

Los médicos siempre deben tratar de obtener el historial de utilización de hierbas, alimentos médicos o suplementos nutricionales durante la evaluación psiquiátrica.

Es importante no juzgar a los pacientes que utilizan estas sustancias. Si se recetan fármacos psicotrópicos, el clínico debe estar muy alerta ante la posibilidad de efectos adversos como consecuencia de las interacciones farmacológicas, pues muchas de estas sustancias tienen ingredientes que producen cambios fisiológicos reales en el organismo.

Para mayor información sobre este tema, véase*:*
Cap. 20, Medicina complementaria y alternativa en psiquiatría, p. 411. En: Kaplan & Sadock. Manual de psiquiatría clínica*, 4.ᵃ ed.*
Cap. 24, Medicina complementaria y alternativa en psiquiatría, p. 791. En: Kaplan & Sadock. Sinopsis de psiquiatría*, 11.ᵃ ed.*

30
Técnicas de estimulación cerebral

Introducción

La estimulación cerebral utiliza corrientes eléctricas o campos magnéticos para alterar la activación neuronal. La lista de herramientas para conseguir la neuromodulación está aumentando, cada una con un espectro distinto de acción (implantación transcraneal o quirúrgica de electrodos). Las técnicas transcraneales incluyen electroestimulación craneal, terapia electroconvulsiva (TEC), estimulación transcraneal por corriente directa (ETCD, también llamada *polarización por corriente directa*), estimulación magnética transcraneal (EMT) y terapia de convulsión magnética (TCM). Las técnicas quirúrgicas comprenden estimulación cortical del cerebro, estimulación cerebral profunda y estimulación del nervio vago.

I. Terapia electroconvulsiva

En 1938 se administró el primer ciclo de TEC a un paciente incoherente y con delirios, quien mejoró con un solo ciclo y se curó en 11 sesiones, y en 1940 se aplicó por primera vez la TEC en Estados Unidos. Existe una relación dosis-respuesta en la TEC unilateral derecha, y la TEC bilateral probablemente sea ineficaz con amplitudes de impulsos ultrabreves. La TEC sigue siendo el tratamiento más efectivo para la depresión mayor y, además, resulta rápido para afecciones psiquiátricas que amenazan la vida. Tanto las propiedades beneficiosas de la TEC como sus efectos adversos se deben a la inducción de una convulsión bilateral generalizada. La TEC afecta los mecanismos celulares del control del estado de ánimo y la memoria, y aumenta el umbral convulsivo. Este último efecto puede inhibirse mediante el antagonista opiáceo naloxona.

A. Indicaciones

1. **Trastorno depresivo mayor.** Para este trastorno, la indicación más frecuente es la TEC, que es el tratamiento disponible más rápido y eficaz, y cuyo empleo debe considerarse en los pacientes que no han respondido a tratamientos farmacológicos o no los han tolerado; presentan síntomas psicóticos o graves; manifiestan una marcada conducta suicida u homicida, o muestran síntomas intensos de agitación o estupor. La TEC es eficaz para tratar la depresión del trastorno de depresión mayor y el trastorno bipolar I.

2. **Episodios maníacos.** La TEC es, como mínimo, tan eficaz como el litio en el tratamiento de los episodios maníacos agudos. La relativa rapidez con la que los pacientes responden a la TEC es la razón por la que se indica para los casos en los que la conducta maníaca da lugar a niveles peligrosos de agotamiento.

 CONSEJOS CLÍNICOS

La TEC no debe utilizarse en los pacientes que reciben litio, porque este último puede disminuir el umbral convulsivo y causar una convulsión prolongada.

Tabla 30-1
Indicaciones para el uso de la terapia electroconvulsiva

Diagnósticos para los cuales puede indicarse la TEC
Principales indicaciones de diagnóstico:
    Depresión mayor, unipolar y bipolar
    Depresión psicótica, en particular
    Manía, incluyendo episodios mixtos
    Agudización de la esquizofrenia
    Subtipo catatónico
    Trastorno esquizoafectivo

Otras indicaciones de diagnóstico:
    Enfermedad de Parkinson
    Trastorno maligno neuroléptico

Indicaciones clínicas
Uso principal:
    Respuesta rápida y definitiva requerida por motivos médicos o psiquiátricos
    Riesgos de los tratamientos alternativos que superan los beneficios
    Antecedentes de respuesta deficiente a psicotrópicos, o buena respuesta a TEC
    Preferencia del paciente

Uso secundario:
    Fracaso de la respuesta al tratamiento farmacológico en el episodio actual
    Intolerancia al tratamiento farmacológico en el episodio actual
    Se requiere una respuesta rápida y definitiva por el deterioro de la afección del paciente

TEC, terapia electroconvulsiva.

3. **Esquizofrenia.** Se considera que los enfermos de esquizofrenia con síntomas positivos intensos, catatonía o síntomas afectivos tienen mayor probabilidad de responder a la TEC. En estos casos, la eficacia de esta técnica es similar a la de los antipsicóticos, pero puede actuar más rápido.

4. **Otras indicaciones.** La TEC puede ser eficaz como tratamiento de la catatonía, la esquizofrenia y como terapia de primera elección en las mujeres embarazadas con depresión e ideación o conductas suicidas que requieren tratamiento, pero no pueden tomar fármacos.

Para la lista completa de indicaciones, *véase* la tabla 30-1.

B. **Valoración pretratamiento.** Antes de hacer la TEC, debe realizarse una evaluación del paciente que incluya exploraciones física, neurológica y preanestésica habituales, más una anamnesis completa. Las pruebas analíticas deben incluir análisis de sangre y orina, radiografía de tórax y electrocardiograma.

C. **Procedimiento.** Antes de la TEC, se administran anticolinérgicos muscarínicos con el propósito de disminuir las secreciones orales y respiratorias, y evitar las bradicardias y asistolias, excepto cuando el ritmo cardíaco en reposo es superior a 90 latidos/min.

D. **Contraindicaciones.** No tiene contraindicaciones absolutas, salvo en las situaciones de mayor riesgo que requieren la vigilancia más atenta del enfermo.

E. **Mortalidad.** La mortalidad con este tratamiento es de alrededor del 0.002% por tratamiento y del 0.01% por paciente.

F. **Efectos adversos**

    1. **Efectos sobre el sistema nervioso central.** Cefalea, confusión y delírium poco tiempo después de la convulsión, y una confusión considerable que se presenta hasta en el 10% de los pacientes, aunque este efecto secundario suele desaparecer en unos días o, como máximo, unas semanas.

    2. Memoria. Cerca del 75% de los pacientes tratados refieren un empeoramiento de la memoria como el efecto adverso más grave, aunque la mayoría recupera sus facultades normales al cabo de 6 meses. Algunos pacientes mencionan la persistencia de estas dificultades de memoria.

II. Estimulación magnética transcraneal

La EMT induce campos eléctricos en el cerebro sin un electrodo a través de la aplicación de campos magnéticos alternos por medio de una bobina que se coloca en el cuero cabelludo. La EMT es un ejemplo de estimulación no invasiva de regiones focales del cerebro sin necesidad de anestesia.

    A. Indicaciones. Está aprobada por la Food and Drug Administration (FDA) para el tratamiento del trastorno depresivo mayor en pacientes adultos que no lograron una mejoría satisfactoria con un medicamento antidepresivo previo a la dosis eficaz mínima, o por encima de ésta, y la duración del episodio actual.

    B. Efectos secundarios, interacciones con fármacos y otros riesgos. La administración de EMT es un procedimiento no invasivo y relativamente benigno, pero no carece de riesgos, el más grave una convulsión no intencionada.

    C. Selección de los pacientes. Los pacientes que no han respondido a uno o más medicamentos antidepresivos o que presentan efectos secundarios no apropiados a los fármacos pueden ser buenos candidatos para la EMT. No obstante, dada la magnitud reducida del efecto de la técnica, cuando se trata de casos urgentes o muy resistentes, la TEC es el último tratamiento de referencia.

III. Estimulación transcraneal por corriente directa

Es una forma poco invasiva de tratamiento que utiliza corriente eléctrica directa muy débil (1-3 mA) y la aplica sobre el cuero cabelludo. El pequeño dispositivo es portátil y funciona con baterías de corriente directa fácilmente disponibles.

    A. Efectos secundarios. No tiene efectos secundarios graves conocidos. Es una técnica bien tolerada, y los efectos secundarios que suelen describirse en la literatura médica tienen que ver con un ligero hormigueo en el lugar de la estimulación, con unos pocos casos en los que se constata irritación de la piel.

    B. Mecanismo de acción. La corriente directa, y se considera que también la ETCD, actúan alterando la polarización de la membrana neuronal, aunque se sabe poco acerca del mecanismo real de acción de la ETCD.

    C. Estudios clínicos. Las investigaciones preliminares sugieren que la ETCD puede intensificar algunas funciones cerebrales independientes del estado de ánimo; no obstante, la tecnología de la ETCD y su aplicación en psiquiatría están en las primeras fases de exploración.

IV. Electroestimulación craneal

    A. Definición. Al igual que la ETCD, la electroestimulación craneal utiliza una corriente débil (1-4 mA). Se aplica mediante electrodos cubiertos de fieltro e impregnados de solución salina que se sujetan en los lóbulos de las orejas.

    B. Mecanismo de acción. No se conoce el mecanismo exacto de acción y no hay un acuerdo entre los investigadores sobre el modo de acción predominante.

    C. Efectos secundarios. Se considera que la electroestimulación craneal no es dañina, sobre todo porque la fuente de energía es de poco voltaje (batería de 9 V) y porque la FDA no ha notificado ningún efecto adverso. Se han comunicado efectos locales sobre la piel, así como una sensación general de mareo.

D. Estudios clínicos. En un metaanálisis de la Harvard School of Public Health, el resultado general acumulado mostró que, en la ansiedad, la electroestimulación craneal es significativamente mejor que el tratamiento con placebo.

V. Terapia de convulsión magnética

A. Definición. La TCM es una nueva forma de tratamiento convulsivo por medio de un dispositivo de EMT modificado que están desarrollando varios centros de investigación. El objetivo es producir una convulsión con control del foco y los patrones de difusión. La TCM es una terapia convulsiva muy parecida a la TEC. Se realiza bajo anestesia general y requiere aproximadamente la misma preparación e infraestructura que la TEC. No ha sido aprobada por la FDA.

B. Mecanismo de acción. Se cree que la inducción de convulsiones es el fenómeno subyacente responsable de lo que probablemente son múltiples mecanismos de acción específicos de la TCM.

C. Efectos secundarios. Al igual que con la TEC, los efectos adversos de la TCM están relacionados con los riesgos asociados con la anestesia y las convulsiones generalizadas. Los estudios sugieren que produce menos amnesia retrógrada y anterógrada que la TEC.

D. Estado actual de los algoritmos terapéuticos. Sigue siendo un protocolo en fase de investigación y los tratamientos fuera del ámbito de investigación no se encuentran aprobados por la FDA.

VI. Estimulación del nervio vago

A. Definición. La *estimulación del nervio vago* (ENV) es la electroestimulación intermitente y directa del nervio vago cervical izquierdo, que se lleva a cabo con un generador de impulsos que suele implantarse en la pared torácica izquierda. El electrodo se envuelve alrededor del nervio vago izquierdo en el cuello y se conecta de forma subcutánea al generador.

B. Efectos secundarios y contraindicaciones. La ENV es, en general, bien tolerada. Los acontecimientos adversos comunicados con mayor frecuencia son la alteración de la voz, disnea y dolor cervical.

C. Estado actual de los algoritmos terapéuticos. La FDA aprobó el uso de la ENV para el tratamiento complementario y prolongado de la depresión crónica o recurrente en pacientes de 18 años o más que hayan experimentado un episodio de depresión mayor en el contexto de un trastorno unipolar o bipolar que no respondió de forma adecuada a cuatro tratamientos o más con antidepresivos.

D. Selección de los pacientes. La ENV está aprobada como tratamiento complementario prolongado de episodios depresivos crónicos o recurrentes en adultos con un episodio de depresión mayor cuya respuesta a cuatro o más ensayos con antidepresivos no fue satisfactoria. Se desconoce su eficacia en otros trastornos.

E. Posología. La administración óptima en afecciones psiquiátricas todavía está bajo investigación. Los estudios publicados no identifican parámetros óptimos de administración, como tiempo de estimulación, tiempo sin estimulación, frecuencia, corriente o amplitud del impulso.

VII. Estimulación cerebral profunda

La técnica conlleva la colocación de "conductores" cerebrales de diámetro pequeño (p. ej., unos 1.3 mm) con múltiples contactos de electrodos en los núcleos subcorticales o en tractos concretos de la sustancia blanca. El cirujano realiza agujeros de trepanación en el hueso del cráneo bajo anestesia local y coloca los conductores, guiándose por imagen multimodal y puntos de referencia estereotáctica precisos. Más tarde se implanta el "marcapasos" (neuroestimulador implantable o generador de impulsos) a nivel subdérmico (p. ej., en la pared torácica superior) y se conecta al cerebro mediante cables de extensión situados bajo la piel.

A. Indicaciones. Se usa para tratar a personas con enfermedad de Parkinson avanzada, distonía y temblor esencial cuyos síntomas ya no se controlan con medicamentos.

B. Resultados de la estimulación cerebral profunda

    1. Trastorno obsesivo-compulsivo. Se ha demostrado que la ECP tiene una reducción de síntomas clínicamente significativa en pacientes con TOC intratable. La ECP se coloca en la extremidad anterior ventral de la cápsula interna y el cuerpo estriado ventral adyacente (VC/VS).

    2. Depresión mayor. La investigación funcional de neuroimagen implica la corteza cingulada subgenual como un nodo en los circuitos que participan en la experiencia normal de la tristeza, los síntomas de la enfermedad depresiva y las respuestas a los tratamientos de la depresión. El tratamiento está en etapas tempranas y se sigue estudiando, pero la ECP crónica hasta por 6 meses mostró una remisión sostenida de la depresión en un pequeño número de pacientes. El advenimiento de la ECP en psiquiatría ha creado un gran interés y una considerable actividad de investigación. La ECP puede, por lo tanto, ser aceptada por pacientes que no eligen someterse a procedimientos de lesión (aunque lo contrario también es cierto). Con todas sus ventajas, la ECP requiere que los pacientes sean tratados por equipos altamente especializados dispuestos y capaces de brindar atención a largo plazo.

Para mayor información sobre este tema, véase:
Cap. 26, Técnicas de estimulación cerebral, p. 657. En: Kaplan & Sadock. Manual de psiquiatría clínica, *4.ᵃ ed.*
Cap. 30, Técnicas de estimulación cerebral, p. 1065. En: Kaplan & Sadock. Sinopsis de psiquiatría, *11.ᵃ ed.*

31

Psiquiatría forense y ética en psiquiatría

I. Introducción

En la práctica clínica, no es raro que converjan la ley y la psiquiatría. La psiquiatría forense cubre una variedad de temas que involucran los deberes profesionales, éticos y legales de los psiquiatras para brindar atención competente; los derechos de autodeterminación de los pacientes para recibir o rechazar el tratamiento; decisiones judiciales, directivas legislativas, agencias reguladoras gubernamentales y juntas de licenciamiento, y la evaluación de los acusados de crímenes para determinar su culpabilidad y su capacidad para ser juzgados. Las pautas éticas ayudan a los psiquiatras a evitar *conflictos éticos* y a pensar a través de los *dilemas éticos*. Por último, los códigos deontológicos y las pautas prácticas de las organizaciones profesionales y su cumplimiento también caen dentro del ámbito de la psiquiatría forense.

II. Negligencia médica

Para demostrar una mala praxis, el demandante (p. ej., paciente, familia o estado) debe establecer, mediante el peso de la evidencia:

A. La existencia de una relación médico-paciente y la obligación de prestar atención.

B. Una atención médica con posible negligencia (desviación) con respecto a los estándares de atención.

C. El daño al paciente.

D. Que la negligencia en la atención sea la responsable directa del daño.

Estos elementos de las demandas de negligencia se conocen como las *cuatro D* (*d*eber, *d*esviación, *d*año y causa *d*irecta). Todos y cada uno de los cuatro elementos de la acusación de una mala praxis deben estar presentes; de lo contrario, no puede establecerse ninguna responsabilidad. Por ejemplo, un psiquiatra cuya negligencia es la causa directa de un daño, no puede ser culpado por mala práctica si no ha existido antes una relación médico-paciente. Además de negligencia, se puede demandar a los psiquiatras por intención dolosa, como ataque o agresión con violencia; coartación de la libertad; difamación; fraude; manipulación de la realidad; invasión de la privacidad, o intención de infligir estrés emocional.

III. Tratamiento en conjunto

A. En el tratamiento en conjunto, el psiquiatra prescribe el fármaco y un psicoterapeuta no médico lleva a cabo la psicoterapia.

B. El psiquiatra mantiene la responsabilidad completa del cuidado del paciente en una situación de atención compartida.

C. Los psiquiatras deben hacer una evaluación completa incluyendo la obtención de los antecedentes médicos reevantes.

D. Prescribir medicamentos fuera de una relación médico-paciente no es una práctica aceptada dentro de los estándares de buena praxis y puede llevar a una acusación de mala praxis.

E. Es importante que el psiquiatra esté completamente informado sobre el estado del paciente y la eficacia de cualquier tratamiento farmacológico prescrito. También es imperativo que el psiquiatra este involucrado en el cuidado del paciente.

IV. Privilegio y confidencialidad

A. Privilegio. Es el derecho de mantener el secreto o la confidencialidad en caso de un citatorio judicial (*subpoena*).

1. Las comunicaciones con privilegio son declaraciones realizadas en una relación (p. ej., del marido y su mujer, el sacerdote confesor y el confesado o el médico y el paciente), cuya confidencialidad está protegida por la ley en caso de que el clínico sea citado a comparecer en calidad de testigo experto y le protege de revelar datos específicos forzosamente.

2. El derecho de privilegio pertenece al paciente, no al médico, por lo que sólo el paciente puede renunciar a él.

3. El privilegio no existe en un las cortes marciales, con independencia de si el médico es civil o militar.

B. Confidencialidad. Es la promesa a lo largo del tiempo de la ética médica que obliga al clínico a mantener en secreto toda la información dada por el paciente.

1. La confidencialidad se aplica a una población que comparte información sin el permiso específico del paciente. El círculo de confidencialidad no sólo incluye al médico, sino que abarca a todos los miembros del personal, supervisores clínicos y consultores involucrados en la atención del paciente.

2. El citatorio judicial puede forzar al psiquiatra a romper la confidencialidad.

3. A los médicos se les requiere bajo la fórmula *subpoena duces tecum* (comparecencia para descargo de pruebas), para que aporten sus propias notas y documentos relevantes.

4. En las urgencias de buena fe (*bona fide*) puede revelarse información de la manera más restringida posible para efectuar las intervenciones necesarias. La práctica clínica correcta sostiene que el psiquiatra debe hacer el esfuerzo, si el tiempo lo permite, de obtener, aun así, el consentimiento del paciente, e informarle una vez que la urgencia se ha resuelto.

5. Aunque el consentimiento oral es suficiente, siempre es mejor obtenerlo por escrito. Cada autorización es válida para una parte de la información y debe obtenerse el consentimiento otra vez siempre que se produzca una nueva revelación, aunque se proporcione a la misma parte.

6. Finalmente, la liberación de información constituye un consentimiento y no una obligación. Si el psiquiatra cree que liberar la información sería destructivo, puede discutirlo y rechazar revelarla, con algunas excepciones.

La Privacy Rule ("Normativa de privacidad"), administrada por la Office of Civil Rights del Department of Health and Human Services (HHS), protege la confidencialidad de la información del paciente (tabla 31-1).

C. Abuso de menores. En muchos paises, los médicos están obligados por ley a tomar un curso sobre maltrato de menores para conseguir su licencia médica. En la actualidad, todos los estados obligan legalmente a los psiquiatras, entre otros profesionales, que tengan razones para pensar que un niño ha sido víctima de abusos fisicos o sexuales a comunicarlo de inmediato a la agencia correspondiente. En esta situación, el daño potencial que puede padecer el niño tiene mayor peso que el valor de la confidencialidad en el entorno psiquiátrico.

Tabla 31-1
Derechos de los pacientes bajo la Privacy Rule ("Normativa de privacidad")

Los médicos deben facilitar al paciente una relación por escrito de sus derechos de privacidad, las políticas de privacidad del ejercicio de su profesión y cómo se utiliza, guarda y transmite su información. Es preciso obtener un documento por escrito en donde el paciente confirma que ha verificado sus derechos y los comprende.

Los pacientes deben poder obtener copias de su expediente clínico y solicitar una revisión de dicho expediente durante un período específico (por lo general, 30 días). Los pacientes no tienen derecho a ver las notas que se han tomado durante la psicoterapia.

Los médicos deben proporcionar al paciente una relación de las ocasiones en las que se han solicitado copias o resúmenes de su expediente clínico si lo solicitan. Existen algunas excepciones. La APA Committee on Confidentiality ha desarrollado un modelo de documento para esa solicitud.

Los médicos deben obtener la autorización del paciente para revelar cualquier información que no se utilice para el tratamiento, pago o administración de la atención de salud (se considera que estos tres usos son rutinarios, y para ellos no se requiere el consentimiento). La APA Committee on Confidentiality ha desarrollado un modelo de documento para esa solicitud.

Los pacientes pueden solicitar que se les comunique de otro modo la información protegida (solicitar que el médico se ponga en contacto con ellos en un número de teléfono o una dirección determinados).

Los médicos no pueden limitar el tratamiento a fin de obtener la autorización del paciente para revelar su información para usos no rutinarios.

Los pacientes tienen derecho a presentar quejas sobre violaciones de la Privacy Rule al médico, a su seguro sanitario o al representante del HHS.

APA, American Psychiatric Association; HHS, Department of Health and Human Services.

V. Situaciones clínicas de alto riesgo

A. Pacientes suicidas. Es posible demandar a un psiquiatra cuando sus pacientes se suicidan, sobre todo en el caso de un paciente hospitalizado, donde se espera que los psiquiatras tengan un mayor control del comportamiento del paciente. El suicidio es un acontecimiento raro, y la evaluación del riesgo de suicidio es una de las tareas clínicas más complejas y difíciles, y no hay forma de predecir con exactitud si un paciente llegará a cometer suicidio.

B. Pacientes violentos. Los psiquiatras que tratan a pacientes violentos o potencialmente violentos pueden ser demandados si no son capaces de controlar a los pacientes ambulatorios agresivos, o bien, por dar el alta a pacientes violentos y no proteger a la sociedad de sus acciones violentas. En la mayoría de los países, si un paciente amenaza con dañar a otra persona, se requiere que el médico intervenga para evitar que se produzca ese daño. Las opciones para advertir y proteger incluyen la hospitalización voluntaria o involuntaria, la advertencia a la víctima de la amenaza, la notificación a la policía, el ajuste de los fármacos y la consulta más frecuente del paciente.

VI. Hospitalización

A. Procedimientos de ingreso. La American Bar Association ha respaldado específicamente cuatro procedimientos de ingreso a instituciones psiquiátricas: informal (de corta estancia), voluntario, temporal e involuntario. Estos procedimientos están destinados a salvaguardar los derechos individuales y garantizar que ninguna persona sea enviada a un hospital psiquiátrico. Aunque cada uno de los 50 estados en Estados Unidos tiene el poder de promulgar sus propias leyes con respecto a la hospitalización psiquiátrica, los procedimientos mencionados anteriormente están ganando mucha aceptación.

B. Ingreso informal. En el modelo hospitalario general, el paciente ingresa en una unidad psiquiátrica de un hospital general como lo haría un paciente con una afección médica o quirúrgica (puede retirarse cuando lo decida).

C. **Ingreso voluntario.** Los pacientes solicitan que los ingresen al hospital por el consejo de su médico personal o buscando ayuda por iniciativa propia. Dichos pacientes se consienten por escrito ser admitidos en la unidad psiquiátrica, mantienen una relación médico-paciente convencional y pueden irse de forma libre, incluso en contra del consejo médico.

D. **Ingreso temporal.** Es una forma temporal de ingreso involuntario para pacientes seniles, confundidos o que no pueden tomar sus propias decisiones. En el ingreso de urgencia, el paciente no puede ser hospitalizado contra su voluntad por más de 15 días.

E. **Ingreso involuntario.** Si los pacientes son un riesgo contra sí mismos (suicidas) o contra otros (homicidas), pueden ser admitidos en un hospital después de que un amigo o un pariente solicite el ingreso y dos médicos confirmen la necesidad de hospitalización. El paciente es hospitalizado durante 60 días, después de los cuales el caso debe ser revisado por una junta compuesta por psiquiatras, médicos de otra especialización, abogados y otros partícipes imparciales.

VII. Derecho al tratamiento

El derecho de los pacientes internados de forma involuntaria a un tratamiento activo fue decretado por las cortes federales bajas y promulgado en algunas leyes estatales.

A. El caso *Wyatt contra Stickney* (1971) estableció el tipo de reforma al requerir el tratamiento además de la hospitalización. También requirió realizar cambios específicos en la forma en la que operan las instituciones y sus programas, incluidos cambios en las condiciones físicas, el personal y la calidad del tratamiento proporcionado.

B. En el caso de 1976, *O'Connor contra Donaldson*, la Suprema Corte de Estados Unidos determinó que una persona ingresada de forma involuntaria que no es peligrosa y puede sobrevivir sola o con ayuda debe ser dada de alta del hospital.

VIII. Derecho a rechazar el tratamiento

El *derecho a rechazar el tratamiento* es una doctrina jurídica que sostiene que, excepto en casos de urgencia, las personas no pueden ser obligadas a aceptar un tratamiento en contra de su voluntad. Una *urgencia* es cualquier condición clínica que requiere intervención inmediata para evitar la muerte o un daño grave en el paciente u otra persona, o para evitar el deterioro del estado clínico del paciente.

A. En el caso *O'Connor contra Donaldson* (1976), la Suprema Corte de Estados Unidos sentenció que las personas con trastornos mentales que no son agresivos no deben ser confinados en contra de su voluntad sin tratamiento si son capaces de sobrevivir fuera. De acuerdo con la Suprema Corte, un diagnóstico de enfermedad mental por sí solo no justifica el confinamiento involuntario en un hospital por parte del Estado. Los pacientes ingresados en contra de su voluntad deben ser considerados en riesgo para sí mismos o para los demás, o tan incapaces de cuidar de sí mismos que no puedan sobrevivir fuera del hospital.

B. Como resultado del caso *Rennie contra Klein* (1979), los pacientes tienen derecho a rechazar el tratamiento y a utilizar un proceso de apelación.

C. Como resultado del caso *Roger contra Oken* (1981), los pacientes tienen un derecho absoluto a rechazar el tratamiento, aunque un tutor puede autorizarlo.

IX. Aislamiento y sujeción

El *aislamiento* se refiere a colocar y mantener a un paciente hospitalizado en una sala especial con el fin de contener una situación clínica que pueda resultar en una urgencia. *El aislamiento* consiste en las medidas destinadas a limitar los movimientos corporales de un paciente, como el uso de muñequeras de cuero y pulseras para el tobillo o camisas de fuerza. Se utiliza la doctrina de la alternativa menos restrictiva (el aislamiento se debe usar sólo cuando no esté disponible una alternativa menos restrictiva). Otras limitaciones incluyen las siguientes: (1) la restricción y el aislamiento sólo pueden implementarse mediante una orden por escrito de un adscrito o médico en turno apropiado; (2) las órdenes deben limitarse a períodos delimitados en el tiempo; (3) la situación médica del paciente debe ser revisada y documentada regularmente; y (4) cualquier extensión de una orden original debe ser revisada y reautorizada.

X. Consentimiento informado

A. Formulario de consentimiento informado. Es un documento escrito que describe el consentimiento del paciente para un procedimiento propuesto o plan de tratamiento. Debe incluir una explicación razonable de los procedimientos y sus efectos, incluyendo los siguientes: (1) identificación de los procedimientos experimentales; (2) efectos adversos; (3) revelación de procedimientos alternativos que pueden ser ventajosos; (4) ofrecimiento de responder cualquier consulta relacionada con los procedimientos; e (5) instrucciones de que el paciente es libre de retirar el consentimiento y suspender la participación en cualquier momento sin perjuicio alguno.

B. Excepciones a las reglas del consentimiento informado

1. Urgencias. Generalmente se define en términos de daño físico inminente al paciente o a terceros.

2. Privilegio terapéutico. La información que, en opinión del psiquiatra, dañaría al paciente o sería antiterapéutica puede protegerse por ese motivo.

XI. Custodia de los hijos

En los casos de custodia en disputa, el criterio casi universalmente aceptado es "el interés superior del menor". En ese contexto, la tarea del psiquiatra es proporcionar una opinión experta y datos que respalden a qué parte se le debe otorgar la custodia para servir mejor a los intereses del niño.

La discapacidad mental de uno de los padres puede conducir a la transferencia de la custodia al otro padre o a un organismo público. Cuando la discapacidad mental es crónica y el padre está incapacitado, puede resultar en un procedimiento para la terminación de los derechos paternales. Lo anterior también ocurre cuando hay evidencia de abuso infantil comprobable. En la sentencia de *Gault* (1967), la Suprema Corte sostuvo que un menor también tiene derechos constitucionales a un proceso justo y garantías procesales (p. ej., abogado, jurado, juicios).

XII. Capacidad y competencia testamentaria y contractual

A. Competencia mental. Los psiquiatras a menudo son llamados para dar una opinión sobre la capacidad o competencia psicológica de una persona para realizar ciertas funciones civiles y legales (p. ej., hacer un testamento, administrar sus asuntos financieros). La competencia está relacionada con el contexto (es decir, la habilidad de realizar una determinada función para un propósito legal particular). Es especialmente importante enfatizar que la discapacidad en un área no implica incompetencia en ninguna otra o en todas las áreas. Una persona puede tener un trastorno mental y aun así ser competente.

B. Contratos. Cuando uno de los partícipes en un contrato que de otra manera es legal padece un trastorno mental y éste afecta directa y negativamente la habilidad de la persona para comprender lo que está haciendo (**capacidad contractual**), la ley puede anular el contrato. El psiquiatra debe evaluar la afección de la parte que busca anular el contrato en el momento en que supuestamente se firmó. Luego debe emitir una opinión sobre si el estado psíquico de la parte provocó una incapacidad para comprender los aspectos importantes o las ramificaciones del contrato.

C. Testamentos. Los criterios relativos a los testamentos (llamada *capacidad testamentaria o de testar*) son: cuando se hizo el testamento, el testador fue capaz de conocer (1) la naturaleza del acto sin ser influenciado, (2) la naturaleza y extensión de su propiedad y (3) los objetos naturales de su generosidad y sus derechos sobre él (p. ej., herederos, parientes, miembros de la familia). La salud mental del testador también indica si estaba en condiciones de ser objeto de influencia indebida.

D. Matrimonio. Un matrimonio puede resultar nulo o anulable si una de las partes quedó incapacitada debido a una enfermedad mental de tal manera que no pudo comprender de forma razonable la naturaleza y las consecuencias del contrato (es decir, consentimiento).

E. Tutela. La *tutela* implica un procedimiento judicial para el nombramiento de un tutor en caso de una adjudicación formal de interdicción. El criterio es si, por razón de enfermedad mental, una persona puede administrar sus propios asuntos.

F. Poderes notariales permanentes. Es un permiso mediante el cual un individuo adopta medidas para su propia pérdida esperada de la capacidad de toma de decisiones. Permite la selección anticipada de un responsable sustituto.

G. Competencia para informar. Implica la interacción de un paciente con un médico. Un médico explica al paciente el valor de ser honesto con él y luego determina si el paciente es competente para sopesar los riesgos y beneficios de la retención de información sobre intentos suicidas u homicidas.

XIII. Derecho penal

A. Competencia para enfrentar un proceso. En cualquier punto del proceso de justicia penal, se puede apelar al psiquiatra para que evalúe la competencia actual de un acusado para ser procesado, juzgado, declararse culpable, sentenciado o ejecutado. El criterio para probar la competencia es si, en presencia de un trastorno mental, el imputado: (1) comprende los cargos en su contra y (2) puede ayudar en su defensa.

B. Competencia para ser ejecutado. El requisito de competencia se basa en tres principios generales: (1) supone que la consciencia de una persona sobre lo que ocurre aumenta el elemento punitivo del castigo; (2) considera que una persona competente a punto de ser ejecutada se encuentra en la mejor disposición para reconciliarse con cualquiera que sea su creencia religiosa, incluyendo la confesión y la absolución; y (3) una persona competente a punto de ser ejecutada conserva hasta el final la posibilidad de recordar un detalle olvidado en relación con los sucesos que rodean al crimen que pueda permitir su exoneración. No es ético que un clínico participe en ejecuciones ordenadas por el estado; el deber de un médico de preservar la vida trasciende todos los demás requisitos en conflicto.

C. **Responsabilidad penal (inimputabilidad).** El criterio para determinar la responsabilidad penal involucra dos aspectos separados: si en el momento del acto, como consecuencia de un trastorno mental, el acusado: (1) no comprendía lo que hacía o que lo que hacía estaba mal (prueba cognitiva); o (2) es incapaz de adaptar su conducta a los requisitos de la ley (prueba volitiva).

1. **Regla M'Naghten.** El conjunto de criterios más famoso para inimputabilidad fue desarrollado por la Cámara de los Lores después de que el acusado fue exculpado en el caso *M'Naghten* (Inglaterra, 1843). La regla de M'Naghten establece que el acusado no es culpable por inimputabilidad si no conocía la naturaleza, la calidad y las consecuencias de sus acciones debido a una enfermedad mental. La regla de M'Naghten, por lo tanto, es una prueba cognitiva.

2. **Impulso irresistible.** En 1922, un comité de juristas sugirió ampliar el concepto de inimputabilidad en casos criminales para incluir la prueba del impulso irresistible, que dictamina que una persona acusada de un delito no es responsable de un acto que fue cometido bajo un impulso que no pudo controlar debido a que padece un trastorno mental. El tribunal considera que un impulso es irresistible sólo cuando se puede determinar que el acusado habría cometido el acto incluso si hubiera tenido a un policía al lado.

3. **Código penal modelo.** En su Código penal modelo, el American Law Institute (ALI) incorpora tanto una prueba cognitiva como una prueba volitiva. El criterio de inimputabilidad establecido en las leyes determina que "una persona no es responsable de una conducta delictiva si en el momento de dicha conducta carece de la capacidad sustancial para apreciar la criminalidad de su acto (ilegalidad) (criterio cognitivo) o para ajustar su conducta a los requisitos de la ley (criterio volitivo)". Para evitar la inclusión de un comportamiento antisocial, el Código penal modelo agrega: "Tal como se utiliza en este artículo, los términos 'enfermedad' o 'defecto mental' no incluyen una anomalía manifestada únicamente por una conducta criminal reiterada o de tipo antisocial".

4. **Regla de Durham.** El acusado no es responsable penal si sus acciones al margen de la ley fueron producto de una enfermedad o defecto mental.

   a. Esta regla se deriva del caso *Durham contra Estados Unidos,* en el cual el juez Bazelon constató de manera expresa que el propósito de la norma era obtener un completo y adecuado testimonio psiquiátrico. Sin embargo, en los casos que utilizan la regla de Durham, ha habido confusión sobre los términos "producto", "enfermedad" y "defecto".

   b. En el caso *Estados Unidos contra Brawner* (1972), el Tribunal de Apelaciones del Distrito de Columbia descartó esta regla y adoptó el Código penal modelo del ALI, que se usa hoy en las cortes federales.

5. **Otras pruebas.** La American Medical Association ha propuesto limitar la exculpación por inimputabilidad a casos en los que la persona está tan enferma que no tiene la intención criminal necesaria (*mens rea*), eliminando

así la defensa por inimputabilidad y dejando la carga sobre las cárceles de aceptar un gran número de personas que están mentalmente enfermas.

La American Bar Association (ABA) y la American Psychiatric Association (APA) propusieron una defensa de no responsabilidad, que se centra únicamente en si los acusados, como consecuencia de una enfermedad o defecto mental, son incapaces de apreciar la ilicitud de su conducta. La APA también instó a que "enfermedad mental" se limite a los trastornos mentales gravemente anómalos.

XIV. Cuestiones éticas en psiquiatría

La *ética en psiquiatría* se refiere a los principios de conducta que rigen el comportamiento de los psiquiatras y de otros profesionales de la salud mental. La ética como disciplina se ocupa de lo bueno y lo malo; lo que está bien y lo que está mal; y los deberes, obligaciones y responsabilidades morales (tabla 31-2).

Tabla 31-2
Preguntas y respuestas sobre cuestiones éticas

Tema	Pregunta	Respuesta
Abandono	¿Cómo pueden los psiquiatras evitar que se les acuse de abandono del paciente cuando se jubilan?	Los psiquiatras que se jubilan no abandonan a los pacientes si les avisan con suficiente antelación y se esfuerzan razonablemente por encontrar un modo de continuar con su seguimiento.
	¿Es ético proporcionar únicamente cuidados ambulatorios a un paciente con una enfermedad grave que pueda requerir hospitalización?	Podría suponer un abandono si el médico o la institución que realiza los cuidados ambulatorios no completa los trámites para que otro proveedor se encargue de los cuidados hospitalarios de sus pacientes.
Herencia	Un paciente que está muriendo hereda sus posesiones a su psiquiatra. ¿Es esto ético?	No. La aceptación de la herencia es inadecuada y una explotación de la relación terapéutica. No obstante, puede ser ético aceptar una herencia simbólica de un paciente que ha muerto y ha citado a su psiquiatra en el testamento sin que lo supiera.
Competencia	¿Es ético que los psiquiatras realicen exploraciones vaginales? ¿O exploraciones físicas hospitalarias?	Los psiquiatras pueden realizar intervenciones médicas que no sean de su especialidad si son competentes para llevarlas a cabo y si éstas no impiden la eficacia del tratamiento psiquiátrico al distorsionar la transferencia. Las exploraciones ginecológicas conllevan un elevado riesgo de distorsión de la transferencia y es mejor que las realice otro médico.
	¿Los comités éticos pueden revisar cuestiones de competencia médica?	Sí. La incompetencia es una cuestión ética.
Confidencialidad	¿Debe mantenerse la confidencialidad tras la muerte de un paciente?	Sí. Éticamente, las confidencias sobreviven a la muerte del paciente. Se exceptúan los casos en los que se pretenda proteger a otros de un peligro inminente y los que obedecen a requerimientos legales adecuados.

(continúa)

Tabla 31-2
Preguntas y respuestas sobre cuestiones éticas *(continuación)*

Tema	Pregunta	Respuesta
	¿Es ético facilitar información de un paciente a una compañía de seguros?	Sí, si la información facilitada se limita a la necesaria para proceder con la reclamación de la aseguradora.
	¿Puede utilizarse parte de una grabación audiovisual de una sesión de terapia para un taller de profesionales?	Sí, si se ha obtenido un consentimiento informado sin coerciones; se mantiene el anonimato; se advierte a la audiencia que, debido a la edición, se trata de una sesión incompleta, y si el paciente sabe el propósito de la grabación.
	¿Debe un médico reportar ante la simple sospecha de un abuso infantil en un estado en el que es obligatorio reportar estos abusos?	No. El médico debe llevar a cabo algunas evaluaciones antes de decidir si informa una sospecha de abuso. Se debe considerar si el abuso continúa, si puede responder al tratamiento y si la comunicación puede conllevar algún peligro. Es preciso revisar los estatutos específicos. La seguridad para las víctimas potenciales tiene la máxima prioridad.
Conflicto de intereses	¿Existe un potencial conflicto ético si un psiquiatra tiene responsabilidades psicoterapéuticas y administrativas a la vez en su trato con estudiantes o residentes?	Sí. Se debe informar con antelación a los residentes o estudiantes sobre la función que desempeña. Sólo un psiquiatra que no esté implicado en una relación terapéutica con el alumno o estudiante debe formular opiniones administrativas.
Diagnóstico sin exploración	¿Es ético establecer un diagnóstico con base en una sola revisión de la historia clínica para determinar, a petición de una aseguradora, si un suicidio se ha debido a una enfermedad?	Sí.
	¿Es ético que un psiquiatra supervisor firme un diagnóstico en un formulario para una aseguradora sobre los servicios prestados por el supervisado cuando el psiquiatra no ha explorado al paciente?	Sí, si el psiquiatra está seguro de que se lleva a cabo el tratamiento de forma adecuada, y el formulario para la aseguradora indica claramente las funciones del supervisor y del supervisado.
Explotación (*véase* también "Herencia")	¿Qué constituye una explotación de la relación terapéutica?	Hay explotación cuando el psiquiatra utiliza la relación terapéutica para obtener beneficios personales. Incluye la adopción o contratación de un paciente, así como relaciones sexuales o de negocios.
Reparto de honorarios	¿Qué es el reparto de honorarios?	El reparto de honorarios se presenta cuando un médico paga a otro por derivarle un paciente. También se aplica a los abogados que derivan pacientes a un psiquiatra forense a cambio de un porcentaje de la cuota. En una consulta puede darse el reparto de honorarios cuando el psiquiatra pide un porcentaje de la tarifa de sus compañeros a cambio de su supervisión o por gastos. Los costes de estos servicios se deben negociar por separado. De lo contrario, parecería que el titular de la consulta se beneficia de la derivación de pacientes a otro colega del centro. El reparto de honorarios es ilegal.

(continúa)

Tabla 31-2
Preguntas y respuestas sobre cuestiones éticas *(continuación)*

Tema	Pregunta	Respuesta
Consentimiento informado	¿Es ético negarse a divulgar información relativa a un paciente cuando éste ha accedido a que se facilite la información a quienes se la han pedido?	No. Es una decisión del paciente, no del terapeuta.
	¿Se necesita el consentimiento informado cuando se presenta o se escribe acerca de un caso clínico?	No, si el paciente está enterado del proceso de supervisión/docencia y se preserva la confidencialidad.
Pluriempleo	¿Es ético que los residentes de psiquiatría estén pluriempleados?	Pueden estarlo si sus obligaciones no exceden sus capacidades, si se supervisan de forma adecuada y si el pluriempleo no interfiere con su formación como residentes.
Notificación	¿Los psiquiatras deben hacer pública o notificar la falta de ética en la conducta de sus colegas? ¿Un cónyuge puede presentar una reclamación ética?	Los psiquiatras tienen la obligación de notificar la falta de ética en la conducta de sus colegas. Un cónyuge que tenga conocimiento de conductas que no son éticas también puede presentar una queja.
Investigación	¿Cómo se puede investigar de forma ética con individuos que no pueden proporcionar su consentimiento informado?	El consentimiento puede proceder de un tutor legal o de un testamento en vida. Las personas interdictas legalmente tienen el derecho de abandonar el proyecto de investigación en cualquier momento.
Jubilación	*Véase* Abandono.	
Supervisión	¿Cuáles son los requisitos éticos cuando un psiquiatra supervisa a otros profesionales de la salud mental?	El psiquiatra debe dedicar el tiempo necesario para asegurarse de que se lleva a cabo una atención adecuada y de que el supervisado no ofrece servicios para los que no está preparado. Es ético establecer una cuota por la supervisión.
Grabación de audio y vídeo	¿Se pueden utilizar grabaciones de vídeo de las entrevistas de un paciente en actividades docentes a escala nacional (p. ej., en talleres o en la preparación de exámenes)?	Se debe obtener un consentimiento informado adecuado y explícito. Se debe indicar el propósito y el alcance de la exhibición de la cinta, así como la pérdida de confidencialidad resultante.

De: Eugene Rubin, MD. Datos de: *Principles of medical ethics*, de la American Medical Association.

Para mayor información sobre este tema, véase*:*
Cap. 32, Psiquiatría forense y ética en psiquiatría, p. 939. En: Kaplan & Sadock. Manual de psiquiatría clínica, *4.ª ed.*

Trastornos motores inducidos por medicamentos

I. Introducción general

Los trastornos motores pueden ser un efecto secundario asociado con el uso de fármacos antipsicóticos típicos que produce incapacidad y angustia (tabla 32-1). Los fármacos actúan bloqueando la unión de la dopamina a los receptores que participan en el control del movimiento voluntario e involuntario. Los antipsicóticos más nuevos, los antagonistas de la serotonina-dopamina, son menos propensos a causar efectos secundarios extrapiramidales y discinesia tardía. En abril de 2017, la U.S. Food and Drug Administration (FDA) aprobó la valbenazina como el primer fármaco para el tratamiento de la discinesia tardía.

II. Parkinsonismo inducido por neurolépticos

A. Diagnóstico, signos y síntomas. Los síntomas del parkinsonismo inducido por neurolépticos son hipertonía (rigidez cérea), rigidez en rueda dentada, marcha a pequeños pasos, postura encorvada y sialorrea. El temblor de "rodar píldoras" que se observa en el parkinsonismo idiopático es poco frecuente, pero los pacientes pueden presentar un temblor regular menos fino, similar al esencial. El denominado *síndrome del conejo*, un temblor que afecta a los labios y los músculos periorales, es otro efecto parkinsoniano de los antipsicóticos, aunque se presenta de modo diferido con más frecuencia que otros tipos de temblor.

B. Epidemiología. Los efectos adversos parkinsonianos se presentan en cerca del 15% de los pacientes que son tratados con antipsicóticos, por lo general, entre 5 y 90 días después del inicio del tratamiento. Los pacientes ancianos y del sexo femenino tienen el mayor riesgo de parkinsonismo inducido por neurolépticos, aunque el trastorno puede presentarse en todas las edades.

C. Etiología. El parkinsonismo inducido por neurolépticos se debe al bloqueo de los receptores de tipo 2 (D_2) en el núcleo caudado y las terminaciones de las neuronas dopaminérgicas de la vía nigroestriada. Estos síntomas pueden ser causados por cualquier antipsicótico, en especial los de mayor potencia y escasa actividad anticolinérgica (p. ej., trifluoperazina). La clorpromazina y la tioridazina probablemente no están implicadas. Los antipsicóticos atípicos más nuevos (p. ej., aripiprazol, olanzapina y quetiapina) tienen menos probabilidades de causar parkinsonismo.

D. Diagnóstico diferencial. Debe considerarse el parkinsonismo idiopático, cualquier otra causa orgánica de parkinsonismo y la depresión, la cual también puede producir síntomas parkinsonianos.

E. Tratamiento. Se puede tratar con agentes anticolinérgicos, benzatropina, amantadina o difenhidramina (tabla 32-2). El tratamiento con anticolinérgicos debe

Tabla 32-1
Medicamentos seleccionados asociados con trastornos motores: impacto en los neurorreceptores correspondientes

Tipo (subtipo)	Nombre	Bloqueo D$_2$	Bloqueo 5-HT$_2$	Bloqueo de AChm
Antipsicóticos				
Fenotiazina (alifáticos)	Clorpromazina	Bajo	Alto	Alto
Fenotiazina (piperidinas)	Tioridazina	Bajo	Medio	Alto
	Mesoridazina	Bajo	Medio	Alto
Fenotiazina (piperazinas)	Trifluoperazina	Medio	Medio	Medio
	Flufenazina	Alto	Bajo	Bajo
	Perfenazina	Alto	Medio	Bajo
Tioxantenos	Tiotixeno	Alto	Medio	Bajo
	Clorprotixeno	Medio	Alto	Medio
Dibenzoxazepinas	Loxapina	Medio	Alto	Bajo
Butirofenonas	Haloperidol	Alto	Bajo	Bajo
	Droperidol	Alto	Medio	—
Difenilbutilpiperidinas	Pimozida	Alto	Medio	Bajo
Dihidroindolonas	Molindona	Medio	Bajo	Bajo
Dibenzodiazepinas	Clozapina	Bajo	Alto	Alto
Benzisoxazol	Risperidona	Alto	Alto	Bajo
Tienobenzodiazepinas	Olanzapina	Bajo	Alto	Alto
Dibenzotiazepinas	Quetiapina	Bajo/medio	Bajo/medio	Bajo
Benzisotiazol	Ziprasidona	Medio	Alto	Bajo
Quinolonas	Aripiprazol	Alta (como agonista parcial)	Alto	Bajo
Sustancias psicotrópicas no antipsicóticas				
Anticonvulsivos	Litio	Bajo	Bajo	Bajo
Antidepresivos	Todos	Bajo (excepto amoxapina)	Varía	Varía

AChm, receptor muscarínico de acetilcolina; D$_2$, receptor dopaminérgico de tipo 2; 5-HT$_2$, receptor de 5-hidroxitriptamina de tipo 2.
Adaptado de: Janicak PG, Davis JM, Preskorn SH, Ayd FJ Jr. *Principles and Practice of Psychopharmacotherapy*. 3rd Ed. Philadelphia, PA: Lippincott Williams & Wilkins; 2001.

suspenderse al cabo de 4-6 semanas para evaluar si el paciente ha desarrollado tolerancia a los efectos parkinsonianos; cerca de la mitad de los pacientes que presentan parkinsonismo inducido por neurolépticos requieren un tratamiento continuo. Sin embargo, pese a la retirada de los antipsicóticos, los síntomas parkinsonianos pueden durar hasta pasadas 2 semanas, o incluso 3 meses en los adultos mayores. En estos casos, el médico debe mantener el tratamiento anti-colinérgico después de retirar el antipsicótico, hasta la desaparición completa de los síntomas.

III. Distonía aguda inducida por fármacos

    A. Diagnóstico, signos y síntomas. Las *distonías* son contracciones musculares breves o prolongadas que dan lugar a movimientos o posturas anómalos muy evidentes, como crisis oculógiras, protrusión de la lengua, trismo, tortícolis, alteraciones faringolaríngeas y posturas distónicas del tronco y las extremi-

Tabla 32-2
Tratamiento farmacológico de los trastornos extrapiramidales

Fármaco	Dosis diaria habitual	Indicaciones
Anticolinérgicos		
Benzatropina	v. o., 0.5–2 mg c/8 h; i.m. o i.v., 1-2 mg	Distonía aguda, parkinsonismo, acinesia, acatisia
Biperideno	v. o., 2-6 mg c/8 h; i.m. o i.v.,2 mg	
Prociclidina	v. o., 2.5-5 mg c/12 o 6 h	
Trihexifenidilo	v. o., 2-5 mg c/8 h	
Orfenadrina	v. o., 50-100 mg c/12 o 6 h; i.v., 60 mg	Síndrome del conejo
Antihistamínicos		
Difenhidramina	v. o., 25 mg c/6 h; i.m. o i.v., 25 mg	Distonía aguda, parkinsonismo, acinesia, síndrome del conejo
Amantadina	v. o., 100-200 mg c/12 h	Parkinsonismo, acinesia, síndrome del conejo
Antagonistas β-adrenérgicos		
Propranolol	v. o., 20-40 mg c/8 h	Acatisia, temblor
Antagonistas α-adrenérgicos		
Clonidina	v. o., 0.1 mg c/8 h	Acatisia
Benzodiazepinas		
Clonazepam	v. o., 1 mg c/12 h	Acatisia, distonía aguda
Lorazepam	v. o., 1 mg c/8 h	
Buspirona	v. o., 20-40 mg c/6 h	Discinesia tardía
Vitamina E	v. o., 1 200-1 600 UI/día	Discinesia tardía
v. o., vía oral; i.m., intramuscular; i.v., intravenoso.		

dades. Otras distonías son el blefaroespasmo y la distonía glosofaríngea, que ocasiona disartria, disfagia e, incluso, dificultad para respirar, que puede producir cianosis. Los niños tienen más probabilidad de presentar opistótonos, escoliosis, lordosis y movimientos serpenteantes. La distonía puede ser dolorosa, causa ansiedad y, con frecuencia, empeora el cumplimiento terapéutico del paciente.

B. Epidemiología. La aparición de los síntomas distónicos se caracteriza por su presencia al inicio del tratamiento con neurolépticos y por su alta incidencia en los hombres, en los pacientes menores de 30 años de edad y en los que reciben dosis elevadas de fármacos de alta potencia.

C. Etiología. Aunque las distonías son más frecuentes con las dosis intramusculares de potencia elevada, cualquier antipsicótico puede producirlas. Es menos frecuente con la tioridazina y se observa rara vez con los antipsicóticos atípicos. Se considera que el mecanismo de acción es la hiperactividad dopaminérgica en los ganglios basales cuando las concentraciones de antipsicótico en el sistema nervioso central (SNC) disminuyen en los intervalos entre tomas.

Tabla 32-3
Procedimiento para determinar la puntuación en la Escala de movimientos involuntarios anómalos
(AIMS, *Abnormal Involuntary Movement Scale*)

Identificación del paciente	Fecha
Calificado por	

Antes o después de realizar la exploración, se observa directamente al paciente en reposo (p. ej., en la sala de espera).

La silla en la que se sienta el paciente debe ser dura, firme y sin brazos.

Después de observar al paciente, se puntúa la gravedad de sus síntomas en una escala de 0 (ninguno), 1 (mínimos), 2 (leves), 3 (moderados) y 4 (graves).

Se pregunta al paciente si tiene algo en la boca (p. ej., un chicle o un caramelo); en tal caso, retirarlo.

Se cuestiona sobre el estado de sus dientes y si utiliza dentadura postiza. ¿Le molestan los dientes o la dentadura en ese momento?

Preguntar si ha notado movimientos en la boca, cara, manos o pies. Si responde de manera afirmativa, ¿hasta qué punto dichos movimientos le molestan o interfieren con sus actividades?

0 1 2 3 4 Solicitar al paciente que se siente en una silla con las manos en las rodillas, las piernas ligeramente separadas y los pies planos en el suelo (observar los posibles movimientos en todo su cuerpo mientras se encuentra en esta posición).

0 1 2 3 4 Solicitar al paciente que se siente con las manos colgando, sin apoyarse en los brazos de la silla. Si es un hombre, debe colocarlas entre las piernas, y si es una mujer y lleva vestido, sobre las rodillas (observar sus manos y el resto del cuerpo).

0 1 2 3 4 Solicitar al paciente que abra la boca (observar la lengua en reposo dentro de la boca). Realizarlo dos veces.

0 1 2 3 4 Solicitar al paciente que saque la lengua (observar las posibles anomalías en el movimiento de la lengua). Realizarlo dos veces.

0 1 2 3 4 Solicitar al paciente que golpee ligeramente con el pulgar cada dedo, lo más rápido posible por 10-15 s: primero con la mano derecha, después con la mano izquierda (observar los movimientos faciales y de las piernas).

0 1 2 3 4 Flexionar y extender los brazos derecho e izquierdo del paciente (sucesivamente).

0 1 2 3 4 Solicitar al paciente que se ponga de pie (observarlo de perfil; observar de nuevo todas las partes de su cuerpo, incluyendo las caderas).

0 1 2 3 4 Solicitar al paciente que extienda los brazos hacia adelante, con las palmas de las manos hacia abajo[a] (observar los movimientos del tronco, las piernas y la boca).

0 1 2 3 4 Solicitar al paciente que camine unos pasos, se dé la vuelta y regrese a la silla[a] (observar sus manos y su forma de caminar). Realizar esto dos veces.

[a] Movimientos activados.

D. Diagnóstico diferencial. En el diagnóstico diferencial deben considerarse la epilepsia y la discinesia tardía.

E. Evolución y pronóstico. Las distonías pueden fluctuar espontáneamente y responder a la tranquilización, por lo que el médico puede tener la falsa impresión de que el movimiento es psicógeno o está fuera del control consciente.

F. Tratamiento. La profilaxis con anticolinérgicos o fármacos similares (tabla 32-2) suele evitar las distonías, aunque deben sopesarse los riesgos del tratamiento preventivo frente a los beneficios que puede proporcionar. Los síntomas desaparecen en la mayoría de los casos con la administración intramuscular (i.m.) de anticolinérgicos o de difenhidramina (50 mg) intravenosa (i.v.) o i.m. También se ha demostrado la eficacia del diazepam (10 mg, i.v.), el amobarbital, el benzoato sódico de cafeína y la hipnosis. Aunque los pacientes suelen desarrollar tolerancia a los efectos adversos, puede cambiarse de antipsicótico si hay preocupación por que reaparezcan.

IV. Acatisia aguda inducida por neurolépticos

A. Diagnóstico, signos y síntomas. La *acatisia* consiste en la sensación subjetiva o la presencia de signos objetivos de agitación, o ambas; algunos ejemplos son la sensación de ansiedad, incapacidad para relajarse, agitación, caminar sin cesar de un lado a otro, movimientos de balanceo en posición sedente y sentarse y levantarse de manera continua. Puede aparecer durante el tratamiento con numerosos psicofármacos, entre ellos los antipsicóticos, antidepresivos y simpaticomiméticos. Cuando se reconoce y se diagnostica, debe reducirse la dosis del antipsicótico hasta la mínima eficaz. También se debe tener en cuenta que la acatisia puede empeorar el pronóstico de algunos pacientes.

B. Epidemiología. Las mujeres de mediana edad tienen un riesgo más alto de presentar acatisia, y la evolución del trastorno es similar a la del parkinsonismo inducido por neurolépticos.

C. Tratamiento. Los tres pasos básicos para el tratamiento de la acatisia son reducir la dosis, intentar el tratamiento con los fármacos adecuados y considerar el cambio de neuroléptico. Los fármacos más eficaces son los antagonistas β-adrenérgicos, aunque los anticolinérgicos, las benzodiazepinas y la ciproheptadina pueden ser beneficiosos. Sin embargo, en algunos casos no se encuentra un tratamiento eficaz.

V. Discinesia tardía

A. Diagnóstico, signos y síntomas. La *discinesia tardía* es un efecto diferido de los antipsicóticos que no suele aparecer hasta pasados 6 meses de tratamiento. Consiste en movimientos coreoatetósicos irregulares, involuntarios y anómalos de los músculos de la cabeza, extremidades y tronco, que pueden ser prácticamente imperceptibles (con frecuencia, ni los pacientes ni sus familias se percatan de ellos) o llegar a ser incapacitantes. Los movimientos periorales son los más frecuentes: movimientos de la lengua (agitación, retorcimiento y protrusión), masticación y movimientos laterales de la mandíbula, y fruncimiento de labios y muecas. También es habitual el movimiento constante de los dedos y apretar los puños. En los casos graves, la discinesia tardía se manifiesta con tortícolis, retrocolis, retorcimiento del tronco y movimientos de tipo coital, y en los más graves, alteraciones de la respiración y la deglución que causan aerofagia, eructos y gruñidos. También se han notificado casos de discinesia respiratoria. La discinesia es exacerbada por el estrés y desaparece durante el sueño. Por la contracción de la nariz ha sido llamado *síndrome del conejo*.

B. Epidemiología. La incidencia de discinesia tardía entre los pacientes tratados durante más de 1 año es del 10-20%, y del 20-40% entre aquellos hospitalizados durante períodos prolongados. Es más frecuente en las mujeres que en los hombres. Los niños, pacientes mayores de 50 años de edad y con trastornos del estado de ánimo o lesiones cerebrales también tienen un riesgo elevado.

C. Evolución y pronóstico. Entre el 5 y 40% del total de casos de discinesia tardía remiten, pero cuando la gravedad es menor, las cifras son del 50-90%. La posibilidad de remisión es mayor en pacientes más jóvenes que en los ancianos.

D. Tratamiento. Son importantes tanto la prevención como el diagnóstico y el tratamiento. La discinesia tardía puede prevenirse usando antipsicóticos sólo en los casos en que están claramente indicados y, aun así, con las dosis eficaces más bajas. La probabilidad de aparición de discinesia tardía es menor con los antipsicóticos atípicos que con los convencionales. El único antipsicótico con el que el riesgo es mínimo es la clozapina, que además puede ayudar a aliviar los síntomas cuando ya han aparecido. Este efecto se ha atribuido a su baja afinidad por los receptores D_2 y a su marcada acción antagonista de los receptores serotoninérgicos. Es necesario evaluar de modo regular a los pacientes tratados con antipsicóticos para detectar movimientos anómalos, de ser posible mediante una escala de puntuación estandarizada (tabla 32-3). Cuando se retira un antipsicótico dopaminérgico, los síntomas pueden exacerbarse, mientras que si se sustituyen por uno serotoninérgico-dopaminérgico puede limitar estos movimientos alterados sin empeorar la evolución de la discinesia.

Cuando un médico detecta la aparición de discinesia en un paciente, debe considerar la conveniencia de reducir la dosis del antipsicótico o, incluso, de suspender por completo el tratamiento. Otra opción sería sustituir el antipsicótico por clozapina o por uno de los nuevos antipsicóticos serotoninérgicos-dopaminérgicos. Cuando el paciente no puede continuar tomando un antipsicótico, el litio, la carbamazepina o las benzodiazepinas pueden reducir de modo eficaz los síntomas de los movimientos anómalos y la psicosis.

1. **Valbenazina.** Este es el primer medicamento aprobado por la FDA para el tratamiento de los adultos con discinesia tardía. Esta enfermedad es causada por la obstrucción prolongada de los receptores de la dopamina que resulta en receptores muy sensibles a la dopamina en las regiones motrices del cerebro. La valbenazina es un inhibidor selectivo del transportador vesicular de monoaminas 2 y reduce la cantidad de dopamina disponible para los receptores de dopamina hipersensibles.

   Puede causar somnolencia, caídas, cefalea, acatisia, vómitos, náuseas y tiene efectos anticolinérgicos. La dosis inicial habitual es de 40 mg una vez al día, y puede aumentarse hasta 80 mg después de una semana. El ajuste de la dosis es necesario en metabolizadores lentos de CYP 2D6 y en presencia de inhibidores de CYP 3A4. Puede prolongar el intervalo QT, lo cual requiere vigilancia y detección adecuados. La dosis debe reducirse en los pacientes con insuficiencia hepática.

VI. Síndrome neuroléptico maligno

A. **Diagnóstico, signos y síntomas.** Este síndrome es una complicación potencialmente mortal que puede aparecer en cualquier momento durante el tratamiento con antipsicóticos. Incluye síntomas conductuales y motores, como rigidez muscular y distonía, acinesia, mutismo, obnubilación y agitación, y neurovegetativos, como fiebre elevada, sudoración y aumento de la presión arterial. En las pruebas analíticas se observan cifras altas en el recuento leucocítico y concentraciones elevadas de creatinina fosfocinasa, enzimas hepáticas y mioglobina plasmática, así como mioglobinuria, en ocasiones con insuficiencia renal.

B. **Epidemiología.** Los hombres presentan el síndrome con mayor frecuencia que las mujeres, y la incidencia en pacientes jóvenes es mayor que en los ancianos. La mortalidad puede ser del 10-20%, o incluso más alta con las formulaciones de liberación retardada. Se ha calculado que la prevalencia del síndrome neuroléptico maligno es de entre el 2.0 y 2.4% en pacientes expuestos a antagonistas del receptor de dopamina.

C. **Fisiopatología.** Desconocida.

D. **Evolución y pronóstico.** Los síntomas del síndrome suelen evolucionar en el transcurso de 24-72 h, y el síndrome no tratado dura entre 10 y 14 días.

Tabla 32-4
Tratamiento del síndrome neuroléptico maligno

Intervención	Posología	Eficacia
Amantadina	200-400 mg/día v.o., en varias tomas	Beneficioso como monoterapia o en combinación; reducción de la frecuencia cardíaca.
Bromocriptina	2.5 mg v.o., 2 o 3 veces al día, que pueden incrementarse hasta un total de 45 mg/día	Reducción de la mortalidad en monoterapia o como tratamiento combinado.
Levodopa/carbidopa	Levodopa: 50-100 mg/día i.v., en infusión continua	Informes de casos de mejorías inmediatas.
Terapia electroconvulsiva	Informes de buenos resultados con tratamientos unilateral y bilateral; posible respuesta con sólo tres tandas de tratamiento	Eficaz cuando el tratamiento farmacológico no lo ha sido; también puede tratar trastornos psiquiátricos subyacentes.
Dantroleno	1 mg/kg/día durante 8 días; después, continuar durante 7 días más v.o.	Los beneficios pueden observarse al cabo de minutos o de horas con un solo fármaco o con tratamientos combinados.
Benzodiazepinas	1-2 mg, i.m., como dosis de prueba; si es eficaz, cambiar a v.o.; considerar este tratamiento si el trastorno subyacente causa síntomas catatónicos	Se ha informado que puede resultar eficaz cuando otros tratamientos no lo han sido.
Tratamientos complementarios	Hidratación i.v. Compresas frías Bolsas de hielo Enema de agua fría Oxígeno Antipiréticos	Con frecuencia, eficaz como intervención inicial cuando aparece el episodio.

Adaptado de Davis IM, Caroff SN, Mann SC. Treatment of neuroleptic malignant syndrome. *Psychiatr Ann*, 2000; 30:325–331.

En algunos casos no se diagnostica de manera correcta en las primeras etapas, y los síntomas o la agitación pueden considerarse de forma errónea como una exacerbación de la psicosis.

E. **Tratamiento.** Además del tratamiento sintomático, los fármacos más utilizados son el dantroleno y la bromocriptina, aunque la amantadina también se emplea en algunos casos. La bromocriptina y la amantadina ejercen un antagonismo dopaminérgico directo y pueden emplearse para contrarrestar el bloqueo de los receptores dopaminérgicos inducido por los antipsicóticos. Es preciso utilizar la dosis eficaz mínima de antipsicótico con el fin de reducir la probabilidad de aparición del síndrome. Los fármacos antipsicóticos con efectos anticolinérgicos parecen ser menos propensos a causar el síndrome neuroléptico maligno (tabla 32-4).

VII. **Temblor postural inducido por medicamentos**
   A. **Diagnóstico, signos y síntomas.** Es una alteración rítmica del movimiento, por lo general, con una frecuencia superior a un movimiento por segundo.
   B. **Epidemiología.** De manera característica, el temblor disminuye durante los períodos de relajación y sueño, y aumenta con el estrés o la ansiedad.
   C. **Etiología.** Mientras que los diagnósticos hasta ahora mencionados se asocian específicamente con los neurolépticos, el temblor puede ser producido por distintos psicofármacos, en particular litio, antidepresivos y ácido valproico.

Tabla 32-5

Síndromes hipertérmicos centrales de origen iatrógeno[a]

Trastorno (y mecanismo)	Causas iatrógenas habituales	Síntomas frecuentes	Posible tratamiento[b]	Evolución clínica
Hipertermia (↓ disipación de calor) (↑ producción de calor)	Atropina, lidocaína, meperidina, toxicidad por AINE, feocromocitoma, tirotoxicosis	Hipertermia, diaforesis, decaimiento	Paracetamol por vía rectal (325 mg, c/4 h), diazepam v.o. o rectal (5 mg, c/8 h) para las convulsiones febriles	Benigna, convulsiones febriles en los niños.
Hipertermia maligna (↑ producción de calor)	Bloqueadores neuromusculares (succinilcolina), halotano	Hipertermia, **rigidez muscular, arritmias**, isquemia,[c] hipotensión, **rabdomiólisis**, coagulación intravascular diseminada	Dantroleno sódico (1-2 mg/kg/min en infusión i.v.)[d]	Familiar, 10% de mortalidad si no se trata.
Sobredosis de tricíclicos (↑ producción de calor)	Antidepresivos tricíclicos, cocaína	Hipertermia, confusión, alucinaciones visuales, agitación, **hiperreflexia, relajación muscular, efectos anticolinérgicos** (sequedad bucal, midriasis), arritmias	Bicarbonato sódico (1 mEq/kg, i.v., en bolo) en caso de arritmias, fisostigmina (1-3 mg i.v.) con monitorización cardíaca	Si no se trata, puede ser mortal.
Hiperreflexia autónoma (↓ disipación de calor)	Estimulantes del SNC (anfetaminas)	Hipertermia, excitación, **hiperreflexia**	Trimetafán (0.3-7 mg/min en infusión i.v.)	Es reversible.
Catatonia mortal (↓ disipación de calor)	Intoxicación por plomo	Hipertermia, ansiedad intensa, conducta destructiva, psicosis	Lorazepam (1-2 mg, c/4 h, i.v.), los antipsicóticos pueden estar contraindicados	Mortalidad alta si no se trata.
Síndrome neuroléptico maligno (mixto: hipotalámico, ↓ disipación de calor, ↑ producción de calor)	Antipsicóticos (neurolépticos), metildopa, reserpina	Hipertermia, **rigidez muscular, diaforesis** (60%), **leucocitosis, delirio, rabdomiólisis. CPK elevada**, disregulación autónoma, **síntomas extrapiramidales**	**Bromocriptina (2-10 mg, c/8 h, v.o., o con sonda nasogástrica)**, lisurida (0.02-0.1 mg/h en infusión i.v.), carbidopa-levodopa (25/100 mg, c/8 h, v.o.), dantroleno sódico (0.3-1 mg/kg, c/6 h, i.v.)	Inicio rápido, 20% de mortalidad si no se trata.

AINE, antiinflamatorio no esteroideo; CPK, creatina fosfocinasa; i.v., vía intravenosa; SNC, sistema nervioso central; v.o., vía oral.
[a] Se marcan en negritas las características que pueden utilizarse para distinguir un síndrome de otro.
[b] En la mayoría de los casos se requiere lavado gástrico y otras medidas complementarias, entre ellas el enfriamiento.
[c] El consumo de oxígeno aumenta un 7% por cada incremento de 1 °F de la temperatura corporal.
[d] Se ha asociado con lesiones hepatocelulares idiosincráticas, así como con hipotensión grave en un caso.
De: Theoharides TC, Harris RS, Weckstein D. Neuroleptic malignant-like syndrome due to cyclobenzaprine? (letter). J Clin Psychopharmacol. 1995;15:80, con autorización.

D. Tratamiento. Para el tratamiento se deben tener en cuenta cuatro principios:
1. Prescribir la dosis más baja posible de psicofármaco.
2. Reducir el consumo de cafeína.
3. Tomar el psicofármaco antes de acostarse con el objetivo de disminuir el temblor diurno.
4. El temblor iatrógeno puede tratarse con antagonistas β-adrenérgicos (p. ej., propranolol).

VIII. Otros trastornos

A. Trastorno de movimiento periódico de extremidades. Esta afección, antes denominada *mioclonía nocturna*, consiste en la contracción brusca y estereotipada de determinados músculos de las piernas durante el sueño. Cerca del 40% de las personas mayores de 65 años de edad presentan este trastorno. Es también un efecto secundario poco frecuente de los ISRS.

Los movimientos repetitivos de las piernas se producen cada 20-60 s, y consisten en la extensión del pulgar y la flexión de los tobillos, las rodillas y las caderas. Los síntomas principales son el despertar frecuente, sueño no reparador y somnolencia diurna. No existe un tratamiento contra la mioclonía nocturna que sea eficaz en todos los casos. Se han utilizado, entre otros, benzodiazepinas, levodopa, quinina y, con menor frecuencia, opiáceos.

B. Síndrome de las piernas inquietas. Las personas que padecen el síndrome de las piernas inquietas experimentan una intensa sensación de hormigueo en las pantorrillas cuando están sentadas o recostadas. Las disestesias no suelen ocasionar dolor, pero producen desazón y necesidad constante de mover las piernas; por esta razón, el síndrome afecta al sueño y dificulta su conciliación. Se presenta con mayor frecuencia en los pacientes de mediana edad, y su incidencia es de alrededor del 5% de la población. Es también un efecto secundario poco frecuente de los ISRS.

El síndrome no tiene ningún tratamiento establecido. El movimiento y el masaje de las piernas alivian los síntomas. Otros posibles tratamientos son las benzodiazepinas, la levodopa, la quinina, los opiáceos, el propranolol, el ácido valproico y la carbamazepina.

IX. Síndromes hipertérmicos

Todos los trastornos motores inducidos por medicamentos pueden estar asociados con hipertermia. En la tabla 32-5 se muestra una lista de varios trastornos relacionados con la hipertermia. Se ha informado que la TEC es útil cuando otros tratamientos han fallado.

Para mayor información sobre este tema, véase*:*
Parkinsonismo inducido por neurolépticos y otros fármacos, cap. 25, p. 532; Síndrome neuroléptico maligno, cap. 25, p. 533; Distonía aguda inducida por fármacos y Acatisia aguda inducida por fármacos, cap. 25, p. 534; Discinesia tardía, cap. 25, p. 535; Distonía y discinesia tardías, Temblor ortostático iatrógeno, Otros movimientos anómalos inducidos por fármacos, cap. 25, p. 536. En: Kaplan & Sadock. Manual de psiquiatría clínica, *4.ª ed.*

Glosario de signos y síntomas

Los signos son objetivos, los síntomas, subjetivos. Los signos son las observaciones del médico, como cuando se ve un estado de agitación; los síntomas son las experiencias de los pacientes, como las quejas por sentirse deprimido. En psiquiatría, los signos y síntomas no pueden delimitarse de manera tan marcada como en otros campos de la medicina, y a menudo se traslapan. Por lo tanto, los trastornos en psiquiatría suelen describirse como síndromes: una constelación de signos y síntomas que en conjunto permiten reconocer una alteración.

Abreacción Proceso por el cual se hace consciente el material reprimido, en particular una experiencia o un conflicto doloroso; la persona no sólo recuerda, sino que también revive el material reprimido, que se acompaña de la respuesta afectiva apropiada.

Abulia Impulso reducido de actuar y pensar, asociado con indiferencia por las consecuencias de la acción. Se produce como resultado de un déficit neurológico, depresión o esquizofrenia.

Acalculia Pérdida de la capacidad para realizar cálculos matemáticos; no la causa la ansiedad o el deterioro de la concentración. Se produce por un déficit neurológico o por un trastorno del aprendizaje.

Acatexis Falta de sentimiento asociado con un tema de ordinario cargado emocionalmente; en psicoanálisis, denota la separación o transferencia de la emoción a los pensamientos e ideas de un paciente. También denominada *descatexis*. Aparece en los trastornos de ansiedad, disociativos, esquizofrénicos y bipolares.

Acatisia Sensación subjetiva de intranquilidad motriz que se manifiesta por una necesidad urgente de estar en movimiento constante; se puede observar como efecto adverso extrapiramidal de los antipsicóticos. Puede confundirse con la agitación psicótica.

Acenestesia Pérdida de sensación de la existencia física.

Acinesia Ausencia de movimiento físico, como en la inmovilidad extrema de la esquizofrenia catatónica; también puede producirse como efecto extrapiramidal de los antipsicóticos.

Acrofobia Pánico a los lugares altos.

Acúfenos Ruidos en uno o ambos oídos, como timbres, zumbidos o chasquidos; efecto adverso de algunos psicofármacos.

Acualulia Habla sin sentido asociada con un deterioro notable de la comprensión. Se produce en la manía, la esquizofrenia y el déficit neurológico.

Adiadococinesia Incapacidad para realizar movimientos alternos rápidos. Se produce en el déficit neurológico y en las lesiones cerebelosas.

Adinamia Debilidad y fatiga características de la neurastenia y la depresión.

Aerofagia Deglución excesiva de aire. Se observa en el trastorno de ansiedad.

Afasia Cualquier alteración de la comprensión o de la expresión del lenguaje causada por una lesión cerebral. Existen diferentes tipos.

Afasia amnésica Capacidad alterada para nombrar los objetos, aunque sean conocidos por el paciente. También se denomina *afasia anómica*.

Afasia con jerga neologista Afasia en la que las palabras producidas son neologismos, es decir, palabras sin sentido creadas por el paciente.

Afasia de expresión Trastorno del habla en el que se conserva la comprensión, pero la capacidad para hablar está muy alterada; habla detenida, laboriosa e imprecisa. También conocida como *afasia de Broca*, *afasia no fluente* y *afasia motriz*.

Afasia fluente Afasia que se caracteriza por la incapacidad para comprender el significado de las palabras; el discurso es fluido y espontáneo, pero incoherente y carente de sentido. También se denomina *afasia de Wernicke*, *afasia sensitiva* y *afasia de recepción*.

Afasia global Combinación de afasia no fluente extrema y de afasia fluente intensa.

Afasia nominal Afasia que se caracteriza por dificultad para pronunciar el nombre correcto de un objeto. *Véase también* **Anomia** y **Afasia amnésica**.

Afasia sensitiva Pérdida de la capacidad para comprender el significado de las palabras de causa orgánica; habla fluida y espontánea, pero incoherente y sin sentido. *Véase también* **Afasia fluente**.

Afasia sintáctica Afasia que se caracteriza por la dificultad para comprender la palabra hablada; se asocia con graves trastornos del pensamiento y de la expresión.

Afecto Experiencia emocional subjetiva e inmediata unida a ideas o representaciones mentales de objetos. Se define según sus manifestaciones. *Véase también* **Estado de ánimo.**

Afecto apropiado Tono emocional en armonía con la idea, el pensamiento o el discurso que lo acompaña.

Afecto constreñido Reducción del tono emocional, menos intensa que en el afecto embotado.

Afecto embotado Alteración del afecto que se manifiesta por una disminución importante de la intensidad del tono de la emoción exteriorizada; es uno de los síntomas fundamentales de la esquizofrenia, como lo describió Eugen Bleuler.

Afecto inapropiado Tono emocional sin armonía con la idea, el pensamiento o el discurso que lo acompaña. Se observa en la esquizofrenia.

Afecto lábil Expresión afectiva que se caracteriza por cambios rápidos y repentinos, sin relación con los estímulos externos.

Afecto plano Ausencia o casi ausencia de todo signo de expresión afectiva.

Afecto restringido Disminución de la intensidad del tono emocional, la cual es menor que en el afecto embotado, pero la disminución es clara.

Aflicción Alteración del estado de ánimo y del afecto que consiste en tristeza o desolación, apropiada según una pérdida real, en especial la muerte o la pérdida de un ser querido; por lo general, es autolimitada. *Véase también* **Duelo.**

Afonía Pérdida de la voz. Se observa en el trastorno de conversión.

Ageusia Ausencia o deterioro del sentido del gusto. Se observa en la depresión y en el déficit neurológico.

Agitación Ansiedad intensa asociada con intranquilidad motriz.

Agitación psicomotora Hiperactividad física y mental que habitualmente no es productiva y se asocia con un sentimiento de confusión interna, como en la depresión agitada.

Agnosia Incapacidad para comprender la importancia o el significado de los estímulos sensitivos; no se puede explicar por un defecto de las vías sensitivas o por una lesión cerebral. El término también se refiere a la pérdida o deterioro selectivo del conocimiento de objetos específicos debido a circunstancias emocionales, como en algunos pacientes esquizofrénicos, ansiosos o deprimidos. Se observa en el déficit neurológico.

Agnosia espacial Incapacidad para reconocer relaciones espaciales.

Agnosia visual Incapacidad para reconocer objetos o personas.

Agorafobia Temor mórbido a los espacios abiertos o a salir del marco familiar del hogar. Puede coexistir con los trastornos de pánico.

Agrafia Pérdida o deterioro de la capacidad para escribir que previamente se tenía.

Agresividad Acción contundente dirigida a un objetivo, que puede ser verbal o física; acompaña al afecto de rabia, de ira o de hostilidad. Se observa en el déficit neurológico, alteraciones del lóbulo temporal, los trastornos del control de los impulsos, la manía y la esquizofrenia.

Ailurofobia Pánico a los gatos.

Alexia Pérdida de la capacidad de lectura que previamente se tenía; no se explica por un defecto de la agudeza visual. *Compárese con* **Dislexia.**

Alexitimia Incapacidad o dificultad para describir o ser consciente de las emociones o los estados de ánimo propios; elaboración de fantasías que se asocian con la depresión, el abuso de sustancias y el trastorno por estrés postraumático.

Algofobia Pánico al dolor.

Alogia Incapacidad para hablar debido a una deficiencia mental o a un episodio de demencia.

Alucinación Percepción sensitiva falsa que se produce en ausencia de cualquier estímulo externo pertinente al sentido implicado.

Alucinación auditiva Percepción falsa de un sonido, en general, voces, pero también otros ruidos, como la música. Es la alucinación más frecuente en los trastornos psiquiátricos. *Véase también* **Pensamiento audible.**

Alucinación congruente con el estado de ánimo Alucinación cuyo contenido es coherente con un estado de ánimo deprimido o maníaco (p. ej., pacientes deprimidos que oyen voces que les dicen que son malas personas y pacientes maníacos que oyen voces que les dicen que tienen un valor, poder o conocimiento exagerado).

Alucinación gustativa Alucinación que afecta principalmente al sentido del gusto.

Alucinación háptica Alucinación relativa al sentido del tacto. También se le conoce como *alucinación táctil.*

Alucinación hipnagógica Alucinación que se produce al quedarse dormido y que de ordinario no se considera patológica.

Alucinación hipnopómpica Alucinación que se produce al despertar del sueño y que de ordinario no se considera patológica.

Alucinación imperativa Percepción falsa de órdenes que una persona puede sentirse obligada a obedecer o a las que es incapaz de resistirse.

Alucinación incongruente con el estado de ánimo Alucinación no asociada con estímulos externos reales, cuyo contenido no es coherente con el estado de ánimo deprimido o maníaco (p. ej., en la depresión, alucinaciones que no tienen que ver con temas como la culpabilidad, el castigo merecido o la incompetencia; en la manía, con alucinaciones que no están relacionadas con temas como el valor o poder exagerado).

Alucinación liliputiense Sensación visual de que las personas o los objetos están reducidos de tamaño; se considera más propiamente una ilusión. *Véase también* **Micropsia**.

Alucinación olfativa Alucinación que implica principalmente al olfato o los olores; es más frecuente en las afecciones médicas, en especial del lóbulo temporal.

Alucinación somática Alucinación de la percepción de una experiencia física localizada en el cuerpo.

Alucinación visual Alucinación que afecta fundamentalmente al sentido de la vista.

Alucinosis Estado en el que una persona experimenta alucinaciones sin deterioro de la consciencia.

Ambivalencia Coexistencia de dos impulsos opuestos hacia la misma cosa, en la misma persona y en el mismo momento. Se observa en la esquizofrenia, en las estructuras límite y en los trastornos obsesivo-compulsivos.

Amimia Ausencia de la capacidad para gesticular o para comprender los gestos de otros.

Amnesia Incapacidad parcial o total para recordar experiencias pasadas; puede ser de origen orgánico (*trastorno amnésico*) o emocional (*amnesia disociativa*).

Amnesia alcohólica (*blackout*) Amnesia que experimentan los individuos con intoxicación alcohólica en relación con el comportamiento durante las borracheras; por lo general, indica una lesión cerebral reversible.

Amnesia anterógrada Pérdida de memoria de sucesos posteriores al comienzo de la amnesia; frecuente después de un traumatismo. *Compárese con* **Amnesia retrógrada**.

Amnesia auditiva *Véase* **Amnesia neurológica**.

Amnesia localizada Pérdida parcial de la memoria, restringida a experiencias específicas o aisladas. También llamada *amnesia lacunar* y *amnesia en parches*.

Amnesia neurológica (1) Amnesia auditiva: pérdida de la capacidad para comprender sonidos o alocuciones. (2) Amnesia táctil: pérdida de la capacidad para apreciar la forma de los objetos mediante el tacto. *Véase también* **Astereognosia**. (3) Amnesia verbal: pérdida de la capacidad para recordar palabras. (4) Amnesia visual: pérdida de la capacidad para recordar o reconocer objetos familiares o palabras impresas.

Amnesia retrógrada Pérdida de la memoria para acontecimientos anteriores a la aparición de la amnesia. *Compárese con* **Amnesia anterógrada**.

Amnesia táctil *Véase* **Amnesia neurológica**.

Amnesia verbal *Véase* **Amnesia neurológica**.

Amnesia visual *Véase* **Amnesia neurológica**.

Amodorramiento Estado de consciencia alterado que se asocia con el deseo o inclinación al sueño.

Anaclítico Que depende de otros, especialmente como el bebé de la madre; la depresión anaclítica en los niños es consecuencia de la ausencia de cuidados maternos.

Analgesia Estado en el que la persona siente poco o ningún dolor. Puede ocurrir bajo hipnosis y en el trastorno disociativo.

Anancasmo Comportamiento o pensamiento repetitivo o estereotipado que se emplea de forma habitual como dispositivo para aliviar la tensión; se utiliza como sinónimo de *obsesión* y se observa en la personalidad obsesivo-compulsiva (anancástica).

Androginia Combinación en una sola persona de características femeninas y masculinas determinadas culturalmente.

Anergia Ausencia de energía.

Anhedonia Pérdida de interés por todas las actividades regulares y placenteras, de las que el individuo se aparta. Se asocia de forma habitual con la depresión.

Ánimo *Véase* **Estado de ánimo**.

Anomia Incapacidad para recordar los nombres de objetos.

Anorexia Pérdida o disminución del apetito. En la anorexia nerviosa, el apetito se puede conservar, pero el paciente se niega a comer.

Anosognosia Incapacidad para reconocer un déficit físico en uno mismo (p. ej., el paciente niega la parálisis de una extremidad).

Ansiedad Sentimiento de aprensión causado por la anticipación de un peligro, que puede ser interno o externo.

Ansiedad flotante Ansiedad intensa, dominante y generalizada que no está vinculada con ninguna idea, objeto o acontecimiento determinado. Se observa sobre todo en trastornos de ansiedad, aunque puede verse en algunos casos de esquizofrenia.

Anulación Mecanismo de defensa inconsciente primitivo, de naturaleza repetitiva, mediante el cual una persona representa de forma simbólica con su contrario algo inaceptable que ya se ha hecho o contra el cual el yo (sí mismo) debe defenderse; es un modo de acción expiatoria mágica, que se observa con frecuencia en el trastorno obsesivo-compulsivo.

Apatía Tono emocional embotado asociado con desapego o indiferencia; se observa en algunos tipos de esquizofrenia y en la depresión.

Apercepción Consciencia del significado y la importancia de un estímulo sensitivo particular como modificado por las experiencias, el conocimiento, los pensamientos y las emociones de uno mismo. *Véase también* **Percepción**.

Apraxia Incapacidad para llevar a cabo una actividad motriz voluntaria intencionada; no se puede explicar por parálisis o por otro deterioro motor o sensitivo. En la *apraxia de construcción*, un paciente no puede dibujar formas bidimensionales o tridimensionales.

Apraxia de construcción Incapacidad para copiar un dibujo, como un cubo, un reloj o un pentágono, debido a una lesión cerebral.

Aproximación a palabras Uso de palabras convencionales de una manera singular o inapropiada (metonimia o utilización de palabras nuevas formadas por reglas convencionales de formación de palabras, p. ej., *zapatos de mano por guantes* y *medida del tiempo por reloj*); se diferencia del neologismo, que es una palabra nueva cuya derivación no se puede comprender. *Véase también* **Parafasia**.

Asíndesis Trastorno del lenguaje en el que el paciente combina ideas e imágenes que carecen de conexión entre sí. Se observa con frecuencia en la esquizofrenia.

Asociación sonora Asociación o discurso dirigido por el sonido de una palabra más que por su significado; las palabras no tienen una conexión lógica; los juegos de palabras y las rimas pueden dominar la conducta verbal. Se observa con mayor frecuencia en la esquizofrenia o en la manía.

Astasia-abasia Incapacidad para estar de pie y caminar de manera normal, aunque se pueden realizar movimientos normales con las piernas estando en posición sentada o acostada. Se observa en el trastorno de conversión.

Astereognosia Incapacidad para identificar objetos familiares mediante el tacto. Se observa en el déficit neurológico. *Véase también* **Amnesia neurológica**.

Ataxia Ausencia de coordinación, física o mental. (1) En neurología, se refiere a la pérdida de la coordinación muscular. (2) En psiquiatría, el término *ataxia intrapsíquica* hace referencia a la ausencia de coordinación entre sentimientos e ideas; se observa en la esquizofrenia y en el trastorno obsesivo-compulsivo grave.

Atención Concentración; aspecto de la consciencia que se asocia con la cantidad de esfuerzo ejercido para concentrarse en determinados aspectos de una experiencia, actividad o tarea. Suele estar deteriorada en el trastorno de ansiedad y la depresión.

Atonía Ausencia de tono muscular. *Véase también* **Flexibilidad cérea**.

Aura (1) Sensaciones de advertencia, como automatismos, saciedad gástrica, rubor y cambios en la respiración; sensaciones cognitivas y estados de ánimo que se experimentan por lo general antes de un ataque de epilepsia. (2) Pródromo sensitivo que precede a la cefalea migrañosa clásica.

Autoconocimiento Contemplación de los procesos mentales propios que sirve para adquirir entendimiento de uno mismo.

Automatismo a las órdenes Trastorno en el que las sugerencias se obedecen de forma automática.

Belle indifférence Actitud de calma o ausencia de preocupación por los problemas físicos propios. Se observa en pacientes con trastorno de conversión.

Blenofobia Fobia a las agujas; miedo persistente, intenso y patológico a recibir una inyección.

Bloqueo Interrupción brusca del curso del pensamiento antes de que una reflexión o una idea finalice; después de una pausa breve, la persona dice que no recuerda lo que estaba diciendo o lo que iba a decir (conocido también como *restricción mental* o *aumento de la latencia mental*). Es frecuente en la esquizofrenia y en la ansiedad intensa.

Bradicinesia Lentitud de la actividad motriz, con disminución del movimiento espontáneo normal.

Bradilalia Habla inusualmente lenta. Es frecuente en la depresión.

Bradilexia Incapacidad para leer a una velocidad normal.

Bruxismo Rechinamiento o crujidos de los dientes, generalmente durante el sueño. Se observa en el trastorno de ansiedad.

Catalepsia Afección en la que las personas mantienen la posición corporal en la que se han colocado; se observa en casos de esquizofrenia catatónica grave. *Compárese con* **Flexibilidad cérea**.

Cataplejía Pérdida brusca temporal del tono muscular, que causa debilidad e inmovilidad; pueden precipitarla diversos estados emocionales; con frecuencia, es seguida de sueño. Se observa habitualmente en la narcolepsia.

Catexis En psicoanálisis, investidura consciente o inconsciente de energía psíquica en una idea, concepto, objeto o persona. *Compárese con* **Acatexis**.

Causalgia Dolor urente que puede ser de origen orgánico o psíquico.

Cefalalgia Cefalea; dolor de cabeza.

Cenestesia Sensación interna de la existencia y estado del propio cuerpo, independientemente de los sentidos externos.

Cicloplejía Parálisis de los músculos de la acomodación ocular; se observa, en ocasiones, como un efecto adverso vegetativo (anticolinérgico) de los antipsicóticos o los antidepresivos.

Circunstancialidad Alteración del proceso del pensamiento asociativo y del habla en la que un paciente divaga innecesariamente en detalles y pensamientos inapropiados antes de comunicar la idea central. Se observa en la esquizofrenia, los trastornos obsesivos y ciertos casos de demencia. *Véase también* **Tangencialidad**.

Claustrofobia Miedo exagerado a los espacios cerrados o circunscritos.

Cleptomanía Compulsión patológica por robar.

Cognición Proceso mental de conocimiento y de conscienciación; función íntimamente asociada con el juicio.

Coma Estado profundo de pérdida de la consciencia del que una persona no puede despertar, con reacción mínima o indetectable a los estímulos; se observa en los traumatismos o enfermedades cerebrales, en afecciones sistémicas, como la cetoacidosis diabética y la uremia, así como en intoxicaciones con alcohol y otras sustancias. También puede producirse en estados catatónicos y trastornos de conversión intensos.

Coma vigil Estado de inmovilidad (comatoso) en el que un paciente parece que está dormido, pero puede despertar. También se conoce como *mutismo acinético*.

Complejo Idea modificada por sentimientos.

Comportamiento *Véase* **Conducta**.

Compulsión Necesidad patológica de actuar de acuerdo con un impulso que, si se resiste, produce ansiedad; comportamiento repetitivo que responde a una obsesión o que se lleva a cabo según ciertas reglas, sin un verdadero fin en sí mismo aparte de evitar que suceda algo en el futuro.

Consciencia Estado de percepción, con respuesta a los estímulos externos.

Condensación Proceso mental en el que un símbolo representa diversos componentes.

Conducta Suma total de la psique que incluye estímulos, motivaciones, deseos, impulsos, instintos y anhelos, que se expresan mediante el comportamiento o la actividad motriz de una persona.

Confabulación Llenado inconsciente de las lagunas de la memoria mediante experiencias o acontecimientos imaginarios que no tienen ningún fundamento real y que se observa con frecuencia en los síndromes amnésicos; se diferencia de la mentira. *Véase también* **Paramnesia**.

Confusión Alteraciones de la consciencia que se manifiestan por una perturbación de la orientación en relación con el tiempo, el lugar o la persona.

Control de los impulsos Capacidad para resistir un estímulo, impulso o tentación de llevar a cabo una acción.

Convulsión Contracción o espasmo muscular violento e involuntario.

Convulsión clónica Contracción o espasmo muscular violento e involuntario, en el cual los músculos se contraen y se relajan de manera alternativa. Es una fase característica de la epilepsia mayor.

Convulsión tónica Convulsión con contracción muscular sostenida.

Convulsiones tónico-clónicas generalizadas Aparición generalizada de movimientos tónico-clónicos de las extremidades, mordedura de la lengua e incontinencia, seguida de una recuperación lenta y gradual de la consciencia y la cognición; también recibe el nombre de *epilepsia mayor* o *gran mal*.

Coprofagia Ingestión de inmundicias o heces.

Coprolalia Empleo involuntario de un lenguaje vulgar u obsceno. Se observa en algunos casos de esquizofrenia y en el trastorno de Gilles de la Tourette.

Corea Trastorno motor que se caracteriza por movimientos rápidos, aleatorios e involuntarios, espasmódicos y sin objetivo. Se observa en la enfermedad de Huntington.

Criptografía Lenguaje escrito particular.

Criptolalia Lenguaje hablado particular.

Crisis Acceso o aparición brusca de algunos síntomas, como convulsiones, pérdida de consciencia y alteraciones psíquicas o sensitivas; se observa en la epilepsia y puede ser causada por el consumo de sustancias.

Culpabilidad Estado emocional asociado con un autorreproche y necesidad de castigo. En psicoanálisis, alude a un sentimiento que procede de un conflicto entre el yo y el superyó (conciencia). Tiene una función psicológica y social normal, pero una intensidad especial o la ausencia de culpabilidad es característica de muchos trastornos mentales, como la depresión y el trastorno de personalidad antisocial, respectivamente. Los psiquiatras distinguen la vergüenza como una manera de culpabilidad menos interiorizada, más relacionada con otros que con uno mismo. *Véase también* **Vergüenza**.

Déjà entendu Ilusión de que se escucha algo que ya se ha oído con anterioridad. *Véase también* **Paramnesia**.

Déjà pensé Situación en la que un pensamiento que nunca se tuvo se percibe incorrectamente como repetición de un pensamiento anterior. *Véase también* **Paramnesia**.

Déjà vu Ilusión de reconocimiento visual en la que una situación nueva se percibe incorrectamente como repetición de una experiencia anterior. *Véase también* **Paramnesia**.

Delirio Creencia falsa con base en una deducción incorrecta relativa a la realidad exterior, que se sostiene firmemente a pesar de las pruebas o la evidencia contradictoria objetiva y manifiesta, y a pesar de que otros miembros del entorno cultural no comparten la creencia.

Delirio congruente con el estado de ánimo Delirio cuyo contenido es apropiado con el estado de ánimo (p. ej., pacientes deprimidos que creen que son responsables de la destrucción del mundo).

Delirio de autoacusación Sensación falsa de remordimiento y culpa. Se observa en la depresión con características psicóticas.

Delirio de control Creencia falsa de que la voluntad, los pensamientos o los sentimientos de una persona son controlados por fuerzas exteriores.

Delirio de grandeza Concepción exagerada de la importancia, el poder o la identidad de uno mismo.

Delirio de infidelidad Creencia falsa de que el amante es infiel. A veces recibe el nombre de *celotipia* o *celos patológicos*.

Delirio de persecución Creencia falsa de ser acosado o perseguido; se observa con frecuencia en pacientes litigantes que tienen una tendencia patológica a emprender acciones legales debido a un maltrato imaginario. Es el delirio más frecuente.

Delirio de pobreza Creencia falsa de ser despojado o de estar privado de toda posesión material.

Delirio de referencia Creencia falsa de que la conducta de otros se refiere a uno mismo o de que los acontecimientos, objetos u otras personas tienen una significación particular e inusual, en general, de naturaleza negativa; procede de una idea de referencia, por la cual las personas creen falsamente que otros hablan de ellas (p. ej., creer que personajes de la televisión o de la radio le hablan o hablan sobre uno). *Véase también* **Difusión del pensamiento**.

Delirio extravagante Creencia que es manifiestamente absurda o fantástica (p. ej., que invasores del espacio han implantado electrodos en el cerebro de una persona). Es frecuente en la esquizofrenia. En el delirio no extravagante, el contenido se sitúa dentro del intervalo de lo posible.

Delirio incongruente con el estado de ánimo Delirio con base en una referencia incorrecta sobre la realidad externa, cuyo contenido no presenta asociación o es inapropiado con el estado de ánimo (p. ej., pacientes deprimidos que creen que son el nuevo Mesías).

Delirio nihilista Delirio depresivo de que el mundo y todo lo relacionado con él ha dejado de existir.

Delirio paranoide Delirio de persecución, referencia, control o grandeza.

Delirio sistematizado Grupo de delirios elaborados relacionados con un único acontecimiento o tema.

Delirio somático Delirio relativo al funcionamiento del propio cuerpo.

Delírium Trastorno mental agudo reversible que se caracteriza por confusión y cierto deterioro de la consciencia; se asocia generalmente con labilidad emocional, alucinaciones o ilusiones y conducta inapropiada, impulsiva, irracional o violenta.

Delirium tremens Reacción aguda, y en ocasiones mortal, debida a la abstinencia alcohólica, que aparece generalmente 72-96 h después del cese de una ingesta muy importante; es característica distintiva una notable hiperactividad nerviosa autónoma (taquicardia, fiebre, sudoración y dilatación pupilar), que se acompaña de temblor, alucinaciones, ilusiones y delirios. En el DSM-5® se denomina *abstinencia de alcohol con alteraciones de la percepción. Véase también* **Formicación**.

Demencia Trastorno mental que se caracteriza por el deterioro de la función intelectual sin ofuscamiento de la consciencia; se caracteriza por fallo de la memoria, dificultad para calcular, distracción, alteración del estado de ánimo y del afecto, deterioro del juicio y la abstracción, reducción de la fluidez del lenguaje y alteración de la orientación. Aunque suele ser irreversible debido a una enfermedad cerebral progresiva y degenerativa subyacente, puede ser reversible si se trata la causa. También se conoce como *trastorno cognitivo mayor* en el DSM-5®.

Depresión Estado mental que se caracteriza por sentimientos de tristeza, soledad, desesperanza, baja autoestima y autorreproche; los signos acompañantes incluyen retraso psicomotor y, en ocasiones, agitación, retraimiento social y síntomas vegetativos, como insomnio y anorexia. Se considera un trastorno del estado de ánimo.

Dereísmo Actividad mental que sigue un sistema lógico totalmente subjetivo e idiosincrático y que no toma en consideración los hechos de la realidad ni la experiencia. Es característico de la esquizofrenia. *Véase también* **Pensamiento autista**.

Desapego Situación que se caracteriza por relaciones interpersonales distantes y ausencia de implicación emocional.

Descarrilamiento Desviación gradual o brusca del curso del pensamiento sin bloqueo; en ocasiones se usa como sinónimo de *asociación laxa*.

Descompensación Deterioro del funcionamiento psíquico causado por un fracaso de los mecanismos de defensa; se observa en estados psicóticos.

Desinhibición (1) Eliminación de un efecto inhibidor, como en la reducción de la función inhibidora de la corteza cerebral por el alcohol. (2) En psiquiatría, mayor libertad para actuar de acuerdo con los impulsos o sentimientos internos y con menos consideración por las restricciones dictadas por las normas culturales o el superyó.

Desorientación Confusión; alteración de la consciencia del tiempo, del lugar y de la persona (posición de uno mismo en relación con otras personas). Es característica de los trastornos cognitivos.

Despersonalización Sensación de irrealidad en relación con uno mismo, con partes de uno mismo o con el entorno que se produce por estrés o fatiga extrema. Se observa en la esquizofrenia, en el trastorno de despersonalización y en el trastorno de personalidad esquizotípica.

Desplazamiento Mecanismo de defensa inconsciente por el que el componente emocional de una idea u objeto inaceptable se transfiere a otro más aceptable. Se observa en las fobias.

Desrealización Sensación de cambio de la realidad o de que el entorno propio se ha alterado. Por lo general, se observa en la esquizofrenia, en los ataques de pánico y en los trastornos disociativos.

Devaluación Mecanismo de defensa por el que una persona se atribuye a sí misma o a otras cualidades excesivamente negativas. Se observa en la depresión y en el trastorno de personalidad paranoide.

Difusión del pensamiento Sentimiento de que los pensamientos propios se transmiten o proyectan al entorno. *Véase también* **Robo del pensamiento**.

Dipsomanía Compulsión de ingerir bebidas alcohólicas.

Disartria Dificultad de articulación del habla, es decir, de la actividad motriz para pronunciar sonidos, no para hallar las palabras o en cuanto a la gramática.

Discalculia Dificultad para realizar cálculos matemáticos.

Discapacidad intelectual Función intelectual general por debajo del promedio, que se origina durante el período de desarrollo y se asocia con alteración de la maduración y del aprendizaje, e inadaptación social. Por lo general, se define según el coeficiente intelectual (CI) como leve (entre 50 y 55 hasta 70), moderada (entre 35-40 y 50-55), intensa (entre 20-25 y 35-40) y profunda (inferior a 20-25). Antes denominada *retraso mental*.

Discinesia Dificultad para llevar a cabo movimientos. Por lo general, se observa en los trastornos extrapiramidales.

Disfagia Dificultad para tragar.

Disfasia Dificultad para comprender el lenguaje.

Disfasia de expresión Dificultad para expresarse con lenguaje verbal; la capacidad de comprensión del lenguaje está intacta.

Disfasia de recepción Dificultad de comprensión del lenguaje oral; el deterioro afecta a la comprensión y a la producción del lenguaje.

Disfonía Dificultad o dolor al hablar.

Disforia Sentimiento de desagrado o de incomodidad; estado de ánimo de insatisfacción e intranquilidad general. Se produce en la depresión y en la ansiedad.

Disgeusia Alteración del sentido del gusto.

Disgrafia Dificultad para escribir.

Dislalia Articulación del habla defectuosa causada por anomalías estructurales de los órganos para la articulación o por deterioro de la audición.

Dislexia Síndrome de discapacidad específica del aprendizaje, el cual conlleva un deterioro de la capacidad de lectura previamente adquirida; no está relacionado con la inteligencia de la persona. *Compárese con* **Alexia**.

Dismetría Alteración de la capacidad para calibrar la distancia relativa a los movimientos. Se observa en el déficit neurológico.

Dismnesia Alteración de la memoria.

Disociación Mecanismo de defensa inconsciente que implica la segregación de algún grupo de procesos mentales o conductuales del resto de la actividad psíquica de una persona; puede conllevar la separación de una idea de su tono emocional acompañante, como se constata en los trastornos disociativos y en los de conversión.

Dispareunia Dolor físico en las relaciones sexuales, habitualmente de causa emocional y más frecuente en mujeres; también puede deberse a cistitis, uretritis u otras afecciones médicas.

Disprosodia Pérdida de la melodía normal del habla (*prosodia*). Frecuente en la depresión.

Distonía Trastorno motor extrapiramidal que consiste en contracciones lentas y sostenidas de la musculatura axial o apendicular; con frecuencia, predomina un movimiento que conduce a desviaciones posturales relativamente sostenidas; en ocasiones, se observan reacciones distónicas agudas (muecas faciales y tortícolis) al comienzo del tratamiento antipsicótico.

Distracción Incapacidad para concentrar la atención; el paciente no responde a la tarea que se encuentra haciendo, sino que presta atención a fenómenos irrelevantes del entorno.

Duelo Síndrome que sigue a la pérdida de un ser querido y que consiste en preocupación por la persona que se ha perdido, llanto, tristeza y la vivencia repetida de recuerdos. *Véase también* **Aflicción**.

Ecolalia Repetición patológica de palabras o frases de una persona por parte de otra; tiende a ser persistente. Se observa en algunos tipos de esquizofrenia, particularmente en los de tipo catatónico.

Egoalieno Denota aspectos de la personalidad de un individuo que se ven como repugnantes, inaceptables o incoherentes con el resto de la personalidad. También llamado *egodistonia*. *Compárese con* **Egosintónico**.

Egocéntrico Centrado en uno mismo; egoístamente preocupado con las necesidades de uno mismo; falto de interés por los demás.

Egodistónico *Véase* **Egoalieno**.

Egomanía Autopreocupación mórbida o centralización en uno mismo. *Véase también* **Narcisismo**.

Egosintónico Denota aspectos de la personalidad que se consideran aceptables y coherentes con la personalidad total del individuo. Los rasgos de la personalidad suelen ser egosintónicos. *Compárese con* **Egoalieno**.

Emoción Estado de sentimientos complejos con componentes conductuales psíquicos y somáticos; la manifestación externa de la emoción es el *afecto*.

Encopresis Emisión involuntaria de heces, que suele producirse por la noche o durante el sueño.

Ensalada de palabras *Véase* **Jergafasia**.

Enuresis Incontinencia urinaria durante el sueño.

Epilepsia parcial compleja Acceso que se caracteriza por una alteración de la consciencia que puede ir acompañado de alucinaciones (en ocasiones olfativas) o ilusiones complejas. Durante las crisis, se puede producir un estado de alteración de la consciencia que recuerda a un estado parecido al de los sueños, y el paciente puede exhibir un comportamiento repetitivo, automatizado o semiintencionado. *Véase también* **Crisis**.

Eritrofobia Temor anómalo a ruborizarse.

Erotomanía Creencia alucinatoria de que una persona está profundamente enamorada de uno; se observa con mayor frecuencia en las mujeres que en los hombres. También se conoce como *síndrome de Clérambault*.

Escotoma (1) En psiquiatría, mancha ciega figurativa en la percepción psicológica de una persona. (2) En neurología, defecto localizado del campo visual.

Estado crepuscular Alteración de la consciencia con alucinaciones.

Estado de ánimo Tono emocional dominante y sostenido que se experimenta interiormente y que, en su extremo, puede influir de manera notable en casi todos los aspectos del comportamiento y en la percepción del mundo de una persona. Se distingue del *afecto* (expresión externa del tono emocional interno).

Estado de ánimo elevado Aspecto de confianza y deleite; estado de ánimo más alegre del que suele observarse, pero no necesariamente patológico.

Estado de ánimo expansivo Expresión de sentimientos sin restricción, habitualmente con hiperestimación de su significación o importancia. Se observa en la manía y en el trastorno de delirio de grandeza.

Estado de ánimo irritable Estado en el que una persona se enfada con facilidad y manifiesta ira. *Véase también* **Irritabilidad**.

Estado de ánimo lábil Oscilaciones del estado de ánimo que van desde la euforia hasta la depresión o la ansiedad.

Estado de ensoñación Estado de consciencia alterado que se asemeja a los sueños; aparece de manera brusca y dura habitualmente unos minutos; se acompaña de alucinaciones visuales, auditivas y olfativas. Por lo general, se asocia con lesiones del lóbulo temporal.

Estereotipia Repetición mecánica continua de actividades discursivas o físicas; se observa en la esquizofrenia catatónica.

Estreñimiento Incapacidad o dificultad para defecar.

Estupor (1) Estado de disminución de la reactividad a los estímulos y percepción incompleta del entorno; como alteración de la consciencia, indica una situación de coma parcial o semicoma. (2) En psiquiatría, es sinónimo de mutismo y no implica necesariamente un trastorno de la consciencia.

Estupor catatónico Estupor en el que los pacientes, por lo general, son conscientes de su entorno.

Euforia Sentimiento exagerado de bienestar que no es apropiado respecto a los acontecimientos reales. Puede ocurrir con el consumo de sustancias, como los opiáceos, las anfetaminas y el alcohol.

Eutimia Intervalo normal del estado de ánimo, que implica la ausencia de un estado de ánimo depresivo o elevado.

Evasión Acto de no enfrentarse a algo o de eludirlo de manera estratégica; consiste en suprimir una idea que está próxima en una serie de pensamientos y sustituirla por otra idea estrechamente relacionada con ella. *Véase también* **Acatafasia**.

Exaltación Sentimiento de júbilo intenso y de grandeza.

Excitación Actividad motriz agitada, sin objetivo, no influida por estímulos externos.

Excitación catatónica Actividad motriz excitada e incontrolada que se observa en la esquizofrenia catatónica. Los pacientes en estado catatónico pueden pasar súbitamente a un estado de excitación y manifestar violencia.

Exoactuación *Véase* **Sobreactuación** *(acting out)*.

Externalización Término más general que *proyección* y que se refiere a la tendencia de percibir en el mundo exterior y en los objetos externos elementos de la personalidad de uno mismo, incluyendo los impulsos instintivos, los conflictos, los estados de ánimo, las actitudes y los estilos de pensamiento.

Extinción sensitiva Signo neurológico operacionalmente definido como fallo para comunicar uno de los dos estímulos sensitivos presentados de manera simultánea, a pesar de que cada uno de los estímulos por separado se comunica de modo correcto. También se le conoce como *inatención sensitiva*.

Extraversión Estado de las energías propias que se dirigen hacia fuera de uno mismo. *Compárese con* **Introversión.**

Falsificación retrospectiva La memoria se deforma de manera no intencionada (inconscientemente) al ser filtrada a través del estado emocional, cognitivo y experimental actual de una persona.

Falso embarazo *Véase* **Seudociesis.**

Falso recuerdo Recuerdo y creencia que una persona tiene de un acontecimiento que no ocurrió realmente. En el *síndrome de falso recuerdo*, las personas creen de manera errónea que sufrieron un trauma emocional o físico (p. ej., sexual) en los primeros episodios de su vida.

Fantasía Ensueño; imagen mental elaborada de una situación o de una serie de sucesos. Forma normal de pensamiento dominada por material inconsciente que busca cumplir un deseo y obtener la solución de conflictos; puede servir como matriz para la creatividad. El contenido de la fantasía puede indicar una enfermedad mental.

Farfulleo Alteración de la facilidad de palabra que conlleva una velocidad inusualmente rápida y un ritmo errático del habla que impide su comprensión; la persona no suele tener consciencia de su deterioro comunicativo.

Fatiga Sensación de abatimiento, somnolencia o irritabilidad después de un período de actividad mental o física. Se observa en la depresión, la ansiedad, la neurastenia y los trastornos somatomorfos.

Fausse reconnaissance Falso reconocimiento, una característica de la paramnesia. Puede ocurrir en los trastornos alucinatorios. *Véase también* **Falsa memoria.**

Fenómeno de la estela Anomalía de la percepción asociada con los alucinógenos, en la cual los objetos en movimiento se ven como una serie de imágenes discretas y discontinuas.

Fenómenos de conversión Desarrollo de síntomas físicos simbólicos y de distorsiones relativas a los músculos voluntarios o a los órganos de los sentidos; no están bajo control voluntario y no se pueden explicar por ningún trastorno físico. Son más frecuentes en el trastorno de conversión, pero también se observan en diversos trastornos mentales.

Flexibilidad cérea Afección de una persona que puede amoldarse a una posición que después mantiene; cuando el examinador mueve una extremidad de la persona, parece como si fuera de cera. Se observa en la esquizofrenia.

Flocilación Arrancamiento o pellizcado sin objetivo, en general de la ropa de cama o de las prendas de vestir, que se observa habitualmente en la demencia y en el síndrome confusional.

Fobia Miedo persistente, patológico, poco realista e intenso de un objeto o situación; la persona fóbica puede darse cuenta de que el miedo es irracional, pero no lo puede disipar.

Folie à deux Enfermedad mental compartida por dos personas, que por lo general compete a un sistema alucinatorio común; si implica a tres personas, recibe el nombre de *folie à trois*, y así sucesivamente. También llamado *síntomas delirantes en la pareja de un individuo con trastorno delirante.*

Formación reactiva Mecanismo de defensa inconsciente mediante el cual una persona desarrolla una actitud o interés socializado, el cual es la antítesis directa de algún deseo o impulso infantil que alberga consciente o inconscientemente. Es uno de los primeros y más inestables mecanismos de defensa, estrechamente relacionado con la represión; una defensa frente a impulsos o anhelos inaceptables para el yo.

Formicación Alucinación táctil que conlleva la sensación de que insectos diminutos se arrastran sobre la piel. Se observa en la adicción a la cocaína y en el *delirium tremens*.

Fuga Trastorno disociativo que se caracteriza por un período de amnesia casi completa durante la cual una persona se escapa realmente de una situación vital inmediata y comienza un modo de vida diferente; además de la amnesia, las facultades y aptitudes mentales suelen estar intactas.

Fuga de ideas Sucesión rápida de pensamientos o lenguaje fragmentario cuyo contenido cambia de manera brusca y el habla puede ser incoherente. Se observa en la manía.

Galactorrea Emisión anómala de leche por la mama; puede ser consecuencia de la influencia endocrina (p. ej., prolactina) de los antagonistas de los receptores de la dopamina, como la causada por las fenotiazinas.

Ginecomastia Desarrollo de la mama en el hombre; puede ser un efecto adverso de los antipsicóticos y los antidepresivos debido al aumento de los valores de prolactina, o a un abuso de corticoesteroides androgénicos anabolizantes.

Giros (*twirling*) Signo presente en los niños autistas que rotan de manera continua la cabeza en la dirección en la que se encuentra volteada.

Glosolalia Jerga ininteligible que tiene significado para quien habla, pero no para quien escucha. Ocurre en la esquizofrenia.

Grandiosidad Sentimientos exagerados de la importancia, el poder, el conocimiento o la identidad de uno mismo. Ocurre en el trastorno alucinatorio y en los estados maníacos.

Habla lacónica Situación que se caracteriza por la reducción de la cantidad de habla espontánea; las respuestas a preguntas son breves y poco elaboradas, y se aporta poca información adicional espontánea. Ocurre en la depresión mayor, la esquizofrenia y trastornos mentales orgánicos. También se denomina *pobreza del habla*.

Hablar en lengua desconocida Expresión de un mensaje revelador mediante palabras ininteligibles; no se considera un trastorno del pensamiento si se asocia con la práctica de religiones pentecostales específicas. *Véase también* **Glosolalia**.

Hebefrenia Complejo sintomático que se considera una forma de esquizofrenia y que se caracteriza por un comportamiento inadecuado o necio, manierismos, afecto inapropiado y delirios y alucinaciones que son transitorios y no sistematizados. La esquizofrenia hebefrénica se denomina actualmente *esquizofrenia desorganizada*.

Hiperactividad Aumento de la actividad muscular. El término se utiliza habitualmente para describir una alteración infantil que se manifiesta por agitación constante, inquietud, exceso de actividad, distracción y dificultades para el aprendizaje. Se observa en el *trastorno por déficit de atención con hiperactividad* (TDAH).

Hiperalgesia Sensibilidad exagerada al dolor. Se observa en el trastorno somatomorfo.

Hiperestesia Aumento de la sensibilidad a la estimulación táctil.

Hiperfagia Aumento del apetito y de la ingesta de alimentos.

Hiperfunción Anomalía del comportamiento motor que puede manifestarse como agitación psicomotriz, exceso de actividad (hipercinesia), tics, sonambulismo o compulsiones.

Hipermnesia Grado exagerado de la retentiva y la memoria. Puede producirse por hipnosis y se observa en ciertos genios; también puede ser una característica del trastorno obsesivo-compulsivo, de algunos casos de esquizofrenia y de episodios maníacos del trastorno bipolar I.

Hiperpragia Actividad mental y de pensamiento excesiva. Se asocia con episodios maníacos del trastorno bipolar I.

Hipersomnia Tiempo excesivo dedicado al sueño. Puede asociarse con un trastorno médico o psiquiátrico subyacente o con narcolepsia, formar parte del síndrome de Kleine-Levin o ser de origen primario.

Hiperventilación Respiración excesiva, asociada generalmente con ansiedad, que puede disminuir la concentración de dióxido de carbono en la sangre y producir mareos, palpitaciones, entumecimiento, hormigueo peribucal y en las extremidades, y ocasionalmente síncope.

Hipervigilancia Atención excesiva a todos los estímulos internos y externos, y concentración en ellos; se observa habitualmente en estados delirantes o paranoides.

Hipnosis Alteración de la consciencia inducida artificialmente que se caracteriza por un aumento de la capacidad de sugestión y de la receptividad a las órdenes.

Hipoactividad Disminución de la actividad motriz y cognitiva, como en el retraso psicomotor; desaceleración apreciable del pensamiento, el habla y los movimientos. También se le conoce como *hipocinesia*.

Hipocondría Preocupación excesiva por la salud que no se basa en una situación patológica real, sino en interpretaciones fantasiosas de signos o sensaciones físicas como anómalos.

Hipoestesia Disminución de la sensibilidad a la estimulación táctil.

Hipomanía Anomalía del estado de ánimo con las características cualitativas de la manía, pero algo menos intensa. Se observa en el trastorno ciclotímico.

Holofrásica Uso de una sola palabra para expresar una combinación de ideas. Se observa en la esquizofrenia.

Idea de referencia Interpretación errónea de incidentes y acontecimientos del mundo externo como si tuvieran una referencia personal directa con uno mismo; en ocasiones, se observa en personas normales, pero es frecuente en pacientes paranoides. Si se presentan con suficiente frecuencia o intensidad, o si son organizadas y sistematizadas, constituyen las ideas delirantes de referencia.

Idea sobrevalorada Creencia o idea falsa que se sostiene más allá de los límites de la razón. Se mantiene con menos intensidad o duración que un delirio, pero suele asociarse con enfermedad mental.

Ideación paranoide Pensamiento dominado por un contenido de sospecha, persecución o grandeza de proporciones inferiores al delirio.

Ideas suicidas Pensamientos de acabar con la propia vida.

Ilusión Interpretación perceptiva errónea de un estímulo externo real. *Compárese con* **Alucinación**.

Imagen eidética Imagen mental inusualmente vívida o exacta de objetos vistos o imaginados con anterioridad.

Incoherencia Comunicación que está desconectada, desorganizada o que es incomprensible. *Véase también* **Jergafasia**.

Inconsciente (1) Una de las tres divisiones de la mente en la teoría topográfica de Freud (las otras dos son consciente y preconsciente), en la cual el material psíquico no es rápidamente accesible al conocimiento consciente por los medios acostumbrados; su existencia se manifiesta en la formación de síntomas, en los sueños o bajo la influencia de sustancias. (2) En el uso popular (pero más ambiguo), cualquier material mental que no está en el campo de la percepción inmediata. (3) Denota un estado de desconocimiento, con ausencia de respuesta a estímulos externos, como en el coma.

Incorporación Mecanismo de defensa inconsciente primitivo en el que la representación psíquica de otra persona o aspectos de ésta se integran en uno mismo a través de un proceso figurativo de ingestión oral simbólica; constituye una forma especial de introyección y es el primer mecanismo de identificación.

Inefabilidad Estado de euforia en el que las personas insisten en que su experiencia es inexpresable o indescriptible y que es imposible comunicar a alguien que nunca la ha experimentado.

Inserción de pensamientos Delirio de que otras personas o fuerzas introducen los pensamientos en la propia mente.

Insomnio Dificultad para conciliar el sueño o para permanecer dormido. Puede estar relacionado con un trastorno mental o físico, o ser un efecto adverso de la medicación; también puede ser primario (no relacionado con ningún factor médico conocido o con otro trastorno mental).

Insomnio inicial Dificultad para conciliar el sueño; por lo general, se observa en el trastorno de ansiedad.

Insomnio intermedio Despertar después de haber conciliado el sueño sin dificultad, y luego dificultad para volver a dormir.

Insomnio terminal Despertar precoz por la mañana, por lo menos 2 h antes de la hora prevista para levantarse.

Inteligencia Capacidad para aprender y habilidad para recordar, integrar de manera constructiva y aplicar lo que uno ha aprendido; capacidad para comprender y para pensar racionalmente.

Intoxicación Trastorno mental causado por la ingestión reciente o por la presencia en el organismo de una sustancia exógena que produce un comportamiento inadaptado debido a sus efectos sobre el sistema nervioso central. Los cambios psiquiátricos más frecuentes tienen que ver con alteraciones de la percepción, la vigilia, la atención, el pensamiento, el juicio, el control emocional y el comportamiento psicomotor; el cuadro clínico específico depende de la sustancia ingerida.

Intrapunitivo Cambio de dirección de la ira hacia uno mismo. Se observa de forma habitual en pacientes deprimidos.

Introspección (*insight*) Reconocimiento consciente del estado de uno mismo. En psiquiatría, percepción y conocimiento consciente de la propia psicodinámica y de los síntomas de un comportamiento inadaptado; es muy importante para llevar a cabo cambios en la personalidad y el comportamiento de una persona.

Introspección intelectual Conocimiento de la realidad de una situación sin la habilidad para utilizar ese conocimiento con éxito con el propósito de efectuar un cambio adaptativo en el comportamiento o para dominar la situación. *Compárese con* **Introspección verdadera**.

Introspección verdadera Comprensión de la realidad objetiva de una situación junto con el ímpetu motivacional y emocional para dirigirla o cambiar el comportamiento.

Introversión Estado en el que las energías se dirigen hacia el interior de uno mismo, con poco o ningún interés por el mundo exterior.

Irritabilidad Excitabilidad anómala o excesiva, con facilidad de desencadenamiento de la ira, contrariedad o impaciencia.

Jamais vu Fenómeno paramnésico que se caracteriza por un sentimiento falso de falta de reconocimiento de una situación real que se ha experimentado con anterioridad.

Jergafasia Mezcla de palabras y frases incoherentes, esencialmente incomprensibles, que se observa con frecuencia en casos muy avanzados de esquizofrenia. *Véase también* **Incoherencia**.

Júbilo Estado de ánimo que consiste en sentimientos de alegría, euforia, triunfo y autosatisfacción u optimismo intenso. Se produce en la manía cuando no se basa en la realidad.

Juicio Acto mental por el que se comparan o evalúan diversas opciones en el marco de un conjunto de valores determinado para elegir un rumbo de acción. Si la vía de acción elegida concuerda con la realidad o con los estándares del comportamiento adulto maduro, se dice que el juicio es *intacto* o *normal*; se considera *alterado* si el rumbo de acción elegido denota claramente inadaptación, procede de decisiones impulsivas en función de la necesidad de gratificación inmediata o no concuerda de cualquier otra forma con la realidad determinada por los estándares adultos maduros.

Labilidad emocional Sensibilidad emocional excesiva que se caracteriza por un cambio inestable y rápido de las emociones.

Latencia del pensamiento Período entre un pensamiento y su expresión verbal. Es mayor en la esquizofrenia (*véase* **Bloqueo**) y menor en la manía (*véase* **Verborrea**).

Laxitud de asociaciones Alteración característica del pensamiento o el habla en la esquizofrenia; conlleva un trastorno de la progresión lógica de pensamientos, el cual se manifiesta como un fallo para comunicarse verbalmente de manera adecuada; las ideas sin relación ni conexión se desplazan de un tema a otro. *Véase también* **Tangencialidad.**

Letología Olvido momentáneo de un nombre o de un sustantivo adecuado. *Véase* **Bloqueo.**

Libido Interés e impulso sexuales. Un aumento de la libido se asocia habitualmente con manía, y una disminución, con depresión.

Logorrea Habla coherente, copiosa y presionada; conversación incontrolable, excesiva; se observa en episodios maníacos del trastorno bipolar. También se denomina *verborrea.*

Macropsia Percepción falsa de que los objetos son más grandes de lo que son realmente. *Compárese con* **Micropsia.**

Manía Estado de ánimo que se caracteriza por alborozo, agitación, hiperactividad, hipersexualidad y aceleración del pensamiento y del habla (*fuga de ideas*). Se observa en el trastorno bipolar I. *Véase también* **Hipomanía.**

Manierismo Movimiento extraño, habitual e involuntario.

Manipulación Comportamiento interesado por parte de los pacientes para conseguir lo que quieren; característico de las personalidades antisociales.

Melancolía Estado depresivo intenso. La *melancolía involutiva* supone sentimientos depresivos en la edad madura por no haber alcanzado las expectativas de la juventud.

Memoria Proceso mediante el cual lo que se ha experimentado o aprendido queda registrado en el sistema nervioso central (registro), donde persiste con un grado variable de permanencia (retención) y se puede recordar o recuperar a voluntad desde este almacenamiento (recuerdo).

Memoria a corto plazo Reproducción, reconocimiento o recuerdo del material percibido unos minutos después de la presentación inicial.

Memoria a largo plazo Reproducción, reconocimiento o recuerdo de las experiencias o información que se experimentaron en un pasado lejano. También se denomina *memoria remota.*

Memoria del pasado reciente Recuerdo de acontecimientos de los últimos meses.

Memoria inmediata Reproducción, reconocimiento o recuerdo del material percibido unos segundos después de su presentación.

Memoria reciente Recuerdo de acontecimientos ocurridos en los últimos días.

Memoria remota Recuerdo de acontecimientos del pasado lejano.

Metonimia Alteración del habla, habitual en la esquizofrenia; la persona afectada utiliza una palabra o frase relacionada con la correcta, pero que no es la que se usa ordinariamente (p. ej., el paciente habla de consumir un menú en lugar de una *comida*, o se refiere a perder la *cuerda de la conversación*, en lugar del *hilo de la conversación*). *Véase también* **Neologismo** y **Parafasia.**

Microcefalia Afección en la que la cabeza es inusualmente pequeña a consecuencia de un desarrollo cerebral defectuoso y de la osificación prematura del cráneo.

Micropsia Percepción falsa de que los objetos son más pequeños de lo que realmente son. En ocasiones, se denomina *alucinación liliputiense. Compárese con* **Macropsia.**

Midriasis Dilatación de las pupilas; en ocasiones, se produce como efecto adverso autónomo (anticolinérgico) o de tipo atropínico de algunos antipsicóticos y antidepresivos.

Miedo Estado emocional desagradable que consiste en cambios psicofisiológicos en respuesta a una amenaza o un peligro real. *Compárese con* **Ansiedad.**

Miembro fantasma Sensación falsa de que una de las extremidades que se ha perdido en realidad sigue presente.

Mímica Actividad motriz simple e imitativa de la infancia.

Monomanía Estado mental que se caracteriza por la preocupación con respecto a un tema.

Mutismo Ausencia orgánica o funcional de la facultad de hablar. *Véase también* **Estupor**.

Mutismo acinético Ausencia del movimiento motor o del habla voluntaria en un paciente que se mantiene aparentemente alerta (como se pone de manifiesto por los movimientos oculares). Se observa en la depresión psicótica y en los estados catatónicos. *Véase también* **Coma vigil**.

Narcisismo En la teoría psicoanalítica, se divide en primario y secundario: el *narcisismo primario* corresponde a la fase infantil precoz del desarrollo de la relación objetal, cuando el niño no ha establecido la diferencia entre él mismo y el mundo exterior, y todas las fuentes de placer se consideran de manera no realista como procedentes de sí mismo, lo cual concede al niño un sentido falso de omnipotencia; en el *narcisismo secundario*, la libido, una vez ligada a objetos amorosos externos, se vuelve a orientar hacia uno mismo. *Véase también* **Pensamiento autista**.

Negación Mecanismo de defensa en el que se rechaza la existencia de realidades que no son placenteras; tiene que ver con el mantenimiento fuera de la percepción consciente de los aspectos de la realidad exterior que, si se reconocieran, producirían ansiedad.

Negativismo Oposición o resistencia verbal o no verbal a sugerencias y avisos exteriores; se observa habitualmente en la esquizofrenia catatónica, en la cual el paciente se resiste a todo esfuerzo por moverlo o hace lo contrario de lo que se le pide.

Neologismo Palabra o frase nueva cuya derivación no puede comprenderse; se observa con frecuencia en la esquizofrenia. También se ha utilizado para significar una palabra construida de forma incorrecta pero cuyo origen es comprensible (p. ej., *zapato de cabeza* con el significado de *sombrero*), pero la denominación correcta de este tipo de construcciones es *aproximación de palabras*.

Nihilismo Delirio de la no existencia del yo o de una parte del yo; también hace referencia a una actitud de rechazo total de valores establecidos o escepticismo extremo respecto a juicios morales y de valor.

Ninfomanía Deseo anómalo, excesivo e insaciable en una mujer de mantener relaciones sexuales. *Compárese con* **Satiriasis**.

Noesis Revelación en la cual se produce una iluminación inmensa junto con la sensación de que se ha sido elegido para dirigir y mandar. Puede aparecer en los estados maníacos o disociativos.

Obsesión Idea, pensamiento o impulso persistente y recurrente que no se puede eliminar de la consciencia mediante la lógica o el razonamiento; las obsesiones son involuntarias y egodistónicas. *Véase también* **Compulsión**.

Ofuscamiento de la consciencia Cualquier alteración de la consciencia en la que la persona no está totalmente despierta, alerta y orientada. Se produce en el síndrome confusional, en la demencia y en el trastorno cognitivo.

Orientación Estado de percepción de uno mismo y del entorno en cuanto al tiempo, el lugar y la persona.

Panfobia Miedo arrollador a cualquier cosa.

Pánico Ataque agudo e intenso de ansiedad asociado con desorganización de la personalidad; la ansiedad es abrumadora y se acompaña de sentimientos de ruina inminente.

Pantomima Gesticulación; psicodrama sin el empleo de palabras.

Parafasia Habla anómala en la cual una palabra es sustituida por otra; la palabra irrelevante en general se parece a la requerida en cuanto a la morfología, el significado o la composición fonética; la palabra inapropiada puede ser un término legítimo utilizado de manera incorrecta, como *trébol* en lugar de mano, o una expresión extraña y sin sentido, como *treine en lugar de tren*. El habla parafásica se puede observar en afasias orgánicas y en trastornos mentales como la esquizofrenia. *Véase también* **Metonimia**.

Paralogia *Véase* **Acatafasia**.

Paramnesia Alteración de la memoria en la cual se confunden la realidad y la fantasía. Se observa en sueños y en ciertos tipos de esquizofrenia y trastornos mentales orgánicos; incluye fenómenos como *déjà vu* y *déjà entendu*, que se pueden producir ocasionalmente en personas normales.

Paranoia Síndrome psiquiátrico marcado por el desarrollo gradual de un sistema delirante muy elaborado y complejo, que por lo general conlleva delirios de persecución o grandeza, con otros pocos signos de desorganización de la personalidad o trastorno del pensamiento.

Parapraxia Acto fallido, como un lapsus o la colocación errónea de un artículo. Sigmund Freud atribuía las parapraxias a motivos inconscientes.

Paresia Debilidad o parálisis parcial de origen orgánico.

Parestesia Sensación táctil de carácter anómalo y espontáneo, como una sensación de ardor, escozor u hormigueo.

Pensamiento abstracto Pensamiento que se caracteriza por la capacidad para captar los aspectos esenciales de un todo, para dividir un conjunto en sus partes y para discernir las propiedades comunes. Permite pensar simbólicamente.

Pensamiento audible Alucinación auditiva en la que cuanto el paciente piensa o dice es repetido por las voces. Se conoce también como *eco del pensamiento*.

Pensamiento autista Pensamiento en el que las ideas son mayormente narcisistas y egocéntricas, con énfasis en la subjetividad más que en la objetividad, y sin relación con la realidad; se utiliza como sinónimo de *autismo* y *dereísmo*. Se observa en la esquizofrenia y en el trastorno autista.

Pensamiento concreto Pensamiento que se caracteriza por cosas o acontecimientos reales y por la experiencia inmediata, y no por abstracciones; se observa en niños pequeños, en los que han perdido o nunca han desarrollado la capacidad para generalizar (como en ciertos trastornos mentales cognitivos) y en personas esquizofrénicas. *Compárese con* **Pensamiento abstracto**.

Pensamiento ilógico Pensamiento que contiene conclusiones erróneas o contradicciones internas; sólo es patológico cuando es importante y no es causado por valores culturales o por un déficit intelectual.

Pensamiento mágico Forma de pensamiento dereísta; pensamiento similar al de la fase preoperacional en los niños (Jean Piaget), en la cual los pensamientos, las palabras o las acciones asumen poder (p. ej., para causar o evitar acontecimientos).

Percepción Apreciación consciente de elementos del entorno mediante el procesamiento mental de estímulos sensitivos; en ocasiones, se utiliza en un sentido más amplio para referirse al proceso mental mediante el cual toda clase de datos, intelectuales, emocionales y sensitivos, se organizan de manera significativa. *Véase también* **Apercepción**.

Perseveración (1) Repetición patológica de la misma respuesta a diferentes estímulos; un ejemplo sería la repetición de la misma respuesta verbal a preguntas diferentes. (2) Repetición persistente de palabras o conceptos específicos en el proceso del habla. Se observa en trastornos cognitivos, en la esquizofrenia y en otras enfermedades mentales. *Véase también* **Verbigeración**.

Perspicacia alterada Disminución de la capacidad para comprender la realidad objetiva de una situación.

Perspicacia emocional Grado de comprensión o de percepción que se tiene de los problemas emocionales. Cuando está presente, facilita los cambios positivos de la personalidad y de la conducta.

Pica Ingesta de sustancias no alimenticias (pintura, yeso, barro, etc.).

Pobreza del contenido del habla Habla que resulta adecuada en cuanto a la cantidad, pero que transmite poca información debido a la vaguedad, el vacío o las frases estereotipadas.

Pobreza del habla Restricción de la cantidad del lenguaje utilizado; las respuestas pueden ser monosilábicas. *Véase también* **Habla lacónica**.

Polifagia Atracones patológicos.

Pose Postura corporal extraña, fija y extravagante que un paciente mantiene durante largo tiempo. *Véase también* **Flexibilidad cérea**.

Postura catatónica Adopción voluntaria de una postura inapropiada o extravagante que de forma general se mantiene durante largos períodos. Puede alternarse de manera inesperada con excitación catatónica.

Preocupación del pensamiento Concentración del contenido del pensamiento en una idea determinada, que se asocia con un fuerte tono afectivo, como una tendencia paranoide o una preocupación suicida u homicida.

Proceso primario del pensamiento En psicoanálisis, actividad mental relacionada de manera directa con las funciones del ello y característica de los procesos mentales inconscientes; está marcado por el pensamiento prelógico primitivo y por la tendencia a buscar una descarga y una gratificación inmediata de las demandas instintivas. Incluye el pensamiento dereísta, ilógico y mágico; se encuentra normalmente en los sueños y anormalmente en la psicosis.

Proceso secundario del pensamiento En psicoanálisis, forma de pensamiento organizado de forma lógica, orientado a la realidad e influido por las demandas del entorno; caracteriza la actividad mental del yo.

Prosopagnosia Incapacidad para reconocer caras familiares que no se debe a una alteración de la agudeza visual o del nivel de consciencia.

Proyección Mecanismo de defensa inconsciente mediante el cual una persona atribuye a otras ideas, pensamientos y sentimientos generalmente inconscientes, impulsos que son por sí mismos no deseados o inaceptables, como forma de protección de la ansiedad procedente de un conflicto interno; al exteriorizar todo lo que es inaceptable, se pacta con ello como si fuera una situación aparte de uno mismo.

Psicosis Trastorno mental en el cual los pensamientos, la respuesta afectiva, la capacidad para reconocer la realidad y la capacidad para comunicar y relacionarse con los demás están alterados de tal manera que interfieren enormemente con la capacidad para tratar con la realidad; las características clásicas de la psicosis son la alteración del sentido de realidad, las alucinaciones, los delirios y las ilusiones.

Psicótico (1) Persona que padece psicosis. (2) Relativo o perteneciente a la psicosis.

Racionalización Mecanismo de defensa inconsciente mediante el cual los comportamientos, motivos o sentimientos irracionales o inaceptables se justifican lógicamente o se vuelven tolerables para la consciencia por métodos verosímiles.

Recuerdo Proceso mediante el cual llegan a la consciencia materiales almacenados. *Véase también* **Memoria**.

Regresión Mecanismo de defensa inconsciente mediante el cual una persona experimenta un retorno parcial o total a los patrones de adaptación anteriores; se observa en muchos trastornos psiquiátricos, en particular en la esquizofrenia.

Represión Término acuñado por Freud para referirse a un mecanismo de defensa inconsciente mediante el cual contenidos mentales inaceptables se expulsan o se mantienen fuera de la consciencia; tiene un papel importante en el desarrollo psicológico normal y en la formación de síntomas neuróticos y psicóticos. Freud identificó dos tipos de represión: (1) la represión propiamente dicha, en la cual el material reprimido estuvo alguna vez en el dominio consciente, y (2) la represión original, en la cual el material reprimido nunca estuvo en el dominio de la consciencia. *Compárese con* **Supresión**.

Respuesta irrelevante Contestación que no responde a la pregunta.

Retraso mental *Véase* **Discapacidad intelectual**.

Rigidez En psiquiatría, resistencia de una persona al cambio; es un rasgo de la personalidad.

Rigidez catatónica Posición motriz fija y sostenida, resistente al cambio.

Rigidez muscular Estado en el que los músculos permanecen inmóviles; se observa en la esquizofrenia.

Ritual (1) Actividad formalizada que una persona practica para disminuir la ansiedad, como en el trastorno obsesivo-compulsivo. (2) Actividad ceremonial de origen cultural.

Robo del pensamiento Delirio de que los pensamientos de uno son sustraídos de la propia mente por otras personas o fuerzas. *Véase también* **Difusión del pensamiento**.

Rumiación Preocupación constante que dirige el pensamiento sobre una sola idea o tema, como en el trastorno obsesivo-compulsivo.

Satiriasis Necesidad o deseo sexual mórbido insaciable presente en un hombre. *Compárese con* **Ninfomanía**.

Sensorio Centro sensitivo hipotético en el cerebro, implicado con la claridad de percepción sobre uno mismo y sobre el entorno, incluyendo la capacidad para percibir y procesar los acontecimientos actuales a la luz de las experiencias pasadas, las opciones futuras y las circunstancias actuales; en ocasiones, se utiliza como sinónimo de *consciencia*.

Sentido de realidad Función fundamental del yo que consiste en acciones de tanteo que prueban y evalúan objetivamente la naturaleza y los límites del entorno; incluye la capacidad para diferenciar entre el mundo externo y el interno, y para formarse un juicio acertado sobre la relación entre uno mismo y el entorno.

Seudociesis Situación poco frecuente en la cual una paciente no embarazada presenta los signos y síntomas del embarazo, como distensión abdominal, aumento del volumen de las mamas, pigmentación, cese de la menstruación y náuseas matutinas.

Seudodemencia (1) Trastorno parecido a la demencia que puede revertirse con el tratamiento apropiado y que no es causado por una enfermedad orgánica cerebral. (2) Alteración en la cual los pacientes muestran una indiferencia exagerada a su entorno en ausencia de un trastorno mental; también aparece en la depresión y en los trastornos facticios.

Seudología fantástica Trastorno que se caracteriza por mentiras incontrolables, en el cual el paciente elabora grandes fantasías que comunica libremente y actúa en consonancia con ellas.

Signos negativos. En la esquizofrenia: afecto plano, alogia, abulia y apatía.

Signos positivos En la esquizofrenia: alucinaciones, delirios y trastorno del pensamiento.

Signos vegetativos En la depresión, síntomas característicos, como la alteración del sueño (en particular, despertar precoz por la mañana), disminución del apetito, estreñimiento, pérdida de peso y disminución de la respuesta sexual.

Simbolización Mecanismo de defensa inconsciente por el cual una idea o un objeto es sustituido por otro debido a algún aspecto o cualidad común en ambos; se basa en la similitud y la asociación; los símbolos creados protegen a la persona de la ansiedad que puede estar ligada a la idea o al objeto original.

Simulación Fingimiento de una enfermedad para lograr un objetivo determinado, por ejemplo, evitar una responsabilidad incómoda.

Simultanagnosia Deterioro de la percepción o la integración de estímulos visuales que aparecen de manera simultánea.

Sinestesia Situación en la cual un estímulo sensitivo se percibe como correspondiente a un sentido distinto, por ejmplo, cuando un sonido produce una sensación de color.

Sobreactuación (*acting out*) Respuesta conductual a un estímulo o impulso inconsciente que produce un alivio parcial y temporal de la tensión interna; el alivio se consigue por la reacción a una situación presente como si fuera la situación que dio origen al estímulo o impulso. Es frecuente en el trastorno de la personalidad límite.

Somatoagnosia Incapacidad para reconocer una parte del cuerpo como propia. También denominada *ignorancia del cuerpo* y *autoagnosia*.

Somnolencia Adormecimiento o amodorramiento patológico del que se puede despertar a un estado de consciencia normal.

Sublimación Mecanismo de defensa inconsciente mediante el cual la energía asociada con estímulos o impulsos inaceptables se desvía a cauces personal y socialmente aceptables; a diferencia de otros mecanismos de defensa, ofrece una gratificación mínima del estímulo o impulso instintivo.

Sugestionabilidad Estado de obediencia acrítica de la influencia o de aceptación acrítica de una idea, creencia o actitud; se observa habitualmente en personas con rasgos histéricos.

Supresión Acto consciente de controlar e inhibir un impulso, emoción o idea inaceptable; se diferencia de la *represión* en que esta última es un proceso inconsciente.

Sustitución Mecanismo de defensa inconsciente por el cual una persona sustituye un deseo, impulso, emoción u objetivo inaceptable por otro más aceptable.

Tangencialidad Forma de hablar oblicua que se aparta del tema principal o incluso irrelevante, en la que la idea central no se comunica.

Tartamudeo Repetición o prolongación frecuente de un sonido o sílaba, que da lugar a una alteración notable de la fluidez del habla.

Temblor Alteración rítmica del movimiento, habitualmente de más de una sacudida por segundo; suele disminuir durante los períodos de relajación y sueño, y aumenta durante los de ira e incremento de la tensión.

Tensión Agitación fisiológica o psíquica, desasosiego o presión hacia la acción; alteración desagradable del estado mental o físico que busca alivio a través de la acción.

Terror Ansiedad masiva o invasiva, relacionada generalmente con un peligro específico.

Trance Estado de reducción de la consciencia o la actividad, semejante al sueño.

Trastorno del pensamiento Alteración del razonamiento que afecta al lenguaje, la comunicación o el contenido de la reflexión; es la característica distintiva de la esquizofrenia. Sus manifestaciones varían desde un simple bloqueo y circunstancialidad leve hasta la pérdida profunda de las asociaciones, incoherencia y delirios; se caracteriza por el fracaso para seguir reglas semánticas y sintácticas, una circunstancia que no concuerda con la educación, la inteligencia o el bagaje cultural de la persona.

Trastorno del pensamiento formal Alteración de la forma más que del contenido del pensamiento; el pensamiento se caracteriza por asociaciones laxas, neologismos y construcciones sin sentido; el proceso del pensamiento está desordenado y la persona se define como psicótica. Es característico de la esquizofrenia.

Trastorno mental Afección o enfermedad psiquiátrica cuyas manifestaciones se caracterizan principalmente por deterioro de la función conductual o psicológica, medida en términos de desviación respecto a un concepto normativo; se asocia con angustia o padecimiento, no solamente como una respuesta prevista a un acontecimiento particular o limitada a las relaciones entre una persona y la sociedad.

Trastornos de tics Trastornos predominantemente psicógenos que se caracterizan por movimientos involuntarios, espasmódicos y estereotipados de pequeños grupos musculares; se observan de forma prioritaria en momentos de estrés o de ansiedad, y rara vez son consecuencia de una enfermedad orgánica.

Unión mística Sentimiento de unidad espiritual con una potencia infinita.

Verbigeración Repetición sin sentido y estereotipada de palabras o frases, como se observa en la esquizofrenia. También denominada *catafasia*. *Véase también* **Perseveración**.

Vergüenza Fracaso para estar a la altura de las propias expectativas; con frecuencia, se asocia con fantasías acerca de la manera como los demás le ven a uno. *Véase también* **Culpabilidad**.

Vértigo Sensación de que uno mismo o el mundo circundante está girando; es característico de la disfunción vestibular, que no debe confundirse con el mareo.

Verborrea Aumento de la cantidad del habla espontánea; discurso rápido, fuerte y acelerado, como sucede en la manía, la esquizofrenia y los trastornos cognitivos.

Volición Parte de la vida mental de una persona que tiene que ver con los anhelos, estímulos, motivaciones, impulsos y deseos que se expresan a través de la conducta o de la actividad motriz. *Véase también* **Conducta**.

Xenofobia Miedo anómalo a los extranjeros.

Zoofobia Miedo anómalo a los animales.

Índice alfabético de materias

Nota: los números de página seguidos de una "t" indican una tabla.

Acerca de los autores

BENJAMIN JAMES SADOCK, M.D., es Menas S. Gregory Professor of Psychiatry en el Department of Psychiatry de la New York University (NYU) School of Medicine. Se graduó en el Union College, recibió su grado de M.D. en el New York Medical College y completó su internado en el Albany Hospital. Después de finalizar la residencia en el Bellevue Psychiatric Hospital, hizo el servicio militar como Captain US Air force, donde sirvió como Acting Chief of Neuropsychiatry en la Sheppard Air Force Base, en Texas. Ha participado en reuniones académicas en la Southwestern Medical School y el Parkland Hospital de Dallas, en el New York Medical College, el St. Luke's Hospital, el New York State Psychiatric Institute y el Metropolitan Hospital de la ciudad de Nueva York. El Dr. Sadock entró en la facultad de la NYU School of Medicine en 1980, y ahí ocupó diversos cargos: Director del Medical Student Education in Psychiatry, Co-Director del Residency Training Program in Psychiatry y Director del Graduate Medical Education, y en la actualidad es el Adminstrative Psychiatrist del NYU School of Medicine. Trabaja en el Bellevue Hospital y el Tisch Hospital y es Diplomate del American Board of Psychiatry and Neurology, en donde ha colaborado como Associate Examiner durante más de una década. Se le ha distinguido como Distinguished Life Fellow de la American Psychiatric Association, como Fellow del American College of Physicians y de la New York Academy of Medicine, y también es miembro de la Alpha Omega Alpha Honor Society. Se encuentra en activo en muchas organizaciones e instituciones psiquiátricas, y es fundador y presidente de la NYU-Bellevue Psychiatric Society. El Dr. Sadock fue miembro del National Committee in Continuing Education in Psychiatry de la American Psychiatric Association; prestó sus servicios en el Ad Hoc Committee on Sex Therapy Clinics de la American Medical Association, fue delegado de la conferencia sobre Recertification del American Board of Medical Specialists y representó a la American Psychiatric Association Task Force en el National Board of Medical Examiners y el American Board of Psychiatry and Neurology. En 1985 recibió el premio Academic Achievement Award del New York Medical College, y fue nombrado Faculty Scholar de la NYU School of Medicine en 2000. Es autor o editor de más de 50 libros, revisor de varias revistas de psiquiatría y da clases y conferencias sobre una gran variedad de temas de psiquiatría general. El Dr. Sadock mantiene una consulta privada para atender casos diagnósticos y de tratamiento psiquiátrico. Una vez finalizada la residencia, se casó con Virginia Alcott Sadock, M.D., Professor of Psychiatry en la NYU School of Medicine. Al Dr. Sadock le gusta la ópera, el golf y viajar, y es un entusiasta pescador con mosca.

SAMOON AHMAD, M.D., es Associate Professor of Psychiatry del NYU School of Medicine y actualmente ejerce como Unit Chief of Bellevue Medical Center's Acute Psychiatric Inpatient Unit. El Dr. Ahmad se graduó en el Allama Iqbal Medical College de Lahore, Pakistán, donde hizo la residencia en Medicina Interna, Cirugía General y Cardiología.

Es miembro del Bellevue Hospital desde 1992, tras convertirse en residente de Psiquiatría en el NYU Medical Center. El Dr. Ahmad empezó como académico del NYU School of Medicine en 1996, donde se convirtió en Director de la Division of Continuing Medical Education (CME). Ha formado parte de varios comités, incluyendo Grand Rounds, CME Advisory, CME Task Force, Educational Steering y Bellevue

Collaboration Council, y es miembro del Bellevue Psychiatry's Oversight Committee. El Dr. Ahmad supervisa residentes y brinda conferencias a nivel nacional e internacional sobre diversos temas, con énfasis en el uso de antipsicóticos, obesidad y enfermedades metabólicas. Es Diplomate del American Board of Psychiatry and Neurology y Distinguished Fellow de la American Psychiatric Association, además de Associate Member del Royal College of Psychiatrists, y ha formado parte del consejo del Governors of Bellevue Psychiatric Society.

El Dr. Ahmad desarrolló el Bellevue's Psychiatry Integrated Systems Conference, con base en la morbilidad y mortalidad médica, a fin de mejorar la coordinación de los servicios y tratamientos de la institución. Fue reconocido por sus 25 años de carrera distinguida en Bellevue, y en 2014 fue nombrado Bellevue's Physician of the Year in Psychiatry por su búsqueda continua de la excelencia clínica y su liderazgo y dedicación a la institución. Sus principales intereses de investigación son las enfermedades metabólicas y las comorbilidades médicas de los enfermos mentales. Fue el principal investigador en un estudio sobre prevalencia de anomalías metabólicas en los enfermos mentales crónicos, específicamente la asociación entre psicofármacos, dieta, actividad física y obesidad. Otras de sus investigaciones se han centrado en comprender el papel de la fe, la religión y la resiliencia en situaciones de desastre. Su documental "The Wrath of God: A Faith Based Survival Paradigm", sobre las consecuencias del terremoto en Pakistán, fue galardonado con "The Frank Ochberg Award for Media and Trauma", por la International Society for Traumatic Stress Studies.

El Dr. Ahmad se especializa en el tratamiento psicofarmacológico de trastornos psicóticos, del estado de ánimo, ansiedad y consumo de sustancias, y es fundador del Integrative Center for Wellness de Nueva York. Ha sido consultor en numerosas agencias estatales y federales, es colaborador y editor de varios libros de texto e imparte conferencias sobre diversos temas de psiquiatría general. Vive en la ciudad de Nueva York con su esposa Kimberly y su hijo Daniel. El Dr. Ahmad disfruta de la fotografía, viajar, conducir y coleccionar y escuchar vinilos.

VIRGINIA ALCOTT SADOCK, M.D., entró en la facultad de la New York University (NYU) School of Medicine en 1980, donde hoy en día es Professor of Psychiatry y Attending Psychiatrist en el Tisch Hospital y el Bellevue Hospital. Es Directora del Program in Human Sexuality del NYU Langone Medical Center, uno de los programas de tratamiento y formación más ambiciosos de este tipo en los Estados Unidos. Es autora de más de 50 artículos y capítulos sobre conducta sexual, y fue la editora de *The Sexual Experience* (*La experiencia sexual*), uno de los primeros libros importantes sobre sexualidad humana, publicado por Williams & Wilkins. Es revisora de numerosos libros y revistas médicos, incluyendo la *American Journal of Psychiatry* y la *Journal of the American Medical Association*. Se ha interesado desde hace mucho tiempo por el papel de la mujer en la medicina y la psiquiatría, y fue miembro fundador del Committee on Women in Psychiatry de la New York County District Branch de la American Psychiatric Association. Centra su actividad en el ámbito académico y ha actuado como Assistant and Associate Examiner para la American Board of Psychiatry and Neurology durante más de 15 años, y también fue miembro del Test Committee in Psychiatry para la American Board of Psychiatry y el Psychiatric Knowledge and the Self-Assessment Program (PKSAP) de la American Psychiatric Association. Dirigió el Committee on Public Relations de la New York County District Branch of the American Psychiatric Association. Ha participado en la National Medical Television

Network, en la serie *Women in Medicine*, así como en el documental *Women and Depression*, galardonado con un premio Emmy, y actualmente es invitada en el programa de radio *Sexual Health and Well-being* (Sirius-XM). Ha sido Vicepresidenta de la Society of Sex Therapy and Research y miembro del consejo regional de la American Association of Sex Education Counselors and Therapists; actualmente es Presidenta de la Alumni Association of Sex Therapists del NYU Langone Medical Center. Imparte conferencias sobre disfunciones sexuales, problemas de relación y trastornos de ansiedad y depresión en todo el territorio de Estados Unidos y el extranjero. Ha sido distinguida como Distinguished Fellow de la American Psychiatric Association, Fellow de la New York Academy of Medicine y Diplomate del American Board of Psychiatry and Neurology. La Dra. Sadock se graduó en el Bennington College, y recibió su doctorado M.D. en el New York Medical College. Hizo la residencia en el Metropolitan Hospital. Vive en Manhattan con su marido, el Dr. Benjamin Sadock, donde mantiene una consulta privada que incluye psicoterapia individual, terapia de pareja y conyugal, terapia sexual, consulta psiquiátrica y tratamiento farmacológico. Con su marido tienen dos hijos, James y Victoria, ambos médicos de urgencias, y cuatro nietos, Celia, Emily, Oliver y Joel. En su tiempo libre, a la Dra. Sadock le gusta ir al teatro, al cine, jugar golf, leer ficción y viajar.